Frenkel · Aderhold · Leilich · Raetzke

Die ambulante Chirurgie des Zahnarztes

Frenkel · Aderhold · Leilich · Raetzke

Die ambulante Chirurgie des Zahnarztes

Ein Atlas für Studium und Praxis

Mit 892 Abbildungen, davon 304 Farbabbildungen, und 58 Tabellen

HANSER

Carl Hanser Verlag München Wien

Die Verfasser
Prof. Dr. Dr. Gerhard Frenkel, Zentrum der Zahn-, Mund- und Kieferheilkunde (Carolinum) des Klinikums der Johann Wolfgang Goethe-Universität, Leiter der Abteilung für Zahn-, Mund- und Kieferchirurgie, Frankfurt/Main
Dr. Dr. Lutz Aderhold, Arzt für Mund-Kiefer-Gesichtschirurgie, Frankfurt/Main
Dr. Dr. Gerhard Leilich, Arzt für Mund-Kiefer-Gesichtschirurgie, Mainz
Prof. Dr. Peter Raetzke, Zentrum der Zahn-, Mund- und Kieferheilkunde (Carolinum) des Klinikums der Johann Wolfgang Goethe-Universität, Leiter der Abteilung für Parodontologie, Frankfurt/Main

Unter Mitarbeit von
Dr. Rita Arndt, Zentrum der Zahn-, Mund- und Kieferkeilkunde (Carolinum) des Klinikums der Johann Wolfgang Goethe-Universität, Abteilung für Zahn-, Mund und Kieferchirurgie, Frankfurt/Main

Mit Zeichnungen von
Helmut Blechschmidt und Karl Handke, Frankfurt/Main

CIP-Titelaufnahme der Deutschen Bibliothek

Die ambulante Chirurgie des Zahnarztes : ein Atlas für Studium und Praxis / Frenkel ... [Unter Mitarb. von Rita Arndt. Mit Zeichn. von Helmut Blechschmidt ; Karl Handke]. – München ; Wien : Hanser, 1989
ISBN 3-466-14201-0
NE: Frenkel, Gerhard [Mitverf.]

Hinweis

Medizin und Zahnmedizin sind in ständiger Entwicklung begriffen. Der Fortschritt der Wissenschaft führt permanent zu neuen Erkenntnissen. Der Leser dieses Buches ist daher gehalten, Therapieempfehlungen, insbesondere Angaben zur Dosierung von Medikamenten, in eigener Verantwortung zu prüfen. Zwar verwenden Autoren, Herausgeber und Verlag größte Mühe darauf, daß der Inhalt des Buches dem Wissensstand bei der Abfassung entspricht, Änderungen sind jedoch grundsätzlich möglich. Die Entscheidung für eine bestimmte Therapie liegt letztlich in der Verantwortung des behandelnden Arztes bzw. Zahnarztes.

Die im Text genannten Präparate und Bezeichnungen sind zum Teil patent- und urheberrechlich geschützt. Aus dem Fehlen eines besonderen Hinweises bzw. des Zeichens ® darf nicht geschlossen werden, daß kein Schutz besteht.

Umschlaggestaltung: Kaselow Design, München
Gesamtherstellung: Kösel, Kempten
Printed in Germany

Vorwort

In der zahnärztlichen Chirurgie ist in den letzten Jahren eine bemerkenswerte Entwicklung und Differenzierung eingetreten, sowohl in Hinblick auf neue Materialien, die hinzukamen, als auch durch verbesserte Operationsmethoden.
Dadurch wird verständlich, daß dieses Arbeitsgebiet insgesamt kaum von einem Autor wiedergegeben werden kann. Es ergeben sich Spezialisierungen, die in der Mitarbeit mehrerer Autoren ihren Niederschlag finden. Eine weitere Möglichkeit, dem Leser Probleme zu verdeutlichen, besteht heute mehr und mehr darin, visuelle Hilfsmittel einzusetzen. Deshalb erlaubt die reiche Bebilderung dem Leser, sich zunächst an den Beispielen zu orientieren und dann in den Text einzulesen.
So wurde versucht, durch die Kombination von Schemazeichnungen und Farbbildern den Leser schrittweise in die Problematik der pathologischen Vorgänge und der einzelnen Operationsverfahren einzuführen. Es ist ein Anliegen der Autoren, nicht nur auf die Darstellung der Operationsmethoden und der Schmerzausschaltung einzugehen, sondern auch die Problematik der Entzündungen, möglicher Komplikationen und die Möglichkeiten der prä- und postoperativen Prophylaxe herauszustellen. Wir hoffen, daß das Buch sowohl für die Studierenden der Zahnheilkunde als auch für den Zahnarzt und Oralchirurgen eine Hilfe darstellt.
Präprothetische Eingriffe und die Implantologie werden in: *Frenkel*: Präprothetische Chirurgie, Hanser Verlag 1982, dargestellt und deshalb hier nicht abgehandelt.
Für die tatkräftige Unterstützung bei der Realisiserung des Buches danke ich zunächst den Mitautoren Herrn Dr. Dr. *L. Aderhold*, Herrn Dr. Dr. *G. Leilich* und Herrn Prof. Dr. *P. Raetzke*, die ihre Erfahrungen bei der Erstellung einzelner Kapitel einbrachten, sowie Frau Oberärztin Dr. *R. Arndt* für ihre Mitarbeit.
Für die Zeichnungen und Tabellen möchte ich den Herren *H. Blechschmidt* und *K. Handke* danken.
Die umfangreichen Schreibarbeiten übernahm meine Sekretärin Frau *Ch. Westerweller*, die zusammen mit Herrn Dr. *Th. Beckenbauer* auch die stilistischen Korrekturen durchführte.
Standardnamen und -arbeiten werden als bekannt vorausgesetzt und nicht im Literaturverzeichnis zu den einzelnen Kapiteln aufgeführt.

G. Frenkel

Inhalt

1 Allgemeine Operationslehre. Von *L. Aderhold* und *G. Leilich*

2 Lokalanästhetika und lokale Anästhesie. Von *G. Frenkel*

3 Chirurgie des Zahnes. Von *G. Frenkel*

6 **Dentogene Entzündungen.** Von *L. Aderhold*

7 **Wurzelspitzenresektion.** Von *G. Leilich*

8 **Operative Eingriffe bei Zysten.** Von *G. Leilich*

1 Allgemeine Operationslehre

Von *L. Aderhold* und *G. Leilich*

1.1 Die Anamnese

Eine gute Information über den allgemeinen Gesundheitszustand des Patienten ist die beste Notfallprophylaxe. Bestehende Risiken können erkannt und entsprechende Vorbehandlungen bzw. Schutzvorkehrungen veranlaßt werden. Die Anamnese sollte, standardisiert durch ein Formblatt (Tab. 1.1), in Verbindung mit den persönlichen Daten bei der Anmeldung erhoben werden. Bei der Untersuchung wird der Fragebogen dann mit dem Patienten besprochen. Damit eine schnelle Orientierung möglich ist, sollen das Formblatt übersichtlich gestaltet und die Fragen auf das Nötigste beschränkt sein. Außerdem muß der Patient in der Lage sein, den Fragebogen ohne weitere Erläuterungen auszufüllen. Durch die schriftliche Form der Anamnese ist zusätzlich auch die forensische Absicherung erreicht. Hat der Patient versäumt, ein bestehendes Risiko (z. B. Epilepsie, Infektionskrankheit) anzugeben, so kann ihm ein mitwirkendes Verschulden (§ 254 Abs. 2 BGB) entgegengehalten werden.

1.1.1 Behandelnder Arzt

Der Patient soll kurze Zeit zurückliegende oder regelmäßige Behandlungen angeben. Der Grund der Behandlung sowie Adresse und Telefonnummer des behandelnden Arztes müssen notiert werden, damit gegebenenfalls Rücksprachen möglich sind.

1.1.2 Medikamente

Der Patient muß die Medikamente angeben, die er regelmäßig einnimmt; damit lassen sich zusätzliche Informationen über bestehende Erkrankungen gewinnen. Im folgenden werden die Medikamentengruppen besprochen, die im Zusammenhang mit der zahnärztlichen Behandlung durch Interferenz (Tab. 1.2) mit den eingesetzten Medikamenten (z. B. Lokalanästhetika) zu ungewöhnlichen Reaktionen führen können.

Antidepressiva

Diese Mittel werden bei Depressionen und Antriebsschwäche eingesetzt. Wichtig für den Zahnarzt sind die trizyklischen Antidepressiva (Tab. 1.3) und die Monoaminooxidasehemmstoffe (MAO-Hemmer). Letztere haben heute kaum noch eine therapeutische Bedeutung und werden in Fällen eingesetzt, die auf eine andere Therapie nicht ansprechen (z. B. Parnate). Beide Gruppen verstärken die Wirkung von Adrenalin und Nor-Adrenalin, so daß man auf diese Vasokonstriktorzusätze verzichten sollte. Vorsicht ist auch beim Einsatz zentraldämpfender Pharmaka (Sedierungsmittel, Opiate) geboten.

Antiparkinsonmittel

Das Antiparkinsonmittel L-DOPA (Tab. 1.3) hat neben seiner Wirkung im zentralen Nervensystem als Überträgerstoff (Dopamin) hemmender Neurone eine periphere Herz-Kreislaufwirkung. Die Gabe von anderen Herz-Kreislauf-wirksamen Substanzen (z. B. Adrenalin/Nor-Adrenalin) ist zu vermeiden.

Antihypertonika

Methyldopa und Guanethidin hemmen sympathische Neurone und führen zu einer Empfindlichkeitssteigerung gegenüber Katecholaminen (Tab. 1.3). Deshalb sollten Lokalanästhetika ohne Katecholamine als vasokonstriktorische Zusätze verwendet werden.

Kortikosteroide

Kortikosteroide haben eine entzündungshemmende Wirkung und hemmen die körpereigene Abwehr. Sie werden vor allem in der Rheumatherapie und bei allergischen Erkrankungen eingesetzt. Bei ständiger Einnahme kommt es zu einer Nebennierenrindenatrophie, die Patienten sind weniger streßbelastungsfähig. Aufgrund der erhöhten Infektionsgefahr besteht bei chirurgischen Eingriffen eine relative Indikation zur Antibiotikaprophylaxe. Bei gleichzeitiger Gabe von Kortikosteroiden kommt es zu einer Wirkungsabschwächung von oralen Antidiabetika (Gefahr der Hyperglykämie) und oralen Antikoagulantien (Thrombosegefahr; Tab. 1.2).

Digitalispräparate

Sie werden zur Behandlung der Herzinsuffizienz eingesetzt. Unter der Therapie mit Digitalispräparaten kommt

Tabelle 1.1 Anmelde- und Anamnesebogen

Name und Adresse des Zahnarztes:

Name:

Vorname: Geburtsdatum:

Arbeitgeber:

Adresse:

Telefon (privat): Geschäft:

Überwiesen von:

Bitte beantworten Sie folgende Fragen:	ja	nein
1. Waren Sie in letzter Zeit in ärztlicher Behandlung? Wenn ja, warum?	○	○
2. Nehmen Sie regelmäßig Medikamente ein? Wenn ja, welche?	○	○
3. Neigen Sie zu allergischen Reaktionen (Überempfindlichkeiten)?	○	○
Haben Sie einen Allergiepaß?	○	○
4. Neigen Sie zu Nachblutungen?	○	○
Leiden Sie an einer Blutgerinnungsstörung?	○	○

5. Leiden Sie an einer der aufgeführten Erkrankungen bzw. haben Sie eine durchgemacht?
(Zutreffendes bitte ankreuzen)

	ja	nein		ja	nein
Herz-Kreislaufstörung, Herzfehler	○	○	Magen-Darm-Erkrankungen	○	○
Schlaganfall	○	○	Nierenerkrankung	○	○
Atemwegs- und Lungenkrankheiten	○	○	Schilddrüsenerkrankung	○	○
Gelbsucht (Hepatitis), Lebererkrankung	○	○	Epilepsie	○	○
Andere Infektionserkrankungen (z. B. HIV)	○	○	Grüner Star (Glaukom)	○	○
Zuckerkrankheit (Diabetes)	○	○	Rheumatische Erkrankung	○	○

	ja	nein
6. Leiden Sie an einer Krankheit, die hier nicht aufgeführt ist? Wenn ja, an welcher?	○	○
7. Haben Sie einen Herzschrittmacher?	○	○
8. Für weibliche Patienten Besteht zur Zeit eine Schwangerschaft?	○	○

Ich empfehle Ihnen, nach Behandlung mit örtlicher Betäubung kein Kraftfahrzeug zu führen.

Datum: Unterschrift:

es leicht zu ektopischen Reizbildungen und Arrhythmien, die durch die Gabe von Katecholaminen verstärkt werden können. Dies ist bei der Anwendung von Katecholaminen als Vasokonstriktoren in Lokalanästhetika zu bedenken. Kalziumpräparate dürfen den digitalisierten Patienten nicht gegeben werden.

Antiarrhythmika

Die meisten Antiarrhythmika weisen lokalanästhetische Eigenschaften auf, die die Wirkung von Lokalanästhetika verstärken können. Dies muß bei der Dosierung von Lokalanästhetika mit Vasokonstriktorzusätzen berücksichtigt werden.

Insulin und orale Antidiabetika

Sie werden zur Diabetesbehandlung eingesetzt. Da Glukokortikoide und Adrenalin den Blutzuckerspiegel steigern, sollte man bei Diabetikern mit ihrer Verwendung vorsichtig sein. Die gleichzeitige Gabe von Salizylaten, Sulfonamiden oder Phenylbutazon und oralen Antidiabetika kann zu einer Wirkungsverstärkung und zu Hypoglykämien führen (Tab. 1.2).

Antikoagulantien

Zur Thrombose- und Infarktprophylaxe werden Antikoagulantien (z. B. Marcumar) verwendet, die zu einer verminderten Blutgerinnung führen. Die Patienten haben einen Antikoagulantienpaß bei sich, in den die Kontrollwerte (Quickwert) eingetragen werden. Die Blutungsneigung kann durch die gleichzeitige Gabe von Azetylsalizylsäure, nichtsteroidalen Antiphlogistika, Phenylbutazon, Metronidazol, Sulfonamide und Tetrazykline verstärkt werden. Demgegenüber wird die Wirkung der Dikumarole durch Barbiturate und Kortikosteroide vermindert, was zu erhöhtem Thromboserisiko führt (Tab. 1.2).

Antiepileptika

Als Antiepileptika werden vor allem Hydantoinpräparate (Phenytoin) eingesetzt. Eine Verstärkung der Wirkung kann durch Phenylbutazon und Psychopharmaka eintreten. Bei gleichzeitiger Gabe von Doxycyclin kann die antibiotische Wirkung unsicher sein. Barbiturate können den Abbau von Phenytoin beschleunigen, was eventuell Anfälle auslösen kann (Tab. 1.2).

Tabelle 1.2 Wichtige Medikamenteninterferenzen

Wirkungsverstärkung ⇑ / Abschwächung ⇓ (Spalten); ↑ Wirkungsverstärkung / ↓ Abschwächung (Zeilen)	Sympathomimetika	Analgetika (Salizylate, Pyrazolder.)	Zentrale Analgetika	Barbiturate	Trizyklische Antidepressiva	Phenytoin	Tranquilizer	Orale Antidiabetika	Orale Antikoagulantien	Kortikosteroide
Sympathomimetika					↑					
Analgetika (Salizylate, Pyrazolder.)						⇑		⇑	⇑	
Zentrale Analgetika		⇑		⇑	⇑					
Barbiturate					⇓				⇓	⇓
Trizyklische Antidepressiva	⇑									
Phenytoin		↑		↓			↑			
Tranquilizer			⇑			⇑				
Orale Antidiabetika		↑								
Orale Antikoagulantien		↑		↓						↓
Kortikosteroide								⇓	⇓	

Tabelle 1.3 Zusammenstellung von Medikamenten, die eine verstärkende Wirkung von Katecholaminen hervorrufen können

Handelsname	Wirkstoff
1. Trizyklische Antidepressiva	
Agedal	Noxiptilin
Anafranil	Clomipramin
Aponal	Doxepin
Benpon	Nortriptylin (Komb.)
Equilibrin	Amitriptylinoxid
Gamonil	Lofepramin
Isidon	Opipramol
Laroxyl	Amitriptylin
Limbatril	Amitriptylin (Komb.)
Longopax	Amitriptylin (Komb.)
Ludiomil	Maprotilin
Maximed	Protriptylin
Nortrilen	Nortriptylin
Norveril	Dibenzepin
Pantrop	Amitriptylin (Komb.)
Pertrofran	Desipramin
Saroten	Amitryptilin
Sinquan	Doxepin
Stangyl	Trimipramin
Tofranil	Imipramin
Tolvin	Mianserin
Trausabun	Melitracen
Tryptizol	Amitriptylin
2. Monoaminoxydase-Hemmstoffe	
Parnate	Tranylcyprominsulfat
Jatrosom	Tranylcyprominsulfat (Komb.)
3. Antiparkinsonmittel	
Amantadin-ratiopharm, Contenton, Pk-Merz, Symmetrel	Amantadin
Brocadopa, L-Dopa-ratiopharm, Larodopa, Levodopa-Woelm	Levodopa
Madopar, Nacom	Levodopa (Komb.)
4. Antihypertonika	
Aldometil, Methyldopa 250 Stada, Presinol, Sembrina	Methyldopa
Esimil, Ismelin	Guanethidin

1.1.3 Allergie

Im Prinzip kann jedes Arzneimittel allergische Reaktionen auslösen. Die Verwendung bekannter Allergene (Allergiepaß, Abb. 1.1) kann vermieden werden. Da allergische Reaktionen zunehmend auftreten, ist eine genaue Anamnese wichtig. Bei unklaren Angaben muß gezielt nach Jod, Penicillin, Schmerzmittel (Azetylsalizylsäure), Schlafmittel (Barbiturate) und Lokalanästhetika (Procain) gefragt werden (Abb. 1.2). Wichtig ist die sog. Paragruppenallergie. Besteht eine solche Allergie, ist ein Lokalanästhetikum der Anilidreihe ohne Parabene als Konservierungsstoff zu verwenden.

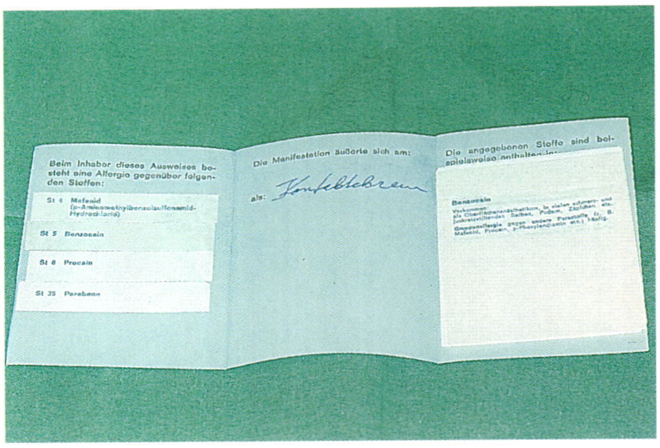

Abb. 1.1 Allergiepaß bei Para-Gruppen-Allergie

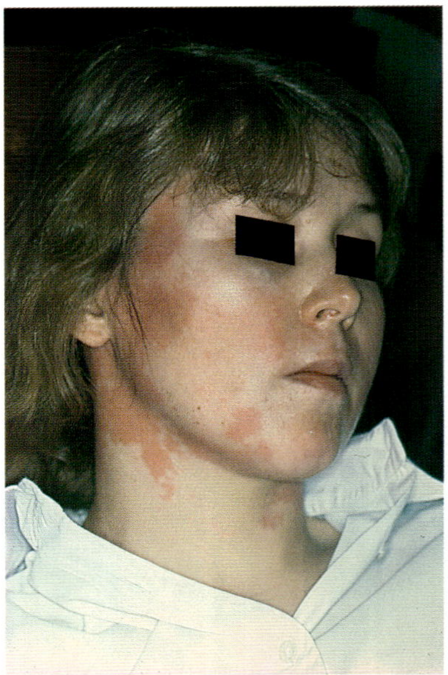

Abb. 1.2 Akute allergische Reaktion auf ein Lokalanästhetikum

1.1.4 Blutungsneigung

Die chirurgische Therapie von Patienten mit hämorrhagischen Diathesen (s. S. 289) ist Aufgabe der Klinik. Patienten, die unter einer Antikoagulantientherapie stehen, können unter bestimmten Voraussetzungen ambulant behandelt werden. Während der ersten 4–6 Wochen nach Beginn einer Antikoagulantienbehandlung sollten chirurgische Eingriffe möglichst unterbleiben, da die Gerinnung des Blutes sich noch nicht eingependelt hat. Die Behandlungsursache ist wichtig für die Abschätzung der Notwendigkeit und Dauer des Eingriffs sowie für die Auswahl des Lokalanästhetikums. Der gewissenhafte Patient trägt immer seinen Antikoagulantienpaß mit den nötigen Angaben bei sich. Die Überwachung der Therapie erfolgt durch Bestimmung des Prothrombinkomplexes nach Quick (therapeutische Breite: 15–25%). Für chirurgische Eingriffe muß der Wert, der vom gleichen Tag sein sollte, um 30% liegen. Bei Unklarheiten ist eine Rücksprache mit dem behandelnden Arzt empfehlenswert.

1.1.5 Krankheiten

Durch Inspektion des Patienten kann man zusätzliche Informationen über dessen Allgemeinzustand erhalten (Tab. 1.4).
Durch Beobachten der Atmung (Frequenz, Atemgeräusche) gewinnt man weitere Hinweise. Mit der Palpation des Radialispulses (Frequenz, Härte, Rhythmus) und Blutdruckmessung kann man sich einen groben Überblick über die Herz-Kreislaufsituation verschaffen.

Herz-Kreislaufstörungen

Hinweise für eine Herz-Kreislauferkrankung können sein:
- Brustschmerzen bei Anstrengung,
- Kurzatmigkeit (z.B. beim Treppensteigen, Patient braucht nachts zum Schlafen mehrere Kopfkissen),
- Ödeme (Unterschenkel, Knöchel), Nykturie,
- Kollapsneigung, Kopfschmerzen.

Die vollkommene Schmerzausschaltung und das Vorbeugen von Angstzuständen durch Prämedikation ist bei Herz-Kreislaufkranken von besonderer Bedeutung, damit die endogene Andrenalinausschüttung auf ein Minimum reduziert wird.
Folgende Punkte sollten beachtet werden:
- Ruhige Atmosphäre während der Behandlung, eventuell Prämedikation,
- Möglichst kurze Behandlungen,
- Lokalanästhesie am liegenden Patienten,
- Oberflächenanästhesie der Einstichstelle,

Tabelle 1.4 Inspektion des Patienten

Organ	Symptom	Erkrankung
Haut	Blässe	Anämie, Angst, vasolabiler Patient
	Zyanose	Herz-Lungen-erkrankung
	Gelbfärbung (Ikterus)	Lebererkrankung
	Rotes Gesicht	Hochdruck, Fieber, Angst, Hyperthyreose
Augen	Exophthalmus	Hyperthyreose
	Blasse Konjunktiven	Anämie
	Gelbe Konjunktiven	Lebererkrankung
Hände	Tremor	Hyperthyreose, Angst, Epilepsie, Senilität
	Trommelschlegelfinger	Herz-Lungen-erkrankung

- Kleinste notwendige Dosis eines Lokalanästhetikums geringer Konzentration,
- Geringe Dosis des Vasokonstriktors benutzen (möglichst Adrenalin vermeiden),
- Patienten nicht unbeaufsichtigt lassen.

In einer Sitzung sollte nicht mehr als 0,04 mg Adrenalin angewendet werden, bei Herzgesunden liegt die Maximaldosis bei 0,2 mg pro Sitzung.

Herzfehler

Bei Patienten mit angeborenem Vitium oder Herzklappenfehler nach rheumatischem Fieber besteht bei chirurgischen Eingriffen die Gefahr der bakteriellen Endokarditis. Eine Antibiotikaprophylaxe ist deshalb absolut indiziert. Da bei diesen Patienten eine Neigung zu Herzrhythmusstörungen vorliegt, ist beim Einsatz von Katecholaminen als vasokonstriktorische Zusätze Vorsicht geboten.

Angina pectoris

Patienten mit Angina pectoris sind infarktgefährdet. Wichtig ist, die Häufigkeit und Schwere der Anfälle zu erfragen und ob sie mit Nitrolingual gut kompensiert werden können. Vorsicht ist bei der Anwendung von Katecholaminen als vasokonstriktorische Zusätze angezeigt, weil ein Anfall ausgelöst werden kann. Als Prämedikation bietet sich die Gabe von 1 bis 2 Kapseln Nitrolingual an.

Herzinfarkt

Patienten mit Herzinfarkt in naher Vergangenheit (bis zu einem Jahr zurückliegend) sollten erst nach Rücksprache mit dem Hausarzt oder Internisten behandelt werden. Elektive Eingriffe in den ersten 6 Monaten nach dem Infarktgeschehen sind zu vermeiden. Für vasokonstriktorische Zusätze gilt das gleiche wie bei Angina pectoris.

Herzinsuffizienz

Bei Behandlung mit Digitalispräparaten können durch die Anwendung von Katecholaminen Rhythmusstörungen ausgelöst werden (s. S. 11). Es dürfen keine Kalziuminjektionen vorgenommen werden.

Herzrhythmusstörungen

Adrenalin und Nor-Adrenalin dürfen auch hier wegen der Gefahr pektanginöser Beschwerden nicht verwendet werden. Bei Bradykardie, AV-Block und schweren Überleitungsstörungen sind Lokalanästhetika kontraindiziert.

Hypertonie

Eine Hypertonie liegt bei einem Blutdruck von systolisch 160 mm Hg/diastolisch 90 mm Hg und mehr (ab 65 Jahre 180/90 mm Hg) vor. Hypertoniker sind Risikopatienten mit der Gefahr von Angina-pectoris-Anfällen, Herzinfarkt und Apoplexie. Als vasokonstriktorische Zusätze dürfen keine Katecholamine eingesetzt werden. Vor der Behandlung ist der Blutdruck zu messen und im Zweifelsfalle Rücksprache mit dem behandelnden Internisten zu nehmen.

Hypotonie

Zu Hypotonie neigen vor allem junge Patienten. Von einer Hypotonie spricht man bei einem Blutdruck von systolisch weniger als 100 mm Hg. Die Patienten neigen bei der Lokalanästhesie zu Kreislaufdysregulationen und kollabieren häufig. Da Adrenalin zu einer überschießenden Gegenregulation mit Blutdruckabfall führen kann, sollte es als Zusatz zu Lokalanästhetika nicht verwendet werden. Zur Vorbereitung empfiehlt es sich, Kreislaufmittel (Effortil, Novadral, Akrinor, Dihydroergotamin) einzusetzen.

Schlaganfall (Apoplexie)

Als Risikofaktoren für eine Apoplexie gelten Hypertonie und Zerebralsklerose. Wegen der Gefahr der zerebralen Minderdurchblutung sind vasokonstriktorische Zusätze zu vermeiden.

Atemwegs- und Lungenkrankheiten

Patienten mit Asthma bronchiale sind psychisch leicht irritierbar. Die Belastung eines zahnärztlichen Eingriffes kann anfallsauslösend wirken. Da Azetylsalizylsäure bei entsprechender Disposition zu Asthmaanfällen führen kann, sollte man dieses Schmerzmittel nicht verordnen. Atemdepressive Medikamente (starke Analgetika, Sedativa) sind bei Atemstörungen zu vermeiden.

Gelbsucht (Hepatitis), Lebererkrankung

Bei Patienten, die eine Hepatitis hatten, ist es wichtig zu wissen, ob noch Infektionsgefahr besteht. Dies muß gegebenenfalls mit dem behandelnden Arzt besprochen werden. Bei infektiöser Hepatitis sind die entsprechenden Hygienemaßnahmen einzuhalten oder eine Überweisung in klinische Behandlung vorzunehmen. Bei einer Leberzirrhose besteht die Gefahr von Nachblutungen, weil die Synthese der Gerinnungsfaktoren in der Leber gestört ist. Gleichzeitig ist auch der Abbau von Medikamenten (z. B. Barbiturate) verzögert. Dies ist insbesondere für die Anwendung von Lokalanästhetika der Anilidreihe von Bedeutung, die in der Leber abgebaut werden. Als Alternative bietet sich hier das Procain an.

Andere Infektionskrankheiten (z. B. AIDS)

Durch den rapiden Anstieg der Durchseuchung mit dem AIDS-Virus ist eine anamnestische Erfassung zunehmend wichtig. Grundsätzlich können diese Patienten ambulant in der Praxis behandelt werden. Es gelten die gleichen Schutzmaßnahmen wie bei infektiöser Hepatitis.

Zuckerkrankheit (Diabetes)

Elektive Eingriffe dürfen nur bei Diabetikern durchgeführt werden, die ständig in bezug auf Medikamente und Diät kontrolliert werden. Ein unkontrollierter Diabetes kann durch Streßbelastung zu einer erheblichen Stoffwechselentgleisung führen. Hinsichtlich der örtlichen Schmerzausschaltung gilt, daß Adrenalin wegen seiner Blutzucker-erhöhenden Wirkung und des erhöhten Thrombose-Embolie-Infarkt-Risikos nicht benutzt werden darf. Die Eingriffe werden am besten am Vormittag nach dem Frühstück durchgeführt, um hypoglykämische Zustände zu vermeiden. Wegen des erhöhten Infektionsrisikos ist die perioperative Antibiotikaprophylaxe indiziert.

Magen-Darmerkrankungen

Bei Magen- und Duodenalgeschwüren dürfen keine Azetylsalizylsäure und Kortikosteroide verordnet werden, da die Gefahr von Ulkusblutungen besteht. Vor einer Medikation empfiehlt sich eine Rücksprache mit dem behandelnden Arzt.

Nierenerkrankung

Bei entzündlichen Erkrankungen sollen chirurgische Eingriffe in der akuten Phase vermieden werden. Sanierungen können nach Abklingen der Entzündung unter Antibiotikaschutz vorgenommen werden. Gefäßverengende Zusätze können zu akuten Durchblutungsstörungen der Nieren führen und werden deshalb besser nicht angewandt. Gleiches gilt bei Vorliegen einer renalen Hypertonie.

Schilddrüsenerkrankung

Adrenalin und Nor-Adrenalin können die bei einer Hyperthyreose bestehende Herzbelastung (Tachykardie) steigern und sollten deshalb nicht gegeben werden, wie auch Nor-Adrenalin wegen der ätiologisch ungeklärten akuten Schilddrüsenschwellung. Patienten mit einer Hyperthyreose neigen zu Nervosität und sollten vor der Behandlung prämediziert werden.

Epilepsie

Häufig wird eine Epilepsie aus Scham verschwiegen. Ein medikamentös gut eingestellter Epileptiker gibt anamnestisch in jüngster Vergangenheit keine Anfälle an. Lokalanästhetika können Krämpfe auslösen. Adrenalin besitzt eine stimulierende Wirkung auf das zentrale Nervensystem und sollte nicht verwendet werden. Prämedikationen dürfen nicht mit Barbituraten (s. S. 13), sondern müssen mit Benzodiazepinen (z. B. Valium) durchgeführt werden.

Grüner Star (Glaukom)

Beim Glaukom liegt ein gesteigerter Augeninnendruck durch ein Abflußhindernis für das Kammerwasser vor. Man sollte kein Adrenalin als Vasokonstriktor verwenden, da bei engem Kammerwinkel ein Glaukomanfall ausgelöst werden kann. Atropingaben zur Speichelhemmung sind ebenfalls kontraindiziert, da durch die Pupillenerweiterung der Kammerwinkel verengt wird.

Rheumatische Erkrankung

Nach rheumatischem Fieber werden oft Herzklappenschäden durch A-Streptokokken festgestellt. Bei blutigen Eingriffen ist bei diesen Patienten eine Antiobiotikaprophylaxe absolut indiziert (s. S. 15). Bei der chronischen Polyarthritis ist eine antibiotische Abschirmung ebenfalls zu empfehlen, um eine Aktivierung zu vermeiden, zumal die Patienten häufig mit Kortikosteroiden behandelt werden.

Weitere Krankheiten

Der Patient sollte hier alle seine sonstigen Krankheiten angeben.

1.1.6 Herzschrittmacherpatienten

Vor der Behandlung sollte man den Schrittmacherausweis, der alle relevanten Daten enthält, einsehen. Außerdem ist durch Pulskontrolle festzustellen, ob der Herzschlag regelmäßig ist. Da grundsätzlich durch elektrische Geräte Beeinflussungen des Herzschrittmachers möglich sind und eine allgemeingültige Aussage zur Reaktionsweise nicht möglich ist, sollten elektrische Behandlungsmethoden (Elektrochirurgie, Ultraschall, Kurzwellentherapie, Vitalitätsprüfung) unterbleiben.
Während des Einsatzes von elektrischen Geräten ist der Puls des Patienten zu kontrollieren. Wird die Helferin mit der Überwachung beauftragt, muß man sich vorher von ihrer Eignung überzeugen. Die Abdeckung mit einer Bleischürze stellt keinen sicheren Schutz dar. Alle elektrischen Geräte dürfen nur entfernt vom Schrittmachersystem eingeschaltet und müssen langsam an den Patienten herangeführt werden. Bei Pulsunregelmäßigkeiten ist die Behandlung sofort abzubrechen, wodurch in praktisch allen Fällen die Funktionsstörung beseitigt wird. Werden diese Sicherheitsregeln eingehalten, ist die Behandlung von Herzschrittmacherträgern in der zahnärztlichen Praxis möglich.

1.1.7 Schwangerschaft

Eine Schwangerschaft stellt grundsätzlich keine Kontraindikation für einen zahnärztlich-chirurgischen Eingriff dar. Die Schwangere verdient aber aufgrund ihrer psychischen und physischen Verfassung besondere Aufmerksamkeit. Wichtig ist vor allem, ob der bisherige Schwangerschaftsverlauf normal war oder ob Anzeichen für eine Gefährdung vorliegen (Rücksprache mit dem behandelnden Gynäkologen). Umfangreichere Sanierungen sollten bis nach der Entbindung verschoben werden. Im ersten Trimenon besteht eine erhöhte Abortbereitschaft, so daß nur zwingend notwendige Behandlungen vorgenommen werden dürfen. Am stabilsten ist die Schwangerschaft im 4. bis 7. Monat. Bei der Behandlungsplanung sind kurze und schonende Sitzungen anzustreben. Vom 6. Monat an empfiehlt es sich, wegen des möglichen Cava-Kompressionssyndroms die Behandlung im Sitzen vorzunehmen. Bei einer Behandlung in örtlicher Betäubung sind Schäden infolge der geringen Mengen des Lokalanästhetikums nicht zu erwarten, anzustreben ist aber die Auswahl eines Lokalanästhetikums mit hoher Proteinbindung und niedriger Lipoidlöslichkeit (z. B. Ultracain). Röntgenaufnahmen sollten, nur wenn unbedingt erforderlich, unter ausreichendem Bleischutz vorgenommen werden. Im ersten Trimenon sind möglichst keine Röntgenaufnahmen anzufertigen.

Die Verordnung von Medikamenten jeglicher Art darf in der Schwangerschaft nur bei strenger Indikation erfolgen. Von den Antibiotika sind besonders die Penicilline, Cephalosporine und Erythromycin zu empfehlen. Phenazetin-, Azetylsalizylsäure- und phenylbutazonhaltige Analgetika sollten vermieden werden. Als Analgetika der Wahl gelten Paracetamolpräparte. Für Barbiturate und Benzodiazepine kann ein Mißbildungsrisiko nicht sicher ausgeschlossen werden, deshalb sollte eine Prämedikation nur nach Rücksprache mit dem Gynäkologen vorgenommen werden.

1.2 Das Operationsinstrumentarium

Für zahnärztlich-chirurgische Eingriffe benötigt man neben einer Reihe aus der allgemeinen Chirurgie bekannter Instrumente zusätzliche Spezialinstrumente. Die Einteilung des Operationsinstrumentariums erfolgt nach der Funktion in:

- Halte- und Faßinstrumente,
- Schneide- und Präparierinstrumente,
- Instrumente zur Knochenabtragung,
- Hebel,
- Nahtinstrumente,
- sonstige Instrumente,
- Instrumententrays.

1.2.1 Halte- und Faßinstrumente

Wie bei jedem Eingriff in der Mundhöhle wird auch beim Operieren zur Inspektion und zusätzlich zum Abhalten der Weichteile der *Mundspiegel* angewendet. Zum Abhalten der Wangen und Lippen setzen wir zu Beginn der Operation den stumpfen, gefensterten *Haken nach Middeldorpf* ein. Er ist erheblich kräftiger als ein Mundspiegel und gewährt die notwendige Übersicht. Der *Zungenspatel nach Buchwald* (geschlossen) oder nach *Brünings* (gefenstert) wird zum Abhalten der Zunge bei lingualem Zugang zum Operationsgebiet benötigt. Nach Ablösen des vestibulären Mukoperiostlappens wird dieser mit dem stumpfen *Wundhaken nach Langenbeck* vom freigelegten Knochen abgehalten; der Haken ersetzt gleichzeitig den Wangenhaken. Der stumpfe, zweizinkige Wundhaken nach *Wassmund* ist im oberen Frontzahngebiet beidseits der Spina nasalis vorteilhaft einzusetzen. Die weitere Unterteilung der Haken und Häkchen erfolgt nach der Zahl der Zinken (Ein-, Doppel- oder Mehrzinker) sowie nach der Ausformung des Arbeitsendes in stumpfe oder scharfe Haken. Die genannten stumpfen Wundhaken sollten bevorzugt werden, da scharfe Instrumente das Gewebe zusätzlich irritieren (Abb. 1.3–1.5).

Die wichtigsten Faßinstrumente sind die Pinzetten und Klemmen. Die chirurgische *Pinzette* verfügt am Ende über kleine Zacken, so daß der Weichteillappen sicher gefaßt werden kann, ohne ihn durch starkes Zusammendrücken zu quetschen. Die anatomische Pinzette ist ebenso wie die zahnärztliche Pinzette am Arbeitsende quer geriffelt, unterscheidet sich von ihr jedoch durch die fehlende Abwinkelung. Beide Pinzetten eignen sich zum Fassen von Tamponadematerial, Drainagen, Tupfern, Nahtmaterial usw., ohne sich dabei zu verhaken, wie dies bei der chirurgischen Pinzette der Fall wäre. Zum Fassen von Weichteilen sind diese Pinzetten jedoch ungeeignet. An schwer zugänglichen Stellen ist die zahnärztliche Pinzette infolge des abgewinkelten Endes oft besser geeignet als die anatomische Pinzette. Zum Entfernen freigelegter Zahnteile, Knochensplitter oder Sequester verwenden wir die kräftige Splitterpinzette, die abgewinkelt ist und neben der Querriffelung eine kleine Hohlkehle im Arbeitsende aufweist (Abb. 1.6).

Die *Klemmen* haben unterschiedliche Funktionen. Zum Fixieren der Abdecktücher dienen die Tuchklemmen nach *Backhaus* oder *Schaedel* mit ihren scharfen Enden. Gefäß- und Weichteilklemmen sind ebenso wie die Tuchklemmen arretierbar, haben aber andere Arbeitsenden. Zu unterscheiden sind wie bei den Pinzetten anatomische Klemmen mit Querriffelung *(Pean)* von chirurgischen Klemmen *(Kocher)*, die zusätzlich mit kleinen Häkchen versehen sind. Die chirurgischen Klemmen eignen sich gut zum Fassen von Weichteilen und Gefäßen, während die anatomischen zum Fixieren von Fäden und Nahtmaterial besser geeignet sind. Die Klemmen sind als gerade und als gebogene Instrumente erhältlich. Für die Mundhöhle besonders geeignet sind die von *Halstead* angegebenen grazileren Moskitoklemmen, die es in allen genannten Ausführungsvarianten gibt (Abb. 1.7 und 1.8).

Weitere Faßinstrumente sind die Faßzangen. Diese arretierbaren Instrumente sind ähnlich gestaltet wie die Klemmen, haben aber andere Arbeitsenden.

Die *Zungenfaßzangen* werden benötigt, um beim bewußtlosen Patienten die nach dorsal abgesunkene Zunge hervorzuziehen, damit die Atemwege frei bleiben. Die von *Loebker* angegebene Zange mit zwei gegenüberliegenden Spitzen gewährleistet ein sicheres Fassen der Zunge bei

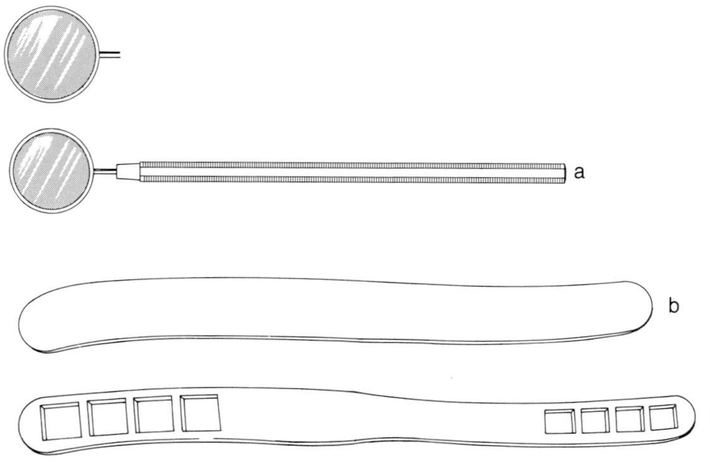

Abb. 1.3

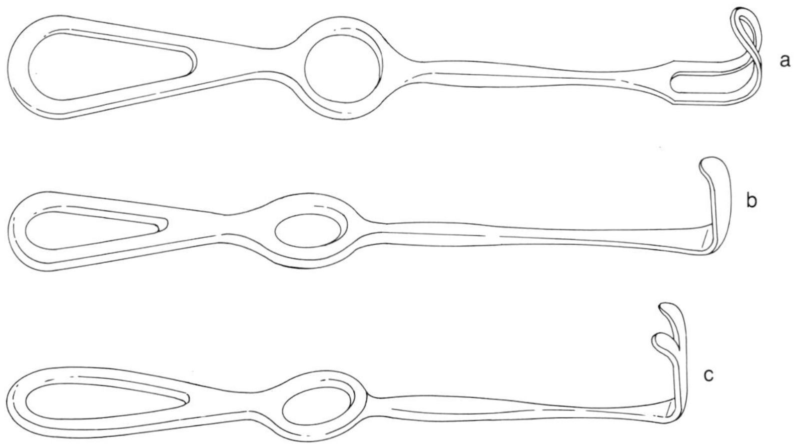

Abb. 1.4

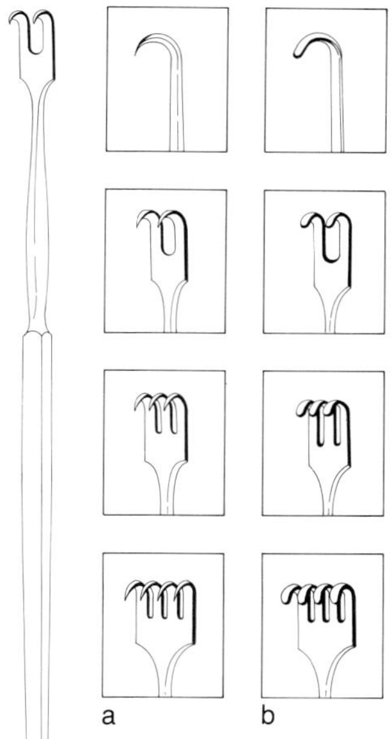

Abb. 1.5

Abb. 1.3 Halteinstrumente: a) Mundspiegel, b) Zungenspatel nach Buchwald, c) Zungenspatel nach Brünings

Abb. 1.4 Halteinstrumente: a) Wangenhaken nach Middeldorpf, b) Wundhaken nach Langenbeck, c) Wundhaken nach Wassmund

Abb. 1.5 Halteinstrumente: Wundhaken für den Weichteilbereich: a) scharfe Ein- oder Mehrzinker, b) stumpfe Ein- oder Mehrzinker

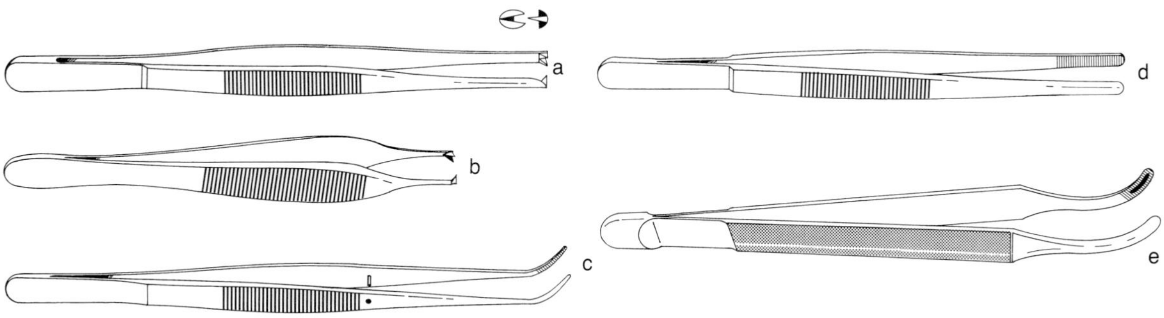

Abb. 1.6 Faßinstrumente: a) kräftige chirurgische Pinzette, b) feine chirurgische Pinzette nach Adson, c) zahnärztliche Pinzette, d) anatomische Pinzette, e) kräftige Splitterpinzette

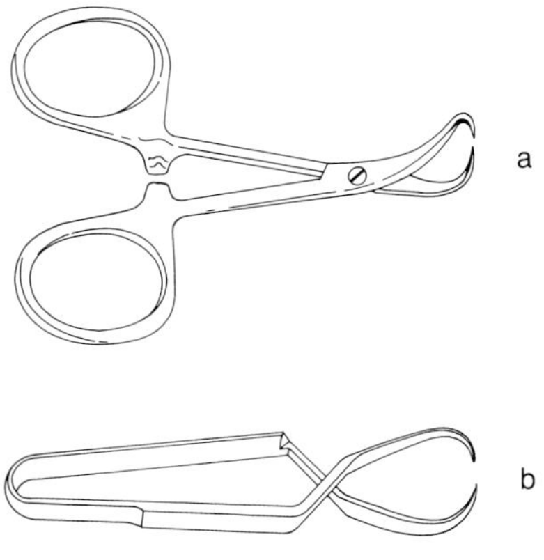

Abb. 1.7

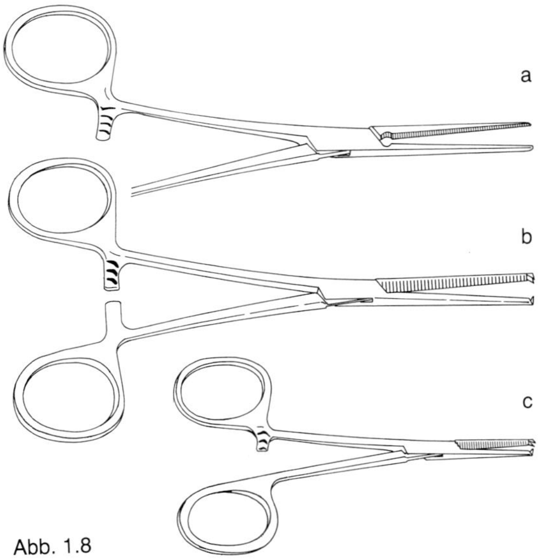

Abb. 1.8

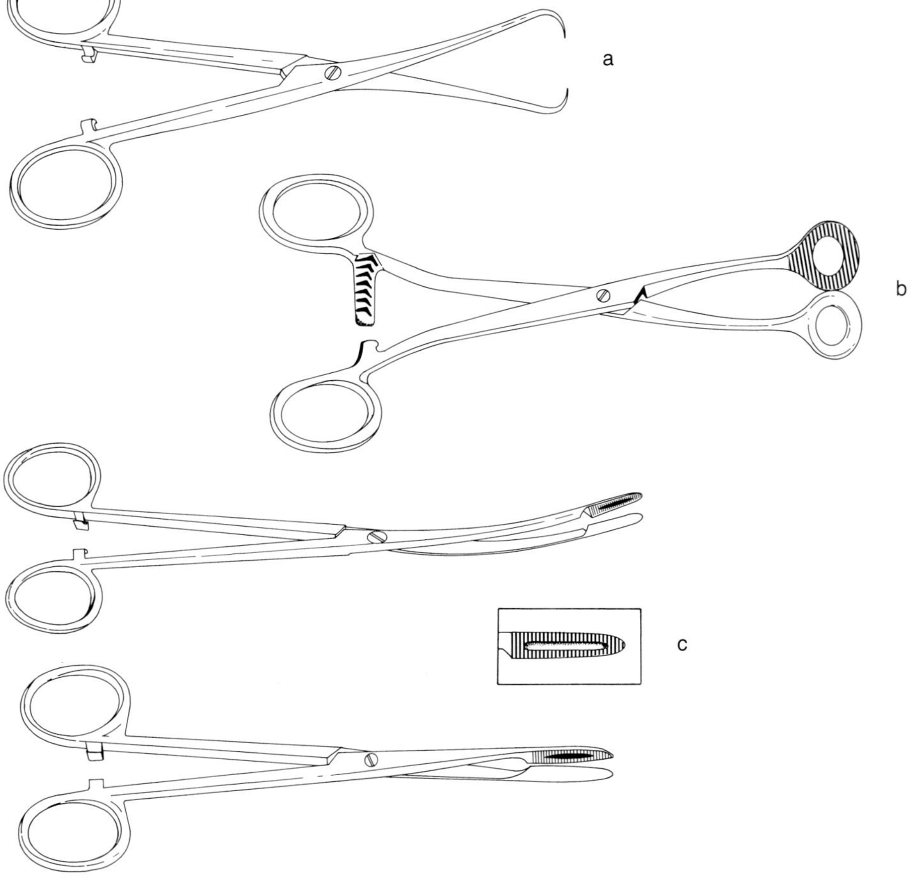

Abb. 1.9

Abb. 1.7 Faßinstrumente: a) Tuchklemme nach Backhaus, b) Tuchklemme nach Schaedel

Abb. 1.8 Faßinstrumente: Klemmen in gerader oder gebogener Ausführung: a) anatomische Klemme nach Pean, b) chirurgische Klemme nach Kocher, c) Moskitoklemme

Abb. 1.9 Faßinstrumente: a) Zungenfaßzange nach Loebker, b) Zungenfaßzange nach Collin, c) Kornzangen gebogen und gerade

nur geringer Traumatisierung. Nicht empfehlenswert ist dagegen die Zungenfaßzange nach *Collin* mit den breiten, gefensterten Arbeitsenden, die die Zunge leicht entgleiten läßt und bei stärkerem Kraftaufwand zu Quetschungen führen kann (Abb. 1.9a und b).
Die *Kornzange* ist abgewinkelt oder gerade ausgeformt und hat ein abgerundetes, dickeres Arbeitsende mit einer Querriffelung. Kräftige Kornzangen verwendet man zum Entnehmen und Anreichen von Instrumenten und Materialien, grazilere Ausführungsformen dienen zum stumpfen Eingehen und Spreizen des Gewebes bei Abszeßinzisionen (Abb. 1.9c).

1.2.2 Schneide- und Präparierinstrumente

Das Durchtrennen der Schleimhaut, des Periostes und der Weichteile erfolgt in erster Linie mit dem *Skalpell*. Entweder verwendet man heute Einmalklingen auf wiederverwendbaren Messergriffen oder komplette Einmalskalpelle, weil diese Instrumente sowohl beim Gebrauch als auch durch das sonst notwendige Sterilisieren schnell stumpf würden. Die Sterilisation ist zudem sicherer und die Verletzungsgefahr beim Reinigen entfällt. Verwendung finden Klingen unterschiedlicher Form und Größe. Wir bevorzugen Skalpelle Nr. 15 mit verhältnismäßig kurzen Klingen, da das Operationsgebiet in der Mundhöhle klein und sehr eng ist. Gelegentlich braucht man auch lanzett- oder sichelförmige Skalpellklingen (Abb. 1.10).
Scheren eignen sich gut zum Kürzen und Glätten der Wundränder und zum Abtragen von Weichgewebe. Wir verwenden hauptsächlich spitze, über die Fläche etwas gebogene Zahnfleischscheren, die auch für das Abschneiden des Nahtmaterials bzw. für die Nahtentfernung geeignet sind. Seltener benötigt man zusätzlich Präparierscheren, die stumpfe Enden haben. Mit ihnen können durch Spreizen der Enden Gewebeanteile schichtweise dargestellt werden (Abb. 1.11).
Zum Abschieben des Mukoperiostlappens verwenden wir vorwiegend *Raspatorien nach Williger*. Dieses Raspatorium hat eine flache und eine gewölbte Seite und ist in verschiedenen Breiten erhältlich. Mit der flachen Seite zum Knochen gewandt, wird das Periost abgeschoben. Schlanker und graziler ist das *Elevatorium nach Freer*, das

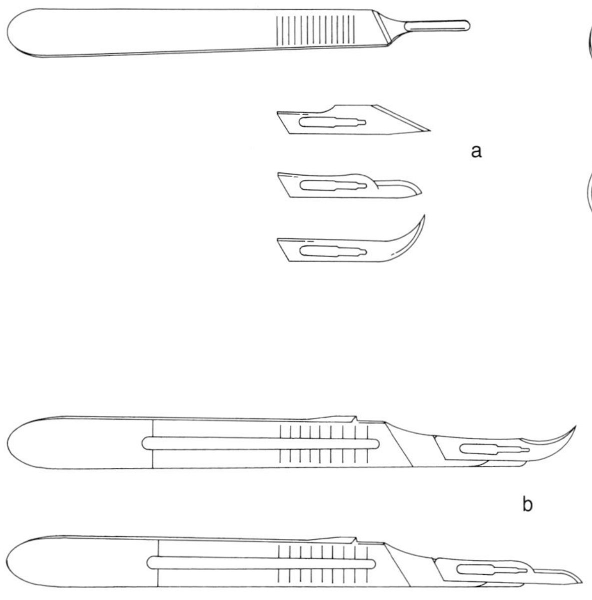

Abb. 1.10

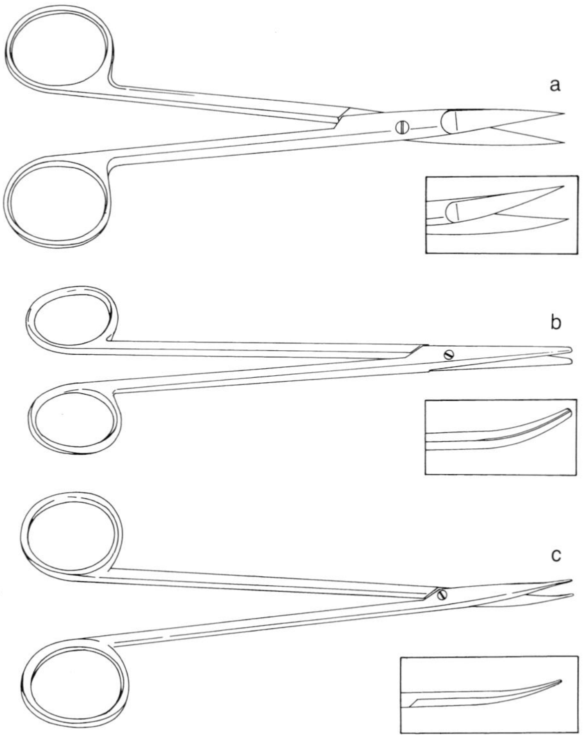

Abb. 1.11

Abb. 1.10 Schneide- und Präparierinstrumente: a) Skalpellgriff und verschiedene Einmalklingen, b) Einmalskalpelle

Abb. 1.11 Schneide- und Präparierinstrumente: a) Zahnfleischschere, b) Präparierschere nach Metzenbaum, c) grazile Präparierschere

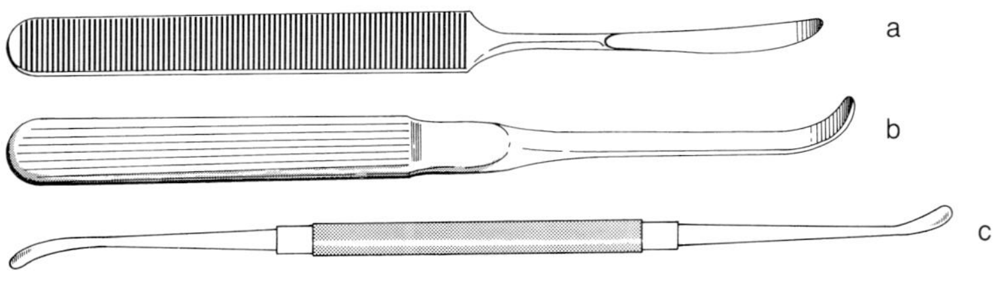

Abb. 1.12

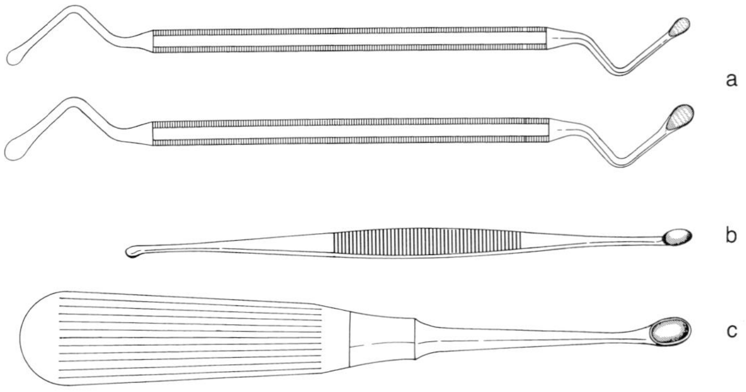

Abb. 1.13

Abb. 1.12 Präparierinstrumente: a) Raspatorium nach Williger, b) Raspatorium abgebogen, c) Elevatorium nach Freer
Abb. 1.13 Präparierinstrumente: a) scharfe Löffel nach Lucas, b) gerader scharfer Löffel nach Williger, c) scharfer Löffel nach Volkmann mit Handgriff

ein stumpfes und ein scharfes Arbeitsende hat. Mit dem Elevatorium können feinere Präparationen sehr gut durchgeführt werden (Abb. 1.12).
Scharfe Löffel dienen zum Kürettieren von Knochenhöhlen eines Granuloms, einer Zyste oder einer Resektionshöhle. Bei Routineeingriffen sind doppelendige, abgewinkelte, scharfe Löffel in der von *Lucas* angegebenen Form günstig, weil sie ein relativ scharfkantiges Arbeitsende haben. Selbstverständlich sollten verschiedene Größen zur Verfügung stehen. Nur selten wird ein gerader scharfer Löffel vorteilhafter sein (Abb. 1.13).

1.2.3 Instrumente zur Knochenabtragung und -bearbeitung

Die Entfernung und Modellierung des Knochens wird hauptsächlich mit rotierenden maschinengetriebenen Instrumenten durchgeführt. Wir verwenden *kugelförmige Fräsen* und *Rosenbohrer* unterschiedlicher Größe. Seltener braucht man zum Durchtrennen von Zähnen *Fissurenbohrer* oder *Lindemann-Fräsen* und im Schmelzbereich *diamantierte Schleifkörper* (Abb. 1.14). Die Anwendung dieser rotierenden Instrumente ist nicht unproblematisch, da sie ein sicheres und abgestütztes Arbeiten voraussetzen. Gleitet man in die umgebenden Weichteile ab, kommt es unweigerlich zu Gewebezerreißungen.
Der Einsatz von Bohrern und Fräsen ist mit einer erheblichen Wärmeentwicklung verbunden, so daß eine *Kühl- und Spülvorrichtung* unerläßlich ist (Abb. 1.15). Wir arbeiten mit physiologischer Kochsalzlösung, die über ein außen geführtes Spraysystem an das Operationsgebiet herangeführt wird (Abb. 1.16). Wünschenswert wäre die

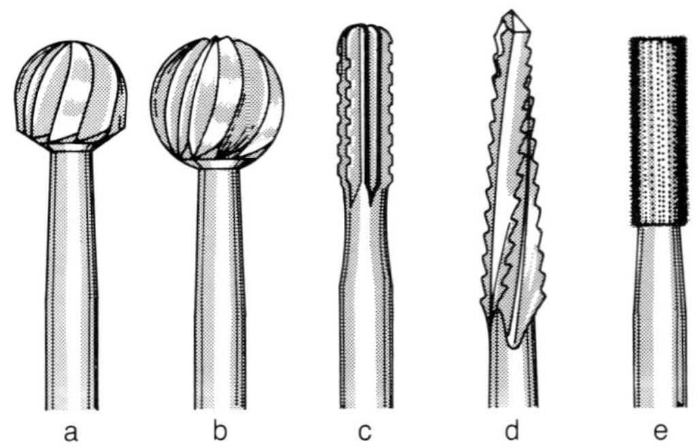

Abb. 1.14 Instrumente zur Knochenbearbeitung: a) Knochenfräse, b) Rosenbohrer, c) Fissurenbohrer, d) Lindemann-Fräse, e) Diamantschleifkörper für die Schmelzbearbeitung

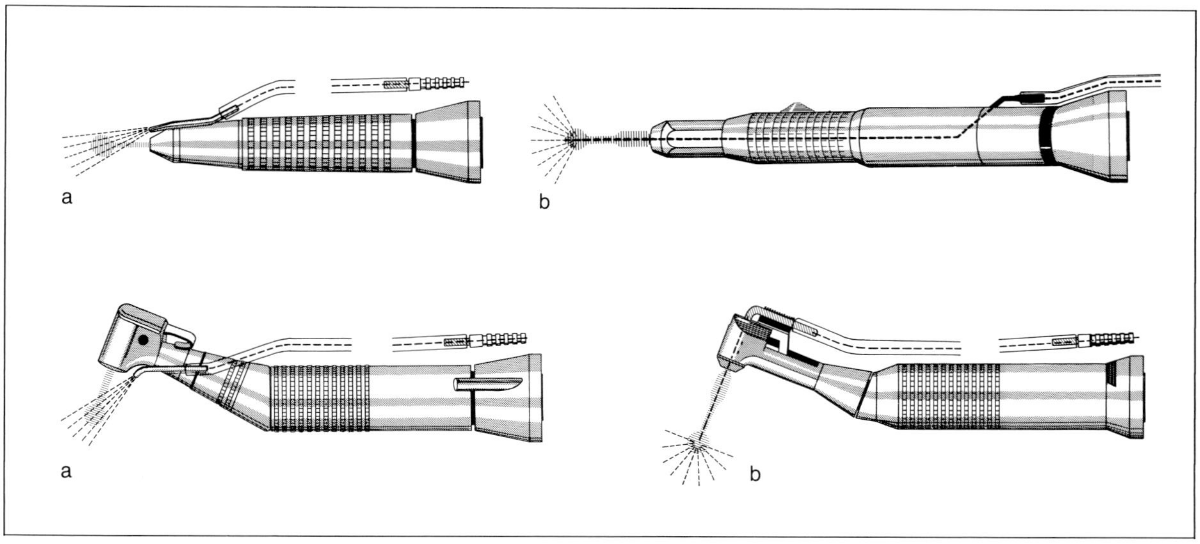

Abb. 1.15 Instrumente zur Knochenbearbeitung: a) Handstück und Winkelstück mit außen geführter Spraykühlung, b) Handstück und Winkelstück mit in dem Bohrer geführter Spraykühlung

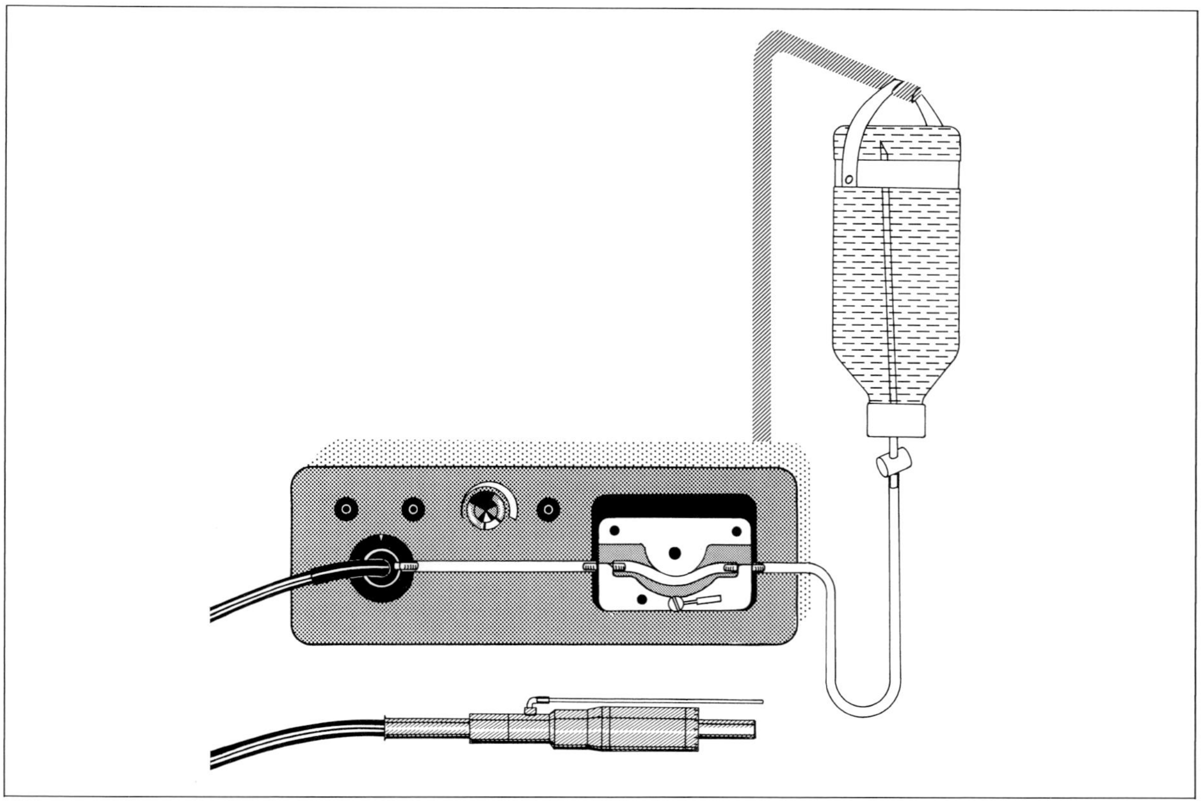

Abb. 1.16 Der Einsatz physiologischer Kochsalzlösung am Beispiel des Aesculap Microtron

Verwendung *innengekühlter Bohrer* und Fräsen, weil so das Kühlmedium unmittelbar an den Ort der Wärmeentwicklung gebracht wird. Solche Bohrer werden leider bisher noch sehr schnell stumpf. Grundsätzlich aber darf nur mit scharfen Instrumenten gearbeitet werden, weil sonst der Knochen bei hohen Temperaturen traumatisiert würde. Fällt die Spraykühlung aus, so muß ersatzweise mit einer Spritze (20 ml) mit aufgesetzter stumpfer Kanüle (s. Abb. 1.28 a) das Spülmittel in die Wunde gebracht werden. Die für operative Eingriffe erforderlichen Hand- und Winkelstücke müssen uneingeschränkt sterilisierbar sein.

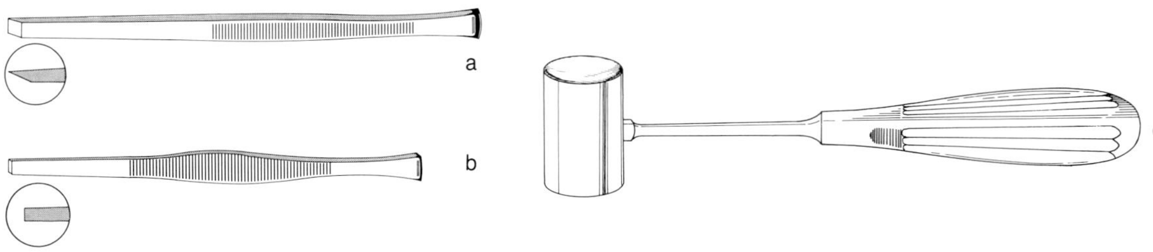

Abb. 1.17

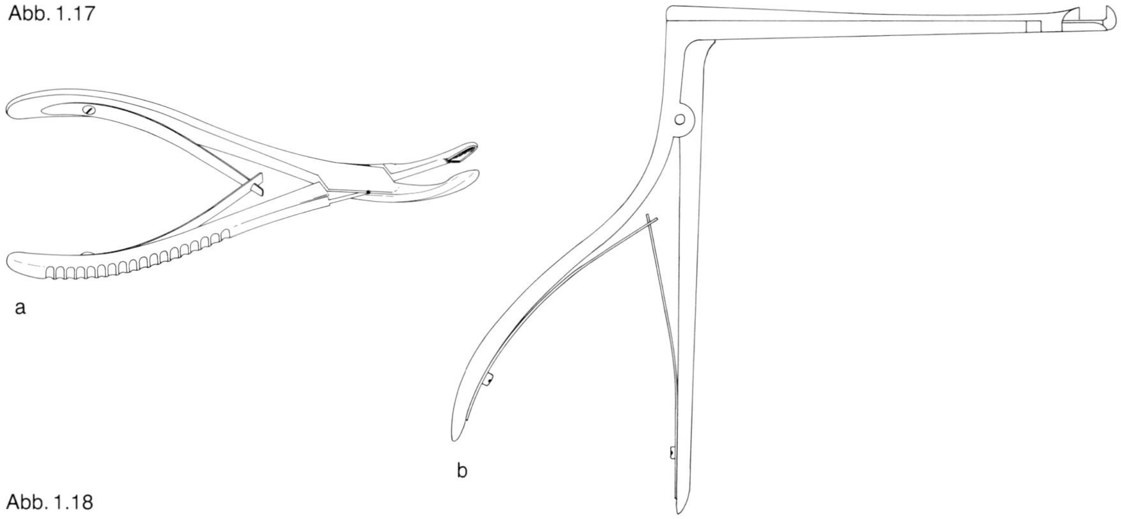

Abb. 1.18

Abb. 1.17 Instrumente zur Knochenbearbeitung: a) scharfer Meißel, b) stumpfer Meißel, c) Plombierhammer

Abb. 1.18 Instrumente zur Knochenbearbeitung: a) Hohlmeißelzange nach Luer, b) Knochenstanze nach Hajek

Anstelle der Bohrer und Fräsen wurden früher *Meißel* zur Knochenabtragung benutzt. Man verwendet sie heute auf dem zahnärztlich-chirurgischen Gebiet kaum noch, obwohl mit einem scharfen Meißel und dosierten Hammerschlägen das Gewebe sehr schonend abgetragen werden kann. Für die Patienten ist diese Art der Bearbeitung jedoch sehr unangenehm. Einen stumpfen Flachmeißel sollte man für die Verbolzung einer Knochenblutung zur Verfügung haben (Abb. 1.17).

Zur schonenden Abtragung von scharfen Knochenkanten und -septen setzen wir die *Hohlmeißelzange nach Luer* ein. Die Arbeitsenden sind leicht abgebogen. Handelt es sich um die dünne Knochenwand einer Zystenhöhle, deren Fenster erweitert werden soll, nimmt man besser die Knochenstanze nach *Hajek* (Abb. 1.18).

1.2.4 Hebel

Hebel sind Instrumente, die hauptsächlich zur Luxation von Zähnen und Zahnresten eingesetzt werden. Sie verfügen alle über einen Handgriff, einen Schaft und ein Arbeitsende. Die Bezeichnung Hebel ist für den Anfänger leider häufig irreführend, und er versucht, über die Länge des Schaftes zu hebeln. Dabei werden jedoch erhebliche Kräfte auf das Operationsgebiet freigesetzt, die zu unerwünschten Zahn-, Alveolarfortsatz- oder gar Kieferfrakturen führen können. Grundsätzlich wird jeder Hebel um die Längsachse rotiert und nur das Arbeitsende als Hebel eingesetzt (Abb. 1.19).

Der wichtigste und vielseitigste Hebel bei der operativen Zahnentfernung ist der *Hebel nach Bein*. Er hat ein hohlmeißelförmiges Arbeitsende, das zwischen den zu entfernenden Zahn bzw. Zahnteil und den umgebenden Knochen gebracht wird. Durch Rotation um die Längsachse wird der zu entfernende Körper aus seinem Lager gehoben (Abb. 1.19 und 1.20a).

Sehr oft wenden wir Hebel mit einer seitlichen *Kralle* an, wie sie von *Winter, Seldin* oder *Barry* angegeben wurden. Das Arbeitsende besteht aus einer spitzen, seitlich gegen den Schaft abgewinkelten Kralle, die auf der einen Fläche konkav und auf der Rückseite konvex ist. Da diese Krallen asymmetrisch angelegt sind, stehen die Krallenhebel paarweise für die linke und rechte Seite zur Verfügung. Völlig ausreichend ist die birnenförmige Ausgestaltung des Handgriffes; ein T-förmiger Handgriff verleitet nur zu unangemessener Kraftanwendung. Der Einsatz der Krallenhebel erfolgt bei der operativen Zahn- und Wurzelentfernung, nachdem ein Bohrloch im Zahn unmittelbar über dem begrenzenden Alveolarknochen angelegt wurde, um den Zahn in seiner Achsenrichtung aus der Alveole zu heben (Abb. 1.20b, c und 1.21).

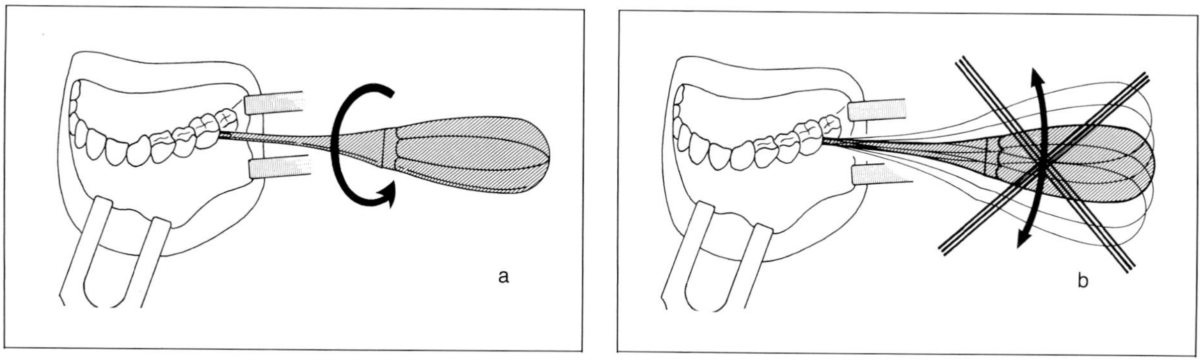

Abb. 1.19 Der Einsatz eines Hebels: Wichtig ist es, den Hebel um die Längsachse zu drehen (a), niemals sollte über die Länge des Schaftes gehebelt werden (b)!

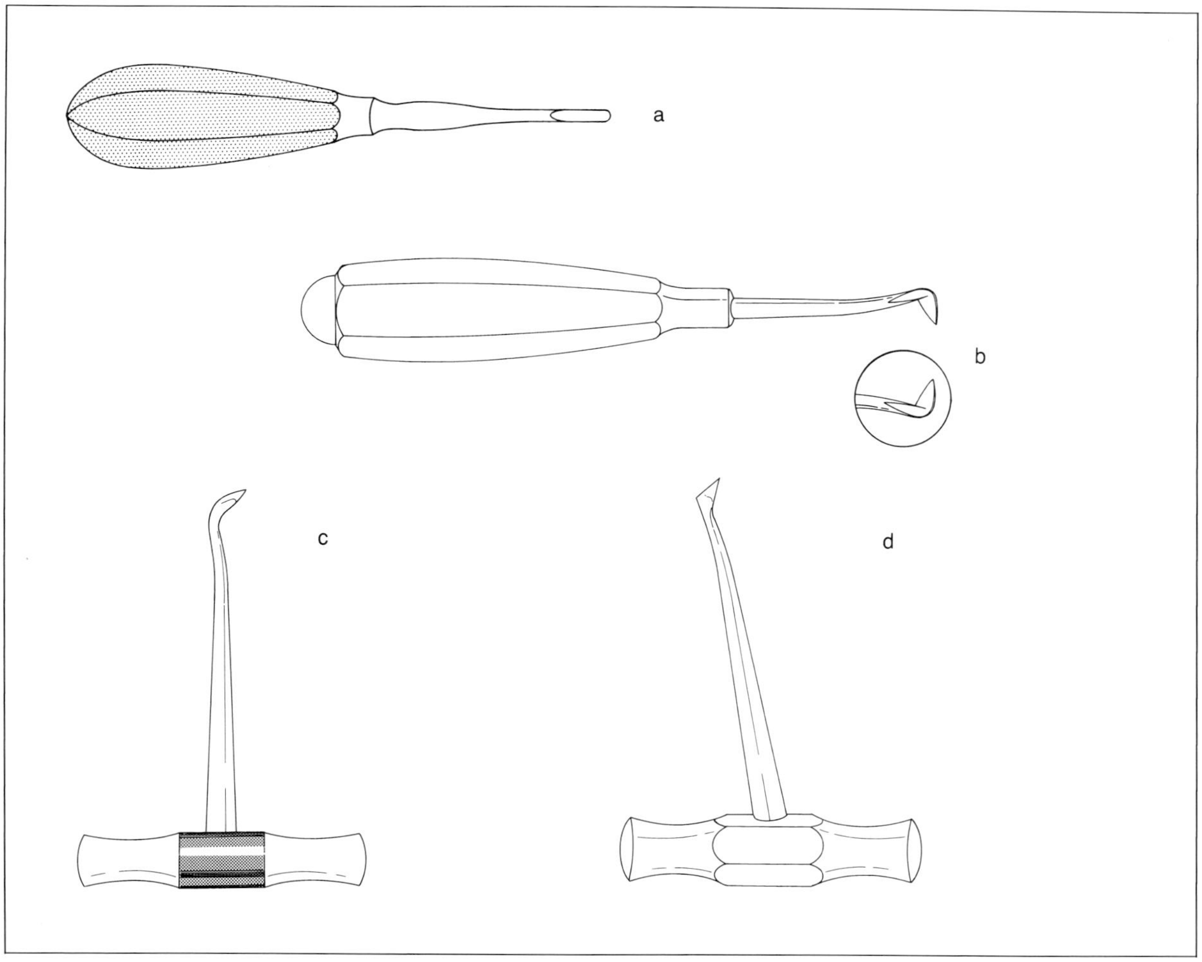

Abb. 1.20 Hebel: a) Hebel nach Bein, b) Krallenhebel nach Seldin, c) Krallenhebel nach Winter, c) Krallenhebel nach Barry

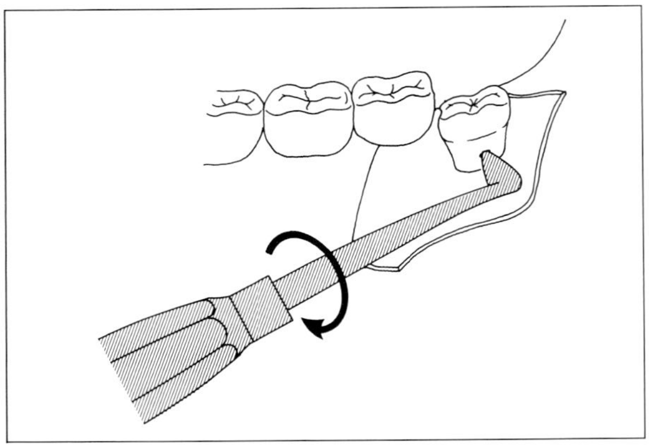

Abb. 1.21 Der Einsatz eines Krallenhebels: auch hier nur Rotation um die Längsachse

1.2.5 Nahtinstrumente

Zu den Nahtinstrumenten gehören die *Nadelhalter,* die *Nadeln* und das *Nahtmaterial.*

Die arretierbaren Nadelhalter haben den Vorteil, daß die Nadel im geschlossenen Zustand fixiert ist, so daß man die Hand bei der Führung des Instrumentes nicht gleichzeitig zusammendrücken muß. Zwei verschiedene Ausführungen stehen zur Verfügung, nämlich der Nadelhalter *nach Hegar,* der sehr stark einer Klemme ähnelt, und der Nadelhalter *nach Mathieu.* Letzterer ist zusätzlich mit einer Feder ausgestattet, die das Instrument nach der Entarretierung selbsttätig öffnet. Der *offene Nadelhalter nach Axhausen* erfordert viel Routine, da Öffnungs- bzw. Schließbewegungen und die Führung des Instrumentes gleichzeitig erfolgen müssen (Abb. 1.22).

Alle drei Nadelhalter sind in verschiedenen Größen und Längen erhältlich. Lange, schlanke, gerade Instrumente nach Hegar eignen sich am besten in der Tiefe der Mundhöhle, während im Frontzahn- und Lippenbereich kürzere Formen vorteilhaft sind. Zum Legen von Drahtnähten oder -ligaturen eignen sich dagegen die kräftigeren Ausführungen des arretierbaren Nadelhalters nach Mathieu.

Die *Nadeln* sind in zahlreichen Variationen zu erhalten. Von den geraden Nadeln sind gebogene zu unterscheiden, die einen bestimmten Kreisanteil beschreiben können (z. B. Halbkreis, ⅝ Kreis, ⅜ Kreis, ¼ Kreis). Durch Veränderung des Kreisradius ergeben sich die verschiedenen Nadelgrößen, die in mm der Länge des anteiligen Kreisumfanges gemessen werden (Abb. 1.23).

Jede Nadel verfügt über eine Nadelspitze, einen Nadelkörper und einen Nadelschaft. Die Spitze kann z. B. spitz, stumpf oder schneidend sein. Der Nadelkörper schließt sich an die Spitze an und hat z. B. einen runden, stumpfen, dreieckig-schneidenden oder spatelförmig-schneidenden Querschnitt. Am Übergang vom Nadelkörper zum Nadelschaft ist die Nadel am kräftigsten. Hier soll sie mit einem nicht zu breiten Nadelhalter gefaßt werden; jede andere Stelle ist erheblich bruchgefährdeter. Am Ende des Nadelschaftes liegt die Befestigungsstelle für den Faden (Abb. 1.24). Bei dem atraumatischen Nahtmaterial ist der Faden in das Schaftende eingelassen, so daß das Gewebe maximal geschont werden kann. Traumatische Nadeln tragen am Schaftende ein Nadelöhr. Ein geschlossenes Öhr ist schwieriger einzufädeln, schont aber den Faden, während dieser beim Einführen durch das offene Federöhr gerne zerreißt.

Zum Legen von Nähten an der Mundschleimhaut verwenden wir halbkreisförmige Nadeln mit kleinem Radius und rundem Querschnitt. Gerade Nadeln eignen sich besonders für interdental von oral nach vestibulär geführte Nähte.

Auch beim *Nahtmaterial* gibt es eine große Variationsbreite. Natürliche Stoffe wie Seide und Catgut stehen synthetischen wie Prolene, Mersilene oder Vicryl gegenüber. Daneben gibt es noch Drahtnähte und Silberfäden. Wichtig für eine gute Knüpfbarkeit ist, ob ein Faden polyfil, also aus vielen Fasern geflochten ist. Solche Fäden sind sehr geschmeidig und deren Knoten halten gut. Monofile Fäden, deren Knoten sich leichter lösen können, haben den Vorteil, daß es seltener im Fadenkanal innerhalb des Gewebes zu entzündlichen Reaktionen kommt. Ein weiterer wichtiger Faktor bei der Fadenauswahl betrifft die Resorbierbarkeit. Oberflächennähte brauchen nicht resorbierbar zu sein, weil sie zum gewünschten Zeitpunkt meist problemlos entfernt werden können. In tieferen Schichten aber müssen resorbierbare, zumindest jedoch solche Materialien verwendet werden, die keine Fremdkörperreaktion hervorrufen.

Erwünschte Eigenschaften des Nahtmaterials:

- Gute Knüpfbarkeit,
- Knotensitzfestigkeit und Knotenzugfestigkeit,
- Fadenzugfestigkeit,
- Flexibilität und Geschmeidigkeit,
- Keine Dochtwirkung,
- Keine Gewebereaktion (Fremdkörperreaktion),
- Resorbierbarkeit.

Im Bereich der Mundhöhle verwenden wir für versenkte Nähte Vicryl oder Dexon und für Oberflächennähte an der Schleimhaut schwarze Seide oder schwarze Mersilene. Alle diese Fäden sind geflochten, Vicryl und Dexon sind zusätzlich resorbierbare Materialien. Mersilene ist gewebefreundlicher als Seide, aber nicht ganz so knotensicher (Abb. 1.25).

Die Fadenstärke, also der Durchmesser, sollte zwischen 0,15 und maximal 0,3 mm liegen (nach dem metrischen System Stärke 1,5 bis 3, nach dem amerikanischen System 4/0 bis 2/0).

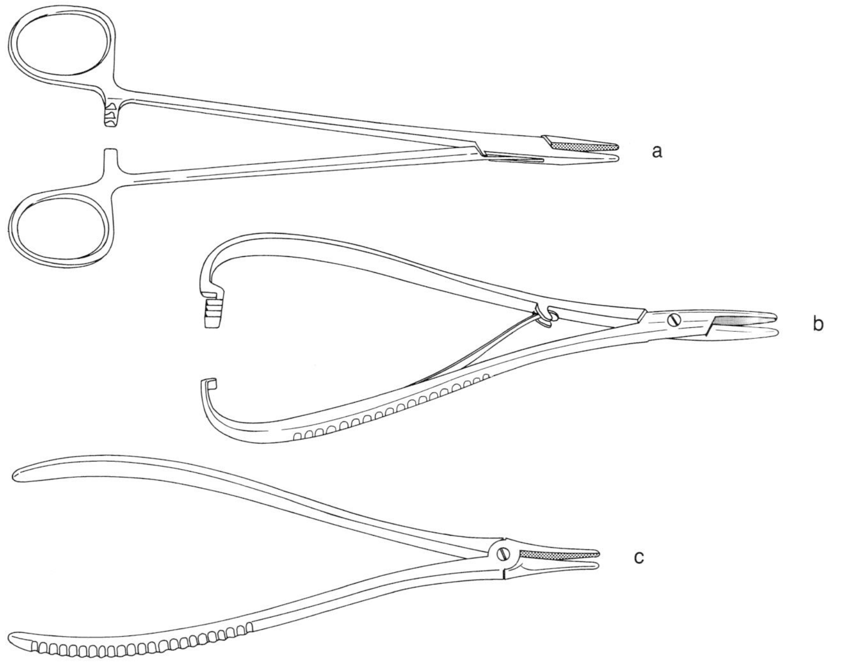

Abb. 1.22

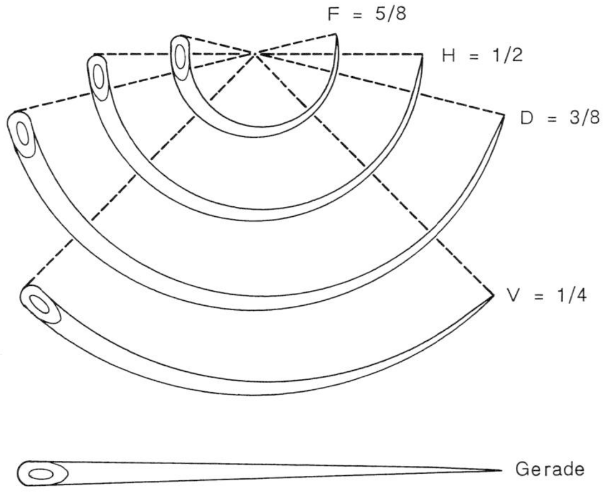

Abb. 1.23

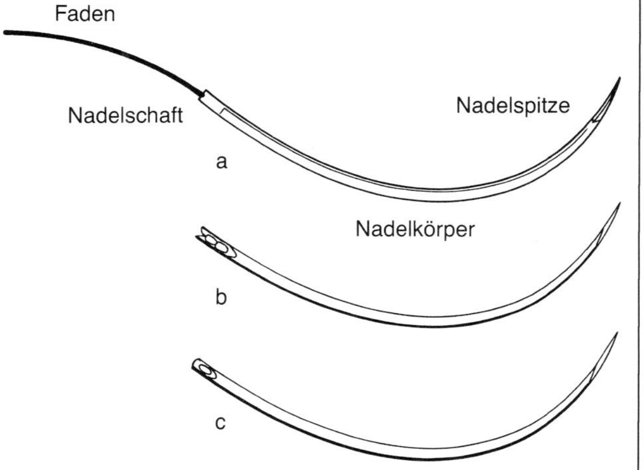

Abb. 1.24

Abb. 1.22 Nahtinstrumente: a) arretierbarer Nadelhalter nach Hegar, b) arretierbarer Nadelhalter nach Mathieu mit Feder, c) offener Nadelhalter nach Axhausen

Abb. 1.23 Nahtinstrumente: gebogene und gerade Nadelformen

Abb. 1.24 Nahtinstrumente: a) Nadelaufbau einer atraumatischen Nadel-Faden-Kombination. Schaftende mit offenem (b) und geschlossenem (c) Nadelöhr

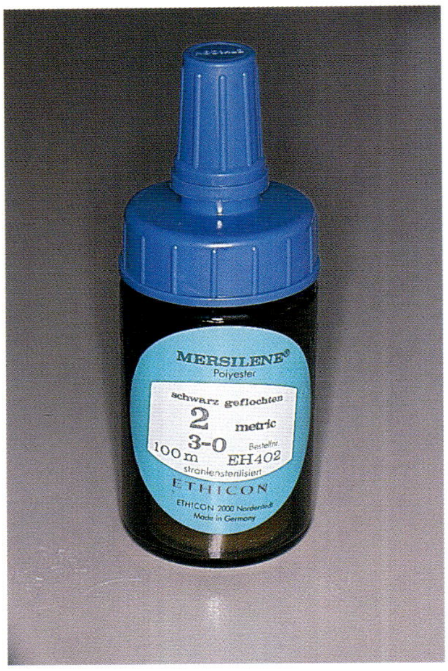

Abb. 1.25 Schwarze Mersilene im Spender

1.2.6 Sonstige Instrumente

Für das Tamponieren einer Operationshöhle, einer Wunde oder das Einlegen eines Drainagestreifens verwenden wir den *Tamponstopfer nach Luniatschek*. Er besitzt zwei Arbeitsenden, ein gerades und ein abgebogenes, die ansonsten gleichartig mit einer Einkerbung versehen sind. Dadurch kann das Gazematerial sicher eingeführt werden. Ebenfalls zur Wundversorgung, nämlich zum Fixieren von Prothesen oder Wundverbandplatten durch Drahtnähte oder Umschlingungsnähte am Kiefer, benutzt man spezielle Ahlen unterschiedlicher Größe. Direkt unter der Ahlenspitze tragen diese Instrumente ein Öhr zur Aufnahme des Drahtes (Abb. 1.26).
Bei chirurgischen Eingriffen in der Mundhöhle sollte auch die *zahnärztliche Sonde* nicht fehlen. Sie ist ein wichtiges Untersuchungsinstrument zur Überprüfung der Füllungen, z. B. intraoperativ gelegter Wurzelfüllungen bei der Wurzelspitzenresektion. Kleinere Wurzelreste lassen sich

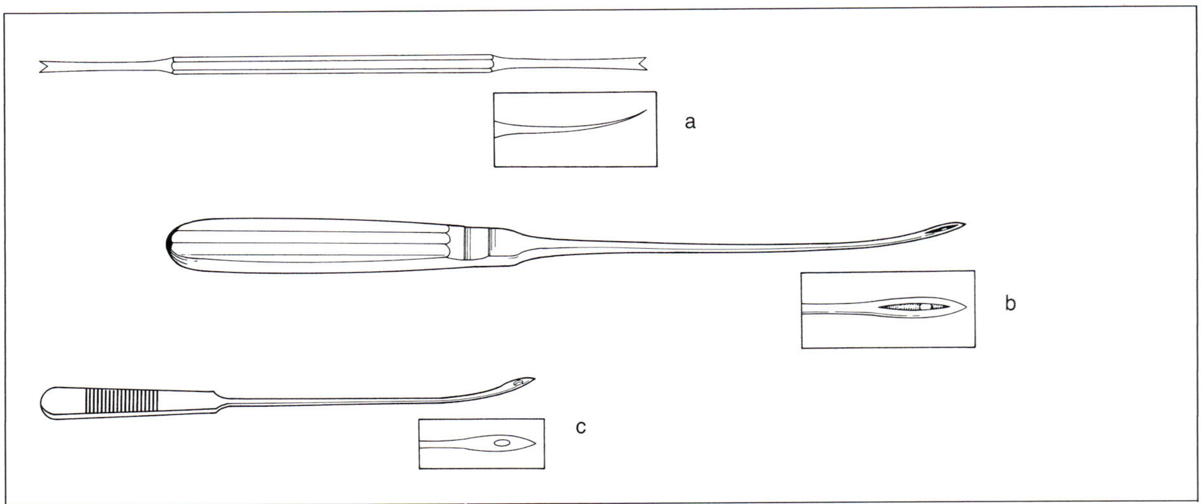

Abb. 1.26 a) Tamponstopfer nach Luniatschek, b) große Ahle, c) kleine Ahle

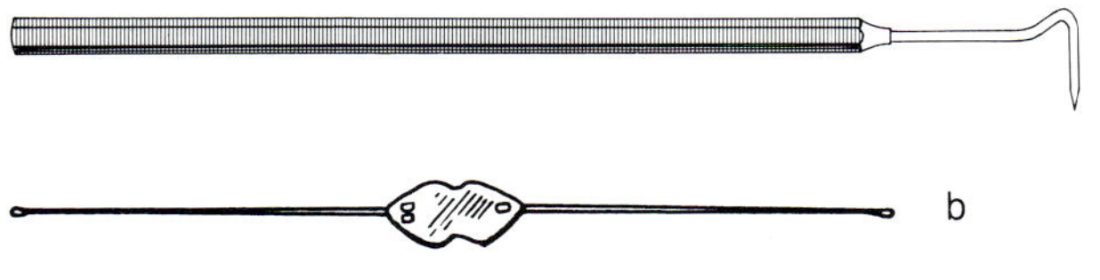

Abb. 1.27

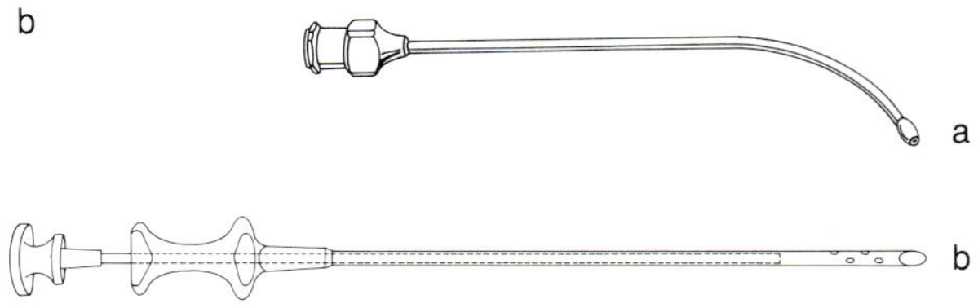

Abb. 1.28

Abb. 1.27 Sonden: a) zahnärztliche Sonde, b) Knopfsonde

Abb. 1.28 Spülkanüle: a) Knopfkanüle zum Spülen, b) Lichtwitzkanüle mit Trokar

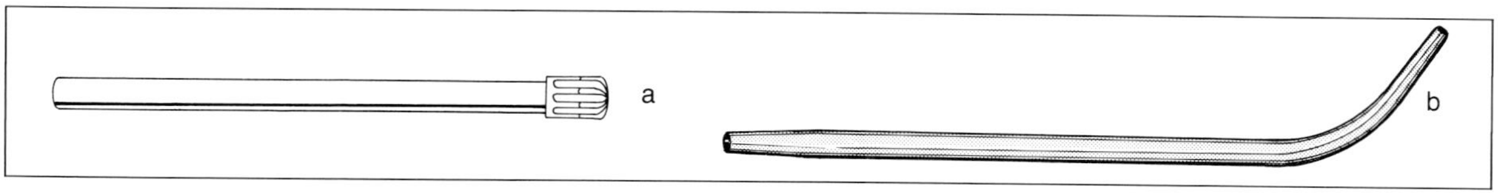

Abb. 1.29 Absaugkanülen: a) Einmalsauger aus Kunststoff, b) chirurgischer Sauger aus Metall

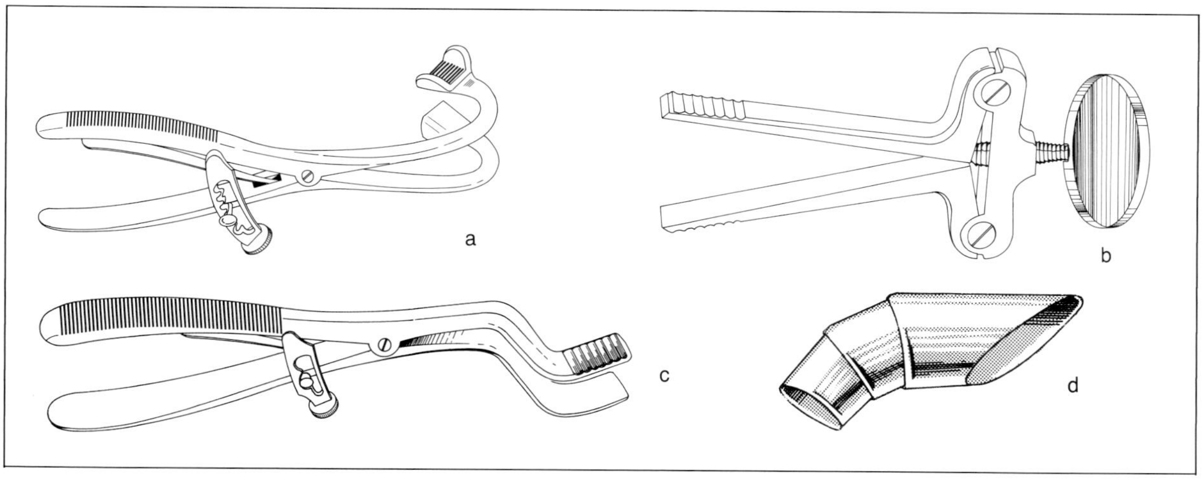

Abb. 1.30 Mundsperrer: a) nach Denhart, b) nach Heister, c) nach Roser-König, d) Fingerschützer nach Langenbeck

mit dieser spitz zulaufenden Sonde gut aus der Alveole heben.

Stumpfe Knopfsonden werden benutzt, um Kieferhöhlenperforationen, Fistelgänge oder eine Eröffnung des Mandibularkanales nachzuweisen. Gelegentlich benutzt man sie, um den Verlauf und die Durchgängigkeit der Drüsenausführungsgänge zu sondieren (Abb. 1.27).

Stumpfe oder scharfe *Spülkanülen* werden benutzt, um die Nebenhöhle oder Operationshöhle, aber auch Wunden, zu spülen. *Scharfe Kanülen,* wie die Lichtwitzkanüle, kommen nur zum Einsatz, wenn kein geeigneter Zugang für eine stumpfe Kanüle besteht (Abb. 1.28).

Um die beim Operieren anfallende Spülflüssigkeit, Sekrete, das Blut und das Kühlmedium absaugen zu können, sollten *Metallabsaugkanülen* verwendet werden. Sie sind nicht flexibel und daher sicherer zu führen als die normalen Kunststoffabsaugkanülen (Abb. 1.29).

Beim narkotisierten Patienten, gelegentlich auch bei Eingriffen in lokaler Anästhesie bei Kindern, sind zum Offenhalten des Mundes die sogenannten *Mundsperrer* erforderlich. Bewährt hat sich die von *Denhart* angegebene Ausführungsform, weil ein Abgleiten von der Zahnreihe durch einen oralwärts angebrachten Rand verhindert wird. Die Mundsperrer nach *Heister* und *Roser-König* müssen statt dessen an den Arbeitsenden mit Gummischläuchen überzogen werden, damit beim Abgleiten keine Zahnschäden verursacht werden können. Als Schutz für den Finger des Operateurs wurde von Langenbeck ein Fingerschützer entwickelt (Abb. 1.30).

1.2.7 Instrumententrays

Unter Instrumententrays sind Metallcontainer zu verstehen, in denen die gereinigten und desinfizierten Instrumente schon vor dem Sterilisieren zusammengestellt werden können und in denen sie nach dem Sterilisieren keimfrei aufbewahrt werden. Ideal wäre es, für die verschiedenen Eingriffe komplette Instrumentensets in Trays bereitzuhalten. Dies setzt jedoch eine große Zahl von Instrumenten und somit eine hohe Operationsfrequenz voraus. Normalerweise sollte man sich die erforderliche Anzahl von Trays mit einem Operationsgrundbesteck zusammenstellen, das durch die restlichen Spezialinstrumente ergänzt wird, die man einzeln steril verpackt aufbewahren kann (Abb. 1.31).

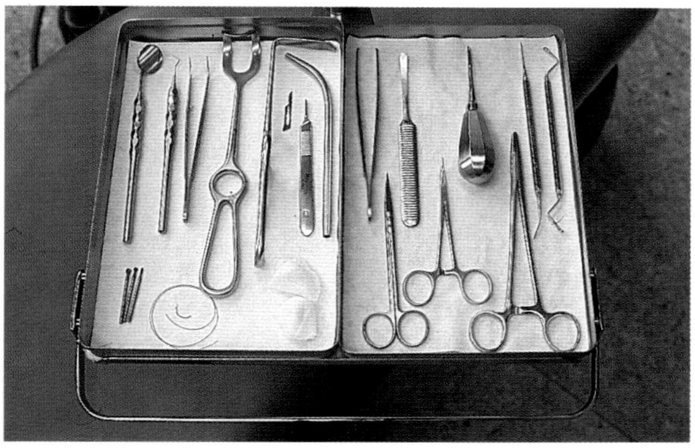

Abb. 1.31 Instrumententray mit einem Operationsgrundbesteck

Zusammensetzung eines Operationsgrundbesteckes:

- Mundspiegel,
- zahnärztliche Sonde,
- zahnärztliche Pinzette,
- Mundhaken nach Middeldorpf,
- Wundhaken nach Langenbeck,
- chirurgischer Sauger,
- Skalpellgriff,
- chirurgische Pinzette,
- Raspatorium nach Williger,
- Knochenfräse,
- Hebel nach Bein,
- scharfer Löffel nach Lucas,
- Tamponstopfer nach Luniatschek,
- Klemme,
- Nadelhalter,
- Fadenschere.

1.3 Die Vorbereitung für die Operation

Der Patient, der zum Operationstermin erscheint, wurde in aller Regel bereits bei einem Untersuchungstermin über die Notwendigkeit der vorgesehenen Operation und über die Grundzüge ihres Ablaufs informiert. Er wird normalerweise vor dem Eingriff, vor einem für ihn ungewohnten Vorgang, Angst haben, erregt und angespannt sein. Diese psychische Belastungssituation bedarf nur selten einer medikamentösen Behandlung, vielmehr sollte der Patient durch einen ruhig und überzeugend behandelnden Arzt soviel Vertrauen gewinnen können, daß seine Ängste auf ein Minimum reduziert bleiben. Der Patient muß daher im Mittelpunkt stehen. Störende Nebengeräusche aus anderen Behandlungsräumen oder von der Rezeption sowie Fragen an den Operateur, die nicht zum Operationsablauf gehören, verbreiten nur Unruhe und Hektik.
Bevor der Patient auf dem Operationsstuhl oder -tisch Platz nimmt, ist darauf zu achten, daß mitgebrachte Taschen und dergleichen sowie Überbekleidung abgelegt werden. Stark aufwärmende Kleidungsstücke wie Pullover und/oder beengende Kleidungsstücke wie Krawatten sollten abgelegt bzw. geöffnet werden. Der Patient nimmt dann auf dem Operationsstuhl in aufrechter Position Platz, damit die Mundhöhle inspiziert werden und die örtliche Betäubung erfolgen kann. Gegebenenfalls wird vor der Anästhesie eine Mundreinigung vorgenommen. Grobe Verunreinigungen und Zahnsteinablagerungen sollten jedoch schon mehrere Tage vor dem Eingriff beseitigt worden sein. Die Maßnahmen unmittelbar prae operationem können nur einer Verminderung der Keimzahl dienen; dies bezwecken auch Mundspülungen mit 3%iger Wasserstoffsuperoxidlösung. Nach Applikation des Lokalanästhetikums erfolgt die Desinfektion der perioralen Gesichtshaut, wozu wir eine farblose Merfenlösung verwenden. Anschließend wird der Patient am besten in eine horizontale Körperlage gebracht, in der er bequem und entspannt liegen kann. Diese Lage ist außerdem kreislaufstabilisierend und beugt damit einer Kreislaufschwäche vor.

Die Zeit bis zum Eintritt der Anästhesiewirkung steht nun dem Operateur und seiner Assistenz für die chirurgische Händedesinfektion und für das Anlegen der Schutzkleidung zur Verfügung.

1.3.1 Händedesinfektion

Unterschieden wird zwischen der hygienischen und der chirurgischen Händedesinfektion.
Nach jeder Behandlung sind die Hände des Arztes und seiner Assistenz mit den transitorischen Keimen hauptsächlich aus der Mundhöhle des Patienten übersät. Durch die *hygienische Händedesinfektion* soll diese Flora vernichtet werden, um eine Keimverschleppung vom Patienten zum Behandler und wieder zum nächsten Patienten zu verhindern und einer Infektion vorzubeugen. Die hygienische Händedesinfektion ist daher vor und nach jeder Behandlungsmaßnahme am Patienten erforderlich; bei operativen Eingriffen wird sie durch die *chirurgische Händedesinfektion* ersetzt.

Hygienische Händedesinfektion

1. Bei makroskopisch verschmutzten Händen
a) Reinigung der Hände mit kaltem Wasser (ca. 20 °C) und einem seifenfreien, flüssigen Waschpräparat (Syndet), bis die Hände makroskopisch sauber sind. Kaltes Wasser und seifenfreie Präparate vermindern den Fettverlust der Haut. Nur flüssige Waschpräparate können in Waschmittelspendern verwendet werden. Abtrocknen erfolgt mit Einmalhandtüchern.
b) Desinfektion der Hände mit 3 ml eines alkoholischen Einreibepräparates, das über der gesamten Handoberfläche verteilt und mindestens ½ Minute lang eingerieben wird. Kein Abtrocknen!

Tabelle 1.5 Hygienische und chirurgische Händedesinfektion

Hygienische Händedesinfektion
1. Reinigung der Hände mit Wasser (20 °C) und Syndet. Abtrocknen mit Einmalhandtuch.
2. Desinfektion der Hände mit 3 ml Alkoholpräparat $^1/_2$ Minute. Kein Abtrocknen.
Chirurgische Händedesinfektion
1a) Reinigung der Hände und Unterarme mit Wasser (20 °C) und Syndet 1 Minute.
1b) Reinigung der Finger (Nagelfalze) mit Wasser (20 °C) und Syndet 1 Minute. Abtrocknen mit Einmalhandtuch.
2a) Desinfektion der Unterarme mit 2x3 ml Alkoholpräparat 2 Minuten.
2b) Desinfektion der Finger (Nagelfalze) mit 1ml Alkoholpräparat 1 Minute.
2c) Desinfektion der Hände mit 2x2 ml Alkoholpräparat 2 Minuten. Kein Abtrocknen.

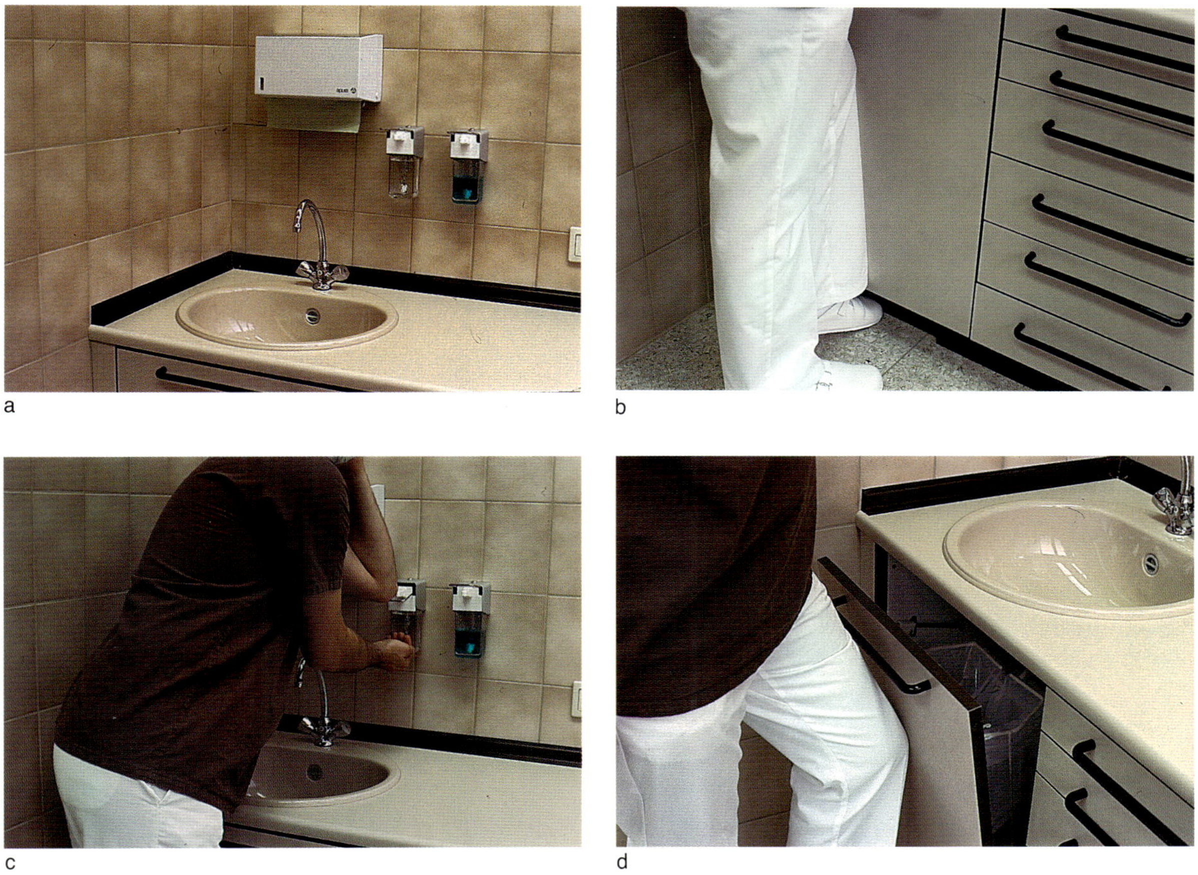

Abb. 1.32 Ausstattung eines Handwaschplatzes: a) der Einmalhandtuchspender ist neben dem Waschmittel- und dem Desinfektionsmittelspender plaziert; b) die Steuerung der Armatur erfolgt ohne Hautkontakt über einen Fußschalter; c) die Wasch- und Desinfektionsmittelspender werden mit dem Ellenbogen bedient; d) der Abwurf für benutzte Handtücher wird mit dem Knie bedient.

2. Bei makroskopisch unverschmutzten Händen nur Desinfektion der Hände mit 3 ml eines alkoholischen Einreibepräparates, das über der gesamten Handoberfläche verteilt und mindestens ½ Minute eingerieben wird. Kein Abtrocknen!
Vor jedem operativen Eingriff müssen zur weiteren Verminderung der Infektionsgefahr der Operationswunde nicht nur die transitorischen Anflugkeime vernichtet, sondern auch die hauteigene Flora weitestgehend beseitigt werden. Diesem Ziel dient die chirurgische Händedesinfektion.

Chirurgische Händedesinfektion

1. Reinigung der Hände und Unterarme bis zu den Ellenbogen mit kaltem Wasser (ca. 20 °C) und einem seifenfreien, flüssigen Waschpräparat (Syndet) 1 Minute lang. Mit einer weiteren Portion des Waschpräparates werden die Fingernägel mit einer sterilen Bürste 1 Minute lang gereinigt. Abtrocknen erfolgt mit Einmalhandtüchern.
2. Desinfektion der Hände und Unterarme bis zu den Ellenbogen mit 2 × 3 ml eines alkoholischen Einreibepräparates während 2 Minuten. Einen weiteren ml eines alkoholischen Einreibepräparates in die Nagelfalze 1 Minute lang einmassieren. Erneute Desinfektion der Hände bis zu den Handgelenken mit 2 × 2 ml eines alkoholischen Einreibepräparates während weiterer 2 Minuten. Kein Abtrocknen! (Tab. 1.5)
Nach jeder Operation müssen die Hände erneut desinfiziert werden, weil trotz der Verwendung von Handschuhen Fremdkeime auf die Hand gelangen können. Die Verwendung einer Pflegecreme sollte nur am Ende der Behandlungszeit erfolgen, weil diese Fettschicht die Wirkung des Desinfektionsmittels einschränkt.
An die Ausstattung eines Handwaschplatzes sind bestimmte Anforderungen zu stellen (Abb. 1.32). Das Waschbecken muß mit einer Armatur versehen sein, die mechanisch über einen langen Hebelarm mit dem Ellenbogen bedient werden kann oder die elektrisch über einen Fußschalter, eine Lichtschranke oder einen Thermosensor gesteuert wird. Handbedienung ist unzulässig! Das zur Verfügung stehende Trinkwasser ist hygienisch einwandfrei und darf zur Reinigung verwendet werden. Das Desinfektionsmittel und die Waschlotion müssen in Form von Flüssigpräparaten ohne Handkontakt aus Spendern entnommen werden können, empfehlenswert sind daher Wandspender mit Ellenbogenbedienung. Nagelbürsten müssen sterilisiert werden und bis zum Gebrauch steril aufbewahrt werden. Da durch die harten Kunststoffborsten eine nicht unerhebliche Verletzungsgefahr der Hände besteht, ist der Nutzeffekt durch die Verwendung von Bürsten fraglich.
Zum Abtrocknen der Hände dürfen nur Einmalhandtücher benutzt werden. Zulässig sind Einmalpapierhandtücher, die weggeworfen werden, oder Stoffhandtücher, die nach einmaligem Gebrauch in einen Sammelbehälter abgeworfen und nach dem Waschen sterilisiert wieder verwendet werden können.

1.3.2 Schutzbekleidung

Das im Operationsbetrieb einer Klinik übliche Vorgehen soll hier als Beispiel dargestellt werden. Unter zahnärztlichen Praxisbedingungen kann der personelle und materielle Aufwand auf das aus hygienischer Sicht unabdingbare Maß reduziert werden.

Schuhe

Der Operationsbereich darf nur mit sauberen, desinfizierten Schuhen betreten werden, die nur hier getragen werden und am Eingang für das Personal zur Verfügung stehen. Für die Patienten oder Personen, die nur gelegentlich den Operationssaal betreten, stehen Einmalüberschuhe (nicht steril) zur Verfügung (Abb. 1.33). Unter Praxisbedingungen ist eine so strikte räumliche Trennung nicht üblich. Damit wird auch die Anwendung von Überschuhen praktisch sinnlos.

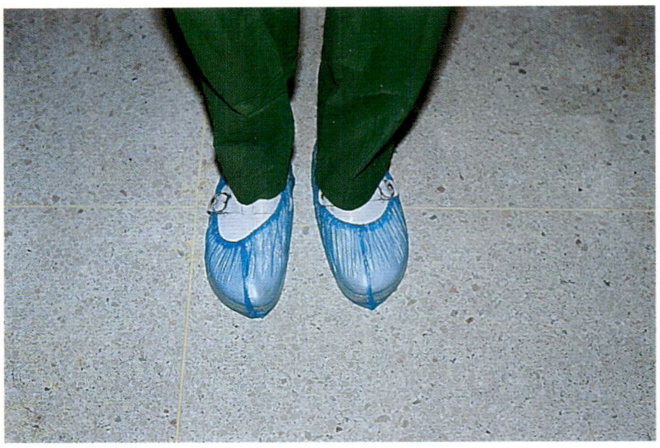

Abb. 1.33 Vor dem Betreten des Operationsbereiches werden Einmalüberschuhe angelegt

Kopfbedeckung und Mundschutz

Operateur und Assistenz tragen eine Operationshaube, die so geformt sein muß, daß das gesamte Kopfhaar bedeckt wird. Zusätzlich wird ein Mundschutz angelegt (Abb. 1.34). Bei sehr kurz geschnittenen Haaren bzw. fehlendem Kopfhaar kann im Praxisbetrieb auf eine Kopfbedeckung verzichtet werden. Lange Haare müssen zurückgebunden und bedeckt werden. Das Anlegen eines Mundschutzes ist unseres Erachtens immer erforderlich. Operationshauben und Mundschutz stehen in vielen Ausführungen als Einmalartikel (nicht steril) zur Verfügung.

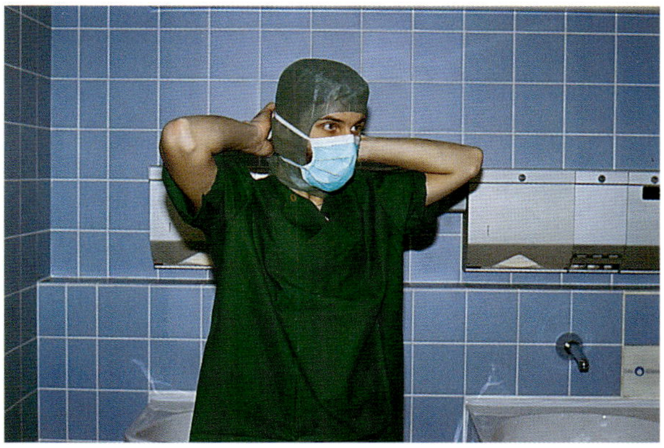

Abb. 1.34 Beispiel einer das gesamte Kopfhaar bedeckenden Operationshaube. Nach der OP-Haube wird der Mundschutz angelegt

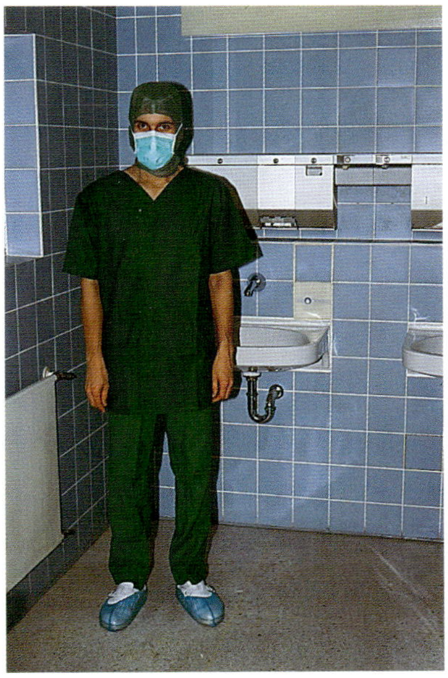

Abb. 1.35 Der Behandler trägt Schutzkleidung mit kurzem Ärmel, Überschuhe sowie OP-Haube und Mundschutz, *bevor* die chirurgische Händedesinfektion erfolgt

Oberbekleidung

In der Klinik stehen Operationshemden mit kurzem Ärmel sowie Operationshosen aus leichtem, gut waschbarem Stoff zur Verfügung, die gegen die sonst übliche weiße Berufskleidung ausgetauscht werden. In der zahnärztlichen Praxis kann die weiße Berufskleidung auch bei chirurgischen Eingriffen getragen werden, wenn ein kurzärmeliges Operationshemd bzw. eine Operations-

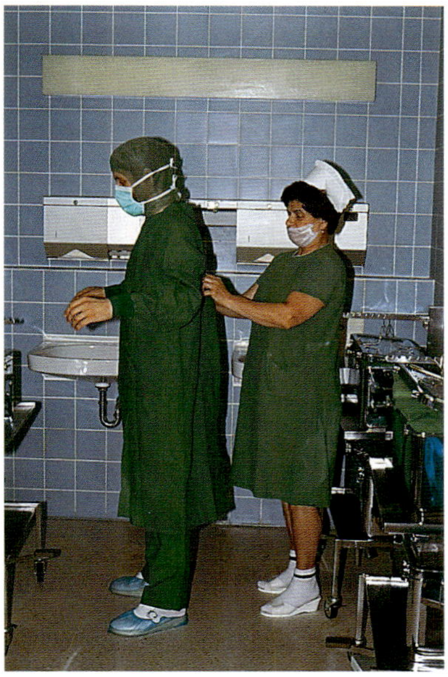

Abb. 1.36 *Nach* der Händedesinfektion wird ein *steriler* Operationsmantel angelegt, dessen Knopfleiste auf dem Rücken durch einen unsterilen Helfer verschlossen wird

bluse oder eine Schürze angelegt wird. Sämtliche Wäschestücke müssen nicht steril sein, jedoch aus einem Material bestehen, das kochfest ist. Wichtig ist, daß die Unterarme bis zu den Ellenbogen frei bleiben, weil die oben beschriebene chirurgische Händedesinfektion nach dem Anlegen der bisher genannten Schutzkleidung erfolgt (Abb. 1.35).

Nach der Händedesinfektion darf kein unsteriler Gegenstand mehr berührt werden. Im Klinikbetrieb wird jetzt zusätzlich noch ein steriler Operationsmantel angelegt. Er darf vom Operateur beim Anlegen nur an der Innenseite berührt werden. Ein unsteriler Helfer schließt die Knopfleiste des Mantels auf dem Rücken des Operateurs. Dieser sterile Mantel ist langärmelig und bedeckt die Unterarme bis zum Handgelenk (Abb. 1.36).

Handschuhe

Zuletzt werden sterile Operationshandschuhe angelegt, die paarweise verpackt erhältlich sind. Der unsterile Helfer öffnet die Packung so, daß der Operateur die Handschuhe steril entnehmen kann. Dabei darf nur die Handschuhinnenseite mit der desinfizierten Hand berührt werden. Deswegen sind die Manschetten der Handschuhe fabrikmäßig bereits umgeschlagen. Das korrekte Anlegen der Handschuhe ist auf der Abbildung 1.37 dargestellt.

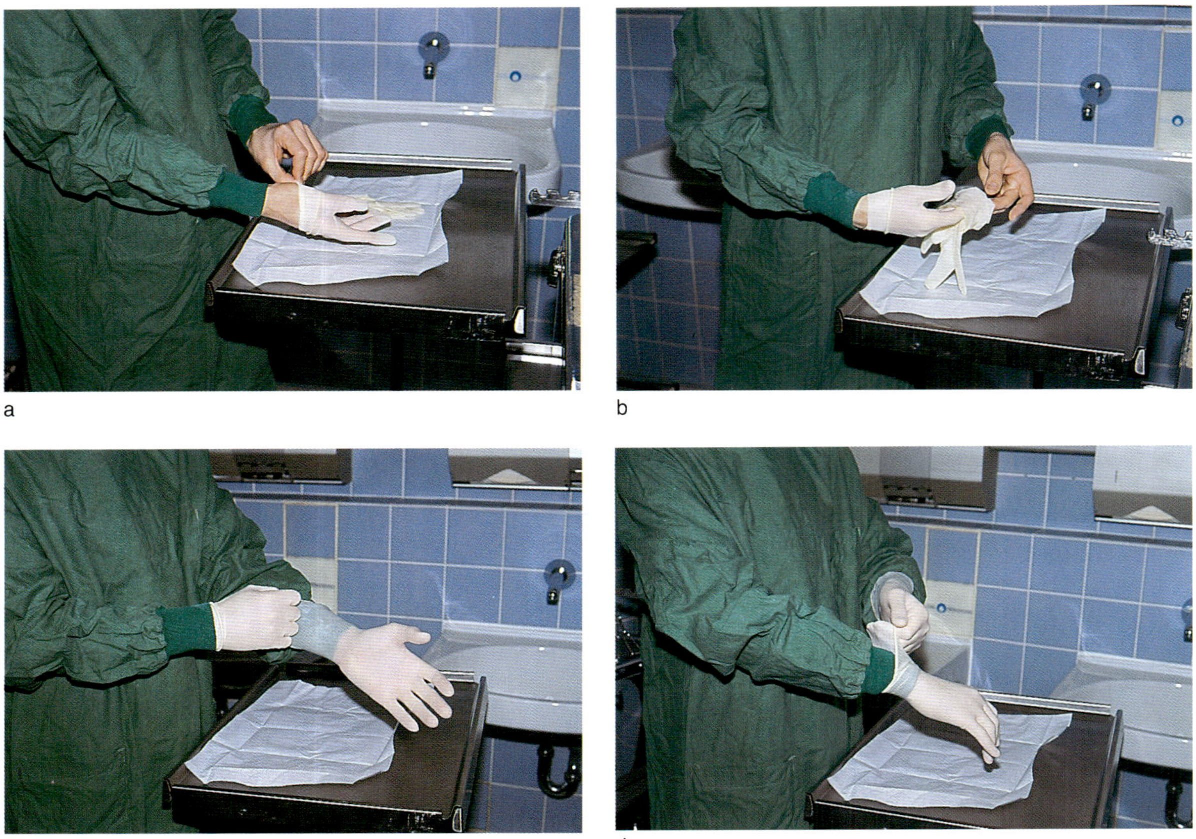

a b c d

Abb. 1.37 Das korrekte Anlegen steriler Handschuhe: a) Der Helfer, der die Handschuhe bereitlegt, berührt die Verpackung nur von außen, so daß die Handschuhe steril bleiben. Der rechte Handschuh wird mit der linken Hand *ohne Handschuh* an der umgestülpten Manschette *innen* angefaßt und übergestreift. b) Der linke Handschuh wird mit Hilfe der rechten Hand *mit Handschuh außen* unter der Manschette angefaßt und c) so übergestreift, daß der Handschuh über den Ärmel des Operationsmantels reicht. d) Nachdem auch die rechte Handschuhmanschette von außen über den Ärmel des Operationsmantels umgeschlagen worden ist, sind die Handschuhe auf der Außenseite ohne Hautkontakt steril geblieben

1.3.3 Abdeckung

Während die Schutzkleidung angelegt wurde und die Händedesinfektion erfolgt ist, wurden von einem Helfer das Instrumentarium und die Abdecktücher auf einem Traytisch unter sterilen Kautelen bereitgestellt. Benötigt werden für die Abdeckung drei sterile Tücher von ca. 90 × 90 cm sowie zwei sterile Stoffschläuche. Mit dem ersten Tuch wird die Kopfstütze abgedeckt. Das zweite Tuch wird zu einem Dreieck gefaltet, dessen Basis unter den Nacken des Patienten zu liegen kommt. Die drei Enden des Tuches werden so über die Stirn gelegt, daß die Nase und der desinfizierte periorale Bereich frei bleiben. Zur Fixierung der Tuchenden untereinander werden Tuchklemmen benutzt. Das dritte Tuch wird schließlich so über den Brustkorb gelegt, daß es mit einer Seite im Halsbereich an das zweite Tuch angeklemmt werden kann (Abb. 1.38a–c).

Die beiden sterilen Stoffschläuche werden geöffnet und der Absaugschlauch sowie der Mikromotor mit seiner Versorgungsleitung jeweils damit überzogen. Der Operateur bzw. die Assistenz dürfen natürlich nur den sterilen Stoffschlauch, das sterile Handstück und den sterilen Sauger berühren, während ein unsteriler Helfer den Absaugschlauch und die Versorgungsleitung einführt (Abb. 1.38d).

Die Vorbereitungen für den Eingriff werden durch eine Überprüfung des chirurgischen Instrumentariums und eine Kontrolle der erreichten Anästhesiewirkung beendet.

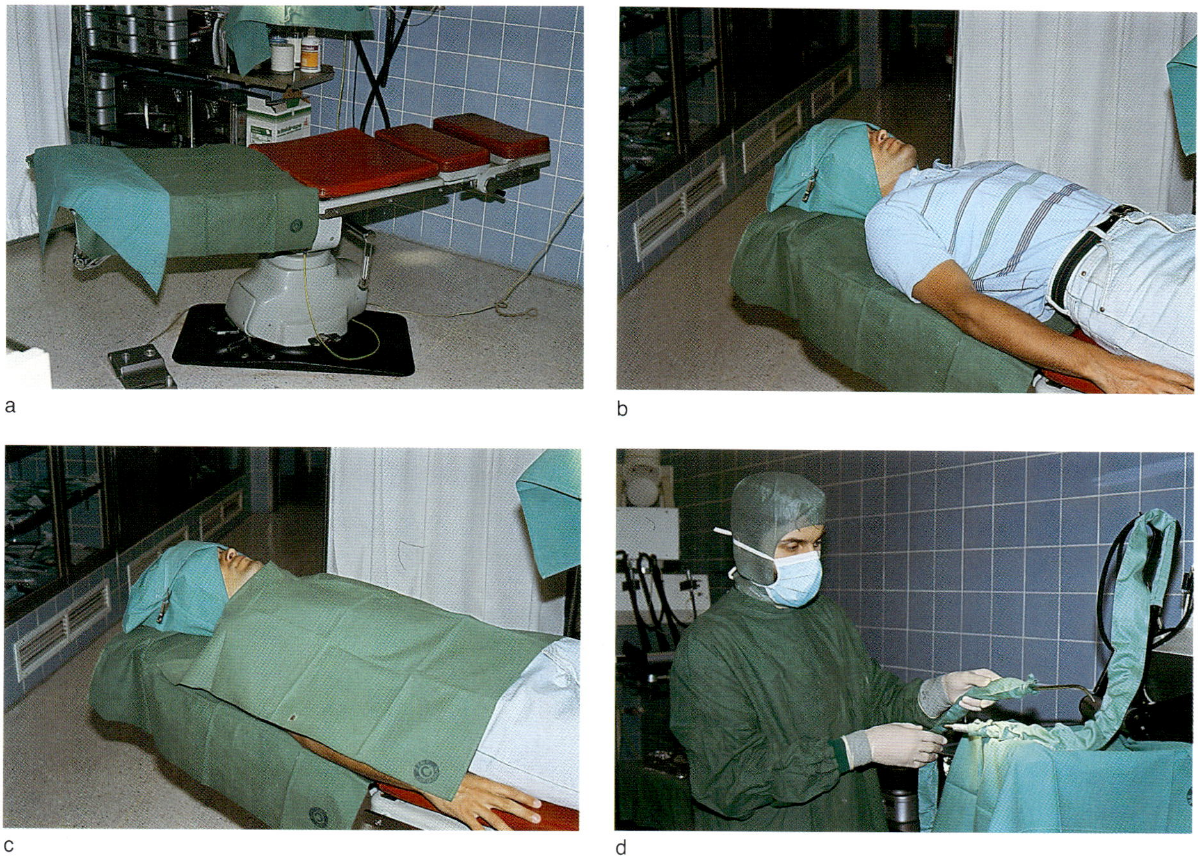

Abb. 1.38 Abdecken des Patienten mit sterilen Tüchern: a) das erste Tuch überdeckt die Kopfstütze; b) das zweite Tuch wird als Dreieckstuch mit Hilfe von Tuchklemmen um den Hinterkopf gelegt, so daß nur der Gesichtsbereich freibleibt; c) das dritte Tuch wird über den Brustkorb gelegt; d) zwei sterile Stoffschläuche bedecken den Mikromotor mit seiner Versorgungsleitung sowie den Absaugschlauch

1.4 Die Grundlagen der Operationstechnik

Obwohl jeder operative Eingriff ein individuelles Vorgehen im Hinblick sowohl auf den Patienten und das Krankheitsbild als auch auf den Behandler darstellt, lassen sich doch einige allgemeine Grundsätze zusammenstellen, deren Beachtung für den Operationserfolg von Bedeutung ist.

Eine wichtige Voraussetzung für erfolgreiches Operieren ist eine *konzentrierte, zügige, sichere Arbeitsweise*. Neben der Forderung nach einer einwandfreien Vorbereitung des Arztes und seiner Assistenz steht die Forderung nach einem optimalen Arbeitsplatz und einer einwandfreien Ausrüstung. Für jede Teilmaßnahme muß das richtige Instrument richtig angewendet werden, da nur so das Operationstrauma auf ein Minimum reduziert werden kann.

1.4.1 Schnittführung

Die meisten Eingriffe der zahnärztlichen Chirurgie erfordern eine Durchtrennung der bedeckenden Schleimhaut, um ein zur operativen Entfernung bestimmtes Objekt aus dem Knochen, seltener aus den Weichteilen, entfernen zu können. Grundsätzlich soll die Schleimhaut in einem Zug durchtrennt werden. Sofern nur Schleimhaut und Periost den freizulegenden Knochen bedecken, werden beide gemeinsam in einem Zug durchtrennt. Dabei wird die Schneide der Skalpellklinge durch das Gewebe gezogen. Wie wichtig dieser Hinweis ist, wird klar, wenn man sich verdeutlicht, daß nur ein scharfes Skalpell, ohne Druck geführt, einen glatten Wundrand ergibt. Wird statt einer

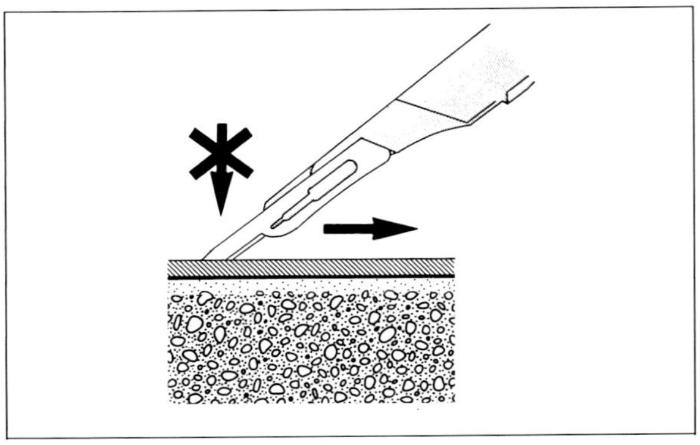

Abb. 1.39 Bei richtiger Anwendung des Skalpells wird die Klinge durch das Gewebe gezogen (horizontaler Pfeil); Druckanwendung führt zu Gewebequetschung (vertikaler Pfeil)

Bewegung der Schneide in Schnittrichtung nur ein Druck auf das Gewebe ausgeübt, so erhalten wir den Effekt eines Keiles oder Stichels, mit dem das Gewebe gequetscht wird (Abb. 1.39).
Angestrebt werden muß auch die Durchtrennung in einem Zug, weil bei mehrfachem Ansetzen nie exakt die gleiche Schnittlinie getroffen wird, so daß das Gewebetrauma zunimmt.
Wie vollständig die Durchtrennung des Mukoperiostlappens gelungen ist, zeigt sich unmittelbar beim Abschieben des Gewebes vom Knochen. Mit einem Raspatorium oder einem Elevatorium kann das Periost, von der Inzision ausgehend, unterfahren und abgehoben werden. Verbliebene Gewebebrücken müssen mit dem Skalpell erneut scharf durchtrennt werden, damit keine Zerreißungen auftreten.
Neben diesen rein technischen Grundsätzen sind weitere Faktoren von Bedeutung, nämlich Form und Lage der Schnittführung. An dieser Stelle können nur Grundsätze angesprochen, jedoch nicht bestimmte Methoden aufgelistet werden, da die Wahl der Schnittführung von der Art des Eingriffes und den dort vorliegenden anatomisch-topographischen Gegebenheiten abhängt. Grundsätzlich gilt aber, daß

- Zahnfleischrandschnitte zur Verhinderung von parodontalen Schäden vermieden werden sollen;
- die Schnittführung ausreichend groß sein muß, um genügend Einblick in das Operationsgebiet zu gewähren, wobei ein Schnitt vorteilhaft ist, der bei Bedarf verlängert werden kann;
- die Schnittführung so zu wählen ist, daß der vorgesehene Wundverschluß nicht über einem Knochendefekt zu liegen kommt;
- die Schnittführung in Längsrichtung der Spannungslinien der Weichgewebe liegt, damit ein spannungsfreier Wundverschluß möglich ist;
- durch die Schnittführung ein breitbasiger Gewebelappen entsteht, der eine ausreichende Gefäßversorgung behält, so daß keine Nekrosen auftreten können.

Diese Forderungen lassen sich nicht immer gleichzeitig erfüllen, sondern müssen in jedem Einzelfall bei der Auswahl des operativen Zuganges gegeneinander abgewogen werden, um das jeweils günstigste Vorgehen auszuwählen.

1.4.2 Knochenbearbeitung

Die Abtragung von Knochen erfolgt, wie bereits erwähnt, üblicherweise mit rotierenden, maschinengetriebenen Instrumenten. Gerade beim Knochen handelt es sich um ein empfindliches, infektionsgefährdetes Gewebe, das möglichst wenig traumatisiert werden darf. Die Hauptgefahr besteht in der Entwicklung von Wärme, die zu Knochennekrosen mit nachfolgender Infektion führt. Neben der bereits beschriebenen obligatorischen Verwendung einer Spraykühlung muß eindringlich auf die Verwendung scharfer Bohrer und Fräsen hingewiesen werden. Ein stumpfes Instrument schneidet nicht mehr, sondern es erzeugt durch Reibung Hitze ohne wesentliche Gewebeabtragung. Durch Druckanwendung oder Erhöhung der Drehzahl wird die Abtragungsleistung zwar erhöht, gleichzeitig aber durch Hitzeeinwirkung ein Nekrosebezirk vormarkiert, der erst post operationem zur Entfaltung kommt. Die Folgen sind für den Patienten anhaltende, schmerzhafte, infizierte Knochennekrosen, zum Teil mit Sequesterbildung.
Grundsätzlich wird daher bei der Knochenbearbeitung

- immer auf ausreichende Spraykühlung geachtet;
- mit minimalem manuellen Druck auf den Knochen gearbeitet unter sicherer Abstützung;
- nur mit scharfen Metallfräsen abgetragen, die nach wenigen Anwendungen ausgesondert werden müssen (Hartmetallfräsen können wesentlich häufiger eingesetzt werden, sind jedoch auch entsprechend teurer);
- mit Drehzahlen im Bereich von 800 bis maximal 8000/Min. gearbeitet.

1.4.3 Blutstillung

Wegen der in der zahnärztlichen Chirurgie üblichen Lokalanästhetika mit vasokonstriktorischem Zusatz sind die auftretenden Blutungen üblicherweise nur gering. Dies darf jedoch nicht dazu verleiten, die Blutungsgefahr zu unterschätzen, da gerade post operationem eine reaktive Gefäßdilatation zur Nachblutung und Hämatombildung führen kann.
Zur Blutstillung stehen uns verschiedene Maßnahmen zur Verfügung. Die einfachste Maßnahme ist die *Wundkom-*

pression mit Hilfe eines sterilen Tupfers, auf den man den Patienten beißen läßt. Zusätzlich kann der Tupfer mit einer Thrombinlösung (Topostasin) getränkt werden oder ein Thrombinkegel in die Wunde eingelegt werden. Reichen diese Maßnahmen nicht aus, muß nach der Blutungsquelle gesucht werden. Kleinere Gefäße, die z. B. beim Durchtrennen der Weichteile eröffnet wurden, muß man mit einer Klemme fassen. Läßt man die Klemme für einige Minuten liegen, so genügt dies meist schon, und die Blutung steht. Sicherer ist es, das Gefäß durch *Elektrokoagulation* zu verschließen (Abb. 1.40). Dazu wird das blutende Gefäß mit einer Pinzette oder kleinen Klemme so gefaßt, daß die Blutung sistiert, der Wundbereich wird trockengesaugt und dann ein kurzer Stromstoß über die Klemme auf das Gewebe gegeben. Beachtet werden muß, daß die Klemme keine anderen Gewebe (z. B. Lippen, Zunge) und auch kein weiteres Metallinstrument (Wundhaken, Sauger) berührt, weil sonst unbeabsichtigte Verbrennungen bewirkt werden können.

Will man diese Risiken ausschließen, so kann man eine Gefäßblutung durch die *Unterbindung* oder die Umstechung stillen. Eine Unterbindung kann nur durchgeführt werden, wenn das blutende Gefäß eindeutig identifiziert wurde und das Gefäßende ein kleines Stück freipräpariert ist, so daß man es mit einer Klemme fassen und verschließen kann. Über diese Klemme wird dann lose eine Ligatur (Catgut, Vicryl) gelegt, die über das Gefäßende geschoben wird, wobei die Klemme etwas angehoben werden muß. Sobald die Ligatur über dem Gefäßende liegt und

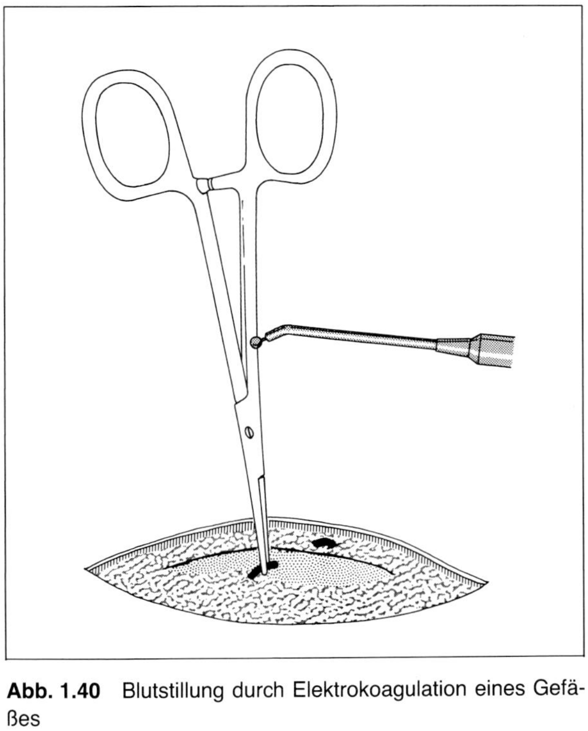

Abb. 1.40 Blutstillung durch Elektrokoagulation eines Gefäßes

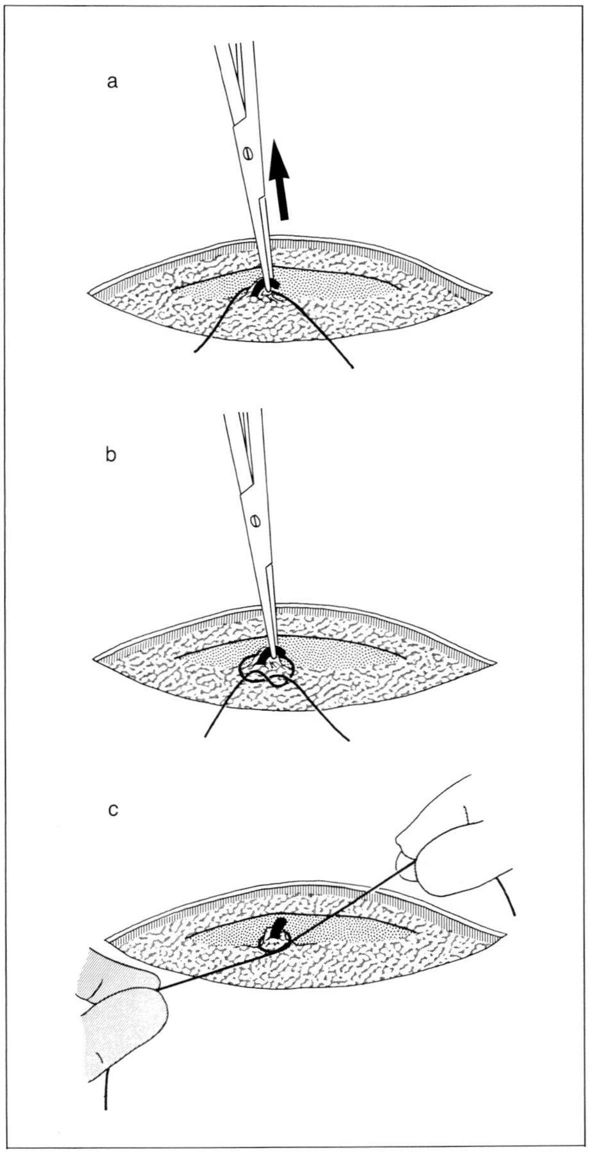

Abb. 1.41 Blutstillung durch Unterbindung eines Gefäßes: Der Gefäßstumpf wird mit einer Klemme gefaßt und etwas angehoben (a). Danach wird eine Ligatur um das Gefäßende gelegt (b). Die Ligatur liegt und ist durch einen Knoten gesichert, die Klemme wird entfernt (c)

durch zwei überkreuzte Knoten gesichert ist, kann die Klemme entfernt werden (Abb. 1.41 a–c).

Ist das Gefäßende nicht frei darstellbar, so muß ein wenig des umgebenden Gewebes mit der Klemme mitgefaßt werden, um die Blutung zu stillen. Eine Unterbindung ist in diesem Fall nicht möglich, weil die Ligatur von dem Gewebe-Gefäß-Bündel abgleiten würde. Man muß daher die *Umstechung* anwenden. Das mit der Klemme gefaßte Gewebe wird hierbei etwas angehoben und mit der Nadel ein Cat- oder Vicrylfaden unter der Klemmenspitze durch das Gewebe gestochen und auf einer Seite der Klemme ein

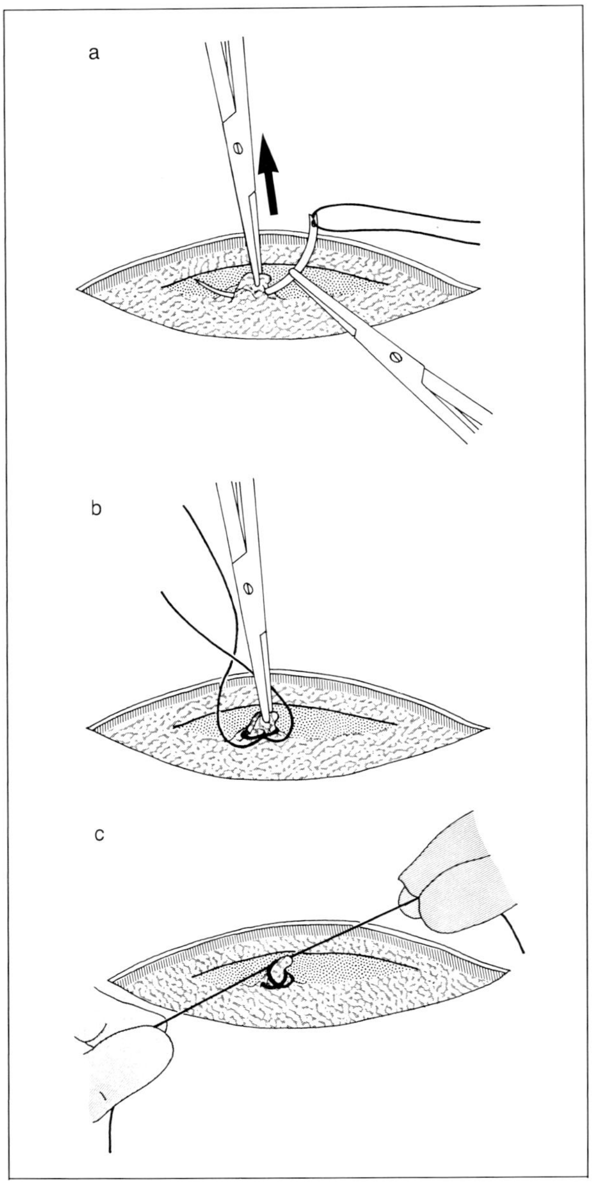

Abb. 1.42 Blutstillung durch Umstechung: Der Gefäßstumpf und das umgebende Gewebe werden mit der Klemme gefaßt und etwas angehoben. Mit einer Nadel wird die Ligatur durch das Gewebe geführt (a) und auf der Gegenseite der Klemme verknotet (b). Die Fadenenden werden erneut zur Gegenseite geführt und ein zweites Mal verknotet. Die Klemme kann entfernt werden (c)

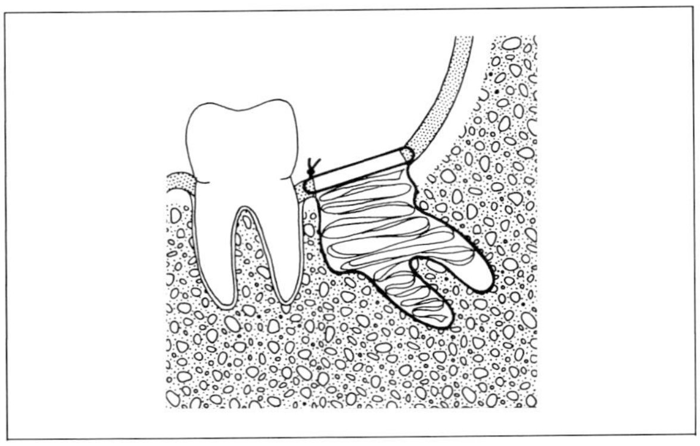

Abb. 1.43 Blutstillung durch Tamponade einer Knochenhöhle; durch eine Situationsnaht (Rückstichnaht) wird die Gaze gesichert

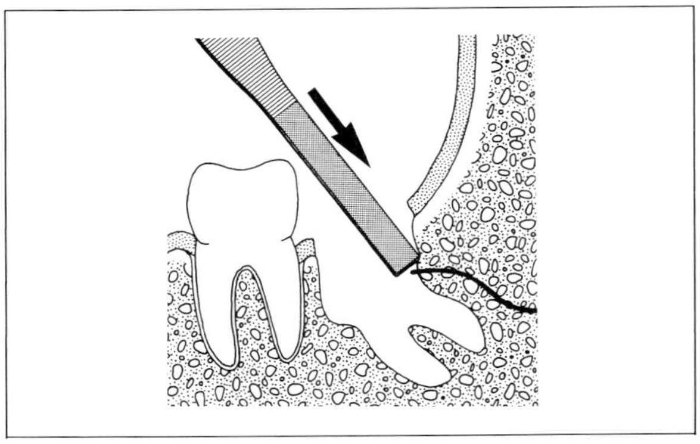

Abb. 1.44 Blutstillung durch Verbolzung eines kleinen Gefäßes, das im Knochen verläuft. Die Spongiosa wird mit einem stumpfen Meißel über dem Gefäßende komprimiert

Knoten gelegt. Mit den Fadenenden wird auf der anderen Klemmenseite ein weiterer Kreuzknoten gelegt, damit das gesamte Gewebe einschließlich der Gefäße unterbunden ist (Abb. 1.42a–c).

Bei Blutungen aus dem Knochen wird zunächst durch Tamponade der Knochenhöhle die Kompression angewendet (Abb. 1.43). Dabei können unterschiedliche Materialien Verwendung finden. Am einfachsten und sichersten ist ein normaler Gazestreifen, der jedoch wieder entfernt werden muß. Zum Verbleib in der Wunde sind resorbierbare Gaze (Sorbacel) oder Knochenwachs geeignet, deren Haftung und Kompressionskraft jedoch geringer sind. Bei Blutungen aus einzelnen Knochengefäßen bewährt sich die Verbolzung. Mit einem stumpfen Meißel wird der unmittelbar neben dem Gefäß liegende Knochen mit einigen leichten Hammerschlägen über dem Gefäß komprimiert (Abb. 1.44).

1.4.4 Die Wundversorgung

Den letzten Abschnitt eines jeden operativen Eingriffes bildet die Wundversorgung. Handelt es sich um eine nicht infizierte, operativ gesetzte Wunde, so wird, wenn möglich, immer der unmittelbare, also primäre Wundverschluß durchgeführt, der auch in der keimbeladenen Mundhöhle in der Regel zur komplikationslosen Heilung führt (Abb. 1.45). Tritt post operationem eine Wundinfektion auf, muß die Wunde so weit geöffnet werden, daß die Exsudate freien Abfluß haben. Es handelt sich dann um eine sekundäre, offene Wundbehandlung oder Sekundärheilung. Bestand schon prae operationem eine Infektion

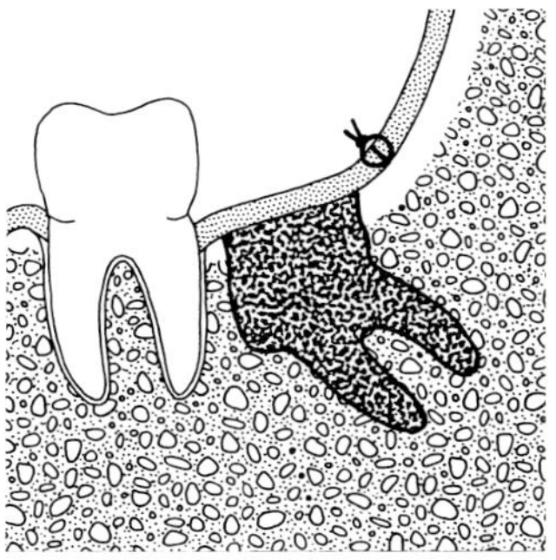

Abb. 1.45 Die primäre Wundheilung erfolgt nach dichtem Wundverschluß. Aus dem die Knochenhöhle ausfüllenden Koagulum bildet sich Granulationsgewebe

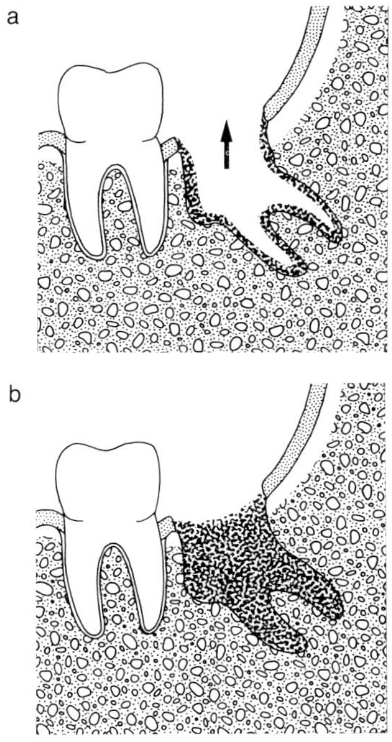

Abb. 1.46 Die sekundäre Wundheilung erfolgt bei offener Wundbehandlung. An den Wänden der Knochenhöhle bildet sich langsam schichtweise Granulationsgewebe (a), bis schließlich der ganze Defekt aus der Tiefe zugranuliert ist (b)

(z. B. Abszeß), wird die Operationswunde nicht oder nur teilweise verschlossen und von Anfang an eine offene Wundbehandlung vorgenommen. Die Wunde schließt sich hierbei über die freie Granulation (Abb. 1.46).

Beim primären Wundverschluß sind tiefere Weichteilwunden von solchen mit Knochenbeteiligung zu unterscheiden.

Weichteilwunden müssen nach eingehender Blutstillung schichtweise durch Nähte verschlossen werden, damit keine Gewebespalten entstehen; solche Hohlräume füllen sich sonst mit Blut und Exsudaten und begünstigten die

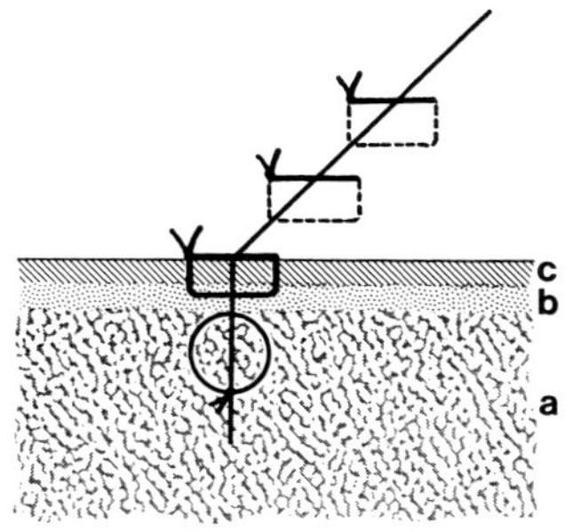

Abb. 1.47 Einzelknopfnähte bei primärem Wundverschluß einer Weichteilwunde in zwei Schichten: Das Muskelgewebe (a) wird mit Einzelknopfnähten aus resorbierbarem Material, die Submukosa (b) und die Schleimhaut (c) werden mit nicht resorbierbarem Material verschlossen

Wundinfektion. Selbstverständlich muß für den Wundverschluß in der Tiefe resorbierbares Nahtmaterial verwendet werden. Die Einzelknopfnähte werden so gelegt, daß der Knoten unten liegt (Abb. 1.47). Der Verschluß der Schleimhaut und der Submukosa erfolgt mit nicht resorbierbarem Material.

Handelt es sich um eine Weichteil-Knochen-Wunde, wie dies bei den häufigsten dento-alveolären Eingriffen der Fall ist, sollten einige Besonderheiten beachtet werden. Scharfe Knochenkanten werden geglättet, damit die darüber gelegten Weichteile nicht perforiert werden. Bohrspäne und kleine Knochenfragmente müssen entfernt werden, weil sie die Keimbesiedlung der Wunde begünstigen. Dünne Knochenlamellen, deren Ernährung nicht gesichert ist, sollen abgetragen werden, damit daraus keine Sequester entstehen können. Die verbleibende Knochenhöhle muß vor dem Wundverschluß mit Blut gefüllt sein, damit auf der Grundlage des sich bildenden Koagulums frisches Granulationsgewebe entstehen kann. Reicht die bestehende Blutung nicht aus, so wird sie durch Kürettage des Wundgebietes verstärkt. Über dem blutgefüllten Knochendefekt kann schließlich der Weichteilverschluß erfolgen.

Der Mukoperiostlappen wird zurückgelagert und üblicherweise mit Einzelknopfnähten am Wundrand adaptiert. Hierbei muß beachtet werden, daß der Lappen nicht eingeschlagen oder eingerollt wird, weil dann aneinander gelagerte, epithelisierte Lappenanteile nicht verheilen können (Abb. 1.48). Die Wundränder sollen vielmehr dicht aneinanderstoßen und sogar gegeneinander aufgestellt werden, so daß sich die Lappenunterseiten beidseits berühren. Eine solche breitflächige Aneinanderlagerung der Wundränder erreicht man mit Hilfe der Rückstichnaht (Matratzennaht). Der Faden wird dazu wie bei der Einzelknopfnaht durch beide Wundränder

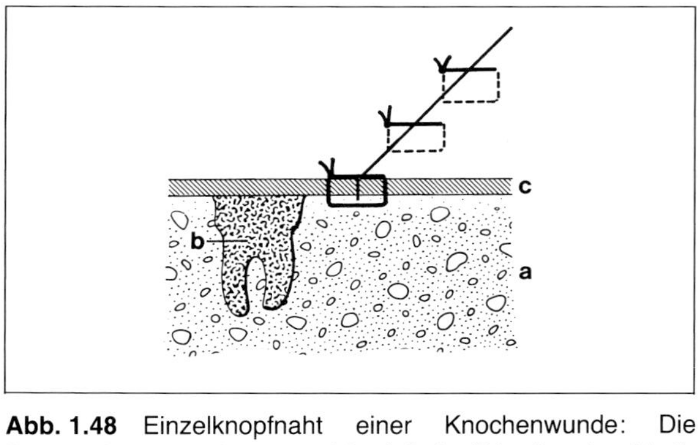

Abb. 1.48 Einzelknopfnaht einer Knochenwunde: Die Schnittführung wird so gewählt, daß der Wundrand auf knöcherner Unterlage (a) verschlossen werden kann, damit der koagulumgefüllte Knochendefekt (b) überdeckt ist. Die Wundränder des Mukoperiostlappens (c) müssen dicht aneinanderstoßen. Der Knoten liegt seitlich des Wundrandes

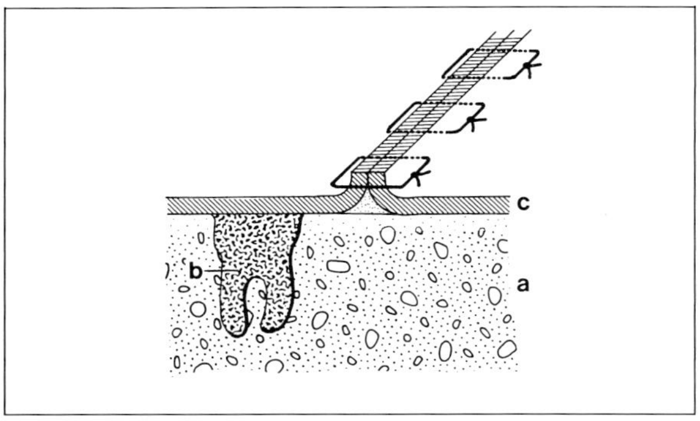

Abb. 1.49 Rückstichnaht (Matratzennaht): Auch hier soll der Wundrand auf knöcherner Unterlage (a) verschlossen werden und der Mukoperiostlappen (c) den Knochendefekt (b) überdecken. Durch die dargestellte Fadenführung werden die Wundränder evertiert und dicht aneinandergelagert

geführt, parallel zum Wundrand versetzt und in der Gegenrichtung erneut durch beide Wundränder zurückgeführt. Diese Art des Wundverschlusses eignet sich besonders z. B. für die plastische Deckung von oro-antralen Fisteln (Abb. 1.49).

Sowohl bei der Einzelknopfnaht als auch bei der Matratzennaht kann man den Schifferknoten benutzen, der auch instrumentell sehr schnell und sicher geknotet werden kann. Eine größere Sicherheit gegen unerwünschtes Lösen des Knotens bietet der chirurgische Knoten, bei dem der erste Schlag doppelt verschlungen geführt wird. Der entgegengesetzte Schlag wird dann einfach darüber geknüpft.

Ist die Spannung besonders groß, kann man den entgegengesetzten Schlag auch doppelt knüpfen und so die Reibung wesentlich erhöhen (Abb. 1.50).

Eine *Wunddrainage* ist immer dann angezeigt, wenn präoperativ eine Wundinfektion bestanden hat oder es intra- bzw. postoperativ zu einer Wundinfektion gekommen ist. Eine solche Situation ist bei zahnärztlich-chirurgischen

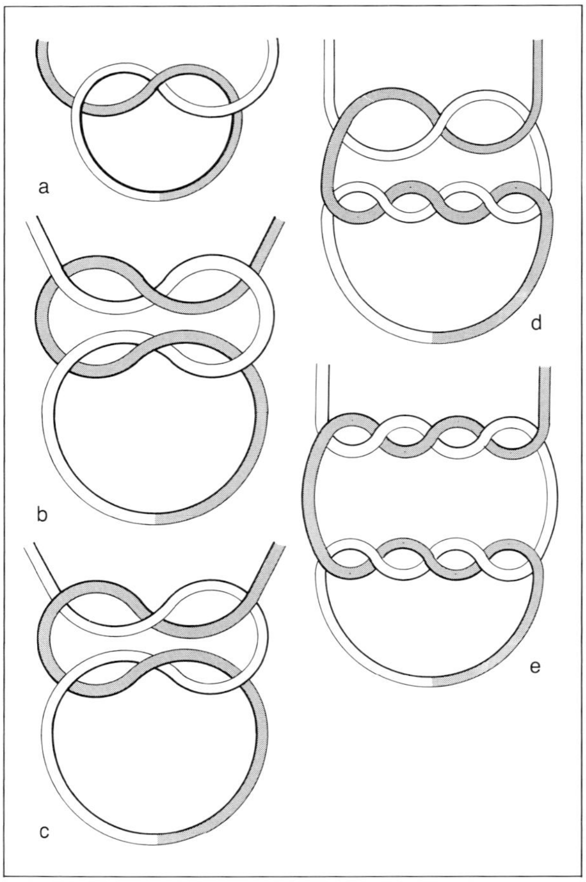

Abb. 1.50 Die verschiedenen Knoten: a) einfach verschlungener Grundknoten; b) zwei einfach verschlungene Knoten, die entgegengesetzt geknüpft werden, ergeben den Schifferknoten; c) zwei einfach verschlungene Knoten, die in gleicher Richtung geknüpft werden, ergeben den Weiberknoten; d) ein doppelt verschlungener Knoten, der entgegengesetzt mit einem weiteren einfach geschlungenen Knoten fixiert wird, ergibt den chirurgischen Knoten; e) zwei doppelt verschlungene Knoten, die entgegengesetzt geknüpft werden, ergeben einen festen sicheren Knoten

Eingriffen häufig gegeben. Bei den meisten Wurzelspitzenresektionen z. B. geht dem Eingriff eine apikale Ostitis voraus, ähnliches gilt für die unteren Weisheitszähne. Beschwerden aufgrund einer Infektion oder gar einer rezidivierenden Perikoronitis veranlassen den Patienten, den Behandler aufzusuchen. Wir legen deshalb routinemäßig nach Wurzelspitzenresektionen und Osteotomien unterer Weisheitszähne eine Wunddrainage für mindestens 24 Stunden.

Für die Drainage verwenden wir entweder einen Salben-Gaze-Streifen der Größe 1 × 5 cm bei den relativ großen Weisheitszahnosteotomien oder eine kleine Gummilasche der Größe 0,5 × 2,5 cm nach den wesentlich kleineren Resektionsosteotomien. Während der Gazestreifen mit

dem Tamponadestopfer in einer kleinen Wundöffnung sicher plaziert werden kann, ohne zu verrutschen, muß die Gummilasche durch eine Naht fixiert werden.
Eine Wundtamponade, also die vollständige Auffüllung eines Wund- bzw. Knochendefektes mit Hilfe eines Salben-Tamponade-Streifens, erfolgt nur in besonderen Fällen. Hierzu zählen auf andere Weise nicht zu stillende Blutungen, die Auffüllung eines Zystenlumens nach Zystostomie oder die Tamponade einer infizierten Knochenwunde nach Zahnextraktion (Dolor post extractionem) bzw. nach Osteotomie (sekundäre Wundheilung nach Nahtdehiszenz infolge Infektion). Nach ausgedehnten Lappenbildungen im Bereich fixierter Gingiva empfiehlt sich die Anwendung von Wundverbänden, um eine sichere Plazierung des Mukoperiostlappens zu gewährleisten und eine Hämatombildung unter dem Lappen zu vermeiden. In vestibulären Abschnitten verwenden wir Zahnfleischverbände (z. B. Coe-Pak), während palatinal prae operationem angefertigte Wundverbandplatten zu bevorzugen sind (Abb. 1.51). Diese Platten haben den Vorteil, daß sie zur Reinigung herausgenommen und wieder eingegliedert werden können, daher ist im Vergleich zum Zahnfleischverband ein längeres Belassen im Munde möglich. Während ein Zahnfleischverband nach ca. 5–7 Tagen entfernt werden muß, kann eine Wundverbandplatte für etwa 8–14 Tage getragen werden.

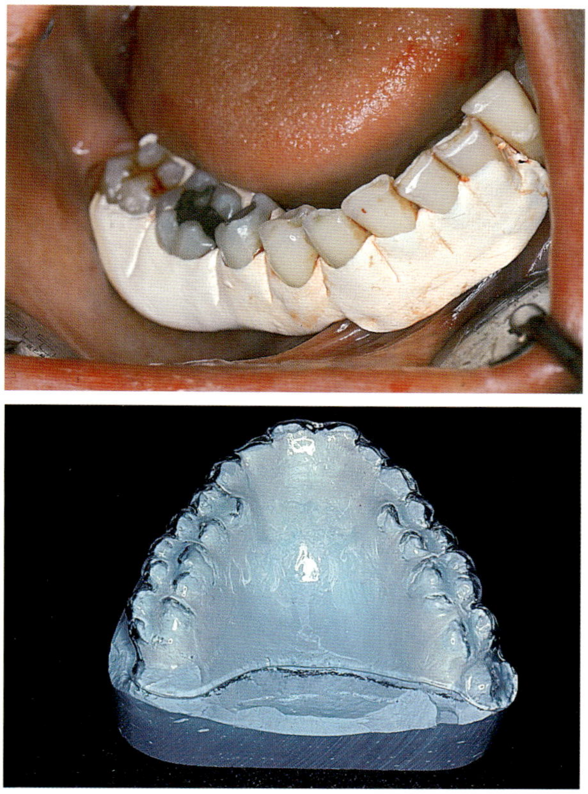

Abb. 1.51 Wundverbände: a) Zahnfleischverband, b) Wundverbandplatte

1.5 Aufklärung

Jede Behandlung, besonders die chirurgische, stellt einen Eingriff in die Unversehrtheit des menschlichen Körpers dar, die einer strafbaren Körperverletzung gleichkommt, wenn sie nicht indiziert ist, nicht lege artis durchgeführt wird (Sorgfaltspflicht) oder keine rechtsgültige Einwilligung des Patienten oder des gesetzlichen Vertreters vorliegt (Abb. 1.52). Die Einwilligung wird nur dann wirksam, wenn der Patient weiß, um was es geht. Dazu ist eine Aufklärung über Art und Bedeutung des Eingriffs sowie über seine Nebenwirkungen und Risiken notwendig. Sie braucht sich nicht auf solche Komplikationen zu erstrekken, die auch bei harmlosen Eingriffen vorkommen können und als allgemein bekannt vorausgesetzt werden können (Narbenbildung, Wundinfektion, Hämatom). Der Patient soll in die Lage versetzt werden, die Diagnose und Prognose seiner Erkrankung und des vorgeschlagenen Eingriffs sowie die Vor- und Nachteile alternativer Behandlungsmethoden zu verstehen (Diagnose-, Verlaufs- und Risikoaufklärung, Abb. 1.53). Wieviel er wissen möchte, hat er prinzipiell selbst zu bestimmen. Der Arzt

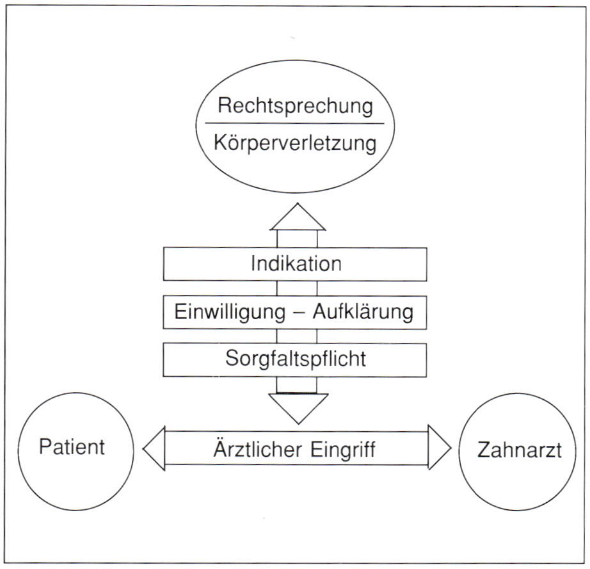

Abb. 1.52 Beziehung zwischen Patient, Zahnarzt und Rechtsprechung in bezug auf die Voraussetzungen für den ärztlichen Eingriff

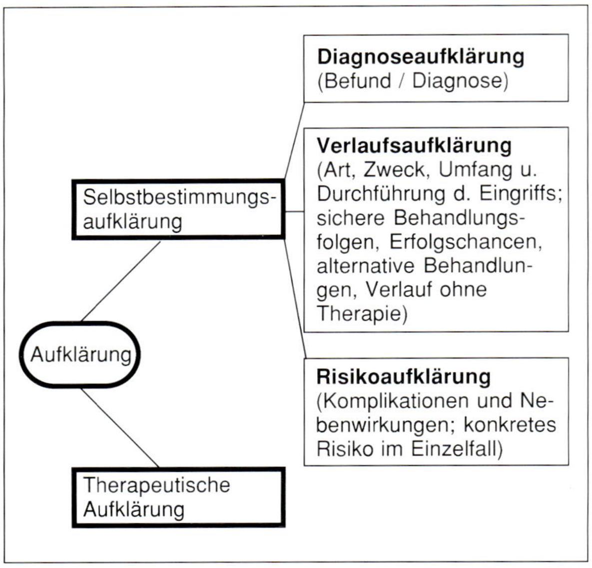

Abb. 1.53 Inhalte der Aufklärung

muß im Rahmen der Selbstbestimmungsaufklärung die entscheidungsrelevanten Fakten selektieren und sich dabei am konkreten Einzelfall, an der Persönlichkeit und dem Aufklärungsbedürfnis des Patienten orientieren. Eine zu weitgehende Aufklärung kann den Patienten verunsichern und vom Eingriff Abstand nehmen lassen (Aufklärungslast). Die Anforderungen an die Aufklärung sind um so umfangreicher, je weniger dringend bzw. geboten der Eingriff ist. Die Information über einen nicht dringlichen, geplanten Eingriff soll zu einem Zeitpunkt erfolgen, zu dem der Patient eine Überlegungsfrist hat.

Da die Aufklärung dem Hilfspersonal nicht überlassen werden darf und ein Aufklärungsgespräch zwingend vorgeschrieben ist, kann die Aufklärung nur dann rationalisiert werden, wenn der Patient in einer ersten Phase durch Aufklärungsblätter vorinformiert wird. Für Laien verständliche Merkblätter sollen ihn in die Lage versetzen, im Aufklärungsgespräch der zweiten Phase gezielte Fragen zu stellen; das erleichtert das Gespräch. Da pauschalierte Aufklärungsbögen von den Gerichten nicht anerkannt werden, müssen für die einzelnen Eingriffe verschiedene Merkblätter vorliegen. Ergänzungen in Form von schematisierten Abbildungen können zusätzlich den Informationsgehalt verbessern.

Individuelle Aspekte und, falls notwendig, auch Details und spezielle Risiken werden im Aufklärungsgespräch behandelt. Das Gespräch sollte möglichst in Gegenwart von Zeugen erfolgen. Mündliche Unterredungen sind aber auch dann nicht immer beweisbar, deshalb sollte der Patient nach der Aufklärung gebeten werden, das Einverständnis mit seiner Unterschrift zu bestätigen. Bei minderjährigen Patienten ist die Unterschrift des gesetzlichen Vertreters zu fordern. Da Formulare leicht das Mißtrauen des Patienten wecken, sollte auf der Einwilligungserklärung immer ein Freiraum für individuelle Ergänzungen vorgesehen sein.

Merkblätter mit Einwilligungserklärung nach der von Weissauer entwickelten Stufenaufklärung (Merkblatt/Aufklärungsgespräch) für die verschiedensten kieferchirurgischen Eingriffe sind im Fachhandel erhältlich. Wir benutzen seit 1981 ein ähnliches Verfahren. Beispiel für ein Merkblatt:

Operative Entfernung der unteren Weisheitszähne sowie anderer im Unterkiefer verlagerter Zähne und Zahnreste

Für jede Behandlung ist die Einwilligung des Patienten und bei Minderjährigen des gesetzlichen Vertreters notwendig. Um die für die Aufklärung notwendige Zeit zu verkürzen, bitten wir Sie, das Ihre Behandlung betreffende Merkblatt sorgfältig zu lesen.

Wenn Zähne nicht im Rahmen des normalen Zahndurchbruches zur regelrechten Einstellung in die Zahnreihe gekommen oder Zahnreste im Kiefer verblieben sind, können sich mit der Mundschleimhaut Taschen und Nischen bilden, die zu starken und immer wiederkehrenden Entzündungen führen und das Allgemeinbefinden unter Umständen erheblich beeinträchtigen können. Zusätzlich besteht die Möglichkeit einer Schädigung von anderen Zähnen in der Nachbarschaft sowie einer Zystenbildung oder Schädigung des umgebenden Gewebes. Diese Zähne bzw. Zahnreste sollten deshalb entfernt werden.

Operationsverfahren

Die operative Entfernung von im Kiefer liegenden Zähnen oder Zahnresten erfolgt durch Freilegung nach Aufklappung der Schleimhaut und teilweise Entfernung des um den Zahn liegenden Kieferknochens. Der

operative Eingriff wird bei Ihnen in örtlicher Betäubung durchgeführt. Um allgemeine Nebenwirkungen zu vermeiden, werden Sie nach Vorerkrankungen befragt werden. Nennen Sie dem Arzt alle Erkrankungen, die Sie hinter sich haben oder an denen Sie leiden, und geben Sie die Medikamente an, die Sie regelmäßig einnehmen. Örtliche Komplikationen der Lokalanästhesie sind bei sachgerechter Durchführung selten. Bitte fragen Sie Ihren Behandler, wenn Sie mehr darüber wissen möchten.
Der Patient ist aufgrund des operativen Eingriffs nicht verkehrstüchtig, daher empfehlen wir Ihnen, in Begleitung zu dem vorgesehenen Termin zu kommen. In den ersten Tagen nach der Operation kommt es im Bereich des Operationsgebietes zu einer individuell starken Schwellung, die jedoch mit kalten Umschlägen gut zu behandeln ist. Sie erhalten dem Eingriff entsprechend eine Krankmeldung sowie spezielle Hinweise über das Verhalten nach der Operation und eventuell einzunehmende Medikamente.

Kein Eingriff ohne Risiko

Eine Erfolgsgarantie für seine Behandlung kann kein Arzt geben, denn jeder Heileingriff hat seine Risiken. Die allgemeinen Komplikationen, wie z. B. Wundinfektionen und Nachblutungen, gehören zu den bei jedem chirurgischen Eingriff möglichen Komplikationen. Die im Unterkiefer liegenden Zähne liegen in direkter Nachbarschaft der Zungen-, Unterkiefer- und Unterlippennerven. In seltenen Fällen kann es zu einer Verletzung dieser Nerven auch bei sorgfältigstem operativem Vorgehen kommen. Je nach Ausmaß der Schädigung kommt es zu einer unterschiedlich ausgeprägten Gefühlslosigkeit in dem betreffenden Ausbreitungsgebiet des Nerven, die in seltenen Fällen irreparabel sein kann.
Es können hier nur die wichtigsten Komplikationen aufgeführt werden. Darüber hinaus gibt es eine Reihe von selteneren Komplikationen, die wir Ihnen gerne nennen, wenn Sie uns danach fragen. Diese Risiken sind Ihrem Behandler bekannt, und er wird alle Vorkehrungen treffen, um sie zu vermeiden. Besondere Umstände, die wir erst während eines Eingriffs feststellen, können zu einer Änderung oder Erweiterung zwingen. Geben Sie bitte auch Ihre Einwilligung dazu, denn es wäre für Sie mit einer zusätzlichen Belastung verbunden, wenn der Eingriff abgebrochen und später wieder fortgesetzt werden müßte.

Aufklärungsgespräch und Einwilligungserklärung

Es können Ihnen in diesem Bogen nur die Grundinformationen gegeben werden, die nach ärztlicher Erfahrung wesentlich sind. Ihr untersuchender Arzt wird Sie in dem anschließenden Aufklärungsgespräch über die Ergebnisse der Untersuchung unterrichten und um Ihre Einwilligung zu dem vorgeschlagenen Eingriff bitten. Wenn Sie in den vorhergehenden Beschreibungen etwas nicht verstanden haben oder mehr Einzelheiten wissen wollen, fragen Sie bitte nach allem, was Ihnen wichtig erscheint.

Bitte lesen Sie sorgfältig den Text der folgenden Erklärung, unterschreiben Sie aber erst nach dem Aufklärungsgespräch in Gegenwart des Arztes.

Einverständniserklärung:

Herr/Frau .... hat mit mir heute anhand der Erklärungen im Merkblatt Nr. .... und der Ergebnisse der Untersuchung ein Aufklärungsgespräch geführt.
Nach einer eingehenden Erläuterung der Art meiner Erkrankung sowie der Folgen, die möglicherweise eintreten können, wenn der beabsichtigte Eingriff unterbleibt, wurde mir der Umfang und der Hergang der geplanten Behandlung sowie der damit angestrebte Zweck in für mich verständlicher Form geschildert.
Über die typischen Risiken sowie Nebenfolgen auch in bezug auf den von mir ausgeübten Beruf wurde ich aufgeklärt. Mir ist bekannt, daß der Arzt und seine Mitarbeiter eine Garantie für den Eintritt des gewünschten Erfolges der Behandlung nicht übernehmen können.
Nachdem noch andere Behandlungsmethoden besprochen wurden, habe ich mich unter Abwägung für den vorgesehenen Eingriff entschieden. Ich erkläre mich hiermit sowie mit einer während des Eingriffs sich als notwendig ergebenden Erweiterung oder Abänderung des Eingriffs einverstanden.

Eventuell erforderliche Nachuntersuchungen und das ärztlicherseits zu empfehlende Verhalten für die Zeit nach dem Eingriff wurden mir bekanntgegeben.
Ich bestätige, daß ich ausreichend Zeit hatte, alle mich interessierenden Fragen zu stellen sowie meine Entscheidung über die Zustimmung zu dem Eingriff zu treffen.

Ergänzungen:

....

....

....

Ort, Datum

....

Der aufklärende Zahnarzt/Arzt

....

Unterschrift des Patienten bzw. gesetzlichen Vertreters

Zeugen:...

1.6 Medikamentöse Prophylaxe und Therapie

Durch einen sinnvollen Einsatz von Medikamenten vor, während und nach dem chirurgischen Eingriff können das Befinden des Patienten und die Wundheilung positiv beeinflußt werden. Ob eine zusätzliche medikamentöse Prophylaxe bzw. Therapie erforderlich ist, ergibt sich aus der Anamnese und dem Untersuchungsbefund. Sie kann niemals nach einem Schema erfolgen, sondern muß dem individuellen Fall Rechnung tragen. Dabei hat eine mögliche Kausaltherapie immer vor einer symptomatischen medikamentösen Maßnahme zu stehen. Bei Allgemeinerkrankungen kann vor der Gabe eines Medikamentes eine Abklärung durch Rücksprache mit dem behandelnden Arzt sinnvoll sein; auf diese Weise können unerwünschte Nebenwirkungen sicherer vermieden werden. Die in den folgenden Abschnitten aufgeführte Zusammenstellung von Pharmaka erhebt keinen Anspruch auf Vollständigkeit, sondern stellt eine Übersicht bewährter Mittel dar.

1.6.1 Prämedikation

Streng genommen ist unter Prämedikation jegliche Medikamenteneinnahme vor einem Eingriff zu verstehen. Im medizinischen Sprachgebrauch ist damit jedoch die medikamentöse Vorbereitung des ängstlichen Patienten durch überwiegend sedierende Mittel gemeint. Zur Beseitigung von Angst und Furcht unterscheidet man zwei Maßnahmen: auf der einen Seite die psychologische Beeinflussung des Patienten, auf der anderen Seite die Behandlung mit Pharmaka. Eine geschickte psychologisch-suggestive Beruhigung des Patienten im Vorgespräch und eine routinierte sichere Behandlungsweise ermöglichen es, die weitaus meisten Patienten ohne Prämedikation zu behandeln. Sedierende Medikamente können und sollen nicht eine psychologische Führung des Patienten ersetzen. Für die Behandlungsfähigkeit eines Patienten ist eine klinischen Gesichtspunkten folgende Typisierung vorzuziehen. Das *Patientenverhalten* läßt sich hiernach *in vier Kategorien einteilen:* behandlungswillig, behandlungslabil, behandlungsunwillig, behandlungsresistent (Tab. 1.6).

Die Zuordnung einzelner Verhaltensmuster zu diesen Kategorien kann nicht streng vorgenommen werden, da Übergänge fließend sind.

Der *behandlungswillige* Patient ist ohne weitere Vorbereitung bei konfliktfreier Kooperation behandlungsfähig. In die Gruppe der *behandlungslabilen* Patienten gehören insbesondere Menschen mit psychovegetativen Störungen (psychovegetatives Angstsyndrom). Diese Patienten neigen bei Belastungen dazu, zu dekompensieren und mit vegetativen Dysregulationen zu reagieren. Hier kann sich die additive Wirkung endogener und exogen durch Lokalanästhetika zugeführter Katecholamine negativ auswirken. Zu den *behandlungsunwilligen* Patienten gehören vor allem Kinder mit der entsprechenden Erwartungsangst, aber auch neurotische oder psychopathische Erwachsene.

Tabelle 1.6 Therapeutisches Diagramm zum Patientenverhalten und dessen Beeinflussungsmöglichkeiten

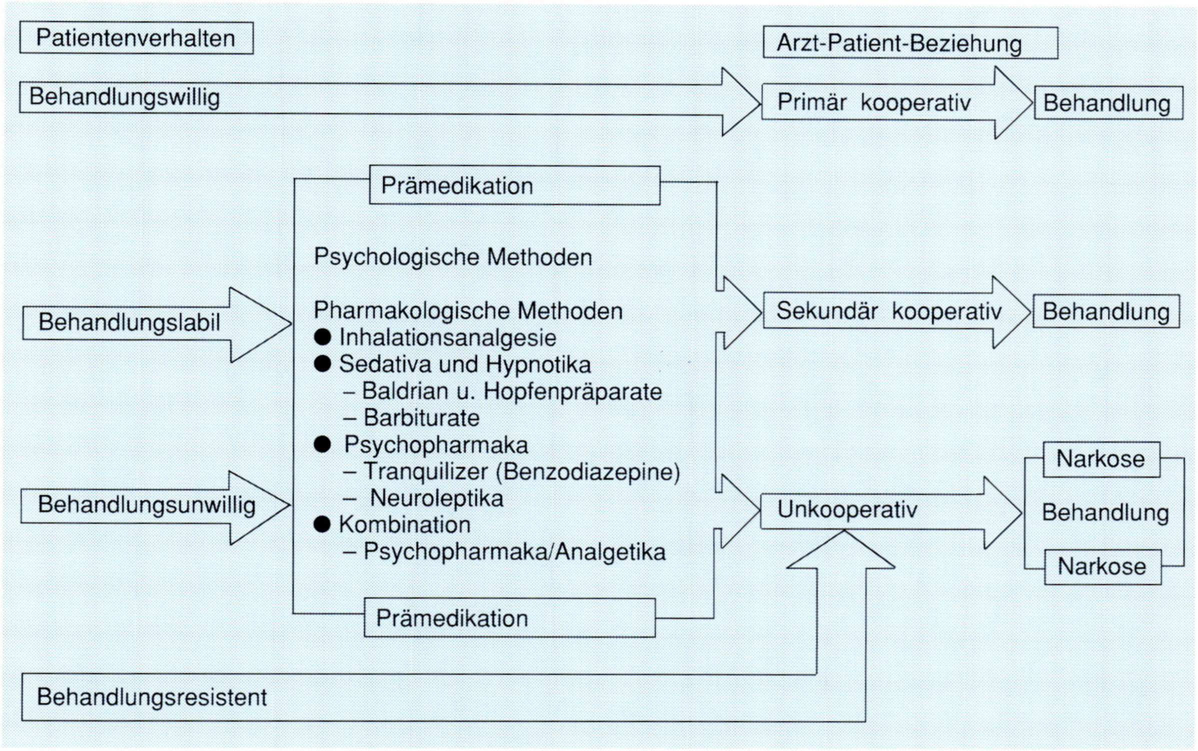

Bei behandlungslabilen oder -unwilligen Patienten können psychologische Methoden in Form von verhaltenstherapeutischen Maßnahmen (Desensibilisierung in Kombination mit Entspannungstherapie) erfolgreich eingesetzt werden. Näher auf den Komplex psychologischer Methoden einzugehen, würde den Rahmen dieses Buches übersteigen, auf die entsprechende Literatur muß verwiesen werden.

In manchen Fällen gelingt es nicht, trotz einer vertrauensvollen Arzt-Patient-Beziehung, Angst- und Abwehrreaktionen abzubauen. Hier können pharmakologische Methoden hilfreich sein. Das vierte Kollektiv bezeichnen wir als *behandlungsresistent;* hierzu gehört vor allem der geistig behinderte Patient. Die fehlende Einsicht in die Notwendigkeit einer zahnärztlichen Therapie läßt meist nur eine Behandlung in Narkose zu.

Da eine Prämedikation auch bestimmte Risiken hat, ist eine genaue Indikationsstellung und Aufklärung des Patienten wichtig. Neben seinem Allgemeinzustand sind fachliche und sachliche Voraussetzungen in der Praxis sowie die Nachsorge zu berücksichtigen. Grundsätzlich darf ein prämedizierter Patient nicht aktiv am Verkehrsgeschehen teilnehmen, er sollte nach einer Ruhephase in Begleitung nach Hause entlassen werden.

Erwünschte Wirkungen einer Prämedikation sind:

- Blockierung von Angst-, Erregungs- und Spannungszuständen,
- Blockierung vegetativer Fehlsteuerungen,
- Dämpfung des Schmerzbewußtseins,
- Antihistaminische und antiemetische Wirkung.

Es gibt kein ideales Prämedikationsmittel und damit auch kein Pharmakon, das alle vier gewünschten Wirkungen in idealer Weise in sich vereint. Die Auswahl erfolgt entsprechend der Nutzen/Risiko-Relation. Für die zahnärztliche Praxis bieten sich hier vor allem die Inhalationsanalgesie, Sedativa und Hypnotika, Psychopharmaka und Kombinationen mit Analgetika (Tab. 1.6) an.

1.6.2 Inhalationsanalgesie

Die Methode der Inhalationssedierung mit Lachgas/Sauerstoff (N_2O und O_2) ist eine geeignete unterstützende Maßnahme, Patienten die Angst vor der Behandlung zu nehmen und ihre Schmerzempfindlichkeit zu reduzieren. Mit der Einführung neuer Geräte für die Inhalationssedierung wird die Methode wieder zunehmend mehr Anhänger finden. Eine Reihe von Schutzmechanismen wurden in die neuen Geräte eingebaut: Sauerstoffausfallschutz, Mischungsverhältniseinstellung, Zugabe von Luft in den Atemstrom bei Gasstromstop, 30%ige Mindestsauerstoffkonzentration, Sauerstoffdusche. Das in Kombination mit Sauerstoff inhalierte Lachgas erzeugt eine gute Sedierung, kombiniert mit einer Hypalgesie bei erhaltenem Bewußtsein und Schutzreflexen. Die Einleitungsphase braucht nur wenige Minuten (durchschnittlich sind 35% N_2O für die Sedierung erforderlich), und gleich schnell geht die Erholung vor sich. Kontraindikationen für das Verfahren ergeben sich aus Behinderung der Nasenatmung, schweren Lungenkrankheiten mit Dyspnoe und der gleichzeitigen Gabe zentraldämpfender Pharmaka. Voraussetzung zur Anwendung ist eine entsprechende Einrichtung und Schulung.

1.6.3 Sedativa und Hypnotika

Baldrian- und Hopfenpräparate

Pflanzlichen Mitteln wie Baldrian- und Hopfenpräparaten wird eine dämpfende Wirkung nachgesagt, die allerdings streng genommen nicht bewiesen ist. Trotzdem können diese Mittel bei entsprechender überzeugender Anwendung durch den Behandler einen psychologischen Effekt bewirken, zumal die Mittel atoxisch sind (Tab. 1.7). Mit dem Einsatz von Präparaten, die zusätzlich andere Arzneimittel mit zentraldämpfender Wirkung in Kombination enthalten, sollte man zurückhaltend sein.

Barbiturate

Barbiturate wirken in geringen Dosen sedativ und in höheren Dosen hypnotisch oder narkotisch. Die Barbiturate werden vor allem nach ihrer Wirkungsdauer unterschieden in kurz (3–5 Stunden), mittellang (6–8 Stunden) und lang wirkende Barbiturate (bis 48 Stunden und länger). Durch die lange Eliminationshalbwertszeit sind viele Stoffe dieser Gruppe für eine Prämedikation in der zahnärztlichen Praxis weniger geeignet, zumal eine angstlösende Wirkung fehlt. Bei wiederholter Einnahme besteht außerdem Kumulationsgefahr. (Tab. 1.7)

Psychopharmaka

Zu den Psychopharmaka werden verschiedene Medikamentengruppen gerechnet. Im Gegensatz zu den Sedativa und Hypnotika haben sie auch in hoher Dosierung keine hypnotische Wirkung. Durch die Blockierung von Angst- und Spannungszuständen wirken sie schlaffördernd. Aufgrund ihrer anxiolytischen Komponente haben sie die Sedativa und Hypnotika zur Prämedikation verdrängt. Es werden die Tranquilizer (Ataraktika), Neuroleptika und Antidepressiva unterschieden. Zur Prämedikation sind nur die Tranquilizer und Neuroleptika von Bedeutung.

Tranquilizer

Die Benzodiazepine (Tab. 1.7) sind wegen ihrer beruhigenden, anxiolytischen und muskelrelaxierenden Wirkung zu den am meisten eingesetzten Medikamenten zur Prämedikation für den Zahnarzt geworden. Üblicherweise erfolgt die Medikamentengabe zwei Stunden vor dem Eingriff. Zusätzlich kann am Abend vorher die gleiche Dosis gegeben werden.

Neuroleptika

Bewährt haben sich vor allem die Phenothiazine, die als Sedativa, Antihistaminika und Antiemetika wirken. Wegen fehlender leber- und kardiovaskulärer Wirkung hat besonders das Promethazin (Atosil) einen festen Platz in der Prämedikation. Auch das Trifluorpromazin (Psyquil) hat eine weite Verbreitung gefunden. Ein hochwirksames Neuroleptikum mit starker antiemetischer Wirkung ist auch das Droperidol (Dehydrobenzperidol).

Kombinationen von Psychopharmaka mit Analgetika

Durch die Kombination von Psychopharmaka mit einem stark wirkenden Analgetikum können heute Eingriffe in örtlicher Betäubung vorgenommen werden, die früher der Allgemeinanästhesie vorbehalten waren. Diese Methoden werden allerdings der chirurgisch orientierten Zahnarztpraxis oder der Mund-Kiefer-Gesichts-chirurgischen Fachpraxis vorbehalten bleiben. Die hier genannten Analgetika unterliegen alle der BtmVVO. Als bereits fertige Kombination ist Dehydrobenzperidol/Fentanyl (Thalamonal) im Handel. Die Gabe eines Tranquilizers (z. B. Valium) zusammen mit dem stark wirksamen Analgetikum Pentazocin (Fortral) wird als Analgosedierung bezeichnet. Bewährt hat sich auch die Kombination Promethazin (Atosil), Pethidin (Dolantin) und gegebenenfalls Diazepam (Valium) oder Bromazepam (Lexotanil). Bei allen diesen genannten kombinierten Prämedikationen ist eine vorherige anticholinergische Therapie durch Atropingabe notwendig.

1.6.4 Stabilisierung vegetativer Funktionen

Angst- und Erregungszustände können zu vegetativen Dysregulationen führen, die zusätzlich durch exogen mit der Lokalanästhesie zugeführte Katecholamine eine Verstärkung erfahren können. Grundsätzlich sollten deshalb alle Patienten, die zu akuten Hypotonien neigen, in liegender Position behandelt werden. Reicht diese Maßnahme zur Stabilisierung des Kreislaufs nicht aus, kann eine Prämedikation mit Dehydroergotamin (Dihydergot) sinnvoll sein. Im akuten Fall wird auch die Gabe von Katecholamin-Theophyllin-Präparaten wie Akrinor oder Etilefrin (Effortil) empfohlen (Tab. 1.8). Da diese Mittel eine Lokalanästhesie mit Vasokonstriktorenzusatz problematisch machen würden, werden sie für den Einsatz in der zahnärztlichen Praxis teilweise auch abgelehnt.
Eine überschießende Reaktion auf vasokonstriktorische Zusätze der Katecholamine (Adrenalin/Nor-Adrenalin)

Tabelle 1.7 Auswahl und Dosierung verschiedener Mittel zur Prämedikation

Medikament	Zusammensetzung	Form	Dosierung (Erwachsene)
Baldrian- und Hopfenpräparate			
Baldrian-Phyton®	Extr. Rad. Valerianae 35 mg	Drg.	3x1 / Tag
Baldrisedon®	Extr. Rad. Valerianae 100 mg	Kps.	3x1 / Tag
Hovaletten®	Hopfenzapfenextrakt 15 mg Baldrianwurzeltrockenextrakt 30 mg	Drg.	3x3 / Tag
Seda Kneipp®	Extr. Valerian 60 mg Extr. Humuli Lupuli 100 mg	Drg.	3x1-2 / Tag
Barbiturate			
Luminal®	Phenobarbital 0,1	Tbl.	1x1 präop.
Neodorm®	Phenobarbital 0,1	Tbl.	1x1 präop.
Benzodiazepine			
Rohypnol®	Flunitrazepam 2 mg	Tbl.	1-2 präop.
Valium®	Diazepam 10 mg	Tbl.	1-2 präop.
Neuroleptika			
Atosil®	Promethazin 25 mg	Drg.	1-2 präop.
	Promethazin 50 mg	Amp.	1 präop. i.m.
Psyquil®	Triflupromazin 10 mg	Drg.	1-2 präop.
	20 mg	Amp.	1 präop. i.m.
Dehydrobenzperidol®	Droperidol 5 mg	Amp.	1 präop. i.m.
Kombinationen mit Analgetika (vorher Atropin 0,0005 i.m./i.v.)			
Thalamonal®	Droperidol 5 mg, Fentanyl 0,157 mg	Amp.	1 präop. i.m.
Fortral®	Pentazocin 30 mg	Amp.	1 präop. i.v.
Valium®	Diazepam 10 mg	Amp.	1-2 präop. i.v.
Dolantin®	Pethidin 50 mg	Amp.	1-2 präop. i.m.
Atosil®	Promethazin 50 mg	Amp.	1 präop. i.m.

Tabelle 1.8 Auswahl und Dosierung verschiedener Präparate zur Behandlung von kreislauflabilen Patienten

Medikament	Zusammensetzung	Form	Dosierung/Erwachsene
Dihydergot® forte	Dihydroergotaminmesilat	2,5 mg /Tbl.	2x1
	Dihydroergotaminmesilat	1 mg Amp.	1-2 i.m./i.v.
Akrinor®	Ethyltheophyllin	200 mg Amp.	1 i.m./i.v.
Effortil®	Etilefrin	7,5 mg = 15 Tr.	20 Tropfen

mit Aktivierung der Herztätigkeit und Gefäßdilatation kann durch die Gabe von Betablockern verhindert werden. Allerdings sollte die Medikation von Betablockern, die bei der Risikogruppe Angina pectoris, Hochdruck, tachykarde Rhythmusstörungen sinnvoll ist, nur in Zusammenarbeit mit dem behandelnden Hausarzt erfolgen.
Vor einer Narkose gilt heute immer noch die Gabe eines Anticholinergikums (Atropin) zur Hemmung parasympathischer Reaktionen als eine Conditio sine qua non. Auch bei der Gabe stark wirkender Analgetika als Prämedikation sollte Atropin gegeben werden. Eine weitere Indikation stellt die Verminderung eines starken Speichelflusses bei konservierend-prothetischen Arbeiten dar. Bei einem Glaukom muß zusätzlich lokal ein Myotikum (Pilocarpin) verwendet werden, da sonst die Atropinmedikation kontraindiziert ist.

1.6.5 Analgetika

Nach ihrer pharmakologischen Wirkungsweise unterscheidet man zwei Analgetikagruppen:

- überwiegend zentral wirksame Analgetika (meist stark wirksame Analgetika),
- überwiegend peripher wirksame Analgetika (meist schwach bis mittelschwach wirksame Analgetika).

Die *stark wirksamen* Analgetika entfalten ihre Wirkung vorwiegend zentral (Abb. 1.54), indem die Opiatrezeptoren blockiert werden und damit die Erregungsleitung gehemmt wird. Gleichzeitig kann durch die Aktivierung der Endorphine (endogenes schmerzhemmendes System) ihre Wirkung verstärkt werden. Dieser Mechanismus scheint für eine periphere analgetische Aktivität verantwortlich zu sein. Die Wirkung kann durch Gabe von Opiatantagonisten abgeschwächt oder aufgehoben werden. Die *schwach bis mittelstark* wirkenden Analgetika wirken peripher durch Hemmung der Prostaglandinsynthetase und damit der Sensibilisierung der Schmerzrezeptoren. Dieser Mechanismus erklärt ihre analgetische, antiphlogistische und antipyretische Wirkung. Neben diesem peripheren Angriffspunkt scheinen diese Analgetika auch eine letztlich noch nicht geklärte zentrale Wirkung zu besitzen.

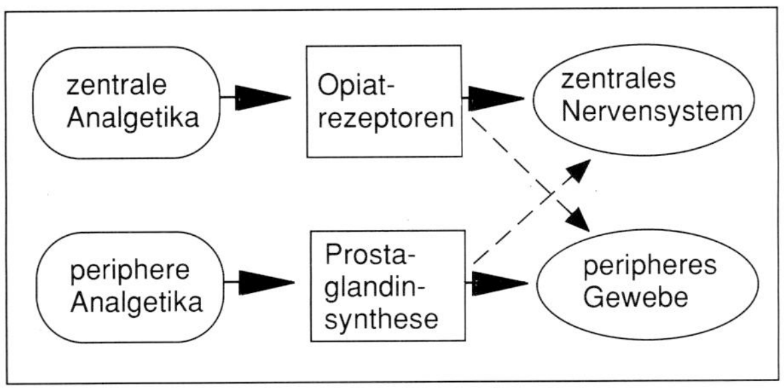

Abb. 1.54 Pharmakologische Wirkungsweise zentraler und peripherer Analgetika

Zentralwirksame Analgetika

Die Notwendigkeit zum Einsatz zentraler Analgetika wird in der zahnärztlichen Praxis nur in Ausnahmefällen (Notsituation, z. B. Herzinfarkt, Tumorpatienten, Unverträglichkeit peripherer Analgetika) gegeben sein. Aufgrund des unterschiedlich stark ausgebildeten Abhängigkeitspotentials dieser Präparate sollten sie für den Zahnarzt Reservemittel darstellen. Ausgenommen ist hier Codein, das als Kombinationspartner peripherer Analgetika von Bedeutung ist. Bei akuten starken Schmerzen wäre wegen der kürzeren Wirkungsdauer Pethidin (Dolantin), Pentazocin (Fortral) oder Piritramid (Dipidolor) anzuwenden, chronische oder lang anhaltende starke Schmerzen würden eher eine Indikation für Buprenorphin (Temgesic) oder Tramadol (Tramal) darstellen. Codein, Nefopam (Ajan) und Dextropropoxyphen (Develin) sind von der Wirkungsintensität mit der Azetylsalizylsäure vergleichbar. Die Tabellen 1.9 bis 1.11 zeigen eine Auswahl sowie Übersicht über Kontraindikationen wie auch Neben- und Wechselwirkungen zentraler Analgetika.

Peripher wirksame Analgetika

Die wichtigsten Vertreter der Prostaglandinhemmstoffe sind Azetylsalizylsäure, Paracetamol und Metamizol (Tab. 1.12, 1.14 und 1.16). Die analgetische Potenz dieser Stoffe ist nahezu gleichwertig. Unterschiede ergeben sich aber in bezug auf Neben- und Wechselwirkungen (Tab. 1.13 und 1.15), so daß nach der individuellen Situation eine Auswahl getroffen werden muß. Die Kombinationspräparate peripherer Analgetika (Tab. 1.16) stellen heute den größten Teil der Mittel, die sich auf dem Markt befinden. Kombinationen sind allerdings nur dann sinnvoll, wenn jeder einzelne Stoff zur beabsichtigten Wirkung beiträgt oder unerwünschte Nebenwirkungen anderer Bestandteile vermindert. Die Pharmakokinetik der einzelnen Substanzen muß ein optimales Zusammenwirken gewährleisten. Fast alle Kombinationen werden diesen Kriterien nicht gerecht. Pharmakologisch und therapeutisch wenig sinnvoll sind für den Zahnarzt Kombinationen peripherer Analgetika mit Sedativa und Hypnotika, Spasmolytika, Antihistaminika, Glukokortikoiden, nichtsteroidalen Antiphlogistika, Chinin und Vitaminen. Der Wert von Analgetikakombinationen mit Coffein wird unterschiedlich beurteilt. Coffein regt an, hat aber selbst keine analgetische Potenz und fördert die Gewohnheitsbildung. Sinnvoll ist die Kombination eines schwach wirksamen peripheren Analgetikum mit einem zentral wirkenden Opioid, z. B.

- Azetylsalizylsäure mit Codein,
- Paracetamol mit Codein.

Tabelle 1.9 Auswahl zentraler Analgetika für den Gebrauch in der zahnärztlichen Praxis; der BtmVVO unterstellt (Zusammenstellung nach Angaben der Roten Liste; Dosierung für Erwachsene)

Medikament	Zusammensetzung	Form	Einzeldosis	Tagesdosis	kleinste Original-packung Stück
Pethidin (Dolantin®)	0,1 0,1 0,05 (25 Tr.)	Amp. Supp. Tropfen	0,025-0,1 0,1 0,05	0,5 0,5 0,5	5 5 10 ml
Piritramid (Dipidolor®)	0,022	Amp.	0,015-0,03	0,12	5
Pentazocin (Fortral®)	0,03 0,05 0,025 0,05	Amp. Kps. Tbl. Supp.	0,03 0,05 0,025 0,05	0,36 0,3 0,3 0,3	5 10 10 10
Buprenorphin (Temgesic®)	0,0003 0,0002	Amp. Subl. Tbl.	0,0003 0,0002	0,0024 0,0016	5 10

Tabelle 1.10 Auswahl zentraler Analgetika für den Gebrauch in der zahnärztlichen Praxis; nicht der BtmVVO unterstellt (Zusammenstellung nach Angaben der Roten Liste; Dosierung für Erwachsene)

Medikament	Zusammensetzung	Form	Einzeldosis	Tagesdosis	kleinste Original-packung Stück
Tramadol (Tramal®)	0,1 0,05 0,1 0,05 (20 Tr.)	Amp. Kps. Supp. Tropfen	0,05-0,1 0,05 0,1 0,05	0,4 0,4 0,4 0,4	5 10 10 10 ml
Nefopam (Ajan®)	0,02 0,03	Amp. Tbl.	0,02 0,03	0,06 0,18	5 20
Dextropropoxyphen (Develin®)	0,15	Kps.	0,15	0,6	10
Codein	siehe periphere Analgetika (Kombinationspräparate)				

Tabelle 1.11 Kontraindikationen sowie Neben- und Wechselwirkungen zentraler Analgetika (nach der Roten Liste)

Kontraindikationen	Stillende Mütter und Säuglinge Störung der Atemfunktion Akute hepatische Porphyrie
Nebenwirkungen	Sedierung, Nausea, Erbrechen, Singultus Atemdepression Obstipation, Miktionsbeschwerden, Miosis, Bronchospasmen Blutdruckabfall, Bradykardie Abhängigkeit
Wechselwirkungen	Zentraldämpfende Pharmaka und Alkohol

Tabelle 1.12 Auswahl peripherer Analgetika (Salizylate) für den Gebrauch in der zahnärztlichen Praxis (Zusammenstellung nach Angaben der Roten Liste; Dosierung für Erwachsene; * = Formen für Kinder im Handel)

Medikament	Zusammensetzung Salizylate	Coffein	Form	Einzeldosis	Tagesdosis	kleinste Original-packung Stück
Acetylin®	0,5		Tbl.	0,5	3.0	20
Ass ratiopharm®	0,5		Tbl.	0,5	3.0	30
Ass Dura	0,5		Tbl.	0,5	3.0	30
Ass Woelm	0,5		Tbl.	0,5	3.0	10
Aspirin®*	0,5		Tbl.	0,5	3.0	20
Cafaspin®	0,5	0,05	Tbl.	0,55	3.3	20
Coffetylin®	0,45	0,05	Tbl.	0,5	3.0	20
Eu-Med S®	0,5	0,05	Tbl.	0,55	3.3	10

Tabelle 1.13 Kontraindikationen sowie Neben- und Wechselwirkungen von Azetylsalizylsäure (nach der Roten Liste)

Kontraindikationen	Hämorrhagische Diathese Magen-Darm-Ulzera
Anwendungsbeschränkungen	Analgetika-Intoleranz (z. B. Asthma, Hautreaktionen) Chronische gastrointestinale Beschwerden Vorgeschädigte Niere Schwangerschaft (letzte 3 Monate)
Nebenwirkungen	Gastrointestinale Störungen und Blutungen Überempfindlichkeitsreaktionen (z. B. Bronchospasmen, Hautreaktionen)
Wechselwirkungen	Antikoagulantien (Blutungsgefahr erhöht) Sulfonylharnstoffe (Hypoglykämische Wirkung verstärkt)

Tabelle 1.14 Auswahl peripherer Analgetika (Paracetamol, Metamizol) für den Gebrauch in der zahnärztlichen Praxis (Zusammenstellung nach Angaben der Roten Liste; Dosierung für Erwachsene; * = Formen für Kinder im Handel)

Medikament	Zusammensetzung Paracetamol	Metamizol	Coffein	Form	Einzeldosis	Tagesdosis	kleinste Original-packung Stück
* Anaflon®	0,5			Tbl.	0,5	3,0	20
	0,5			Supp.	0,5	2,0	5
* Ben-u-ron®	0,5			Tbl.	0,5	3,0	10
	1,0			Supp.	1,0	3,0	5
* Paracetamol ratiopharm®	0,5			Tbl.	0,5	3,0	30
* Tylenol®	0,5			Tbl.	0,5	3,0	10
	0,5			Kps.	0,5	3,0	10
Mogil N®	0,5		0,05	Tbl.	0,55	3,3	20
* Novalgin®		1,0		Amp.	1,0	4,0	10
		0,5		Tbl.	0,5	4,0	10
		0,5		Tropf.	0,5 (25 Tr.)	4,0	20 ml
		1,0		Supp.	1,0	4,0	5
Novaminsulfon-ratiopharm®		0,5		Tbl.	0,5	4,0	30
		1,0		Amp.	1,0	4,0	5
Novaminsulfon-Tropfen		0,5		Tropf.	0,5 (25 Tr.)	4,0	50 ml

Tabelle 1.15 Kontraindikationen sowie Nebenwirkungen von Paracetamol und Metamizol (nach der Roten Liste)

Paracetamol Kontraindikationen	Schwere Nierenfunktionsstörungen Vorgeschädigte Leber
Nebenwirkungen	Überdosierung: Lebernekrosen
Metamizol Kontraindikationen	Akute hepatische Porphyrie Pyrazolon-Allergie Analgetika-Intoleranz Strenge Indikation in der Schwangerschaft
Nebenwirkungen	Überempfindlichkeitsreaktionen (z. B. Hautreaktionen, Agranulozytose, Schock) i.v. Blutdruckabfall

Codein verstärkt durch den zentralen Angriffspunkt die Wirkungen, nicht aber die Nebenwirkungen der peripheren Analgetika.

Paracetamol ist das Analgetikum der Wahl während der Schwangerschaft, bei Kleinkindern und bei Patienten, die unter Antikoagulantientherapie stehen. Da man heute zunehmend der Meinung ist, daß Phenacetin vor allem in Kombination mit anderen peripheren Analgetika, besonders Azetylsalizylsäure, zu Nierenschäden führen kann, sollten bevorzugt Kombinationen verwendet werden, in denen Phenacetin durch Paracetamol ersetzt ist.

Die meisten peripheren Analgetika mit Ausnahme von Metamizol (Novalgin) haben keine oder nur geringe spasmolytische Wirkung. Da eine spasmolytische Komponente im zahnärztlichen Bereich nicht erforderlich ist, besteht in dieser Beziehung auch keine besondere Indikation für Metamizol (Novalgin). Aufgrund der noch nicht abgeschlossenen Diskussion über mögliche Nebenwirkungen sollte Metamizol (Novalgin) nur bei stärkeren Schmerzen als Alternative zu den Opiaten eingesetzt werden.

Tabelle 1.16 Auswahl peripherer Analgetika (Kombinationspräparate) für den Gebrauch in der zahnärztlichen Praxis (Zusammenstellung nach Angaben der Roten Liste; Dosierung für Erwachsene; * = Formen für Kinder im Handel)

Medikament	Zusammensetzung: Salizylate	Paracetamol	Codein	Coffein	Form	Einzeldosis	Tagesdosis	kleinste Originalpackung Stück
Anti opt® N	0,25	0,25	0,01		Tbl.	1-2 Tbl.	8 Tbl.	20
* Contraneural® N	0,25	0,25	0,0096		Tbl.	1-2 Tbl.	8 Tbl.	20
	0,4	0,4	0,0192		Supp.	1 Supp.	3 Supp.	5
Dolomo® Tag	0,25	0,25		0,05	Tbl.	1-2 Tbl.	} 8 Tbl.	} 9
Dolomo® Nacht	0,25	0,25	0,03		Tbl.	1-2 Tbl.		
* Gelonida® NA	0,25	0,25	0,01		Tbl.	1-2 Tbl.	8 Tbl.	10
	0,5	0,5	0,02		Supp.	1 Supp.	2 Supp.	5
Melabon®	0,2	0,3		0,05	Tbl.	1-2 Tbl.	8 Tbl.	20
Nedolon P®		0,5	0,03		Tbl.	1-2 Tbl.	8 Tbl.	10
Neuralgin® N	0,25	0,2		0,05	Tbl.	1-2 Tbl.	8 Tbl.	20
Octadon®	0,22	0,2		0,05	Tbl.	1-2 Tbl.	8 Tbl.	10
* Praecimed® N	0,25	0,25	0,0096		Tbl.	1-2 Tbl.	8 Tbl.	20
Prontopyrin®	0,25	0,2		0,05	Tbl.	1-2 Tbl.	6 Tbl.	20
* Talvosilen®		0,5	0,07		Tbl.	1-2 Tbl.	8 Tbl.	20
Talvosilen®		1,0	0,02		Supp.	1 Supp.	4 Supp.	10
Talvosilen® forte		0,5	0,03		Kps.	1-2 Kps.	6 Kps.	10
Talvosilen® forte		1,0	0,06		Supp.	1 Supp.	3 Supp.	10
Thomapyrin® N	0,25	0,2		0,05	Tbl.	1-2 Tbl.	6 Tbl.	10
* Treupel® N	0,25	0,3	0,01		Tbl.	1-2 Tbl.	8 Tbl.	10
	0,5	0,6	0,02		Supp.	1 Supp.	3 Supp.	5

Auswahlkriterien für Analgetika

Analgetika sollten grundsätzlich erst nach Ausschluß einer kausalen Therapiemöglichkeit verwendet werden. Akute Schmerzen werden primär mit einfachen Wirkstoffen als Monopräparat (Salizylate oder Paracetamol), falls nicht ausreichend, mit Zusatz von Kodein behandelt. Länger dauernde Schmerzen werden besser nicht „nach Bedarf", sondern nach einem festen Einnahmeschema behandelt, um dadurch Analgetika zu sparen. Bei schwersten Schmerzzuständen können durch periphere Analgetika Opioide oder Opiate eingespart werden.

1.6.6 Antiphlogistika

Schwellungen im Kiefer-Gesichtsbereich können infektiös, posttraumatisch oder postoperativ bedingt sein und durch Ödeme, Hämatome oder Kombinationen hervorgerufen werden. Ödeme stellen eiweißreiche Exsudate dar und werden durch eine Kapillarwandschädigung verursacht, wobei Entzündungsmediatoren (Prostaglandine) eine wichtige Rolle spielen. Hämatome sind Blutansammlungen im Gewebe, die kaum medikamentös beeinflußt werden können und meist chirurgisch entfernt werden müssen, da eine erhöhte Infektionsgefahr besteht.
Die Therapie der Schwellung soll zu einer Verringerung des Spannungsgefühls führen und damit auch die Schmerzhaftigkeit reduzieren. Gleichzeitig bessern sich die Mundöffnung sowie Kau- und Schluckstörungen. Der Behandler sollte grundsätzlich vor jeder systematischen Behandlung mit Antiphlogistika erwägen, ob sich die zu behandelnde Schwellung nicht auch durch Einsatz weniger differenter Maßnahmen (Kühlung, Drainage) bessern läßt. Die beste Schwellungsprophylaxe ist ein atraumatisches operatives Vorgehen. Die Wirkung einer antiphlogistischen Medikation ist am effektivsten bei präoperativem Beginn. Dies trifft vor allem für die Säureantiphlogistika zu, deren antiphlogistischer Effekt nicht kurzfristig ausgelöst werden kann (Einschränkungen: s. Tab. 1.13). Die Indikation der Pyrazolderivate Phenylbutazon und Oxyphenbutazon wurde aufgrund ihrer möglichen Nebenwirkungen eingeschränkt, und sie sollten nicht mehr zur Schwellungstherapie in der Zahnheilkunde verwendet werden. Der Einsatz von Kortikosteroiden ist bei kurzfristiger Gabe (2 Tage) durchaus empfehlenswert, da bei dieser Zeitdauer kaum Nebenwirkungen zu erwarten sind und ein sofortiger Effekt erzielt wird. Vorsicht ist allerdings bei Patienten mit Magen-Darm-Ulzera und Behandlung mit Antidiabetika (Wirkung vermindert) und Cumarin-Derivaten (Wirkung vermindert) geboten.
Folgende Medikamentengruppen sind für eine antiphlogistische Therapie geeignet: Kortikosteroide, Säure-Antiphlogistika, Roßkastanienextrakte, Cumarin-Rutin-Präparate, Benzydamin, Enzyme (Tab. 1.17).

Tabelle 1.17 Antiphlogistika-Auswahl zur Schwellungstherapie (Dosierung für Erwachsene)

Kortikosteroide Prednison	Decortin® 50 mg	Tbl. (3 Gaben: präop., 1.+2. Tag postop.)
Säure-Antiphlogistika Diclofenac	Voltaren® 50 mg	3x1 Drg.
Roßkastanienextrakte Aescin	Reparil® 20 mg	3x2 Drg.
Cumarin-Rutin-Präparate Cumarin-Rutin	Venalot® 15 mg/90 mg	3x1-2 Drg.
Benzydamin-Präparate Benzydamin	Tantum® 50 mg	4x1 Drg.
Enzyme Streptokinase/Streptodornase a-Chymotrypsin Bromelaine	Varidase® Alph-intern® Traumanase®	3x2 Tbl. 3x2 Drg. 3x2 Drg.

1.6.7 Antibiotika

Grundsätze der Antibiotikatherapie in der Zahnheilkunde

Fehler und Gefahren lassen sich nur durch rationellen Einsatz von Antibiotika vermeiden. Hierzu müssen einige Regeln eingehalten werden.

1. Antibiotika sollten nur aufgrund einer kritischen Indikationsstellung eingesetzt werden. Schmerz- und Schwellungszustände unbekannter Genese sowie Fieber sind keine Indikationen für Antibiotika. Antibiotika sind keine Analgetika, Antiphlogistika und Antipyretika. Antibiotika können dann indiziert sein, wenn eine lokale Sanierung des Infektionsortes, z. B. durch Abszeßinzision, Fremdkörper- und Sequesterentfernung oder andere lokale Maßnahmen, z. B. Wurzelbehandlung oder Wurzelspitzenresektion, nicht möglich ist oder nicht ausreicht. Antibiotika können aber weder die fehlende oder abgeschwächte körpereigene Abwehr noch die Einhaltung der chirurgischen Grundprinzipien ersetzen. Antibiotika sollten nicht aus einem falschen Sicherheitsbedürfnis oder routinemäßig prophylaktisch gegeben werden. Antibiotika sind keine Tranquilizer zur Beruhigung des schlechten medizinischen Gewissens.

2. Die Ätiogenese muß gesichert sein. Zumindest muß eine große Wahrscheinlichkeit für eine bakterielle Infektion vorliegen. Virale Infektionen, Toxineffekte oder allergische Reaktionen sind auszuschließen. Von der allgemeinen Regel „keine Chemotherapie ohne Erregernachweis und Resistenzbestimmung" sind einige Fälle ausgenommen: schwerer Krankheitszustand des Patienten, weitgehend konstantes Resistenzverhalten des nachgewiesenen Erregers, typisches erregerspezifisches Krankheitsbild mit weitgehend konstantem Resistenzverhalten des Erregers.

Da bei dentogen-pyogenen Infektionen ein relativ konstantes Erregerspektrum vorliegt, kann in der Praxis bei einer neben der chirurgischen Therapie notwendigen Antibiotikagabe die Auswahl aufgrund des zu erwartenden Spektrums vorgenommen werden. In diesen Fällen wird die Therapie empirisch vorgenommen. In allen anderen Fällen muß vor der Antibiotikatherapie die Materialgewinnung zur Erreger- und Resistenzbestimmung gefordert werden.

3. Das ausgewählte Antibiotikum muß die nachgewiesenen bzw. erwarteten Erreger mit seinem Wirkungsspektrum erfassen und gewährleisten, daß

4. am Ort der Infektion wirksame Spiegelwerte erreicht werden.

5. Generell gilt heute die Forderung nach einer optimalen Therapie. Man sollte nicht irgendein Präparat anwenden, sondern das Präparat mit der günstigsten Relation zwischen Erfolgschancen und Nebenwirkungen. Harmlose Antibiotika gibt es nicht, jede Antibiotikatherapie ist ein Kompromiß zwischen Gefahren von Nebenwirkungen und erhofftem Therapieeffekt.

6. Einsparungen dürfen nicht auf Kosten der Qualität der Präparate gehen (Tab. 1.18).

Das Ergebnis dieser Überlegungen mündet in der Aufstellung eines Therapieplanes. Die Antibiotikatherapie in der Praxis ist heute weitgehend eine Behandlung mit oralen Präparaten. Parenteral applizierbare Antibiotika kommen vor allem für die Therapie in der Klinik in Betracht. Während es dem Arzt meist keine Schwierigkeiten macht, ein Antibiotikum intravenös oder intramuskulär zu injizieren, wird der Zahnarzt sehr häufig vor dieser Applikationsform zurückschrecken und lieber die orale Medikation wählen. Die ambulante orale Therapie verlangt aber vom Patienten ein entsprechendes Verantwortungsbewußtsein. Zeitintervalle und Dosierungen werden erfahrungsgemäß nur von etwa 50% der Patienten eingehalten. Die Erläuterung der Medikamenteneinnahme durch den Zahnarzt ist hier also von ganz besonderer Bedeutung.

Tabelle 1.18 Regeln einer rationalen Antibiotikatherapie

1. Besteht eine Indikation für ein Antibiotikum?
   - 1.1 Symptomatische Therapie fragwürdig
   - 1.2 Lokale Sanierung entfällt
   - 1.3 Ätiogenese gesichert (wahrscheinlich)
   - 1.4 Keine Routineprophylaxe
2. Erreger isoliert und Empfindlichkeit bestimmt?
   Ausnahmen:
   - 2.1 Schwerer Krankheitszustand des Patienten
   - 2.2 Konstantes Resistenzverhalten des nachgewiesenen Erregers
   - 2.3 Erregerspezifisches Krankheitsbild mit konstantem Resistenzverhalten des Erregers
3. Die Wirkungsspektren welcher Antibiotika erfassen diese Erreger?
4. Können wirksame Spiegelwerte am Infektionsort erreicht werden?
5. Übersteigt der Therapieeffekt die Nebenwirkungen?
6. Wie hoch sind die Therapiekosten?

⇩

Therapieplan

⇩

Kontrolle des Therapieerfolges

Die lokale antibakterielle Chemotherapie darf nicht überbewertet werden. Bei ausreichendem Abfluß nach außen ist der therapeutische Nutzen gering. Da die verwendeten Substanzen kaum oder gar nicht resorbiert werden, ist eine tiefer in das Gewebe gehende Wirkung nicht zu erwarten. Es ist naheliegend, daß man die lokale Antibiotikatherapie wegen der Gefahr der Resistenzentwicklung, Sensibilisierung und Störung der physiologischen Flora möglichst drastisch einschränkt und durch gut verträgliche Antiseptika ersetzt.
Antibiotika vom bakteriostatischen Typ erfordern in der Regel eine ungestörte körpereigene Abwehr. Die Phagozytenfunktion ist in Eiterungen mit massenhaften Nekrosen erheblich beeinträchtigt, so daß bakteriostatische Chemotherapeutika trotz guter In-vitro-Wirksamkeit nicht zur Heilung führen. Bakterizide Antibiotika wirken bei schweren Infektionen meist sicherer und verhindern Rückfälle zuverlässiger. Als Mindestdauer einer Chemotherapie im Rahmen der Infektionstherapie wird eine Behandlung über insgesamt 5 Tage angesehen. Die antibiotische Therapie sollte möglichst frühzeitig einsetzen, weil sonst ihre Wirkung wegen der sich bildenden Abkapselung durch die Abszeßmembran auf die Keime nicht mehr zu erwarten ist. Sind seit der Exazerbation der Entzündung 36 Stunden vergangen, dürfte eine antibiotische Therapie allein nicht mehr erfolgversprechend sein. Die Medikation ist grundsätzlich 2–3 Tage nach Abklingen der akuten Infektionssymptome fortzusetzen, um Rezidive sicherer zu verhindern. Unnötige Langzeittherapien sind abzulehnen. Infektionsprophylaxe sollte – falls überhaupt indiziert – nur als perioperative Kurzzeitprophylaxe (bis zu 48 Stunden) durchgeführt werden.
Die Anwendung von Antibiotika sollte immer in der entsprechenden vollen Dosierung erfolgen. Verminderungen der Dosis, z. B. wegen „relativ leichter Infektionen", begünstigen Resistenzentwicklung und Superinfektion. Therapeutisches Sicherheitsbedürfnis kann das Gegenteil, nämlich eine Verschlimmerung des Krankheitsbildes, zur Folge haben. Die Notwendigkeit einer Kombinationstherapie mit Antibiotika ist in der ambulanten zahnärztlichen Praxis nicht gegeben. Polypragmasie zur Überbrückung der therapeutischen Ratlosigkeit ist abzulehnen. Schwere Infektionen oder ein reduzierter Allgemeinzustand, die eine Kombinationstherapie erfordern, gehören in klinische Behandlung.
Wichtigste Prophylaxe von Nebenwirkungen einer Antibiotikatherapie ist eine eingehende Anamnese. Insbesondere ist nach Allergien und Leber- und Nierenfunktionsstörungen zu fragen. Von besonderer Bedeutung ist die Antibiotikaauswahl bei Schwangerschaft. Im Zweifelsfalle sollte Rücksprache mit dem behandelnden Internisten bzw. Gynäkologen genommen werden. Entsprechendes gilt auch für die Wechselwirkung mit anderen Medikamenten. Patienten, die mit Antibiotika behandelt werden, müssen regelmäßig nachkontrolliert werden, um Nebenwirkungen rechtzeitig zu erkennen und, falls notwendig, den Therapieplan zu ändern.

Indikationen zur Antibiotikatherapie

Die Gabe von Antibiotika kann zur Infektionstherapie oder zur Infektionsprophylaxe notwendig sein (Tab. 1.19). Die Domäne der Antibiotikatherapie in der Praxis ist das entzündliche Weichteilinfiltrat. In dieser Phase ist die Gewähr gegeben, daß das infizierte Gewebe noch völlig durchblutet wird. In der Abszeßphase wird die weitere Ausbreitung gehemmt, die Antibiotikatherapie hat lediglich noch eine die chirurgische Therapie unterstützende Funktion.
Die akute dentogene Sinusitis maxillaris erfordert neben der konservierenden Therapie eine systemische Chemotherapie, gleiches gilt für die eitrige Sialoadenitis. Ulzeröse und gangränöse Stomatitiden müssen in der akuten Phase ebenfalls antibiotisch behandelt werden. Sollten bei diesen Erkrankungen Komplikationen durch zunehmende Allgemeinsymptomatik und Ausbreitungstendenz auftreten, ist eine Überweisung in klinische Behandlung indiziert. Komplizierte bzw. spezifische Infektionen müssen primär einer stationären bzw. klinischen Behandlung zugeführt werden.
Sekundär können Antibiotika in der Praxis zur Infektionsprophylaxe indiziert sein. Eine absolute Notwendigkeit liegt bei allen krankhaften Veränderungen der Herzklappen, Status nach bakterieller Endokarditis, erworbenen und angeborenen Herzvitien sowie künstlichen Herzklappen vor. Patienten mit eingeschränkter Infektabwehr, Erkrankungen mit Infektionsgefährdung oder reduziertem Allgemeinzustand benötigen bei Prozeduren, die zu einer Einschwemmung von Bakterien führen können, eine Antibiotikaprophylaxe. Bei Operationen im infizierten Gebiet, Zystektomien mit Eigenblutfüllung und Eröffnungen der Kieferhöhle sowie ausgedehnten Osteotomien wird eine perioperative Kurzzeitprophylaxe durchgeführt.

Auswahl des Antibiotikums

Für die Antibiotikatherapie in der zahnärztlichen Praxis kommen in Betracht:

- Penicilline,
- Cephalosporine,
- Erythromycin,
- Clindamycin,
- Doxycyclin.

Sensibilitätstests haben gezeigt, daß die gefundenen Keime bei dentogen-pyogenen Infektionen gegen die meisten Antibiotika sensibel sind. Aufgrund dieser Ergebnisse können für die ambulante orale Therapie, insbeson-

Tabelle 1.19 Indikationen für Antibiotika in der Zahn-, Mund- und Kieferheilkunde

1. Infektionstherapie

Praxis		Klinik
■ Entzündliches Infiltrat ■ Abszeß in Verbindung mit chirurgischer Therapie ■ Gingivitis bzw. Stomatitis ulcerosa und gangraenosa ■ Sinusitis maxillaris ■ Eitrige Sialoadenitis	→ → → → →	bei Allgemeinsymptomatik bzw. Ausbreitungstendenz Überweisung in die Klinik
Überweisung in stationäre Behandlung	→ → → → → → →	Logenabszeß Phlegmone Pyämie und Sepsis Osteomyelitis Aktinomykose Eitrige Lymphadenitis Erysipel

2. Infektionsprophylaxe

Praxis			Klinik
Allgemeine Indikation			
■ Endokarditis nach rheumatischem Fieber ■ Herzvitium ■ Künstliche Herzklappen ■ Rezidivierendes Erysipel	absolute Indikationen	→ → → →	Therapie nach Rücksprache mit dem behandelnden Arzt bzw. bei Gefahr der Komplikation Überweisung in die Klinik
■ Eingeschränkte Infektabwehr (Steroidtherapie, Immunsuppressiva, Radiatio) ■ Erkrankungen mit Infektionsgefährdung (Hämatopathien, Diabetes, Malignome) ■ Reduzierter Allgemeinzustand	relative Indikationen	→ → → → →	
Operative Indikation			
■ Operation im infizierten Gebiet ■ Knochendefektfüllungen ■ Eröffnung der Kieferhöhle ■ Ausgedehnte Osteotomien	relative Indikationen	→ → → →	
Überweisung in stationäre Behandlung		→ → → →	Offene Knochen- und Weichteilverletzungen Ausgedehnte plastische und rekonstruktive Operationen

Tabelle 1.20 Antibiotikatherapie bei verschiedenen Indikationen

Indikation	Erreger	Antibiotika
Dentogen-pyogene Infektion	Streptokokken, Anaerobier (meist Mischinfektionen)	Oralpenicillin, Clindamycin, Erythromycin ebenfalls geeignet: orale Cephalosporine, Ampicillinester, Doxycyclin
Sinusitis maxillaris	Streptokokken, Pneumokokken, Haemophilus influenzae, Anaerobier, Staphylokokken (häufig Mischinfektion)	Doxycyclin, Aminopenicilline, Clindamycin, Erythromycin, orale Cephalosporine
Eitrige Sialoadenitis	Staphylokokken, Streptokokken, Anaerobier	Dicloxacillin, Flucloxacillin, Clindamycin, Erythromycin, orale Cephalosporine
Stomatitis ulcerosa und gangraenosa	meist Mischinfektion mit Anaerobiern	Oralpenicillin, Clindamycin, Erythromycin, orale Cephalosporine

Tabelle 1.21 Endokarditisprophylaxe mit Antibiotika bei zahnärztlichen Eingriffen (nach der Schweizer Arbeitsgruppe für Endokarditisprophylaxe)

Relevantes Risiko	Kleines Risiko	Sehr kleines Risiko
Klappenprothesen Arteriovenöser Shunt Ductus Botalli Fallot-Tetralogie Ventrikelseptumdefekt Aorten-Isthmusstenose Aortenvitien Mitralvitien	Mitralklappenprolaps Obstruktive Kardiomyopathie Pulmonalvitien Trikuspidalvitien	Arteriosklerotische Veränderungen Vorhofseptumdefekt Schrittmacher Chirurgische Korrektur ohne Prothese
Amoxycillin 3 g p.o. (Kinder 5o mg/kg, max. 3 g) 1 Std. vor dem Eingriff dann 750 mg p.o. alle 6 Std. (7 Dosen)	Amoxycillin 3 g p.o. (Kinder 50 mg/kg, max. 3 g) 1 Std. vor dem Eingriff	keine Prophylaxe erforderlich
bei Penicillinallergie: Clindamycin 600 mg p.o. (Kinder 15 mg/kg, max. 600 mg) dann 300 mg p.o. alle 6 Std. (7 Dosen)	bei Penicillinallergie: Clindamycin 600 mg p.o. (Kinder 15 mg/kg, max. 600 mg)	
Optimaler Schutz: Zusätzliche Gabe von Gentamicin 120 mg i.m. 30 Minuten vor dem Eingriff (Kinder: 3 mg/kg, max. 120 mg), dann 80 mg i.m. alle 8 Std. (Kinder: 2 mg/kg) (5 Dosen) bei Antikoagulation i.v.		

dere das entzündliche Infiltrat Penicillin, Clindamycin und Erythromycin empfohlen werden. Geeignet sind auch orale Cephalosporine, Aminopenicilline und Doxycyclin. Ampicillin als Oraltherapie gilt heute als veraltet (Tab. 1.20).

Die häufigsten Erreger bei der Sinusitis maxillaris sind Streptokokken, Pneumokokken, Haemophilus influenzae, Anaerobier und Staphylokokken meist als Mischinfektion. Therapeutisch sollten ambulant Doxycyclin, Aminopenicilline, Clindamycin, Erythromycin oder orale Cephalosporine eingesetzt werden. Als Lokalbehandlung kommen eventuell Spülungen mit Chemotherapeutika in Betracht (Tab. 1.20).

Die Erreger der eitrigen Sialoadenitis sind Staphylokokken, Streptokokken und Anaerobier. Therapeutisch sollten Dicloxacillin, Flucloxacillin, Clindamycin, Erythromycin und orale Cephalosporine verwendet werden (Tab. 1.20). Die Stomatitis ulcerosa und gangraenosa sind meist eine anaerobe Mischinfektion bei reduzierter Abwehrlage. Therapeutisch können Oralpenicilline, Clindamycin, Erythromycin und orale Cephalosporine gegeben werden (Tab. 1.20). Das immer wieder, auch in neuerer Zeit angegebene Spiramycin (Warenname Selectomycin) hat eine z. T. deutlich geringere Wirkungsintensität und ein engeres Wirkungsspektrum als Erythromycin. Die Resorption nach oraler Gabe ist unsicher und unregelmäßig. Die angeblich relativ hohe Ausscheidungsquote von Spiramycin mit dem Speichel stellt keinen besonderen Vorteil dar.

Jeder Patient, der infolge einer Bakteriämie eine Endokarditis entwickeln könnte, muß eine Antibiotikaprophylaxe erhalten. Die häufigsten Erreger der infektiösen Endokarditis sind Streptococcus viridans und nicht hämolysierende Streptokokken, gefolgt von Staphylokokken und Streptokokken der Sero-Gruppe D (Enterokokken). Hinsichtlich der Gefährdung der Patienten wird heute eine Einteilung in Risikogruppen mit entsprechender Wahl der medikamentösen Prophylaxe vorgenommen (Tab. 1.21).

Eine relative Indikation zur Antibiotikaprophylaxe ist bei Patienten mit eingeschränkter Infektabwehr, Erkrankungen mit Infektionsgefährdung, reduziertem Allgemeinzustand gegeben. Eventuell kann eine Rücksprache mit dem behandelnden Arzt hilfreich sein. Bei Operationen im infizierten Gebiet, Knochendefektfüllung, z. B. mit resorbierbaren Materialien, Eröffnung der Kieferhöhle und ausgedehnten Osteotomien ist individuell zu entscheiden, ob ein antibiotischer Schutz erforderlich ist. Prinzipiell ist es einfacher, die Ansiedlung von Keimen, die während der Operation in die Wunde gelangen, als ein bereits kontaminiertes Gewebe zu dekontaminieren. Daraus folgt, daß zum Operationsbeginn ein wirksamer Antibiotikaspiegel im Gewebe vorhanden sein muß (Tab. 1.22). Eine sinnvolle Antibiotikaprophylaxe beginnt deshalb eine halbe bis eine Stunde prae operationem und ist 48 Stunden post operationem beendet (sog. perioperative Kurzzeitprophylaxe). Eine länger dauernde Antibiotikagabe ist nicht effektiver, kann aber mehr Nebenwirkungen zur Folge haben.

Tabelle 1.22 Antibiotikaprophylaxe bei relativer Indikation

Allgemeinindikation und operative Indikation	Beginn ½–1 Std. vor Eingriff Dauer maximal 2 Tage
Antibiotika	1. Oralpenicillin 2. Clindamycin 3. Erythromycin 4. orale Cephalosporine

Tabelle 1.23 Lokale Antibiotikatherapie in der zahnärztlichen Praxis

Indikationen	Eigenblutfüllung nach Zystektomien Sinusitis maxillaris Infizierte Extraktions- und Operationswunden
Antibiotika	Penicillinpulver Terracortril® Furacin®, Leukase®
Im Vordergrund sollte grundsätzlich die lokale antiseptische Therapie stehen: z. B. mit Polyvinylpyrrolidon-Jod (Betaisodona®)	

Durch lokale Anwendung von Antibiotika kann eine therapeutisch wirksame Konzentration nicht erzielt werden. Antibiotikahaltige Styli zur Instillation nach Extraktion sind abzulehnen, die Bildung eines Koagulums ist anzustreben. Eine lokale Antibiotikatherapie sollte nur bei bestimmten Indikationen angewendet werden (Tab. 1.23), z. B. bei der Eigenblutfüllung nach Zystektomie. Weitere Lokalantibiotika, die sich zur Behandlung von infizierten Extraktions- und Operationswunden bewährt haben, sind Furacin und Leukase, zur Behandlung von Sinusitiden Terracortril-Gel und bei der Osteomyelitis Septopal. Im Vordergrund sollte aber die Behandlung mit Antiseptika stehen. Bewährt hat sich hier vor allem Polyvinyl-Pyrrolidon-Jod (Braunol, Betaisodona). Die Tabelle 1.24 zeigt eine Auswahl von Antibiotika für den Einsatz in der zahnärztlichen Praxis; Tabelle 1.25 listet bekannte Nebenwirkungen und Kontraindikationen auf.

Tabelle 1.24 Auswahl oraler Antibiotika (Zusammenstellung nach Angaben der Roten Liste; * = Formen für Kinder im Handel)

Medikament	Zusammensetzung	Form	Kleinste Originalpackung Stück	Dosierung/Tag
Penicillin V/Propicillin				
* Arcasin® Mio	1,0 Mega Pen V	Tbl.	10	
* Beromycin® Mega	1,0 Mega Pen V	Tbl.	10	
* Dura Penicillin Mega	1,0 Mega Pen V	Tbl.	10	
* Isocillin® 1, 2 Mega	1,2 Mega Pen V	Tbl.	10	
* Megacillin® oral	1,0 Mega Pen V	Tbl.	12	
* Penicillin-Heyl® oral 1 Mega	1,0 Mega Pen V	Tbl.	10	3–8 Mill. E
Penicillin V-ratiopharm®	1,0 Mega Pen V	Tbl.	10	
Penicillin V-Stada® 1, 2 Mega	1,2 Mega Pen V	Tbl.	10	
P-Mega-Tablinen®	1,0 Mega Pen V	Tbl.	10	
* Baycillin®	1,0 Mega Propicillin	Tbl.	10	
* Oricillin®	1,0 Mega Propicillin	Tbl.	10	
Aminopenicilline				
Amoxicillin ratiopharm® 750	0,75 Amoxicillin	Tbl.	10	
1000	1,0 Amoxicillin	Tbl.	10	
Amoxi-Tablinen® 1000	1,0 Amoxicillin	Tbl.	10	
* Amoxypen® 750	0,75 Amoxicillin	Tbl.	10	1–3 g
1000	1,0 Amoxicilin	Tbl.	10	
* Clamoxyl® 750	0,75 Amoxicillin	Tbl.	10	
1000	1,0 Amoxicillin	Tbl.	10	
Ambacamp® 800	0,8 Bacampicillin	Tbl.	12	2, 4 g
* Penglobe® 800	0,8 Bacampicillin	Tbl.	10	
Isoxazolylpenicilline				
Dichlor-Stapenor®	0,25 Dicloxacillin	Kps.	8	
Staphylex® 250	0,25 Flucloxacillin	Kps.	10	2–4 g
500	0,5 Flucloxacillin	Kps.	10	
Cephalosporine				
* Bidocef® 500	0,5 Cefadroxil	Kps.	10	2–4 g
1000	1,0 Cefadroxil	Tbl.	10	
* Ceporexin® 500	0,5 Ceporexin	Tbl.	12	2–4 g
1000	1,0 Ceporexin	Tbl.	12	
* Panoral® 500	0,5 Cefaclor	Kps.	10	0,75–4 g
Erythromycin/Clindamycin				
Dura Erythromycin	0,25 Erythromycinstearat	Tbl.	20	
* Erythrocin® 250	0,25 Erythromycinstearat	Tbl.	20	1–2 g
500	0,5 Erythromycinstearat	Tbl.	20	
* Sobelin®	0,15 Clindamycin	Kps.	12	0,6–1,2 g
Doxycyclin				
Doxycyclin ratiopharm® 100	0,1 Doxycyclin	Kps.	10	
Doxycyclin 100 Stada®	0,1 Doxycyclin	Tbl.	10	
Doxy-Tablinen®	0,1 Doxycyclin	Tbl.	8	1. Tag 0,2 g
Doxy-Wolff 100	0,1 Doxycyclin	Tbl.	10	2. Tag 0,1 g
Duradoxal®	0,1 Doxycyclin	Kps.	10	
Sigadoxin®	0,1 Doxycyclin	Kps.	8	
Vibramycin®	0,1 Doxycyclin	Kps.	8	

Tabelle 1.25 Wichtige Nebenwirkungen und Kontraindikationen der für die zahnärztliche Praxis bedeutenden Antibiotika (●●● = häufig, ●● = weniger häufig, ● = selten, ◆ = besonders wichtig)

Antibiotikum	Nebenwirkungen							Kontraindikationen			
	Allergie	Gastrointestinale Störung	Hämatopathie	Nephropathie	Hepatopathie	Biologisch	Photosensibilisierung	Schwangerschaft	Kleinkinder	Schwere Niereninsuffizienz	Schwerer Leberschaden
Penicillin V/Propicillin	●●	●				●					
Aminopenicilline	●●●	●●				●					
Isoxazolylpenicilline	●●	●				●					
Orale Cephalosporine	●	●		●		●				◆	
Erythromycin	●	●●			● Estolat	●					◆ Estolat
Clindamycin	●	●●			●	●●		◆	◆		◆
Doxycyclin	●	●●	●	●	●	●	●	◆	◆	◆	◆

2 Lokalanästhetika und lokale Anästhesie

Von *G. Frenkel*

2.1 Einleitung

In der wechselseitigen Tätigkeit unseres täglichen Lebens nimmt die Fähigkeit, Schmerzen zu empfinden, eine beherrschende Stellung ein, weil jeder Abschnitt der Körperoberfläche und jedes Körperorgan auf unphysiologische Reize unter anderem auch mit Schmerzen antworten kann. Die Schmerzintensität wird dabei individuell unterschiedlich angegeben und hängt stark von der Persönlichkeit ab. Nach der Schleusentheorie von *Melzack* und *Wall* (zit. bei *Evers* und *Hayerstam)* können von der Peripherie nach zentral geleitete Reize vom ZNS so beeinflußt werden, daß die fortgeleiteten Reize verstärkt oder blockiert werden. So können zum Beispiel Ablenkung oder starke psychische Einflüsse (Unfall, Verwundung usw.) die Schmerzen für einige Zeit verdrängen. Trost und Zuspruch vermögen sie zu lindern, Verzweiflung und Sorge können sie bis ins Unerträgliche steigern.
Oft ist der Schmerz das erste Symptom, ein Alarmruf, oft täuscht er ausstrahlend Krankheitszustände in benachbarten Regionen vor. In anderen Fällen verläuft das Krankheitsbild über lange Zeit völlig schmerzlos, z. B. bei Malignomen.
Alle operativen Eingriffe und schon manche Untersuchungen bereiten dem Patienten Schmerzen, so daß es über Jahrtausende hinweg der Wunschtraum aller Ärzte war, den operativen Schmerz ausschalten zu können.
Bei aller Würdigung der modernen Allgemein-Narkoseverfahren ist die gezielte Applikation von Lokalanästhetika ein integrierender Bestandteil der chirurgischen Berufsausübung. In der zahnärztlichen Allgemeinpraxis wird ihr der Vorzug gegeben.
Die Ära der Lokalanästhetika beginnt mit dem 15. September 1884, dem Tag, an dem der Wiener Ophthalmologe *Karl Koller* auf dem Ophthalmologenkongreß in Heidelberg die Verwendung des Kokains als Oberflächenanästhetikum bei Augenoperationen empfahl.
1879 hatte bereits *v. Anrep* Kokain subkutan am Arm gespritzt und eine Anästhesie festgestellt. Eine planmäßige Durchtränkung der Haut mit einer Kokainlösung beschreibt bereits *Roberts* 1885. Die erste praktische Anwendung bei Zahnextraktionen wurde von *Halstedt* 1885 beschrieben, der das Mittel nicht lokal, sondern als Leitungsanästhesie am N. infraorbitalis von der Mundhöhle aus applizierte. Er hatte die lokalanästhetische Wirkung des Kokains bei einem Besuch *v. Anreps* in Würzburg kennengelernt.

2.2 Wirkungsmechanismus

Die lokale (örtliche) Anästhesie führt in einem begrenzten Gebiet eine Unterbrechung der Schmerzempfindung herbei, ohne gleichzeitig das Bewußtsein auszuschalten. Eine Blockade der Entstehung und Fortleitung von Aktionspotentialen kann prinzipiell an allen Nervenfasern erfolgen. Die Ansprechbarkeit der verschiedenen Typen von Nervenfasern auf die blockierende Wirkung des Lokalanästhetikums ist jedoch unterschiedlich. Dünne Nervenfasern werden früher ausgeschaltet als voluminösere. So erklärt sich, daß die Funktion der sensiblen – vor allem der schmerzleitenden C-Fasern – mit einem Durchmesser von 0,4 bis 1,2 μm früher unterbrochen wird als die der motorischen Fasern mit einem Durchmesser zwischen 12 und 20 μm. Das periphere Ende der sensiblen Nerven ist mit ihren Rezeptoren so ausgebildet, daß sie unterschiedliche Reize, die noch keine Gewebsschädigung hinterlassen, so umwandeln, daß man Schmerz, Hitze, Kälte oder Druck empfindet.
Ähnlich reagieren auch die postganglionären sympathischen Fasern, deren Blockade eine Aufhebung des Vasokonstriktorentonus zur Folge hat.
Diese Unterbrechung der Nervenleitfähigkeit kann schon durch eine Durchtränkung des Operationsgebietes mit einer anästhesierenden Lösung erfolgen (Oberflächenanästhesie).
Per injectionem eingebrachte Lösungen führen zur Plexus-, Infiltrations- oder terminalen Anästhesie. In der Zahnheilkunde ist es üblich, bei dieser Injektionstechnik von einer lokalen Anästhesie zu sprechen. Den Gegensatz hierzu bildet die Leitungs- oder Stammanästhesie, bei der

man die zuständigen sensiblen Nerven weitab vom eigentlichen Operationsgebiet aufsucht und mit einer Anästhesielösung umspritzt.
Ferner erfolgt die Anästhesie auch häufig zu diagnostischen und therapeutischen Zwecken (z. B. bei Neuralgien).
Betrachtet man die Einwirkung eines Lokalanästhetikums auf einen sensiblen Nerven, dann verschwinden die Empfindungen in folgender Reihenfolge:

Schmerz → Temperaturempfindung → Berührung → Druck

Nach dem Abklingen des lokalanästhetischen Effektes kehren die Reaktionen in umgekehrter Reihenfolge wieder, d. h., die Schmerzempfindung wird zuletzt wieder normalisiert (*Büch* u. *Rummen* 1975).
Historisch gesehen, gehen alle auch heute verwendeten lokalanästhetisch wirksamen Substanzen von dem Alkaloid Kokain aus.
Das von Chemikern und Pharmakologen angestrebte Ziel, nämlich den lokalanästhetisch wirksamen Kern unter Eliminierung der unerwünschten Nebenerscheinungen auszuschalten, ist mit der Synthese des Procains durch *Einhorn* (1905) erreicht worden.
Allen synthetischen Analoga fehlt jedoch die vasokonstriktorische Eigenschaft des Kokains. Für die derzeit vorwiegend zur Anwendung kommenden Lokalanästhetika gilt folgendes Strukturschema *(Auberger):*

Aromatischer Rest – Zwischenkette – Aminogruppe	
(lipophiler Anteil)	(hydrophiler Anteil)

Der aromatische Rest ist Trägersubstanz für die Resorption im Nervengewebe. Nur in der nicht dissoziierten – also lipidlöslichen – Form vermag das Lokalanästhetikum bis zu den Nervenfasern vorzudringen und sich in der Lipidphase der Membran anzureichern.
Die Zwischenkette bildet das analgetisch wirksame Strukturelement. Die Aminogruppe schließlich zusammen mit einem pH-Wert der Lösung zwischen 4 und 6 ist für ihre Verteilung im extrazellulären Bereich verantwortlich.
Wird ein sensibler Nerv in seinem Verlauf von einem Lokalanästhesiedepot umspült und damit die Nervenleitfähigkeit unterbrochen, dann kann das Aktionspotential der Nervenmembran nicht mehr depolarisiert werden, und so ist eine Fortleitung über diese Stelle hinaus unmöglich.
Der Wirkungsmechanismus der Lokalanästhetika konnte mit radioaktiven Kalium- und Natriumionen untersucht werden. Danach sieht der molekulare Mechanismus der Blockade eines sensiblen Nerven wahrscheinlich folgendermaßen aus:
Das Lokalanästhetikum mit seinem lipophilen Molekülanteil geht in die Lipidphase der Nervenmembran ein; dabei verbleibt der positiv geladene Molekülanteil in der wäßrigen Phase im Bereich der Membran. Damit erhöht sich die Zahl der elektropositiven Festladungen an der Membran. Durch die erhöhte Zahl der fixierten Ladungen an der Membran wird der Durchtritt von Kalium- und Natriumionen erschwert oder unmöglich gemacht. Das Lokalanästhetikum dichtet praktisch die Nervenmembran gegen Na^+ und K^+ ab. Anschließend diffundiert der nicht ionisierte Anteil des Lokalanästhetikums vom Bereich der Injektionsquaddel entsprechend dem Konzentrationsgefälle an die Peripherie.
Die Gefäße werden durch die synthetischen Lokalanästhetika unterschiedlich beeinflußt, und zwar unabhängig von der Konzentration.
Du Mesnil de Rochemont und *Hensel* (1960) ermittelten folgende Daten:

- Carbocain 2% bewirkt eine kräftige Vasokonstriktion mit Durchblutungsdrosselung auf 3 ml/100 ml Haut/min. oder ca. 20% des Ausgangswertes nach 30 min. Bei höheren Konzentrationen wird die vasokonstriktorische Wirkung gehemmt.
- Lidocain, Lignocain 2%, bewirkt nach einer initialen Mehrdurchblutung ebenfalls Vasokonstriktion, die aber nur etwa halb so stark ist wie die nach Carbocain.
- Procain, Novocain 2% und Hostacain 1% bewirken ausgeprägte Mehrdurchblutungen der Haut um durchschnittlich 12–14 ml/100 ml Haut/min.
- Nach *Muschaweck* (1974) zeigte Ultracain (Articain) am isolierten perfundierten Kaninchenohr den gleichen vasodilatierenden Effekt wie Lidocain, wenn die Gefäße durch Dauerinfusion von Nor-Fenefrin (2 µ/ml) enggestellt waren.

Unter Einbeziehung dieser theoretischen Erörterung muß deshalb von einem in der Praxis brauchbaren Lokalanästhetikum gefordert werden:

- bei gleicher Gewebeverträglichkeit weniger giftig als Kokain,
- optimal gewebeverträglich,
- wasserlöslich,
- resorbierbar,
- leicht sterilisierbar,
- mit Epinephrin (Suprarenin) bzw. Nor-Epinephrin (Arterenol) kombinierbar ist.

Alle heute gebräuchlichen Lokalanästhetika haben folgende Eigenschaften gemeinsam:

- Sie sind Zellgifte mit einer besonderen Affinität zum Nervengewebe.
- Sie lähmen die Leitfunktion des Nerven bereits in Verdünnungen, die das Protoplasma anderer Zellen noch nicht beeinflußt.
- Die von ihnen verursachten Wirkungen sind reversibel.
- Alle haben nicht die vasokonstriktorische Wirkung des Kokains und benötigen deshalb ein Vasokonstringens.

2.3 Anästhesiemittel

Procain (Novocain)

Die Suche nach Ersatzmitteln führte 1905 zum Novocain, das von *Einhorn* synthetisiert wurde. Es besitzt nach über 60jähriger Anwendung noch immer die geringste Toxizität aller zur Zeit benutzten Anästhetika. Bei subkutaner oder intramuskulärer Injektion können normalerweise

- bei einer 0,5%igen Lösung bis zu 250 ml,
- bei einer 1%igen Lösung bis zu 100 ml,
- bei einer 2%igen Lösung bis zu 40 ml,
- bei einer 4%igen Lösung bis zu 20 ml

appliziert werden, ohne daß es zu Nebenerscheinungen kommt.

In der zahnärztlichen Chirurgie wurde lange Zeit die 2%ige Lösung propagiert, um die Toxizität niedrig zu halten; erst in jüngerer Zeit setzt sich der Gedanke durch, daß sie mit Zunahme der Konzentration nur geringfügig ansteigt. Experimentelle und klinische Erfahrungen haben nämlich gezeigt, daß die Toxizität mit der Größe der Resorptionsgeschwindigkeit zunimmt; weiterhin kann sie durch eine Steigerung des Druckes der Anästhetikumlösung erhöht werden. Daraus erklärt sich die immer wieder beschriebene Nekrose am harten Gaumen.

Nach *Macintosh* und *Ostlere* (1955) nimmt die Toxizität jedoch mit dem Quadrat der Konzentration zu.

Eine Erhöhung der Konzentration der Anästhesielösung bringt folgende Vorteile:

- Die Tiefenwirkung und die Dauer der lokalen Anästhesie können gesteigert werden.
- Die Menge der Anästhesielösung kann verringert werden; damit wird das Gewebetrauma kleiner.

Der Abbau des Novocains (Procain) erfolgt durch die Serumcholinesterase. Als Abbauprodukte treten p-Aminobenzoesäure und Diäthylaminoäthanol auf. Die p-Aminobenzoesäure ist als Bakterienwuchsstoff und damit gleichzeitig als Antagonist der Sulfonamide bekannt.

Von klinischer Bedeutung ist die antibakterielle Wirkung von Hostacain, denn die gute bakteriostatische Eigenschaft wurde in Entwicklungshemmungsversuchen nachgewiesen. Die therapeutische Anwendung von Hostacain 3% ohne vasokonstriktorischen Zusatz stützt sich auch auf diese Eigenschaft. Die Wirkung des Novocains beschränkt sich nicht nur auf die lokalanästhetische Komponente allein, auch bei intravenöser Applikation läßt sich ein analgetischer Effekt nachweisen.

Die ersten Novocain-Injektionen zu therapeutischen Zwecken wurden zur Bekämpfung von Hypertoniebeschwerden und Kopfschmerzen verabreicht. Die allgemeine Ansicht, daß der Heileffekt des Novocains auf der Anästhesiewirkung beruht, hat sich nicht erhärten lassen, weil dieselbe Wirkung auch in Geweben zu beobachten ist, die aufgrund von Reizleitungsstörungen gar keine oder keine normale Schmerzempfindung besitzen.

Die Anästhesie kann zwar mit dem beobachteten therapeutischen Effekt parallel gehen, muß aber keineswegs immer als deren Ursache aufgefaßt werden.

Aus der Wirksamkeit der Spaltprodukte erklären sich auch die Erregbarkeitsänderungen des vegetativen Nervensystems nach einer im Einzelfall wechselnden Abbaugeschwindigkeit. Hieraus und aus der Unkenntnis, ob die therapeutischen Wirkungen und die Nebenwirkungen auf Novocain allein oder auf die freiwerdenden Spaltprodukte bezogen werden müssen, resultiert die wichtigste Ursache für die Schwankungen in der Wirkung.

Tetracain (Pantocain)

Im Gegensatz zum Kokain besitzt das Novocain keine oberflächenanästhetische Wirkung. Ein Anästhetikum, das diesem Umstand gerecht wird, ist ein Abkömmling aus der Procainreihe, das 1931 synthetisiert wurde und unter dem Namen Pantocain (Tetracain) in den Handel kam; es ist zehnmal so giftig, aber auch zehnmal wirksamer als das Novocain. Wegen seiner Giftigkeit findet es in der Zahnheilkunde nur als Schleimhautanästhetikum Anwendung.

Lidocain (Xylocain, Xylestesin)

In jüngerer Zeit sind eine Reihe von Präparaten entwickelt worden, die an Wirksamkeit das Novocain um ein Vielfaches übertreffen. Das Lidocain hat sowohl eine lokalanästhetische als auch eine oberflächenanästhetische Wirkung. Es wurde 1943 von *Löfgren* und *Lundquist* entdeckt. Beide gingen vom Nirvanin aus, einem Anästhetikum, welches erstmalig durch eine Amidbindung charakterisiert war (Farbwerke Hoechst 1898).

Chemisch ist es weder mit dem Procain noch mit dem Pantocain verwandt. Der anästhetische Effekt per injectionem ist dem des Procains um das Vierfache überlegen, während bei der Oberflächenanästhesie das Pantocain eine stärkere Wirkung erreicht. Der Wirkungseintritt bei der Oberflächenanästhesie ist verzögert, und die Anästhesiedauer erreicht nur die Hälfte bis zwei Drittel der des Pantocains.

Bei der lokalen Anästhesie hingegen kann nach einer Minute bereits mit dem vollen Wirkungseintritt gerechnet werden. Die Wirkungsdauer ist wesentlich verlängert, auch die Ausdehnung des Anästhesiebezirkes ist größer, der postoperative Schmerz erfährt eine wesentliche Milderung, weil die Anästhesiewirkung nur langsam abklingt.

Die absolute Toxizität des Lidocains ist größer als die des Procains. Da man aber wegen der beschriebenen Vorteile weniger Lösung für den gleichen Effekt benötigt, verringert sich die absolute Toxizität wesentlich. Die übliche Handelsform für zahnärztliche Zwecke ist die 2%ige Lösung für die lokale Anästhesie. Für die Oberflächenanästhesie stehen die Spray- und die Salbenform zur Verfügung.

Prilocain (Xylonest)

Eine gewisse Sonderstellung nimmt das Prilocain (Xylonest) ein, da es mit einem Toxizitätsindex von 1,5 dem Procain am nächsten kommt. Im Bereich der Höchstdosis von 600 mg kann als Nebenwirkung eine Erhöhung des Methämoglobinwertes von 1% auf 4–6% eintreten. Diese geringe Erhöhung ist jedoch meist bedeutungslos.

Butanilicain (Hostacain)

Hostacain ist nur ein lokalanästhetisch wirksames Anästhetikum, das von *Erhardt* u. Mitarb. synthetisiert wurde und der Nirvanin-Reihe entstammt (*Dietrich* 1955).

Die Wirkungsstärke beträgt das Vierfache des Procains. Der Wirkungseintritt erfolgt wesentlich schneller als beim Procain und ist dem des Lidocains gleichzusetzen. Die absolute Toxizität entspricht der des Lidocains. Da auch hier wesentlich weniger Lösung als beim Procain appliziert werden muß, nähert sich die relative Toxizität wiederum dem Procain.

Die Anwendung als Lokalanästhetikum steht nicht mehr im Vordergrund des Interesses, da es von Ultracain abgelöst wurde. Hostacain 3% ohne vasokonstriktorischen Zusatz findet jedoch Verwendung als Therapeutikum bei pulpitischen Schmerzen. Hier wird es 3 Tage hintereinander apikal vestibulär injiziert. Offensichtlich wirken hier die vasodilatorischen und die bakteriostatischen Komponenten positiv.

Nach *Du Mesnil de Rochemont* und *Hensel* (1960) bewirkt Hostacain 1% eine Mehrdurchblutung der Haut um durchschnittlich 12–14 ml/100 ml Haut/min. Da das Konservierungsmittel eine paraständige Hydroxylgruppe enthält, dürfen Patienten mit einer Paragruppenallergie (Procain) mit diesem Präparat nicht behandelt werden.

Mepivacain (Scandicain)

Hierbei handelt es sich um ein Präparat, das in seiner Anästhesietiefe den bereits erwähnten Wirkstoffen entspricht. Es übertrifft die genannten Präparate aber in der Wirkungsdauer (*Bezzenberger* u. *Stellmach* 1957). Als Vorteil scheint sich herauszustellen, daß es allen bisher bekannten Anästhetika gegenüber als einziges Präparat eine gewisse vasokonstriktorische Komponente aufweist und somit dem Kokain auch in dieser Hinsicht etwas näherkommt. Es wird in der zahnärztlichen Praxis als 2 und 3%ige Lösung benutzt.

Articain (Ultracain)

Ultracain ist ein Lokalanästhetikum vom Typ der Säureamide (Amidtyp) und im Gegensatz zu den bislang gebräuchlichen Lokalanästhetika der Thiophen-Reihe zugehörig. Es ist ein Infiltrations- und Leitungsanästhetikum und zeichnet sich bei zuverlässiger Wirkung durch eine gute Allgemeinverträglichkeit aus. Für die Zahnheilkunde stehen folgende Lösungen zur Verfügung:

Ultracain DS 1 ml enthält: 40 mg Articainhydrochlorid, 0,006 mg Suprarenin (Epinephrinhydrochlorid) entspr. 0,005 mg Base.

Ultracain DS forte 1 ml enthält: 40 mg Articainhydrochlorid 0,012 mg Suprarenin (Epinephrinhydrochlorid) entspr. 0,01 mg Base. Beide enthalten 1 mg Methyl-4-hydroxybenzoat als Konservierungsmittel in der Flaschenabfüllung.

Wie alle Lokalanästhetika besitzt auch Ultracain einen kardiopressorischen Effekt auf das Reizleitungssystem der Herzmuskulatur.

Vergleichsuntersuchungen zwischen Articain und Procain sowie Lidocain zeigen aber, daß Articain hier die geringste blockierende Wirkung entfaltet (*Muschaweck* u. *Rippel* 1974). Während beim Menschen 55% Lidocain die Plazentaschranke durchbrechen, fanden sich von Ultracain nur 25–35% der mütterlichen Serumkonzentration im fetalen Serum (*Schneider* 1976).

Sonnabend (1976) konnte nach submuköser Injektion an Kaninchen nachweisen, daß sich Ultracain 4% + 1:200000 Suprarenin 1,5 ml/kg KG im Vergleich zu Lidocain 2% + 1:80000 Suprarenin, 1,5 ml/kg KG als gleich gut allgemeinverträglich erwies.

Die Höchstdosis beträgt für Ultracain DS und Ultracain DS forte 500 mg, d. h. 7 mg/kg KG.

Zwischen der intraoralen und i.m.-Gabe fanden *Kirch* et al. (1983) Unterschiede der Plasmaspiegel in der Zeit bis zum Erreichen der Plasmaspiegelmaxima und in der Eliminationshalbwertszeit.

Die errechneten Eliminationshalbwertszeiten sind mit 25 Minuten nach submuköser intraoraler und 40 Minuten nach intramuskulärer Applikation relativ kurz im Vergleich zu anderen Lokalanästhetika.

Nach *Tucker* und *Mather* (1979) sowie *Tucker* et al. (1977) liegt dagegen die Eliminationshalbwertszeit, z. B. beim Lidocain und Mepivacain, bei etwa 1,6 bis 2,7 Stunden.

Die schnelle Elimination führen die Autoren auf die ungewöhnlich hohe Plasma-Clearance zurück. Sie liegt bei der i.o.-Verabreichung bei 52,5 und bei der i.m.-Injektion bei 60,3 ml/min/kg KG.

In Dosen von 20, 40 und 60 mg/kg KG intraperitoneal injiziert, erzeugt Ultracain keine Methämoglobinbildung im Venenblut der Versuchstiere (*Rossocha* 1970).
Nicht nur bei der Verwendung von Procain und seinen Derivaten, sondern auch bei der Applikation von Säureamiden kann es zu allergischen Reaktionen kommen. Wenn auch das Lokalanästhetikum zu Zwischenfällen Anlaß geben kann, sind es überwiegend Reaktionen auf das dem Anästhetikum zugesetzte Konservierungsmittel, einem Derivat der Paraaminobenzoesäure. Deshalb wird in Zweifelsfällen z. B. die Injektion von Articain empfohlen, das in der Zylinder/Ampullendarbietung kein Konservierungsmittel enthält.
Bei Paragruppenallergie kann außerdem auch das sonst zur Heilanästhesie angewandte Bupivacain (Carbostesin 0,25% oder 0,5% Amp.) injiziert werden, dem ebenfalls kein Konservierungsmittel zugesetzt ist.
Mit dieser Aufzählung ist die zur Verfügung stehende Anzahl der Präparate keineswegs erschöpft. Sie gibt aber den Stand der heutigen Entwicklung und damit die Möglichkeiten für die tägliche Praxis wieder (Tab. 2.1).

Tabelle 2.1 Gegenüberstellung der Charakteristika der einzelnen Anästhetika

Präparat	Analgetische Potenz	Toxizität	Zulässige Grenzdosis Adrenalin ohne	Zulässige Grenzdosis Adrenalin mit	Latenzzeit	Wirkungsdauer Adrenalin ohne	Wirkungsdauer Adrenalin mit
Novocain® (Procain)	1	1	500 mg	1000 mg	5–10 Min.	bis zu 45 Min.	mehr als 60 Min.
Pantocain® (Tetracain)	10	10	20 mg mit und ohne Adrenalin		10 Min.	1–1½ Std.	
Xylocain® (Lidocain)	4	2	200 mg	500 mg	weniger als 2 Min.	1–mehrere Stunden	
Xylonest® (Prilocain)	4	1,5	400 mg	600 mg	weniger als 2 Min.	1–mehrere Stunden	
Hostacain® (Butanilicain)	4	2	keine Angaben		weniger als 2 Min.	1–mehrere Stunden	
Scandicain® (Mepivacain) Carbocain	4	2	300 mg	500 mg	weniger als 2 Min.	1–mehrere Stunden	
Ultracain® (Articain)	4	1,5	- -	1%→400 mg 2%→600 mg	2 Min.	1–mehrere Stunden	

2.4 Abbau der Lokalanästhetika

Vergleicht man die Präparate miteinander, indem man als Ausgangsbasis Novocain nimmt und sowohl seine analgetische Potenz als auch seine Toxizität gleich 1 setzt, dann erkennt man, daß diese ideale Kombination von keinem der nachfolgenden Präparate erreicht wird. Pantocain hat zwar eine zehnmal höhere analgetische Potenz als Novocain, aber die Toxizität steigt gleichfalls bis zu dieser Marke an. Auch die viermal stärkere analgetische Potenz der Präparate der Lidocainreihe, des Hostacains, des Scandicains und des Articains werden mit einer Erhöhung der Toxizität erkauft, wenngleich die Werte wesentlich günstiger liegen als beim Pantocain. Positiver hingegen ist bei diesen Substanzen die Latenzzeit bis zum Wirkungsmaximum. Auch die Wirkungsdauer holt gegenüber dem Novocain auf.
Novocain und Tetracain unterliegen einer relativ raschen hydrolytischen Spaltung im Gewebe. Sie erfolgt durch die Cholinesterase des Plasmas (Pseudocholinesterase). Die Spaltprodukte sind selbst anästhetisch unwirksam und in der entstehenden Konzentration auch nicht toxisch. Das Abbauprodukt Diäthyl-Amino-Äthanol wirkt ebenfalls vasodilatorisch, so daß der Abtransport des verbliebenen Procains beschleunigt wird. Der Abbau in der Leber ist unbedeutend. Das bedeutet für die Praxis, daß der Abbau

des Novocainmoleküls und damit seine Entgiftung schnell erfolgt, ohne die Leber wesentlich zu belasten.
Bei Patienten mit einer Leberanamnese sollten einige Präparate der Amidreihe vorsichtig dosiert werden (Abb. 2.1).
Für Procain beträgt auch die Abbaugeschwindigkeit im menschlichen Plasma nur rund 1,2 µmol pro Milliliter und Stunde. Pro kg KG wird beim Erwachsenen 1 mg Procain pro Minute hydrolysiert. Beim Tetracain besteht eine ca. 4mal kleinere Hydrolyserate, was bedeutet, daß nur 0,3 µmol pro Milliliter Plasma und Stunde inaktiviert wird. Pro kg KG sind das 0,25 mg pro Minute. Hierauf basiert z. T. die vielfach höhere Toxizität des Tetracains.
Für die Praxis bedeutet der Abbau des Novocains über die hydrolytische Spaltung, daß relativ früh nachinjiziert werden kann, da praktisch sehr schnell die Ausgangsposition wieder erreicht wird. Als Nachteil wird berichtet, daß durch das Abbauprodukt Para-amino-Benzoesäure gelegentlich allergische Reaktionen beobachtet werden und die Knochenpenetration nicht ausreicht. Tetracain scheidet als Infiltrationsanästhetikum in der Zahnheilkunde aus.

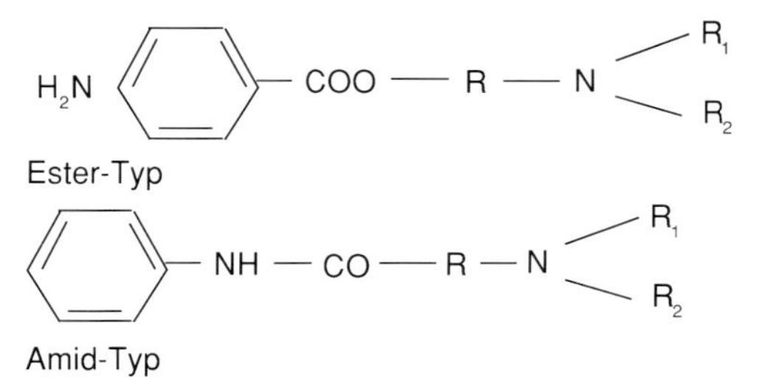

Abb. 2.1 Bindung der Sauerstoffgruppe entweder als Ester oder Amid

Lidocain, Prilocain, Hostacain, Mepivacain und Articain unterliegen kaum einer hydrolytischen Spaltung.
Sie werden entweder als Gesamtmolekül, vor allem über den Urin, ausgeschieden oder in der Leber in einzelne Metaboliten zerlegt. Der Spaltvorgang der Lokalanästhetika vom Amidtyp in der Leber vollzieht sich, gemessen an der Esterspaltung, sehr langsam. Nachinjektionen sind deshalb nicht ohne weiteres möglich, wenn die therapeutische Dosierungsgrenze bereits initial erreicht wurde. Die neueren Anästhetika wie Scandicain und Ultracain entfalten aber eine prolongierte Wirkung. Als Vorteil ist herauszustellen, daß allergische Reaktionen auf Spaltprodukte der Lokalanästhetika vom Amidtyp selten beobachtet werden. Bei der Anwendung von Xylestesin wurden mehrfach allergische Reaktionen beschrieben. Wir selbst haben ein urtikariaähnliches Bild beobachtet.

Zusammenfassend ergibt sich folgendes:

Bei der Applikation eines Lokalanästhetikums in der zahnärztlichen Praxis sind systemtoxische Wirkungen nicht zu erwarten, wenn unter der Maximaldosis geblieben wird.
Je nach Eingriff kommen 1 bis maximal 6 ml eines Lokalanästhetikums zur Anwendung. Bei einer 2%igen Lidocain-Lösung mit 5 µg/ml Adrenalin entsprechen 1.0–6.0 ml 4%–24% oder bei Verwendung der 4%igen Lösung von Articain mit 5 µg/ml Adrenalin 8%–48% der maximalen Einzeldosis pro 70 kg KG. Allgemein kann es jedoch zu Nebenwirkungen kommen, wenn eine Hypersensibilität entweder gegen das Lokalanästhetikum oder die Additive besteht, die aus galenischen Gründen zur Stabilitätserhaltung beigefügt werden.

2.5 Kontraindikationen

Eine Verringerung des unvermeidlichen Restrisikos bei der Lokalanästhesie, das letztlich mit jeder medikamentösen Gabe verbunden ist, kann nur erreicht werden, wenn eine Reihe von Voraussetzungen erfüllt sind. Hierzu gehören neben der exakten Beherrschung der Injektionstechnik und der Kenntnis der anatomischen Situation auch das Wissen um die Pharmakologie der verwendeten Präparate. So sollte der Zahnarzt die genaue Zusammensetzung der anästhetischen Lösung kennen, denn jede Einzelkomponente kann unter entsprechenden Voraussetzungen zu Komplikationen während der Durchführung einer Lokalanästhesie führen.
Nebenwirkungen können von drei im Lokalanästhetikum enthaltenen Substanzen herrühren:

1. Die lokalanästhetische Substanz selbst (Ester – seltener Amidtyp) kann zu Intoxikationen und Hypersensibilitätsreaktionen führen.
2. Die vasokonstriktorischen Zusätze (Epinephrin oder ein Vasopressinanalogon) bewirken gemäß der hormonellen Wirkungsweise vor allem kardiovaskuläre Störungen.
3. Je nach Herstellung und Firma können die Spezialitäten zur Stabilisierung den Konservierungsstoff Methylparaben oder zur Stabilitätserhöhung der Katecholamine als Antioxydans Natriumdisulfit (Na HSO_3) enthalten. Als Reaktion können pseudoallergische und Hypersensibilitätsreaktionen auftreten.

Damit ergeben sich verschiedene Kontraindikationen für Lokalanästhetika, die beachtet werden müssen. Diese sind der Tabelle 2.2 zu entnehmen.

Tabelle 2.2 Kontraindikationen für Lokalanästhetika

Absolute Kontraindikationen	Das unbehandelte Glaukom Allergien gegen die zu verwendenden Mittel Entzündungen (keine intrafokale Injektion)
Relative Kontraindikationen	Neurologische Erkrankungen Unkooperative Patienten (überängstliche Patienten, Patienten unter Alkoholeinfluß) Blutgerinnungsstörungen
Spezielle Kontraindikationen (s. »Rote Liste« für Lokalanästhetika; systematische Anwendung)	Bradykardie AV-Block Schwere Überleitungsstörungen Herzdekompensation

2.6 Wahl des Anästhetikums

Eine gute Allgemeinverträglichkeit ist zu fordern, um das Risiko bei der zahnärztlichen Leitungsanästhesie herabzusetzen. Hierbei ist die LD 50 der verschiedenen Präparate zu berücksichtigen.

Bei Ermittlung der akuten Toxizität wurden folgende Werte nach i.v.-Applikation bei Mäusen getestet (*Muschaweck* u. *Rippel* 1974):

	Procain	Lidocain	Articain	Hostacain
mg/kg KG	56	28	37	33

Vom klinischen Gesichtspunkt sind die angegebenen Lokalanästhetika mit unterschiedlicher pharmakologischer Differenzierung nicht als gleichwertig zu betrachten. Außerdem ist der vasokonstriktorische Zusatz für die Allgemeinverträglichkeit von sehr großer Bedeutung.

Für die Wahl des Anästhetikums gelten zwei Gesichtspunkte:

1. Welches Präparat ist als Substanz einschließlich des Vasokonstringens am wenigsten toxisch?
2. Welches Präparat ist für den geplanten Eingriff am besten geeignet, wobei auch der Allgemeinzustand des Patienten voll zu berücksichtigen ist?

Zu 1: Von den modernen Lokalanästhetika, d. h. den nicht durch Esterase gespaltenen Anästhetika, nehmen das Xylonest und Ultracain (Articain) eine gewisse Sonderstellung ein, da beide mit einem Toxizitätsindex von 1,5 dem Procain am nächsten kommen. Im Bereich der Höchstdosis von 600 mg bzw. 500 mg oder beim Überschreiten kann als Nebenwirkung beim Xylonest eine Erhöhung des Methämoglobinwertes von 1% auf 4–6% eintreten, jedoch nicht nach Articain.

Zu 2: Zunächst ergibt sich die weitere Frage, für welche zahnärztliche Maßnahme die Lokalanästhesie durchgeführt werden soll. Handelt es sich um prothetische oder konservierende Maßnahmen, die längere Zeit dauern, bzw. um chirurgische Interventionen oder um Eingriffe bei Kindern, die meist nur kurze Zeit in Anspruch nehmen? Für die Praxis scheint es dabei wichtig zu sein, sich bewußt routinemäßig auf möglichst wenige Präparate zu beschränken, weil dies auch dem Zahnarzt in freier Praxis das Gebiet überschaubar hält und ihm die Möglichkeit bietet, sich mit der speziellen Wirkungsweise des bevorzugten Präparates vertraut zu machen. Präparate mit niedriger Vasokonstriktorkonzentration sind zu bevorzugen.

Nach den Untersuchungen von *Veigel* und *Schulte* (1967) wird eine Einschätzung des zahnärztlichen Berufsstandes vom Patienten nicht nur durch die Qualität der zahnärztlichen Maßnahmen bestimmt, sondern vor allem auch durch den Grad der Schmerzfreiheit, unter dem die Therapie erfolgte. Andererseits sind aufwendige Schleif- und Präparationsmethoden ohne Lokalanästhetika gar nicht mehr durchzuführen, so daß auch aus diesen Gründen die Bedeutung der Lokalanästhesie ständig zunimmt.

Schaut man sich das Schrifttum an, dann werden Präparate der Lidocainreihe und das Articain (Ultracain DS und Ultracain DS forte) bevorzugt.

Schulte und *Merk* haben 1968 darauf hingewiesen, daß durch Zusatz von Hyaluronidase die Diffusion des Anästhetikums so merklich erhöht wird, daß besonders bei Kindern die palatinale Injektion ausfallen konnte. Der Hyaluronidase-Zusatz findet jedoch seine Indikationsgrenze bei allen subakuten und akuten Entzündungen, da die Gefahr der Infektionsausbreitung besteht. Dieser Zusatz ist grundsätzlich kontraindiziert bei Leitungsanästhesien.

Bei der klinischen Erprobung des Articains (Ultracain) wurde in allen Berichten betont, daß dieses Lokalanästhetikum gegenüber den herkömmlichen Anästhetika ein erhöhtes Knochenpenetrationsvermögen aufweist (*Frenkel* 1973, *Sitzmann* u. *Lindorf* 1976, *Wörner* u. *Mayer* 1976). Als Folge kann man, besonders bei Kindern, oft auf die palatinale Injektion bei Extraktionen im Oberkieferbereich verzichten, so daß auch ein Hyaluronidasezusatz entfällt.

2.7 Vasokonstriktorische Zusätze

Gerade bei den subtilen Eingriffen unseres Fachgebietes beruht der Erfolg einer ausreichenden Anästhesie auf der Verweildauer des Mittels am Applikationsort. Diese ist von der Resorptionsgeschwindigkeit und letztere wiederum von der Durchblutung des betreffenden Gewebes abhängig. Beide lassen sich steuern, wenn man die Durchblutung und damit die Resorption verzögert. Adrenalin bewirkt sowohl eine Konstriktion der extra- als auch der intrafaszikulären Gefäße. Der Abtransport des Lokalanästhetikums verlangsamt sich, wenn die intrafaszikuläre Blockade länger besteht.

Oktapressin überwindet die Barriere des Perineuriums schwerer, wodurch der Wirkungseintritt wegen der bleibenden Weitstellung der intrafaszikulären Gefäße verzögert auftritt (*Evers* u. *Haegerstam* 1983).

Mit Ausnahme des Kokains, das neben seiner anästhetischen Eigenschaft gleichzeitig eine vasokonstriktorische Wirkung aufweist, sind die meisten Lokalanästhetika „potente Vasodilatatoren" (*Frey* et al. 1967). Lidocain hat eine geringere Gefäßwirkung. Mepivacain nimmt eine Sonderstellung ein, weil es einen gewissen vasokonstriktorischen Effekt aufweist und somit dem Kokain in dieser Hinsicht am nächsten kommt. Trotzdem ist auch hier der vasokonstriktorische Zusatz unentbehrlich.

Den Gedanken der Resorptionsverzögerung hat bereits *Braun* 1903 in die Tat umgesetzt, indem er dem Novocain das von *Stolz-Darkin* synthetisierte Nebennierenmarkhormon Epinephrin (Suprarenin) zusetzte. Dieses Hormon hat aber neben dem vasokonstriktorischen Effekt auch eine sympathikotone Wirkung auf Herz, Kreislauf und Stoffwechsel.

Die gefäßverengende Wirkung macht sich besonders bei der lokalen Applikation bemerkbar. Sie gestattet daher auch diffizile operative Eingriffe, bei denen eine besonders ausgedehnte Blutleere erforderlich ist. Bei einer Überdosierung kann sie aber so lange anhalten, daß es als Folge der postoperativen Anämie, z. B. im Wege einer Zahnextraktion, zur „leeren Alveole" kommt („dry sokket"), wodurch eine Infektion begünstigt wird. Aber auch die entgegengesetzte Reaktion in Form einer reaktiven Hyperämie kann auftreten. In ihrer Folge werden zum Teil erhebliche Nachblutungen beobachtet. Diese unangenehmen Begleiterscheinungen sind aber dosisabhängig, so daß es sich empfiehlt, nur Lösungen zu verwenden, deren Adrenalingehalt nicht 1:100000 übersteigt.

2.7.1 Allgemeine Wirkungsweise der Sympathikomimetika

Die im Körper gebildeten, natürlichen endogenen Katecholamine haben sowohl eine α- als auch eine β-sympathomimetische Wirkung, wobei die Reaktion auf das Adrenalin insgesamt stärker ist als die auf das Noradrenalin. Das gilt insbesondere für die β-sympathomimetische Komponente. Diese unterschiedlichen Wirkungsqualitäten werden z. B. am kardiovaskulären System besonders deutlich, da es beide Rezeptoren enthält. Hier führt eine Stimulierung der α-Rezeptoren zu einer Gefäßkonstriktion und damit zu einer Erhöhung des peripheren Widerstandes. Die Anregung der β-Rezeptoren hingegen bewirkt eine Vasodilatation überwiegend in den Arteriolen der Skelettmuskulatur (Tabelle 2.3). Dadurch wird der periphere Widerstand gesenkt, und zum anderen werden gleichzeitig die kardialen β-Rezeptoren angeregt, was sich in einer Steigerung des Herzminuten-Volumens ausdrückt. Die kardiovaskulären Wirkungen von Adrenalin zeichnen sich trotz Anstieg der Frequenz und des Minutenvolumens sowie des systolischen Druckes durch ein Gleichbleiben des arteriellen Mitteldruckes aus. Nur bei höherer Konzentration steigen auch diastolischer Druck und arterieller Mitteldruck an, da dann die α-sympathomimetische Wirkung überwiegt (Abb. 2.2).

Adrenalin (Epinephrin, Suprarenin)

Die Wirkung der Katecholamine auf die verschiedenen Organe hängt auch von der Rezeptorenverteilung an den betreffenden Organen ab.

Die selektive β-sympathomimetische Wirkung des Adrenalins am Herzen, der glatten Muskulatur und den Bronchien ist darauf zurückzuführen, daß nur β-Rezeptoren vorhanden sind.

Tabelle 2.3 Die selektive Wirkung der Katecholamine an α- und β-Rezeptoren. Die Unterteilung in β_1- und β_2-Rezeptoren erfolgte, weil mit Derivaten von Isopren eine relativ selektive Wirkung an bestimmten Organen erzielt werden kann

Wirkungsort	α–Rezeptoren	β–Rezeptoren	
glatte Muskulatur Gefäße, vor allem Arteriolen	Kontraktion, überwiegend in der Schleimhaut und Haut	Erschlaffung, überwiegend in der Muskulatur	β_2
Uterus	Kontraktion	Erschlaffung	β_2
Bronchien	–	Erschlaffung	β_2
Magen-Darm-Trakt (Längsmuskulatur, Sphinkteren)	Erschlaffung Kontraktion	Erschlaffung Erschlaffung	β_1
M. dilatator pupillae	Kontraktion (Mydriasis)	–	
Herz	–	Steigerung von Frequenz, Überleitungsgeschwindigkeit und Kontraktilität	β_1
Leber	Glykogenolyse (Hyperglykämie)	Glykogenolyse (Hyperglykämie)	
Skelettmuskulatur	–	Glykogenolyse (Hyperlactacidämie)	β_2
Fettgewebe	–	Lipolyse (Anstieg freier Fettsäuren im Blut)	β_1

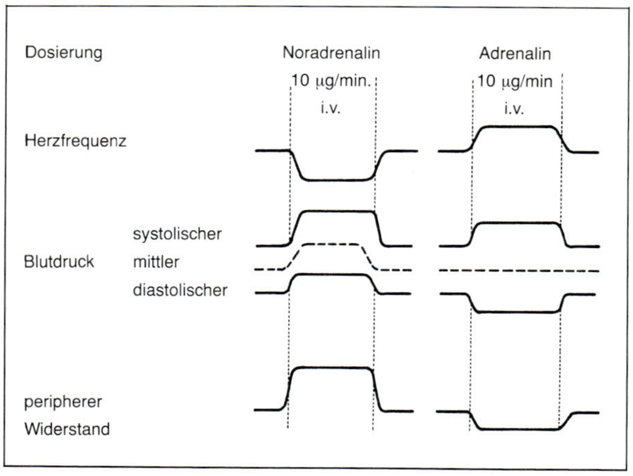

Abb. 2.2 Wirkungen von Adrenalin und Noradrenalin auf das kardiovaskuläre System (nach *Allwood* et al.)

Der vasokonstriktorische Effekt tritt auch auf, wenn das Epinephrin oberflächlich auf die Schleimhäute gebracht wird. Man setzt Epinephrin deshalb z. B. den Nasentropfen zu, um ein Abschwellen der entzündeten Nasenschleimhaut zu erzielen.

Der physiologische Wirkungsmechanismus des Epinephrins umfaßt neben der peripheren Gefäßverengung aber auch zentrale Regulationen, die bei einer Überdosierung ausgelöst werden können.

Als spezifischer Wirkstoff des sympathischen Nervensystems führt es bei höherer Dosierung zu einer Erregung der sympathischen Nervenendigungen in den Wänden der Blutgefäße. Hierdurch kommt es rasch zu einer Kontraktion der Arterien, Kapillaren und Venen und damit zu einem sofortigen Blutdruckanstieg, der allerdings wegen der raschen Zerstörung des Epinephrins im Organismus nur wenige Minuten anhält und bei gesunden Patienten ohne Nachteile überwunden wird. Im Hyperämiebereich einer Entzündung kann der Abtransport wie bei einer i.v. Injektion schnell erfolgen und ebenfalls die aufgeführten unerwünschten Nebenerscheinungen hervorrufen.

Bisher hat man das Splanchnikusgebiet, die Milz, die Leber und die venösen Plexus der Haut als Blutspeicher angesehen, doch weiß man nach neueren Untersuchungen, daß 20–30% des venösen Blutes im Thoraxraum zirkuliert und die Milz als Speicher nur eine geringe Rolle spielt. Eine zweite wichtige Wirkung betrifft das Herz. Durch Erregung der sympathischen Akzeleransfasern kommt es zu einer Pulsbeschleunigung. Die Kontraktionen des Herzmuskels werden kräftiger, und die Entleerung der Kammern wird vollständiger, d. h., es kommt zu

einer Erhöhung der Frequenz, des Schlagvolumens und des Minutenvolumens.
Der Blutdruck steigt auch nach intravenöser Adrenalin-Injektion nicht nur infolge der Entleerung der venösen Blutspeicher an, sondern auch durch die beschleunigte und verstärkte Herztätigkeit (Tachykardie; erhöhter Herz-Sauerstoffbedarf).

2.7.2 Nebenwirkungen

Daher ist es verständlich, daß derartige Blutdrucksteigerungen eine erhebliche Belastung für das Herz darstellen und besonders bei Hypertonikern und älteren Menschen mit arteriosklerotischem Gefäßsystem gefährlich werden können, weil der Organismus den erhöhten Sauerstoffbedarf des Herzens zu decken hat (Erweiterung der Bronchiolen und damit verbundene bessere Durchlüftung der Alveolen). Der Effekt der besseren Durchlüftung der Alveolen wird bei der Behandlung des Asthma bronchiale mit Adrenalin-Präparaten ausgelöst.
Mit der vermehrten Arbeit des Herzens geht eine gleichzeitige Erweiterung der Koronargefäße einher. Eine Weiterstellung des Lumens erfahren auch die Hirngefäße, so daß die lebenswichtigen Organe in jedem Falle ausreichend mit Sauerstoff versorgt werden können.
Dem erhöhten Sauerstoffverbrauch folgt eine vermehrte Stoffwechseltätigkeit. Der damit verbundene gesteigerte Kalorienbedarf wird von der Leber mit einer verstärkten Mobilisierung der Glykogendepots beantwortet. Dadurch steigt der Blutzuckerspiegel an.
Mit der Steigerung des Blutdruckes zeigt sich, daß α-Sympathomimetika einen verstärkten Glykogenabbau durch Gefäßkonstriktion und β-Sympathomimetika die Glykogenolyse in der Leberzelle durch direkte Stimulierung des Enzyms Adenylcyclase aktivieren. Zusätzlich wird die Blutzuckerregulation über die Insulininkretion beeinflußt, wobei α-Sympathomimetika sie hemmen und β-Sympathomimetika die Insulinausschüttung der β-Zellen des Pankreas fördern. Bei gesunden Patienten geht diese kurzfristige Erhöhung spurlos vorüber, weil gegenregulatorisch eine den Umständen entsprechend erhöhte Insulinausschüttung erfolgt und damit das Gleichgewicht wiederhergestellt wird. Bei Diabetikern dagegen kann die Steigerung der Glykolyse und der damit verbundene Anstieg der Blutzucker- und Milchsäurekonzentration nicht oder nur unvollkommen ausgeglichen werden, und das nur therapeutisch aufrecht erhaltene Gleichgewicht geht verloren.
Bei der Injektion von Ultracain DS mit einem Adrenalingehalt von 1:200000 und einer Menge von 3,5 ml konnte nachgewesen werden, daß die Blutzuckerwerte dem normalen Tagesprofil entsprachen.
Auch bei einer Hyperthyreose, die zur Basedow-Krankheit führen kann, sind Nebenwirkungen zu erwarten. Die Symptomatologie der Basedow-Krankheit wird bekanntlich beherrscht

- von der endogenen Schilddrüsenhormon-Vergiftung und
- von der Sensibilisierung gegenüber adrenergischen Stoffen, die sich in einem erhöhten Sympathikotonus äußert.

An klinischen Kardinalsymptomen sind zu verzeichnen: Struma, Exophthalmus und Tachykardie des Herzens, dessen Minutenvolumen vergrößert ist (bei mäßigem Anstieg der Systole, Senkung der Diastole und Minderung des peripheren Widerstandes). Ferner können sich verstärkt psychische Erregung, große motorische Unruhe, feinschlägiges Zittern vor allem der Hände, ängstliche Verstimmung und Affektlabilität sowie ein erhöhter Grundumsatz hinzugesellen.
Als schwerste Komplikation sind akute Schilddrüsenschwellungen und toxische Krisen zu verzeichnen, die sich in folgenden Krankheitszeichen äußern: schwerste psychomotorische Störungen, allgemeine Hinfälligkeit, rascher Temperaturanstieg bis zu hyperpyretischen Werten, Pulsjagen bis zu nicht mehr zählbarer perpetueller Arrhythmie, Bewußtseinsverlust und Kreislaufkollaps.
Diese einem erhöhten Sympathikotonus zugeschriebenen Erscheinungen können sich verstärken oder in Form von Krisen auftreten, wenn ein Anästhetikum mit L-Epinephrin als vasokonstriktorischem Zusatz Verwendung findet.
Deshalb prophylaktisch schon bei dem Verdacht einer Basedow-Krankheit die internistische Untersuchung veranlassen! Zur Ausschaltung eines Risikos darf nur ein Anästhetikum ohne Zusatz verwendet werden!

Noradrenalin (Norepinephrin, Arterenol)

Die Suche nach vasokonstriktorischen Zusätzen mit geringeren Allgemeinerscheinungen führte u. a. zum Norepinephrin. Es wurde ebenfalls um die Jahrhundertwende entdeckt. Der Wirkstoff fand aber keinen Anklang und wurde 1910 wieder aus dem Arzneimittelverkehr gezogen. Es ist wie das Epinephrin ein Abkömmling des Brenzkatechins und wird nur zu einem gewissen Teil im Nebennierenmark produziert. Die hauptsächlichen Bildungsstätten sind die sympathischen Nervenendplatten. Erst bei Erschöpfung der sympathischen Ganglien erfolgt die Ausschüttung aus dem Nebennierenmark.
Beim Noradrenalin steht die α-sympathomimetische Wirkungskomponente im Vordergrund. Es kommt zu einem Widerstandshochdruck durch die Erhöhung des peripheren Widerstandes. Trotz der auch vorhandenen β-sympathomimetischen Wirkung des Noradrenalins kommt es nicht zu einer Erhöhung der Herzfrequenz, sondern zu

einer Bradykardie, da der reflektorisch über die Pressorezeptoren ausgelöste, verstärkte Einfluß des N. vagus auf den Schrittmacher dominiert.
Chemisch unterscheidet sich das Norepinephrin nur durch das Fehlen einer CH_3-Gruppe vom Epinephrin. Physiologisch bestehen jedoch erhebliche Unterschiede.
Die Blutdrucksteigerung beruht im Gegensatz zum Epinephrin auf einer Erhöhung des gesamten peripheren Widerstandes auf dem Boden einer generellen Vasokonstriktion. Die lokale gefäßverengende Wirkung ist jedoch geringer als die des Epinephrins. Eine wesentliche Mehrbelastung des Herzens ist damit nicht verbunden, weil in pharmakologischen Dosen vagal-reflektorisch eine Bradykardie eintritt. Der Blutdruckanstieg erfolgt bei unveränderter Amplitude und ohne Frequenzsteigerung. Diese vagale Gegenregulation läßt sich durch Gaben von Atropin ausschalten. Deshalb sollte bei einer Prämedikation vor einem Eingriff in Lokalanästhesie kein Atropin appliziert werden, da sonst die für Epinephrin typische Tachykardie auftritt.

Tabelle 2.4 Physiologische Aufgabe der Katecholamine

	Epinephrin (Adrenalin)	Norepinephrin (Noradrenalin)
Allgemeine Charakterisierung der pysiologischen Aufgaben	Der NNM-Hormon-Charakter bestimmt die physiologischen Wirkungen: Regulation der humoral-hormonal gesteuerten Organ- und Stoffwechselfunktionen.	Bildungsstätte vorwiegend an den sympathischen Nervenendplatten, d. h. am Ort der physiologischen Funktion: Chemische Überträger-Substanz für nervale Reize im sympathischen System. Erst bei Erschöpfung der sympathischen Ganglien wird Noradrenalin aus dem NNM ausgeschüttet.
Stoffwechseleffekte	Steigerung der Glykolyse bedingt Anstieg der Blutzucker- und Milchsäurekonzentration	In physiologischen Dosen kaum vorhanden. Hyperglykämische Wirkung 0,1 des Adrenalins.
Gefäßeffekte	Vasokonstriktion im Haut- und Schleimhautbereich. Im großen Gefäßsystem der Muskulatur dagegen Dilatationen infolge der erhöhten Milchsäurekonzentrationen. Folge: Absinken des peripheren Widerstandes und kompensatorische Mehrarbeit des Herzens, Vergrößerung des Minutenvolumens, Anstieg des systolischen Druckes (Amplitudenvergrößerung), Tachykardie.	Erhöhung des gesamten peripheren Widerstandes infolge genereller Vasokonstriktion. Blutdruckanstieg bei unveränderter Amplitude. Keine Frequenzsteigerung. In pharmakologischen Dosen vagal-reflektorische Bradykardie. Vermindert Durchfluß der Gehirnarterien.
Spezielle Wirkungsqualitäten	Anwendung bei Kreislaufversagen ergibt sich aus der physiologischen Klassifizierung. Bei der Anwendung als Vasokonstringens im Schleimhautbereich in Verbindung mit Lokalanästhetika ist zu beachten: ● Nebenwirkungen auf die Herz-Kreislauf-Funktionen (Kollaps) ● Nebenwirkungen auf den Stoffwechsel (Diabetes, Basedow-Krankheit) ● Reaktive Hyperämie (evtl. Nachblutungen)	Anwendung bei akutem Kreislaufversagen ermöglicht weitgehende Schonung des Herzens. Als gefäßkonstringierender Zusatz bei der Lokalanästhesie hat Noradrenalin gegenüber Adrenalin eine leicht verzögerte anämisierende und etwas kürzer anhaltende Wirksamkeit. Die Vorteile sind: ● Schonung der Kreislaufregulation (»Vagal-reflektorischer Schutzmechanismus«, *Holz*) ● Fehlende Beeinflussung des allgemeinen Stoffwechsels (Diabetes!) ● Geringere reaktive Hyperämie

In physiologischen Dosen beträgt die hyperglykämische Wirkung des Norepinephrins etwa ein Zehntel des Epinephrins. Die Nebenwirkungen bei Basedow-Kranken sind ebenfalls geringer (Tabelle 2.4). Als Nebenerscheinungen werden als Folge einer Gefäßkontraktion nach versehentlicher intravenöser Applikation eines Lokalanästhetikums mit Arterenolzusatz plötzlich einschießende starke Hinterhauptkopfschmerzen beschrieben, die Stunden anhalten und auf Analgetika kaum ansprechen. Ferner konnte nachgewiesen werden, daß die Quote der Nebenwirkungen bei einer vergleichenden Studie von Ultracain mit Adrenalin 1:100000 und Ultracain mit Noradrenalin 1:25000 beim Noradrenalin 9mal höher lag. Deshalb sollten nur noch Präparate verwendet werden, die kein Noradrenalin enthalten. Nach *Muschaweck* (1976) bewirkt Noradrenalin eine Verminderung des Durchflusses der Gehirnarterien. Vorsicht ist auch geboten, wenn Noradrenalin bei Patienten Verwendung findet, die unter trizyklischen Antidepressiva stehen (z. B. Loroxyl, Tofranil). Hier kommt es zu einer erheblichen Verstärkung des blutdrucksteigernden Effektes der genannten Antidepressiva (*Boakes* et al. 1972).

In solchen Fällen sollte dem Octapressin (Felypressin) der Vorzug gegeben werden, weil hier die Wirkung nicht verstärkt wird und keine direkte Beeinflussung des Reizleitungssystems des Herzens besteht. Wegen seiner koronar-konstriktorischen Wirkung ist bei bestehender Koronarinsuffizienz Vorsicht angezeigt.

Hypophysen-Präparate

Die gefäßaktiven Hormone der Hypophyse zeigen den vasokonstriktorischen Effekt ohne die zentrale Kreislaufbelastung der Nebennierenmarkhormone. Die synthetischen Derivate Vasopressin bzw. Octapressin, dem Vasopressin analoge Polypeptide, können auch wegen der geringen zentralen Wirkung in Kombination mit einer Halothan-Narkose verwendet werden (*Schilli* 1976). Eine allgemeine Verbreitung im Kombination mit einem Anästhetikum in der Zahnheilkunde haben sie bisher nicht gefunden.

2.7.3 Dosierung der vasokonstriktorischen Zusätze

Der Zusatz von Vasokonstringentien verlängert nicht nur die Dauer der lokalen Anästhesie durch Drosselung der Durchblutung im Operationsgebiet, sondern verhindert auch ein Ansteigen der Konzentration des Lokalanästhetikums im Blut bis zur Intoxikation.

Andererseits tritt auch das Vasokonstringens bei intravenöser Applikation oder Injektion im akut entzündlich vermehrt durchbluteten Gewebe in die Blutbahn mit den bekannten hormonbedingten Reaktionen (Blutdruckanstieg, Tachykardie, ventrikuläre Arrhythmie und Kammerflimmern). Auch Todesfälle im Anschluß an die Lokalanästhesie müssen dem Adrenalin bzw. Noradrenalin angelastet werden.

Daher muß bei jeder Injektion auch die Vasokonstriktorendosis beachtet werden.

Dabei wirkt sich günstig aus, wenn die Dosierung der Katecholamine möglichst niedrig gehalten werden kann. Diesem Umstand kommt entgegen, daß eine Blutleere im Operationsfeld durch die heute übliche Absaugmöglichkeit entbehrlich ist und nur noch die Verweildauer des Anästhetikums durch die Höhe des Zusatzes bestimmt wird.

Die Maximaldosis für intravenöse und intramuskuläre Verabreichungen ist daher neuerdings auf 0,15 mg bzw. 0,15 ml der offizinellen Adrenalinlösung 1:1000 festgesetzt. Es gilt also, die Maximaldosis für den anästhetischen Wirkstoff und für das Vasokonstringens zu beachten. Bisher waren in der Zahnheilkunde überhöhte Adrenalin- bzw. Noradrenalindosierungen üblich. Mit dem von uns erprobten Ultracain DS und auch Ultracain DS forte stehen für die Zahnheilkunde Lösungen zur Verfügung, die mit Adrenalinzusätzen von 1:200000 bzw. 1:100000 versehen sind und in der Verdünnung des vasokonstriktorischen Zusatzes eine Anpassung an die in der Chirurgie, Gynäkologie, HNO-Heilkunde usw. seit Jahrzehnten bewährten Adrenalinkonzentrationen beinhalten.

Nach *Büch* und *Rummel* (1975) darf die insgesamt bei der Lokalanästhesie injizierte Menge an Adrenalin bzw. Noradrenalin 0,25 mg nicht überschreiten (Tab. 2.5).

Zusammenfassend ergibt sich folgendes:

Bei üblichen Adrenalingaben können die Sympathikuserreger bei Vasolabilen sowie Herz- und Gefäßkranken, besonders bei Koronarsklerose, in Form von Übelkeit, vertiefter Atmung, Herzsensationen (pektanginöse Beschwerden), Blässe, Benommenheit usw. ausgelöst werden. Die beschriebenen Erscheinungen sind bei niedriger Konzentration wie bei der Verwendung von Ultracain DS und Ultracain DS forte nach ca. 10000 Injektionen bis auf 30 Formen von Unwohlsein, die jedoch keine weiteren medikamentösen Maßnahmen erforderten, nicht beobachtet worden. Die gute Allgemeinverträglichkeit ist bedingt durch die niedrige Adrenalindosis und den gleichzeitig guten Wirkungsgrad des Anästhetikums, so daß Intoxikationserscheinungen auch bei Verwendung von Dosen bis zu 500 mg Ultracain ausgeblieben sind. Die niedrigen Adrenalinkonzentrationen machen die Verwendung von Noradrenalin entbehrlich. Noradrenalin konnte auch zu keiner Zeit in die anderen Bereiche der Chirurgie Eingang finden. Die Arzneimittelkommission der Deutschen Ärzteschaft empfiehlt die Aufgabe der Noradrenalin-Zusätze auch in der Zahnheilkunde.

Tabelle 2.5 Auswahl gebräuchlicher Anästhetika und dabei verwendeter vasokonstriktorischer Zusätze

Präparat	Vasokonstringens-Konzentration	Maximaldosis (initial) mg	ml	Latenzzeit (Min.) minimal/maximal	Wirkungsdauer und Terminalanästhesie
Meaverin N 3 3 %	Noradrenalin 1:40000	180	6 ml ca. 3,2 Zyl. Amp.	2–3 / 5	60 Min.
Scandicain 3 %	Noradrenalin 1:25000	180	6 ml ca. 3,2 Zyl. Amp.	2–3 / 5	60 Min.
Ultracain D–S 4 % Ultracain D–S forte	Adrenalin 1:200000 1:100000	500 500	12,5 ml ca. 7 Zyl. Amp.	1–3 / 5	60 Min.
Xylestesin forte 3 %	Noradrenalin 1:25000	120	4 ml ca. 2,2 Zyl. Amp.	2 / 5	60 Min.
Xylocain-Epinephrin 2 %	Adrenalin 1:80000	500	2,5 ml ca. 14 Zyl. Amp.	1–3 / 5–6	– 60 Min.
Xylonest 0,5 % 1%	Adrenallin 1:250000 1:200000	600 600	120 ml 60 ml	2–3 / 5–6	– 60 Min.

2.8 Sympatholytika

Unter α- bzw. β- Sympatholytika versteht man Pharmaka, die die Erregung der α- bzw. β-Rezeptoren am Erfolgsorgan (postsynaptisch) verhindern. Die Wirkung erfolgt durch Konkurrenz des Antagonisten (Sympatholytikum) mit dem Agonisten (Sympathomimetikum) um den gleichen Rezeptor. Dieser Mechanismus wird verständlich, wenn man die strukturelle Ähnlichkeit der β-Rezeptorenblocker mit den Katecholaminen sieht.

Nach der Hypothese von *Ahlquist* (1948) übermitteln adrenerge β-Rezeptoren die Stimulierung des Herzens durch Adrenalin. Am Warmblüterherz erreicht der N. vagus nur die höheren Schrittmacherzentren, so den Si-

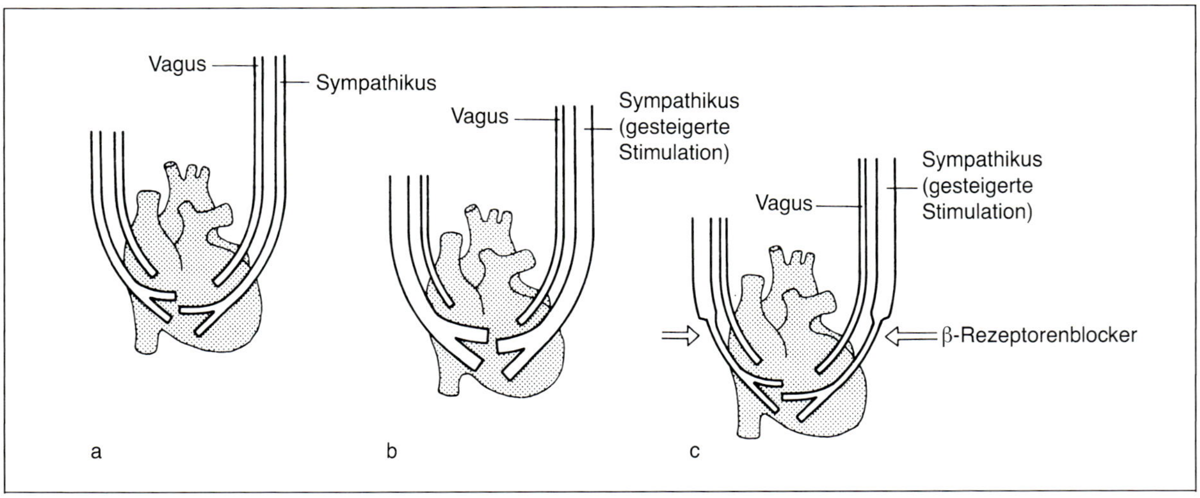

Abb. 2.3 Schematische Darstellung der Herzinnervation durch Sympathikus und Vagus. Schema c zeigt die Blockierung des N. sympathicus durch β-Sympatholytika

nusknoten. Die Folge davon ist, daß der N. sympathicus im übrigen Reizleitungssystem bis ins Arbeitsmyokard hinein eine ungezügelte Wirkung entfalten kann.
Deshalb wird versucht, in schwierigen Fällen die positive inotrope Wirkung der Katecholamine durch β-Rezeptorenblocker zu mindern. Als Indikation werden Herzrhythmusstörungen und Hyperthyreose genannt (*Machtens* 1974, *Machtens* u. *Tetsch* 1969). Auch bei vasolabilen und vegetativ-stimulierten Patienten liegt nach *Machtens* (1974) eine Indikation für β-Rezeptorenblocker vor. Er empfiehlt, 30–45 Minuten vor dem Eingriff ½ Tablette = 25 mg Aptin bzw. ½ Tablette = 25 mg Betadranol 50. Als Kontraindikation gelten Patienten mit Asthmaanfällen und obstruktiven Lungenerkrankungen. Nach Blockade der β-Rezeptoren am Herzen wirkt Adrenalin auch deutlich blutdrucksteigernd. In der zahnärztlichen Praxis hat diese Form der Prämedikation vor einer Lokalanästhesie bisher kaum Eingang gefunden (Abb. 2.3).

2.9 Zwischenfälle

Bei der Verwendung von Pharmaka mit so verbreiteter Anwendung wie den Lokalanästhetika ist die Gefahr, daß Routine die Wachsamkeit schwächt, besonders groß.
Nach *Büch* und *Rummel* (1975) liegt die Zahl der bedrohlichen Zwischenfälle sicher höher als die der statistisch erfaßten.
Danach waren für das Jahr 1951 unter 280 erfaßten *Zwischenfällen* bei einer Lokalanästhesie

- 98 Fälle mit tödlichem Ausgang,
- 70 Fälle mit Atemstillstand,
- 69 Fälle mit Krämpfen,
- 39 Fälle mit Sehstörungen,
- 32 Fälle mit Kollaps

registriert.
Dies muß man unter dem Gesichtspunkt sehen, daß die vasokonstriktorischen Zusätze wesentlich höher waren als heute. Der höchste Anteil der Zwischenfälle (27%) und der Todesfälle (19%) entfielen auf Lokalanästhesien im Kopf-Halsbereich.
Eine häufige Ursache für Zwischenfälle in der Zahnheilkunde können intravasale Injektionen sein infolge unterlassener Aspiration vor allem bei der Tuber- bzw. Mandibularanästhesie.
Besonders bei letzterer nimmt mit zunehmender Erfahrung auch die „Treffsicherheit" zu. So rechnet man nach den Untersuchungen von *Pfeifer* (1966), *Rost* (1955) und *Schijatschky* (1970) in einem Prozentsatz von 3–11% mit der Punktion eines Gefäßes, wobei in diesem Zusammenhang nur die intravenöse Applikation von Interesse ist. Hier hilft nur die vorherige Aspiration. Bei den heute verwendeten Nadeln (z. B. Einmal-Dental-Kanüle 30/42 der Fa. Petzold, Melsungen, mit einer Abmessung von 0,52 mm × 42 mm) muß wegen des geringen Lumendurchmessers einerseits und der Länge von 42 mm andererseits der Aspirationsversuch länger erfolgen als dies z. B. bei der Kanüle Nr. 1 der Fall war. Auf der Nichtbeachtung dieser Konsequenz beruhen heute viele nicht erkannte intravasale Injektionen (Komplikationen durch Sympathikomimetika, Intoxikation durch das Lokalanästhetikum, Hämatombildung). Die Verwendung von nicht aspirationsfähigen Spritzensystemen muß nach dem heutigen Wissensstand abgelehnt werden.
Aber auch auf das Vorliegen abnormer Resorptionsverhältnisse muß immer wieder hingewiesen werden, wie sie bei hyperämischer Schleimhaut mit erhöhter Gefäßpermeabilität bei Entzündungen besteht.

2.9.1 Komplikationen durch Sympathikomimetika

Bei allen auftretenden Zwischenfällen nach Applikation von Lokalanästhetika müssen neben Schwierigkeiten bei der örtlichen Betäubung und toxischen Nebenwirkungen der Anästhetika auf das zentrale Nervensystem vor allem die hyperkinetischen Herzfunktionen und Kreislaufstörungen der Katecholamine als komplizierende Reaktion in Betracht gezogen werden. Die hierfür verantwortliche sympathische Überaktivität setzt sich aus zwei Komponenten zusammen, und zwar entsteht sie einmal aus der psychischen Überbelastung des Patienten durch endogen ausgeschüttete Katecholamine und zum anderen durch die zusätzlich applizierten Mengen, die im Lokalanästhetikum enthalten sind (Abb. 2.4).
Die sich aus der Katecholaminwirkung ergebenden Symptome sind praktisch identisch mit dem hyperkinetischen Herzsyndrom.
Dieses ist gekennzeichnet durch folgende Symptome:

- Tachykardien,
- Arrhythmien,
- Herzklopfen,
- Herzangst,
- Heterotope Reizbildungsstörungen,
- Erhöhter Gefäßwiderstand,
- Vergrößerte Blutdruckamplitude,
- Überhöhtes Herz-Zeit-Volumen,
- Reduktion der körperlichen Leistungsfähigkeit mit anschließendem Kollaps.

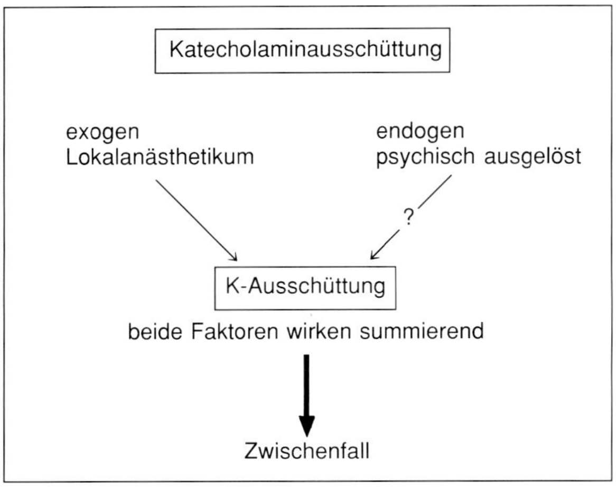

Abb. 2.4 Summierende Wirkung von exogen und endogen ausgeschütteten Katecholaminen

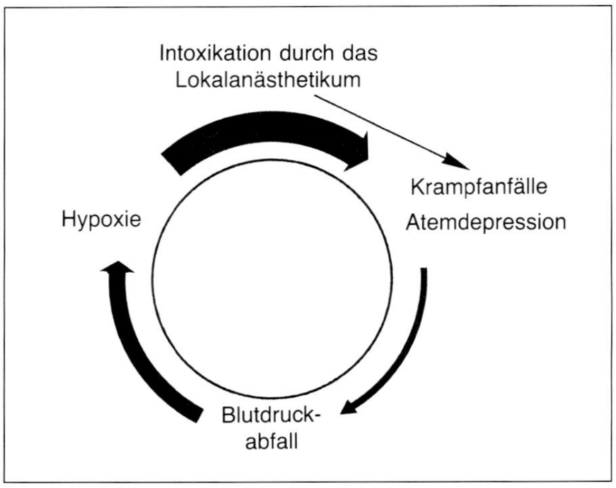

Abb. 2.5 Intoxikationserscheinungen durch Lokalanästhetika

2.9.2 Intoxikationen durch Lokalanästhetika

Nach den Untersuchungen von *Krönung* (1973) tritt durchschnittlich bei einem Zahnarzt in 3½ Jahren ein Intoxikationszwischenfall nach Lokalanästhesie ein.

Bei Zahnärzten, die bei der Injektion nicht aspirieren, treten erheblich mehr Zwischenfälle und Anästhesieversager auf, desgleichen bei jenen, die schnell injizieren (*Frenkel* 1978). Die Grenzdosis liegt bei gesunden, 70 kg schweren Patienten bei Articain, Lidocain und Mepivacain bei 300 mg pro 70 kg Körpergewicht. Diese Grenzdosis verändert sich jedoch entsprechend dem Körpergewicht und dem Gesundheitszustand des Patienten. Außerdem sind der Applikationsort und die Applikationsweise des Zahnarztes bestimmend. Pathophysiologische Prozesse und/oder Zusatzmedikationen können die an das Körpergewicht angepaßte Grenzdosis in einem nicht vorhersehbaren Ausmaß durch Veränderung der Clearance und/oder des Verteilungsvolumens der Substanz reduzieren (*Knoll-Köhler* 1988).

Bei gesunden Patienten werden ca. 25% der Grenzdosis bei einer intravasalen Applikation toleriert. Es sind deshalb bei einem 70 kg schweren Patienten bei der Leitungsanästhesie von 2 ml einer 3%igen Mepivacain-Lösung, auch wenn sie im Bolus intravasal appliziert werden, systemtoxische Reaktionen im allgemeinen nicht zu erwarten.

Erfolgt die Applikation der gleichen Dosis jedoch bei einem Kind mit einem Körpergewicht von 20 kg, dann können Intoxikationserscheinungen unmittelbar nach Beendigung der Applikation auftreten, die so lange anhalten, bis durch Verteilung oder Abbau des Lokalanästhetikums die Konzentration an freier Substanz auf subtoxische Werte abfällt.

Klinisch von entscheidender Bedeutung sind die Intoxikationserscheinungen am zentralen Nervensystem und am kardiovaskulären System. Im Zentralnervensystem kommt es bei langsamem Konzentrationsanstieg initial durch Hemmung inhibitorischer Neurone in Abhängigkeit von der Dosis zu Erregungserscheinungen. Sie bestehen bei leichter Intoxikation in vermehrtem Rededrang, Unruhe, Angst, Schwindel. Die Patienten bemerken auch eine Taubheit im Bereich der Zunge und empfinden einen metallischen Geschmack. Mittelschwere Intoxikationen äußern sich in Krampfanfällen und Bewußlosigkeit. Bei schweren Intoxikationen kommt es zum Koma, zum Atemfrequenzabfall bis zum Atemstillstand. Klinische Vorboten einer toxischen Wirkung auf das ZNS sind: Nausea, Erbrechen, Schwindel, starke Erregung und Verlust der Orientierung. Nach vorausgehenden Muskelzukkungen treten dann Krämpfe, vorwiegend klonischen Typs, auf.

Das kardiovaskuläre System ist im allgemeinen gegenüber den lokalanästhetischen Wirkungen um den Faktor 3 resistenter als das ZNS. In nichttoxischen Dosen stimulieren die Lokalanästhetika vom Säureamidtyp das Myokard und das periphere vaskuläre System. In für das ZNS bereits toxischen Dosen kommt es zur Depression der Reizbildung und der Reizleitung sowie der Kontraktionskraft. An den Gefäßen stellt man eine Reduktion des peripheren Widerstandes fest. Als klinische Folgen treten Hypotension und Asystolien auf. Damit verbunden zeigen sich Hypoxien unterschiedlichen Grades der lebenswichtigen Organe. Letztlich beruht das Schicksal des Patienten auf einem Herzversagen. Bis zu einem gewissen Grade geht

die Steigerung der Toxizität auch mit der Erhöhung der Anästhesiekonzentration einher. So sollten 2%ige Lösungen Anwendung finden, wenn Volumina bis über 10 ml injiziert werden müssen. Eine weitere Steigerung der Toxizität tritt immer dann ein, wenn in entzündetes Gewebe injiziert wird, da sich die Resorptionsgeschwindigkeit wesentlich erhöht.
Bei einer Mandibularisanästhesie liegt die Gefäßpunktionsmöglichkeit bei ca. 19%. Diese kann bei ausreichender Aspiration auf 3–5% gesenkt werden. Da trotz aller Vorsichtsmaßnahmen eine intravasale Applikation nicht auszuschließen ist, ist eine langsame Injektion angezeigt. Sie muß um so langsamer erfolgen, je höher die zugesetzte Katecholaminkonzentration ist. (*Knoll-Köhler* 1988).
Bei einem Katecholaminzusatz von über 1:100000 wird die Grenzdosis nicht durch die lokalanästhetische Substanz, sondern durch den Vasokonstriktor bestimmt.
Bei Patienten, die unter Antidepressiva stehen, ist die Katecholamin-Clearance reduziert. Antidepressiva potenzieren die Wirkung exogen zugeführter Katecholamine. So verstärken z. B. 25 mg/die Tofranil die Wirkung von Norepinephrin um den Faktor 4–8 und die des Epinephrins um den Faktor 2–4. Tödlich verlaufende Zwischenfälle in zahnärztlichen Praxen nach Applikation von Lösungen mit einem Norepinephrinzusatz von 1:25000 bei Patienten, die unter Antidepressiva standen, sind in der Literatur belegt (*Boakes* 1972). Dagegen wurden bisher keine Zwischenfälle bei Verwendung von lokalanästhetischen Lösungen mit einem Epinephrinzusatz von 1:100000 angegeben. Die Arzneimittelkommission der Deutschen Ärzteschaft (1985) empfiehlt speziell bei Patienten, die unter Antidepressiva stehen, lokalanästhetische Lösungen mit einem Felypressinzusatz.
Enthält die Lokalanästhetikalösung einen Zusatz des Konservierungsstoffes Methylparaben, dann muß auch an eine Paragruppenallergie gedacht werden. Die klinischen Symptome können von Hautsymptomen wie Juckreiz, Urtikaria über Übelkeit, Erbrechen, Blutdruckabfall bis zum Schock führen.
In unserem Bemühen, das therapeutische Risiko möglichst klein zu halten, sollten bei der Applikation von Lokalanästhetika nur noch methylparabenfreie Lösungen zur Anwendung kommen.

2.9.3 Therapeutische Konsequenzen nach eingetretener Intoxikation

1. Überwindung der aufgetretenen Hypoxämie durch Zufuhr von Sauerstoff, entweder als Sauerstoff-Inhalation oder durch Auspressen eines Atembeutels (im Rhythmus der Atmung) als assistierte Beatmung. Hierzu Flachlagerung des Patienten und Öffnung beengender Kleidungsstücke.
2. Bei vorhandenen Krämpfen nach Intoxikation durch das Anästhetikum zusätzlich zum Sauerstoff intravenöse Gaben von Valium 10 mg bis zu einer Ampulle; langsam injizieren, bis die Krämpfe abklingen. Von verschiedener Seite wird die Barbituratapplikation in Frage gestellt und der alleinigen Sauerstoffzufuhr der Vorzug gegeben. Problematisch ist die Anwendung eines Barbiturates, weil nicht abzusehen ist, ob das Lokalanästhetikum nur vorübergehend Krämpfe und daran anschließend ein Koma verursacht. Bei Adrenalintoxikation z. B. Megaphen und Aptin applizieren.
3. Bei Atem- und Herzstillstand künstliche Beatmung und Herzmassage bis zum Eintreffen eines geschulten Arztes bzw. bis zum Eintreffen des Patienten im Krankenhaus.

2.10 Verhalten bei Hochdruckpatienten

Nach den Untersuchungen von *Holtorf* (1978) ist bei uns jeder fünfte erwachsene Bürger hochdruckkrank. Erschreckend ist, daß von den mehr als 6 Millionen Hypertonikern nur jeder zweite weiß, daß er hochdruckkrank ist. Diese große Patientengruppe ist besonders gefährdet, da sie dem Behandler keinen entsprechenden Hinweis auf Befragen geben kann. Es besteht die Verpflichtung, diese Patienten keinem erhöhten Risiko durch unsere zahnärztlichen Lokalanästhetika auszusetzen.
Beim Hochdruck-Patienten sollten deshalb keine Anästhetika injiziert werden, die als Vasokonstringens Noradrenalin enthalten, da es neben der Gefahr angiospastischer oder apoplektischer Insulte durch den verstärkten peripheren Widerstand den Blutdruck signifikant erhöht (*Pässler* und *Neumann* 1973).
Die Größe der Blutdrucksteigerung nach Injektion von Adrenalin ist natürlich dosisabhängig. Dabei ist aber auch der Injektionsort von ausschlaggebender Bedeutung für die Intensität des blutdrucksteigernden Effektes. Es ist bekannt, daß sich bei gleicher Adrenalindosis die Toxizität

um das 10fache erhöht, wenn statt subkutaner Verabfolgung die gleiche Dosis intravenös injiziert wird. Dies gilt sowohl für die alleinige Adrenalingabe als auch in Kombination mit einem Lokalanästhetikum.

Um eine objektive Aussage über den blutdruckerhöhenden Effekt von Ultracain DS nach intraoraler submuköser Injektion machen zu können, erhielten 6 freiwillige gesunde Untersuchungspersonen 3,6 ml Ultracain DS (mit Adrenalin 1:200000) in die oberen Wangenumschlagfalten injiziert. Dabei wurden jeweils etwa in Höhe der Wurzelspitzen des linken und rechten 1. Molaren ein Depot von je 1,8 ml Ultracain DS gelegt. Um die Wirkung zu erfassen, wurden im Orthostase-Versuch der systolische und der diastolische Blutdruck im Liegen und 5 Minuten danach am stehenden Probanden gemessen (Abb. 2.6).

Die grafische Darstellung der Untersuchungsresultate zeigt, daß die geringe Adrenalin-Dosis von 1:200000 (0,5 mg %) den systolischen und diastolischen Blutdruck nicht verändert, da beide Kreislaufgrößen konstant bleiben. Beim Puls kommt es zu einer ganz geringfügigen Frequenzerhöhung, die aber physiologisch durch die Änderung der Körperlage bedingt ist.

Danach ergeben sich folgende Konsequenzen:

- Es muß angestrebt werden, durch psychische Führung des Patienten und beim Gefährdeten durch sedierende Prämedikation die endogene Adrenalinausschüttung zu vermindern.
- Durch die bekannten Maßnahmen (Aspirieren, auch unter Drehen der Kanüle, Setzen von Sperrdepots) soll eine intravasale Injektion streng vermieden werden.
- Die Injektion des Lokalanästhetikums und, wenn möglich, auch der chirurgische Eingriff sollten am liegenden Patienten durchgeführt werden.
- Je schwerer die kardiovaskuläre Erkrankung ist, desto kürzer sollte die Behandlungsdauer pro Sitzung sein.

In vivo betragen die Druckkräfte bei Infiltrations- und Leitungsanästhesie zwischen 3 N bei der reinen Weichteilinfiltration und bis zu 100 N bei der Infiltration am harten Gaumen. Daher langsam injizieren!

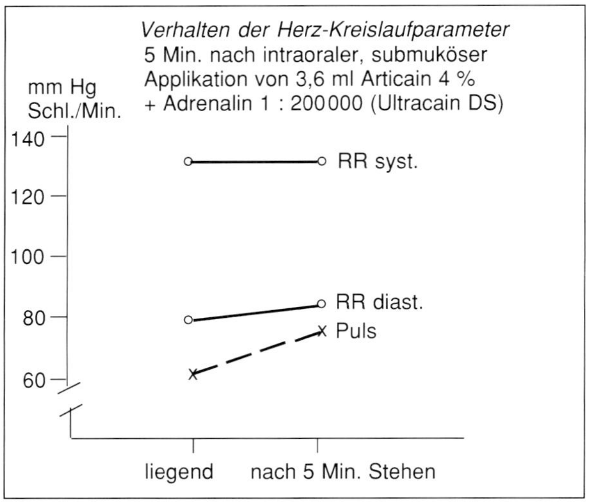

Abb. 2.6 Verhalten des Blutdrucks nach Injektion von Ultracain DS

2.11 Verkehrssicherheit und zahnärztliche Lokalanästhesie

Da diese Frage aktuell ist, wurde eine spezielle Untersuchung durchgeführt. Sie zeigte, daß nach 2 Zylinderampullen Ultracain DS und 2 Zylinderampullen Xylocain 2% Epinephrin submukös

- die motorische Feinkoordination,
- die Reaktionsgeschwindigkeit und
- das Konzentrationsvermögen

nicht reduziert wurden. Es handelte sich dabei um gesunde, freiwillige Versuchspersonen. Die getesteten Präparate bewirkten in der injizierten Menge allein keine Leistungsminderung. Da aber die psychische Komponente und damit die Leistungsfähigkeit des Patienten nicht übersehen werden kann, sollte ihm nach jeder lokalen Anästhesie das Führen eines Kraftfahrzeuges untersagt werden.

2.12 Anamnestische Erhebung und Prämedikation

Der Zahnarzt sollte stets versuchen, die Persönlichkeit des Patienten schon vom Betreten des Behandlungsraumes bis zur Begrüßung durch Handschlag zu erfassen. Danach läßt sich mit wenigen, aber gezielten Fragen feststellen, ob dem Patienten von früheren Eingriffen her Komplikationen bekannt sind. Wichtig ist auch die Frage nach dem Blutdruck des Patienten. Der Zahnarzt sollte in der Lage sein, den Blutdruck zu messen.

Anhand der vielleicht vorhandenen Zyanose oder der Atemnot nach Treppensteigen ist auch die Leistungsfähigkeit des Herzens abzuschätzen (z. B. *Fallot*-Tetralogie: 1. Pulmonalstenose, 2. Ventrikelseptumdefekt, 3. Hypertrophie des Ventrikels, 4. Dextroposition der Aorta; klinisch: Zyanose, Trommelschlegelfinger).
Da bei den meisten zahnärztlichen Eingriffen keine zwingende Notwendigkeit besteht, sie sofort auszuführen, ist in unklaren Fällen eine Rücksprache mit dem behandelnden Arzt ratsam.
Jeder medizinische Eingriff wird vom Patienten instinktiv als eine Bedrohung angesehen. Zu der allgemein vorherrschenden Angst gesellt sich speziell die Furcht vor dem Einstich der Injektionsnadel.
Die psychologische Beeinflussung beginnt schon mit der Fähigkeit, unter allen Umständen eine wohltuende Ruhe auszustrahlen. Hierzu gehört auch, daß man den Eingriff und die Angst des Patienten davor nicht bagatellisiert und daß man ferner den Zeitpunkt des Eingriffs vorplant und auch einhält. Langes Warten führt neben der sich steigernden Angst auch zur Hypoglykämie und begünstigt das Auftreten von Komplikationen.
In manchen Fällen reicht aber das tröstende Wort allein nicht aus, so daß sich auch in der zahnärztlichen Praxis der Gedanke durchsetzen muß, bei bestimmten Patientengruppen eine Prämedikation zur Dämpfung zu verabreichen.
Bei organisch gesunden, ängstlichen, übererregten und vegetativ labilen Patienten empfehlen sich sedierende Präparate. Die Medikation sollte eine Stunde bis 30 Minuten vor dem Eingriff erfolgen. Dosierung siehe 1.6.3.

Zusammenfassend muß folgendes festgestellt werden:

- Bei Risikopatienten sollte die Behandlungsfähigkeit erst nach entsprechender Untersuchung durch den Zahnarzt und in Zusammenarbeit mit dem Internisten beurteilt werden.
- Eine gewisse Variabilität bei der Auswahl des Anästhetikums muß gegeben sein. Aspirationstest ist unerläßlich.
- In jeder Praxis muß ein Blutdruckmeßgerät und ein Notfallbesteck zur Verfügung stehen, in dem ein Gerät zur Sauerstoffbeatmung enthalten ist.
- Für die übliche Untersuchung in der Praxis genügt zunächst ein Anamnesebogen, um die dem Patienten bekannten schweren Leiden von vornherein offenbar werden zu lassen.
- Neben einer Vorbeugungsmaßnahme gegen Zwischenfälle stellen die Anamnesebögen auch eine gewisse Absicherung in forensischer Hinsicht dar.

2.13 Behandlung neuralgiformer Beschwerden

Neben der sehr selten für den Zahnarzt zur Diagnostik bzw. Therapie kommenden echten Trigeminusneuralgie sind es vor allem unklare Beschwerden sowohl im Ober- als auch im Unterkieferbereich, die den Patienten zur Behandlung bringen. Häufig sind es Schmerzen, die sich von der echten Trigeminusneuralgie dadurch unterscheiden, daß es sich nicht um anfallsweise, sondern um Dauerschmerzen ohne dentogene Ursache handelt.
Charakteristische Lokalisationen sind im Oberkiefer die Regio Crista zygomatico-alveolaris und der Tuberbereich.
Im Unterkieferbereich lokalisieren die Patienten den Dauerschmerz in die vestibuläre Molarenregion und in die Zähne dieses Gebietes, so weit sie noch vorhanden sind. Ist letzteres der Fall, dann werden diese nach und nach extrahiert, ohne daß damit die Schmerzen behoben werden.
Nach unseren Erfahrungen setzt sich dieser Patientenkreis, wie bei der echten Trigeminusneuralgie überwiegend auch, aus älteren Patienten (in der Mehrzahl Frauen) über 50 Jahre zusammen. Ob es sich hierbei um eine Vorstufe der echten Trigeminusneuralgie handelt oder um eine weitere Störanfälligkeit des Nervus trigeminus, ist unklar. Typisch ist, daß sich die gleichbleibenden Schmerzen sowohl in der Intensität als auch in der Lokalisation nicht verändern.
Therapeutisch haben sich uns in diesen Fällen langsam injizierte submuköse Depots von Hostacain ohne Zusatz bewährt.
Bei günstiger Deponierung bleiben die Patienten für Stunden, manchmal auch für Tage und Wochen schmerzfrei. Die Injektionen sind jederzeit wiederholbar, ohne daß ein Dauerschaden daraus resultiert.
Therapeutisch gehen wir so vor, daß wir drei Tage hintereinander je eine Zylinderampulle im Schmerzbereich als strichförmiges Depot setzen, wobei offensichtlich die vasodilatatorische Wirkung zu einer verbesserten Durchblutung dieser Region führt (*Du Mesnil de Rochemont* u. *Hensel* 1960). Wenn dieser Behandlung kein Erfolg beschieden ist, so ist damit operativen Möglichkeiten – wie periphere Operationen oder zentrale Eingriffe – kein Weg verbaut (*Pfeiffer* 1968).

2.14 Methoden der lokalen Anästhesie

Die bei jedem Einstich durch die mit Bakterien der physiologischen Mundflora bedeckte Schleimhaut in die Tiefe verimpften Bakterien werden vom gesunden Organismus eliminiert. Eine iatrogen bedingte Infektion ist besonders bei Patienten in reduziertem Allgemeinzustand möglich. Deshalb ist eine Reduzierung der Keime im Bereich der Einstichstelle unumgänglich. Die Frage der *Desinfektion der Schleimhaut bei der intraoralen Injektion* ist von vielen Autoren behandelt worden. *Schmidthuber, Schmutziger* und *Wiesendank* bejahen die Notwendigkeit eines Jodanstriches und insbesondere die Trockenhaltung der Einstichstelle. Als zweckmäßig haben sich epithelschonende Desinfizientien (z. B. Diozol, Dibromol) erwiesen, während die offizinelle Jodtinktur wegen nachhaltiger Epithelschädigungen weniger geeignet ist. Wie in dem Kapitel „Oberflächenanästhesie" angeführt, läßt sich bei der Oberflächenanästhesie mit Gingicain M auch gleichzeitig eine optimale Desinfektion der intraoralen Einstichstelle erzielen, da eine erhebliche Keimreduktion für einige Minuten erzielt wird.

2.14.1 Oberflächenanästhesie

Die von *Koller* beschriebene Anästhesie der Bindehaut mit Kokain dürfte die erste Oberflächenanästhesie gewesen sein. Dabei diffundiert das Mittel durch das Schleimhautepithel und lähmt die in der Submukosa gelegenen Schmerzrezeptoren. Für die äußere Haut reicht das Diffusionsvermögen offenbar nicht aus. Als Barriere ist wahrscheinlich das Stratum lucidum anzusehen, das bei der Schleimhaut fehlt. Als Präparate stehen neben dem Pantocain als ältestem Oberflächenanästhetikum mit den Oberflächensprays mehrere Möglichkeiten zur Auswahl.

Dabei ist zu beachten, daß sich die toxischen Wirkungen des applizierten Oberflächenanästhetikums mit dem injizierten Lokalanästhetikum addieren.

Ein echtes Problem bildet immer noch der Einstichschmerz, besonders bei Kindern. Nach den Untersuchungen von *Veigel* und *Schulte* (1967) fürchten 61% der befragten Bevölkerung das Einstichtrauma. Der Einstich läßt sich bei der bukkalen Anästhesie ohne nennenswerte Beschwerden durchführen, wenn man nach Aufbringen eines Oberflächen-Anästhetikums die Weichteile bei geschlossenen Zahnreihen maximal nach labial anspannt. Der Einstichpunkt liegt dann am Übergang von der Gingiva propria zur beweglichen Schleimhaut.

Gingicain M bewirkt eine Anästhesietiefe bis zu 7,2 mm nach 2 Minuten Einwirkzeit. Die Spray-Kanüle soll nicht so tief eingeführt werden, daß eine Berührung mit der Schleimhaut erfolgt. Abstand ca. 0,5 bis 1 cm. Wichtig ist ferner, daß die Spraymenge dosiert auf die Schleimhautoberfläche aufgebracht werden kann. Gingicain M Spray und Legecain zeigen keinen Ablaufeffekt. Dadurch wird eine unerwünschte Flächenvergrößerung vermieden. Dosierte Spraystöße sind zu vertreten, da auf diese Art und Weise keine unkontrollierte Menge des Lokalanästhetikums versprüht wird und sie genau wie bei der Injektion unserer Kontrolle unterliegen. In die Dosisberechnung muß immer das Oberflächenanästhetikum mit einbezogen werden. Beim Gingicain M z. B. enthält ein Sprühstoß ca. 0,7 mg Pantocain, so daß mit 25 Sprühstößen die Maximaldosis von 20 mg erreicht wird. Beim Xylestesin-Spray entsprechen 2 Sprühstöße 1 ml der 2%igen Lösung, da Lidocain in einer 15%igen Konzentration vorliegt. Die stets zu beobachtende Schleimhautfältelung ist ein vorübergehender Effekt und klingt nach ca. 20 bis 30 Minuten wieder ab, ohne Epitelschäden zu hinterlassen.

Nach den Untersuchungen von *Gräf* ist bei intraoraler Injektion die Gefahr der Keimverschleppungen etwa 1000mal größer als bei perkutaner Injektion. Pro Einstich können bei der terminalen Anästhesie bis zu 750 Keime und am Foramen mandibulae bis zu 1650 Keime mit der Kanülenspritze in die Tiefe des Gewebes verschleppt werden. Als ein typisches Beispiel für eine Keiminokulation ist der Abszeß im Bereich des Spatium pterygomandibulare nach Leitungsanästhesie anzusehen. Bei der Oberflächenanästhesie mit Gingicain M erfolgt auch gleichzeitig eine optimale Desinfektion der intraoralen Einstichstelle, da eine 90- bis 95%ige Keimreduktion für einige Minuten ermittelt wurde (*Gräf* 1965).

2.14.2 Injektionsinstrumentarium

Zur Injektion lassen sich grundsätzlich verschieden konstruierte Systeme verwenden: das Rekordspritzensystem und das Zylinderampullen-System.

Das Rekordspritzensystem

Die früher üblichen Rekordspritzen, bestehend aus Metallkolben und Glaszylinder sowie Ganzglasspritzen sind praktisch aus dem täglichen Gebrauch verschwunden. Die Verwendung des Rekordspritzensystems ist in den letzten Jahren immer mehr durch den Gebrauch von Einmalspritzen und Einmalkanülen ersetzt worden. Für die Anästhesie empfiehlt sich die Kanüle Nr. 17/42 mit einem Kanülendurchmesser von 0,52 und 42 mm Länge. Diese Kanüle hat den Vorteil, einmal die genügende Dünne für die

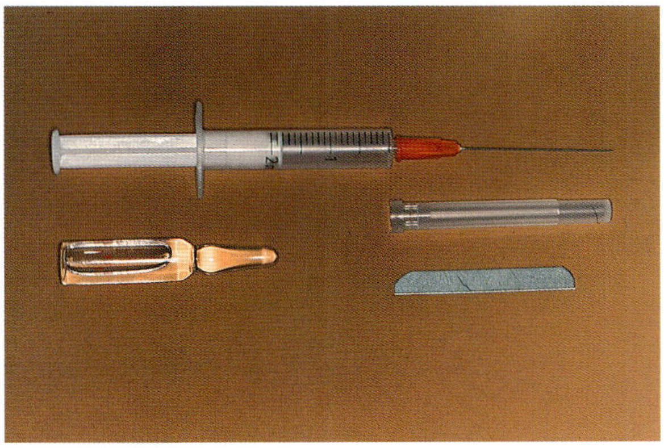

Abb. 2.7 Einmalspritze und Einmalkanüle Nr. 17/42 sowie Ampulle und Sägemesser

terminale Anästhesie zu haben, sich aber auch gleichzeitig für die Leitungsanästhesie zu eignen (Abb. 2.7).

Das Zylinderampullen-System

Hierbei wird der Spritzenzylinder durch eine zylinderförmige, an beiden Enden mit einem Gummistopfen verschlossene Ampulle ersetzt. Zur Injektion legt man die Zylinderampulle in ein spezielles Gestell ein. Vorn wird eine doppelendige Spezialkanüle mit einer Überwurfschraube befestigt. Das kurze Ende wird nach Desinfektion des vorderen Gummistopfens durch diesen hindurch in die Zylinderampulle gestoßen, während der hintere Gummistopfen als Kolben dient. Der bei den älteren Modellen bestandene Nachteil des nicht möglichen Aspirierens wird bei den neueren Gestellen durch eine Vorrichtung ausgeglichen, so daß auch die Zylinderampullensysteme eine Möglichkeit der Aspiration bieten. Da diese Systeme nicht als Einmal-Systeme existieren, ist auf die Spritzen- und Kanülen-Sterilisation besonderer Wert zu legen, um die Serumhepatitis zu vermeiden.

Sowohl Glasampullen als auch Zylinderampullen können in einer Desinfektionslösung aufbewahrt werden. Bei Ampullen genügt es, wenn der Ampullenhals vor der Öffnung kurz durch eine Flamme gezogen wird. Den Gummistopfen der Ampullenflaschen und der Carpulen kann man mit Merfen-Lösung 1:10000 desinfizieren.

Die Verwendung von Flaschen richtet sich naturgemäß nach dem täglichen Verbrauch. Da nach mehreren Tagen die Lösung nicht mehr keimfrei ist, wird die Verwendung von Ampullen bzw. Zylinderampullen für die Praxis die Regel bleiben (Abb. 2.8).

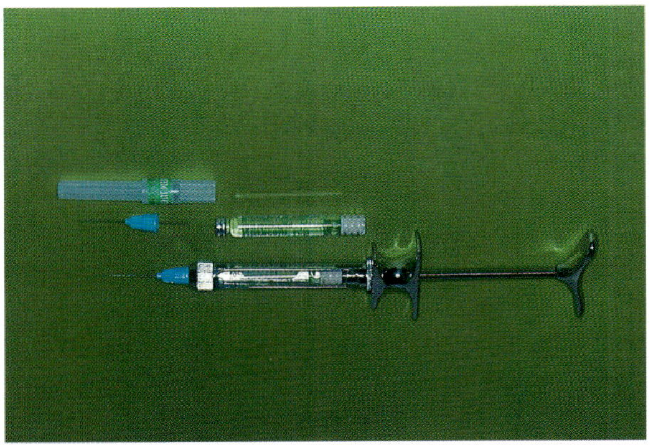

Abb. 2.8 Zylinderampullen-System, auseinandergenommen

2.14.3 Die intraligamentäre Anästhesie

Unter der intraligamentären Anästhesie versteht man die Anästhesie von Zähnen durch Injektion eines Lokalanästhetikums in den Desmodontalspalt. Die Bezeichnung „intraligamentäre Anästhesie" ist insoweit unzutreffend, als eine Injektion in das Ligament nicht erfolgt, sie wird jedoch von den meisten Autoren für diese Art der Anästhesie verwendet (besser wäre: „intradesmodontale Anästhesie").

Wird ein Lokalanästhetikum unter einem ausreichend hohen Druck in den Desmodontalspalt injiziert, so verteilt es sich nur zu einem geringen Teil entlang des etwa 0,2 mm engen Spaltraumes, während der größte Teil der injizierten Flüssigkeit durch die Öffnungen der Lamina cribriformis in die intraossären Hohlräume des Alveolarknochens dringt und sich von dort bis in die periapikale Region ausbreitet. Die intraligamentäre Anästhesie ist somit als intraossäre Anästhesie anzusehen (Abb. 2.9). Aufgrund des schnellen Abtransportes des Lokalanästhetikums ist zum einen die Anästhesiewirkung auf etwa 30 bis 45 Minuten begrenzt, zum anderen kann es im Blut zu hohen Konzentrationen des Lokalanästhetikums bzw. des vasokonstriktorischen Zusatzes mit entsprechenden Nebenwirkungen kommen. Die Wirkung der intraligamentä-

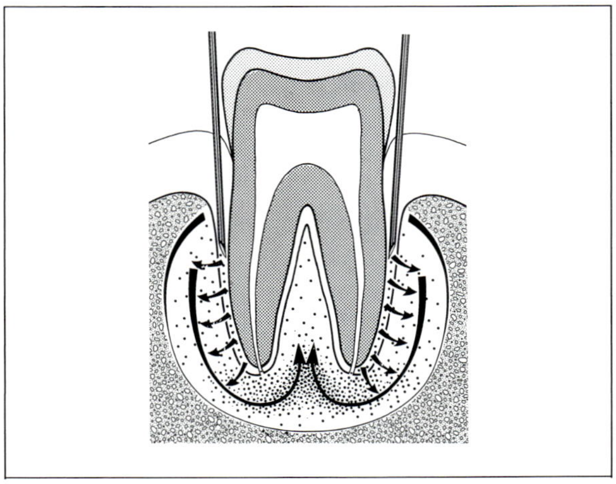

Abb. 2.9 Schematische Darstellung der „intraligamentären", besser intraossären Injektion

ren Anästhesie erstreckt sich auf Pulpa und Desmodont des betreffenden Zahnes und erlaubt die schmerzfreie Durchführung aller präparatorischer und endodontischer Maßnahmen sowie der einfachen – nicht-operativen – Zahnentfernung. Der Anteil der „Anästhesie-Versager“ liegt in der Größenordnung von 10 bis 20 Prozent. In diesen Fällen empfiehlt sich eine Nachinjektion mit der herkömmlichen Technik, also der Infiltrations- oder Leitungsanästhesie.

Spritzensysteme

Der Gedanke, eine lokale Anästhesie von Zähnen durch Injektion des Lokalanästhetikums in den Desmodontalspalt durchzuführen, wurde bereits zu Beginn unseres Jahrhunderts geäußert, die praktische Durchführung scheiterte jedoch am Fehlen des erforderlichen Instrumentariums. Aufgrund der anatomischen Gegebenheiten erfordert die intraligamentäre Injektion ein spezielles Spritzensystem, das folgende Voraussetzungen erfüllen muß:

- Es muß ein für die intradesmodontale bzw. intraossäre Injektion ausreichender Flüssigkeitsdruck erzeugt werden können.
- Die Kanüle muß so dünn sein, daß sie auf der Höhe des Zahnhalses in den an dieser Stelle 0,3 bis 0,4 mm breiten Desmodontalspalt eingeführt werden kann.

Heute stehen verschiedene handelsübliche Spritzensysteme zur Verfügung, die diese Anforderungen erfüllen, z. B.: Ligmaject-Spritze (Abb. 2.10), Citoject (Abb. 2.11), Ultraject (Abb. 2.12).

Allen Systemen ist gemeinsam, daß die zur Erzielung eines ausreichenden Flüssigkeitsdruckes erforderliche Injektionskraft durch ein Hebelsystem erzeugt wird. Bei den drei erstgenannten Spritzen besteht hierbei allerdings die Gefahr, daß bei entsprechender Kraftanwendung am Spritzenkolben sehr große Kräfte auftreten, die einerseits zum Platzen der Zylinderampulle führen können und andererseits durch den hohen Druck der Injektionsflüssigkeit Schädigungen am desmodontalen Gewebe induzieren können. Während der Injektion können am Spritzenkolben Kräfte in der Größenordnung von etwa 350 N auftreten, obwohl zur Erzielung einer ausreichenden Anästhesiewirkung wesentlich geringere Kräfte ausreichend sind (*Leilich* et al. 1985).

Zur Injektion des Lokalanästhetikums in den Desmodontalspalt und dessen Verteilung in den Hohlräumen des angrenzenden Alveolarknochens ist ein bestimmter Flüssigkeitsdruck und damit eine bestimmte Injektionskraft erforderlich, die ganz überwiegend vom Widerstand des desmodontalen Gewebes abhängig ist. Bei parodontaler Insuffizienz werden in der Regel geringere Injektionskräfte benötigt als bei intaktem Parodont. Ein Überschreiten der zur Verteilung des Anästhetikums erforderlichen Injektionskraft, die auch bei gesundem Parodont höchstens 150 N beträgt, bringt keine Verbesserung der Anästhesiewirkung, sondern erhöht die Gefahr einer Schädigung desmodontaler Gewebe. Aus dieser Erkenntnis heraus wurde ein Spritzensystem (Ultraject) entwickelt, bei dem eine bestimmte Injektionskraft (je nach Modell 90 bzw. 120 N) nicht überschritten werden kann. Hinsichtlich der Anästhesiewirkung ist dieses Spritzensystem den anderen gleichwertig.

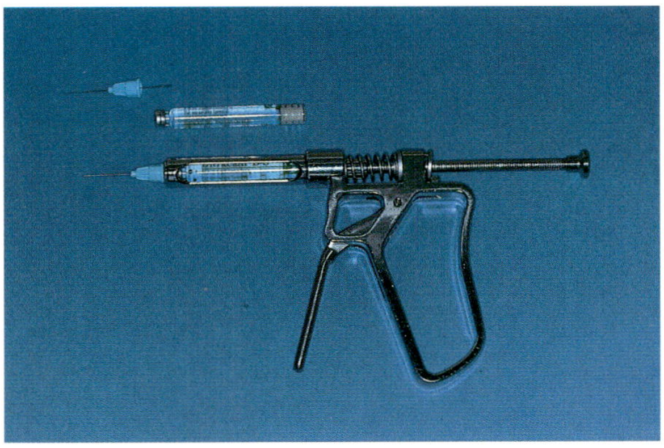

Abb. 2.10 Spritzensystem „Peripress“, mit dem je nach Kraftaufwand Drücke um 90 atü erzeugt werden können

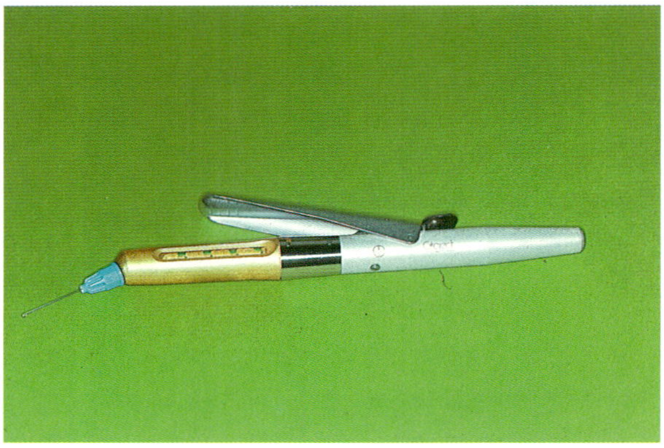

Abb. 2.11 Spritzensystem „Citoject“, applizierbare Injektionsmenge dosierbar

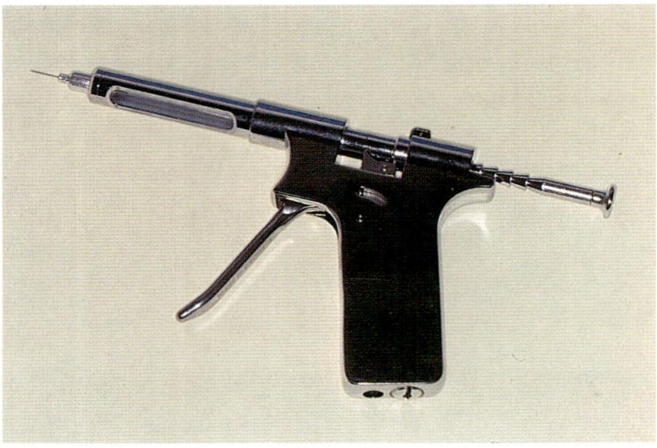

Abb. 2.12 Ultraject, Injektionsmenge und Druck dosierbar

Technik der Injektion

Zur Injektion wird die Kanülenspitze unter Zahnkontakt schräg in den gingivalen Sulkus bis zu einem spürbaren Widerstand eingeführt (Abb. 2.13). Die Nadel soll mit der Zahnachse etwa einen Winkel von 30 Grad bilden. Bei Injektionen im Unterkiefer empfiehlt es sich, die Kanüle am Ansatz abzuknicken. Die Injektion selbst sollte langsam (über 15 bis 20 Sekunden) erfolgen, zum einen um einen übermäßig hohen Injektionsdruck zu vermeiden, zum anderen wird bei forcierter Injektion der größte Teil des Lokalanästhetikums entlang der Kanüle aus dem gingivalen Sulkus herausgedrückt, so daß die Anästhesiewirkung ungenügend ist. Es empfiehlt sich, pro Zahn mindestens 2 Injektionen (mesial und distal) à 0,2 ml vorzunehmen. Für Extraktionen im Seitenzahnbereich sind in der Regel 4 Injektionen erforderlich, um eine ausreichende Anästhesietiefe herbeizuführen.

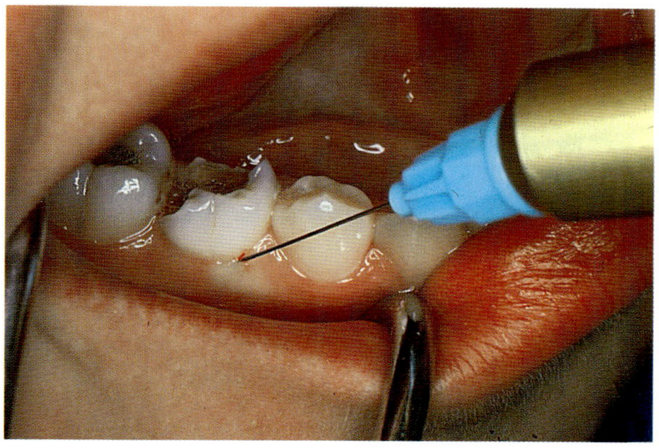

Abb. 2.13 Lage der Nadel im Desmodontalspalt; der anämische Hof ist typisch bei richtiger Positionierung der Nadelspitze

Vor- und Nachteile

Als wichtigste Vorteile der intraligamentären Anästhesie im Vergleich zu den herkömmlichen Anästhesieverfahren sind vor allem zu nennen:

- fehlender oder nur geringer Einstichschmerz,
- geringer Verbrauch an Anästhesielösung,
- sofortiger Wirkungseintritt,
- Beschränkung der Schmerzausschaltung auf den betreffenden Zahn und dessen unmittelbare Umgebung.

Dem stehen einige – zum Teil durch korrekte Injektionstechnik vermeidbare – Nachteile gegenüber:

- Durch das Nadeltrauma und den hohen Druck der injizierten Flüssigkeit sind Schädigungen des desmodontalen Gewebes mit Ein- und Abrissen von Desmodontalfasern möglich. Bei entsprechender Injektionstechnik (Vermeiden von hohen Injektionsdrucken und Mehrfachinjektionen an derselben Stelle) sind nur minimale Schädigungen zu erwarten, die in aller Regel folgenlos ausheilen.
- Bei der Injektion gelangen Bakterien aus dem gingivalen Sulkus in den Desmodontalspalt und in die Blutbahn, bei entsprechend disponierten Patienten (Herzklappenfehler und verschiedene andere Herzerkrankungen) kann eine lebensgefährliche bakterielle Endokarditis entstehen. Durch Aussprühen des gingivalen Sulkus mit dem Wasser-Luft-Spray oder Ausspülen mit einem geeigneten Desinfektionsmittel (z. B. Betaisodona®) unmittelbar vor der Injektion läßt sich das Bakteriämie-Risiko von etwa 70% auf 30% reduzieren (*Rahn* et al. 1986).
- Relativ häufig werden bis 24 Stunden nach der Injektion Klopf- bzw. Aufbißempfindlichkeit des anästhesierten Zahnes angegeben. Meist ist dies auf eine falsche Injektionstechnik zurückzuführen (zu schnelle Injektion).
- Vereinzelt wurden Schleimhautnekrosen im Bereich der Einstichstelle beschrieben, die ebenfalls in aller Regel auf falsche Injektionstechnik zurückzuführen waren (zu schnelle Injektion, falsche Lage der Kanüle).

Indikationen, Kontraindikationen

Hauptindikationen der intraligamentären Anästhesie sind vor allem:

- Anwendung bei Kindern und anderen überängstlichen Patienten, die eine andere Art der Anästhesie nicht tolerieren;
- Entfernung von Milchzähnen und oberflächlich liegenden Wurzelresten;
- Anwendung bei Risikopatienten, da der Verbrauch an Anästhesielösung meist geringer ist als bei den herkömmlichen Arten der Anästhesie;
- Extraktion von Unterkiefer-Seitenzähnen, da hierdurch auf die risikobehaftete und vom Patienten als unangenehm empfundene Leitungsanästhesie des N. alveolaris inferior verzichtet werden kann.

Vor allem bei der letztgenannten Indikation sollte die intraligamentäre Anästhesie immer in Erwägung gezogen werden, zumal in diesem Fall beim Herzgesunden weder die mögliche Gewebeschädigung noch die Bakteriämie eine Rolle spielt.

Kontraindiziert ist die intraligamentäre Anästhesie bei:

- allen Endokarditis-gefährdeten Patienten (vor allem Patienten mit angeborenen und erworbenen Herzfehlern, Herzklappenersatz oder Endokarditis in der Anamnese),
- Behandlungen, die über den Bereich des Einzelzahnes und dessen Desmodont hinausgehen (z. B. operative Zahnentfernungen, Wurzelspitzenresektionen),
- Reihenextraktionen von Zähnen,
- Eingriffen, die länger als etwa 30 Minuten dauern.

2.14.4 Infiltrationsanästhesie

Bei der terminalen Anästhesie wird das Gewebe mit einer Anästhesielösung durchtränkt, womit die Umspülung und die Anästhesie des terminalen Geflechtes der sensiblen Nerven geschieht. Die Deponierung des Anästhetikums erfolgt entweder submukös oder in Knochennähe, d. h. supra- oder subperiostal. Letztere Applikation führt zwar schneller zur Diffusion und damit zur Anästhesie, ist aber auch wesentlich schmerzhafter. Den gleichen Effekt erreicht man, nur unwesentlich später, mit der *supraperiostalen Injektion,* die auch schmerzloser ist. Der Wirkungseintritt hängt neben der Intensität des verwendeten Anästhetikums vor allem von der Dicke der Knochenkompakta ab. Durch die dünne Kortikalis des Oberkiefers diffundiert die Anästhesielösung relativ rasch und gelangt bereits nach 2–3 Minuten in den Bereich des Plexus dentalis. Die Diffusion vollzieht sich außerdem am jugendlichen Knochen schneller als am dichteren Knochen des höheren Lebensalters. Nur im Bereich des 1. und 2. Molaren erfährt die Kompakta eine Volumenzunahme, weil hier laterale Alveolenwand und Crista zygomaticoalveolaris ineinander übergehen.

Der Abstand der Apizes von der Knochenaußenfläche hat deshalb im Oberkiefer keinen wesentlichen Einfluß auf die Anästhesietiefe.

Im Unterkiefer ist das Verhältnis von Kompakta zu Spongiosa nahezu umgekehrt. Nur im Bereich der unteren Frontzähne einschließlich der Eckzähne ist die Kompakta dünn genug und porenreich, so daß eine hier deponierte Anästhesielösung ausreichend diffundieren kann, bevor der Abbau und Abtransport des Mittels einsetzt. Im Prämolaren- und Molarenbereich hingegen ist die Kompakta hierfür zu dick. (Abb. 2.14).

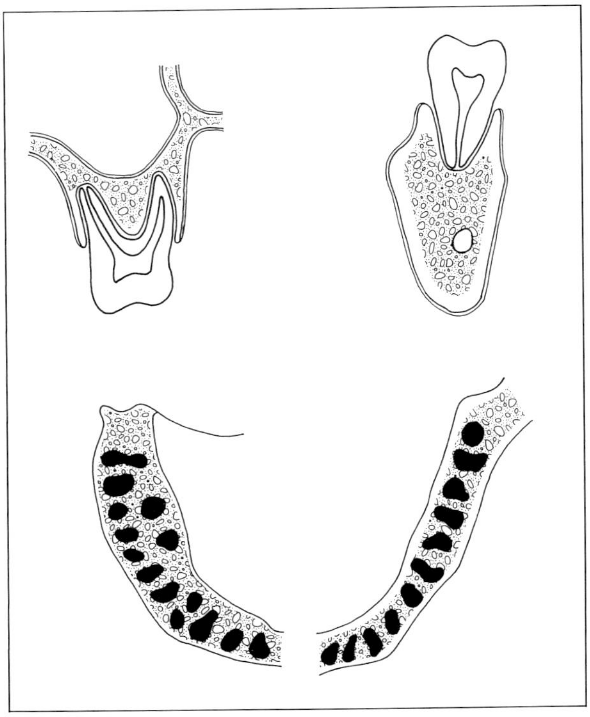

Abb. 2.14 Verhältnis von Kompakta zu Spongiosa im Ober- und Unterkiefer, gezeigt jeweils am Beispiel eines Molaren und der Alveolensituation einer Kieferhälte (unter Benutzung einer Zeichnung nach W. Meyer)

Die terminale Injektion erfolgt zweizeitig, d. h., nach Durchstechung der Schleimhaut setzt man zunächst eine submuköse Quaddel von 0,3 bis 0,5 mm der zu injizierenden Lösung. Dies hat den Vorteil, daß erste Allgemeinreaktionen, wie Blässe, Herzklopfen und manchmal ein Ohnmachtsanfall, schon in dieser Phase der Injektion auftreten können. Eine größere Reaktion bleibt in solchen Fällen wegen der geringen injizierten Menge mit Wahrscheinlichkeit aus. Gegebenenfalls kann man die Anästhesie abbrechen und an einem anderen Tage mit einem anderen Mittel vornehmen (Abb. 2.15a und b).

In der Regel kann man jedoch die Injektion nach dieser kurzen Wartezeit (ca. 1 min) fortsetzen. Unter langsamem Vorschieben der Kanüle in Richtung auf die Wurzelspitze des zu extrahierenden Zahnes wird laufend durch Druck auf den Kolben Anästhesielösung vor der Nadelspitze hergespritzt. Dieses Verfahren hat den Vorteil, daß neben der Verhütung von Allgemeinerscheinungen auch dramatische Gewebeschäden, die durch brüskes Injizieren auftreten könnten, vermieden werden. Durch das fortlaufende Injizieren beim Einführen der Nadel in tiefer gelegene Gewebsschichten soll erreicht werden, daß hier liegende Gefäße von der Nadelspitze weggedrängt werden und somit keine Perforation mit Hämatombildung auftreten kann. Allerdings ist hiermit bei der terminalen Anästhesie auch kaum zu rechnen, weil im vestibulären Bereich bis in Höhe der Apizes keine größeren Gefäße liegen. Die zweizeitige Methode ist aber üblich und entspricht dem Prinzip der Gewebsinfiltration. Die Schliffläche der Nadel bleibt hierbei immer dem Knochen zugewandt.

Supraperiostal in Höhe der Wurzelspitze erfolgt nach einem Aspirationsversuch die langsame Deponierung der verbliebenen 1–1,5 ml Injektionslösung (Abb. 2.15c und d). Mit dieser vestibulären Injektion und Ausschaltung des Plexus dentalis können alle konservierenden Maßnahmen an Frontzähnen und Prämolaren ausgeführt werden. Zur Extraktion eines Zahnes bzw. bei tiefen subgingivalen Präparationen muß auch der palatinale Zahnfleischrand und das benachbarte Parodontium unempfindlich sein. Auch bei der Vitalexstirpation oberer Molaren empfiehlt es sich, palatinal zu injizieren. Die entweder aus dem Foramen incisivum oder dem Foramen palatinum stammenden Fasern werden durch ein Depot von 0,3 bis 0,5 ml in Höhe der Wurzelspitze ausgeschaltet. Die Nadelfüh-

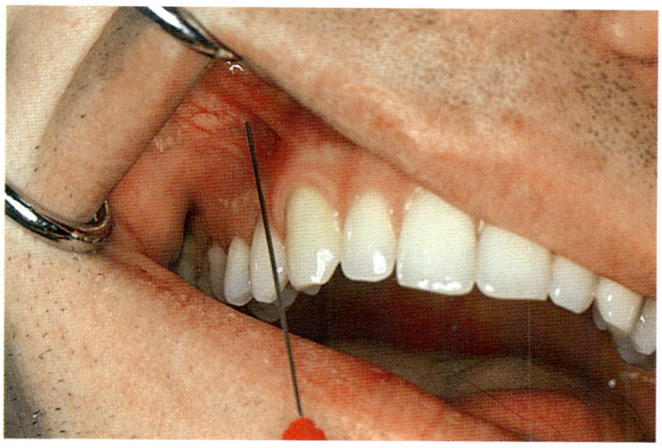
a

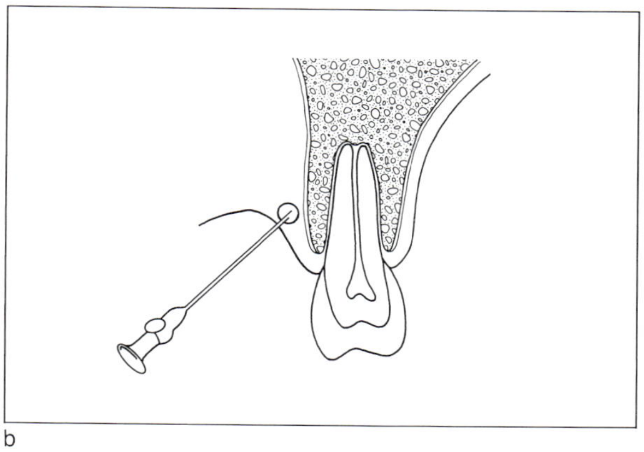
b

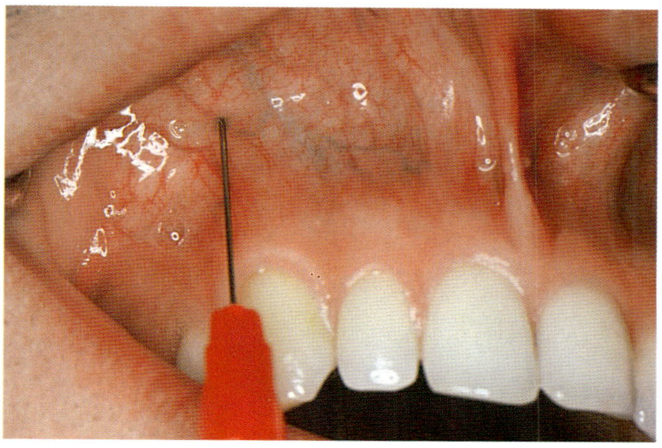
c

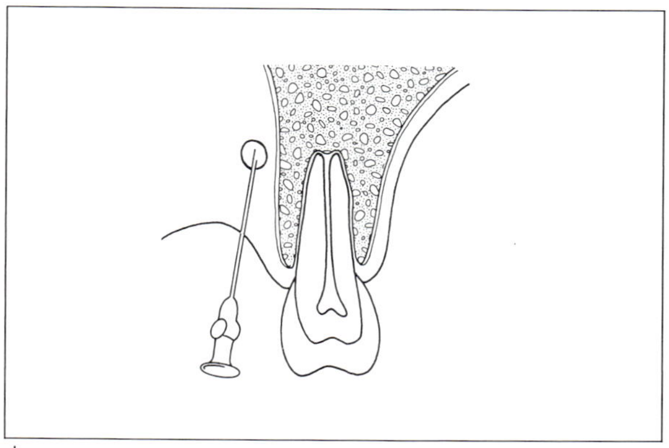
d

Abb. 2.15 a und b) Die Nadelspitze wird in der ersten Phase am Übergang von der beweglichen zur unbeweglichen Schleimhaut eingeführt. c und d) In der zweiten Phase wird die Nadelspitze bis in Höhe der Wurzelspitze geführt und hier supraperiostal das Depot für den Plexus dentalis appliziert

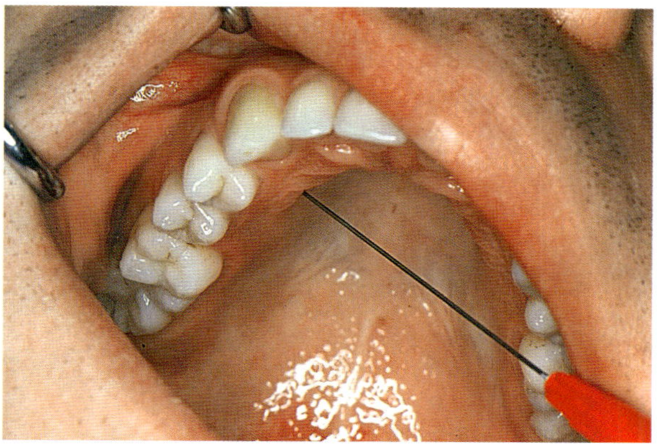
a

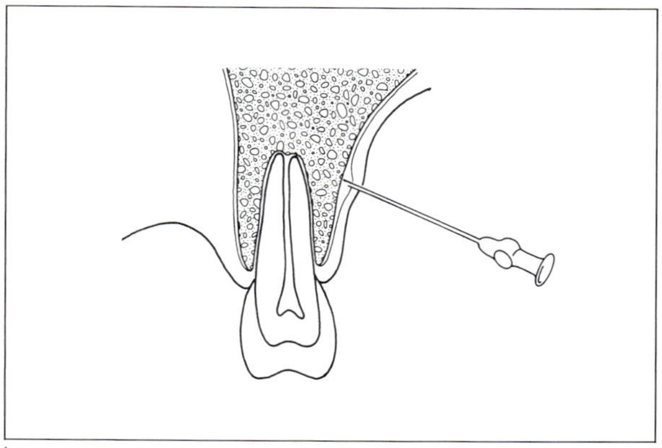
b

Abb. 2.16 a und b) Die palatinale Injektion erfolgt einzeitig in Höhe der Wurzelspitze

rung erfolgt hierbei senkrecht zum Knochen und die Deponierung einzeitig, d. h., die submuköse Infiltration entfällt wegen der Gefahr der Schleimhautnekrose. Dies zumindest im vorderen Bereich des harten Gaumens, wo Schleimhaut und Periost fest miteinander verbunden sind (Abb. 2.16a und b).

Sollen mehrere Zähne entfernt werden, dann ist palatinal sowohl im Bereich des Foramen palatinum als auch im Bereich des Foramen incisivum ein Depot zu setzen. Vestibulär führt man die Nadel ca. eine Zahnbreite vor dem ersten zu extrahierenden Zahn ein und schiebt sie dann in Höhe der Umschlagfalte entlang der Oberfläche des Alveolarfortsatzes vor, wobei ständig injiziert wird. Entfernt sich die Nadelspitze mit zunehmender Höhlung des Kieferbogens zu weit vom Knochen, so wird die Injektion unterbrochen und nach erneutem Einstich, diesmal im bereits anästhesierten Gewebe, fortgesetzt. (Abb. 2.17).

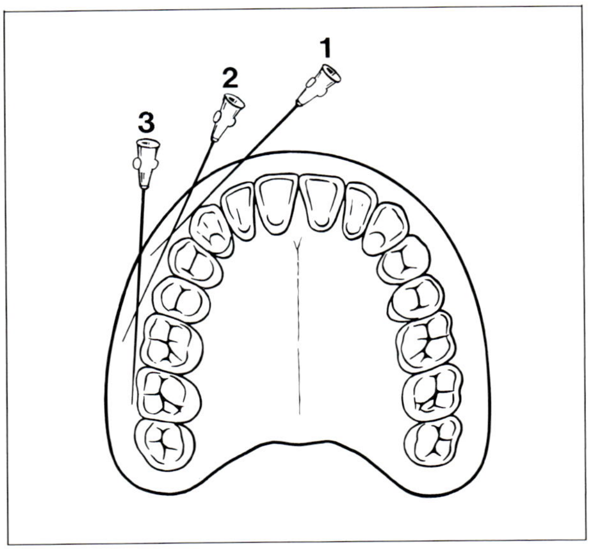

Abb. 2.17 Reihenfolge der Injektionen bei mehreren Extraktionen

Zur Extraktion eines Milchzahnes genügt oft die intraligamentäre Anästhesie. Bei Kindern bis zum 14. Lebensjahr ist dann im Unterkiefer keine Leitungsanästhesie und im Oberkiefer kein palatinaler Einstich erforderlich.

Im Unterkiefer kommt wegen der unterschiedlichen Dicke der Kompakta beim Erwachsenen eine terminale Anästhesie nur im Bereich der Frontzähne in Betracht. Die Nadelführung reicht von einem Einstich im Eckzahnbereich unter gleichzeitigem Vorspritzen einer geringen Anästhesiemenge bis zur apikalen Region der zu extrahierenden Zähne. Neben der Injektion zur Extraktion der Frontzähne führt man die lokale Injektion auch bei Leitungsanästhesie zur Ausschaltung der die Mittellinie kreuzenden Fasern durch.

Zusätzlich muß man aber eine Schleimhautinfiltration der lingualen Schleimhaut anlegen, um im gewünschten Bereich auch den N. lingualis auszuschalten.

Zusammenfassend ergeben sich für die terminale Anästhesie folgende Konsequenzen:

- die Anästhesie erfolgt zweizeitig (fraktionierte Injektion), d. h., nach Anlegen einer submukösen Quaddel und nachfolgender Aspiration werden mögliche Allgemeinerscheinungen abgewartet, dann wird unter ständigem Vorspritzen das Depot supraperiostal im Wurzelspitzenbereich entleert.
- Auch bei der terminalen Injektion besteht die Pflicht der Aspiration, um eine intravasale Einverleibung des Anästhetikums zu vermeiden.

Als Variante der terminalen Anästhesie ist die Tangentialanästhesie hervorzuheben. Sie kann zur Schmerzausschaltung bei der Eröffnung oberflächlich liegender submuköser Abszesse benutzt werden. Darunter versteht man die Möglichkeit, ein Anästhesiedepot zwischen einer Abszeßmembran und der darüberliegenden Schleimhaut zu legen. Hierzu führt man eine dünne, lange Kanüle oberflächlich zwischen Schleimhaut und Abszeßmembran ein. (Abb. 2.18 a und b)

Die richtige Lage der Kanülenspitze ist daran erkennbar, daß sich während der Injektion eine ständig größer werdende anämische Zone kreisförmig von der Kanülenspitze zur Peripherie hin ausdehnt. (Abb. 2.18b und c)

Die Inzision erfolgt dann im Bereich der anämischen und damit auch anästhetischen Zone (Abb. 2.18d und e). Erreicht die Skalpellspitze jedoch die inneren Anteile der Abszeßmembran zum Periost hin, dann reicht die Anästhesie nicht aus. Bei zu tiefer Lage der Nadelspitze verspürt der Patient einen zunehmenden Druck im Abszeßbereich, und das Auftreten der anämischen Zone unterbleibt. Liegt die Nadel zu oberflächlich, dann fließt die Lösung in die Mundhöhle. Benötigt werden ca. 0,5 bis maximal 1 ml Anästhesielösung. Bei allen tiefer liegenden Abszessen, z. B. beim subperiostalen Abszeß, ist die sichere Lage der Kanüle nicht kontrollierbar: Die Anästhesie bleibt aus.

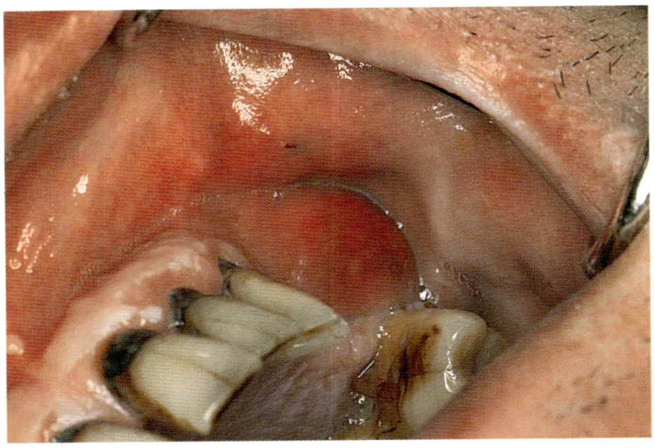

a

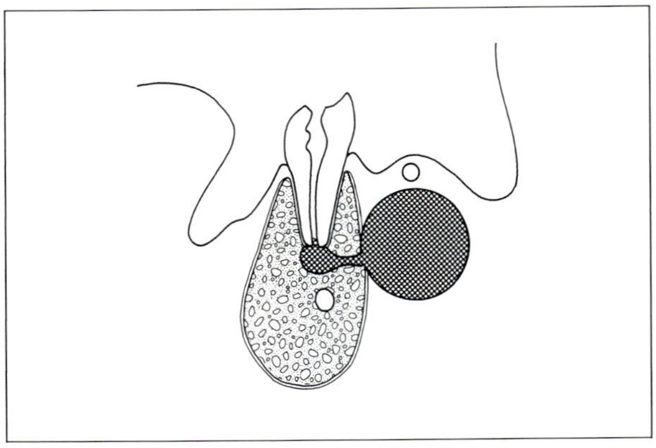

b

Abb. 2.18 a und b) Klinisches Bild eines submukösen Abszesses (a). Die Kanüle liegt im lockeren Bindegewebe zwischen der Schleimhaut und der Abszeßmembran (b). Die schematische Darstellung zeigt den submukösen Abszeß im Unterkiefer

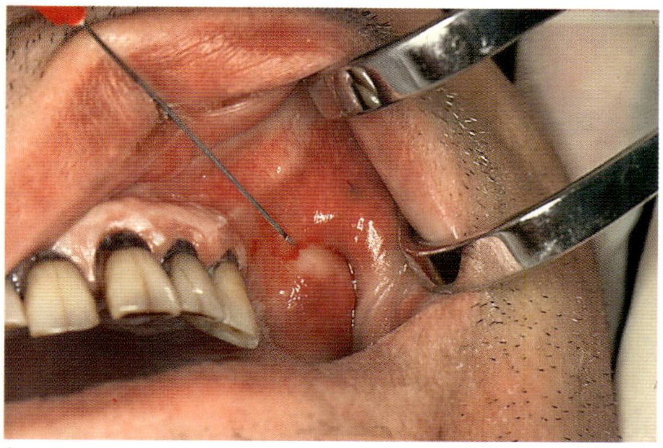
c

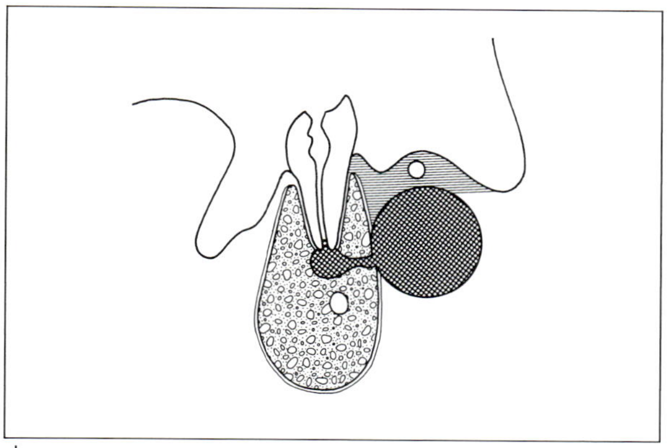
d

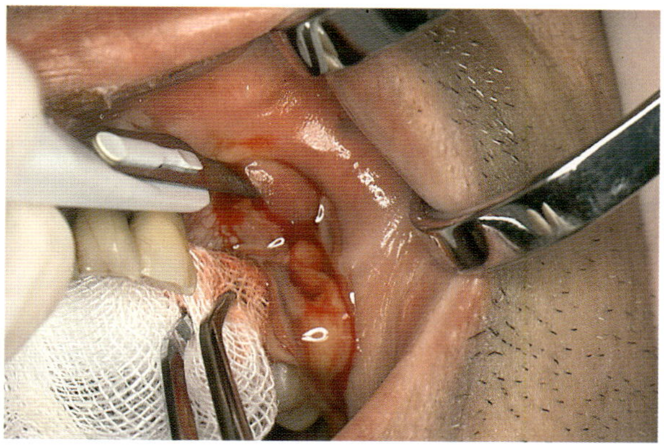
e

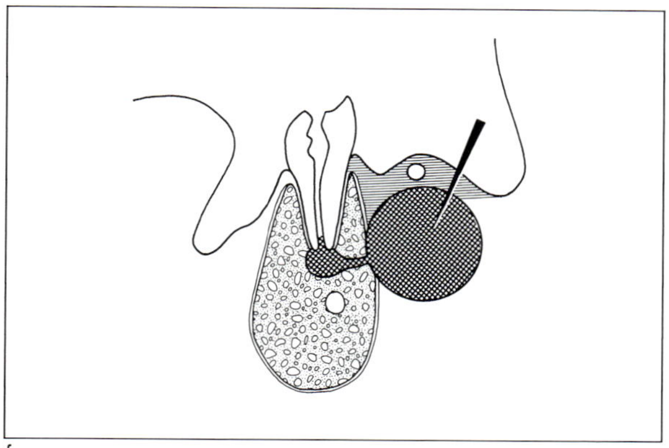
f

Abb. 2.18 c und d) Das Anästhesiedepot füllt den Raum zwischen Schleimhaut und der Abszeßmembran aus. Ein nennenswertes Druckgefühl entsteht dabei nicht. e und f) Inzision im Bereich der anämischen Zone

2.14.5 Leitungsanästhesie im Unterkiefer

Allgemein versteht man im zahnärztlich-klinischen Sinne unter Leitungsanästhesie die Blockade des N. alveolaris inferior. Wenngleich damit die Möglichkeiten, eine Leitungsanästhesie im Kieferbereich zu legen, keineswegs erschöpft sind, ist sie ohne Zweifel die Methode, von der am meisten in der zahnärztlichen Praxis Gebrauch gemacht wird.

Die für Leitungsanästhesie im Unterkiefer zu anästhesierenden Äste des N. mandibularis sind:

- N. alveolaris inferior,
- N. lingualis und
- N. buccalis.

N. alveolaris inferior

Der N. alveolaris inferior verläuft von der Schädelbasis kommend zwischen dem M. pterygoideus medialis et lateralis nach vorn und weiter auf der lateralen Seite des M. pterygoideus medialis nach kaudal. Hier erreicht er das Spatium pterygomandibulare und schließlich ungefähr in der Mitte des aufsteigenden Astes das Foramen mandibulae. Vor seinem Eintritt zweigt der N. mylohyoideus ab, der den gleichnamigen Muskel und den Venter mandibulae des M. biventer motorisch innerviert. Nach seinem Eintritt in den Canalis mandibulae erfolgt die Abgabe der Rami alveolares posteriores. In manchen Fällen treten einige Fasern bereits vorher durch die oberhalb des Foramens liegenden Foramina accessoria in den Unterkiefer ein. Die hin und wieder beobachtete inkomplette Leitungsanästhesie bei der Extraktion unterer Molaren kann hierauf zurückzuführen sein.

Der Strang des N. alveolaris inferior durchläuft nun zusammen mit der gleichnamigen Vene und Arterie den Canalis mandibulae.

Weiter vorn werden die Rami medii et anteriores abgegeben, die zusammen den Plexus dentalis bilden. Dieser versorgt die Pulpa, das parodontale Gewebe und im Frontzahngebiet auch die vestibuläre Schleimhaut. (Abb. 2.19)

Am Foramen mentale geht der größte Teil seiner Fasern als N. mentalis ab, der mit den Rami mentales die Haut im Kinnbereich und mit den Rami labiales inferiores Haut und Schleimhaut der Unterlippe versorgt. (Abb. 2.20)

Der im Knochen verbliebene, kleinere Teil des Nerven zieht weiter medialwärts und versorgt die Pulpen der

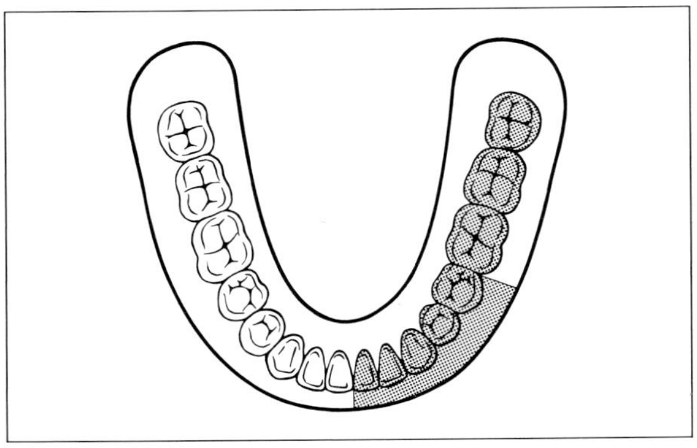

Abb. 2.19 Innervationsgebiet des N. alveolaris inferior (unter Benutzung einer Zeichnung von W. Meyer)

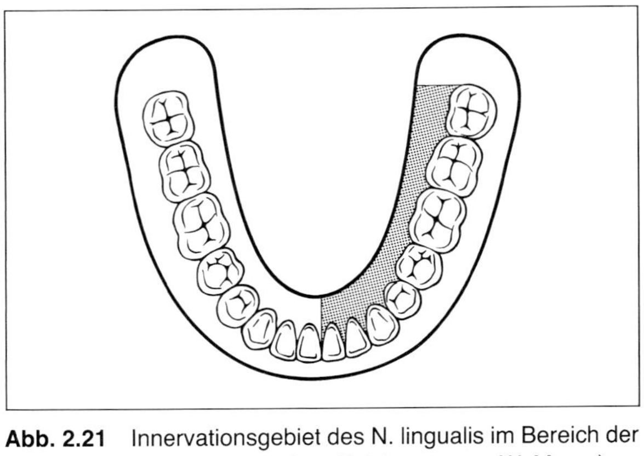

Abb. 2.21 Innervationsgebiet des N. lingualis im Bereich der Gingiva (unter Benutzung einer Zeichnung von W. Meyer)

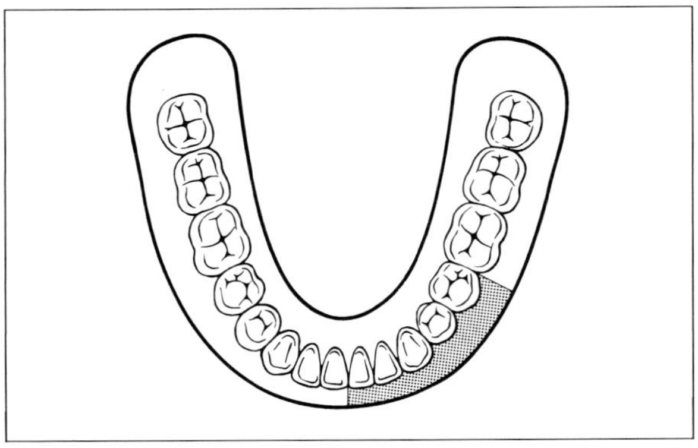

Abb. 2.20 Das vom N. mentalis sensibel versorgte Schleimhautgebiet (unter Benutzung einer Zeichnung von W. Meyer)

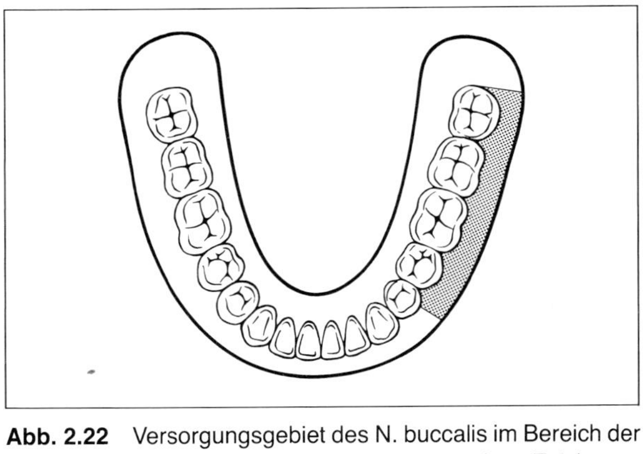

Abb. 2.22 Versorgungsgebiet des N. buccalis im Bereich der vestibulären Schleimhaut (unter Benutzung einer Zeichnung von W. Meyer)

Frontzähne. Die mittleren Frontzähne werden von beiden Seiten versorgt. Foramina accessoria lassen sich auch am Foramen mentale nachweisen, so daß inkomplette Anästhesien bei alleiniger Mentalisanästhesie hierauf zurückgeführt werden können.

N. lingualis

Der N. lingualis verläuft zwischen dem M. pterygoideus medialis und der inneren Seite des Unterkiefers nach abwärts und vorn. In Höhe des unteren Weisheitszahnes tritt er in den Mundhöhlenbereich ein und gelangt auf der Außenfläche des M. hyoglossus zum seitlichen Rand der Zunge. Er kreuzt dabei den lateral über ihm hinwegziehenden Ductus submandibularis. Während seines Verlaufs nimmt er noch die Chorda tympani auf, die die sekretorischen Fasern und Geschmacksfasern für die Glandula submandibularis und die Glandulae sublinguales führt.
Der N. lingualis versorgt den dorsalen Abschnitt des Mundbodens bis zum vorderen Gaumenbogen, die Schleimhaut der lingualen Umschlagfalte, die Gingiva sowie die Schleimhaut des Zugenrückens von der Zungenspitze bis zur Linea terminalis. (Abb. 2.21)

N. buccalis

Der N. buccalis versorgt die vestibuläre Schleimhaut im Bereich der Prämolaren und Molaren sowie die Wangenschleimhaut dieser Region. Er tritt in der Regel zwischen den beiden Köpfen des M. pterygoideus lateralis hindurch und verläuft mit der Arteria buccalis abwärts. Zwischen M. masseter und M. buccinator gelangt er unter die Schleimhaut. Er gibt dabei Verbindungen zu den Rami buccales des N. facialis ab. (Abb. 2.22)

Technik der intraoralen Leitungsanästhesie des N. alveolaris inferior und des N. lingualis

Das Foramen mandibulae liegt – betrachtet man die linguale Seite des aufsteigenden Astes von ventral – dorsal einer individuell unterschiedlich ausgebildeten Knochenleiste, der Lingula.
Damit bleibt das Foramen für eine direkte Deponierung des Anästhetikums von ventral nicht erreichbar. Das Präparat kann deshalb nur kranial des Foramens im Sulcus colli mandibulae plaziert werden, der nach kaudal trichterförmig am Foramen mandibulae endet (Abb. 2.23). Da der Sulcus colli mandibulae neben dem Gefäß-Nerven-

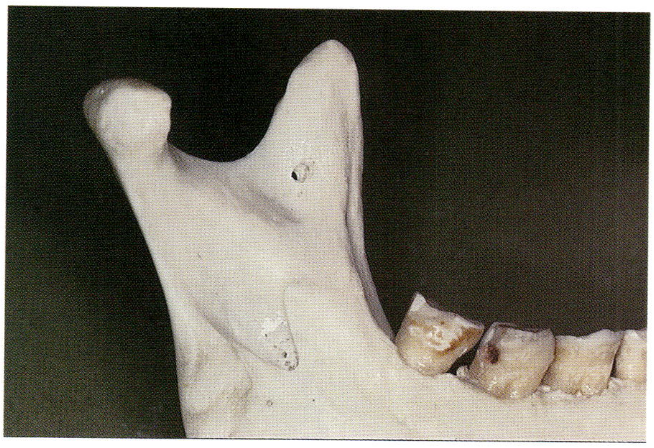
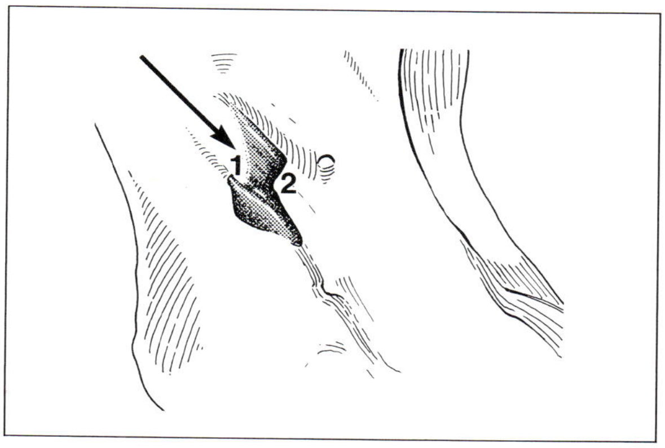

Abb. 2.23 a) Anatomische Situation an der Lingualseite des aufsteigenden Astes; b) Schemazeichnung; 1 = Eingang zum Sulcus colli mandibulae, 2 = Lingula

bündel nur lockeres Bindegewebe enthält, eignet er sich vorzüglich als Ablagerungsstätte für das Anästhetikum. Die Schwierigkeit bei der Leitungsanästhesie ist nun darin zu sehen, daß im Gegensatz zur terminalen Anästhesie der Deponierungsort nicht ertastet werden kann. Die Orientierung muß deshalb weiter ventral an der Vorderseite des aufsteigenden Astes erfolgen, in einer Region also, die durch stets reproduzierbare und gut tastbare Knochenkanten ausgezeichnet ist.
Die Orientierung an der Vorderseite des aufsteigenden Astes erfolgt dreidimensional, d. h., der Einstichpunkt muß sowohl in der Höhe als auch in der seitlichen Fixierung bestimmt werden.

Orientierung in latero-medialer Richtung

Die ventro-laterale Begrenzung des aufsteigenden Unterkieferastes, die Margo anterior, bildet eine stets deutliche, durch die Schleimhaut durchtastbare Knochenleiste, die von der Linea obliqua bis zum Processus muscularis verläuft.
In Höhe des Sulcus colli mandibulae befindet sich an der Margo anterior eine Einsenkung, die sog. Coronoid-Notch. Sie stellt sowohl beim bezahnten als auch beim unbezahnten Unterkiefer eine sich nicht verändernde Orientierungsmöglichkeit dar. Nachteilig ist nur, daß sie nicht immer leicht zu tasten ist, weil sie bei vielen Menschen nur schwach ausgeprägt sein kann (Abb. 2.24). Sie kann deshalb nur als unsicheres Orientierungsmerkmal gelten.
Distal und medial der Margo anterior wird der aufsteigende Ast durch die Crista temporalis begrenzt. Sie ist nicht so markant wie die Margo anterior und bildet den Ansatz des M. temporalis (Abb. 2.25). Weiter nach medial erstreckt sich das Spatium pterygomandibulare, in das hinein die Kanüle geführt wird. Dabei sollte nach medial die innere Begrenzung des Spatium pterygomandibulare, die als Plica pterygomandibularis imponierende Schleimhautfalte, nicht überschritten werden. Sie bedeckt die darunterliegende Raphe pterygomandibularis, einen Sehnenstreifen zwischen dem Hamulus pterygoideus und der dorsalen Begrenzung der Crista mylohyoidea. Sie bildet sowohl den Ursprung für den M. buccinator als auch für den M. constrictor pharyngis superior und liegt dem

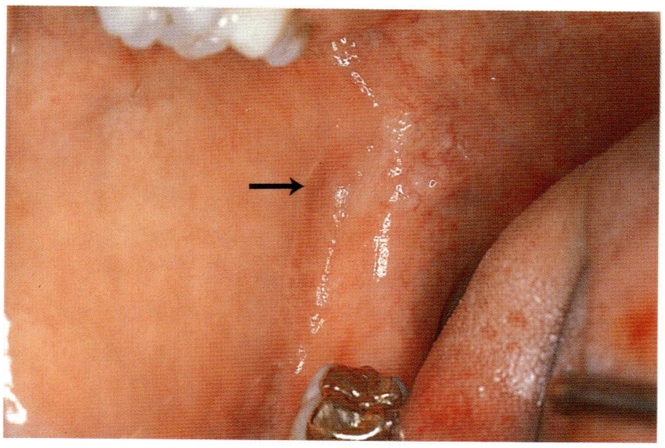

Abb. 2.24 Situation am Vorderrand des aufsteigenden Astes bei geöffnetem Mund. Pterygotemporaldepression (siehe Pfeil). Medial davon die Plica pterygomandibularis

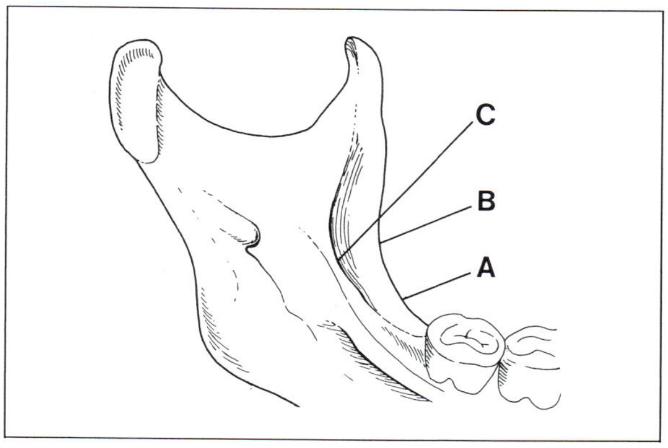

Abb. 2.25 Orientierungsmerkmale an der Vorderseite des aufsteigenden Astes: A = Margo anterior, B = Coronoidnotch, C = Crista temporalis

vorderen Rand des M. pterygoideus medialis auf. Injiziert man deshalb medial oder auf der Plica pterygomandibularis, dann gelangt die Nadel in den Muskel und kommt damit der Deponierung einer intramuskulären Injektion gleich.

Orientierung in kaudo-kranialer Richtung

Da die Führung der Nadel in den Sulcus colli mandibulae eine räumliche Orientierung voraussetzt, muß neben der seitlichen Einstellung auch die Höhe des Einstichs in die Schleimhaut festgelegt werden.

Am einfachsten gelingt dies, wenn die Molaren vorhanden sind, weil dann die Kauflächenebene die Orientierung wesentlich erleichtert. Da die Lage des Foramen mandibulae vom Alter des Patienten abhängig ist, kann diese Orientierung nur in diesem Zusammenhang genutzt werden. So liegt bei Kindern bis zum Durchbruch der bleibenden Zähne des Sulcus colli mandibulae ungefähr in Höhe der Kauflächenebene der Milchmolaren. (Abb. 2.26)

Nach der 2. physiologischen Bißhebung steigt das Foramen mit der Aufrichtung des aufsteigenden Astes, so daß der Sulcus colli mandibulae beim Erwachsenen ca. 1 cm (fingerbreit) über den Kauflächen der Molaren liegt (Abb. 2.27). Beim zahnlosen Kiefer muß man nicht nur die fehlenden Molarenkronen, sondern auch den durch die Atrophie teilweise oder völlig verlorengegangenen Alveolarfortsatz bei der Rekonstruktion des Höhenverlustes in Rechnung stellen. Bei totaler Atrophie des Alveolarfortsatzes muß der Orientierungspunkt ca. 2–2,5 cm oberhalb des jetzt aktuellen Alveolarkammes gesucht werden. (Abb. 2.28)

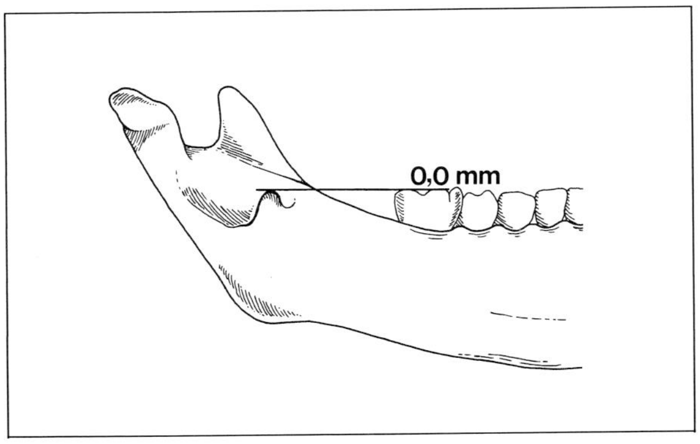

2.26 Bei einem 4jährigen Kind befindet sich der Sulcus colli mandibulae in Höhe der Kauflächen der Milchmolaren

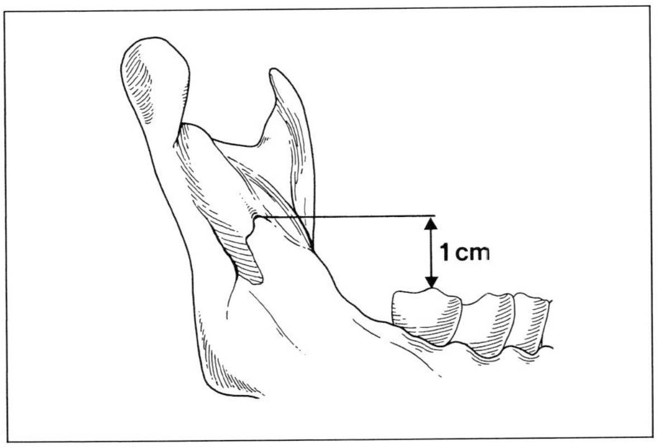

Abb. 2.27 Bei einem Erwachsenen liegt der Sulkus ca. 1 cm über den Molarenkauflächen

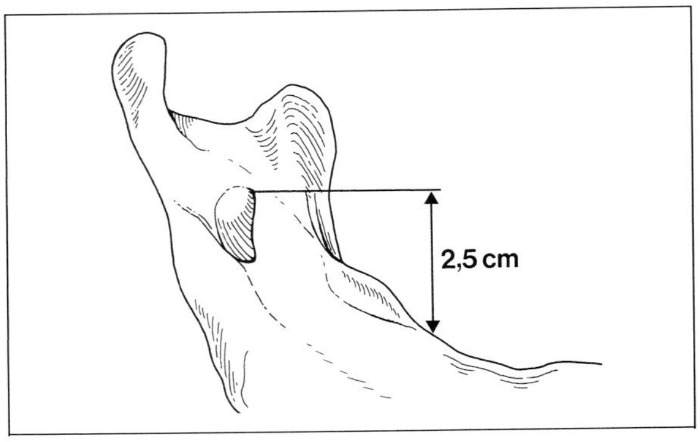

Abb. 2.28 Bei einem stark atrophierten Unterkiefer beträgt der Höhenunterschied zwischen Sulkus und aktuellem Kieferkamm 2–2,5 cm

Dreidimensionale Orientierung

Eine wesentliche Erleichterung bei der Suche nach dem Einstichpunkt bietet ein Grübchen (Pterygotemporaldepression), das zwischen der Spitze des Wangenpolsters und der Plica pterygotemporalis liegt.

Diese Schleimhauteinziehung gestattet besonders beim zahnlosen Kiefer die Markierung der Einstichstelle leichter zu finden, zumal die Crista temporalis am atrophischen Kiefer oft nur schwer ertastbar ist. Die Benutzung des Grübchens als Einstichstelle erlaubt außerdem ein Injizieren ohne Markierungsfinger.

Die Methoden der Kanülenführung zur intraoralen Leitungsästhesie des N. alveolaris inferior und des N. lingualis

Unterschiedliche Angaben in der Kanülenführung treten dadurch auf, daß der aufsteigende Ast des Unterkiefers nicht die direkte Verlängerung des horizontalen Astes darstellt, sondern eine individuell unterschiedlich starke Abknickung nach außen besitzt. Die Folge davon ist, daß die Nadel nicht von der zu anästhesierenden Seite, also parallel zu den Kauflächen, sondern stets von der Eckzahn- bzw. Prämolaren- oder Molarenregion der anderen Seite, je nach dem Grad der Abknickung, auf den Sulkus zugeführt werden muß.

Um die Kontrolle über den Verlauf der Kanülenspitze vom Einstich in die Schleimhaut bis zum Sulcus colli mandibulae ausüben zu können, sind verschiedene Verfahren angegeben worden, die im folgenden dargestellt sind.

Indirekte Technik der Leitungsanästhesie

Die älteste verwendete Technik ist die indirekte Methode, die auf *Ramond* (1885) und *Halstett* (1895) zurückgeht. Sie wird auch als die „Fischer-" oder die „1-2-3-Technik" bezeichnet. (Abb. 2.29)

Am einfachsten läßt sich der Ablauf der Leitungsanästhesie am bezahnten Kiefer darstellen. Hierbei erfolgt auf der rechten Seite am zweckmäßigsten die Injektion mit der rechten und auf der linken Seite mit der linken Hand. Dies setzt auch eine gewisse Schulung der linken Hand voraus, gestattet aber immer ein Injizieren von vorn bei maximaler Übersicht.

Der Markierungsfinger der anderen Hand, im allgemeinen der überstreckte Zeigefinger, wird unter innigem Kontakt mit den Bukkalflächen der Prämolaren so weit nach dorsal geführt, bis die Fingerkuppe auf knöchernen Widerstand stößt. Nun wird der Finger – und nicht nur die Fingerkuppe! – so weit angehoben, bis die Unterseite des Zeigefingers in Höhe der Kauflächen liegt. Zwischen Fingernagel und Fingerkuppe fühlt man jetzt die Margo anterior in Höhe der Coronoid-Kerbe.

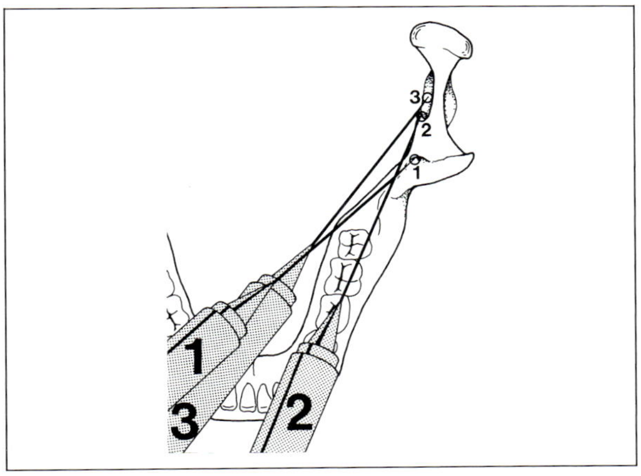

Abb. 2.29 Positionen der Kanülenspitze bei der 1-2-3-Methode

Nun wird der Finger um 180° gedreht, so daß Fingernagel und Fingerkuppe dabei die Plätze tauschen. Bei der lateromedialen Orientierung an der Margo anterior liegt der Einstichpunkt 1 cm oberhalb der Kauflächen und 1 cm lingual von der Mitte des Fingernagels. (Abb. 2.30)

Im anderen Falle gleitet die Fingerkuppe bei der Drehung in die Fovea retromolaris. Jetzt fühlt man die mehr oder weniger deutliche linguale Begrenzung des aufsteigenden Astes, die Crista temporalis. Der Einstichpunkt liegt in Höhe der Fingernagelmitte und unmittelbar lingual daneben. Mit der Spritze gleich in Spritzstellung – um nachher nicht umwechseln zu müssen – wird die Kanüle ebenfalls von der Gegenseite eingestochen (Abb. 2.31). Gleichgültig, welche Fingerführung für die Wahl des Einstichpunktes gewählt wurde, die Nadel wird in dieser Stellung bis zum Knochenkontakt vorgeschoben (= *1. Kanülenlage*).

Es gilt nun, diesen Knochenkontakt zu überwinden, um zum Sulcus colli mandibulae zu gelangen. Hierzu muß die Spitze bis zur Mittellinie oder bis parallel zur Zahnreihe der zu anästhesierenden Seite herumgeschwenkt werden (= *2. Kanülenlage*).

Mit dieser Richtungsänderung führt man die Nadelspitze um die Crista temporalis herum und in das Spatium pterygomandibulare hinein. Wenn die Kanülenspitze vom Schleimhauteinstich ca. 0,5 cm nach dorsal geführt worden ist, erfolgt die Ausschaltung des N. lingualis durch das langsame Injizieren von 0,5 ml der Anästhesielösung. Danach erfolgt eine weitere Schwenkung, die die Spritze wieder in die Ausgangslage zurückbringt. (= *3. Kanülenlage*).

Schiebt man die Kanüle in dieser Richtung vor, dann trifft man im allgemeinen nach Einführung der halben Kanülenlänge (2 cm) erneut auf Knochen. Die Nadelspitze befindet sich jetzt an der den Sulkus begrenzenden Knochenwand. Ist beim Knochenkontakt noch nicht die Hälfte der Nadel von Schleimhaut bedeckt, dann schwenkt man

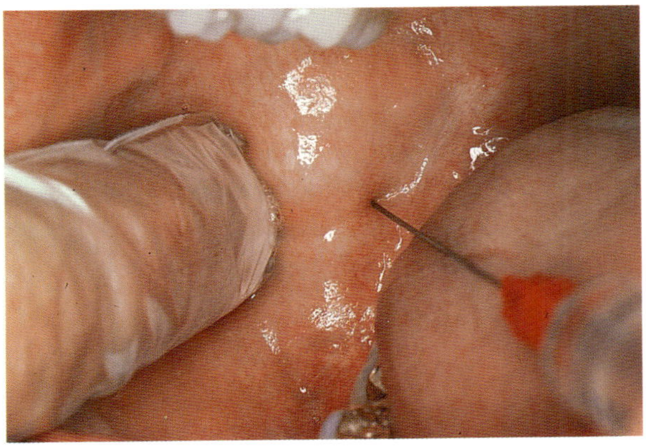

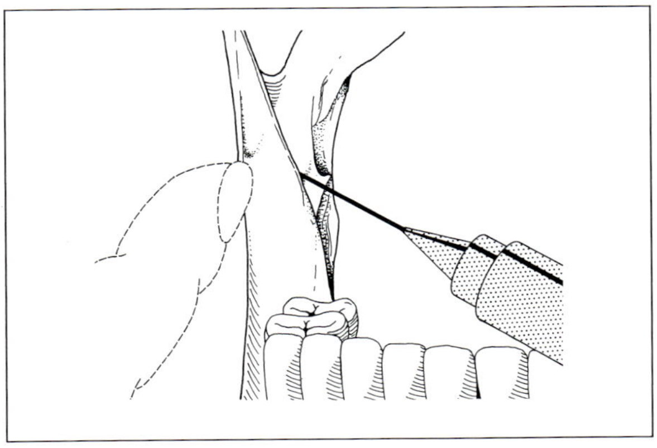

Abb. 2.30 Zwischen Fingernagel und Fingerkuppe liegt die Margo anterior. Nadeleinstich 1 cm lingual davon und 1 cm oberhalb der Kauflächen der Molaren; a) klinische Situation, b) anatomische Situation

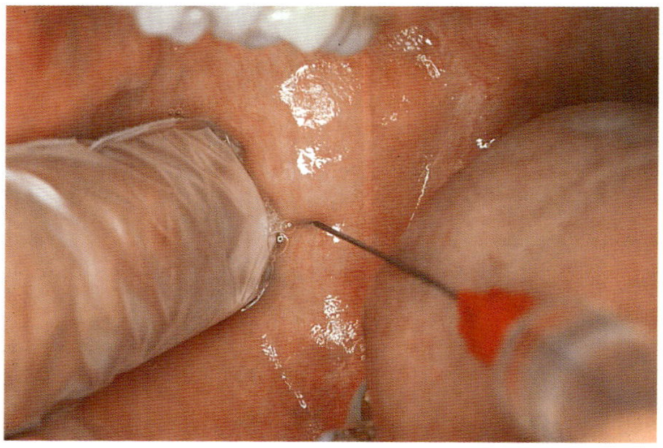

Abb. 2.31 Fingerkuppe liegt in der Fovea retromolaris. Man tastet die Crista temporalis. Nadeleinstich in Höhe der Fingernagelmitte

wiederum nach medial und gleitet in den Sulkus hinein. Jetzt injiziert man die verbliebene Menge von 1,0–1,5 ml der Anästhesielösung, nachdem vorher ein Aspirationsversuch unternommen wurde, um eine intravasale Injektion zu vermeiden. Der Verlust an Anästhesielösung bis zu 0,5 ml kommt dadurch zustande, daß beim Vorschieben der Kanüle in Spritzstellung der Daumen immer etwas Flüssigkeit durch den entstehenden Stempeldruck vor der Nadelspitze herspritzt. Damit wird ebenfalls eine intravasale Injektion beim Vorschieben der Nadel vermieden.
Bei sehr starker Abknickung des aufsteigenden Astes nach außen ertastet man in der beschriebenen Weise den Sulkus noch nicht. In solchen Fällen muß man die 3. Kanülenlage bis zu den Molaren der Gegenseite herumschwenken, um möglichst senkrecht auf ihn zu stoßen.

2.14.6 Vereinfachte indirekte Technik

Bei der vereinfachten indirekten Technik fällt die Kanülenlage 1 weg. Die Nadel wird gleich in der 2. Kanülenlage angesetzt und parallel zur Zahnreihe der zu anästhesierenden Seite bis zum Verlust des Knochenkontaktes im Bereich der Crista temporalis nach dorsal geführt, und in einer Tiefe von 0,5 cm wird das Depot für den N. lingualis abgegeben. Jetzt erfolgt die Schwenkung der Spritze zur Gegenseite und das Vorschieben der Kanüle in den Sulcus colli mandibulae zur Abgabe des Depots für den N. alveolaris inferior (Abb. 2.32). Die Orientierung an der Vorderseite des aufsteigenden Astes erfolgt in der gleichen Art wie bei der „1-2-3-Methode".

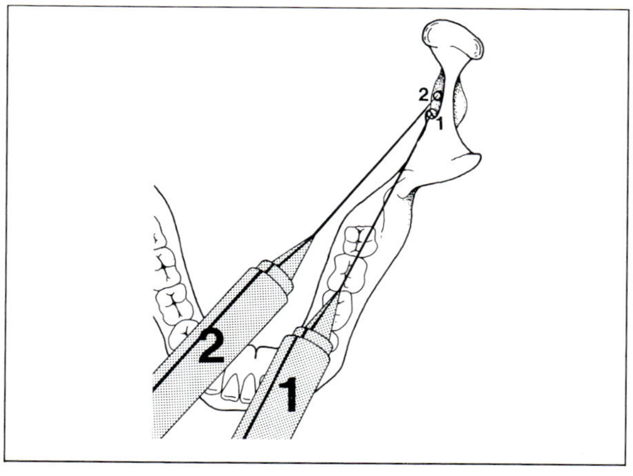

Abb. 2.32 Positionen der vereinfachten indirekten Technik

2.14.7 Direkte Technik

Bei der direkten Methode macht man sich einmal die Koronoid-Kerbe nutzbar (orientiert sich nach der Pterygotemporaldepression), die sich durch ihre hellere Färbung von der umgebenden Schleimhaut abhebt. Während die beiden bisher beschriebenen Methoden ein Austasten des aufsteigenden Astes voraussetzen, gestattet diese ein fingerloses Injizieren. Hierbei erfolgt die Führung der Nadel von der Prämolarenregion der Gegenseite. Nach Abgabe des Depots in einer Tiefe von 0,5 cm für den N. lingualis erreicht die Kanülenspitze nach Einführen der halben Kanülenlänge den Sulcus colli mandibulae. (Abb. 2.33) Wird nach Einführen der halben Kanülenlänge wegen zu starker Abknickung des aufsteigenden Astes kein Knochenkontakt erzielt, dann sollte die Nadel etwas zurückgezogen und nach Schwenken zum Molarengebiet der Gegenseite hin erneut vorgeschoben werden.
Im ungekehrten Falle – bei nur geringer Abknickung des aufsteigenden Astes nach lateral – wird schon vor dem Einführen der halben Kanülenlänge Knochenkontakt erreicht. Hier kann die Nadel nach Schwenken zur Mittellinie weiter vorgeschoben und so in die richtige Position gebracht werden. Die Pterygotemporaldepression erleichtert die Suche nach dem Einstichpunkt besonders beim zahnlosen Kiefer.

Anästhesie des N. mentalis

Eine Injektion in das Foramen mentale zu anästhetischen Zwecken erfolgt nur sehr selten, weil die erzielte Anästhesie nicht bis zur Mittellinie reicht und die Endverzweigungen der anderen Seite ebenfalls durch eine Injektion in die Fovea mentalis ausgeschaltet werden müssen. Bei allen operativen Eingriffen interforaminal genügt die terminale Anästhesie. Eine echte Indikation bildet die Trigeminusneuralgie in diesem Bereich. Hierbei versucht man die Nadel distalwärts und parallel zum Alveolarfortsatz in das Foramen mentale einzuführen und die Kanüle in den Canalis mandibulae vorzuschieben. Hier erfolgt dann die Applikation von 0,5 bis 1 ml des Lokalanästhetikums.

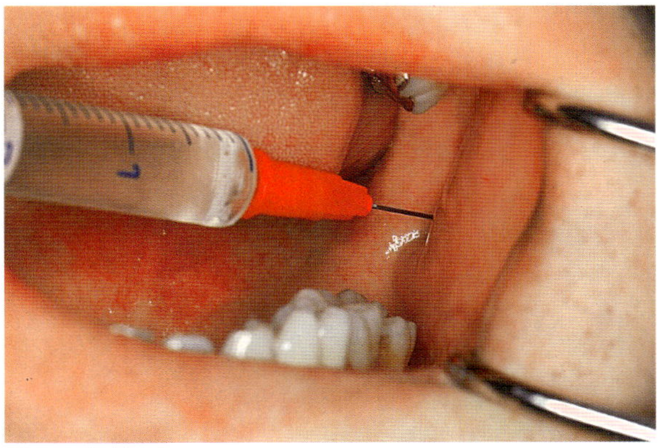

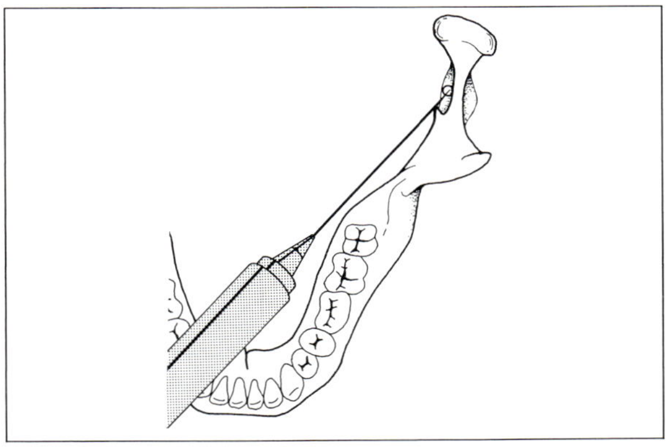

Abb. 2.33 Direkte Technik; a) dreidimensionale Orientierung; die Nadel gleitet ohne vorherige Knochenberührung bis in den Sulcus colli mandibulae; bei der direkten Methode nur eine Kanülenlage; b) anatomische Situation

Anästhesie des N. buccalis

Während die Anästhesie des N. lingualis auf dem Wege zum Sulcus colli erfolgt, wird zur isolierten Ausschaltung des N. buccalis die Kanüle senkrecht auf den Vorderrand des aufsteigenden Astes ca. 1 cm oberhalb der Okklusionsebene eingestochen, und nach Aspiration 0,5–1 ml Anästhesielösung injiziert.

Die hohe Leitungsanästhesie sowie die basale Leitungsunterbrechung sind heute praktisch ohne Bedeutung, weil in diesen Fällen der Intubationsnarkose der Vorzug gegeben wird. Lediglich die Methode nach *Härtel* (1920) wird noch – vor allem von Neurologen – benutzt. Sie dient jedoch nur dazu, bei Trigeminusneuralgien eine Anästhesiedeponierung im Bereich des Ganglion Gasseri vorzunehmen.

2.14.8 Leitungsanästhesie im Oberkiefer

Auch hier kann die Deponierung des Anästhetikums peripher an den einzelnen Ästen oder zentral am Stamm des N. maxillaris erfolgen.

In der Reihenfolge von ventral nach dorsal können folgende Äste ausgeschaltet werden:

Der *N. infraorbitalis* bildet die unmittelbare Fortsetzung des Stammes des N. maxillaris. Durch die Fissura orbitalis inferior zieht der N. maxillaris zunächst im Sulcus, dann im Canalis infraorbitalis. Am Foramen infraorbitale erreicht er die Weichteile der Haut. Noch im Kanal, ca. 0,5 cm dorsal des Foramens, zweigen die Rami alveolares superiores anteriores ab und gelangen in der Kieferhöhlenwand zum vorderen Anteil des Plexus dentalis. Diese Rami versorgen die Zähne vom mittleren Schneidezahn bis zu den Prämolaren und die Schleimhaut in diesem Bereich. (Abb. 2.34)

Die *Rami alveolares superiores medii* trennen sich bereits im Sulkusbereich vom N. infraorbitalis ab und gelangen in der lateralen Kieferhöhlenwand zum mittleren Teil des Plexus dentalis. Versorgt werden der 2. Prämolar, der 1. Molar und teilweise auch der 2. Molar. (Abb. 2.35)

Die *Rami alveolares superiores posteriores* teilen sich

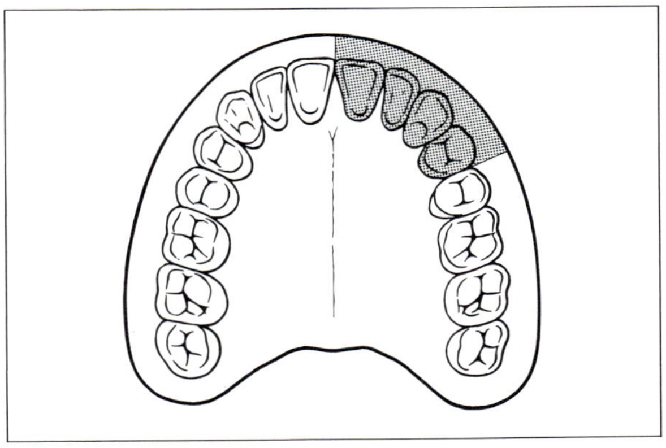

Abb. 2.34 Innervationsgebiet der Rr. alveolares anteriores (unter Verwendung einer Zeichnung von W. Meyer)

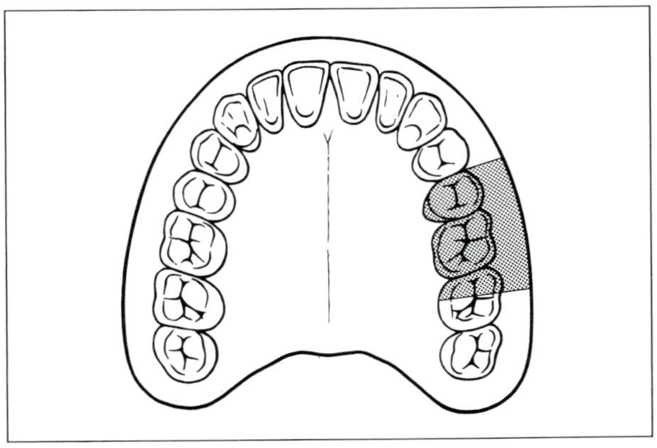

Abb. 2.35 Innervationsgebiet der Rr. alveolares superiores medii (unter Verwendung einer Zeichnung von W. Meyer)

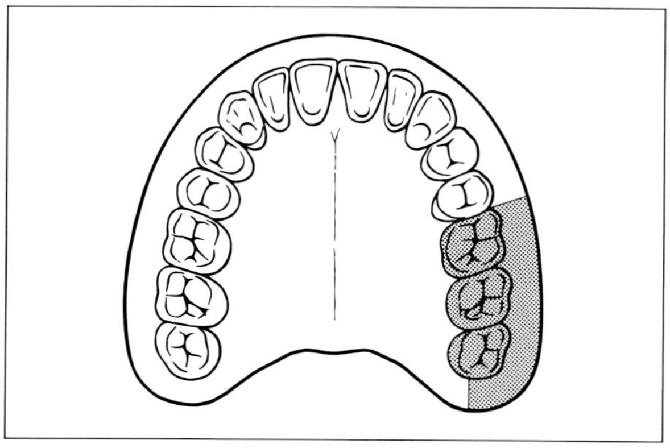

Abb. 2.36 Versorgungsgebiet der Rr. alveolares superiores posteriores (unter Verwendung einer Zeichnung von W. Meyer)

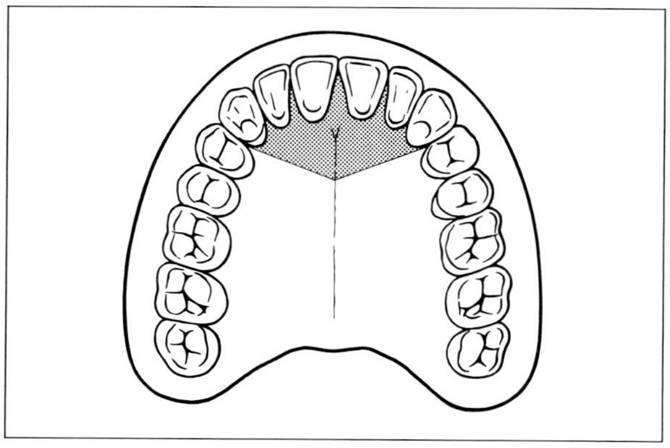

Abb. 2.37 Versorgungsgebiet des N. nasopalatinus (unter Verwendung einer Zeichnung von W. Meyer)

bereits vor dem Eintritt in die Orbita vom Stamm ab. Sie treten 1–1,5 cm oberhalb der Apizes des 3. Molaren durch die Canaliculi alveolares maxillares posteriores in die Kieferhöhle ein, um hier den dorsalen Anteil des Plexus dentalis zu bilden.

Versorgt werden die Molaren, wobei eine Überschneidung mit den Rami alveolares superiores medii im Bereich des 1. Molaren erfolgt. (Abb. 2.36) Die Schleimhaut wird von den Rami gingivales versorgt, die nicht in den Knochen eindringen.

Der *N. nasopalatinus* ist ein Ast der Rami nasales posteriores superiores mediales. Er zieht vom vorderen Anteil der Nasenscheidewand abwärts zum Canalis incisivus und anastomosiert im Kanal mit dem gleichnamigen Nerven der anderen Seite. Versorgt wird die Schleimhaut des harten Gaumens im Bereich der Frontzähne. (Abb. 2.37)

Der *Nervus palatinus anterior* verläuft im Canalis palatinus major gemeinsam mit den Nervi palatini posteriores abwärts. Während diese noch im Kanal abzweigen und durch die Foramina palatina minora zum weichen Gaumen und zur Tonsille ziehen, erreicht der N. palatinus anterior am Foramen palatinum majus die Schleimhaut des harten

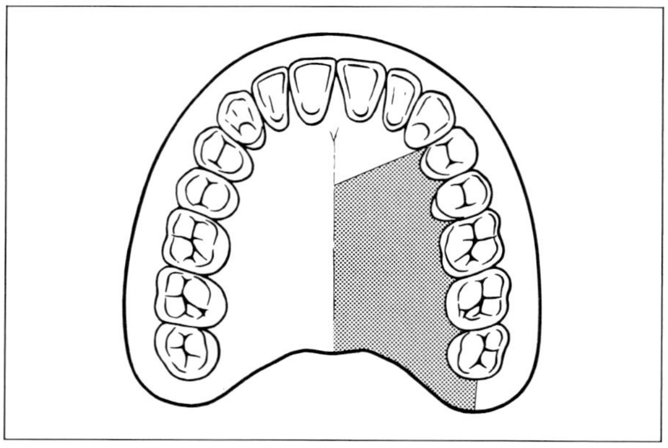

Abb. 2.38 Versorgungsgebiet des N. palatinus anterior (unter Verwendung einer Zeichnung von W. Meyer)

Gaumens und das benachbarte Parodontium der Molaren.

Er versorgt eine Schleimhautseite vom Tuberbereich bis zur Eckzahngegend. (Abb. 2.38)

2.14.9 Technik der Anästhesie im Oberkiefer

Rami alveolares superiores anteriores

Die Lage des Foramen infraorbitale und die Verlaufsrichtung des Kanals bestimmen den Ort des Einstichs und die Orientierung während der Injektion. Das Foramen liegt ca. 0,75 bis 1 cm kaudal der Sutura zygomatico-maxillaris, die durch die Haut als Rauhigkeit am unteren Rand der Orbita immer tastbar ist. Der Kanal selbst verläuft von medial-kaudal nach dorsal-kranial. Er ist unterschiedlich lang und öffnet sich ca. 1 bis 1,5 cm dorsal der Margo orbitalis in den Sulcus infraorbitalis. Deshalb kann bei kurzem Kanalanteil und *steiler* Kanülenlage die Gefahr der Verletzung des Augapfels bestehen. Das Aufsuchen des Kanaleinganges zum Foramen infraorbitale kann sowohl intraoral als auch von außen erfolgen.

Intraoral: Die Einstichstelle im Bereich der Umschlagfalte liegt zwischen dem seitlichen Schneidezahn und dem Eckzahn. Nach Abgabe des submukösen Anästhesiedepots wird der Knochenkontakt aufgesucht. Der Mittelfinger der anderen Hand markiert die Sutura zygomaticomaxillaris. Der unmittelbar darunterliegende Zeigefinger erreicht mit seinem unteren Rand den trichterförmigen Eingang des Foramens, dann fühlt man mit der Fingerkuppe des Zeigefingers beim Entleeren der Spritze das sich bildende Flüssigkeitsdepot. Hierdurch erfolgt vor allem die Ausschaltung der Haut- und Schleimhautäste. Der Plexus dentalis wird nur indirekt erreicht über die Diffusion des Depots durch die Kieferhöhlenwand. Ein

Eingehen in den Kanal selbst ist aus dieser Injektionsposition nicht möglich.
Extraoral: Nach Reinigung der Einstichstelle seitlich des Nasenflügels und Markierung der Sutura zygomaticomaxillaris und der Höhe des trichterförmigen Einganges zum Foramen infraorbitale schiebt man die Nadel schräg aufwärts auf den Knochen zu. An der beschriebenen Stelle erreicht man das Foramen und gleitet mit der Nadelspitze hinein (Abb. 2.39). Die Leitungsanästhesie ist um so umfangreicher, je weiter zentral die Deponierung und damit die Blockierung des Nerven erfolgt.

Rami alveolares superiores medii
Die Ausschaltung der Abgänge im Sulkusbereich wird praktisch nicht genutzt, da die Leitungsanästhesie in diesem Falle keinen Vorteil bringt. Vielmehr erfolgt die Ausschaltung des Plexus durch eine terminale Anästhesie beiderseits der Crista zygomatico-alveolaris, weil im Ansatz der Knochenleiste selbst die Diffusion wegen der dickeren Kompakta wesentlich langsamer erfolgt als im dünneren Kompaktabereich des Nachbargebietes. (Abb. 2.40a und b)

Rami alveolares superiores posteriores
Die Nervausschaltung am Tuber maxillae ist ebenfalls keine echte Leitungsanästhesie, weil man lediglich versucht, die Nerven vor ihrem Eintritt in den Knochen durch ein flächig gesetztes Depot auszuschalten.
Der üblicherweise benutzte intraorale Weg beginnt mit dem Einstich im Bereich der Umschlagfalte des 2. Molaren (Abb. 2.41 a und b). Nach Deponierung einer submukösen Quaddel führt man die Nadelspitze von ventrokaudal nach kranio-dorsal. Um den Knochenkontakt auch im Bereich der Rundung des Tuber aufrechtzuerhalten, ist eine ständige Korrektur der Nadelspitze durch Schwenken der Spritze nach außen erforderlich. Bei kleiner Mundöffnung können hierbei erhebliche Schwierigkeiten auftreten. Ca. 1 cm oberhalb der Wurzeln des 3. Molaren injiziert man nach negativem Aspirationsversuch 2–3 ml eines Anästhetikums. Da die größte Schmerzfreiheit mit dieser Methode nur im Bereich des 3. Molaren liegt, empfiehlt es sich, für Routineeingriffe die terminale Anästhesie zu bevorzugen. Wegen der zahlreichen, vor allem venösen Gefäße besteht die Gefahr der intravenösen Injektion und der Hämatombildung, Komplikationen, die sich

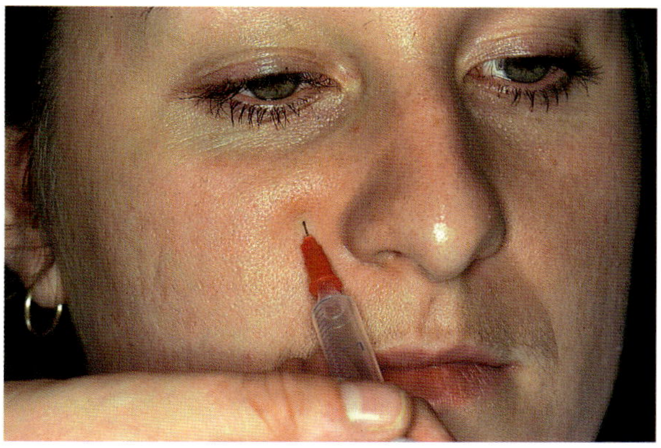
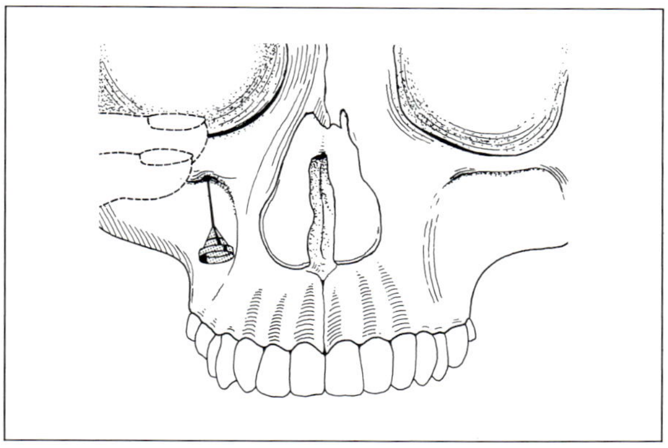

Abb. 2.39 Lage des Foramen infraorbitale zur Sutura zygomatico-alveolaris. Verlaufsrichtung des Canalis infraorbitalis, Nadelspitze liegt bereits im Sulcus infraorbitalis; a) klinische Situation, b) anatomische Situation

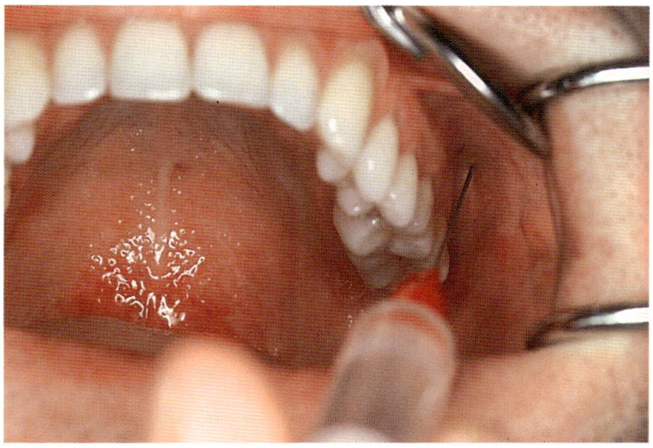
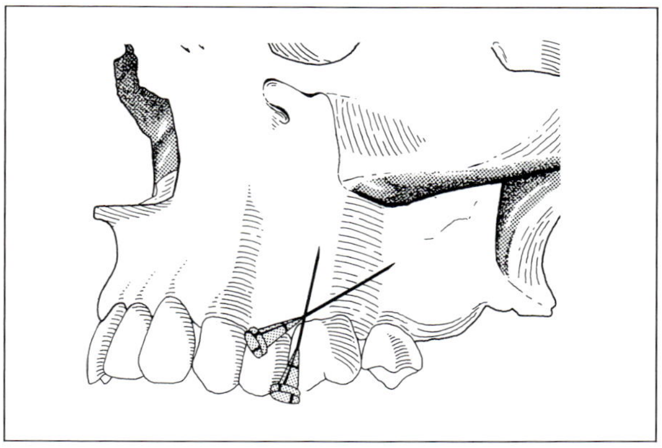

Abb. 2.40 a) Einstichstelle in der Umschlagfalte im Bereich des ersten Molaren; klinische Situation; b) Endlage der Kanüle nach Vorschieben der Nadel nach kraniodorsal bei gleichzeitigem Schwenken der Spitze nach lateral

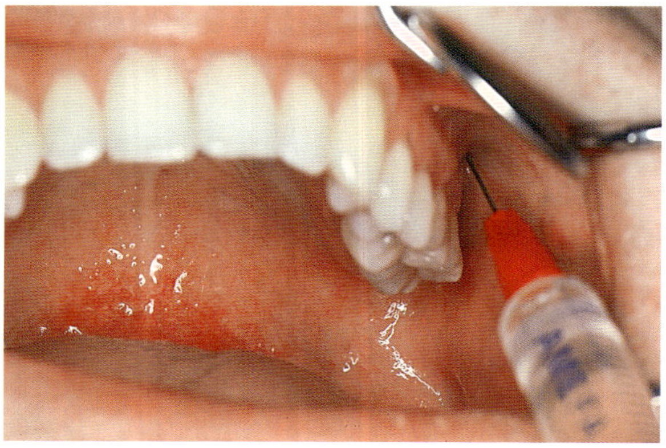
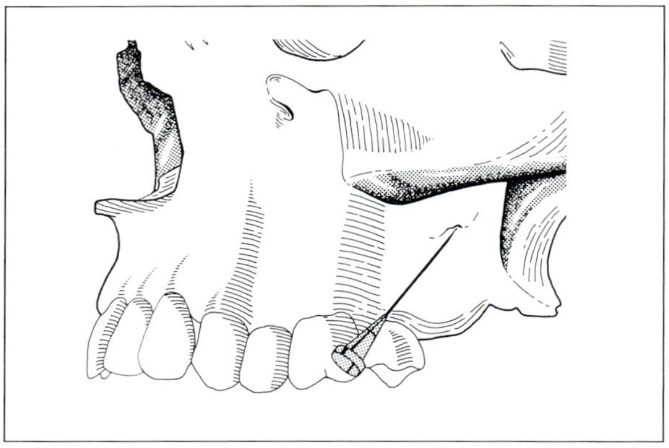

Abb. 2.41 a) Einstichstelle in der Umschlagfalte im Bereich des 2. Molaren; b) Endlage der Kanülenspitze ca. 1 cm oberhalb der Wurzel des 3. Molaren

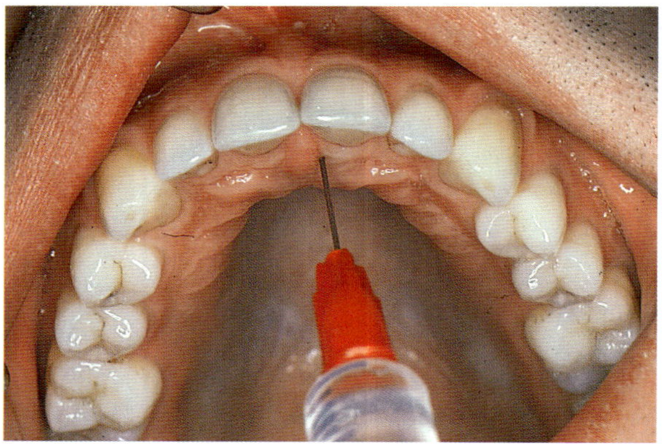
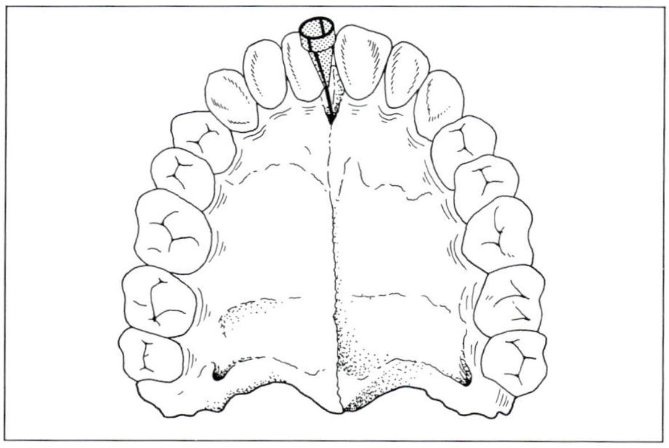

Abb. 2.42 a) Einstich einer dünnen Nadel neben der Papille; b) Lage der Kanüle im Canalis incisivus; die Nadel liegt annähernd parallel zu den Wurzeln der Frontzähne

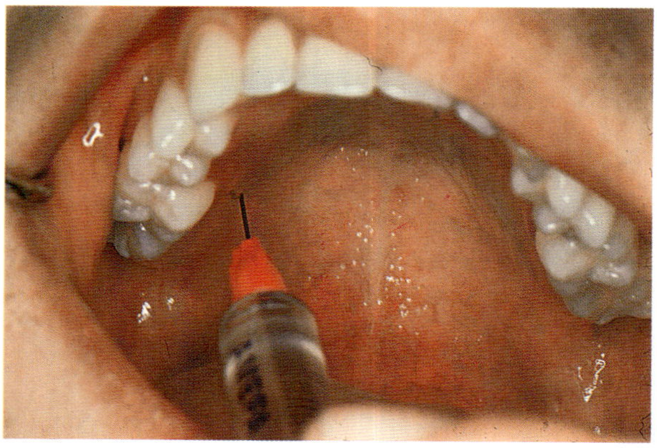
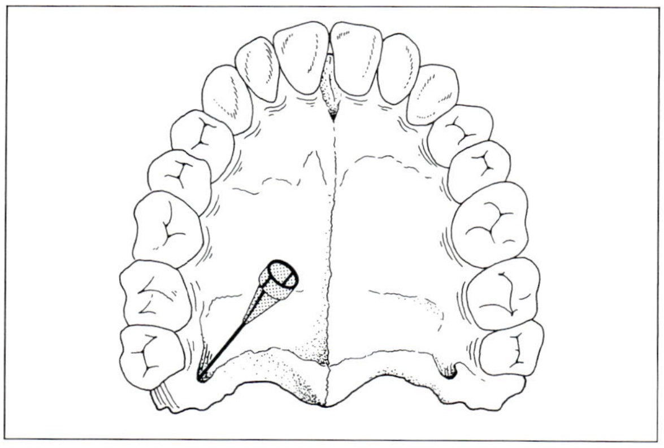

Abb. 2.43 a) Klinische Situation bei richtiger Position der Kanüle im Kanal; b) Lage der Kanüle im Kanalbereich

besonders dann verhängnisvoll auswirken können, wenn via Kanüle Keime verschleppt wurden.

Nervus nasopalatinus

Da die Papille sehr schmerzempfindlich ist, wenn man senkrecht in sie hineinsticht, sollte der Eingriff seitlich davon erfolgen (Abb. 2.42a und b). Im allgemeinen genügt ein Anästhesiedepot im trichterförmigen Eingang, um die sensible Versorgung der palatinalen Schleimhaut auszuschalten. Bestehen dann immer noch Schmerzen, muß die Nadel so weit in den Kanal eingeführt werden, bis der versorgende Nervanteil der anderen Seite vom Anästhetikum mit umspült werden kann. Stößt dies auf anatomische Schwierigkeiten oder ist wegen entzündlicher Veränderungen im Schleimhautbereich eine lokale Anästhesie hier nicht möglich, dann kann man beiderseits des Septum nasi die Fasern vor dem Eintritt in den Kanal mit einem Oberflächenanästhetikum ausschalten. Hierzu legt man mit Pantocain oder einem anderen Oberflächenanästhetikum getränkte Wattestäbchen in den unteren Nasengang ein. Diese Methode empfiehlt sich auch zur Herabsetzung des Einstichschmerzes vor der Durchführung der eigentlichen Injektionsanästhesie.

Nervus palatinus anterior
Das Foramen liegt beim Kind bis zu 5 Jahren distal des 2. Milchmolaren, beim Erwachsenen distal des 2. Molaren, manchmal auch in Höhe bzw. distal des 3. Molaren (Abb. 2.43 a und b). Der Einstich erfolgt von der Prämolarenseite der Gegenseite ca. 0,5 cm vor der meist vorhandenen Schleimhauteindellung, die den trichterförmigen Eingang markiert. Die Nadel bildet mit dem Gaumendach hierbei einen Winkel von ca. 45°. Nach dem Knochenkontakt setzt man ein Depot von 2–3 Teilstrichen. Durch geringe Korrektur der Nadelführung gelingt es meist, bis zum Eingang des Foramens vorzudringen. Die Abgabe von 0,5 bis 0,75 ml genügt, um eine Schmerzfreiheit der Gaumenschleimhaut einer Hälfte bis zum Eckzahn zu erzielen. Wird die Nadel weiter eingeführt, dann erfolgt auch eine Anästhesie der Nervi palatini posteriores. Der damit ebenfalls gefühllose weiche Gaumen wirkt bei vielen Patienten wie ein Fremdkörper, so daß häufig beim Schluckakt ein Brechreiz auftritt. Bei genügend weitem Kanaldurchmesser besteht die Möglichkeit, eine lange und dünne Nadel so weit nach kranial zu führen, daß eine Leitungsanästhesie des 2. Astes möglich ist. Dies ist in der Regel nur bei Kindern der Fall. Die früher häufig verwendete extraorale Schmerzausschaltung im Bereich des 2. Astes vor großen operativen Eingriffen ist ebenfalls durch die Intubationsnarkose verdrängt worden.

2.15 Komplikationen bei der Lokalanästhesie

Bei der Anästhesie im Unterkiefer

1. *Der Einstich liegt zu weit medial,* weil man glaubt, der aufsteigende Ast läge in der Verlängerung der Zahnkronen. Hinzu kommt die Kanülenführung in sagittaler Richtung.
Folge: Zwischen Nadelspitze und Sulkus liegt ein dickes Muskelpolster (M. pterygoideus medialis). Das Depot diffundiert nicht bis zum Foramen mandibulae, sondern bleibt im Muskel liegen. Deshalb bleibt die Leitungsanästhesie aus. Da bei dieser intramuskulären Injektion kleinere Blutungen im Bereich des Muskels auftreten können und damit interstitielle Entzündungen und selbst umschriebene Abszesse mit zwangsläufiger Einbuße kontraktiler Elemente zu befürchten sind, entsteht als Folge davon eine manchmal Tage oder Wochen anhaltende Kieferklemme. Diese sollte man zeitgerecht durch Dehnübungen bekämpfen, bzw. bei eingetretener Infektion rechtzeitig Antibiotika applizieren.
Beim Schwenken der Kanüle droht immer ein Bruch der Kanüle, da wegen der Dicke der Muskulatur eine Veränderung der Lage nur bedingt möglich ist. Deshalb sollte man die Nadel zurückziehen, einen neuen Einstichpunkt wählen, bei dem die Nadelspitze im Bereich des Spatium pterygomandibulare liegt.
2. *Der Einstich liegt zu hoch,* oder das Vorschieben der Nadel von der richtigen Einstichstelle erfolgt nach hinten und kranial.
Folge: Die Kanülenspitze liegt im M. pterygoideus lateralis. Die Leitungsanästhesie bleibt ebenfalls aus. Wegen der im Muskelgewebe zahlreich vorhandenen venösen Räume besteht jedoch die Gefahr der Hämatombildung. Klinisch kann die Vorschubbewegung danach eingeschränkt sein.
3. *Der Einstich liegt zu tief,* oder die Nadelführung erfolgt nach hinten und kaudal.
Folge: Da das Depot schon primär unter der Lingula liegt, bleibt die Anästhesie aus. Liegt das Depot im M. pterygoideus medialis, kann es zur Kieferklemme kommen. Bei zu weitem Einstich kann es neben einer intravasalen Injektion auch zur Anästhesie des N. facialis kommen. Je nach dem Umfang der Anästhesie fallen ein oder mehrere Äste des N. facialis aus. Der Vorgang ist jedoch reversibel, da mit Abklingen der Anästhesie auch die Fazialisparese rückläufig ist.
4. Die früher häufiger beschriebene *Nadelfraktur,* wie sie nach mehrfach gebrauchten Kanülen auftrat, ist bei Verwendung der heute üblichen Einmalkanülen praktisch unbekannt. Der Grund hierfür liegt sicher darin, daß die Nadeln einheitlich lang sind, so daß das Vorschieben der Nadel bei der Leitungsanästhesie bis zum Konus nicht mehr nötig ist. Der Bruch der Metallkanülen trat ja in der Regel an der Einlötstelle in den Konus auf.
5. Eine *Verletzung des N. lingualis* mit temporärem bzw. komplettem Ausfall des Nerven dürfte zu den ausgesprochenen Seltenheiten gehören. Beschriebene Ausfallserscheinungen des N. lingualis beruhen in der Regel auf einem Abgleiten des Skalpells oder des rotierenden Instrumentes während des operativen Eingriffs.
6. Auch *Verletzungen* temporärer Art *des N. alveolaris inferior* können durch intranervale Injektionen auftreten. Als Folgeerscheinung beobachtet man eine Funktionsstörung des N. mentalis, die sich im Vincent-Symptom manifestiert. Das Symptom kann Wochen und Monate

bestehen, jedoch bleibt nur in seltenen Fällen ein Dauerschaden zurück, da die Regenerationsfähigkeit des N. alveolaris inferior wesentlich besser ist als die des N. lingualis.

Bei der Anästhesie im Oberkiefer

1. Ein *Kanülenbruch* kann auch im Oberkiefer bei der Injektion im Bereich der Foramina auftreten, wenn die Nadel tief genug in das Foramen eingedrungen ist. Diese Komplikation dürfte bei Einmalkanülen ebenfalls zu den ausgesprochenen Raritäten gehören.
2. Bei der Tuberanästhesie kann es durch *Verletzungen venöser Gefäße* des Plexus zu Hämatombildungen unterschiedlicher Größe kommen.
3. Die *abgesprungene und dabei verschluckte bzw. aspirierte Injektionsnadel* ist die gefährlichste der möglichen lokalen Komplikationen. Ein Ausbleiben des Hustenreizes ergibt noch keinen Anhaltspunkt darüber, ob die Nadel verschluckt oder aspiriert wurde. Auch hier ist die Hinzuziehung eines Radiologen bzw. einer HNO-Fachklinik zur Bronchoskopie bzw. zur Lungenübersichtsaufnahme oder Abdominalaufnahme bindend notwendig. (Abb. 2.44)
4. Die früher beschriebenen *Nekrosen* am harten Gaumen dürften ebenfalls kaum noch auftreten, da bei den heute verwendeten dünnen Nadeln kein großer Druck auf das Mukoperiost des harten Gaumens ausgelöst und damit ein abruptes Ablösen von der knöchernen Unterlage erzwungen werden kann (Abb. 2.45). Zur Vermeidung derartiger Komplikationen empfiehlt es sich, prophylaktisch nur 0,3

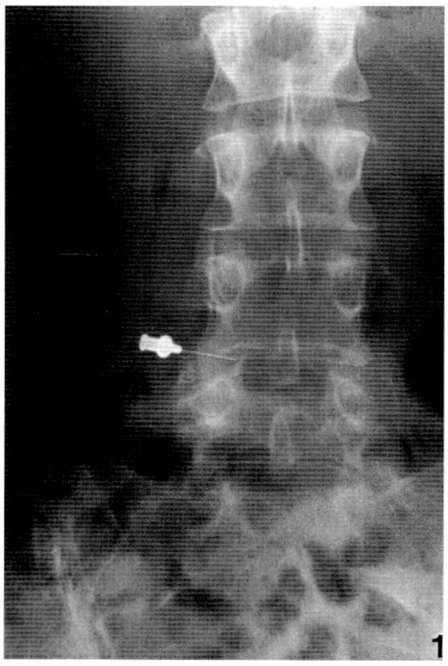

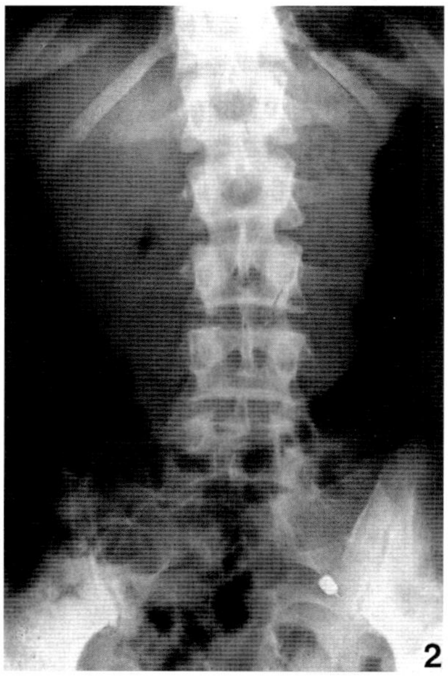

Abb. 2.44-1 1. Tag, Abdomen-Übersichtszielaufnahme. Die verschluckte Injektionskanüle liegt in Projektion auf die rechte Unterkante des 4. Lendenwirbels im Abdomen, wahrscheinlich am Magenausgang

Abb. 2.44-2 6 Stunden später, Abdomen-Übersichtsaufnahme (Kontrolle). Der Fremdkörper liegt jetzt im rechten Mittelbauch in Projektion auf den Kreuzbeinflügel

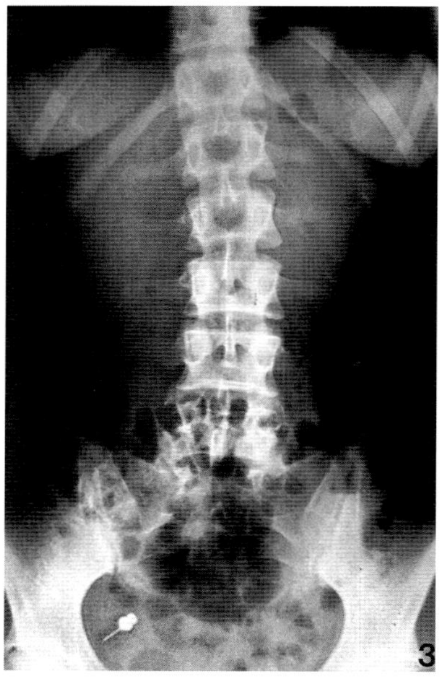

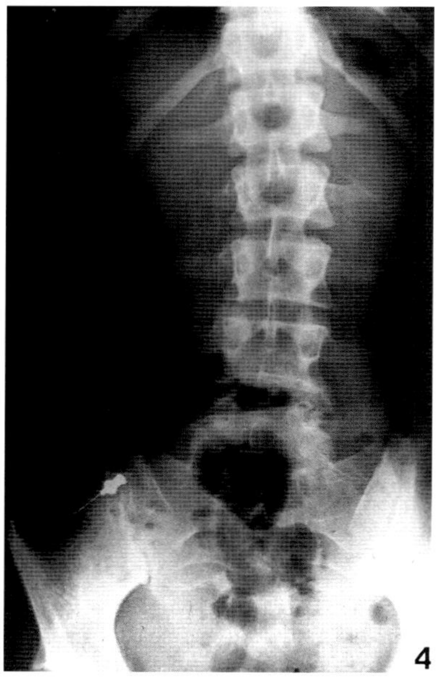

Abb. 2.44-3 2. Tag, Abdomen-Übersichtsaufnahme. Die verschluckte Kanüle ist jetzt in den linken Unterbauch weiter gewandert. Der Fremdkörper liegt in Projektion auf den Darmbeinflügel in Gegend der Iliozökalklappe oder des Colon ascendens

Abb. 2.44-4 3. Tag. Abdomen-Übersichtsaufnahme. Unter Berücksichtigung der unterschiedlichen Aufnahmen keine wesentliche Lageveränderung der Kanüle. Operation angesetzt.

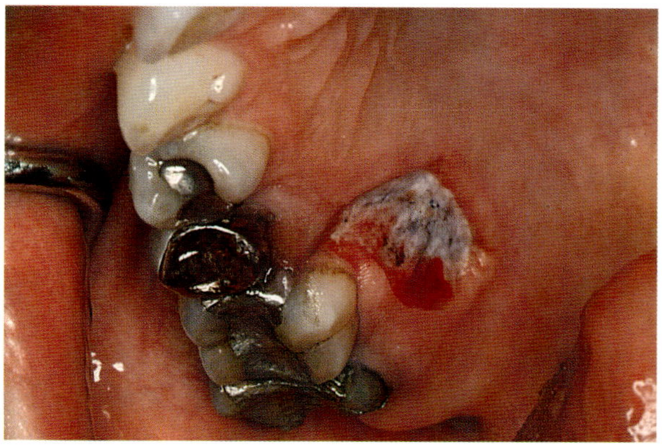

Abb. 2.45 Nekrose am harten Gaumen, am Grund der Nekrose Fibrinbeläge.

bis 0,5 ml maximal zu injizieren. Dies genügt auch, um eine komplette Anästhesie des palatinalen Mukoperiostes zu erzielen.

5. Bei der Leitungsanästhesie im Bereich des Foramen infraorbitale und auch des Foramen palatinum majus kann es durch *Anästhesie der Augenmuskulatur* vorübergehend zum Auftreten von Doppelbildern kommen. Diese klingen nach Abbau des Lokalanästhetikums komplikationslos ab. In Zweifelsfällen ist aus forensischen Gründen die Überweisung an einen Ophthalmologen empfehlenswert.

6. *Bißverletzungen* nach Anästhesie im Lippen- und Wangenbereich können besonders bei Kindern auftreten. Daher ist prophylaktisch die Anweisung zu geben, nicht auf die gefühllose Lippe oder Wange zu beißen.

Literatur

Allwood et al.: Brit. med. Bull. 19, 132 (1963); zit. bei: *Grobekker, H., Hellenbrecht, D., Palm, D., Quiring, K.:* Pharmakologie und Toxikologie. B. I. Wissenschaftsverlag, Mannheim-Wien-Zürich 1975

v. Anrep: Über die physiologischen Wirkungen des Kokains. Pflügers Archiv Bd. 21, 1880. Zit. bei *Braun, H.:* Die örtliche Betäubung. 6. Aufl. Barth, Leipzig 1921

Bekanntmachung der Bundesärztekammer: Lokalanästhetika: Bei Anwendung in der Praxis beachten. Dtsch Ärztebl 82(3), 100 (1985)

Boakes, A. J.: Adverse reactions to local anaestetic vasoconstrictor preparations. Br Dent J 133, 137 (1972)

Büch, H. P., Rummel, W.: Lokalanästhetika, Lokalanästhesie. In: *Forth, W., Henschler, D., Rummel, W.* (Hrsg.): Allgemeine und spezielle Parmakologie und Toxikologie. B. I. Wissenschaftsverlag, Mannheim-Wien-Zürich 1975

Corning, zit. bei *Braun:* On the prolongation anaesthetic effects on the hydrochlorate of cocaine when sub. New York Med J II, 317 (1885)

Evers, H., Haeger, G.: Lokalanästhesie in der Zahnheilkunde. Springer, Berlin-Heidelberg-New York 1983

Frenkel, G.: Die Schmerzausschaltung. In: Praxis der Zahnheilkunde. Bd. II. Urban & Schwarzenberg, München-Wien-Baltimore 1978

Grobecker, H., Hellenbrecht, D., Palm, D., Quiring, K.: Adrenalin und Nor-Adrenalin; sympathikomimetische und sympathikolytische Pharmaka. In: *Forth, W., Henschler, O., Rummel, W.* (Hrsg.): Allgemeine und spezielle Pharmakologie. B. I. Wissenschaftsverlag, Mannheim-Wien-Zürich 1975

Halstedt, W.: Water as a local Anaesthetic. New York Med J 1885. Zit. bei Braun

Kirch, W., Kitteringham, N., Lambers, G., Hadju, P., Ohnhaus, E. E.: Die klinische Pharmakokinetik von Articain nach intraoraler und intramuskulärer Applikation. Schweiz Mschr Zahnheilk 93, 713 (1983)

Knoll-Köhler, E.: Sicherheit bei der Lokalanästhesie I: Pharmakologie lokalanästhetischer Substanzen. Phillip Journal 5, 33 (1988)

Knoll-Köhler, E.: Sicherheit bei der Lokalanästhesie II: Pharmakologie vasokonstriktorischer Zusätze. Phillip Journal 5, 79 (1988)

Leilich, G., Arndt, R., Frenkel, G.: In-vivo-Messung zur Ermittlung der bei der intraligamentären Injektion angewandten Kräfte. Zahnärztl Welt 94, 51 (1985)

Du Mesnil de Rochemont, W., Hensel, H.: Messung der Hautdurchblutung bei Einwirkung verschiedener Lokalanästhetika. Naunyn-Schmiederberg's Arch exp Path Pharmak 239, 469 (1960)

Pfeiffer, H.: Lokale Therapie bei der Trigeminusneuralgie. Z Anästh Wiederbel 3, 2 (1968)

Rahn, R., Frenkel, G., Atamni, F., Shah, P. M., Schäfer, V.: Bakteriämie bei intraligamentärer Anästhesie. Zahnärztl Mitt 76, 2121 (1986)

Sonnabend, E., Maschinski, G.: Tierexperimentelle Untersuchungen zur Toxizität von Carticain und Lidocain. Dtsch Zahnärztl Z 31, 126 (1976)

Tucker, G. T., Amther, L. E.: Pharmacokinetics of local anaesthetic agents. Br J Anaesth 49, 213 (1975)

Tucker, G. T., Mather, L. E.: Clinical pharmacokinetics of local anaesthetics. Clin Pharmacokin 4, 214 (1979)

Tucker, G. T., Wiklund, L., Berlin-Wahlen, A., Mather, L. E.: Hepatic clearance of local anaesthetics in man. J Pharmacokin Biopharm 51, 111 (1977)

3 Chirurgie des Zahnes

Von *G. Frenkel*

3.1 Die unkomplizierte Extraktion des Zahnes

Die Zahnextraktion stellt den häufigsten chirurgischen Eingriff des praktischen Zahnarztes dar. Der heutige Standard geht auf Pierre Fouchard zurück und ist hinsichtlich der Möglichkeiten, schmerzfrei in örtlicher Betäubung zu operieren, 80 Jahre alt. Nach exakter Indikationsstellung bei völliger Schmerzfreiheit vorgenommen und in technischer Vollendung beherrscht, stellt die Zahnentfernung heute ein wichtiges Teilstück ärztlicher Kunst dar.
Der Ausdruck „Zahnextraktion“ ist deshalb irreführend, weil allein durch Ziehen am Zahn die sehnige Verbindung zwischen Zement einerseits und Alveolenwand andererseits nicht unterbrochen wird. Nach *Meyer* ist die Wurzelhaut am Alveoleneingang ca. 0,25 mm dicker als im Bereich der Alveolenmitte mit ca. 0,15 mm. Durch die Luxationsbewegung des Zahnes mit Zange oder Hebel werden nur einzelne Partien der Sharpey-Fasern von der Alveolenwand bzw. vom Zement abgerissen. Gleichzeitig werden die Alveolenwände bei der Luxationsbewegung gedehnt, so daß schließlich kleinere Zahnquerschnitte in größere Alveolenquerschnitte gelangen. Damit vergrößern sich die Exkursionen des Zahnes bei der Luxationsbewegung, und der weitere Abriß des Desmodonts geht schneller vor sich (Abb. 3.1).
Neben der intensiven Verhaftung des Zahnes mit seiner Umgebung durch das Desmodont können Schwierigkeiten bei der Extraktion durch Spreizungen, Krümmungen, Verdickungen und Knickungen der Wurzel auftreten. Deshalb sollte schon aus Gründen der Aufklärung des Patienten vor der Extraktion ein Röntgenbild vorliegen.

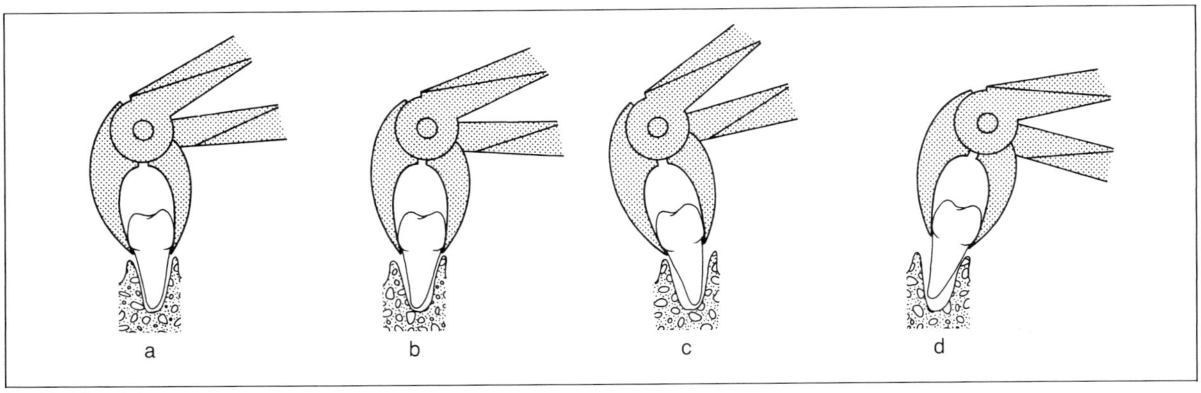

Abb. 3.1 Schema der Luxationsbewegung: a) Adaptation der Zange, b) Zangenbewegung nach bukkal, c) Zangenbewegung nach lingual, d) Abriß der restlichen Fasern

3.1.1 Indikation

Für die Indikationsstellung zur Extraktion lassen sich keine starren Regeln ableiten. Nach den Ausführungen von *Köhler* (1953), der 16 Indikationspunkte, und *Thoma* (1952), der 11 Indikationspunkte angab, ist die Zahnentfernung dann angezeigt, wenn:

- ausgedehnte kariöse Prozesse so weit fortgeschritten sind, daß der verbliebene Teil des Zahnes nicht mehr erhaltenswert ist;
- bei pulpentoten Zähnen eine exakte Wurzelfüllung bzw. eine Wurzelspitzenresektion nicht mehr ausgeführt werden kann, weil z. B. der parodontale Abbau sehr weit fortgeschritten ist;
- eine weit fortgeschrittene marginale Parodontopathie besteht, auch wenn die Zähne noch vital sind;
- ausgedehnte traumatische Veränderungen bestehen, z. B. Zahnfrakturen oder zentrale bzw. periphere Luxationen bei gleichzeitiger Zerstörung der knöchernen Alveole;
- Zähne im Bruchspalt einer Kieferfraktur stehen; sie werden nur dann entfernt, wenn sie für den weiteren funktionellen Ablauf nicht notwendig sind, z. B. Weisheitszähne im Bruchspalt;

- Zähne im Bereich eines malignen Tumors stehen; sie werden ebenfalls im Zuge der Tumorbeseitigung entfernt. Eine Ausnahme machen die peripheren Granulationsgeschwülste. Ist der Zahn erhaltungswürdig, kann die Entfernung der Epulis zunächst ohne gleichzeitige Extraktion des Zahnes vorgenommen werden. Erst wenn ein Rezidiv auftritt, ist die Indikation zur Extraktion gegeben;
- Molaren die eine Kieferhöhleninfektion unterhalten. Sie bilden damit gleichfalls eine Indikation zur Extraktion. Hierbei ist es gleichgültig, ob die Infektion auf apikalem oder marginalem Wege zustande kam;
- eine Indikation zur Extraktion aus kieferorthopädischen Gründen gegeben ist;
- aus prothetischer Indikation die Zahnentfernung notwendig ist.

Diese kurz umrissenen Indikationen zur Zahnextraktion lassen sich selbstverständlich beliebig erweitern. Sie bilden aber auf alle Fälle die häufigsten Gründe zur Zahnentfernung.

3.1.2 Kontraindikationen

So wichtig, wie für den Zahnarzt die Erarbeitung der Indikationsstellung ist, so wesentlich ist auch die Herausstellung von Kontraindikationen. Eine Gegenanzeige zur Zahnentfernung besteht bei folgenden pathologischen Zuständen:

- bei akut entzündlichen Prozessen, die von Zähnen ihren Ausgang nehmen. Die Frage, ob man den hierfür verantwortlichen Zahn in der subakuten Phase entfernen darf, wird von Klinik zu Klinik unterschiedlich beurteilt. Während im allgemeinen im Milchgebiß auch bei vorhandenen submukösen Abszessen die Extraktion in Kombination mit der Inzision genügt, um den Prozeß zum Abklingen bringen zu können, sind die Reaktionen beim Erwachsenen durchaus unterschiedlich. Ein Abklingen der akut entzündlichen Erscheinungen tritt in der Regel dann auf, wenn die Infektion noch nicht über die Gingiva propria hinaus ausgedehnt ist. Bei allen Prozessen hingegen, die die weitere Umgebung mit einbeziehen, kann die zusätzliche Gewebsschädigung durch die Extraktion eine weitere Eskalation der Entzündung provozieren. Außerdem ist in diesen Fällen mit der Lokalanästhesie in der Regel keine völlige Schmerzfreiheit zu erzielen. Aus diesem Grunde ist zu empfehlen, mit der Extraktion bis zum Abklingen des akuten Prozesses und zur Rückkehr in das chronische Stadium nach ca. 8–10 Tagen zu warten – nötigenfalls unter Antibiotikaschutz.
- in der akuten Phase des Herzinfarktes,
- bei einer erhöhten Blutungsbereitschaft (Hämorrhagische Diathese). Die Störungen liegen entweder im Gerinnungsmechanismus des Blutes (Koagulopathie), bei der Thrombozytenfunktion (Thrombopathien) oder in beschädigten Blutgefäßen (Vasopathien). Bei den unterschiedlichen Formen der Hämophilie wird immer die Zusammenarbeit mit dem Internisten notwendig sein, zumal in der Regel die Überweisung von diesem erfolgt. Auch nach entsprechender Anreicherung des Blutes mit Faktor VIII bzw. Faktor IX durch Transfusion von Plasmafraktionen wird die Behandlung nur unter klinischen Bedingungen möglich.
- bei akuten Leukosen oder Agranulozytosen mit ulzerösen Veränderungen der Mundschleimhaut. Dabei ist zunächst die Behandlung der Grundkrankheit notwendig, bevor ein lokaler Eingriff erfolgen kann.

3.1.3 Relative Indikationen

Eine relative Indikation zur Zahnentfernung ist dann gegeben,

- wenn der Patient unter einer Langzeitbehandlung mit Antikoagulantien in den ersten 6–8 Wochen steht. Die Behandlung dieses Patientenkreises erfordert gewisse Vorsichtsmaßregeln, stellt aber keine Kontraindikation bei chirurgischen Eingriffen oder Zahnextraktionen dar. Bei älteren Patienten sollte man immer fragen, ob
  - eine Antikoagulantientherapie betrieben wird,
  - wie lange die Behandlung bereits erfolgt,
  - warum eine Antikoagulantientherapie eingeleitet wurde und
  - wie die Kontrollen verliefen.

  Als Regel kann man sagen, daß bei einem Quickwert zwischen 25 und 30% die Gerinnungsverzögerung so tolerabel ist, daß bis zu zwei Extraktionen während eines Eingriffes erfolgen können. Hierbei ist schonungsvolle Wundbehandlung und möglicherweise die lokale Gabe von Thrombin mit primärem Wundverschluß notwendig.
- bei Patienten, die nach Tumoroperationen eine Strahlenbehandlung bekommen. Es ist empfehlenswert, die Zähne auf der zu bestrahlenden Seite vorher zu entfernen, um Eintrittspforten für die gefürchtete Osteoradionekrose zu vermeiden.
- während der Menstruation. Wegen der Gefahr der Nachblutung sollten Eingriffe nur im Notfall durchgeführt bzw. besser aufgeschoben werden.
- bei eingestelltem Diabetes mellitus. Es sind zwar keine besonderen Vorsichtsmaßnahmen bei der Zahnextraktion erforderlich, da diese Patientengruppe jedoch sehr anfällig gegen Infektionen ist, empfiehlt es sich, ausgedehntere Eingriffe mit einer Antibiotikatherapie zu kombinieren.

3.2 Instrumentarium zur Zahnentfernung

Ein Blick in die Literatur unseres Fachgebietes zeigt, daß für die Zahnentfernung eine beinahe unübersehbare Menge von Instrumenten vorgeschlagen wird.

3.2.1 Extraktionszangen

Die Extraktionszange ist eines der ältesten chirurgischen Instrumente (Abb. 3.2). Die heute gebräuchliche Form geht auf *John Thomes* (1841) zurück. Seit *Berten* ist das Zangenmaul anatomisch konstruiert; damit besteht erstmals die Möglichkeit, einen innigen Kontakt zwischen Zange und Zahn am Übergang von der Krone zur Wurzel herzustellen. Nach den Gesetzen der Mechanik stellt die Zahnzange einen doppelten zweiarmigen Hebel dar, dessen ungleiche Schenkel ihren Drehpunkt im Zangenschloß haben.
Nach der klinischen Verwendung unterscheiden wir Vollzangen und Wurzelzangen. Bei der Vollzange oder Kronenzange läßt sich das Zangenmaul nur so weit schließen, daß bei vollem Zangenschluß die Zangenarme der Krone und dem Zahnhals anliegen, ohne daß die Zange die Zahnkrone abzwicken kann.
Die Wurzelzange ist daran zu erkennen, daß das Zangenmaul sich völlig schließen läßt. Damit können auch zierliche frakturierte Zahnwurzeln noch in der Tiefe der Alveole gefaßt werden.
Zangen zur Entfernung von Milchzähnen unterscheiden sich von denen für bleibende Zähne nur durch ihre Größe.

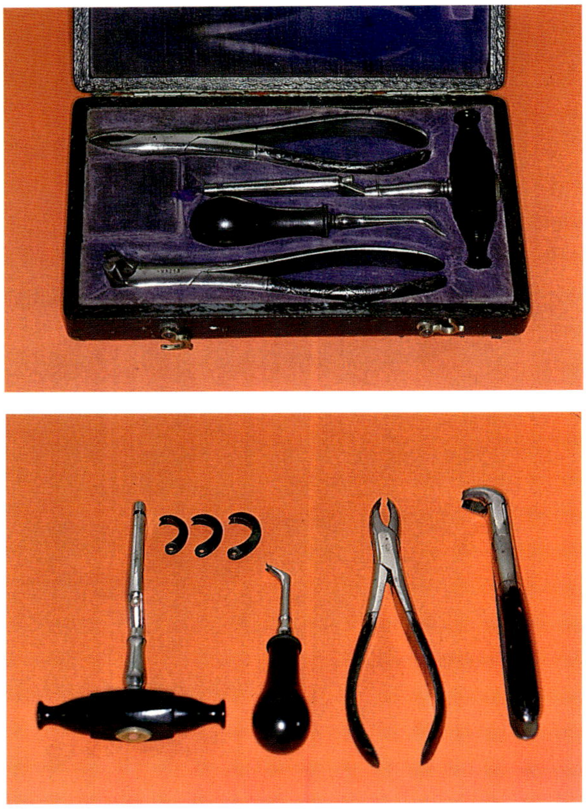

Abb. 3.2 a) Extraktionsbesteck aus der 1. Hälfte des 19. Jahrhunderts; b) Schlüssel, Geißfuß, gerade Frontzahnzange, Zange über die Kante gebogen

Vollzangen

Die Form von Zangenmaul und Zangengriff entspricht der Form der Zahnkrone und ihres Zahnhalsquerschnittes. Die den Kontakt herstellenden Enden des Zangenmauls richten sich in ihrer Form nach den Zahnhälsen. Die Ränder des Zangenmauls sind scharf, damit bei der Adaptation möglichst die Fasern des marginalen Parodontiums durchtrennt werden können.
Prinzipiell kann man sagen, daß die Extraktion um so leichter ist, je weiter wurzelspitzenwärts der Zahn gefaßt werden kann. Die Form des Zangengriffes ergibt sich aus der Lokalisation der zu extrahierenden Zähne im Munde. Bei den Zangen für die Zähne des Oberkiefers ergibt sich für die Prämolaren- und Molarenzange deshalb eine S-förmige Krümmung. Die Zangen für die Zähne des Unterkiefers weisen eine 90°-Biegung über die Fläche auf (Rabenschnabel). Außerdem gibt es über die Kante gebogene Zangen.

Wurzelzangen

Auch hier gibt es Zangen sowohl für den Ober- als auch für den Unterkiefer. Wieviele Zangen der einzelne benötigt, hängt von der individuellen Arbeitsweise ab. Das Grundinstrumentarium umfaßt folgende Zangen bzw. Zangenpaare:

Oberkieferzangen

Mittlere Schneidezähne und Eckzähne: Gerade Zange mit breitem Zangenmaul.
Seitliche Schneidezähne: Gerade Zange mit schmalem Maul (Abb. 3.3).
Prämolaren: Eine S-förmig geschweifte Prämolarenzange, deren Maul dem für breite mittlere Schneidezähne gleicht (Abb. 3.4).
Molaren: Hierfür benötigt man ein Zangenpaar. Entsprechend der Bifurkation des Zahnes besitzt die Zange an der bukkalen Branche eine Zacke. Die palatinale Branche ist rund. Die Auswahl der Zange erfolgt nach dem Merkwort: „Zacke – Backe“ (Abb. 3.5).

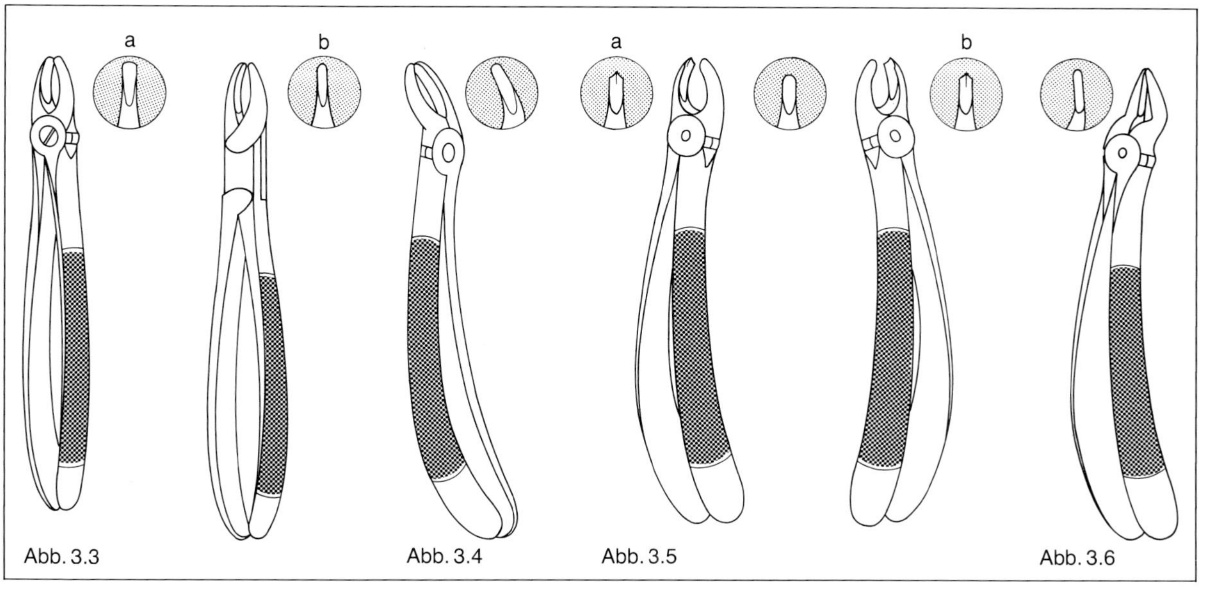

Abb. 3.3 a) Vollzange für mittlere Schneidezähne und Eckzähne, b) Vollzange für seitliche Schneidezähne

Abb. 3.4 Vollzange für obere Prämolaren

Abb. 3.5 Obere Molarenzange stets als Paar verwenden; a) für 16 bis 18, b) für 26 bis 28

Abb. 3.6 Bajonettförmige Wurzelzange

Frakturierte Wurzeln: bajonettförmige Wurzelzangen mit breitem und schmalem Maul (Abb. 3.6).

Unterkieferzangen

Frontzähne und Eckzähne: eine schmale und eine breite Rabenschnabelzange (Abb. 3.7).

Prämolaren: Rabenschnabelzange für Prämolaren, die in ihrer Form der für einwurzelige Zähne gleicht (Abb. 3.8).
Molaren: Hierfür benötigt man eine Zange, die entsprechend der Zweiwurzeligkeit unterer Molaren je eine Zacke lingual und bukkal besitzt (Abb. 3.9).
Daraus ergibt sich, daß in einem *Minimalzangensatz* folgende Zangen enthalten sein müssen:

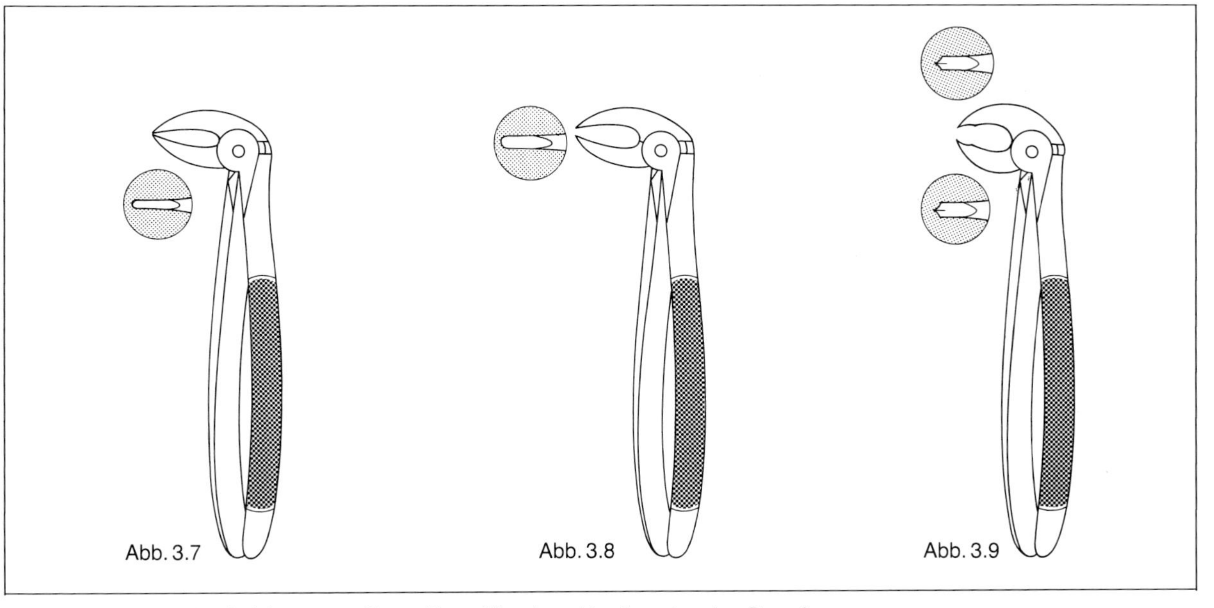

Abb. 3.7 Rabenschnabel für untere Frontzähne. Man beachte die schmalen Branchen

Abb. 3.8 Prämolarenzange. Branchen wie bei der Frontzahnzange, der Form der Prämolaren entsprechend bauchiger geformt

Abb. 3.9 Molarenzange, der Bifurkation entsprechend 2 Zacken

Oberkiefer: 2 gerade Frontzahnzangen, Prämolarenzange und ein Paar Molarenzangen, bajonettförmige Zange für Weisheitszähne (Abb. 3.10).
Unterkiefer: schmaler Rabenschnabel für Unterkieferfrontzähne, breiter Rabenschnabel für Unterkiefereckzähne, Prämolarenzange und ein Paar Molarenzangen für rechts und links mit abgebogenen Branchen, gut zu verwenden bei kleiner Mundöffnung.
Für Milchzähne gilt das gleiche, nur sind die Zangen entsprechend kleiner (Abb. 3.11).

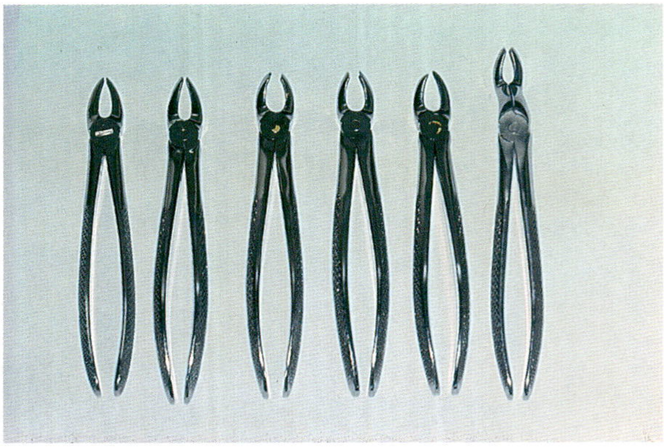

Abb. 3.10 Zangensatz für Extraktionen im Oberkiefer; von links nach rechts: 2 Frontzahnzangen, 1 Prämolarenzange, 2 Molarenzangen, 1 bajonettförmige Zange für Weisheitszähne

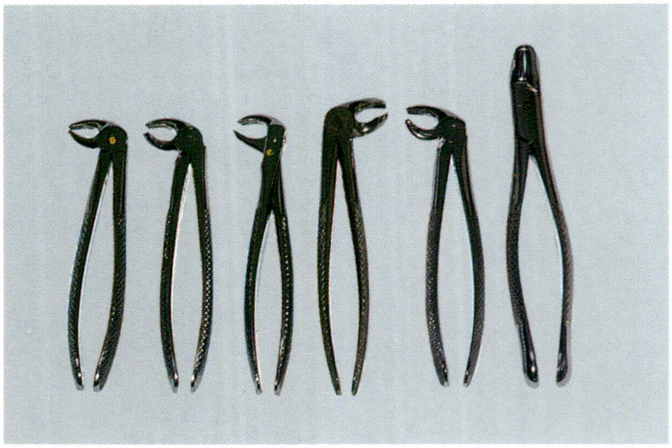

Abb. 3.11 Zangensatz für Extraktionen im Unterkiefer; von links nach rechts: schmaler Rabenschnabel für untere Inzisivi, breiter Rabenschnabel für die Eckzähne, Prämolarenzange, 2 über die Fläche gebogene Molarenzangen, 1 Keilzange für die Weisheitszähne

3.2.2 Hebel zur Extraktion

Besitzt der Zahn keine Faßmöglichkeit für Zangen mehr oder soll zur Schonung der Gewebe vor dem Ansetzen der Zange das marginale Parodontium vom Zahn gelöst werden, dann werden Hebel verwendet.

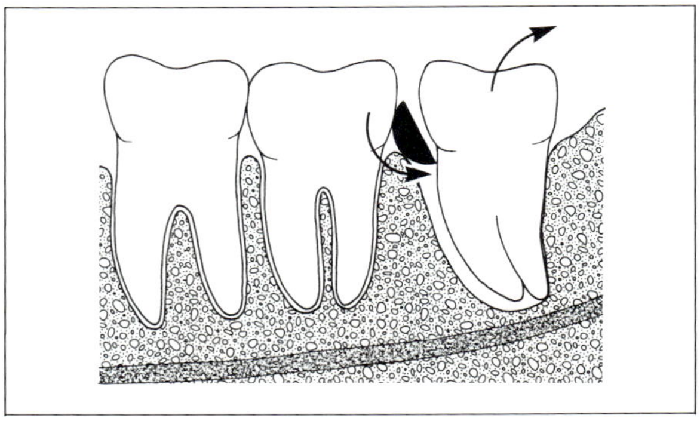

Abb. 3.12 Wirkungsweise des Bein- oder Loos-Hebels bzw. des Hebels nach Berten zur Luxation eines endständigen Zahnes im Unterkiefer

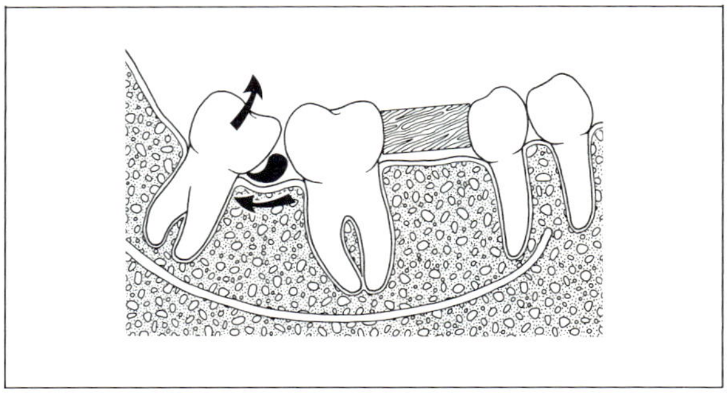

Abb. 3.13 Schematische Darstellung der Wiederherstellung einer geschlossenen Zahnreihe mit einem Holzkeil zwischen dem mesial kontaktlosen Molaren und der übrigen Zahnreihe.

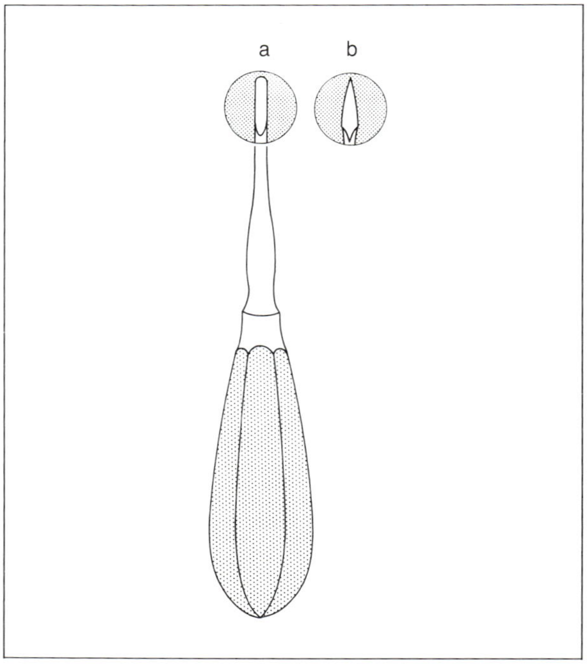

Abb. 3.14 a) Hohlmeißelhebel nach Bein; b) lanzettförmiges Arbeitsende beim Hebel nach Berten

Bei den zahnärztlichen Hebeln handelt es sich um einarmige Hebel, die gegen ein Widerlager (Hypomochlion) angesetzt werden. Als Widerlager kommen die Hartsubstanzen der Nachbarzähne oder der umliegende Knochen in Frage (Abb. 3.12). Der zur Abstützung herangezogene Nachbarzahn muß entweder Kontakt zur übrigen geschlossenen Zahnreihe haben oder eine größere und festere Wurzel besitzen als der zu entfernende Zahn. Ist dies nicht der Fall, kann u. U. der als Hypomochlion dienende Zahn ebenfalls luxiert werden (Abb. 3.13).
Man unterscheidet gerade und abgebogene Hebel. Typische Formen für die geraden Hebel sind die Konstruktionen von *Bein* und *Berten* (Abb. 3.14). Für die abgebogenen Hebel gilt, daß sie stets nur paarweise benutzbar sind. Häufig benutzt werden die Hebelpaare nach *Winter, Barry* und die Krallenhebel.

Gerade Hebel

Bei den geraden Hebeln liegen Griffende und Arbeitsende in der gleichen Ebene. Beim Hebel nach *Bein* ist das Arbeitsende hohlgekehlt wie die Branche bei Extraktionszangen für einwurzelige Zähne. Die Anwendung dieses Hebels erfolgt parallel zur Wurzelachse. Unter Drehbewegungen und Druck nach apikal wird die Wurzel gegen die korrespondierende Alveolenwand gedrückt und so auf einer schiefen Ebene herausgehebelt. Die Vorderfläche des Hebels muß scharfkantig sein, um durch Rotationsbewegungen die oberflächlichen Parodontien zu durchtrennen. Die typische Arbeitsweise geschieht durch Rotation oder Kippung des Hebels.
Weiterhin kann der Hebel horizontal angesetzt werden, z. B. bei der Extraktion endständiger Molaren. Die Hohlkehlenseite mit der scharfkantigen Begrenzung, die sog. Aktivfläche des Hebels, wird in Richtung des zu extrahierenden Zahnes angesetzt, während die runde, sog. passive Fläche des Hebels dem Zahn davor anliegt. (s. Abb. 3.12 und 3.13)
Der gerade Hebel nach *Berten* hat ein lanzettförmiges Arbeitsende. Im Gegensatz zum Hebel nach *Bein*, der ein gleichförmiges paralleles Arbeitsende besitzt, führt die Lanzettform des Hebels nach *Berten* zu einer ständig zunehmenden Hebelwirkung, je weiter man den Hebel z. B. in den Interdentalraum zur Extraktion eines endständigen Zahnes führt. Damit ist gerade für den Anfänger die Komplikationsrate bei der Benutzung des Hebels nach *Berten* größer als bei Benutzung des Hebels nach *Bein*, da mit zunehmendem Querschnitt des lanzettförmigen Endes die Krafteinwirkung wächst. (s. Abb. 3.14)

Gebogene Hebel

Der Hauptunterschied zwischen den einzelnen Hebeln besteht erstens darin, daß zwischen Schaft und Arbeitsende bei jedem Instrument ein charakteristischer Winkel besteht. Zweitens besitzen die Hebel nach *Winter* und die Hebel nach *Barry* zusätzlich einen unterschiedlichen Winkel zwischen Kraftarm und Quergriff, was einerseits die Handhabung erleichtert und andererseits gleichzeitig die Kraftwirkung steigert (Abb. 3.15).
Der einfache Krallenhebel besitzt einen revolverförmigen Griff, wodurch die Kraftübertragung nicht so forciert werden kann. Das Arbeitsende des Hebels nach *Winter* ähnelt der Form nach *Bein*. Die beiden anderen Hebelpaare haben ein Arbeitsende in Form einer spitzen Kralle. Die Krümmung dieser Krallenform ist ebenfalls bei den Instrumenten nach *Barry* und der einfachen Kralle unterschiedlich stark ausgeprägt. Während der Hebel nach *Winter* zur Extraktion endständiger Molaren, besonders des unteren Weisheitszahnes, benutzt werden kann, sind die Krallenhebel vor allem zur Extraktion von Wurzeln geeignet, wenn z. B. bei unteren Molaren eine Wurzel entfernt worden ist. Das Krallenpaar ist nötig, um jeweils von mesial oder distal an die verbliebene Wurzel heranzukommen. Als Widerlager dient dem Hebel die Alveolenwand, während die Krallenspitze durch das interradikuläre Septum hindurchgestoßen wird und so Halt an der Radix relicta findet (Abb. 3.16).

Kontraindikation für die Hebelanwendung

Die Krallenhebel sollten nicht zur Entfernung belassener Wurzeln im Oberkieferseitenzahnbereich benutzt werden, um Eröffnungen der Kieferhöhle bzw. die Luxation der Wurzeln in die Kieferhöhle hinein zu vermeiden. Die Domäne des Krallenhebels ist der Unterkiefer (Abb. 3.17).

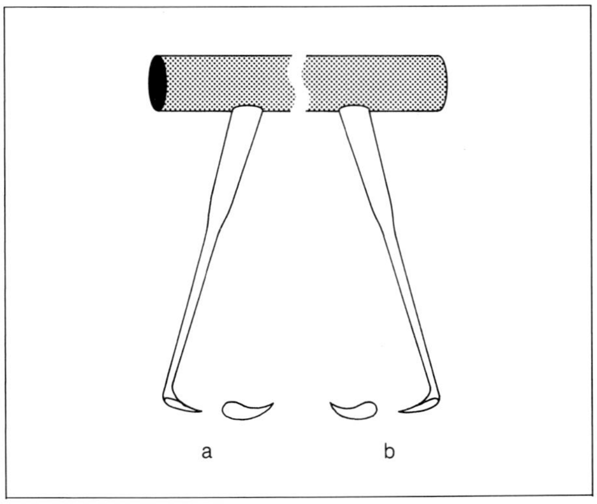

Abb. 3.15 Schematische Darstellung der Hebel nach Winter. Der Krallenhebel ist für die distal verbliebene Wurzel (a) und für die mesial verbliebene Wurzel (b) vorgesehen (s. Abb. 3.16)

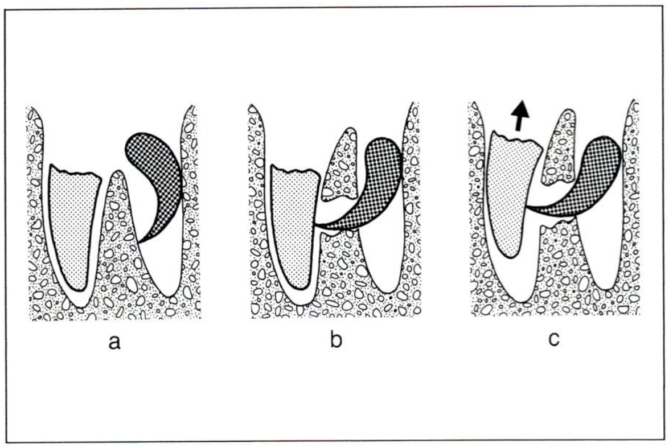

Abb 3.16 Wirkungsweise der Krallenhebel zur Luxation einer frakturierten mesialen Wurzel im Unterkiefer: a) Einbringen der Kralle in die leere Alveole, b) Drehbewegung und Perforieren des interradikulären Septums, c) Luxation der Wurzel

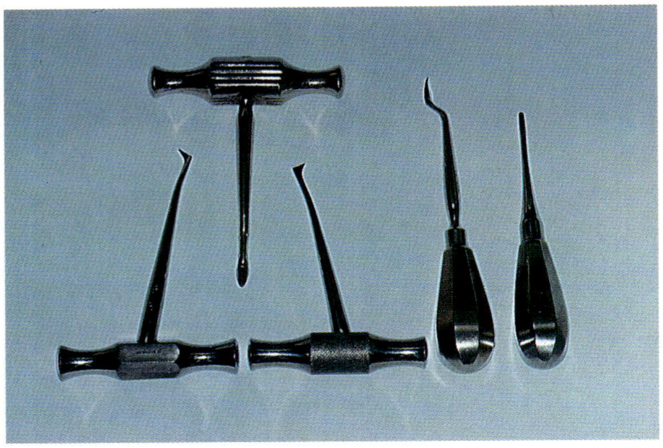

Abb. 3.17 Auswahl gebräuchlicher Hebel; von links nach rechts: Winter-Hebel für die mesiale bzw. distale Wurzel. Darüber Hebel nach Lecluse, bajonettförmiger Hebel nach Loos, Bein-Hebel

3.3 Die Anwendung des Instrumentariums bei der Zahnextraktion

Zangenhaltung

Je nach der Zangenhaltung im Oberkiefer spricht man von einer Supinations- oder Pronationsstellung der Hände. Die Supinationsstellung wird auch als Zangenhaltung nach *Scheff* (zitiert nach *Williger* 1910) oder als „amerikanische Haltung" bezeichnet, die Pronationsstellung als Zangenhaltung nach *Partsch* (ebd.) oder als „Breslauer Zangenhaltung". Rabenschnäbel im Unterkiefer werden stets in Supinationsstellung fixiert (Abb. 3.18).

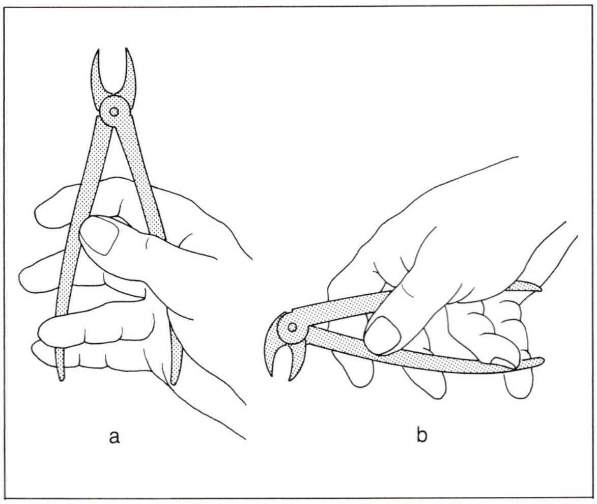

Abb. 3.18 a) Zangenhaltung im Oberkiefer in Supinationsstellung, b) Zangenhaltung im Unterkiefer in Supinationsstellung

Ansetzen der Zange

Die Branchen der Zangen müssen stets so am Zahn adaptiert werden, daß die Mittelachse der Zangen- mit der verlängerten Wurzelachse zusammenfällt. Die Zangenenden sollen möglichst dem am besten erhaltenen und größten Wurzelquerschnitt anliegen. Die Zangenbranchen müssen direkt auf der Oberfläche der Wurzel liegen, ein sog. »Übergreifen«, wobei Zahnfleisch, Periost und Knochen zwischen Zangenmaul und Wurzeloberfläche liegen können, muß vermieden werden (Abb. 3.19).

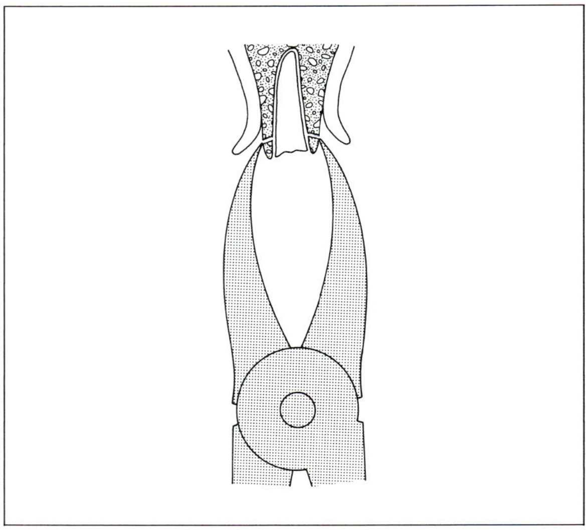

Abb. 3.19 Kein Übergreifen mit der Zange über den Knochen

Zangenschluß

Nach der Adaptation der Branchenenden wird aus dem Schultergelenk heraus die Zange nach apikalwärts vorgeschoben bis zum endgültigen Stopp. Danach werden Mittelfinger bzw. Zeigefinger und Mittelfinger, die zur besseren Adaptation zwischen den Branchen lagen, herausgenommen und alle Finger von außen um die Zange gelegt. Der Zangenschluß soll wohldosiert erfolgen, so daß bei den anschließenden Luxationsbewegungen Zahn und Zange eine Einheit bilden, d. h., die Zange darf nicht um die Wurzel herum beweglich bleiben.

Rotation und Luxation

Das Zerreißen der Sharpey-Fasern durch eine Rotationsbewegung ist nur bei einwurzeligen Zähnen möglich. Es überwiegt demnach bei der Mehrzahl aller Extraktionen die Luxationsbewegung. Die Luxationsbewegung soll langsam erfolgen, um die Alveolenwände aufdehnen zu können. Die unterstützende Hand, meist die linke, hält die Weichteile zurück, schützt sie vor Quetschung und garantiert die Übersicht.

3.4 Extraktion im Oberkiefer

Bei jeder Extraktion sollte man sich kurz die anatomische Situation vor Augen führen, um festzustellen, ob z. B. eine Rotationsbewegung möglich ist und ob es bei der Luxationsbewegung zweckmäßiger ist, sie nach bukkal oder lingual auszuführen. Im Oberkiefer ist die bukkale Knochenlamelle des Alveolarfortsatzes dünner als die palatinale; die Spongiosa erscheint nur spärlich angeordnet. Die Frakturgefahr bei forscher Luxationsbewegung ist besonders bei den oft sehr dünn auslaufenden Wurzeln des 1. Prämolaren groß. Weiterhin muß bei Extraktionen der oberen Prämolaren und Molaren stets an Komplikationsmöglichkeiten in Richtung Kieferhöhle gedacht werden.

Zunächst wird der Bein-Hebel in Richtung der Wurzelachse angesetzt (Abb. 3.20b). Mit ihm werden durch eine Rotationsbewegung der Zahnfleischsaum abgelöst und die oberflächlichen Parodontalfasern durchtrennt. Dabei wird er möglichst so weit nach wurzelwärts vorgeschoben, bis er auf den Limbus alveolaris stößt, um ein Maximum an Adaptationsfläche für die Zange zu schaffen. Danach wird die Zange adaptiert (Abb. 3.20a–e und 3.21a–e).

Bei den einwurzeligen Zähnen kann zunächst eine Rotationsbewegung versucht werden. Sie läßt sich erfahrungsgemäß aber leichter ausführen, wenn bereits Luxationsbewegungen zur Aufdehnung der Alveole erfolgt sind.

Bei allen mehrwurzeligen Zähnen ist nur die Luxation angezeigt. Die Hauptbewegung im Oberkiefer erfolgt nach bukkal, also in Richtung der Knochenlamelle, die am dünnsten ausgebildet ist. Bei den Molaren ist die mesiobukkale Wurzel regelmäßig nach distal gekrümmt. Die palatinale Wurzel ist stets die kräftigste. Alle drei Wurzeln können erheblich divergieren; in diesen Fällen ist das interradikuläre Septum besonders kräftig.

Abarten können beim 2. Molaren Verschmelzungen der bukkalen Wurzeln sein. Bei den 3. Molaren treten häufig Verschmelzungen aller drei Wurzeln auf, so daß der Zahn eine zapfenförmige Anordnung der Wurzeln zeigt. Bei den oberen Weisheitszähnen ist bei der Hebelluxation stets darauf zu achten, daß die distale Alveolenwand nicht frakturiert wird und damit die berüchtigte Tuberfraktur auftritt. Sollte dies dennoch geschehen, ist schonungsvolle Trennung von Knochen und Zahn angezeigt, um möglichst alle Knochenanteile, die noch mit dem Periost verhaftet sind, ruhigstellen zu können. Nur völlig von den Weichteilen entblößte Knochenanteile können entfernt werden.

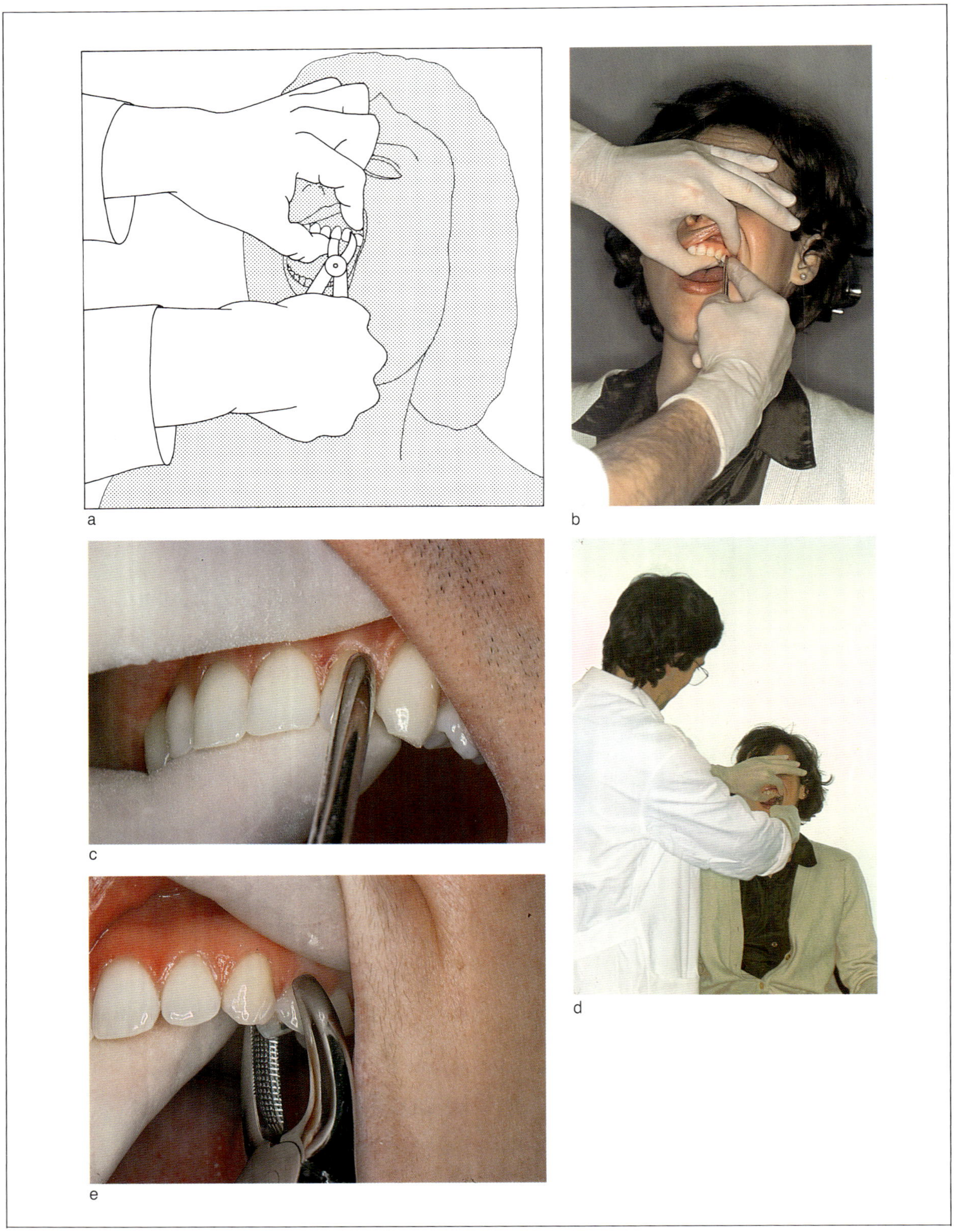

Abb. 3.20 Extraktion im 2. Quadranten: a) Allgemeine Übersicht der Handhabung zur Fixierung und Abstützung im 2. Quadranten und die dazu notwendige Zangenhaltung; b) Abstützung des seitlichen Oberkiefers mit Zeigefinger und Daumen der linken Hand, Führung des Bein-Hebels mit der rechten Hand; c) Lage des Arbeitsendes des Bein-Hebels am Zahnfleischsaum; d) Arbeitshaltung: Die linke Hand dient zur Abstützung im Bereich des zu extrahierenden Zahnes, die rechte Hand führt die Extraktionszange; e) Adaptation der Arbeitsbranchen einer Molarenzange

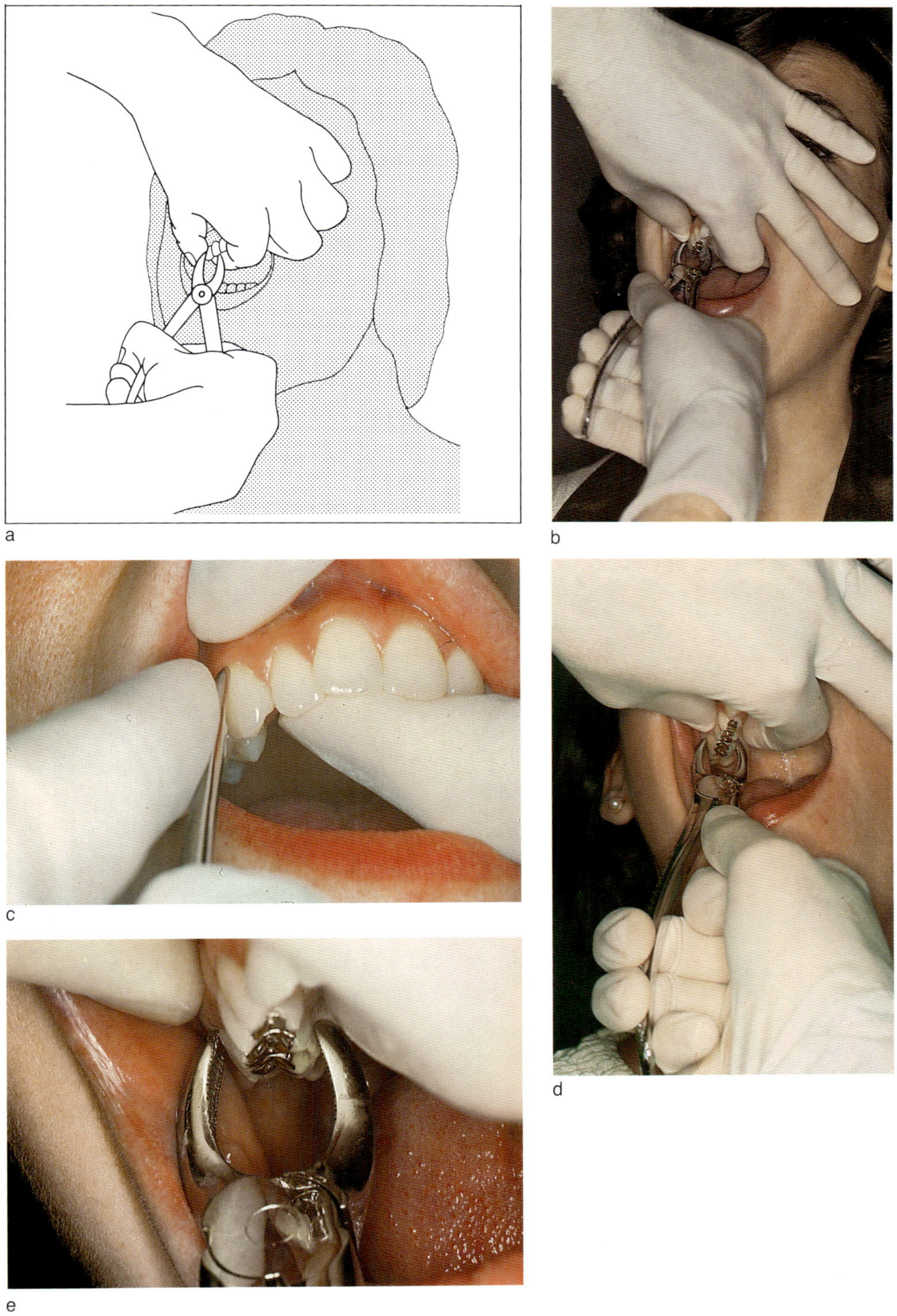

Abb. 3.21 a) Haltung der Instrumente bei einer Zahnentfernung im 1. Quadranten: b) Adaptation der Zange, Situation vor dem Zangenschluß. Zeige- und kleiner Finger liegen noch innerhalb der Branchen, um eine bessere Adaptation der Arbeitsbranchen zu ermöglichen; c) Ansetzen des Bein-Hebels zum Ablösen des Zahnfleischsaumes, die notwendige Abstützung erfolgt auf dem Zeigefinger im Vestibulum; d) alle Finger befinden sich jetzt außerhalb der Branchen, so daß mit maximalem Druck die Adaptation erfolgen kann; e) Detailübersicht der angelegten Branchen am Prämolaren

3.5 Extraktion im Unterkiefer

Während der Oberkiefer eine feste Verbindung zur Schädelbasis aufweist, ist der Unterkiefer gelenkig aufgehängt. Das bedeutet, daß bei starken Luxationsbewegungen eine starke Beanspruchung des Gelenkapparates vor allem auf der kontralateralen Seite auftreten kann. Deshalb sollte bei der Extraktion von Zähnen im Unterkiefer erstens der Unterkiefer vom Behandler selbst besonders stark fixiert und zweitens die Gelenkpartie von einer Hilfsperson gestützt werden. Dabei liegt der Daumen der freien Hand unter dem Unterkieferrand, während Mittelfinger und Zeigefinger lingual bzw. bukkal der Zahnreihe liegen.

Diese Fixierung ist jedoch nur dann möglich, wenn der Behandler sowohl links als auch rechts extrahieren kann und dies von vorn unternimmt. Rechtshänder treten bei der Extraktion auf der rechten Seite hinter den Patienten und fixieren den Unterkiefer so, daß der Zeigefinger bukkal und der Daumen zungenwärts des Alveolarfortsatzes liegt und die restlichen Finger den Unterkieferrand von außen erfassen.

Der Wurzelquerschnitt der unteren Frontzähne zeigt eine ovaläre Querschnittsform, so daß Rotationen bei unteren Frontzähnen nicht möglich sind. Um Frakturen der bukkalen Alveolenwand zu vermeiden, empfiehlt es sich, eine Luxationsbewegung auch nach lingual auszuführen. Eine Rotationsbewegung ist am ehesten bei den Prämolaren möglich (Abb. 3.22a–e, 3.23a–e, 3.24a–e). Sowohl bei den unteren Eckzähnen als auch bei den Prämolaren kann eine Zweiwurzeligkeit vorliegen. Daran sollte man denken, wenn Rotationsbewegungen nicht ohne weiteres möglich sind.

Bei den Molaren im Unterkiefer ist wie bei den Molaren im Oberkiefer nur eine Luxationsbewegung möglich.

Der erste Molar sollte stets nach bukkal luxiert werden, da lingual der Knochen durch die Linea mylohyoidea erheblich verstärkt ist.

Bei den 2. Molaren kann in manchen Fällen bereits die Linea obliqua externa so stark ausgeprägt sein, daß hier die Luxationsbewegung nach lingual wesentlich leichter vonstatten geht.

Bei den unteren Weisheitszähnen können noch stärker als bei den oberen Veränderungen der Wurzeln den Schwierigkeitsgrad der Extraktion bestimmen, vorausgesetzt, daß der Zahn überhaupt durchgebrochen ist. Hier kann die probatorische Luxationsbewegung mit einem Hebel versucht werden, um festzustellen, in welche Richtung sich die Bewegung am ehesten durchführen läßt (Abb. 3.25). Diese probatorische Luxationsbewegung ist nur bei distoangulärer Positionierung der Weisheitszähne kontraindiziert. Der knöcherne Aufbau des Alveolarfortsatzes im Bereich des inneren Kieferwinkels wird durch ein kompaktes Knochenmassiv sowohl bukkal als auch lingual bestimmt. Seitliche Luxationsbewegungen sind deshalb kaum möglich.

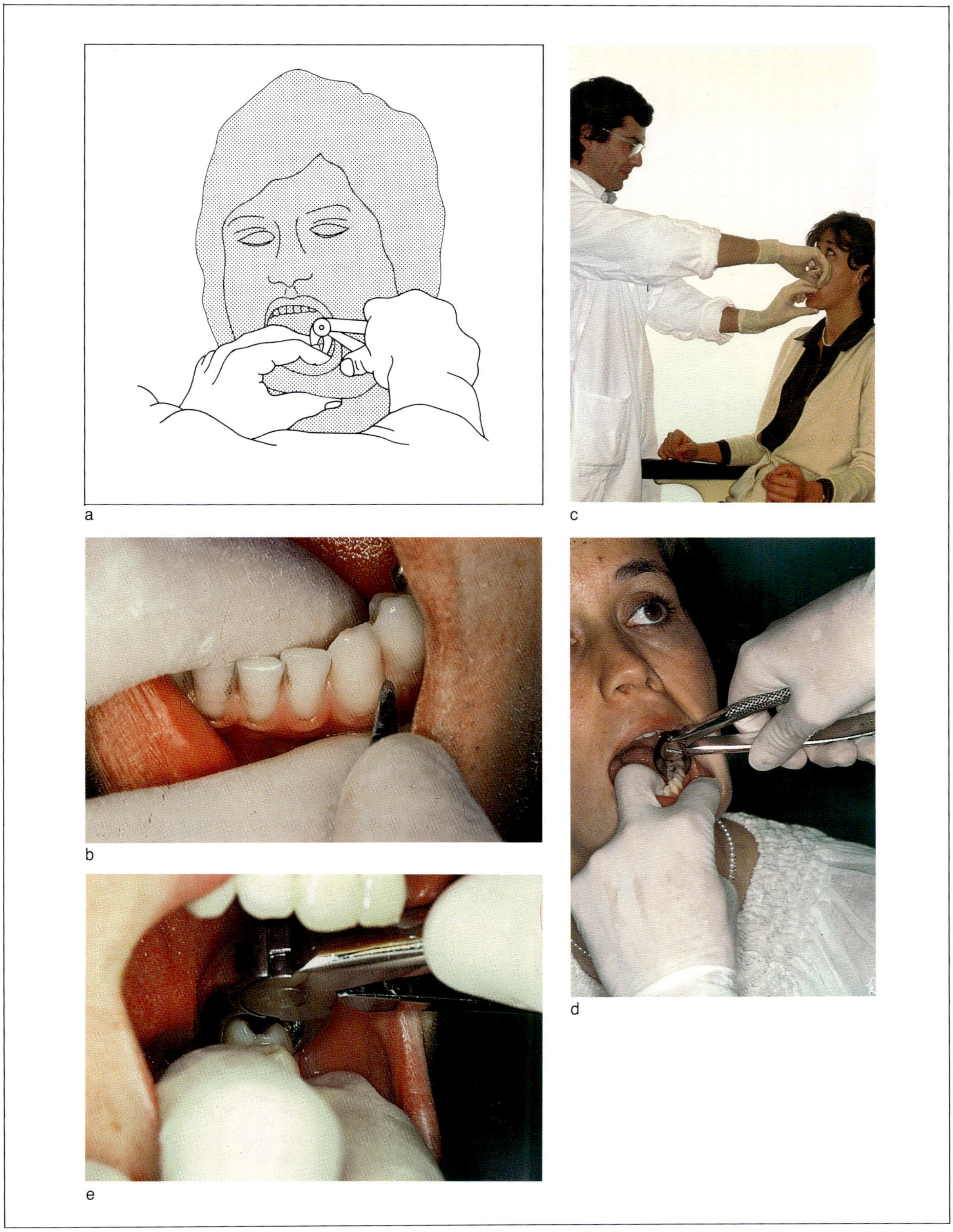

Abb. 3.22 a) Extraktion im linken Unterkiefer. Die linke Hand fixiert den Unterkiefer, die rechte Hand führt die Extraktionszange; b) Haltung des Bein-Hebels zur Ablösung des Zahnfleischsaumes. Der Zeigefinger der Arbeitshand führt den Bein-Hebel; c) Arbeitshaltung des Zahnarztes. Die linke Hand fixiert den Unterkiefer, Mittelfinger im Mundboden, Zeigefinger im Vestibulum, der Daumen am Unterkieferrand, die rechte Hand als Arbeitshand hält den Rabenschnabel; d) Die Stellung der Fixations- und Arbeitshand im Detail; e) Ansicht der adaptierten Branchen am Übergang von der Krone zur Zahnwurzel

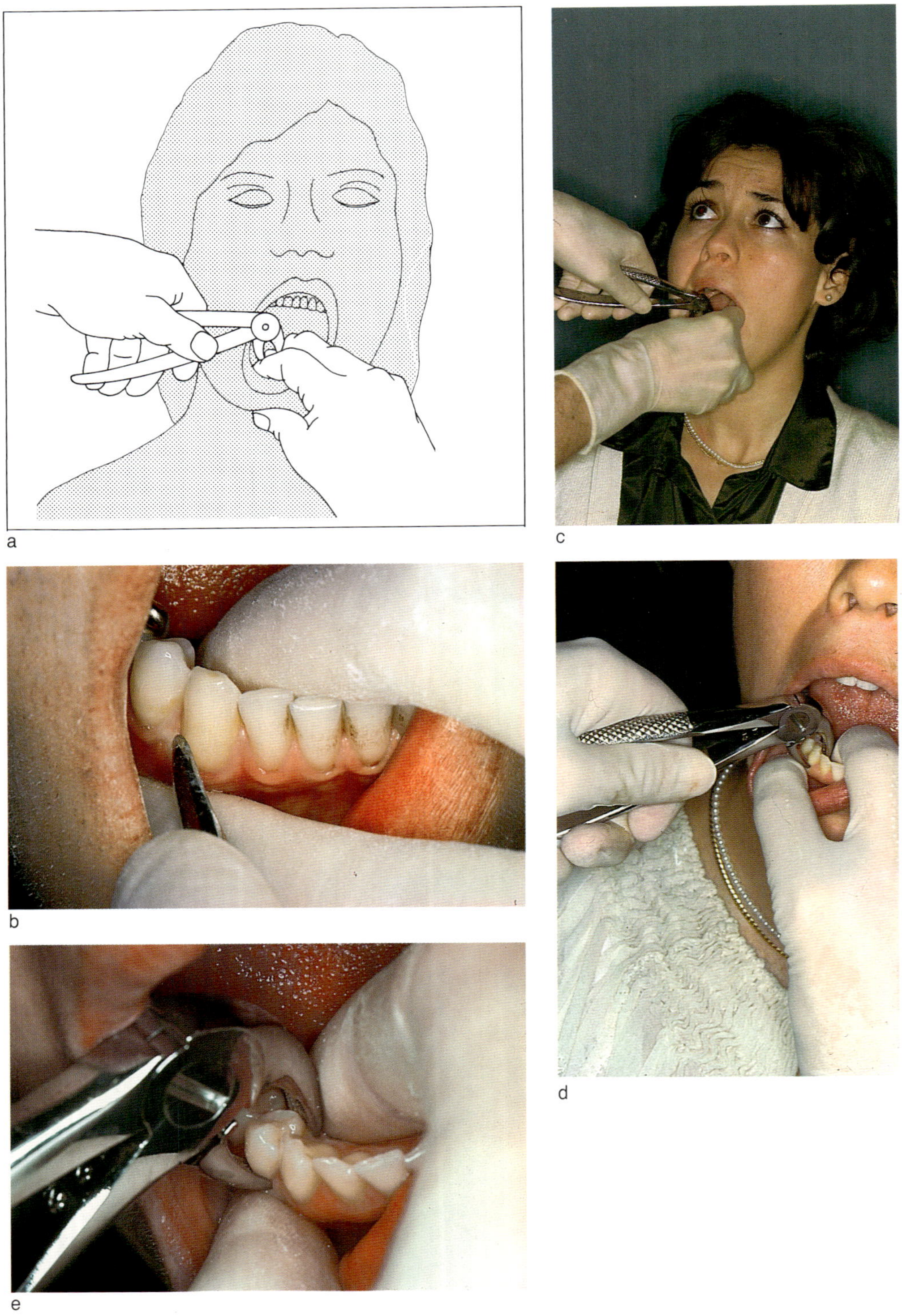

Abb. 3.23 a) Beidhändig arbeitende Kollegen können im 4. Quadranten mit der linken Hand arbeiten; die rechte Hand fixiert den Unterkiefer, die linke Hand führt die Extraktionszange; b) Haltung des Bein-Hebels mit der linken Hand; c) Diese Arbeitsweise ermöglicht eine optimale Übersicht, auch im 4. Quadranten; d) Die Stellung der Fixations- und Arbeitshand im Detail; e) Ansicht der adaptierten Branchen am Zahnhals

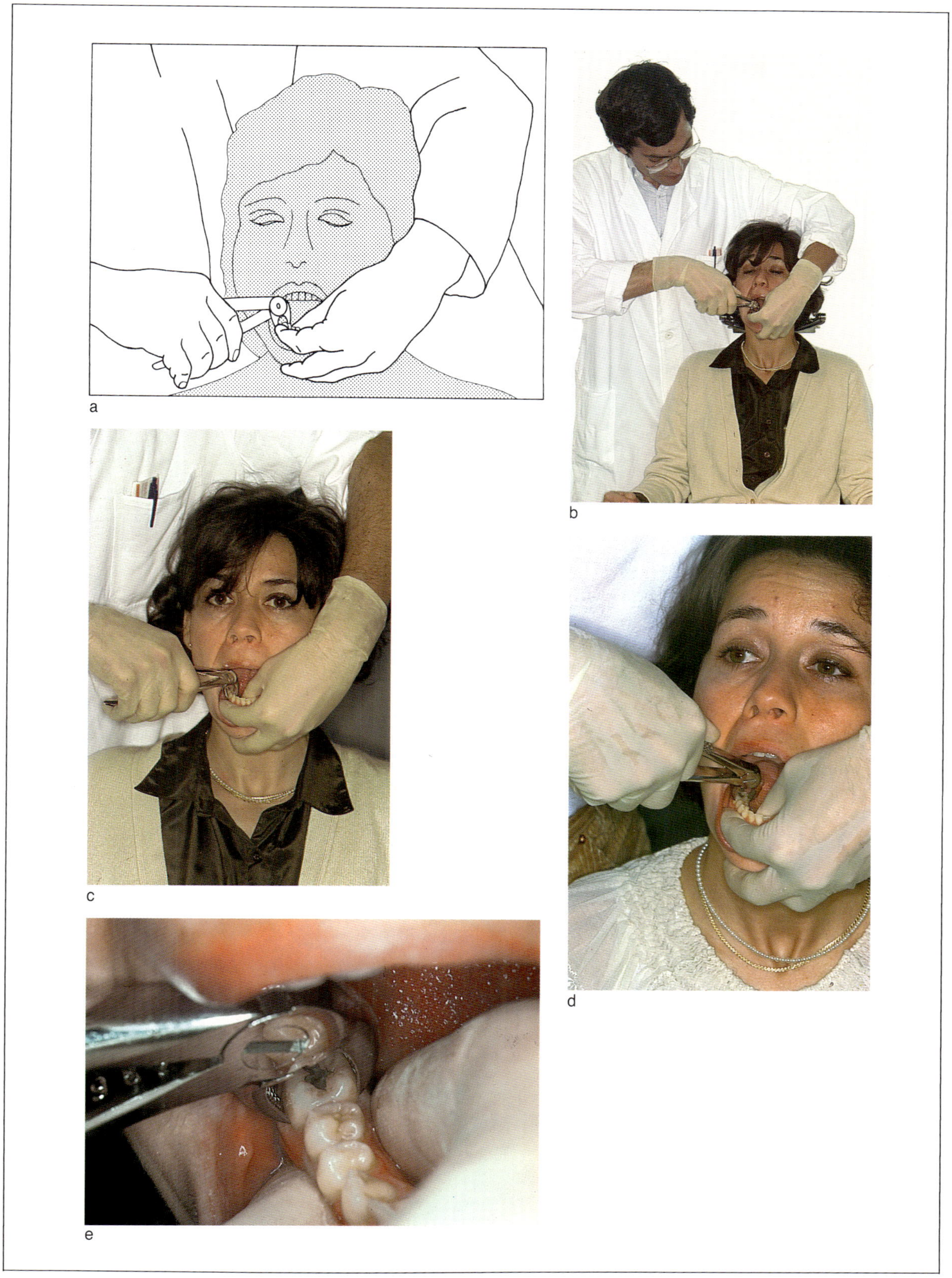

Abb. 3.24 a) Arbeiten mit der rechten Hand im 4. Quadranten; b) Stellung des Zahnarztes hinter dem Patienten; c) wesentlich eingeschränkte Übersicht; d) Stellung der Fixations- und Arbeitshand im Detail; e) Ansicht der adaptierten Branchen am Zahnhals

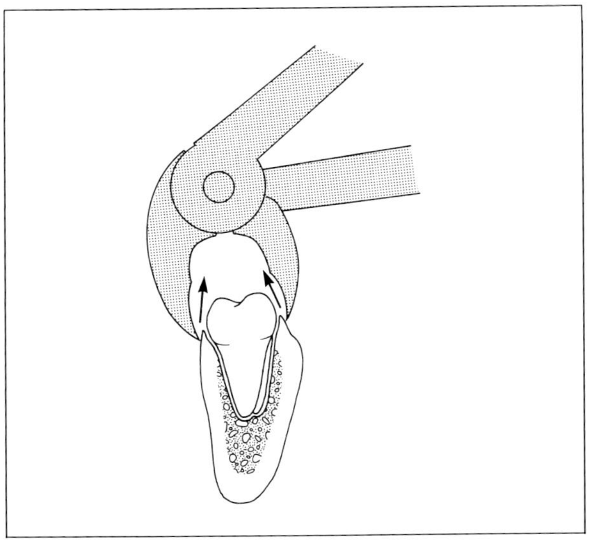

Abb. 3.25 Bei nicht komplett durchgebrochenen Weisheitszähnen oder Kronenfrakturen soll auf keinen Fall durch Mitfassen des Limbus alveolaris die Extraktion versucht werden

3.6 Milchzahnextraktion

Die meisten Milchzähne werden in einem Stadium extrahiert, in dem die Wurzeln bereits stark resorbiert sind. Die verbliebenen Kronen erscheinen stark gelockert, da sie nur noch am Gingivalsaum mit den Weichteilen verbunden sind. Sind die Resorptionsvorgänge an den Wurzeln noch nicht eingeleitet, ist die Luxationsbewegung sowohl im Oberkiefer als auch im Unterkiefer nach bukkal gerichtet. Die Milchzahnwurzeln divergieren erheblich stärker als die der bleibenden Molaren, da sich zwischen den Wurzeln die Kronen der bleibenden Zähne befinden. Die Extraktion muß deshalb besonders schonungsvoll erfolgen, um die Zahnkeime nicht zu beschädigen. Teilweise resorbierte Milchzahnwurzeln frakturieren sehr leicht; darauf ist besonders zu achten. Die notwendigen Zangen zur Extraktion von Milchzähnen sind, soweit Kronen vorhanden, stets Vollzahnzangen.

3.7 Komplikationen bei der Zahnextraktion

3.7.1 Kronen- und Wurzelfraktur

Kommt es bei Molaren zu einer Kronenfraktur, d. h., der Pulpenboden und die Zahnwurzeln bilden noch einen zusammenhängenden Komplex, dann trennt man im Oberkiefer die palatinale Wurzel von den beiden bukkalen und bei sehr festsitzenden Wurzeln auch noch diese voneinander. Danach ist es durch Luxationsbewegungen möglich, jede Wurzel einzeln zu entfernen, also die Extraktion eines frakturierten Molaren wie die von drei einwurzeligen Zähnen zu behandeln. Bei Molaren im Unterkiefer genügt die Trennung der bukkomesialen von der bukkodistalen Wurzel. Hierzu benutzt man Rosen- oder Fissurenbohrer. Die Trennung erfolgt nur im Bereich des Dentins und des Zementes; der Knochen des interradikulären Septums soll möglichst verschont bleiben. Im Seitenzahnbereich des Oberkiefers erfolgt die Luxationsbewegung der nun einzeln stehenden Wurzeln möglichst mit einer Wurzelzange. Bei Verwendung eines Hebels ist nur eine Drehbewegung zulässig, um Eröffnungen der Kieferhöhle oder das Hineinstoßen von Wurzeln in diese zu vermeiden. Im Unterkiefer hingegen kann außer der Luxationsbewegung stets die Hebelextraktion versucht werden.

Größere Schwierigkeiten ergeben sich dann, wenn die Fraktur weiter entfernt vom Limbus alveolaris liegt. Ist der Wurzelrest bereits vor der Fraktur anluxiert worden, kann man versuchen, eine Kerr-Nadel oder Hedström-Feile in den Wurzelkanal einzudrehen. Da bei den vorangegangenen Luxationsbewegungen die Sharpey-Fasern bereits zum größten Teil zerrissen worden sind, läßt sich so durch Zug über die Kerr-Nadel in Richtung Wurzelspitze ein Entfernen möglich machen. Gab es vorher keine Luxationsbewegungen, läßt sich manchmal durch vorsichtige Erweiterung des Periodontalspaltes um den Frakturspalt herum mit feinen Rosenbohrern wiederum ein Widerlager für den Hebelansatz schaffen und so mit vorsichtigen Luxationsbewegungen die Wurzel entfernen (Abb. 3.26).

Wurzelreste kann man nur dann belassen, wenn es sich um sog. Mikrofrakturen im apikalen Bereich handelt und der Zahn vital war. Solche Situationen treten oft bei der Entfernung oberer und unterer Weisheitszähne auf. In diesen Fällen würde die operative Entfernung eines sehr kleinen Wurzelrestes oft einen größeren Aufwand erforderlich machen und z. B. im Unterkiefer die Eröffnung des Mandibularkanals nach sich ziehen. Wichtig ist es, den Patienten über diesen Zustand aufzuklären und ihn darauf aufmerksam zu machen, daß bei der geringsten Infektion in diesem Bereich die nachträgliche operative Entfernung angezeigt ist. Im allgemeinen heilt eine Mikrofraktur reaktionslos ein. Im Falle unterer Weisheitszähne erlebt man es oft, daß nach Jahren dieser Wurzelrest an der Oberfläche erscheint und dann mit einer Pinzette entfernt werden kann.

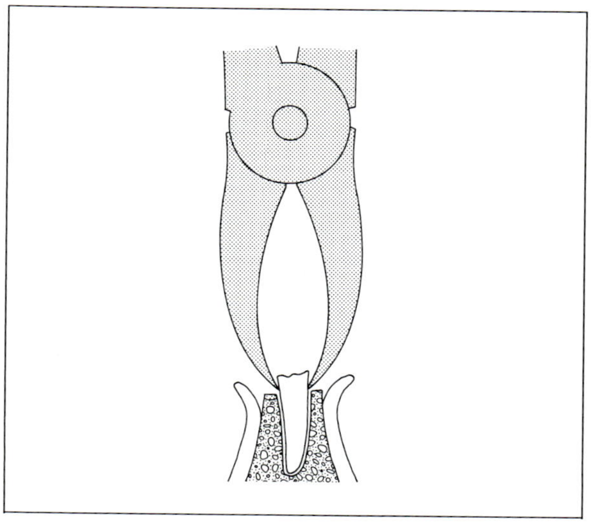

Abb. 3.26 Zirkuläres Abtragen des Limbus alveolaris; Zangenmaul greift wieder am Zahn an

Frakturen der Wurzeln, auch weiter entfernt vom Limbus alveolaris, können zunächst nicht als echte Komplikationen angesehen werden. Sie führen aber leicht zu Schwierigkeiten, wenn nicht entsprechend vorgegangen wird und die Entfernung der Wurzelreste mit unzweckmäßigen Mitteln versucht wird. Kommt es während eines Extraktionsversuches nach ausgiebiger Luxation zur Kronenfraktur, kann bei einwurzeligen Zähnen direkt und bei mehrwurzeligen Zähnen nach Trennung der Wurzeln versucht werden, z. B. mit einem Bajonett die Wurzeln zu fassen und zu luxieren.

Liegt die Fraktur unterhalb des Limbus alveolaris, sollte man statt des Versuches mit üblichen Extraktionsinstrumenten sehr bald dazu übergehen, die Wurzeln operativ zu entfernen. (Abb. 3.27 und 3.28)

Mißerfolge und Fehler bei der operativen Zahnentfernung können einmal durch Unklarheit über die anatomische Situation (Fehlen eines Röntgenbildes) auftreten. Wenn die Patienten andererseits von stundenlangen Meißelungen berichten, dann fehlt neben der Klarheit über die anatomische Lage des Zahnes auch eine exakte Planung des Eingriffes einschließlich der zu erwartenden Komplikationen. Planung bedeutet deshalb auch gleichzeitig Rationalisierung.

Der Entschluß zur operativen Entfernung der Wurzeln wird erleichtert, wenn man stets ein Aufklappungsbesteck bereitstehen hat und dieses ohne Verzögerung aufgedeckt werden kann.

Wesentlich beschleunigt wird der operative Eingriff durch

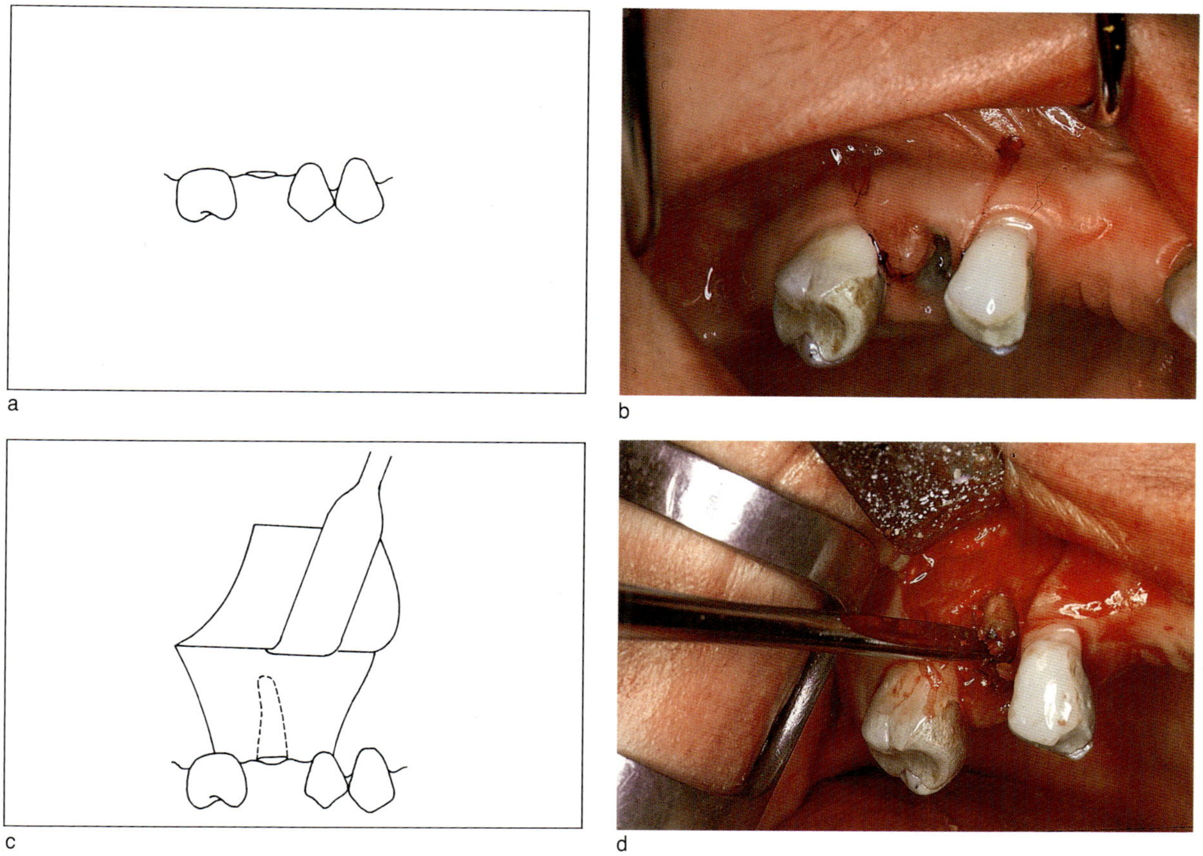

Abb. 3.27 Entfernung eines Wurzelrestes im Bereich 25 (Trapezlappen): a) Ausgangssituation; b) Trapezlappen eingezeichnet; c) Bildung eines Trapezlappens; d) Abtragung der bukkalen Knochenlamelle und Luxation der Wurzel

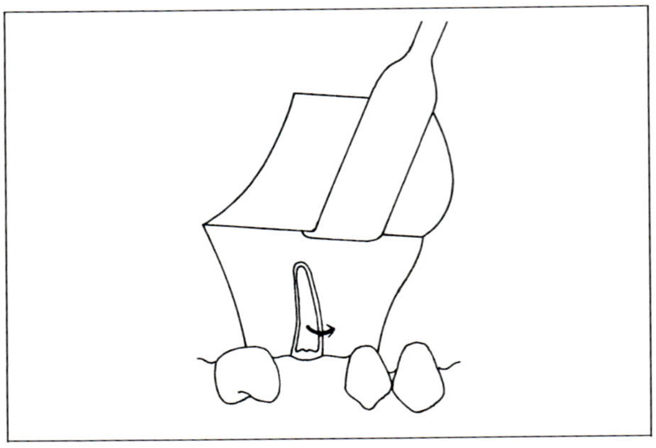
e

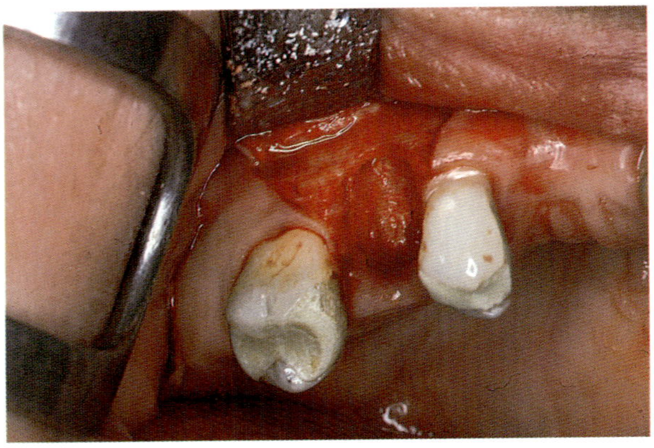
f

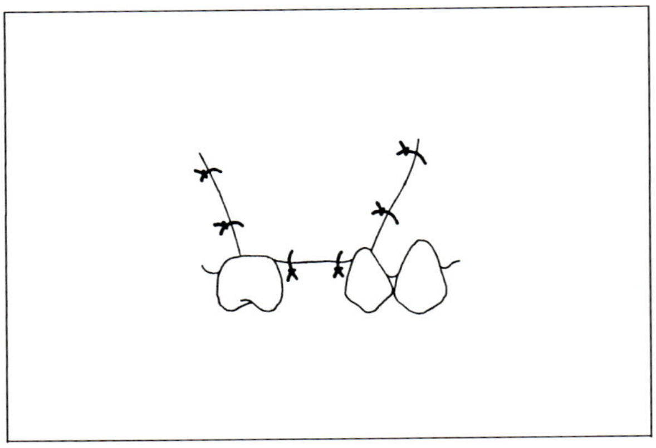
g

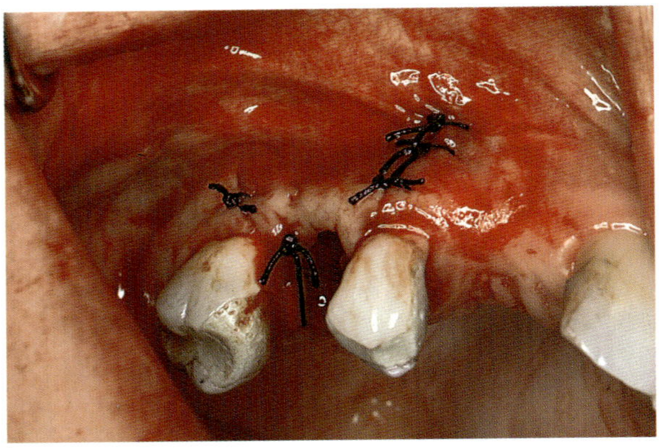
h

Abb. 3.27 e) Luxation des Wurzelrestes mit dem Bein-Hebel, Darstellung des Wurzelrestes; f) Knochenränder werden nach Entfernung des Wurzelrestes geglättet; g) Nahtverschluß; h) klinische Situation nach Legen der Nähte

eine gute Übersicht; man erreicht sie durch eine ausreichende Schnittführung. Die Bildung einer thermischen Knochennekrose am oberflächlichen Knochen läßt sich durch die Benutzung einer Spraymatic mit physiologischer Kochsalzlösung vermeiden. Zieht sich der Vorgang in die Tiefe, dann sind innengekühlte Bohrer angezeigt.

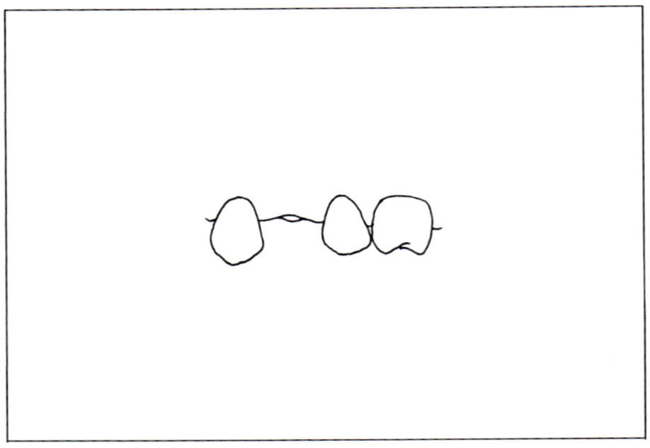
a

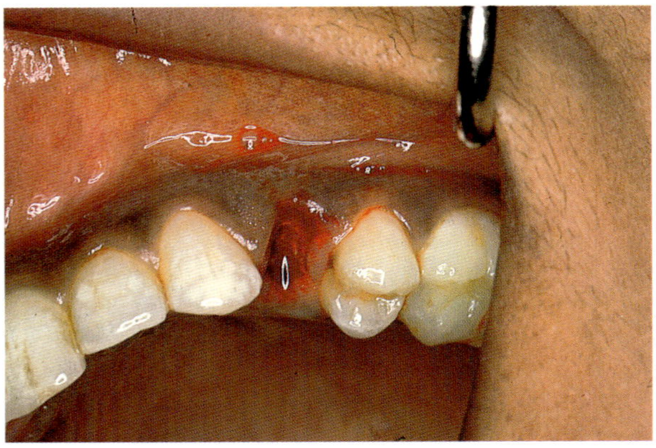
b

Abb. 3.28 Entfernung eines bukkalen Wurzelrestes 14 (Dreiecklappen): a) Ausgangssituation; b) Schnittführung wegen der Pigmentierung nicht eingezeichnet

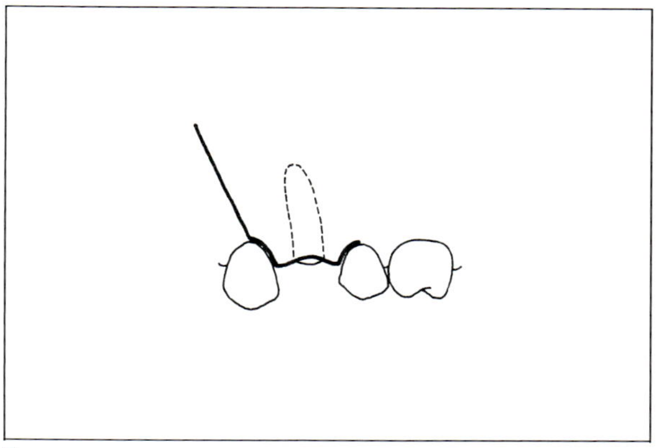
c

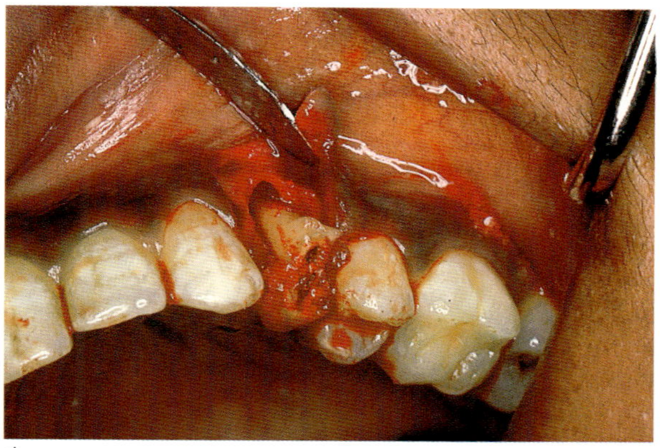
d

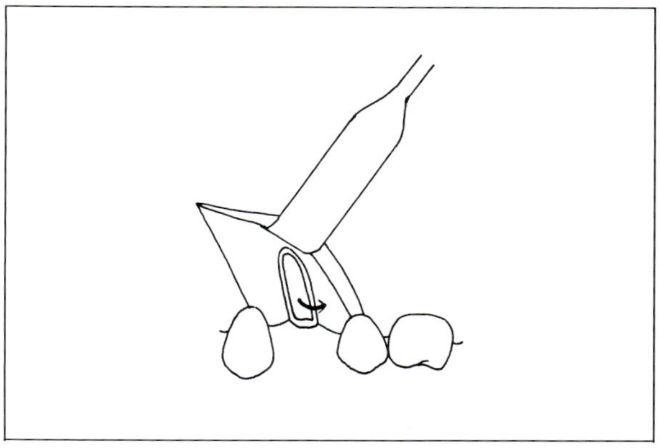
e

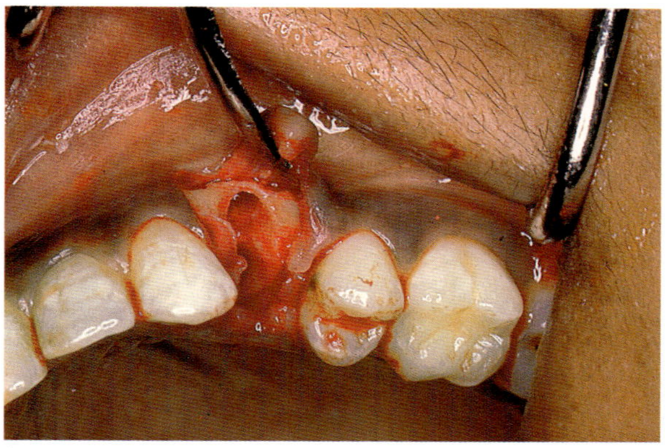
f

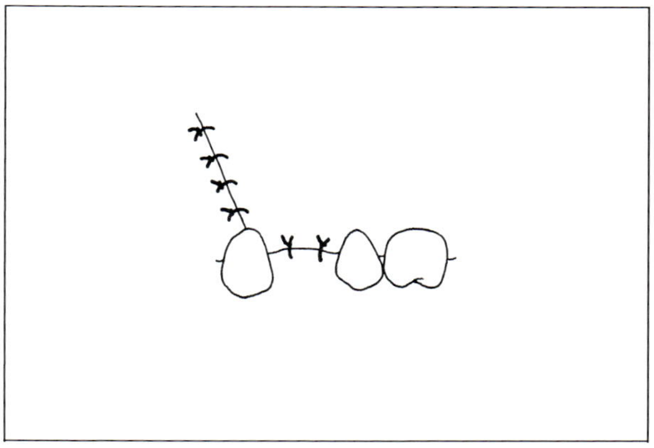
g

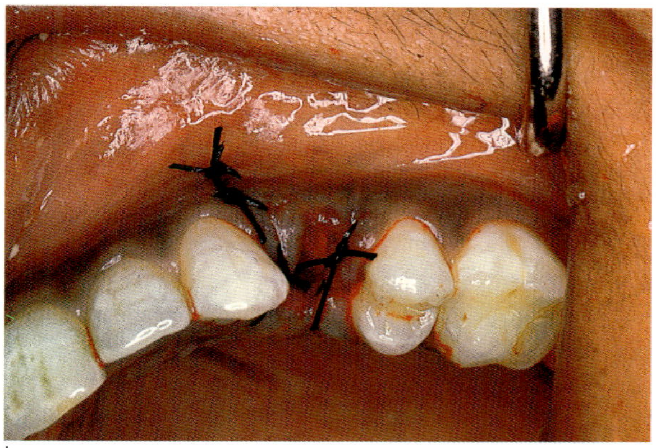
h

Abb. 3.28 c) Bildung des Dreiecklappens; d) Abtragung der bukkalen Knochenlamelle; e) Entfernung des Wurzelrestes; f) Knochenglättung; g) Nahtverschluß; h) klinische Situation nach Legen der Nähte

3.7.2 Knochenfrakturen im Bereich des Alveolarfortsatzes

Während der Luxationsbewegung besteht überall dort, wo den Wurzeln dünne Kompaktaanteile aufliegen, die Möglichkeit der Fraktur des Knochens. Beim oberen Eckzahn oder den bukkalen Wurzeln der Molaren beobachtet man nicht selten, daß Teile der Kompakta mit der Wurzel verhaftet bleiben und verlorengehen. Bei der Extraktion unterer Frontzähne frakturieren häufig bukkale Teile des Limbus alveolaris. Die Knochenpartikel bleiben aber meist mit dem Periost verhaftet. In diesen Fällen sollte man dafür Sorge tragen, daß die Schleimhaut mit einigen Situationsnähten oder mit der Z-Naht fixiert wird. Die Knocheninseln heilen dann meist gut an und begünstigen somit durch die Vermeidung größerer Spongiosawundflächen ein weniger schnell resorbierbares Knochenlager (Abb. 3.29).

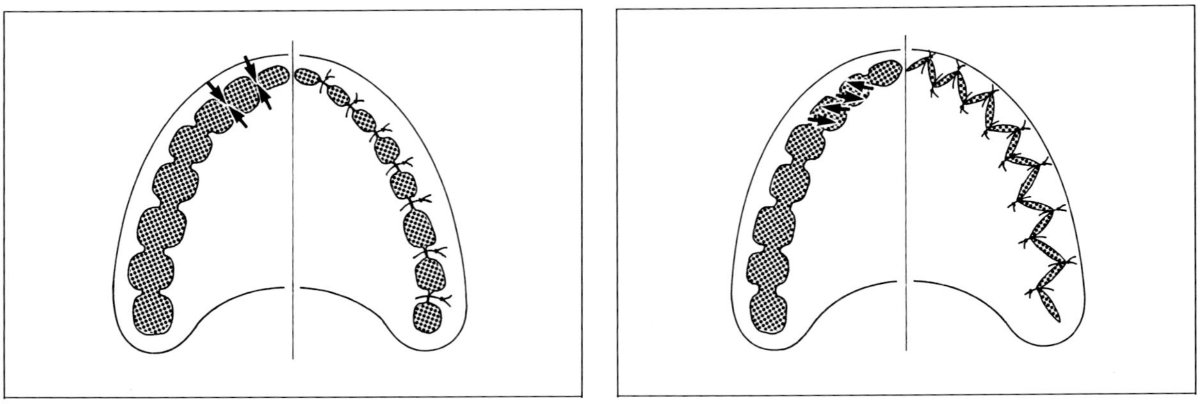

Abb. 3.29 Gegenüberstellung der einfachen Situationsnaht (a) mit der z-förmigen Naht (b), bei der jeweils die Papille mit der Schleimhaut der Alveolenmitte vernäht wird

3.7.3 Luxation von Nachbarzähnen

Bei jeder Hebelextraktion, besonders dann, wenn als Hypomochlion nur ein alleinstehender Zahn zur Verfügung steht, kann es zur Lockerung dieses Zahnes kommen. In solchen Fällen sollte man einen Finger der den Kiefer fixierenden Hand zur Kontrolle auf das Widerlager legen. Am sichersten ist es jedoch, wenn man einen Holz- oder Hartgummikeil zwischen den das Hypomochlion bildenden Zahn und die übrige Zahnreihe legt, um die Kräfteeinwirkung auf das Restgebiß zu übertragen (Abb. 3.13).

Bei Engstand bzw. Kulissenstellung der Zähne oder nach lingual bzw. bukkal durchgebrochenen Eckzähnen oder Prämolaren kann es auch bei Verwendung von Zangen mit schmalen Branchen zur Lockerung der Nachbarzähne kommen. Besteht eine deutliche Beweglichkeit des luxierten Zahnes, dann ist eine zusätzliche Fixation z. B. mit einer Ätz-Kunststoffschiene zu empfehlen und in mehrwöchigen Abständen zur Kontrolle eine Sensibilitätsprüfung durchzuführen.

3.8 Wundheilung

Das Besondere an der zahnärztlichen Chirurgie ist, daß hier in einem Gebiet Wunden gesetzt werden, zu dem alle Keime Zutritt haben. Es gibt nur wenige Möglichkeiten, eine Keimkontaminierung zu verringern, ganz vermeiden läßt sie sich nicht. Wir haben nach der Extraktion eine kombinierte Wunde vor uns, nämlich zum einen die Rißwunde in der Schleimhaut und zum anderen die Quetschwunde im Knochenbereich. In jedem Lehrbuch der Chirurgie kann man nachlesen, daß diese kombinierten Riß-Quetschwunden eine besonders schlechte Heilungstendenz aufweisen. Nach der Extraktion haben wir noch dazu eine starre Knochenhöhle vor uns, die von der umgebenden Schleimhaut nicht bedeckt wird, also von vornherein denkbar schlechte Voraussetzungen für einen guten Heilungsverlauf. Unsere Aufgabe besteht nun darin, diese schlechten Wundbedingungen zu verbessern. Das beginnt bereits bei der Extraktion, die unter äußerster Schonung des Knochens und der umgebenden Weichteile geschehen soll. Die hierzu notwendige Luxationsbewegung hat den Sinn, die Alveole zu dehnen, damit kleinere Wurzelquerschnitte in größere Alveolenquerschnitte gelangen und damit die Sharpey-Fasern zerreißen. Hierbei ist darauf zu achten, daß die Alveolenränder nicht frakturiert werden. Nach der Extraktion müssen die Alveolenränder geglättet, scharfe Knochenkanten beseitigt, eventuell losgelöste Knochenstücke entfernt und die Schleimhautränder einander genähert und, wenn nötig, durch eine Naht fixiert werden (Abb. 3.29).

Wundversorgung nach Extraktion

- Exkochleation des apikalen Granuloms,
- digitale Kompression der Wundränder,
- im Oberkieferseitenzahnbereich
  - Nasenblasversuch durchführen,
  - Sondierung des Alveolenfundus aller Wurzeln,
- Wangen aufblasen lassen, um eine Mund-Antrum-Verbindung diagnostizieren zu können, die weder mit dem Nasenblasversuch noch bei der Sondierung erkannt wurde.

Bei Reihenextraktionen und dabei erfolgtem Zerreißen der Interdentalpapille ist eine Situationsnaht empfehlenswert. Danach soll man den Patienten auf einen Tupfer beißen lassen, um die Bildung des Koagulums zu fördern.

Die Aufklärung des Patienten über das Verhalten nach der Extraktion ist ganz besonders wichtig. Am einfachsten geschieht dies in Form eines Merkblattes, das man dem Patienten mitgibt.

Zahnärztliches Universitäts-Institut der Stiftung Carolinum
(ZENTRUM DER ZAHN-, MUND-, UND KIEFERHEILKUNDE DER JOHANN WOLFGANG GOETHE-UNIVERSITÄT)

Verhalten nach operativen Eingriffen in der Mundhöhle

1. Während der ersten zwei Stunden nach der Operation auf den eingelegten Tupfer beißen, danach den Tupfer entfernen.
2. Kein selbständiges Führen eines Kraftfahrzeuges am Operationstag. Es besteht eingeschränkte Verkehrstüchtigkeit.
3. Feuchtkalte Wangenauflage auf die operierte Seite (kalter Umschlag, Plastikbeutel mit Eis in nassen Waschlappen gewickelt) vermindert die postoperative Schwellung (auf keinen Fall Wärme!).
   Abwechselnd während der ersten beiden Tage nach dem Eingriff eine halbe Stunde kühlen, eine halbe Stunde nicht kühlen.
4. Am Operationstag und den beiden folgenden Tagen keinen Kaffee, Tee, Milch oder Alkohol trinken. Nicht rauchen. Statt dessen: Mineralwasser, Säfte, Kamillentee, Pfefferminztee.
5. Am ersten Tag nicht spülen, am nächsten Tag Mundpflege mit lauwarmem Wasser, Kamillentee oder Wasserstoffsuperoxyd (H_2O_2), ein Eßlöffel der 3%igen Lösung auf ein Glas Wasser.
6. Keine Nahrungsaufnahme vor Abklingen der örtlichen Betäubung. In den ersten drei Tagen flüssige oder passierte Kost.
7. Falls nach Abklingen der örtlichen Betäubung Wundschmerzen auftreten, Einnahme des verordneten oder mitgegebenen Schmerzmittels wie vom Arzt angegeben. Auf verminderte Fahrtauglichkeit nach der Einnahme dieser Medikamente achten! Dies gilt, wie bei allen Medikamenten, insbesondere bei zusätzlichem Alkoholgenuß!
8. Während einiger Tage sind möglich: Wundschmerz, Schwellung, erschwerte Mundöffnung, Temperatur bis 38,5 °C.
   Im Zweifelsfalle, bei anhaltenden Schmerzen oder höherer Temperatur vorzeitige Wiedervorstellung (an Wochenenden rufen Sie unseren Notdienst unter der Tel.-Nr. 069/6301-5877 an).
9. Zahnreinigung wie üblich, im Wundgebiet schonend.
10. Falls während der Operation eine Wundverbandplatte eingesetzt wurde, diese in den ersten drei Tagen **nicht** entfernen. Wenn die Verbandplatte sich lockert, vorzeitige Wiedervorstellung.
11. **Nahtentfernung** am Mo., Di., Mi., Do., Fr. der nächsten Woche.
12. **Medikamenteneinnahme:**

Name des Medikamentes Einnahmezeit Menge

.... alle .... Stunden .... Kaps./Tabl./Tropf.

.... bei Bedarf.

Wir wünschen Ihnen einen möglichst schmerzfreien und guten Heilungsverlauf.

3.8.1 Physiologische Vorgänge in der Alveole

Bei der schonend durchgeführten Extraktion bleibt eine mäßig klaffende Knochenwunde zurück, die sich mehr oder weniger rasch mit Blut füllt. Das Blut gerinnt und das Gerinnsel wird vom Speichel überspült. Dies geschieht bei Extraktionen im Oberkiefer in wesentlich geringerem Maße als im Unterkiefer. Die roten Blutkörperchen werden hierbei oberflächlich ausgelaugt, aber das Fibringerüst bleibt erhalten (Abb. 3.30).

Die Regeneration erfolgt jetzt sehr rasch. In das Koagulum wachsen aus der Wurzelhaut von allen Seiten der Alveole Züge spindeliger Fibroblasten und Endothelsprossen ein, bis das ganze Gerinnsel durch junges, zellreiches Bindegewebe ersetzt ist.

Zur gleichen Zeit wachsen schon zarte epitheliale Fortsätze an den Rändern des Epithels über das Fibrinnetz. So kommt es, daß die Epitheldecke bereits geschlossen ist, wenn das Fibringerüst durch das Bindegewebe ersetzt wird. Dieser Teil der Wundheilung ist etwa nach einer Woche beendet. Die Regenerationsvorgänge in den tieferen Teilen der Alveole gehen aber weiter. Das junge Bindegewebe wird zellärmer, die ossifikatorische Kraft des einsprossenden Keimgewebes macht sich geltend. Zunächst bildet sich ein osteoides Gewebe, dann ein geflechtartig geordnetes Knochengewebe, das langsam im weiteren Verlauf der Heilung in Knochen übergeht.

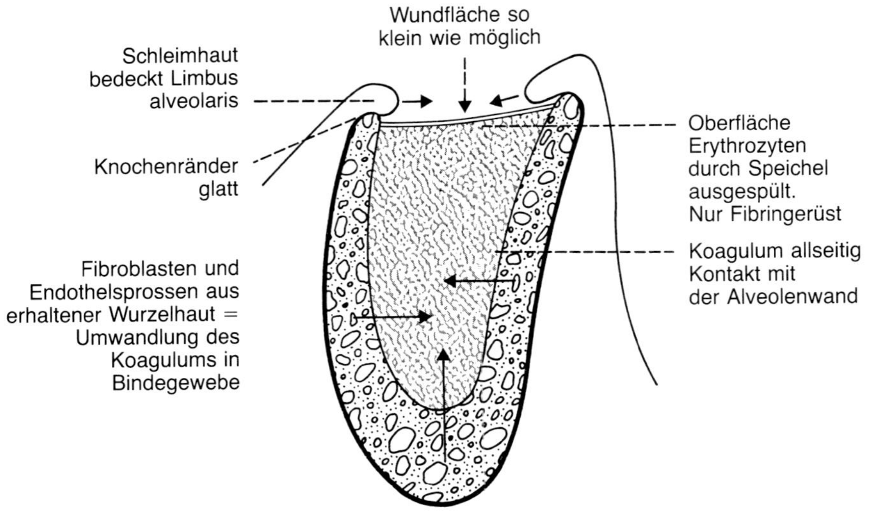

Abb. 3.30 Schemazeichnung einer normalen Wundheilung

3.8.2 Die gestörte Wundheilung

Auch bei aller waltenden Vorsicht kann es zu einer Heilungsstörung kommen. Als Ursachen für die Störung des Gleichgewichts muß man nennen:

- mangelhafte Mundhygiene,
- chronische apikale Prozesse.

Die daraus resultierenden Krankheitsbilder, die wir zu sehen bekommen, sind:

- die Ostitis des Bruchspaltes bei einer Kieferfraktur,
- die Osteomyelitis nach Zahnextraktion,
- Abszesse oder sehr selten phlegmonöse Krankheitsbilder,
- „nur" die so gefürchtete leere Alveole.

Nicht die Schwere des klinischen Bildes, sondern die starken subjektiven Beschwerden machen die leere Alveole zu dem unangenehmsten Krankheitsbild in der zahnärztlichen Praxis. Das Patientenmaterial der Kliniken und die Überweisungen aus der Praxis sprechen hier eine deutliche Sprache. Der Patient kann in der Regel nicht verstehen, weshalb er solche Schmerzen aushalten soll, nachdem der Eingriff selbst ohne Schmerzen vonstatten ging und im übrigen „doch nur ein Zahn extrahiert wurde". Man muß auch gestehen, daß selbst den Zahnarzt eine gewisse Hilflosigkeit bei der Behandlung derartiger Fälle ankommt.

Die Symptomatik der leeren Alveole entsteht durch eine umschriebene bakterielle Entzündung der Alveolenwand mit Beteiligung der Nervenendigungen. Vorausgegangene akute Entzündungen sind nicht als alleinige Ursache anzusehen, sondern von erheblicher Bedeutung sind die Faktoren

- Fehlverhalten des Patienten,
- zu hoher Vasokonstriktorenzusatz,
- starke Traumatisierung.

Bei einer unsachgemäß ausgeführten Extraktion, bei einer umfangreicheren Quetschung der Gewebe oder bei mangelhafter Mundhygiene kommt es in der Umgebung der Wunde zu einem ausgedehnten Gewebstod. Sowohl die Knochen- als auch die Schleimhautwunde muß sich nun zunächst von diesem nekrotischen Gewebe befreien. Dies kann aber nur geschehen, wenn die traumatisch oder bakteriell geschädigten Gewebsanteile demarkiert und abgestoßen werden. Bei diesen Vorgängen beobachten wir nach einigen Tagen die schon beschriebenen entzündlichen Veränderungen.

3.8.3 Klinisches Bild der leeren Alveole

Drei bis vier Tage nach der Extraktion setzt ein sich steigender Schmerz ein, der einen normalen Wundschmerz stark übersteigt. Bei der intraoralen Inspektion sehen wir die Wundränder zwar geschlossen, die Umgebung aber nur unwesentlich geschwollen und die Schleimhaut glasig glänzend.

Spreizen wir nun vorsichtig die Wundränder auseinander, so sehen wir, daß die Alveole mit graugrünen Zerfallsmassen ausgefüllt ist. Spülen wir sie mit einem kräftigen Strahl warmen Wassers aus, so sehen wir eine nackte weiße Knochenhöhle vor uns (Abb. 3.31), weiterhin fällt im allgemeinen ein starker Foetor ex ore auf.

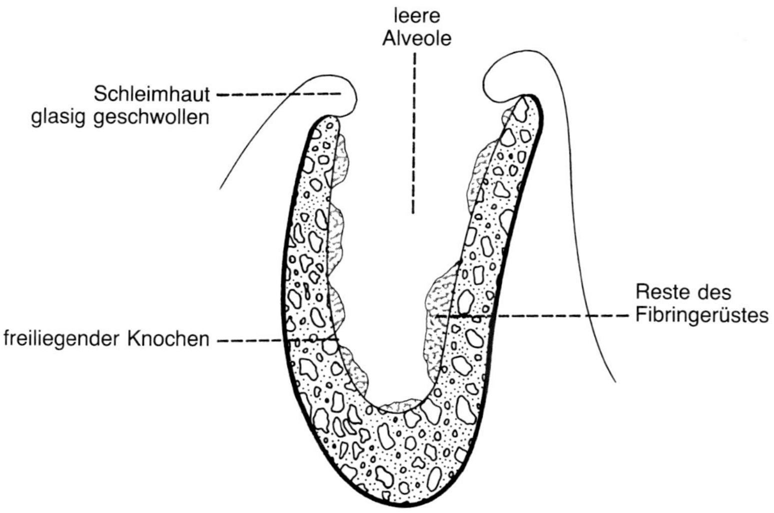

Abb. 3.31 Schemazeichnung einer gestörten Wundheilung

3.8.4 Pathologische Vorgänge in der Alveole

Histologisch stellt sich dieser Vorgang so dar, daß es in der Umgebung des Limbus alveolaris zu stärkerer Gefäßerweiterung kommt und damit ein massenhafter Austritt von Leukozyten erfolgt. Die Umgebung der Alveole weist dann eine kleinzellige Infiltration auf. Das Fibringerüst selbst ist anders als bei der normalen Wundheilung stark mit Leukozyten durchsetzt. Klinisch kommt es zu einer Auflösung des Fibringerüstes. Die Alveole ist nunmehr leer. Die regeneratorischen Vorgänge beginnen aber genau wie bei der normalen Wundheilung: Es kommt zur Bildung von Granulationsgewebe. Dieses einsprießende Gewebe trifft aber auf einen leeren Raum. Der Beginn der Regenerationsvorgänge zeigt sich durch kleine rote Granulationsknöpfchen an der Oberfläche des Knochens an, und bei Berührung mit der Sonde kommt es zu einer frischen Blutung. Schließlich füllen die frischen Granulationen den Hohlraum aus, und die weitere Heilung kann ihren Verlauf nehmen wie vorher, d. h., erst jetzt kann die Epithelisierung der Alveole beginnen.

Sind die Knochennekrosen nur oberflächlich, werden sie durch Ab- und Anbau des Knochens ersetzt, tiefergreifende Nekrosen werden dagegen demarkiert und abgestoßen. Die Schleimhaut selbst säubert sich durch eine demarkierende Entzündung.

Diese Vorgänge dauern ca. 10–12 Tage, und wir wissen, daß noch nach Wochen aus dem Granulationsgewebe der Alveole kleine Knochensplitter sich lösen können, die manchmal sogar einen weiteren Eingriff erforderlich machen. Für den Patienten sind diese Vorgänge äußerst schmerzhaft. Die Schmerzen sind andauernd und entsprechen einer Neuritis.

Die Vorgänge lassen sich im *Postextraktionssyndrom* zusammenfassen:

- zerfallendes Koagulum in der Alveole,
- Alveolitis,
- Begleitneuritis der Alveolitis.

Zunächst muß alles geschehen, um eine Störung durch den Eingriff selbst zu vermeiden, also:

Mundtoilette vor dem Eingriff (Zahnstein, Munddusche), äußerste Schonung von Knochen und Gingiva, Entfernung frakturierter Alveolarränder, schnelle Beendigung des Eingriffs sowie Kürettage bei größeren Herden, allerdings mit Vorsicht, um eine Keimverschleppung in die Markräume zu vermeiden. Weiterhin gilt es zu bedenken, daß Extraktionen in Narkose nur äußerst selten zu Komplikationen im Sinne einer leeren Alveole neigen, auch wenn der Eingriff wegen der besonderen Umstände in Narkose wohl schnell, aber nicht immer so schonend wie in der Lokalanästhesie ausgeführt werden kann. Der Hauptunterschied zur Extraktion in Lokalanästhesie ist, daß keine durch die vasokonstriktorischen Zusätze bedingten Durchblutungsstörungen bestehen. Deshalb kommt es post extractionem stets zu einer normalen Blutung und somit zu einem sofortigen Vollbluten der Alveole. Folglich spielt unter anderem auch die Blutleere eine bedeutsame Rolle bei dem Zustandekommen einer Heilungsstörung. Wie unter dem Kapitel „Lokalanästhesie“ aufgeführt, sollten deshalb immer Medikamente mit geringen vasokonstriktorischen Zusätzen verwendet werden, z. B. Ultracain DS oder DS forte.

3.8.5 Therapie des Dolor post extractionem und damit zugleich der leeren Alveole

Konservative Therapie

Bei starken Schmerzen sollte zunächst eine Anästhesie gelegt werden, um schmerzlos arbeiten zu können. Daran schließt sich die Säuberung der Wunde mit H_2O_2 bzw. mit dem Spray an, bis alle Reste des zerfallenden Koagulums entfernt worden sind. Gelingt dies nicht, so kann man Leukasekegel für 1–2 Tage einlegen und damit die Andauung der Fibrinreste beschleunigen. Danach erfolgt das Einlegen einer festen Tamponade. Wir empfehlen die 200%ige Pichler-Jodoformtamponade, die antibakteriell z. B. mit Furacin beschickt werden kann und mit Novocainkristallen angereichert wird; diese dienen als Anästhesiedepot. Die Tamponade wird fest in die Alveole eingebracht, und bleibt zwei bis drei Tage liegen. Ihr Wechsel hängt davon ab, wie schnell die Schmerzen wieder auftreten. Wegen des hohen Jodoformzusatzes ist auch eine Liegedauer von bis zu 14 Tagen problemlos. Die Applikation anderer Medikamente, z. B. Zinkoxyd-Eugenol, bewirkt ebenfalls Schmerzfreiheit. Die Wahl des Medikamentes, mit dem der Tampon beschickt wird, ist sicher nicht entscheidend, wesentlicher als das Medikament selbst ist, daß die Tamponade bis zum Fundus der Alveole eingeführt werden kann, um das Anästhesiedepot möglichst nahe zum N. alveolaris inferior zu bringen und damit die Neuritis zu behandeln. Da diese Tiefentamponade sich unter der Anästhesie schmerzlos vornehmen läßt, empfiehlt es sich, diesen ersten Tampon möglichst lange in der Alveole zu belassen. Die Nachbehandlung führt man so lange durch, bis der Knochen überall mit Granulationen bedeckt ist.

Chirurgische Therapie

Sie erfolgt durch Kürrettage der Alveole in lokaler bzw. Leitungsanästhesie. Die Schwierigkeiten liegen nur darin, daß es nach dem 2. oder 3. Kürettagestrich anfängt, aus der Alveolenwand heraus zu bluten, die damit nicht mehr übersichtlich dargestellt werden kann. Die Folge davon ist, daß Reste des infizierten Koagulums zurückbleiben und das neue Koagulum wiederum infizieren können. Damit kommt ein Circulus vitiosus in Gang, der die Nachbehandlung noch mehr in die Länge zieht. Auch hier kann man auf zweierlei Wegen die Weiterbehandlung durchführen, nämlich

a) nach Bildung eines frischen Koagulums die normale Wundheilung anstreben, oder
b) eine feste Tamponade einbringen und damit die Therapie, wie unter der konservativen Therapie beschrieben, fortsetzen.

3.8.6 Die Heilungsphase

Um eine ungestörte Wundheilung zu erreichen, kann man bei Reihenextraktionen auch eine vorher angefertigte Sofortprothese als Wundverband eingliedern, um mechanische Irritationen der Wunde auf ein Minimum zu reduzieren. Der knöcherne Umbau des durch Bindegewebe ersetzten Koagulums der Alveole ist nach 6–8 Monaten abgeschlossen und damit auch die Heilungsphase der Extraktionswunde beendet.

3.8.7 Die Funktionsphase

Je weniger die Ränder des Limbus alveolaris während der Extraktion beschädigt werden, desto geringer sind die zunächst eintretenden Abbauvorgänge. Es überwiegt der funktionelle Umbau, der dem Alveolarkamm die endgültige Form gibt.

Schulte (1966) weist darauf hin, daß die Sofortprothese bis zu einem gewissen Grade in der Umbauphase des zahnlosen Alveolarfortsatzes die ungünstigen Auswirkungen der Zungen- und Wangenmuskulatur auf die Wundränder verhindert. Der Druck der Zunge und der Wange erzeugt am zahnlosen Kiefer einen Umbau zum dachförmigen Querschnitt, während die Sofortprothese den Druck horizontal zur Unterlage weiterleitet und so zur Bildung des günstigeren U-förmigen Querschnittes beiträgt.

4 Klinik und Therapie retinierter Zähne

Von *G. Frenkel*

4.1 Einleitung und Begriffsbestimmung

In der Diagnostik und der Therapie im Bereich des Kauorgans nimmt die Entfernung retinierter oder impaktierter Zähne einen verhältnismäßig breiten Raum ein. Die Skala der hierbei auftretenden Probleme reicht von der Diagnostik und Aufklärung des Patienten über die Fragen:

- Belassung oder Entfernung des Zahnes,
- röntgenologische Lagebestimmung,
- Wahl des operativen Vorgehens und
- die operative Nachsorge.

Unter dem Begriff Retention versteht man die völlige Zurückhaltung des Zahnes im Kiefer nach Abschluß seines Wurzelwachstums. Solange dieses nicht abgeschlossen ist, kann immer noch ein – wenn auch verspäteter – Durchbruch erfolgen. Wird die Retention durch benachbarte Hartgebilde, z. B. gekippte Zähne oder ein Odontom, verursacht, spricht man von einer *Einkeilung*. Von einer *Halbretention* spricht man, wenn Zähne nur teilweise durchgebrochen sind, wenn also z. B. der untere Weisheitszahn mit einem Kronenteil entweder bukkal oder lingual klinisch durchgebrochen ist und in dieser Position verharrt.

Unter *Verlagerung* eines Zahnes im weitesten Sinne kann man klinisch alle Abweichungen von seiner Normallage verstehen. Hierzu gehören: Drehung, Kippung, Hochstand, Tiefstand sowie alle Positionen außerhalb der Zahnreihe. Im engeren klinischen Sinne wird der Begriff der Verlagerung aber auf retinierte Zähne angewendet. Danach bedeutet Retention das Vorhandensein eines ausgebildeten Zahnes im Kiefer, dessen Durchbruch jedoch unterbleibt. Verlagerung bedeutet weiterhin die pathologische Lage eines retinierten Zahnes, die ihn am Durchbruch zu normaler Zeit und in normaler Richtung hindert.

Winter (1966) hat für die Lage des unteren Weisheitszahnes noch zwei weitere Positionen hinzugefügt, nämlich die Mesial- und die Distalkippung (Abb. 4.1).

Umfangreiche von *Schulze* durchgeführte Untersuchungen lassen erkennen, daß der untere Weisheitszahn am häufigsten retiniert ist, gefolgt von den oberen Eckzähnen und den 3. oberen Molaren.

Entsprechend ist auch das operative Aufkommen in der täglichen Praxis.

Zusammenfassung von 1130 retinierten Zähnen (nach Schulze)

Untere Weisheitszähne	430
Obere Eckzähne	413
Obere Weisheitszähne	106
Untere Eckzähne	38
Obere mittlere Schneidezähne	32
Untere zweite Prämolaren	27
Obere zweite Prämolaren	23
Obere seitliche Schneidezähne	15
	1084

Die übrigen 46 retinierten Zähne verteilen sich auf das restliche Zahnsystem und stellen Raritäten dar.

Nach den Untersuchungen von *Kramer* und *William* (zit. bei *Müller* 1981) waren die oberen Molaren am häufigsten retiniert, gefolgt von den unteren Weisheitszähnen und den oberen Eckzähnen.

4.1.1 Ursachen

Als häufigste Ursache für die Verlagerung spielt sicherlich, besonders bei den 3. Molaren, der *Platzmangel* eine wichtige Rolle. Die Weisheitszähne und die Eckzähne bleiben am häufigsten retiniert und müssen oft aus kieferorthopädischen Gründen (Eckzähne) oder wegen rezidivierender Entzündungen (Weisheitszähne) entfernt werden.

Bei verlagerten Zähnen deuten folgende klinische Zeichen auf eine Verlagerung hin:

- Ausbleiben des Durchbruchs,
- unvollkommener Durchbruch,
- Persistenz des entsprechenden Milchzahnes (bei oberen Eckzähnen),
- Verdrängung von Nachbarzähnen,
- Vorwölbung der palatinalen oder bukkalen Schleimhaut in dem Bereich, unter dem die Zahnkrone liegt,
- Fistelbildung im Bereich eines nicht durchgebrochenen Zahnes.

Diese klinischen Erscheinungen werden durch folgende Veränderungen ausgelöst:

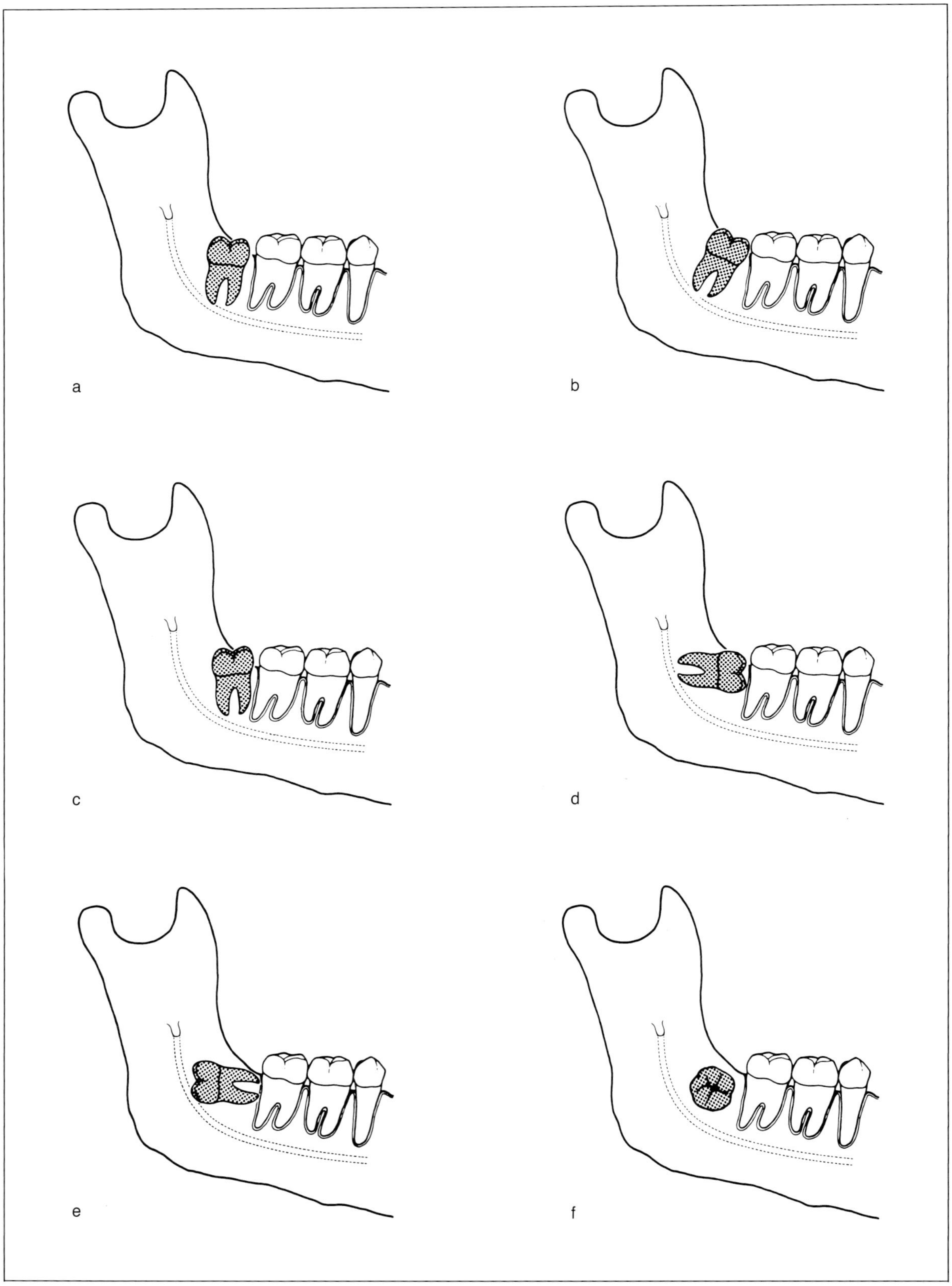

Abb. 4.1 Verlagerung eines Zahnes: a) Zahn retiniert, achsengerechte Stellung, b) mesioanguläre Verlagerung, c) distoanguläre Verlagerung, d) horizontale Verlagerung, Krone mesioangulär, e) horizontale Verlagerung, Krone distoangulär, f) transversale Verlagerung

- Übergang des Zahnsäckchens in eine Perikoronarzyste.
- Eitrige Infizierung des Zahnsäckchens bzw. der Zyste.
- Der verlagerte Zahn bewirkt die Resorption benachbarter Zahnwurzeln, dadurch kommt es zur Zahnlockerung.

4.1.2 Verlagerte untere 3. Molaren

Die häufige Verlagerung des unteren Weisheitszahnes findet in der topographisch-anatomischen Situation des Kieferwinkels ihre Begründung. Um das 7. Lebensjahr sind erste Anzeichen seines Wachstums erkennbar; mit der 2. physiologischen Bißhebung gelangt er an seine spätere Stelle und kann sich in die Okklusionsebene einstellen. Bei den meisten Menschen verhindert eine nicht ausreichende Kiefergröße diese Einordnung, so daß der Weisheitszahn im Schatten des aufsteigenden Astes hängenbleibt (Abb. 4.2).
Nach den Untersuchungen von *Björk* et al. (1956) weisen 45% der Bevölkerung verlagerte untere Weisheitszähne auf.
Der verlagerte Weisheitszahn im Unterkieferbereich hat für viele Menschen eine unterschiedliche Wertigkeit, z. B. Angst vor einer schmerzvollen Operation (in der Regel am Ende des 2. Lebensjahrzehnts). Dieser Patientenkreis befürchtet neben dem Operationstrauma auch Verletzungen des N. lingualis, des N. alveolaris inferior oder iatrogene Kieferfrakturen.
Für den praktisch tätigen Zahnarzt haben die unteren 3. Molaren sowohl positive als auch negative Aspekte. Einerseits können sie als Ersatz für den verlorengegangenen 1. oder 2. Molaren und damit als vertikale Abstützung für das Kiefergelenk dienen. Andererseits kommt es bei einem inkompletten Durchbruch zu Speiseretentionen und damit zur Gefahr einer Perikoronitis mit ihren Begleiterscheinungen. Die negativen Aspekte überwiegen die positiven bei weitem, deshalb werden bei ca. 78% der Bevölkerung die unteren 3. Molaren entfernt. Die Gründe dafür werden im folgenden erörtert.

4.1.3 Entfernung aus kieferorthopädischen Gründen

Für den Kieferorthopäden wirft die Lage des 3. Molaren Probleme auf. Patienten berichten immer wieder, daß mit dem Durchtritt der 3. Molaren ein Engstand in der Unterkieferfront aufgetreten sei, und suchen deshalb den Zahnarzt bzw. Kieferorthopäden auf. Letzterer wiederum glaubt, daß ein aufgetretenes Behandlungsrezidiv hierauf beruht. Nach den Untersuchungen von *Schopf* (1984) und *Stahl* (1986) sollte man bei korrekt liegenden 3. Molaren mit der Entfernung Zurückhaltung üben, da die Entstehung eines tertiären Engstandes nach den im Schrifttum vertretenen Ansichten als umstritten bezeichnet werden muß. *Schopf* weist weiter darauf hin, daß neben dem Weisheitszahn auch die unterschiedlichen Wachstumsabläufe im Ober- und Unterkiefer eine wesentliche Rolle spielen. Weiterhin sollte man immer vor Entfernung des Weisheitszahnes den Zustand des 6-Jahr-Molaren und dessen Erhaltungswürdigkeit überprüfen.
Auch neuere Untersuchungen bezüglich der Wachstumsvorhersage sowie des Zusammenhangs von Raumangebot und Verlagerung lassen nur eine unsichere Prognose zu. Wenn wir den Entwicklungsspielraum des 3. Molaren im Kieferwinkelbereich vorhersehen könnten, wäre die Wahrscheinlichkeit der Retention eher anzugeben. Hier hat *Turley* (1974) eine Möglichkeit aufgezeigt, die eine gewisse Prognose zuläßt: Zwischen dem 8. und 9. Lebensjahr wird der Abstand vom Mittelpunkt des aufsteigenden Astes, in der Regel die Lingula, bis zur distalen Kante des 1. Molaren an einer Fernröntgenaufnahme gemessen. Die gewonnene Zentimeterzahl läßt eine Einstellung in drei Wahrscheinlichkeitsstufen des Weisheitszahndurchbruches zu (Abb. 4.3). Beträgt der Abstand 30 mm, ist mit großer Wahrscheinlichkeit mit einer guten Einstellung und Okklusion zu rechnen. Beträgt der Abstand 25 mm, kann der Zahn partiell durchbrechen, jedoch in fraglicher Okklusion.

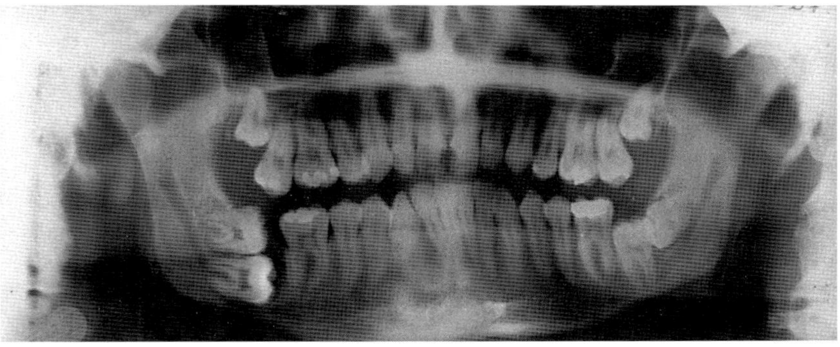

Abb. 4.2 Retinierter 37 und verlagerter 38; horizontal verlagerte 47 und 48

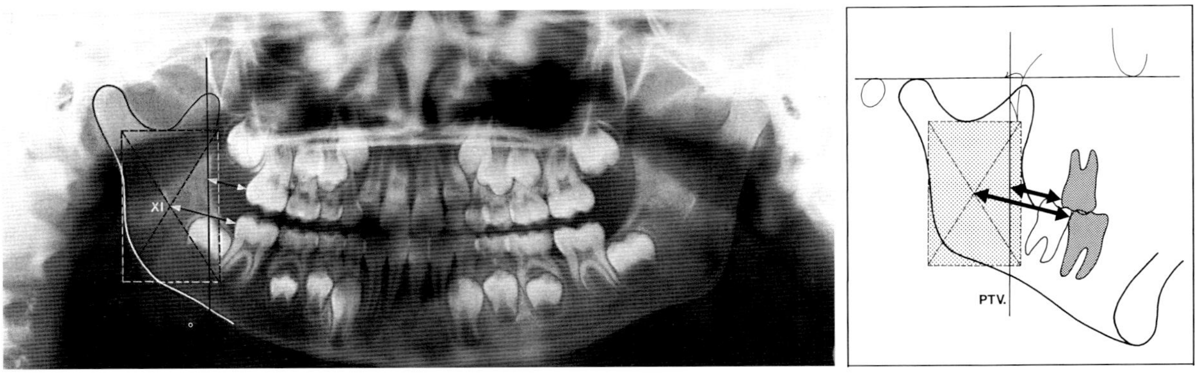

Abb. 4.3 a und **b** Einschätzung der Durchbruchswahrscheinlichkeit der oberen und unteren Weisheitszähne nach *Turley.* Das eingezeichnete Schema bezieht sich auf die Fernröntgenaufnahme (PTV. = Pterygoidvertikale). Bei einem Orthopantomogramm kann man die Breite des 6-Jahr-Molaren nach distal übertragen und gewinnt so eine räumliche Vorstellung über die Platzverhältnisse

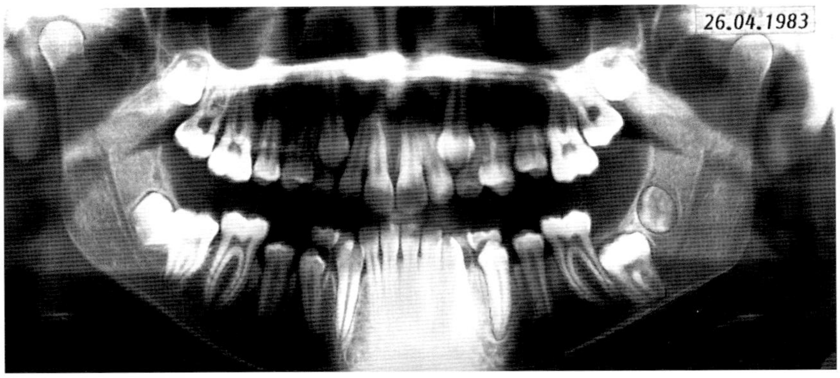

a

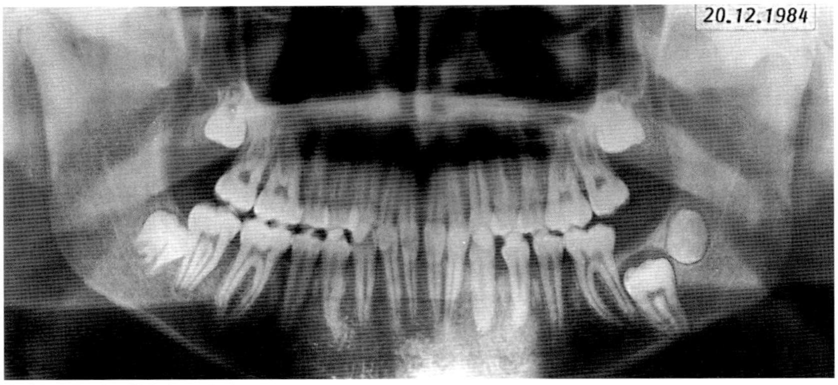

b

Abb. 4.4 a und **b** Wachstumstendenz eines 2. Molaren in einem Zeitraum von 20 Monaten bei einem 16jährigen Jungen: kein Wachstum nach kranial, Verbreiterung des Perikoronarraums, Wurzelwachstum nahezu abgeschlossen

Beträgt der Abstand 21 mm, bleibt der Zahn impaktiert. In diesem Zusammenhang muß auch die Faustregel für den 3. oberen Molaren erwähnt werden, wonach mindestens 18 mm von der Pterygoidvertikalen zur Hinterkante des 1. Molaren notwendig sind, um einen regelrechten Durchbruch des oberen 3. Molaren zu gewährleisten. Ist weniger Raum vorhanden, ist die Prognose für seinen Durchbruch ungünstig. Bei Panoramaaufnahmen zieht man zur Orientierung die Breite des 1. Molaren zur Lagebestimmung heran und erreicht damit ebenfalls eine gewisse Sicherheit bei der Raumbeurteilung.

Diese röntgendiagnostischen Möglichkeiten bieten einen Ansatz dafür, notwendig werdende prophylaktische Entfernungen des retinierten 3. Molaren zu einem Zeitpunkt vorzunehmen, wo das Wurzelwachstum noch nicht abgeschlossen ist. Damit wird seine Entfernung leichter und auch Komplikationen, wie die Verletzung des N. alveolaris inferior, lassen sich eher vermeiden. Als günstigster Zeitpunkt der Weisheitszahnentfernung erscheint uns die Altersgruppe zwischen 13 und 18 Jahren, nicht jedoch vor dem Durchbruch der 2. Molaren, deren Wachstumstendenz nach apikal gerichtet ist (Abb. 4.4).

4.1.4 Entfernung aus Gründen der Infektionsprophylaxe

Die Infektionsprophylaxe hat nach *Tetsch* (1982) unter den vorbeugenden Indikationen zur Extraktion den größten Stellenwert. 55,9% der unteren und 33,3% der oberen 3. Molaren werden aus diesem Grunde entfernt.
Komplikationen, ausgehend von einer Perikoronitis, können von lokal begrenzten, relativ harmlosen Tascheninfektionen bis hin zur ausgedehnten Weichteilentzündung reichen. Deshalb sollte sich die Auffassung zur prophylaktischen Entfernung mehr durchsetzen. Die meist unbegründete Zurückhaltung verursacht zudem einen nicht unerheblichen volkswirtschaftlichen Schaden, wenn man daran denkt, wieviele Arbeitsstunden bei ausgedehnten Entzündungen durch Krankmeldungen verlorengehen.
Mit einem deutlichen Gipfel zwischen dem 20. und 30. Lebensjahr kommen Patienten zur Behandlung, bei denen dann nach konservativer Behandlung eines entzündlichen Prozesses die meist operative Entfernung als therapeutischer Abschluß der bisherigen Therapie vorgenommen wird.

4.1.5 Entfernung aus prothetischen Gründen

Während sich am Ende der 2. Dentition klare Indikationen für die Entfernung nicht voll funktionsfähig eingerückter Weisheitszähne ergeben, sollte nach *Windecker* (1986) aus prothetischen Gründen zu jedem späterem Zeitpunkt der individuellen Gebißentwicklung die Indikation zur Entfernung des 3. Molaren sehr sorgfältig überprüft werden. In vielen Fällen kann der Weisheitszahn bei Einbeziehung in die prothetische Planung als Pfeiler entscheidend sein für die Indikation eines festsitzenden oder endabgestützten Zahnersatzes.
Aus kieferchirurgischer Sicht sind die Untersuchungen von *Grohé* (1971) sehr aufschlußreich, der in zahnlosen Kieferabschnitten bei Übersichtsaufnahmen in etwa 30% der Fälle pathologische Prozesse gefunden hat. Ein nicht unerheblicher Prozentsatz dieser pathologischen Prozesse bezieht sich auf impaktierte Weisheitszähne, die durch fortschreitende Atrophie des Alveolarfortsatzes zur Perforation der Gingiva und damit zu einem Infekt führen können. In vielen Fällen wird erst bei einer durchgeführten Rehabilitation (z. B. Brückenkonstruktionen mit dem 2. Molaren als Endpfeiler) der hinter dem 2. Molaren liegende Weisheitszahn röntgenologisch entdeckt (Abb. 4.5).

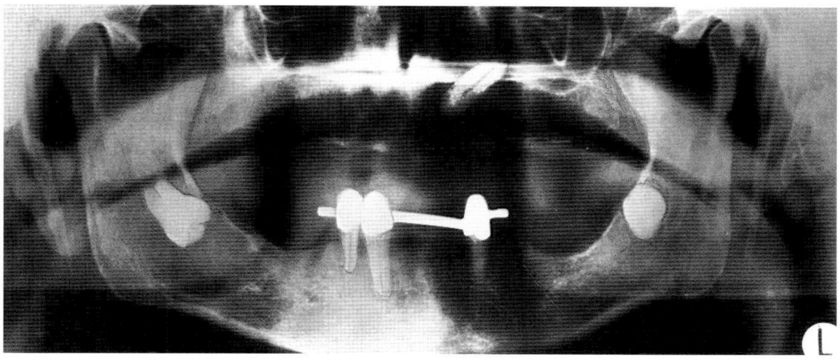

Abb. 4.5 Hier war nur durch die Sekundärinfektion der Zyste der Zahnarzt auf einen pathologischen Prozeß im rechten Unterkiefer hingewiesen worden. Der Weisheitszahn 38 und der Eckzahn 23 wurden erst durch die Panoramaaufnahme entdeckt

4.2 Präoperative Röntgenuntersuchungen und deren Analyse

Zur röntgenologischen Darstellung des Weisheitszahnes ist eine Übersichtsaufnahme möglichst in Rechtwinkeltechnik notwendig, um intraoperative Komplikationen vermeiden zu können.
Das intraorale Röntgenbild gestattet in den meisten Fällen eine Interpretation der Lage des Molaren und hilft, Schwierigkeiten bei der Entfernung zu vermeiden.
Wenn im intraoralen Röntgenbild die Grenze zum Mandibularkanal nicht deutlich sichtbar wird, sollte immer eine Panoramaaufnahme herangezogen werden.
Versuchen wir nun eine Interpretation des intraoralen Röntgenbildes, dann lassen sich Lage und Tiefe des 3. Molaren im Kieferknochen mit einer Methode bestimmen, die *Winter* bereits 1926 angegeben hat (Abb. 4.6).

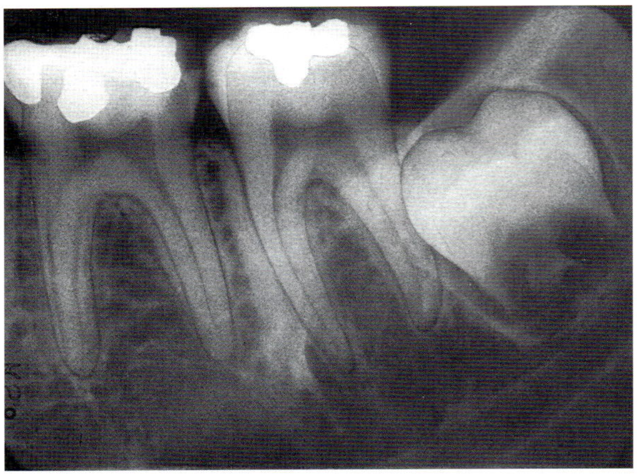

Abb. 4.6 Röntgenaufnahme des mesioangulär inklinierten Weisheitszahnes

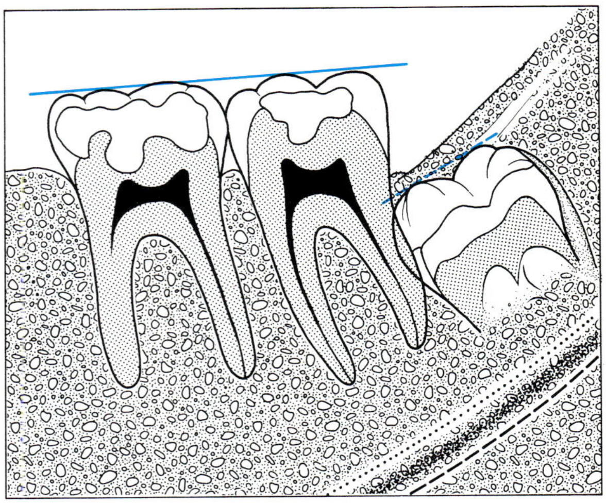

Abb. 4.7 Die blaue Linie verläuft entlang der Okklusalfläche des 1. und 2. Molaren; Okklusallinie über dem Weisheitszahn punktiert

Hierzu wurden vom Autor drei gedachte Linien auf das intraorale, in Rechtwinkeltechnik aufgenommene Röntgenbild gezeichnet. Diese Linien werden im folgenden blaue, grüne und rote Linie genannt.

Die blaue Linie (Abb. 4.7) wird entlang der Okklusalflächen des 1. und 2. Molaren durchgehend eingezeichnet und nach distal über den Bereich des retinierten Weisheitszahnes punktiert verlängert. Die punktierte Linie über der Okklusalfläche des retinierten Weisheitszahnes gibt im Vergleich zur durchgezogenen Linie über den Okklusalflächen der durchgebrochenen Molaren die Achsenrichtung des verlagerten Zahnes an. Die punktierte Linie über der Okklusalfläche eines vertikal retinierten Molaren z. B. liegt dann parallel zur durchgezogenen blauen Linie der durchgebrochenen Molaren. Der Abstand zwischen der okklusalen Fläche des retinierten Zahnes und der über dem durchgebrochenen Molaren läßt eine ungefähre Aussage darüber zu, wie tief der Zahn im Knochen liegt.

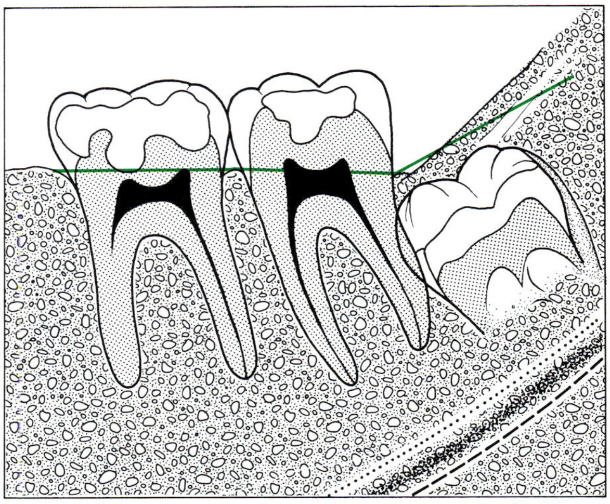

Abb. 4.8 Die grüne Linie verbindet die Spitzen der Interdentalsepten; sie markiert den Rand der knöchernen Alveole

Die grüne Linie (Abb. 4.8) beginnt auf der Mitte der Knochenoberfläche distal des 3. Molaren und verbindet die Spitzen der Interdentalsepten zwischen dem 1. und 2. Molaren. Um Interpretationsirrtümer zu vermeiden, muß zwischen dem Schatten der Linea obliqua externa und der lingualen Knochenbegrenzung unterschieden werden. Die grüne Linie markiert den Rand der knöchernen Alveole des verlagerten Weisheitszahnes. Bei der Präparation der Weichteile wird nur der Teil der Krone sichtbar, der oberhalb der grünen Linie liegt.

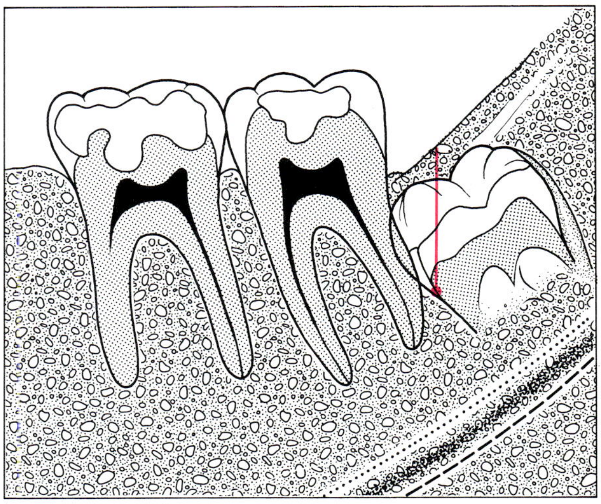

Abb. 4.9 Die rote Linie zeigt die Verlagerungstiefe des Zahnes in der Mandibula an

An der abmeßbaren Länge der *roten Linie* (Abb. 4.9) läßt sich ablesen, wie tief die Verlagerung des Zahnes in der Mandibula ist. Bei vertikal, mesio-angulär oder horizontal-mesioangulär verlagerten Zähnen verläuft sie annähernd senkrecht von der grünen Linie auf die mesial gelegene Schmelz-Zement-Grenze.

Bei disto-angulär oder horizontal-distoangulär verlagerten Zähnen zieht sie zur distal gelegenen Schmelz-Zement-Grenze. Je tiefer der Zahn im Knochen eingebettet liegt

und je länger die rote Linie ist, desto schwieriger wird die Entfernung des Zahnes.
Klinische Untersuchungen zeigen, daß mit der Verlängerung der roten Linie um 1 mm die Schwierigkeiten bei der Extraktion um das dreifache steigen.

Schlußfolgerungen aus der Röntgenanalyse und präoperative Beurteilung

- Die Beziehung zwischen durchgezogener und punktierter blauer Linie gibt die Achsenneigung des impaktierten Zahnes an; die Okkusalfläche eines *vertikal* verlagerten Zahnes verläuft parallel zur durchgezogenen blauen Linie und tiefer als diese.
- Bei einem *mesio-angulär* verlagerten 3. Molaren schneiden sich die durchgezogene und punktierte blaue Linie distal des verlagerten 3. Molaren.
- Bei einer *disto-angulären* Verlagerung kreuzen sich durchgezogene und punktierte blaue Linie vor dem 3. Molaren.
- Bei einem *horizontal* verlagerten 3. Molaren bilden durchgezogene und punktierte blaue Linie nahezu einen rechten Winkel.
- Die grüne Linie markiert den Rand der knöchernen Alveole des verlagerten Weisheitszahnes.
- An der roten Linie kann man in Millimetern die Retentionstiefe des Zahnes ablesen.

4.3 Operatives Vorgehen

Die Analyse des Röntgenbildes gibt auch einen Hinweis auf die Art des operativen Vorgehens. Man kann die Weisheitszähne ihrer Lage nach in zwei Gruppen einteilen: in solche, die nur retiniert sind, und jene, die zusätzlich eine Verlagerung aufweisen.
Daraus ergeben sich für die operative Entfernung zwei unterschiedliche Konsequenzen in der Operationsplanung.
Bei Methode I (Abb. 4.10) genügt es, wenn man nach Freilegung der Krone und Abtragen des bukkalen Knochens bis zur Schmelz-Zement-Grenze eine lochförmige Angriffsfläche für den Krallenhebel in den Zahn bohrt und den bukkalen Knochen als Hypomochlion benutzt; der Zahn läßt sich dann in Richtung seiner Längsachse luxieren. Bei mesio-angulärer Einstellung kann man das Bohrloch in der Mitte des Zahnes (Bifurkationsnähe) oder weiter mesial ansetzen, um eine Luxation in Achsenrichtung zu erleichtern. Bei disto-angulären Verlagerungen setzt man das Bohrloch entsprechend nach distal.
Bei Methode II (Abb. 4.11) wäre die Entfernung des Zahnes in toto nur unter Opferung größerer Knochenanteile durchführbar. Das operative Vorgehen ist zunächst wie bei Methode I. Die Krone wird ebenfalls bis zur Schmelz-Zement-Grenze freipräpariert; der Knochen wird dabei soweit abgetragen, bis der größte Durchmesser der Krone sichtbar wird. Die operative Entfernung des Zahnes als Ganzes ergibt jedoch keinen praktischen Nutzen, deshalb trennt man von vornherein die Krone von der Wurzel. Dieses Vorgehen hat folgende Vorteile:

- der Knochenverlust bleibt auf ein Minimum beschränkt;
- das Gewebetrauma durch die Fräse wird in jene Hartsubstanzen verlegt, die entfernt werden;
- damit ergeben sich weniger Wundheilungsstörungen;
- nach Entfernung der Krone lassen sich auch die Wurzeln relativ leicht entfernen, weil das Parodontium und damit die Sharpey-Fasern bei retinierten bzw. impaktierten Zähnen wegen der fehlenden funktionellen Belastung nicht ausdifferenziert sind.

Das einmal eingeschlagene operative Vorgehen sollte nicht ohne zwingenden Grund verlassen werden.
Die operativen Konsequenzen, die sich aus der Analyse des Röntgenbildes nach *Winter* ziehen lassen, sind in den Abbildungen 4.12–4.15 veranschaulicht.
Damit haben wir eine sinnvolle präoperative Planung erstellt, die es ermöglicht, das benötigte Instrumentarium vorzubereiten und die Operation auszuführen.

> Ein folgenschwerer Fehler, der einem Zahnarzt unterlaufen kann, ist die Fehleinschätzung, daß ein distoangulär verlagerter 3. Molar als vertikal verlagert angesehen und dann eine Hebelluxation versucht wird. Um einen in dieser Position stehenden 3. Molaren mit dem Hebel entfernen zu können, ist es wichtig sicherzustellen, ob distal ein Spalt zwischen Krone und Knochen besteht, in den die Krone bei der Distalbewegung mit dem Hebel luxiert werden kann.

Vertikal impaktierte 3. Molaren können mit dem Hebel durch Einführen in den Interdentalspalt luxiert werden; bei einem distoangulär verlagerten 3. Molaren jedoch stößt die Krone gleich an das Knochenlager distal von ihm. Bei einer weiteren Forcierung ist mit einer Fraktur des Unterkiefers zu rechnen (*Haunfelder* und *Tetsch* 1972). Deshalb ist anzuraten, im Zweifelsfalle niemals einen Extraktionsversuch durchzuführen, sondern die Weisheitszähne operativ zu entfernen. Hier ist das Einzeichnen der blauen Linie zur Bestimmung der Achsenrichtung sinnvoll, um Fehleinschätzungen der Lageposition des Weisheitszahnes zu vermeiden.

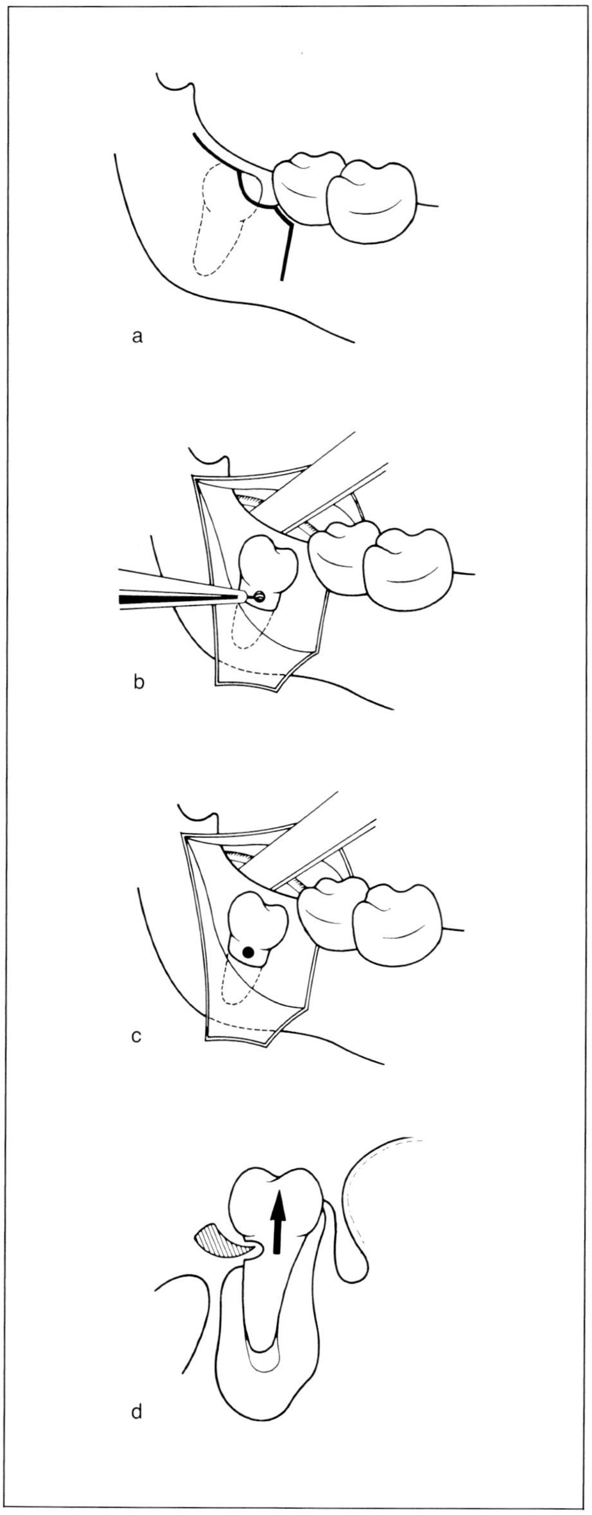

Abb. 4.10 Methode I a) Vertikal retinierter Weisheitszahn, Winkelschnittführung, b) bukkaler und lingualer Mukoperiostlappen mobilisiert, c) Bohrloch im Bereich Schmelz-Zement-Grenze, aber im Zementbereich angelegt, d) Krallenhebel angesetzt, der bukkale Knochen wirkt als Widerlager

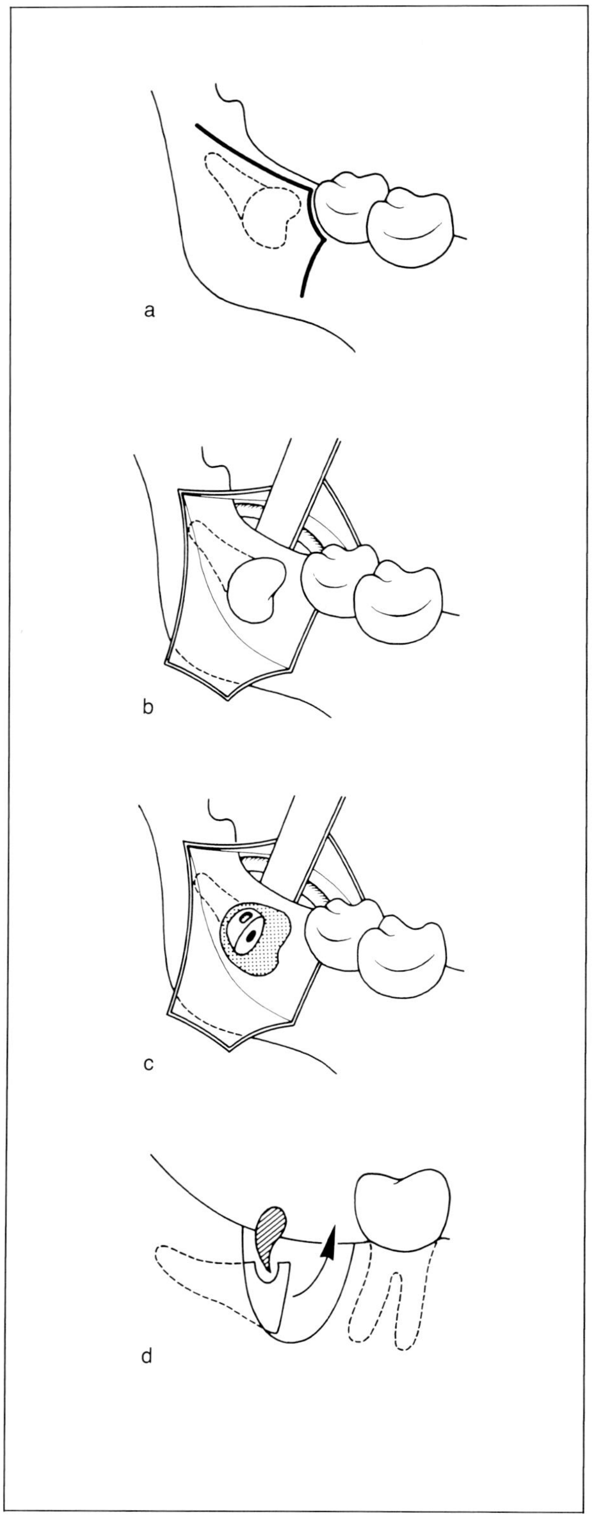

Abb. 4.11 Methode II a) Horizontal verlagerter Weisheitszahn, Winkelschnittführung, b) bukkaler und lingualer Mukoperiostlappen mobilisiert, c) Schmelz-Zement-Grenze freigelegt, Trennung von Krone und Wurzel sowie Anlegen eines Bohrloches, d) Bohrloch am Übergang vom Schmelz zum Zement, aber schon im Zementbereich angelegt, distaler Knochen dient als Widerlager

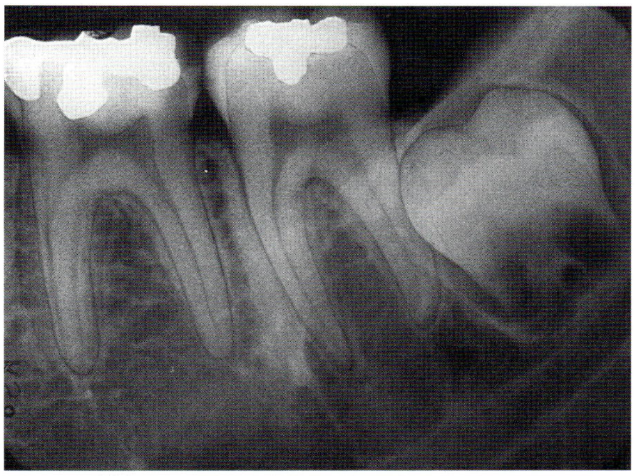
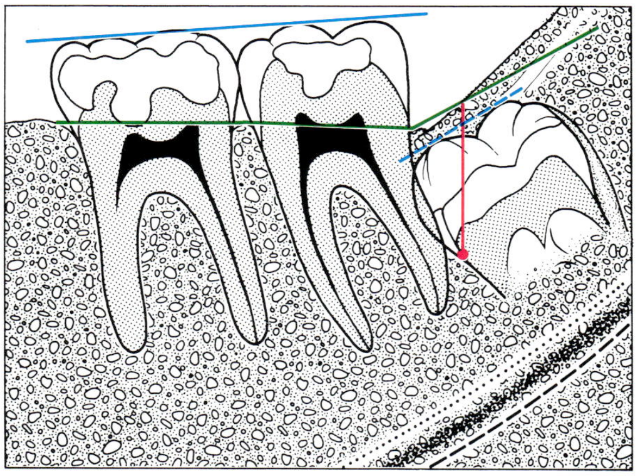

Abb. 4.12 Präoperative Beurteilung: Mesioanguläre Inklination (geringgradig bukkolingual), Tiefe (rote Linie): 11 mm (im Original), breiter Perikoronarspalt, Wurzelwachstum nicht abgeschlossen, keine Beziehung zum Canalis mandibulae, Durchbruch behindert. Schlußfolgerung: Operatives Vorgehen nach Methode I

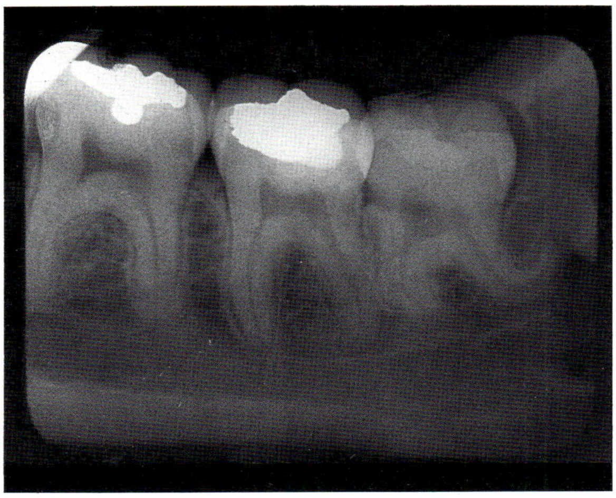
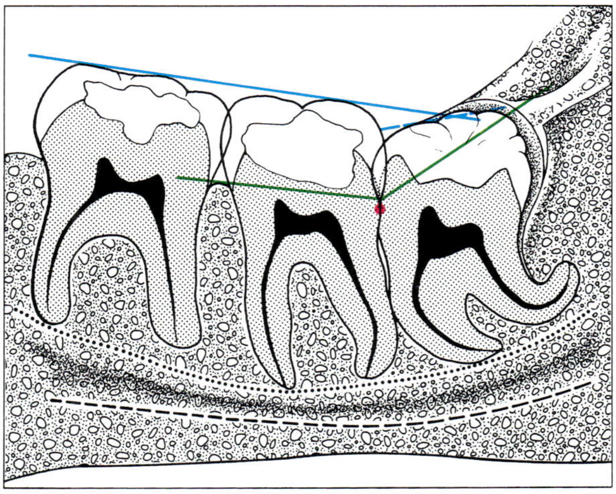

Abb. 4.13 Präoperative Beurteilung: Mesioanguläre Inklination, Tiefe: 1 mm (im Original), breiter Perikoronarspalt distal, ungünstige Wurzelkrümmung, Kanalbeziehung der mesialen Wurzel möglich, Durchbruch behindert. Schlußfolgerung: Operatives Vorgehen nach Methode I

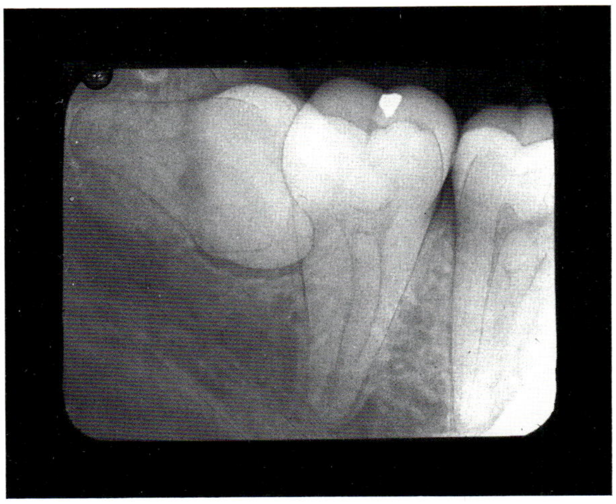
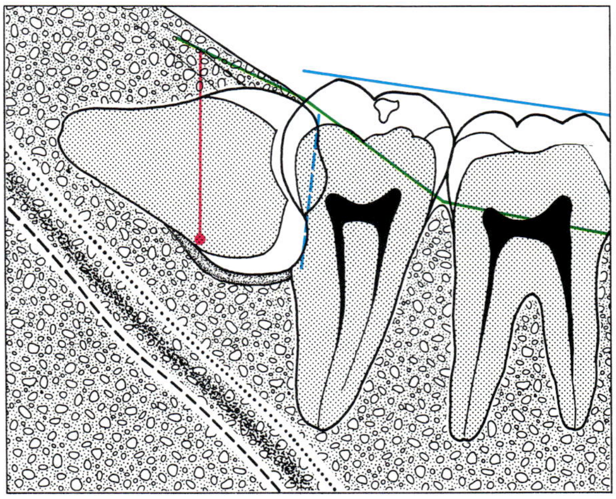

Abb. 4.14 Präoperative Beurteilung: Horizontale Verlagerung (sagittal, mesioangulär), Tiefe (rote Linie): 14 mm (im Original), günstige Wurzelkonfiguration (Pfahlwurzel), keine Beziehung zum Canalis mandibulae. Schlußfolgerung: Operatives Vorgehen nach Methode II

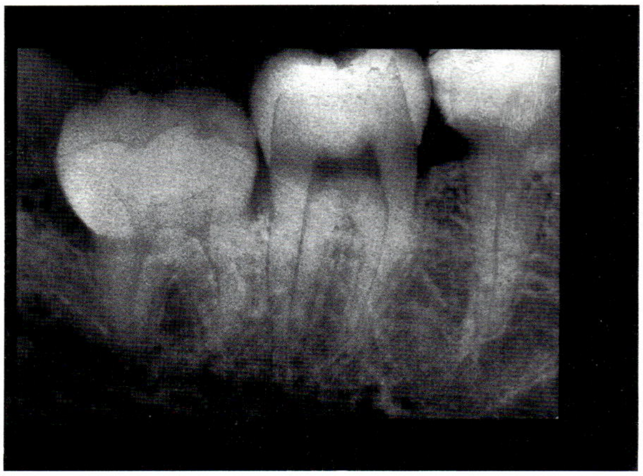

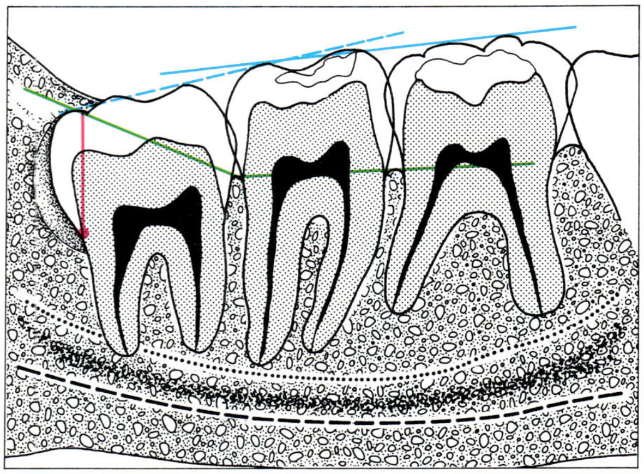

Abb. 4.15 Präoperative Beurteilung: Distoanguläre Inklination, Tiefe (rote Linie): 8 mm (im Original), günstige Wurzelkonfiguration, Überlagerung des Canalis mandibulae distal, Durchbruch behindert. Schlußfolgerung: Cave! Bei distoangulärer Inklination keine Hebelextraktion versuchen!

4.3.1 Der linguale Zugang

Er wird erstmalig von *Frey* 1933 empfohlen und in jüngerer Zeit von *Struckmeyer* und *Pape* (1980) favorisiert. Dabei spaltet man die linguale Kompaktalamelle nach der Split-bone-Technik mit dem Meißel. Dadurch kann in relativ kurzer Zeit ein großer Teil des Zahnes freigelegt werden. Nach *Struckmeyer* und *Pape* bewirkt der linguale Zugang nicht nur kürzere Operationszeiten, sondern auch geringere Komplikationen bei der Nachbehandlung. Für den Anfänger scheint die Möglichkeit der Lingualisschädigung größer zu sein als beim bukkalen Vorgehen.

4.3.2 Schnittführung

Die Schnittführung soll so angelegt werden, daß einmal die bukkale Situation nach Freilegen des Knochens eine gute Übersicht des Operationsgebietes gestattet und weiterhin auch der N. lingualis nicht verletzt wird. Bewährt haben sich hier winkelförmige Schnitte, deren distaler Schenkel auf der knöchernen Unterlage in der Mitte des aufsteigenden Astes liegt, während der mesiale Schenkel in der Höhe des hinteren Drittels des 2. Molaren vestibulär angelegt wird.

Für die Schnittführung gibt es je nach Lage des Weisheitszahnes zur bedeckenden Gingiva mehrere Variationen eines im Prinzip gleichen Vorgehens.

- Die Schleimhaut über der Krone ist nicht perforiert, der vertikale Schenkel verläuft auf dem Kieferkamm, der vestibuläre Schenkel läßt das marginale Parodontium des 2. Molaren intakt. Drainage, wenn notwendig, am unteren Pol des vestibulären Schenkels (Abb. 4.16a–c)

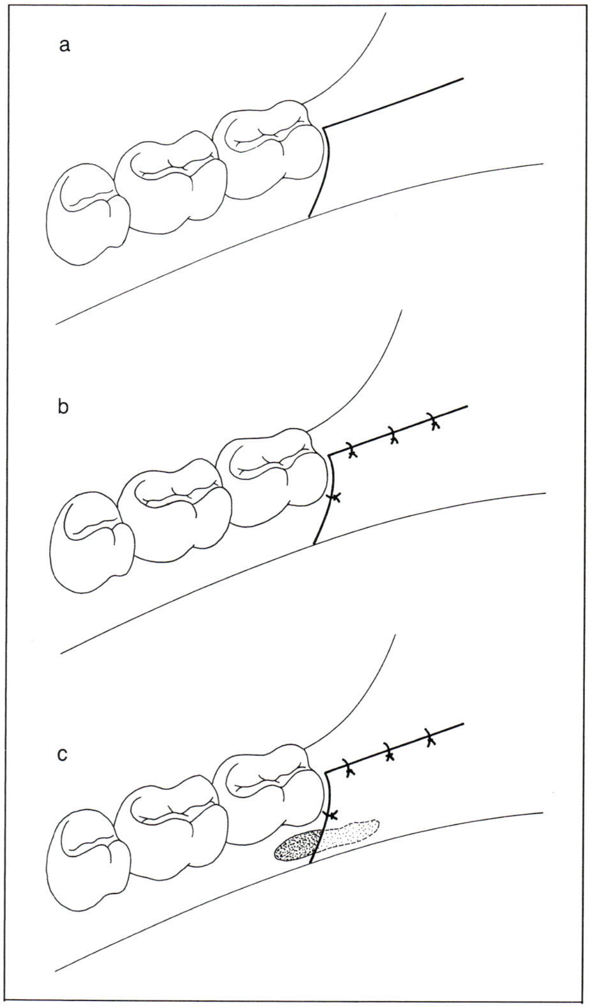

Abb. 4.16 a) Dreiecklappenschnittführung bei intaktem Integument, b) Nahtverschluß, c) Drainage am unteren Pol der vestibulären Schnittführung

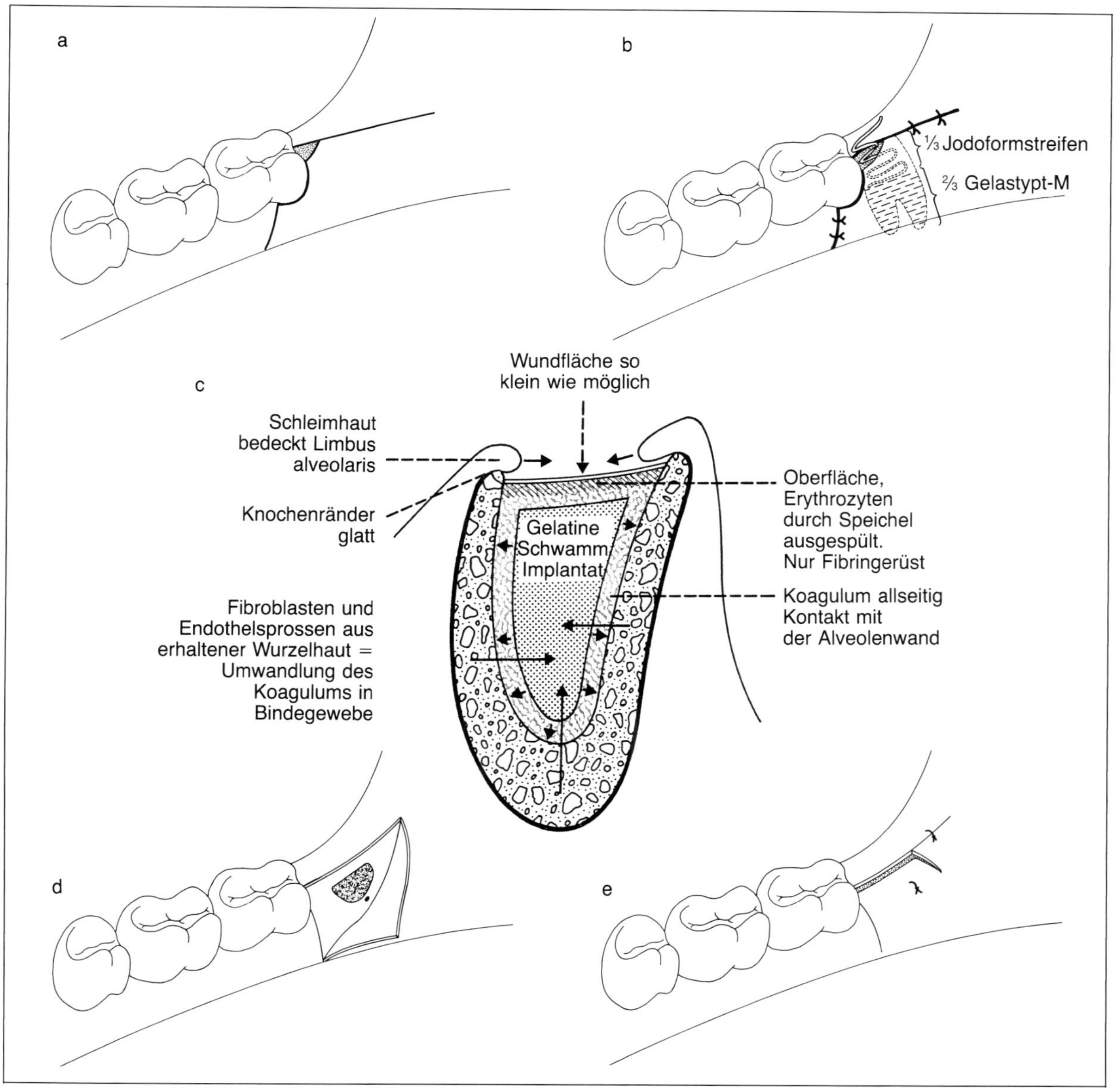

Abb. 4.17 a) Schnittführung bei perforierter Schleimhaut, b) Stabilisierung des Koagulums, c) Situation der Alveole post operationem, Koagulumstabilisierung mit einem Gelatineschwamm, der allseitig vom Koagulum umschlossen sein muß, d) Dreieckklappenschnittführung, e) Fixation des Lappens an der lateralen Alveolenwand

- Die Schnittführung verläuft wie bei Abbildung 4.16a bis c gezeigt, schließt aber den perforierten Schleimhautbereich mit ein. Der weitere Verlauf erfolgt als Zahnfleischrandschnitt und endet vestibulär im hinteren Drittel des 2. Molaren, um dann zur Umschlagfalte weitergeführt zu werden. Wenn die Koagulumbildung nicht gleich einsetzt, kann man das obere Drittel der Alveole mit 200%iger Jodoformgaze abdecken und die unteren zwei Drittel mit Gelastypt-M stabilisieren (Abb. 4.17a–c).
- Wird eine offene Nachbehandlung angestrebt, kann man den vestibulären Lappen mit der Einklappnaht nach *Freitag* (1985) fixieren. Hierzu ist lediglich ein Bohrloch in die verbliebene Alveolenwand zu setzen (Abb. 4.17d und e).

Über die Frage der Stabilisierung des Koagulums gibt es unterschiedliche Interpretationen. Während *Ehrenfeld* et al. (1984) wegen der beobachteten granulomatösen Reaktion bei kleinen Knochendefekten auf die Applikation von Gelastypt M verzichtet, haben wir nach den Untersuchungen von *Borckmann* et al. (1982) bei unteren Weisheitszähnen gute Erfahrungen mit der Stabilisierung des Koagulums durch Gelastypt M machen können.

4.3.3 Darstellung des N. lingualis

Da der N. lingualis nach Verlassen des Spatium pterygomandibulare unmittelbar unter dem Periost etwas unterhalb des Trigonum retromolare verläuft, können Schäden weniger bei der Injektion als durch eine zu lingual liegende Schnittführung bzw. durch abgleitende rotierende Instrumente auftreten. Deshalb sollte immer vor der Schnittführung die knöcherne Unterlage palpiert werden, um die individuell unterschiedliche Divergenz des aufsteigenden Astes zu erfassen und damit die Schnittführung auf eine Knochenunterlage zu legen.

Prinzipiell empfehlen wir (Abb. 4.18 a und b) neben der vestibulären Lappenbildung, auch das linguale Muko-

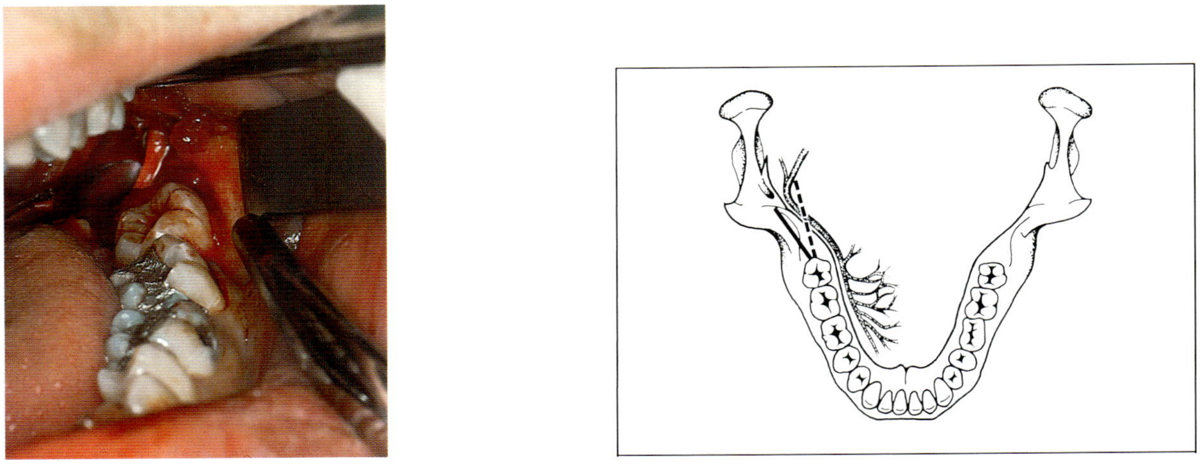

Abb. 4.18 a) Verlauf des N. lingualis im Weisheitszahnbereich intra operationem. b) N. lingualis und Schnittführung: Schnittführung entsprechend der gestrichelten Linie kann zu Verletzungen des Nerven führen

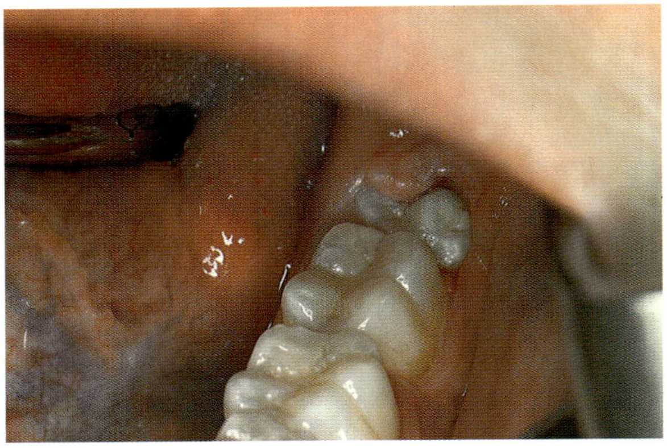

a

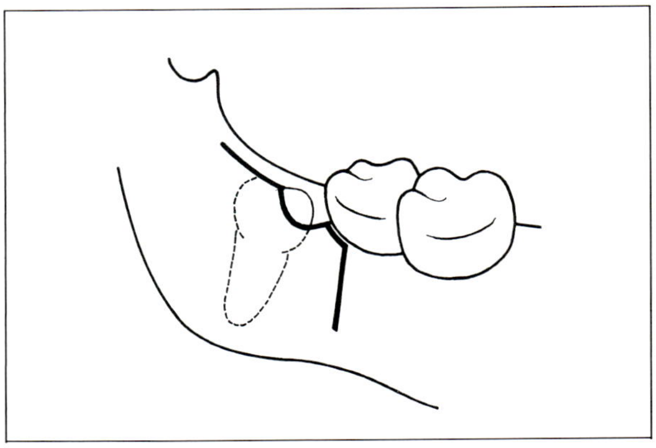

b

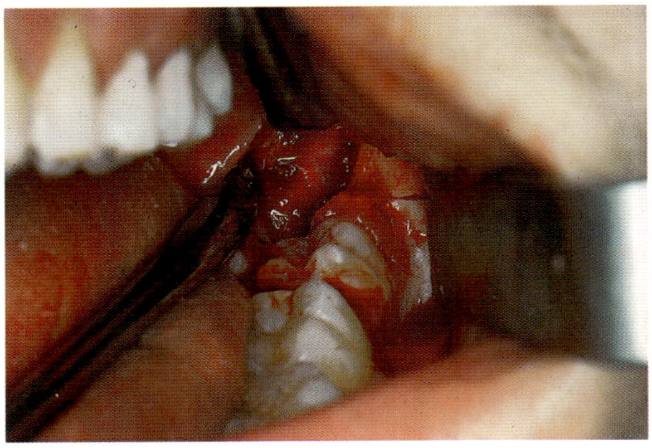

c

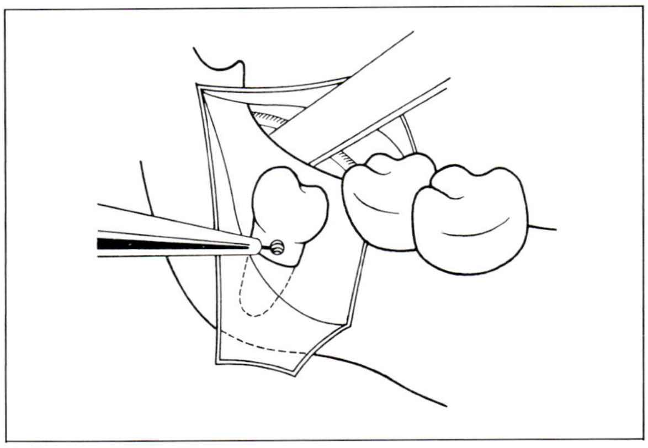

d

Abb. 4.19 a) Klinische Situation, mesio-bukkal durchgebrochen. b) Dreiecklappenschnittführung bezieht die Perforation in den Schnitt mit ein. c) Vestibulärer und lingualer Mukoperiostlappen präpariert; N. lingualis wölbt das Periost in Höhe der Kaufläche des 3. Molaren vor. d) Der bukkale Knochen wird bis zur Schmelz-Zementgrenze entfernt

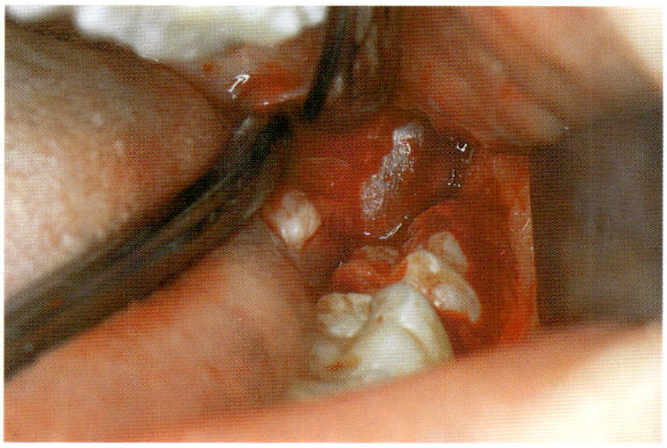
e

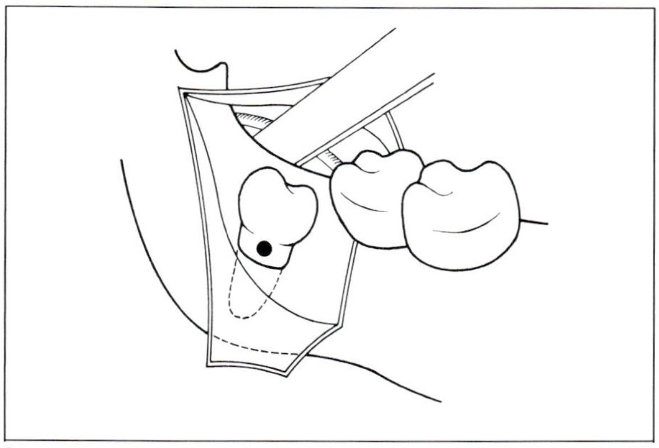
f

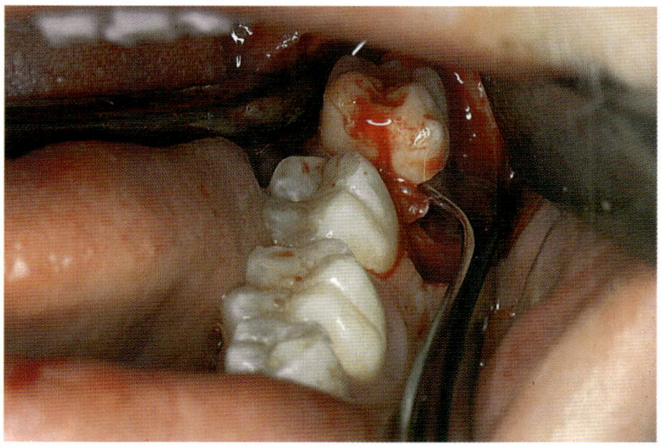
g

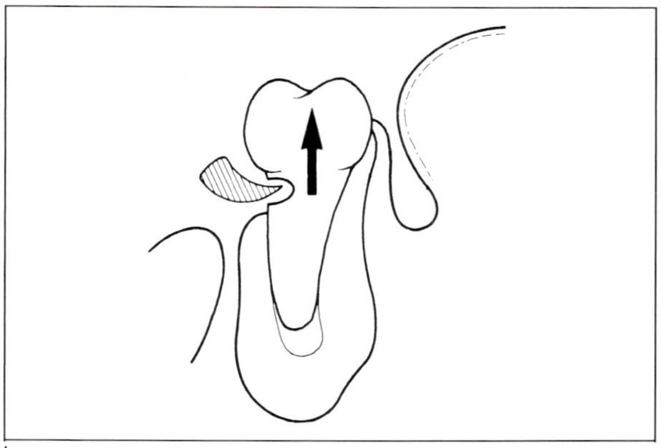
h

Abb. 4.19 e) Auch distal des 3. Molaren läßt sich unter guter Sicht der Knochen abtragen. f) Im Bereich der Schmelz-Zementgrenze wird ein Bohrloch angelegt. g) Der Krallenhebel luxiert den Zahn in axialer Richtung. h) Der bukkale Knochen dient als Widerlager für den Krallenhebel

periost zu mobilisieren. Der Nerv ist in Kugelschreiberminendicke deutlich unter dem Periost auszumachen, und man kann ihn mit einem Raspatorium vom Knochen abhalten. Als Vorteil ergibt sich neben der Schonung des Nerven beim Abgleiten eines rotierenden Instrumentes auch eine bessere Übersicht der lingualen Knochenbegrenzung. Notwendige Abtragungen des Knochens lassen sich komplikationslos durchführen. All das Gesagte ordnet sich sinnvoll ein, wenn man nach der röntgenologischen Analyse die Operation entweder nach der Methode I (Abb. 4.19a–h) oder nach der Methode II (Abb. 4.20a–h) durchführt.

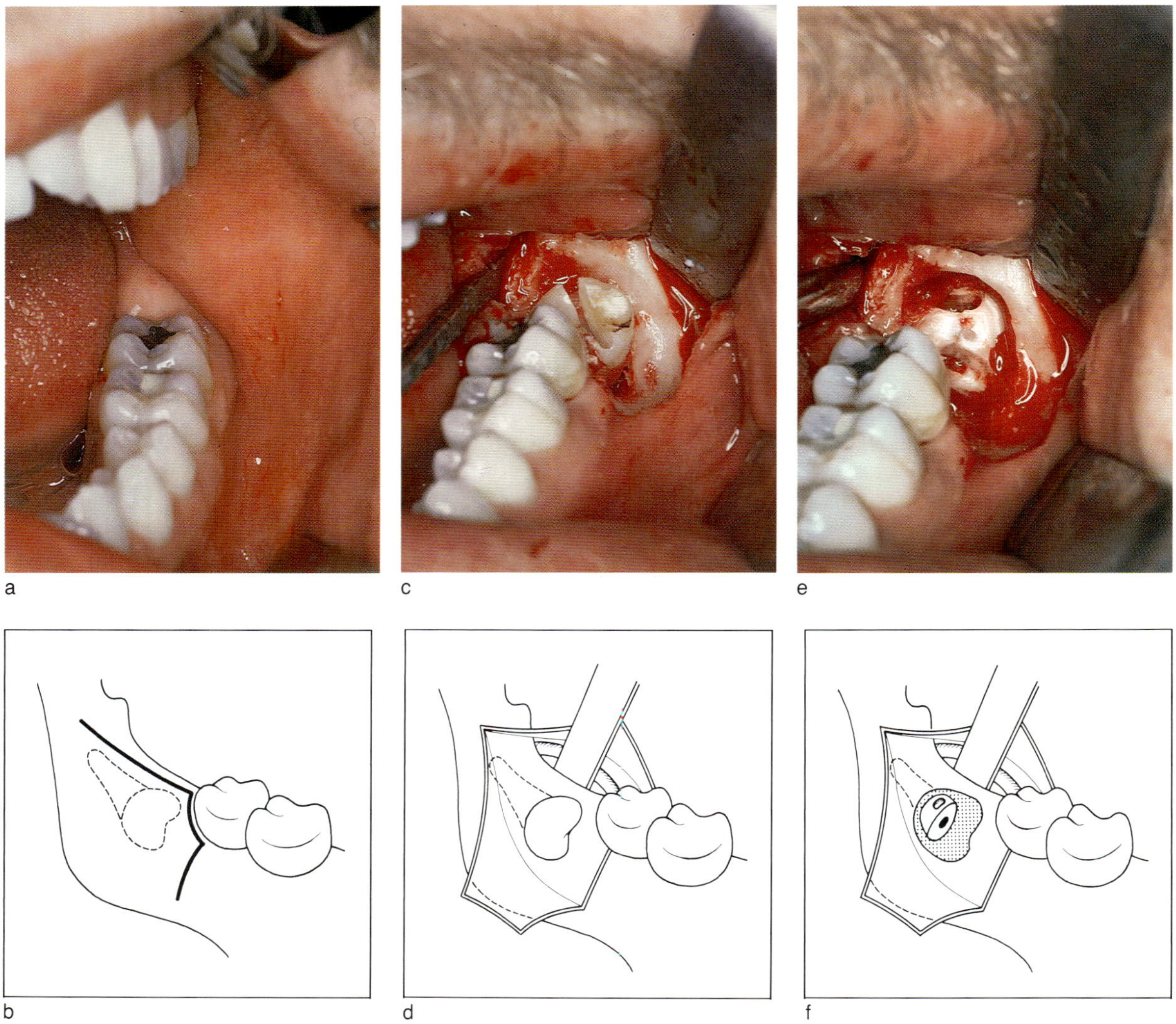

Abb. 4.20 a) Klinische Situation, Schleimhautdecke geschlossen; b) Schnittführung; c) Krone freigelegt und zusätzlich längs geteilt; d) linguales Mukoperiost und darunter liegender N. lingualis durch Raspatorium geschützt; e) Krone von der Wurzel getrennt und entfernt; f) im Wurzelbereich distal der Trennstelle Anlegen eines Bohrloches

4.4 Komplikationen

4.4.1 Schädigungen des N. alveolaris inferior

Die Schädigung der N. alveolaris inferior wird meist durch die engen anatomischen Beziehungen zwischen apikaler Region des Zahnes und dem Mandibularkanal geprägt. Traumatisierungen des Nervgefäßbündels durch Luxationsbewegungen des Molaren können bereits das Nervgefäßbündel verletzen, so daß ein wochenlang bestehender sensibler Ausfall damit verbunden ist. Nur ein geringer Anteil entstehender Nervläsionen bei der Leitungsanästhesie wird durch die Nadelführung verursacht (Abb. 4.21).

In seltenen Fällen formt der apikale Bereich des Weisheitszahnes nicht nur Teile des Kanaldaches, sondern es wird ein Teil des Kanales selbst durch die Wurzeln des Molaren gebildet, so daß der N. alveolaris inferior hier hindurchzieht. Bei der Luxation wird immer darauf hingewiesen, daß ein Federn des Zahnes auf diese anatomische Situation hindeutet. Oft bleibt dieses Zeichen jedoch unbemerkt, so daß ein Abriß des Nerven möglich ist (Abb. 4.22a–d). Die vielfältigen Schädigungsmöglichkeiten ei-

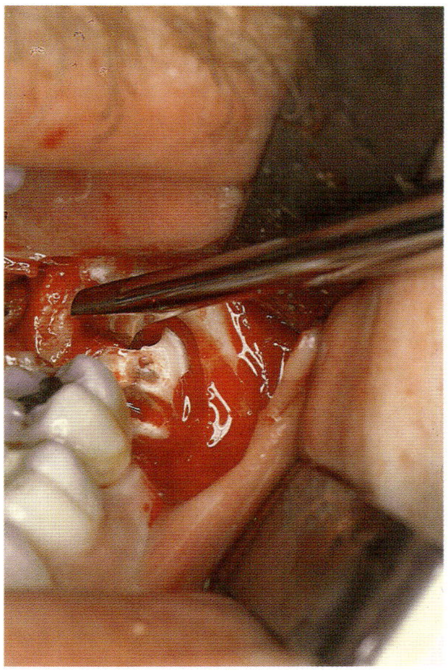

g

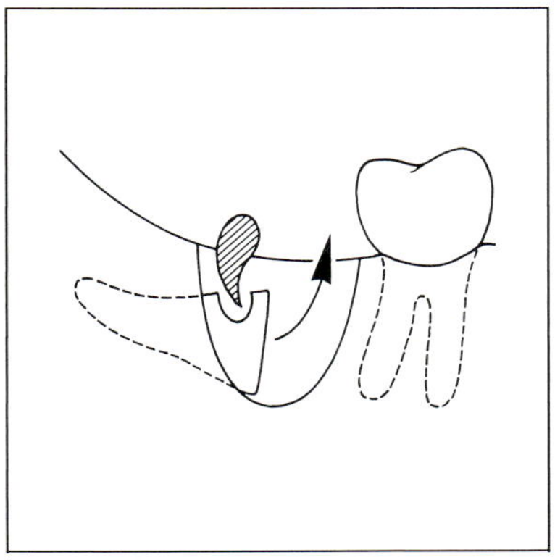

h

Abb. 4.20 g) Luxation mit dem Barry-Hebel; h) Luxieren der Wurzel in den Koronarraum

nes peripheren Nerven lassen sich nach *Roos* auf drei Läsionstypen einengen:

Die Neurapraxie

Hierunter versteht man eine lokale Schädigung der Myelinscheide, wodurch die Erregungsleitung unterbrochen wird. Wichtig ist hierbei, daß der Axonzylinder intakt bleibt. Es kommt jedoch nicht zu einer Degeneration des distalen Axonanteiles. Die Ausfälle sind innerhalb von Tagen oder Wochen reversibel.

Die Axonotmesis

Die Axonotmesis ist durch eine Kontinuitätsunterbrechung der Axone gekennzeichnet. Dabei bleibt die Großstruktur des Nerven erhalten. Vor allem sind die bindegewebigen Hüllen der Nervenfaszikel intakt geblieben. Da die Kontinuität des bindegewebigen Gerüstes des Nerven erhalten bleibt, haben wir einer idealen Primärnaht ähnliche Verhältnisse und somit beste Voraussetzungen für eine ungestörte Regeneration. Zu solchen Axonunterbrechungen kommt es z. B. bei stumpfen Verletzungen des Nerven, wie sie bei der Luxationsbewegung Mandibularkanal-naher Wurzeln möglich sind.

Die Neurotmesis

Bei der Neurotmesis ist die Kontinuität des Nerven mehr oder weniger vollständig unterbrochen. Ein Ausfall aller Funktionen ist die Folge. Im Regenerationsstadium kommt es nur in Ausnahmefällen und dann auch nur zu einer teilweisen spontanen Reinnervation des distalen Nervenstumpfes. Aber auch am proximalen Stumpf treten nach einer Läsion Veränderungen auf. Nach zwei bis drei Tagen sprossen aus dem proximalen Stumpf Axone aus, die sich oft sogar verzweigen und zu den bekannten Neuromen am Amputationsstumpf führen können. Zu solchen Neuromen kommt es, wenn die Axonsprossen keinen Kontakt zu den Büngner-Bändern bzw. zu den peripheren Endoneuralrohren bekommen.
Über die Geschwindigkeit des Axonwachstums ist man gut orientiert. Sie beträgt im Verletzungsbereich im Mittel 0,25 mm pro Tag, im distalen Stumpf 3–4 mm pro Tag, d. h. im günstigsten Falle bis zu 10 cm im Monat. Als Faustregel kann gelten, daß die Anzahl der Tage, die eine Funktionsrückkehr mindestens in Anspruch nimmt, der Länge des distalen Nervenstumpfes in Millimetern ent-

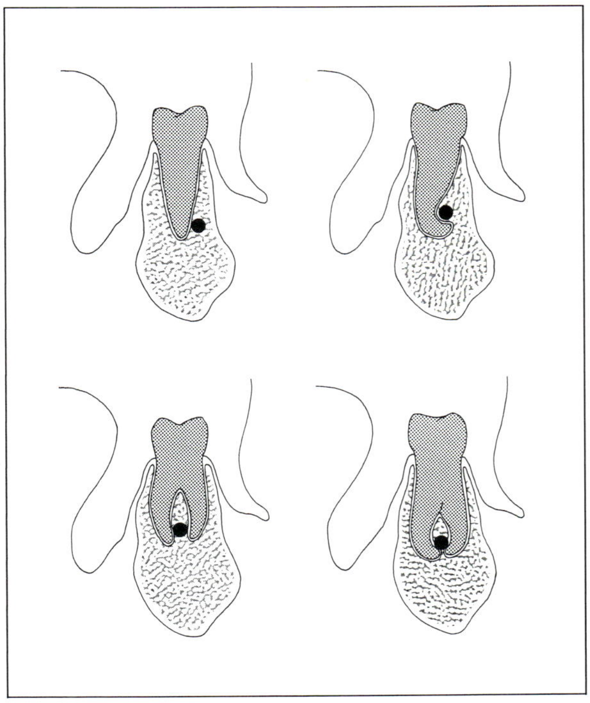

Abb. 4.21 Verschiedene Möglichkeiten der Lokalisation des N. alveolaris inferior und der apikalen Region des Weisheitszahnes

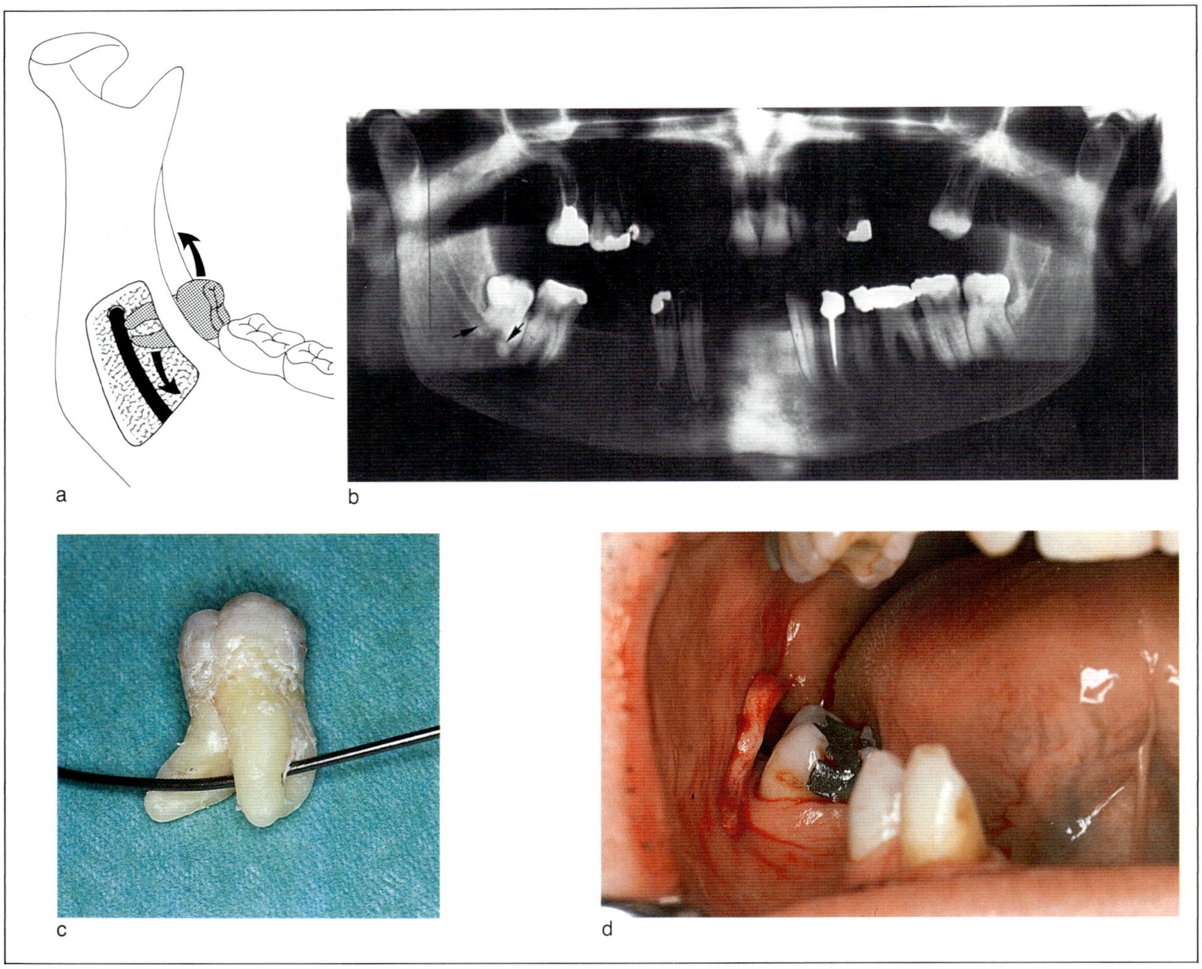

Abb. 4.22 a) Entsprechend der Situation im apikalen Bereich des Weisheitszahnes führt schon die Luxation des Zahnes zur Nervschädigung. b) Verlauf des Mandibularkanals im Bereich der distalen und der mesialen Wurzeln siehe Pfeile im Orthopantomogramm. c) Die eingeführte Sonde zeigt, daß die distale Wurzel einen Teil des Mandibularkanales und die mesialen Wurzeln den gesamten Mandibularkanal bilden. d) Der durchtrennte N. alveolaris inferior liegt in einer Länge von ca. 2 cm in der Alveole

spricht. Bei jüngeren Patienten geht es etwas schneller, auch hängt die Geschwindigkeit von der Faserart ab. Die sensiblen Axone wachsen schneller.

Die ideale Behandlungsmethode müßte geeignet sein, die Reinnervation zu fördern. Bis heute gibt es eine solche Behandlung jedoch nicht. Die Verordnung von Medikamenten, wie neurotrope Vitamine, deren Wirkung auf die Nervregeneration nicht nachgewiesen ist, dient eher der Beruhigung des Patienten und erleichtert somit die ärztliche Führung des Patienten im Schadensfall. Sinnvoll ist die medikamentöse Patientenführung bei reversibler Alteration des Nerven durch Schädigung der Markscheiden, der Neurapraxie. So kann man z. B. Betabion 300 mg pro Tablette verwenden, wobei dem Patienten 1–2 Tabletten täglich appliziert werden. Meist verspürt der Patient schon nach einigen Tagen ein verstärktes Kribbeln in der Lippe. Bei der totalen Durchtrennung des Nerven kann eine vollständige Regeneration nicht erwartet werden, deshalb ist hier die mikrochirurgische Therapie angezeigt.

4.4.2 Schädigungen des N. lingualis

Der N. lingualis wird relativ häufig bei zahnärztlichen Eingriffen geschädigt. Die Inzidenz dürfte bei Extraktionen unter Leitungsanästhesie jedoch nur bei 1 bis 2‰ liegen (*Kümmerli* 1974, *Frenkel* 1980). Während beim N. alveolaris inferior die Regeneration relativ schnell und regelmäßig eintritt, liegen die Verhältnisse beim N. lingualis anders. Für den N. lingualis ist die mangelhafte Restitution der Funktion nach einer ausgedehnten Schädigung auffallend. Nicht nur eine Geschmacksstörung, sondern auch die Tastsensibilitätsstörung bleibt bei einigen Patienten dauernd bestehen.

Dies steht in einem bemerkenswerten Gegensatz zu der relativ guten Restitutionstendenz bei Schädigungen des N. alveolaris inferior. Hier bildet sich die Hälfte der Läsionen innerhalb der ersten drei Monate nach dem Trauma vollständig zurück. Nur selten bleiben Restsymptome übrig, was sogar für so massive Schädigungen, wie sie bei Unterkieferfrakturen mit starker Dislokation der Fragmente auftreten, gilt.

Die schlechte Prognose der Lingualisschädigung bei iatrogenen Traumatisierungen löst die Frage nach einer Vermeidung derartiger Zwischenfälle aus. In jedem Falle sollte bei der Leitungsanästhesie besonders auf den Sofortschmerz in der Zunge geachtet werden, der auf einen direkten Kontakt der Nadelspitze mit dem N. lingualis hinweist. Eine Injektion darf in diesem Falle nicht ohne nochmaliges Herausziehen und Wiedereinführen der Kanüle vorgenommen werden.

Bei allen operativen Eingriffen sollte deshalb nach Mobilisierung des lingualen Mukoperiostes der Nerv dargestellt und mit einem Raspatorium geschützt werden.

Wie soll sich nun der Zahnarzt verhalten, wenn eine Schädigung des N. lingualis nach der chirurgischen Behandlung eingetreten ist?

Falls man eine Verletzung durch direkte Gewalteinwirkung in Verbindung mit der operativen Entfernung retinierter Weisheitszähne ausschließen kann, muß an eine Schädigung durch ein Hämatom oder durch Druck beim lingualen Abhalten des Nerven mit dem Raspatorium gedacht werden. In diesen Fällen ist glücklicherweise mit einer Wiederkehr der Funktion nach einigen Tagen oder Wochen zu rechnen.

Ist der Nerv jedoch mit Sicherheit durch ein rotierendes oder schneidendes Instrument im Bereich des Mundbodens durchtrennt worden, dann sollte man den Patienten unverzüglich an eine Klinik für Mund-, Kiefer- und Gesichtschirurgie überweisen, die über die Möglichkeit der mikrochirurgischen Nervrekonstruktion verfügt. Der praktizierende Zahnarzt entlastet sich mit dieser Überweisung von der juristischen Frage, ob möglicherweise dauerhafte Folgezustände zu spät erkannt und unsachgemäß behandelt worden sind.

4.4.3 Iatrogene Frakturen

Nach den Untersuchungen von *Haunfelder* und *Tetsch* (1972) beträgt die Häufigkeit des Auftretens direkter oder indirekter Unterkieferbrüche im Rahmen von Zahnentfernungen ca. 1,8% aller Kieferbrüche. Bei dem Versuch einer Analyse des Geschehens läßt sich unschwer feststellen, daß in erster Linie das operative Vorgehen hierfür verantwortlich zu machen ist, während andere begünstigende Momente wie osteoporotischer Knochen, extreme Wurzelverhältnisse und Ankylosierungen sowie Schwächung durch pathologische Prozesse von zweitrangiger Bedeutung sind. Ein Großteil der Frakturen entsteht durch die Nichterkennung der disto-angulären Position des Weisheitszahnes (Abb. 4.23). Da dann eine Hebelluxation versucht wird, läßt sich die Knochenblockade im distalen Kronenbereich nicht überwinden, so daß durch Erhöhung des Hebeldruckes, besonders bei Instrumenten mit Quergriff (z. B. Hebel nach *Lecluse* und *Winter*) eine Fraktur im Kieferwinkelbereich auftreten kann. Hier dürfte die präoperative röntgenologische Analyse nach *Winter* hilfreich sein. Die Lage des Weisheitszahnes und damit die Frage einer Hebelluxation als alleinige therapeutische Maßnahme wird hinreichend beantwortet.

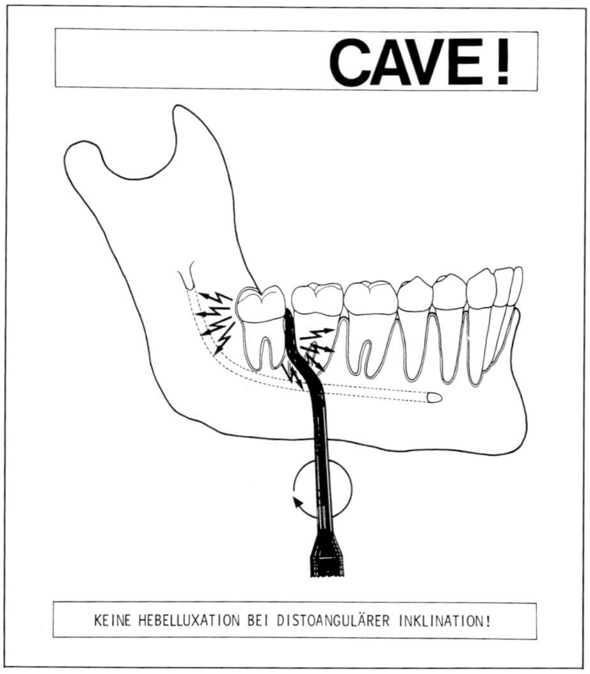

Abb. 4.23 Die Unmöglichkeit, bei distoangulärer Inklination des 3. Molaren mit der Hebelluxation allein zum Erfolg zu kommen

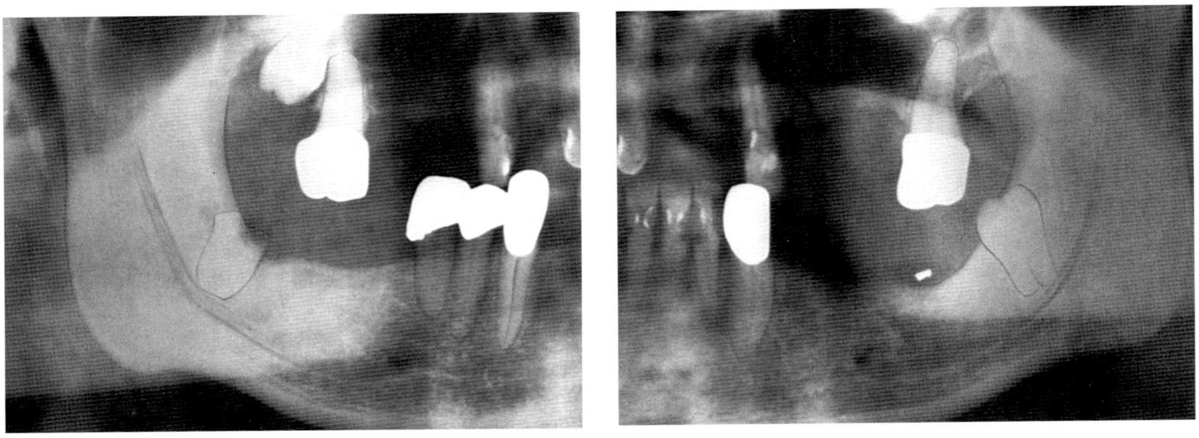

Abb. 4.24 a) Kronenfraktur nach versuchter Hebelluxation, b) disto-anguläre Position auf der anderen Seite deutlich erkennbar

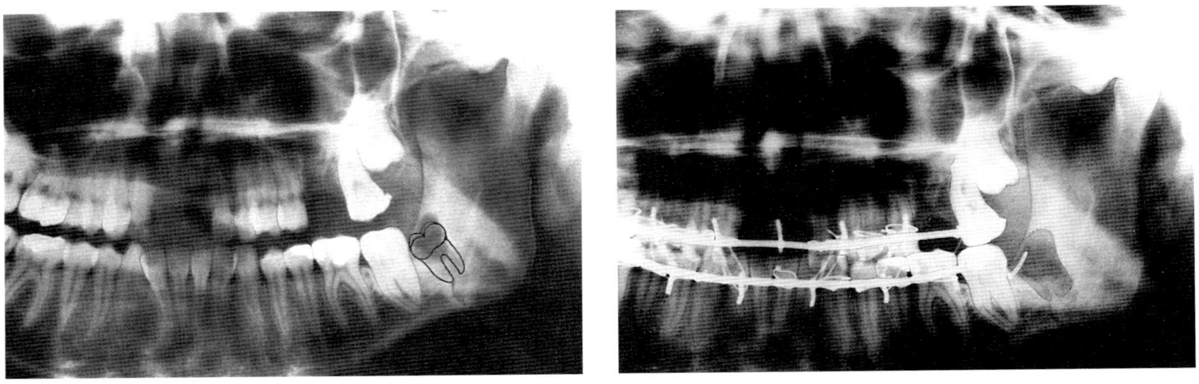

Abb. 4.25 a) Kieferwinkelfraktur nach Hebelluxation des im aufsteigenden Ast verlagerten 38, b) konservative Versorgung der Fraktur mit Draht-Kunststoffschienen nach Schuchardt

a b

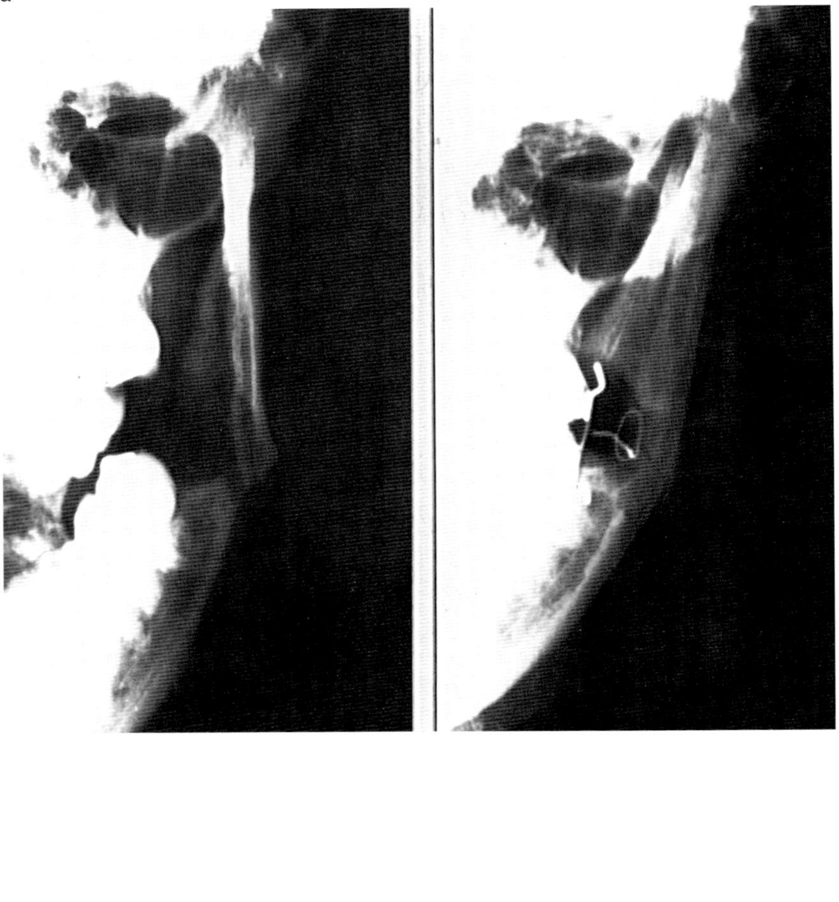

Abb. 4.26 a) Iatrogene Fraktur im Kieferwinkelbereich mit Dislokation des zentralen Fragmentes, b) Zustand nach Reposition und Fixation mit einer Drahtnaht

Ein Hindernis kann nicht durch Steigerung der Gewalt, sondern nur durch seine Beseitigung überwunden werden. Ist eine Fraktur aufgetreten, ist der Patient darüber unverzüglich zu informieren, die Weiterversorgung sollte durch einen Facharzt erfolgen, der neben der konservativen Schienungsmethode auch operative Frakturversorgungsmöglichkeiten beherrscht. Die folgenden Beispiele zeigen die Tragweite der Unterschätzung einer distoangulären Inklination. (Abb. 4.24–4.26)

4.4.4 Fraktur der lingualen Knochenlamelle mit Verlagerung von Knochen und Zahnteilen in die Weichteile

Bei der Entfernung unterer Weisheitszähne beobachtet man auch, daß die linguale Knochenwand unterhalb des Ansatzes des M. mylohoyoideus oft nur papierdünn ist. In Einzelfällen kann aber die linguale Knochenplatte frakturieren und mit dem Wurzelrest bei forciertem Hebeln in die Weichteile des Mundbodens luxiert werden. Hier ist die Überweisung in eine Fachklinik ratsam. (Abb. 4.27 a–f)

4.4.5 Blutungen

Tritt eine Blutung intra operationem auf, ist zunächst danach zu suchen, ob sie aus einem Knochengefäß oder aus dem Nervgefäßbündel des Mandibularkanals stammt. Im ersten Fall ist eine Verbolzung des Knochenkanals durch Eintreiben des umliegenden Knochengewebes zur Blutstillung vorzunehmen. Im zweiten Fall ist weder eine Verbolzung noch eine Elektrokoagulation ratsam: In der Regel gelingt es, die Blutung nach Abschluß der operativen Maßnahmen durch Einlegen eines Fibrinvlieses oder Gelastypt-Tampons zu stillen. Zur Sicherung wird diese resorbierbare Unterlage durch eine Tamponade fixiert.

4.4.6 Postoperative Ödeme und Hämatome

Je nach Dauer und Umfang des operativen Eingriffes ist postoperativ mit einem Ödem bzw. einem Hämatom zu rechnen. Beides nimmt bei älteren Patienten entsprechend dem nachlassenden Gewebsturgor zu. Bei alten Menschen kann bei Entfernung eines retinierten unteren Weisheitszahnes, der manchmal erst Jahrzehnte nach Verlust aller anderen Zähne entdeckt wird, eine erhebliche Nachblutung auftreten, die sich im Unterhautfettgewebe bis in die

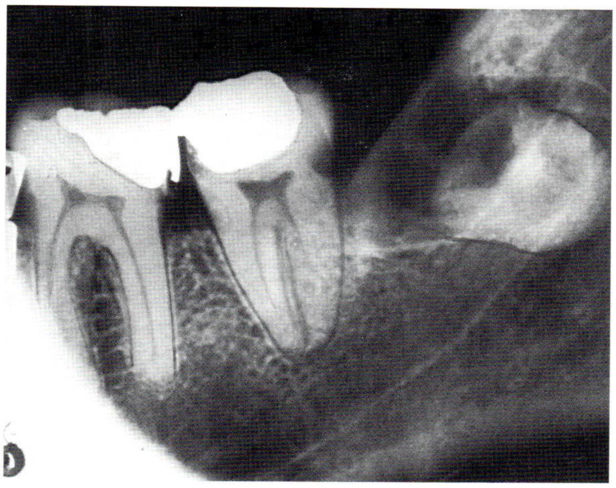

a

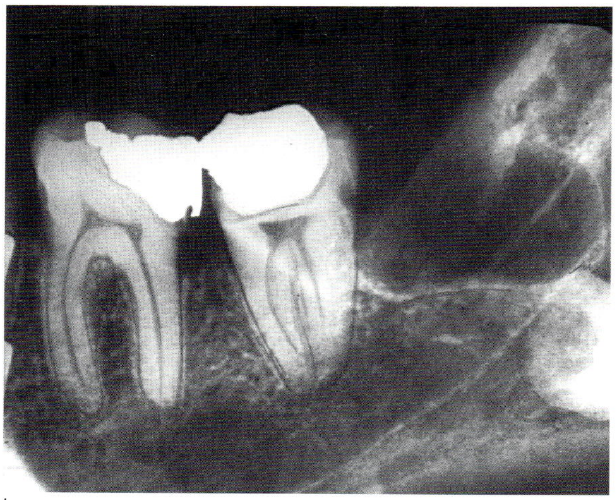

b

c d

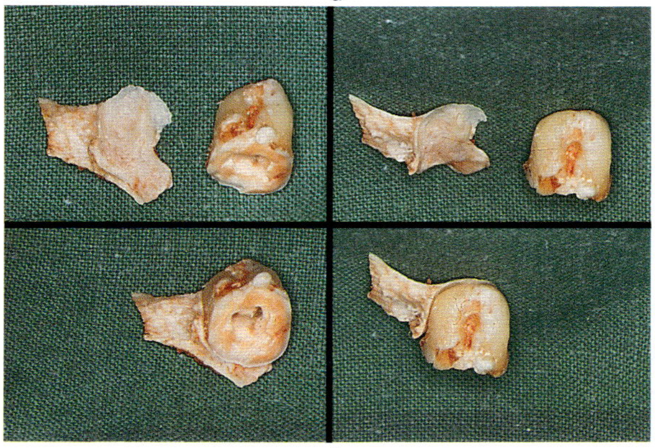

e f

Abb. 4.27 a) Kronenfraktur nach Luxationsversuch mit dem Hebel, b) bei weiterer Forcierung Fraktur der lingualen Kompakta und Luxation der Wurzel- und Knochenlamelle in die lingualen Weichteile, c) und d) frakturierte linguale Knochenlamelle und Wurzelanteil, einzeln dargestellt, e und f) zusammengesetzte Teile von der Knochenseite und von lingual gesehen

Sternalregion erstrecken kann. Hierauf sollte man die Patienten hinweisen.

Eine Möglichkeit, den augenblicklichen Zustand des Gefäßsystems in diesem Bereich bemessen zu können, bietet die Inspektion der Unterzungenseite (Abb. 4.28). Findet man hier zahlreiche varizenartig gestaute Venen, dann ist auch bei kleinsten Gefäßeröffnungen mit einer oft stundenlang anhaltenden Nachblutung zu rechnen. Eine besonders sorgfältige Blutstillung ist geboten, da die Selbsttamponade durch das umliegende Gewebe entfällt (Abb. 4.29 a und b).

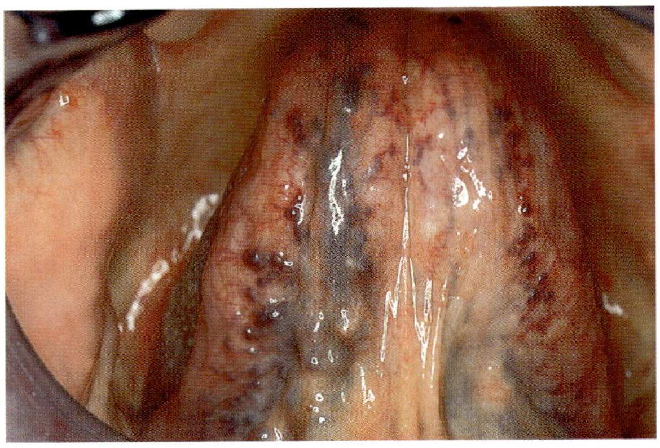

Abb. 4.28 Varizenartige Stauungen der Venen auf der Zungenunterseite

4.4.7 Weichteilverletzungen

Ein Hitzetrauma der Schleimhaut im Weisheitszahnbereich zählt heutzutage bei der Verwendung moderner Handstücke und spraygekühlter Bohrer zu den Seltenheiten; trotzdem ist weiterhin darauf zu achten. Die Behandlung erfolgt konservativ mit Spray und Oberflächenanästhesie bis zur Epithelisierung. Verletzungen der Lippe oder Zunge durch rotierende Instrumente können erhebliche Schäden hervorrufen. Sofortige operative Behandlung ist anzustreben, um stärkere Nachblutungen zu vermeiden (Abb. 4.30 und 4.31).

4.4.8 Instrumentenbrüche

Brüche von Instrumenten treten selten auf. Bemerkenswert ist jedoch, daß sie dann vorkommen, wenn starke Gewalteinwirkung nötig ist, um ein Hindernis zu überwinden.

Bei dem in Abbildung 4.32 gezeigten Fall handelt es sich wahrscheinlich um einen distoangulär verlagerten Weisheitszahn. Neben dem Bruch des Instrumentes trat auch eine Kieferwinkelfraktur auf.

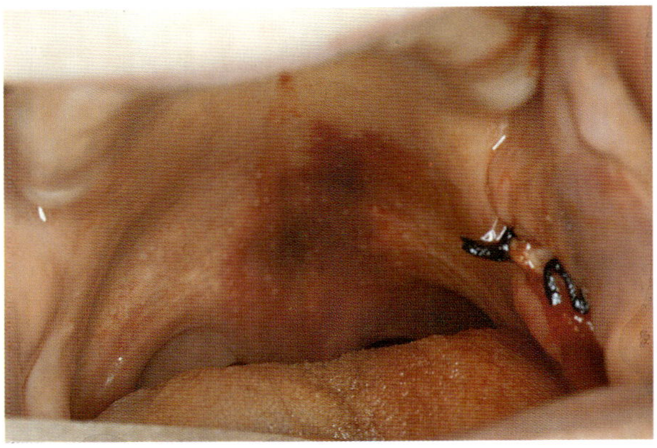

a

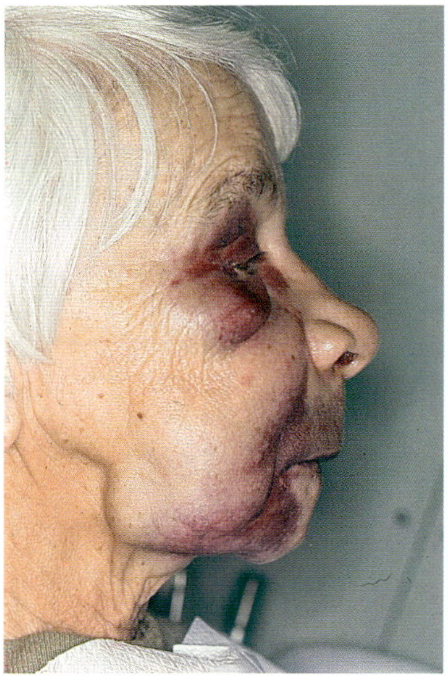

b

Abb. 4.29 a) Hämatom reicht bis zum weichen Gaumen, b) Hämatom subkutan bis zum Zungenbein

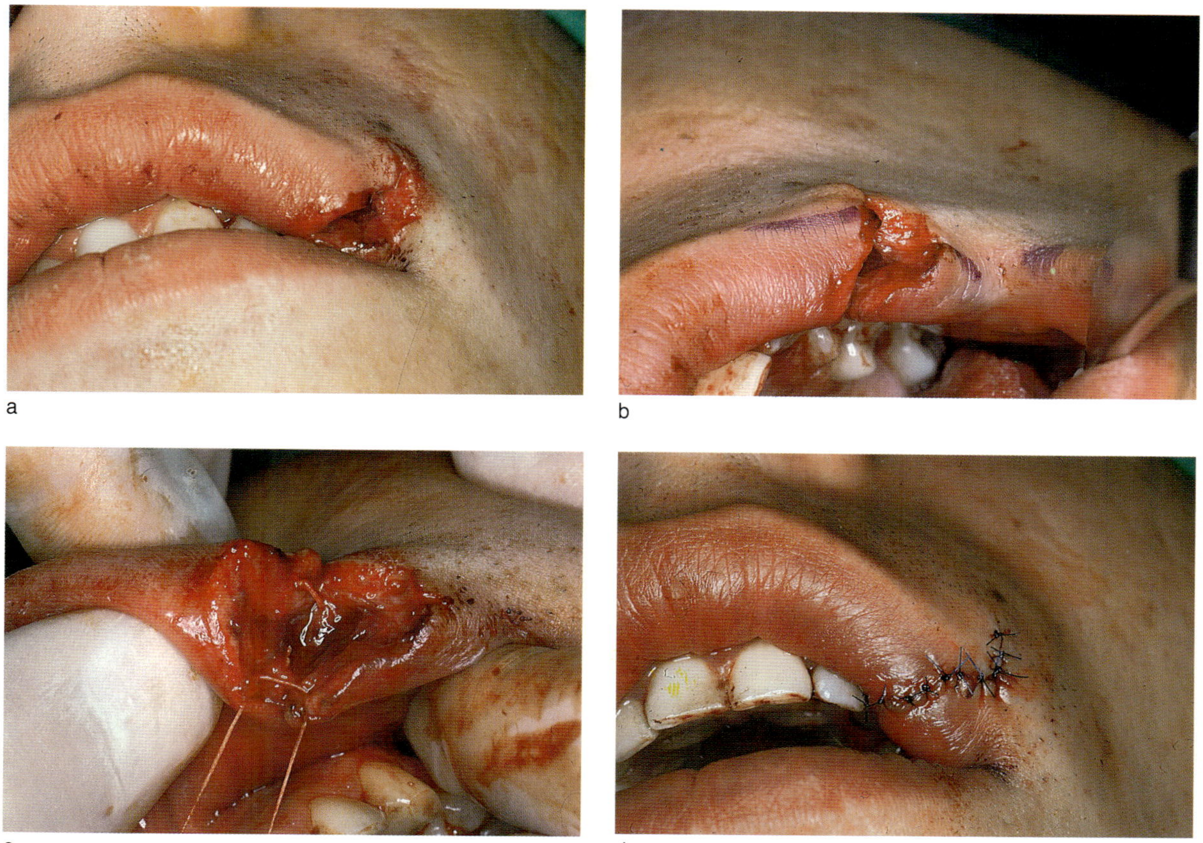

a b c d

Abb. 4.30 a) Verletzung der Lippe durch rotierendes Instrument, b) Einzeichnung der Schnittführung zum Verschluß des entstandenen Defektes, c) Legen der Muskelnähte, d) Nahtverschluß im Bereich von Haut und Schleimhaut

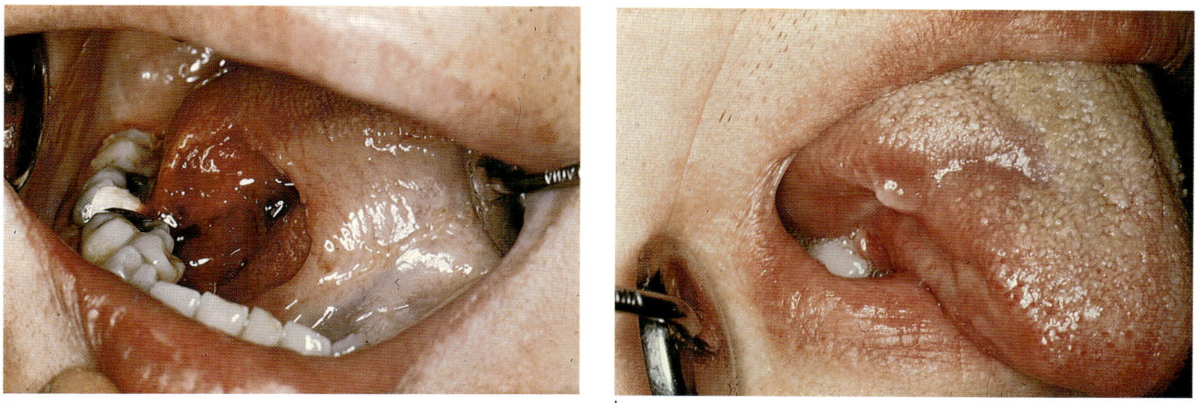

a b

Abb. 4.31 a) Verletzung der Zunge; Wundränder klaffen weit auseinander. b) Zustand nach der Nahtentfernung; keine funktionellen Störungen

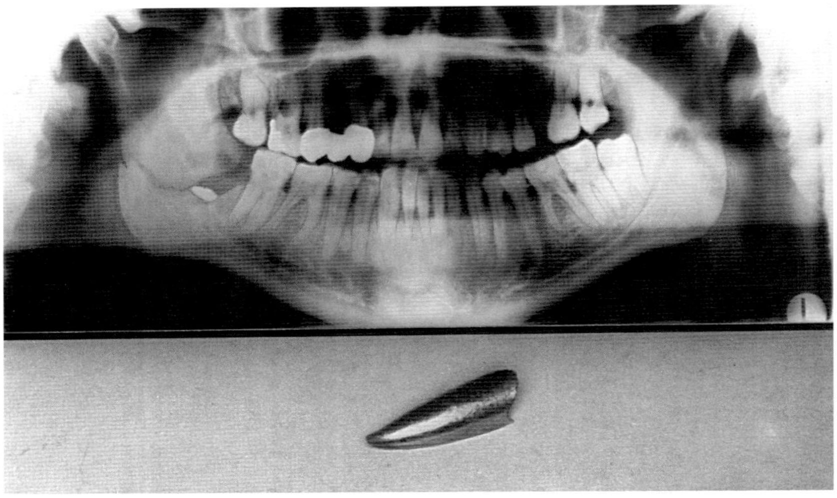

Abb. 4.32 Instrumentenbruch und Kieferwinkelfraktur nach starker Gewalteinwirkung

4.5 Verlagerte obere dritte Molaren

Die oberen Weisheitszähne brechen häufiger als die unteren Weisheitszähne zumindest partiell durch, und dann oft mit vestibulärer Achsenneigung. In diesen Fällen ist in der Regel die Hebelluxation das Mittel der Wahl, wobei ein bajonettförmig abgeknickter Hebel, z. B. nach *Loos*, oder bajonettförmig abgeknickte Molarenzangen den Eingriff erleichtern. Im Gegensatz zum Unterkiefer besteht der Oberkiefer im Tuberbereich überwiegend aus spongiöser Knochenstruktur, so daß Dehnungen der Alveole leichter vorgenommen werden können.

4.5.1 Präoperative Röntgenuntersuchung

Da Zahnaufnahmen die Lage und Retentionsform oft nur partiell wiedergeben, ist die Anfertigung eines Orthopantomogramms notwendig, um die Beziehung zum 2. Molaren und zur Kieferhöhle darstellen zu können.

4.5.2 Operatives Vorgehen

Nach Präparation des vestibulären Mukoperiostlappens ist der Kronenbereich oft nur von einer dünnen Knochenschicht überzogen, die mehrfach vom Zahnsäckchen durchbrochen sein kann. Das Abtragen der dünnen Knochenlamelle gestaltet sich mit rotierenden Instrumenten relativ problemlos. Zu beachten ist nur, daß das Arbeitsgebiet deutlich weniger einsehbar ist als im Unterkiefer, weil die Sichtverhältnisse in diesem Bereich bei geöffnetem Munde, z. B. durch den Processus muscularis, eingeengt werden. Dadurch wird auch das optimale Einsetzen des Langenbeck-Hakens erschwert. Der Knochen wird bis zur Schmelz-Zement-Grenze abgetragen. Eine Mobilisierung der palatinalen Schleimhaut und das Entfernen der palatinalen Knochenlamelle ist nicht notwendig. Anschließend erfolgt das Einbringen eines Hebels mesial der Schmelz-Zement-Grenze des 3. Molaren und eine vorsichtige Luxation nach kaudo-distal.

Vor dem Nahtverschluß sollte immer der Nasenblasversuch und eine Sondierung des Alveolenfundus durchgeführt werden, um eventuelle Eröffnungen der Kieferhöhle rechtzeitig erkennen zu können. Bei sehr hoch verlagerten Weisheitszähnen erfolgt wegen der besseren Übersicht die Extraktion transantral (Abb. 4.33 a und b).

4.5.3 Schnittführung

Auch im Bereich des 3. oberen Molaren kann man den Dreiecklappenschnitt unter Schonung der marginalen Schleimhaut oder direkt als Schleimhautrandschnitt vornehmen. Bei der Schnittführung mit Periostschlitzung kann der Bichat-Fettpfropf prolabieren; mit der Nahtsetzung wird jedoch auch der Fettpfropf reponiert und heilt komplikationslos ein. (Abb. 4.34 und 4.35)

4.5.4 Forensische Probleme

Im Aufklärungsgespräch muß auf die Möglichkeit der Kieferhöhleneröffnung hingewiesen werden, da hier die anatomische Situation diese Komplikation impliziert. Als a

b

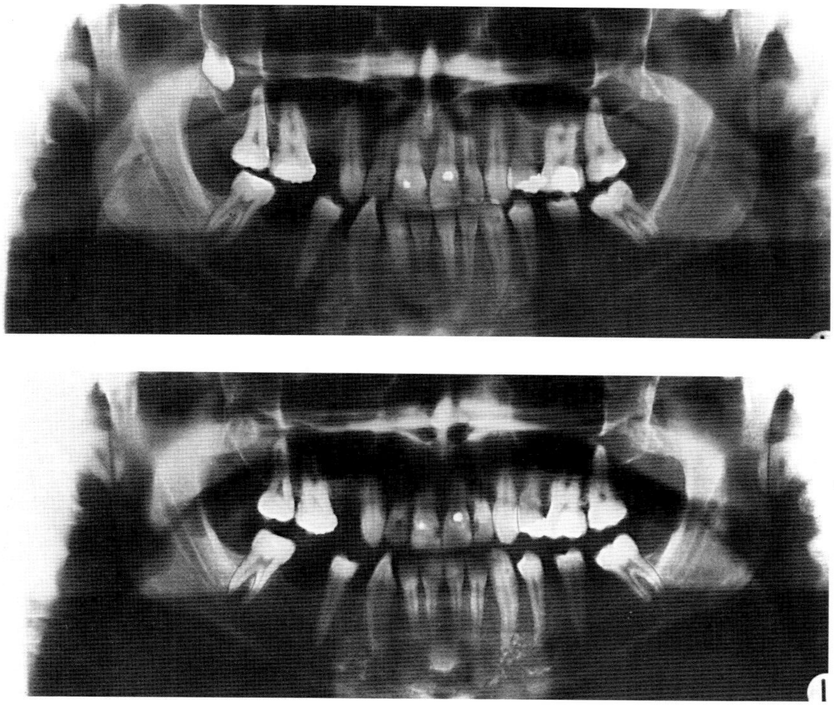

Abb. 4.33 a) Hochverlagerter 18, b) Entfernung erfolgte transantral

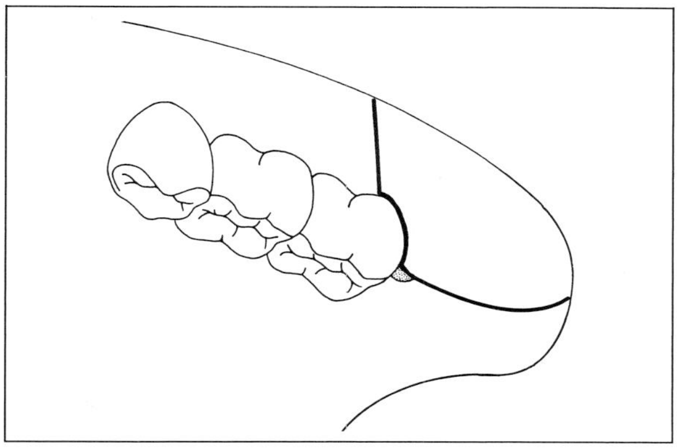

Abb. 4.34 Marginale Schnittführung bei durchbrochener Schleimhaut

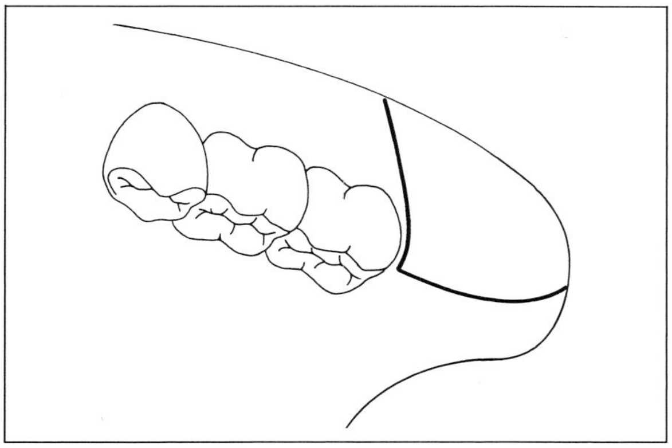

Abb. 4.35 Paramarginale Präparation des Mukoperiostes bei erhaltener Mukosa

Alternative kann in speziellen Fällen auch die Entfernung von antral angezeigt sein. Diese beiden Möglichkeiten sollten dem Patienten angeboten werden.

4.5.5 Komplikationen

Tuberabriß

Bei einem Tuberabriß kann man den meist gestielt gebliebenen Knochen-Weichteillappen zurückschlagen, das Fragment mit einer Schiene ruhigstellen und nach der Bruchheilung den Zahn operativ unter Erhaltung des Tuber maxillae entfernen. (Abb. 4.36 und 4.37)

Eröffnete Kieferhöhle

Bei eröffneter Kieferhöhle liegt die Eröffnungsstelle oberhalb des Apex des 2. Molaren. Hier genügt es, wenn man den Schleimhautperiostlappen zurücklagert und speicheldicht vernäht. Das Mukoperiost ist in diesem Bereich der beweglichen Schleimhaut mit lockerem Gewebe aufgefüllt, so daß in der Regel die Heilung per primam gelingt.

Luxation des Weisheitszahnes in die Kieferhöhle

Bei forcierter Luxationsbewegung kann der Weisheitszahn die dünne Lamelle der Kieferhöhle sprengen und in den Sinus maxillaris luxiert werden (Abb. 4.38 a–d). In diesem Falle ist in aller Regel die Überweisung an eine

Fachklinik bzw. einen Facharzt notwendig, um den Weisheitszahn über die Kieferhöhle entfernen zu können. Deshalb hochverlagerte 3. Molaren besser transantral entfernen!

Prolabierter Bichat-Fettpfropf

Die Freilegung des Bichat-Fettpropfes mit Prolaps behindert zwar die Sicht, heilt aber nach Reposition komplikationslos ein.

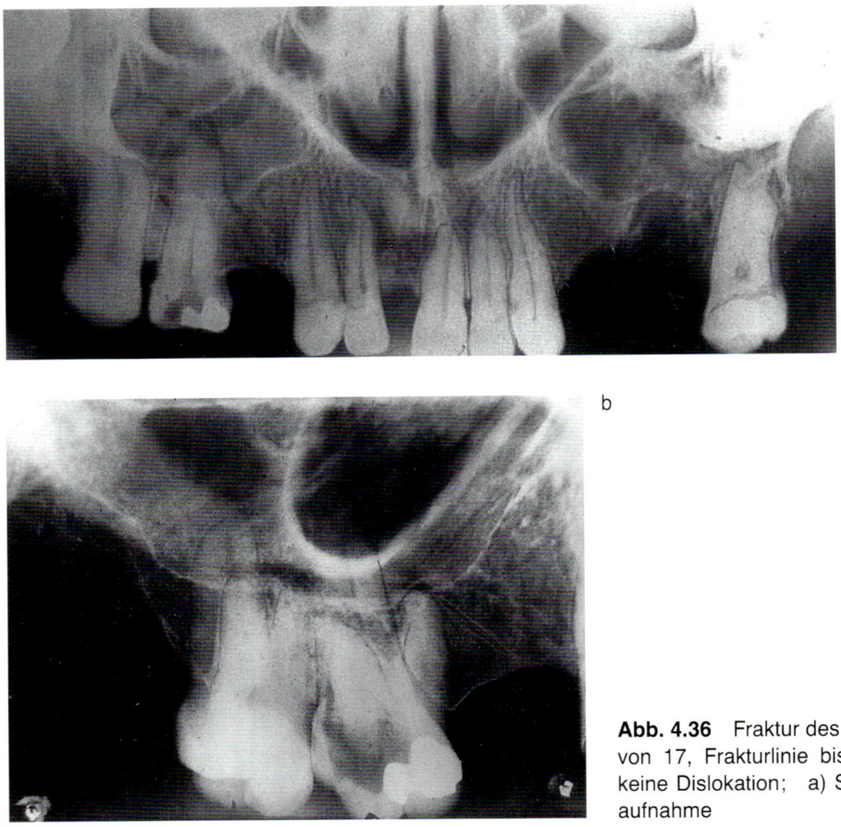

a

b

Abb. 4.36 Fraktur des Tubers bei Extraktionsversuch von 17, Frakturlinie bis mesial 17 deutlich sichtbar, keine Dislokation; a) Status-X-Aufnahme, b) Zahnaufnahme

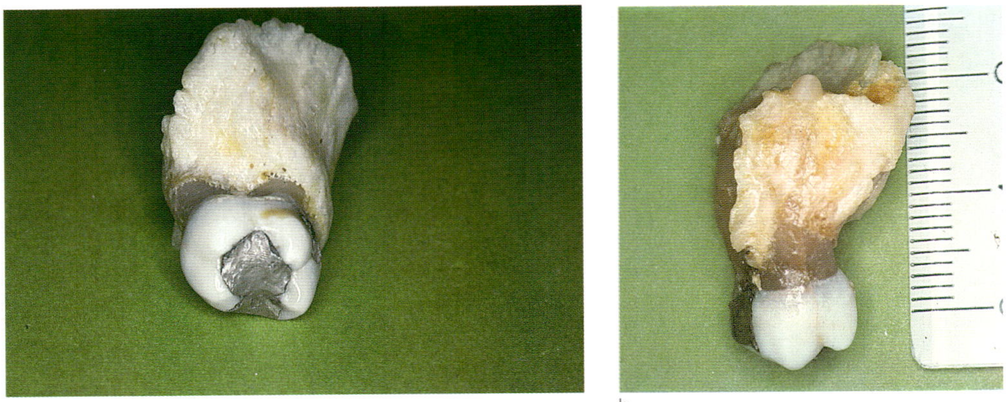

a b

Abb. 4.37 Tuberabriß; a) von retrotubär gesehen, b) von vestibulär gesehen

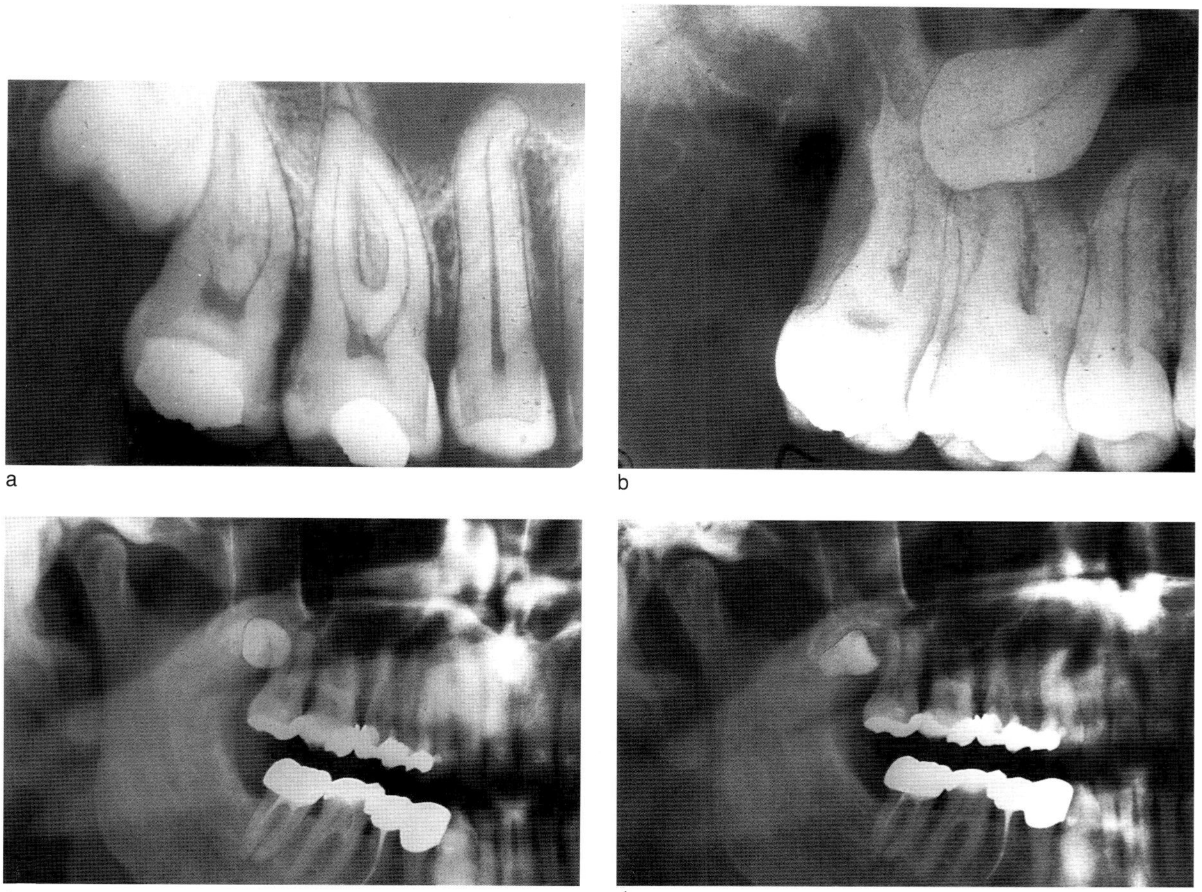

a b c d

Abb. 4.38 Luxation von 18 in die Kieferhöhle; a) Situation vor dem Extraktionsversuch, b) Situation nach Luxation des Zahnes in die Kieferhöhle, c) nach vestibulär verlagerter 18, d) durch unübersichtliche Schnittführung und versuchte Hebelluxation Drehung des Zahnes um 90°

4.6 Verlagerte Eckzähne

Verlagerte Eckzähne liegen gewöhnlich palatinalwärts im Kiefer. Der ausbleibende Durchbruch ist meist durch Platzmangel oder auch mechanisch durch die abgeknickte Wurzel im apikalen Bereich bzw. konstitutionell bedingt.

4.6.1 Präoperative Röntgenuntersuchung

Eine genaue Vorstellung über die Lokalisation verlagerter Zähne ist für das therapeutische Vorgehen wichtigste Voraussetzung. Zur exakten räumlichen Darstellung wird eine Aufnahme in vestibulär-palatinalem bzw. lingualem Strahlengang angefertigt. Hierbei zeichnen sich alle filmnahen Objekte kontrastreicher ab als entfernter liegende Zähne. So wird jeder palatinal liegende verlagerte Eckzahn schärfer konturiert erscheinen als die benachbarten Zahnkronen. Bei bukkaler Lage des verlagerten Zahnes ist die Situation umgekehrt. Die 2. Projektionsrichtung erfolgt im axialen Strahlengang mit einer Aufbißaufnahme. Bei palatinaler Lage erscheint die Krone des verlagerten Eckzahnes im Bereich der Wurzelspitzen der Nachbarzähne, bei bukkaler Lage im Kronenbereich der Nachbarzähne (Abb. 4.39).

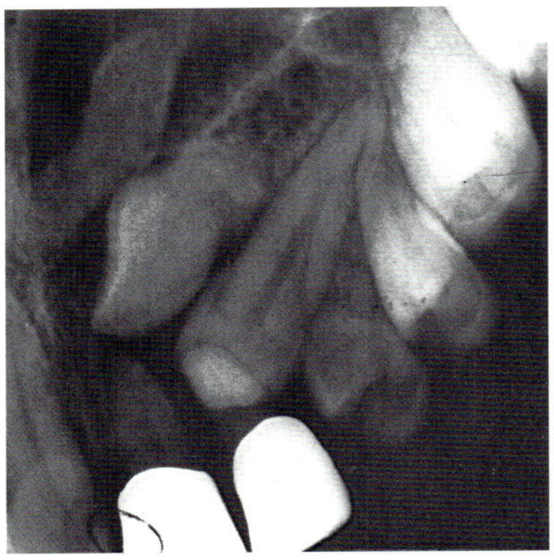

Abb. 4.39 Verlagerter 23 und zusätzlich zwei Mesiodentes

4.6.2 Operative Möglichkeiten

Grundsätzlich bestehen drei Behandlungsmöglichkeiten:

- operative Entfernung des verlagerten Zahnes;
- chirurgisch-orthopädisch kann versucht werden, den verlagerten Zahn noch zur Einstellung zu bringen;
- Transplantation des Eckzahnes.

4.6.3 Schnittführung zur operativen Entfernung des verlagerten Zahnes

Bei ungünstiger Lage des Zahnes, wenn die Verlagerung einen Durchbruch unmöglich macht, oder bei älteren Patienten auf deren Wunsch oder aus prothetischen Gründen ist die operative Entfernung angezeigt. Der Eingriff läßt sich ambulant in lokaler Anästhesie ausführen. Bei oberen Eckzähnen erfolgt die Operation vorwiegend von palatinal. Mit einem Zahnfleischrand- oder paramarginalen Schnitt wird das Mukoperiost mobilisiert und so weit vom Knochen abgehoben, bis genügend Raum für die Freilegung der Krone vorhanden ist. Die Papilla incisiva mit den Inzisalgefäßen wird dabei umschnitten.
Wir empfehlen den Zahnfleischrandschnitt, da beim paramarginalen Schnitt keine Weiterungen möglich sind, wenn die Lage des Zahnes dies nötig macht. Zweckmäßig ist es, nach Freilegung der Krone eine Durchtrennung des Zahnes am Zahnhals vorzunehmen, so daß wenig Knochen geopfert werden muß. Die Wurzel läßt sich, wie bei allen retinierten Zähnen, meist relativ leicht entfernen, da die Sharpey-Fasern wegen der fehlenden funktionellen Belastung kaum ausgeprägt sind.
Der mobilisierte Palatinallappen wird zurückverlagert und vernäht. Im Papillenbereich empfiehlt es sich, gerade Nadeln zu verwenden, anschließend wird der Wundbereich mit einer Tamponplatte abgedeckt (Abb. 4.40).

4.6.4 Konservativ-chirurgisches Vorgehen

Ein konservativ-chirurgisches Vorgehen zur Einstellung verlagerter Eckzähne ist möglich, jedoch von verschiedenen Faktoren abhängig. Der verlagerte Zahn darf von seiner normalen Durchbruchsrichtung nicht übermäßig abweichen. Für seine Aufnahme in die Zahnreihe muß genügend Platz vorhanden sein. Die Aussicht auf eine natürliche Einstellung des Eckzahnes bleibt so lange günstig, wie die Gebißentwicklung noch nicht abgeschlossen ist. Tritt diese nicht ein, kann man bei günstiger Durchbruchsrichtung die Zahnkrone bis zum Zahnhals in voller Ausdehnung freilegen und das Zahnsäckchen entfernen. Gleichzeitig ist der persistierende Milcheckzahn zu extrahieren. Eine weitere Behandlung erfolgt nicht.
Die zweite Möglichkeit besteht darin, nach Freilegen der Krone ein Bracket aufzubringen und dann den Zahn mittels Zug in den Zahnbogen einzustellen. Hierzu ist eine intensive Zusammenarbeit mit dem Kieferorthopäden Voraussetzung (Abb. 4.41).

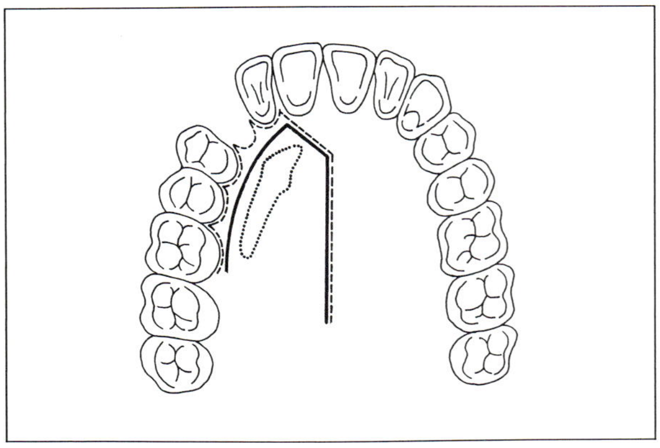

a

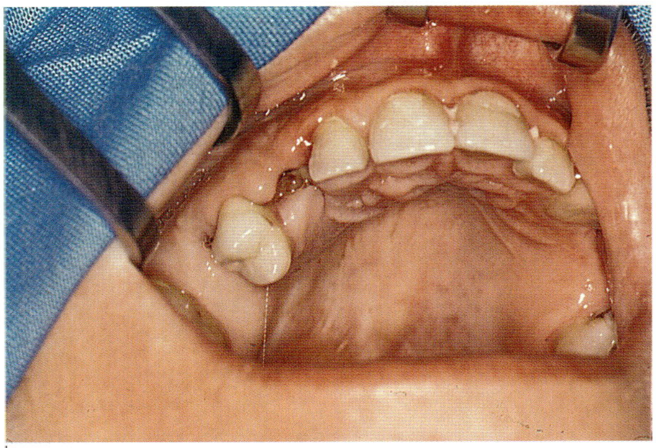

b

Abb. 4.40 a) Einzeichnung der beiden möglichen Schnittführungen, durchgezogene Linie: paramarginaler Schnitt, gestrichelte Linie: Zahnfleischrandschnitt, b) klinische Situation vor der Operation

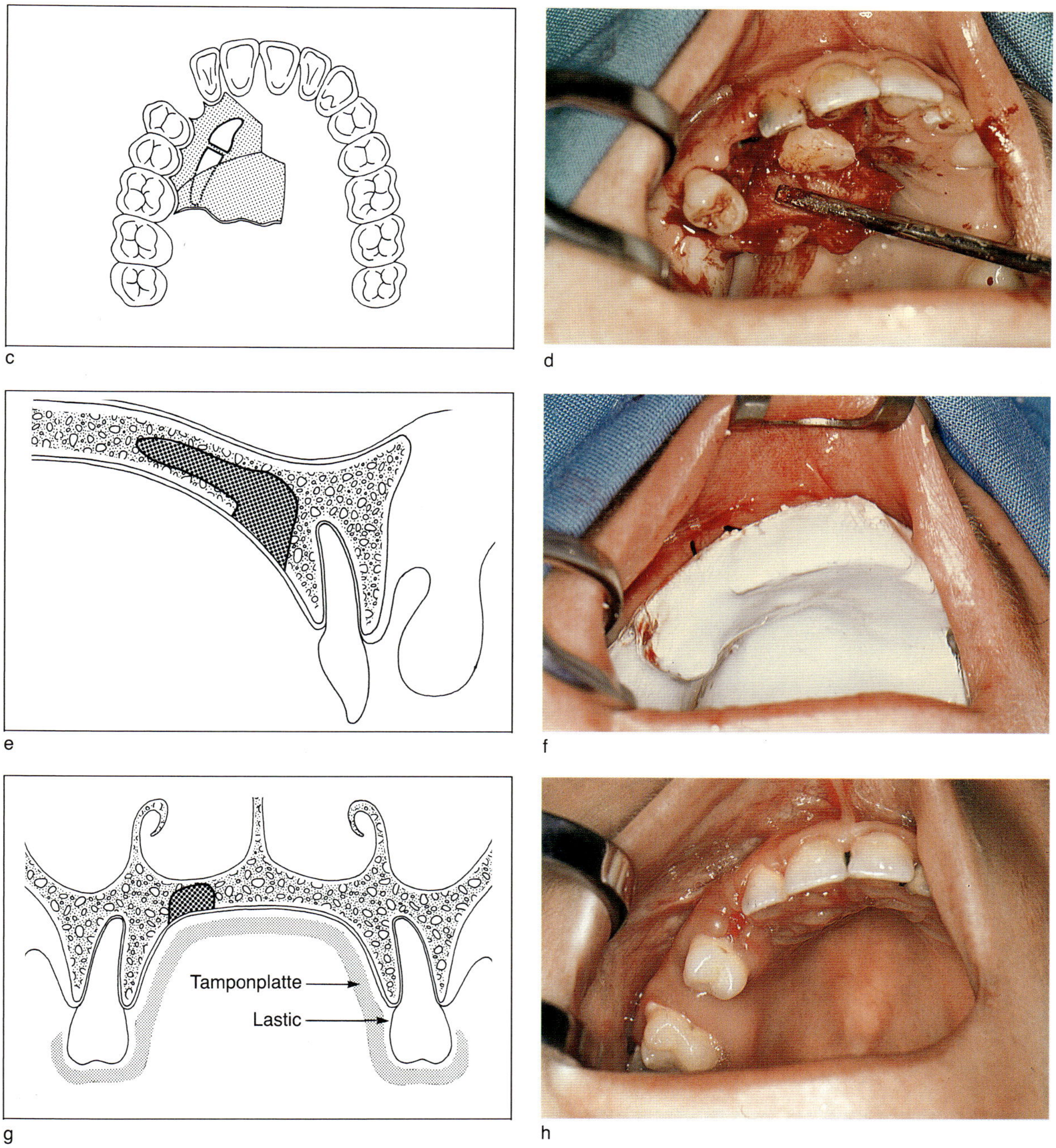

Abb. 4.40 c) Eckzahn freigelegt und Krone von der Wurzel getrennt, d) Mukoperiostlappen präpariert und Eckzahnkrone freigelegt, e) Situation nach Entfernung des Eckzahnes, f) Wunde mit einer Verbandplatte abgedeckt, g) die Verbandplatte wird mit Lastic beschickt, das Material hat desinfizierende Wirkung, h) Ausheilung

Trotz genügender Geduld und entsprechendem Zeitaufwand kommt es jedoch vor, daß ungünstig verlagerte Eckzähne zwar in den Okklusionsbogen eingestellt werden, eine normale Okklusion jedoch unterbleibt. In diesen Fällen kann man eine Kortikotomie durchführen, um die Überstellung zu erreichen.

In dem hier gezeigten Beispiel (Abb. 4.42) konnte mit kieferorthopädischen Mitteln allein keine weitere Verbesserung erzielt werden. Deshalb wurde versucht, den Zahn mit der bukkalen Alveolenwand zusammen nach vestibulär zu verlagern. Hierzu erfolgte zunächst die partielle Mobilisierung des Mukoperiostes von einem vestibulären Schnitt jeweils auf der Alveolenmitte des Zahnes davor und dahinter. Die Schleimhaut wurde nur so weit vom Knochen gelöst, bis die Trennung des Knochens ohne Verletzungsgefahr für die Wurzeln der Nachbarzähne

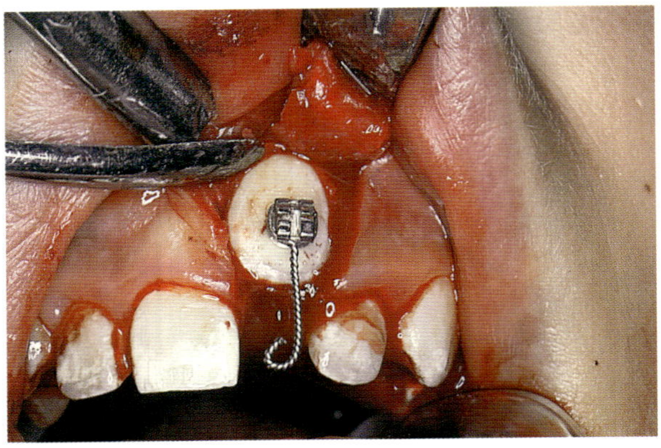

Abb. 4.41 Krone des Eckzahnes freigelegt und labial mit einem Bracket versehen

durchgeführt werden konnte. Danach wurde der Zahn zusammen mit der bukkalen Knochenlamelle vorsichtig nach vestibulär luxiert. Anschließend erfolgte die Rückla-gerung des Mukoperiostlappens, Nahtverschluß und Fixation des Eckzahnes mit einer Draht-Kunststoffschiene.

In Durchbruchsrichtung stehende Eckzähne werden im koronaren Anteil freigelegt. Die sich hieran früher anschließende Drahtumschlingung wird heute durch auf die labiale Kronenwand aufgeklebte Brackets ersetzt (s. Abb. 4.41). Damit entfallen sowohl Verletzungen des Wurzelzementes als auch des Knochens, wie sie bei der Präparation für das Einbringen der Drahtumschlingung auftreten konnten.

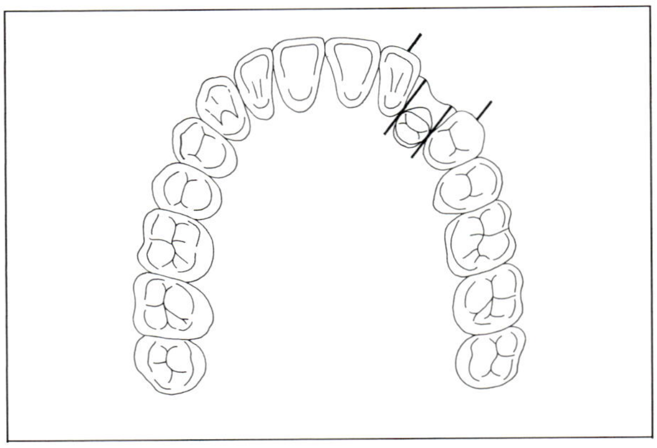

a

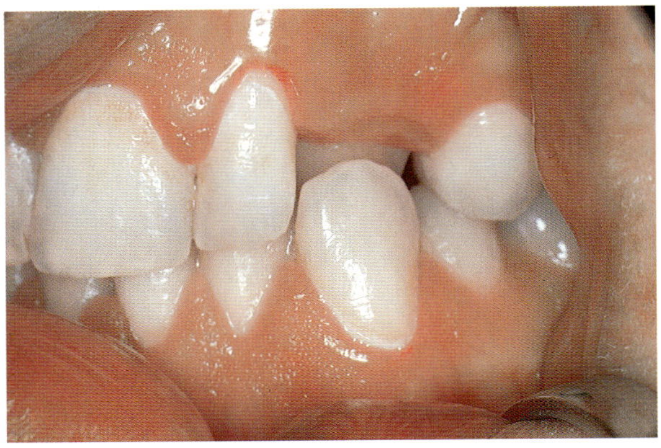

b

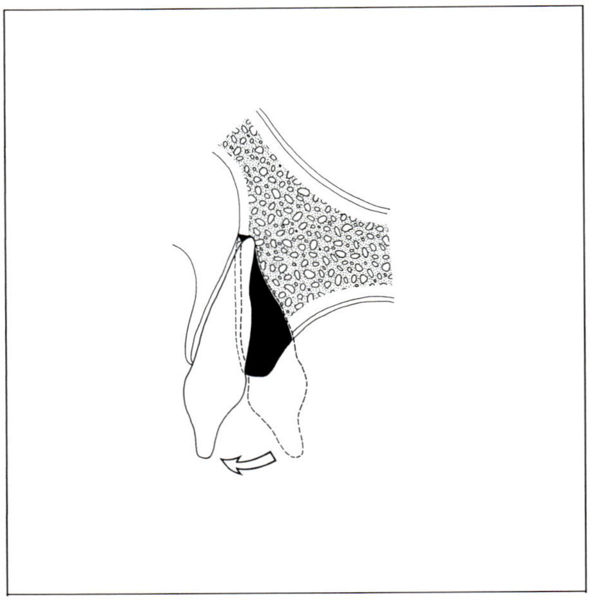

c

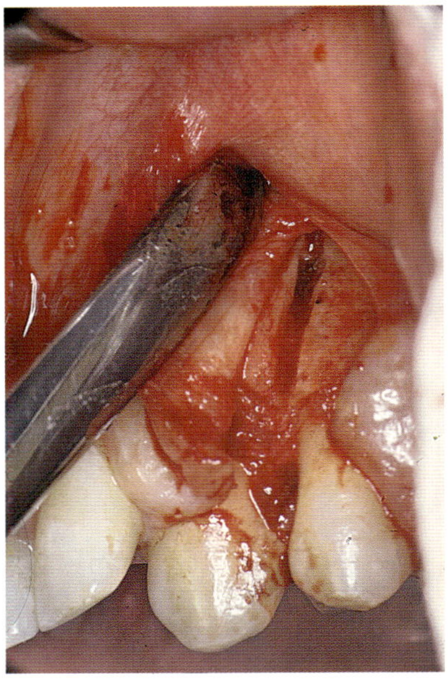

d

Abb. 4.42 a) Trapezlappenschnittführung des Mukoperiostes und Osteotomie bis zur palatinalen Begrenzung des Eckzahnes eingezeichnet. b) Kieferorthopädisch gelang nur die Einordnung bis in die Okklusionsebene. c) Unter größtmöglicher Schonung des Apex wird der Eckzahn mit dem anhaftenden bukkalen Knochen nach vestibulär luxiert. d) Kortikotomie zwischen Eckzahn und Nachbarzähnen

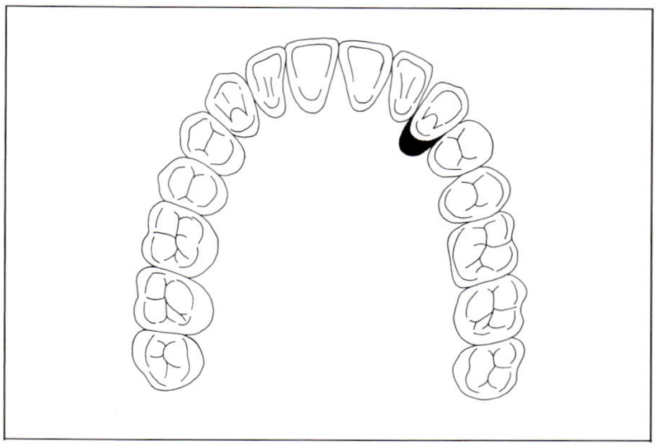

e

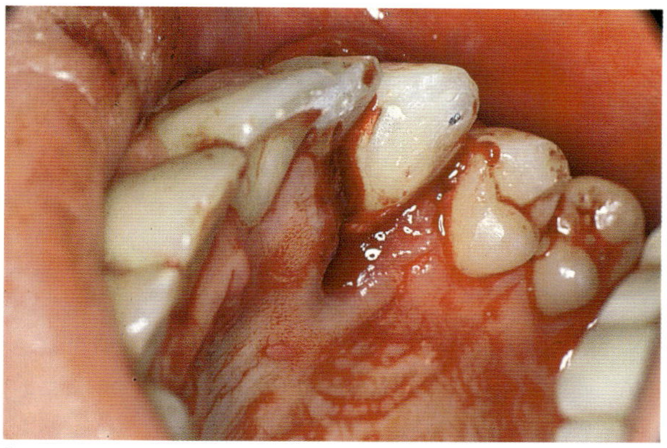

f

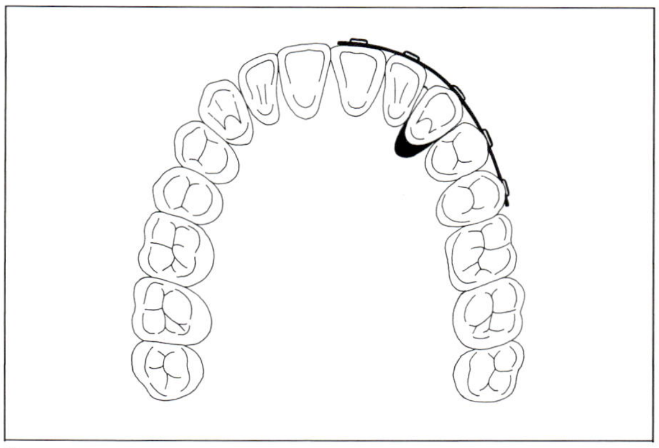

g

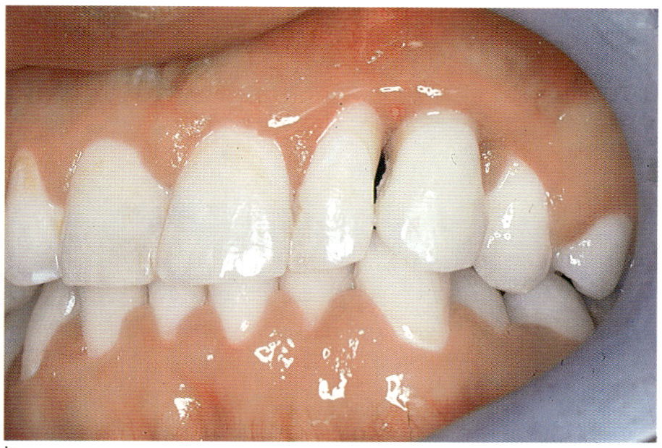

h

Abb. 4.42 e) Der Knochenumbau beschränkt sich auf den palatinalen Anteil der Eckzahnwurzel. f) Die Luxation erstreckt sich über einen Wurzeldurchmesser. g) Die postoperative Fixierung des Eckzahnes erfolgt mit einer Draht-Kunststoffschiene für mindestens 6 Wochen. h) Situation 5 Monate nach dem Eingriff; der Zahn ist voll funktionsfähig

4.7 Entfernung retinierter unterer Eckzähne und Prämolaren

Retinierte untere Prämolaren und Eckzähne werden relativ selten beobachtet. Ihre Lagebeziehung zu den Nachbarzähnen läßt sich durch Zahnaufnahmen, besser aber mit einer Status-X-Aufnahme festlegen. Manchmal kann man vestibulär oder lingual eine Knochenauftreibung tasten, die die Lage des koronaren Bereiches angibt. Der operative Zugang hängt von dieser Lage ab und kann deshalb sowohl lingual als auch bukkal liegen. In sehr seltenen Fällen liegen die Zähne so weit kaudal, daß sie am Unterkieferrand zu tasten sind. In diesen Fällen kann es vorkommen, daß der operative Zugang von extraoral gewählt werden muß.

4.8 Entfernung überzähliger Zahnanlagen und inklinierter Milchmolaren

Überzählige Zahnanlagen finden sich häufiger im Frontzahnbereich des Oberkiefers und liegen palatinal. Die operative Entfernung gestaltet sich analog der für verlagerte Eckzähne beschriebenen Methode.
Wesentlich seltener kommen überzählige Zahnanlagen im Prämolarenbereich zur Entfernung. Ebenfalls beobachtet man inklinierte Milchmolaren. Hier ist der operative Zugang in der Regel von vestibulär möglich.
Die Indikation zur Operation stellt sich in den meisten Fällen aus kieferorthopädischen Gründen.

4.8.1 Operatives Vorgehen zur Entfernung einer überzähligen Zahnanlage von palatinal

Die Schnittführung geschieht wie bei der Entfernung verlagerter oberer Eckzähne von palatinal. Mit einem Zahnfleischrandschnitt wird der Mukoperiostlappen vom Knochen gelöst und dann die Zahnanlage freigelegt und entfernt. Die Rücklagerung des palatinalen Lappens, der Nahtverschluß und das Abdecken der Wunde mit einer Tamponplatte beenden den Eingriff. (Abb. 4.43 und 4.44)

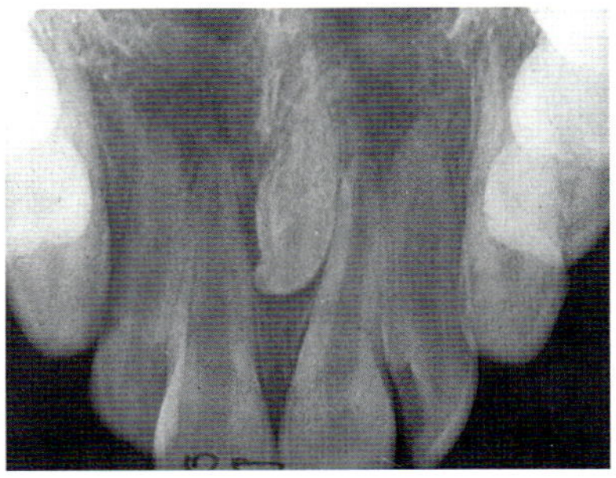

Abb. 4.43 Aufbißaufnahme einer überzähligen Zahnanlage palatinal von 11 und 21

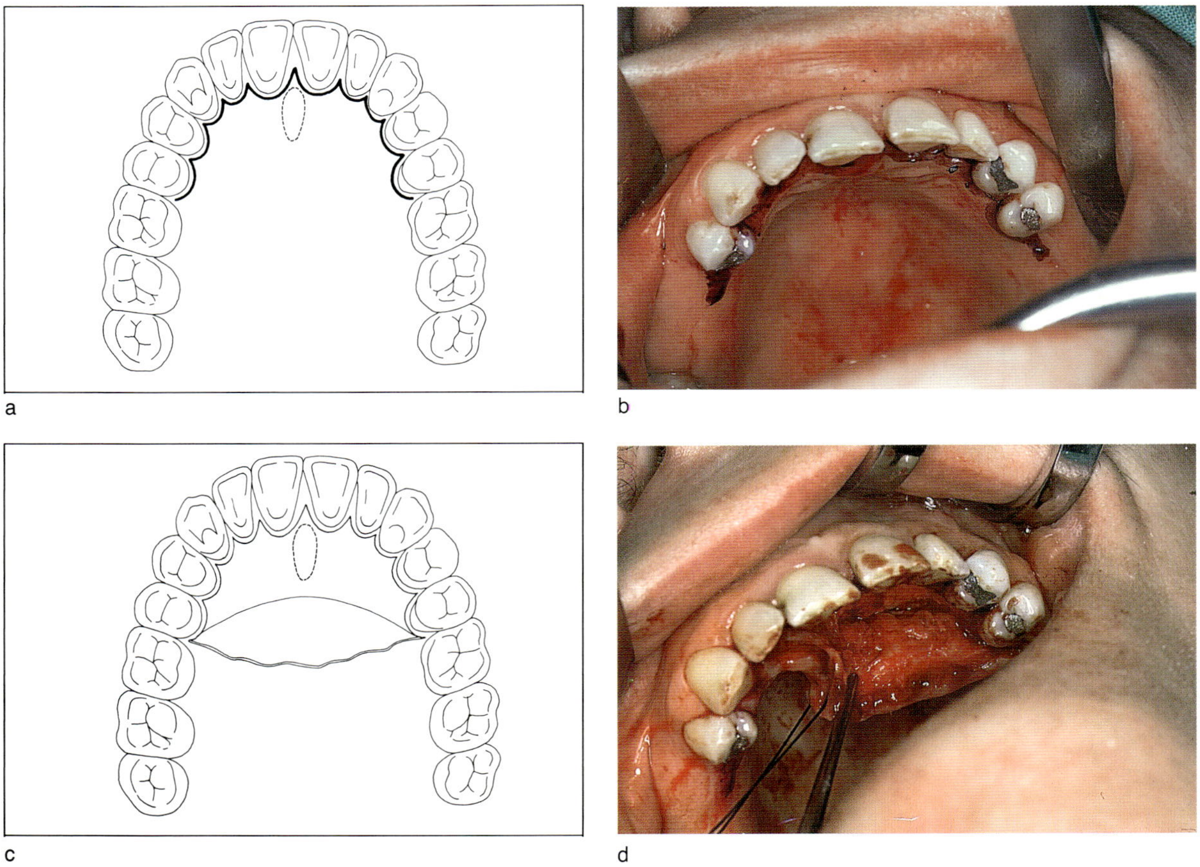

Abb. 4.44 a) Eingezeichnete Schnittführung, b) klinische Situation vor der OP; Schnittführung reicht bis distal der ersten Prämolaren, c) Grenzen des Mukoperiostlappens dargestellt, d) klinisches Bild nach Ablösung des palatinalen Lappens

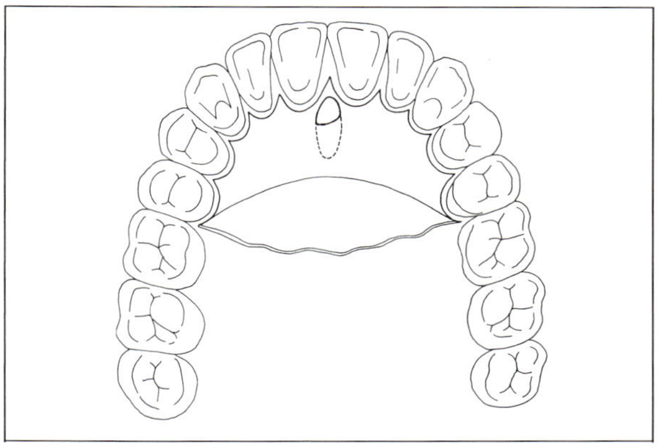

e

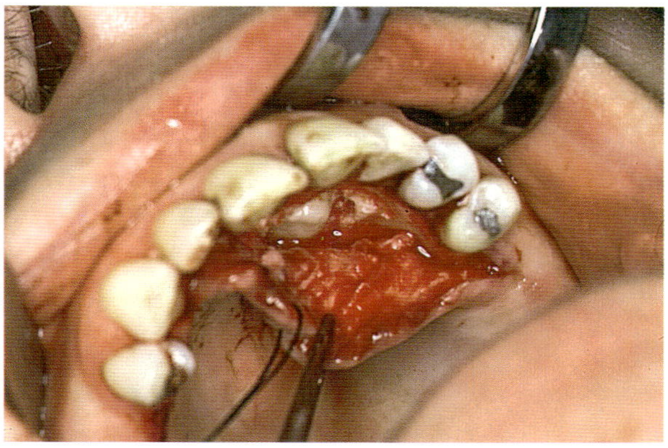

f

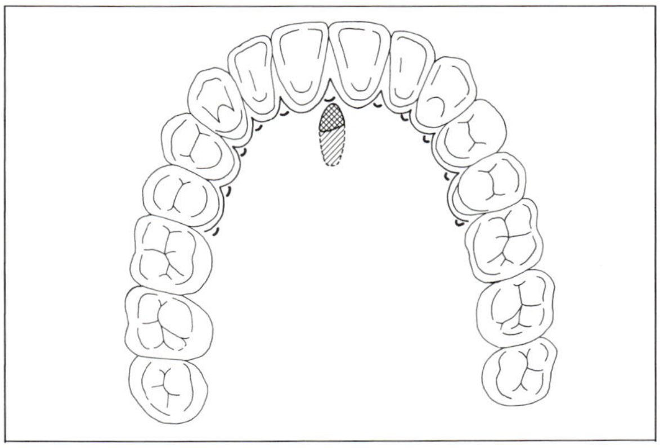

g

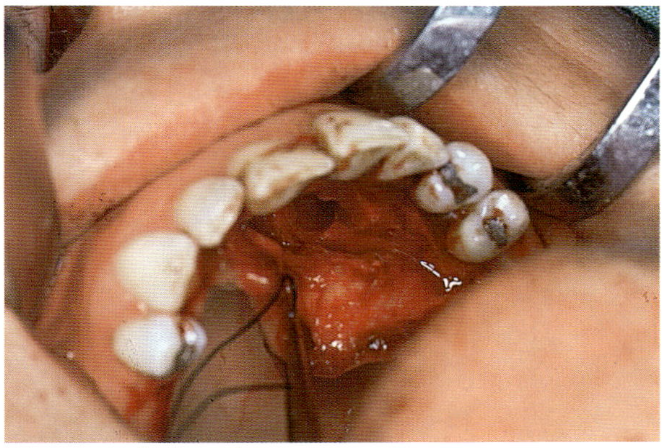

h

Abb. 4.44 e) Zahnanlage partiell freigelegt, f) Operationssitus nach Darstellung des Kronenanteils, g) Nahtverschluß, h) Situation nach Zahnentfernung

4.8.2 Operatives Vorgehen zur Entfernung einer überzähligen Zahnanlage von vestibulär

Die Schnittführung erfolgt als Bogenschnitt nach *Partsch*. Nach Präparation des Mukoperiostlappens wird der Knochen interradikulär von 11/21 vorsichtig abgetragen, ohne die Apizes zu verletzen. Nach Entfernung der Kompakta wird der Schmelzanteil der Zahnanlage sichtbar und kann bis zum größten Durchmesser freigelegt und mit dem Hebel herausluxiert werden. Die Rücklagerung des Schleimhautlappens und der Nahtverschluß beenden den Eingriff. (Abb. 4.45 und 4.46)

4.8.3 Operatives Vorgehen zur Entfernung eines inklinierten Milchmolaren im Prämolarenbereich

Die Schnittführung kann wahlweise als Dreiecklappen oder Trapezlappen ausgeführt werden. Wann immer die Darstellung es gestattet, bevorzugen wird den Trapezlappen der besseren Übersicht wegen. Nach Präparation des Mukoperiostlappens werden entweder die vestibuläre Fläche des vorgewölbten Knochens oder schon Teile der Krone sichtbar. Mit entsprechenden Rosenbohren gelingt es, nach Entfernung der Knochenlamelle die Zirkumferenz darzustellen und dann die Zähne herauszuluxieren. Wichtig ist hierbei immer die komplette Entfernung des Zahnsäckchens. Danach erfolgen Rückverlagerung des Mukoperiostlappens und Nahtverschluß. (Abb. 4.47 und 4.48)

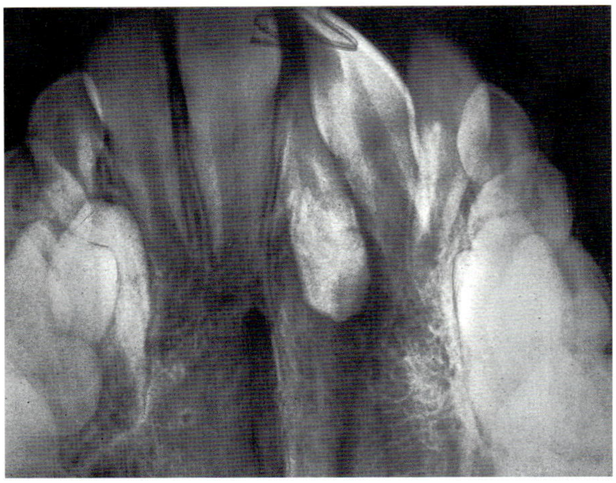

Abb. 4.45 Das Röntgenbild zeigt eine palatinal und zwischen den Frontzähnen liegende überzählige Zahnanlage; 21 dadurch gedreht

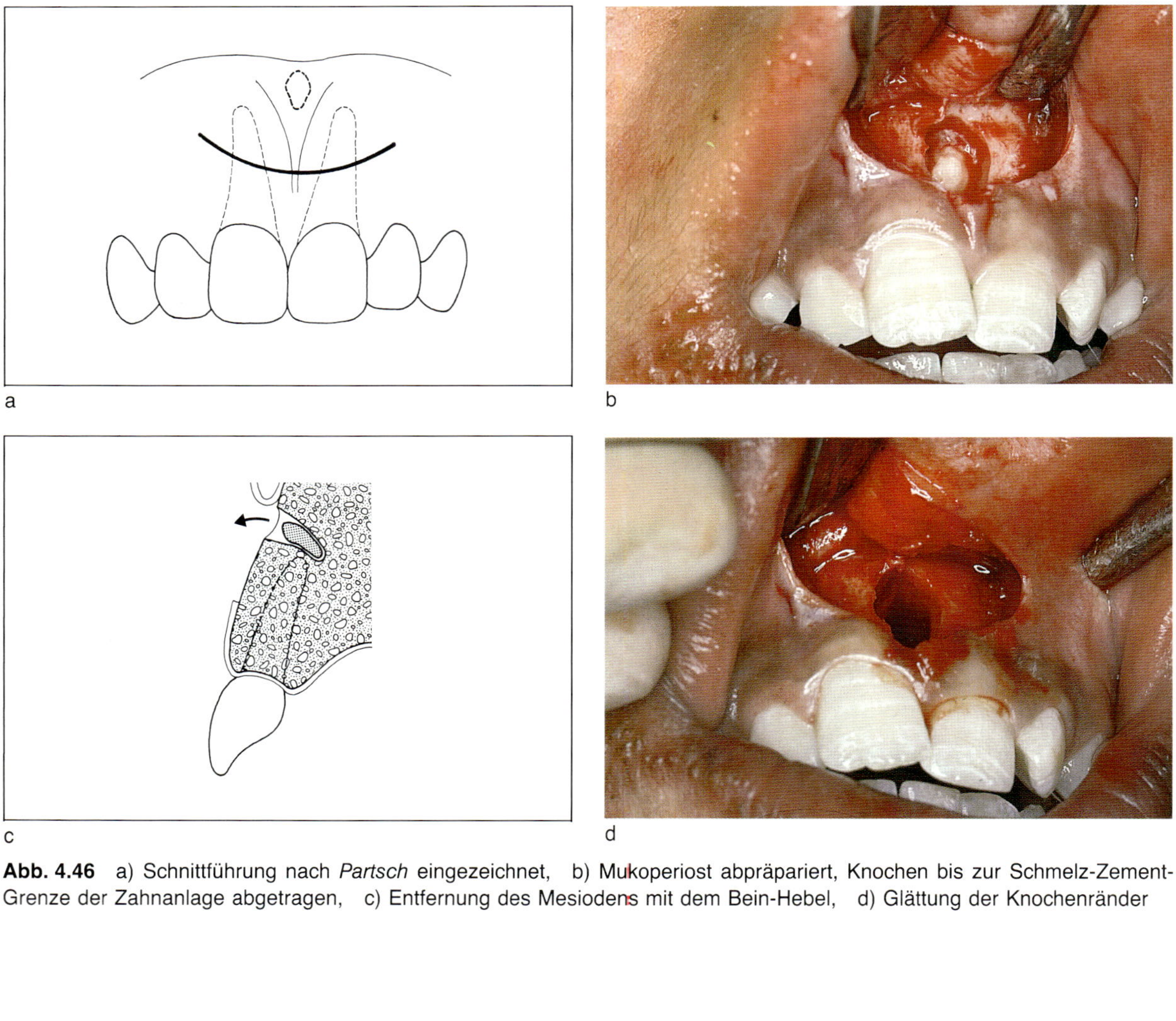

Abb. 4.46 a) Schnittführung nach *Partsch* eingezeichnet, b) Mukoperiost abpräpariert, Knochen bis zur Schmelz-Zement-Grenze der Zahnanlage abgetragen, c) Entfernung des Mesiodens mit dem Bein-Hebel, d) Glättung der Knochenränder

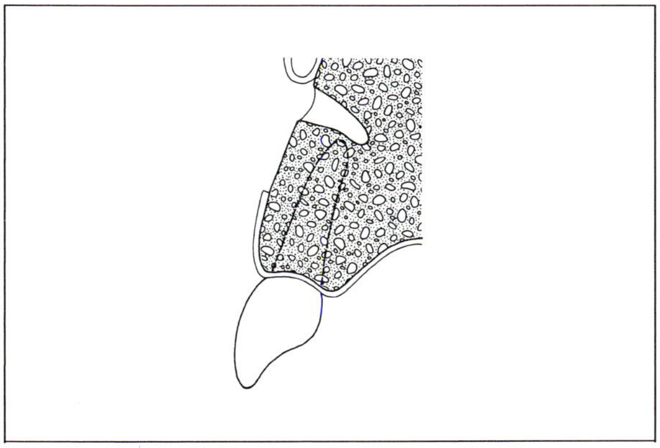

e

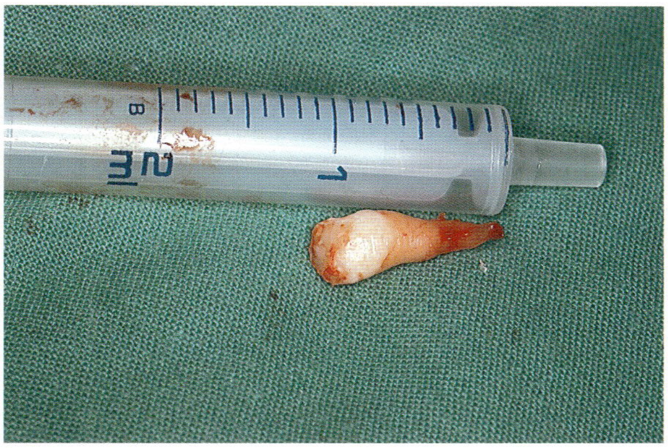

f

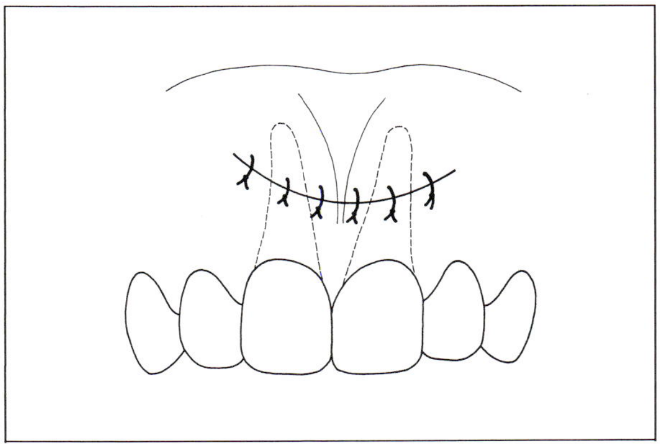

g

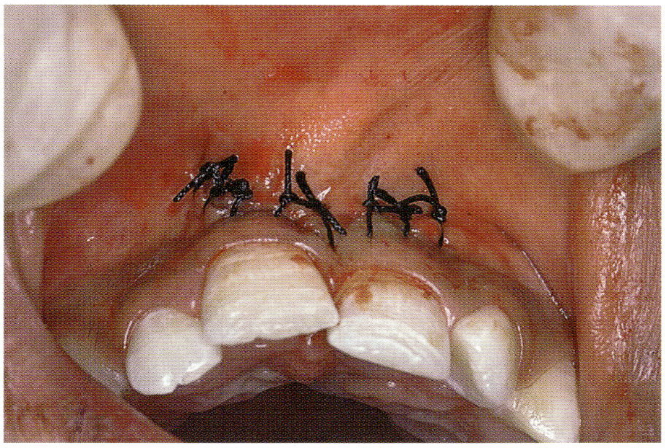

h

Abb. 4.46 e) Die „Alveole" liegt oberhalb der Apizes von 11 und 21. f) Der Mesiodens hat eine Länge von ca. 1 cm. g) Nahtverschluß. h) Die Verdrängung von 11 ist deutlich zu sehen

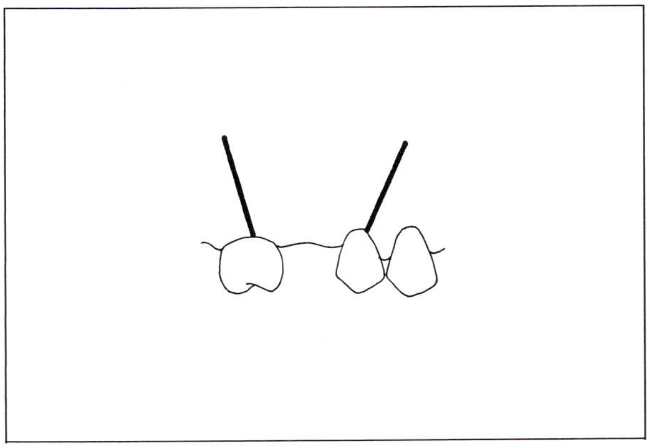

a

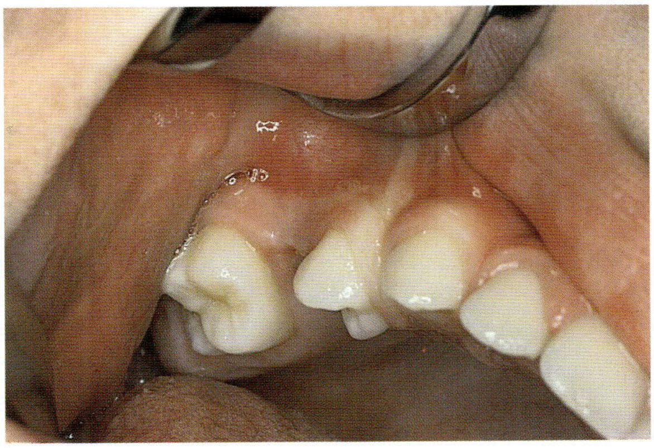

b

Abb. 4.47 a) Einzeichnen einer trapezförmigen Schnittführung. b) Klinische Situation vor der Operation, beide Zähne (15 und 55) liegen unter der Schleimhaut

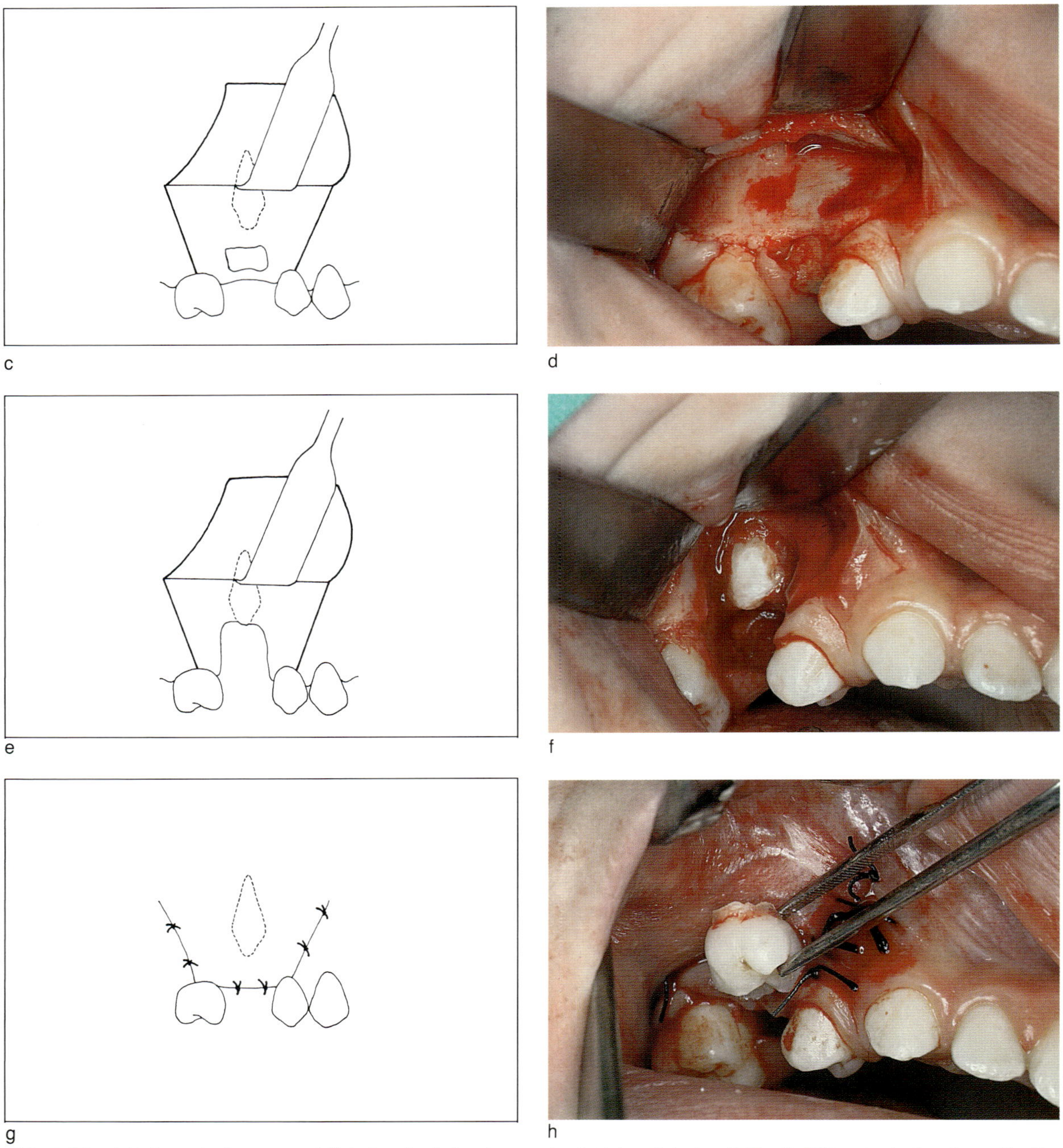

Abb. 4.47 c) Mukoperiostlappen mobilisiert und mit dem Langenbeck-Haken fixiert. d) Die die Zähne bedeckende vestibuläre Knochenlamelle ist noch intakt. e) Der inklinierte 55 ist mit Zahnsäckchen entnommen. f) 15 ist bis zur Zirkumferenz freigelegt. g) Nahtverschluß. h) 55 nach der Entfernung

a

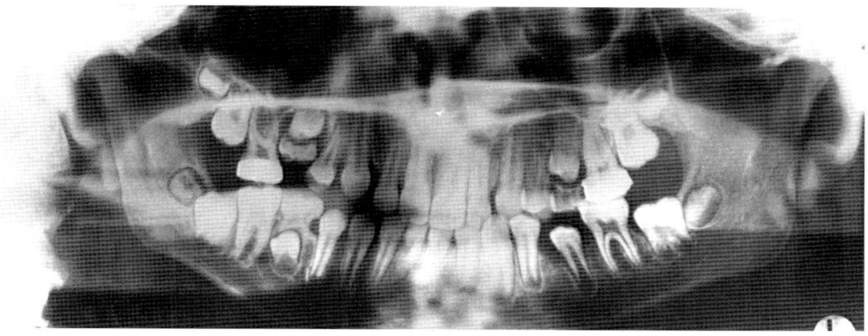

b

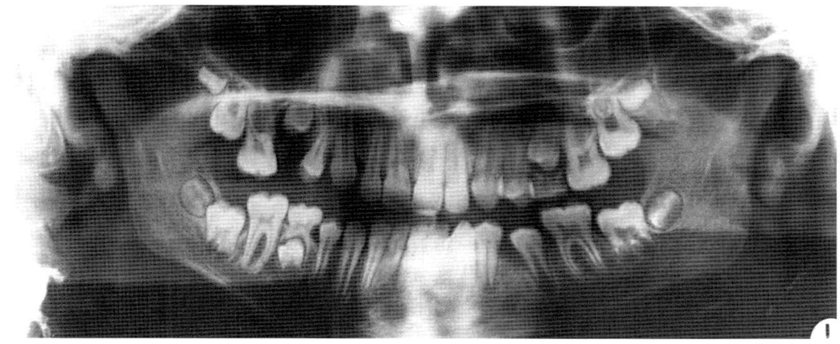

Abb. 4.48 Inklinierter Milchmolar 55; a) Orthopantomogramm vor der operativen Entfernung, b) Orthopantomogramm nach der operativen Entfernung

4.9 Forensische Probleme

Die auftretenden Komplikationsmöglichkeiten, die mit dem Patienten ausführlich besprochen werden müssen, beziehen sich auf die Lageposition des Zahnes. Hierbei ist besonders auf die durch die Eckzahnverlagerung bedingten Resorptionsverhältnisse an den Wurzeln der Nachbarzähne hinzuweisen, die durch das Röntgenbild allein schwer auszumachen sind. Damit verbunden sind Verletzungsmöglichkeiten im apikalen Bereich, und Lockerungen der bleibenden Zähne sind nicht auszuschließen. Als Verletzungsmöglichkeit besteht die Perforation der Kieferhöhle zum Nasenboden bzw. zur Kieferhöhle hin, die aber in der Regel nach Rücklagerung des Palatinallappens reaktionslos ausheilt.

4.10 Transplantationen von Zähnen

Eine Indikation zur Transplantation von Zähnen bezieht sich vor allem auf untere Weisheitszähne und obere Eckzähne, wenn der Platz ausreicht bzw. kieferorthopädisch geschaffen werden kann.

Im Molarenbereich sind es vor allem im jugendlichen Alter die noch nicht im Wurzelwachstum abgeschlossenen Weisheitszähne, die sich zum Ersatz tiefzerstörter 6-Jahr-Molaren oder 2. Molaren eignen.

Während bei der Replantation die Alveole und Teile der Wurzelhaut sowohl an der Wurzel als auch an der Alveolenwand vorhanden sind und bleiben, muß bei der Transplantation von oberen Eckzähnen die Alveole neu geschaffen oder bei der Transplantation von Weisheitszähnen zumindest teilweise der neuen Größe des Weisheitszahnes angepaßt werden. Da dies nie exakt möglich ist, dauert es auch länger, bis die Wurzelhaut revaskularisiert wird. Weiterhin muß uns die Frage nach dem Schicksal der Pulpa beschäftigen. Bei abgeschlossenem Wurzelwachstum ist die Revaskularisation praktisch unmöglich, wenn auch einzelne Erfolge beschrieben wurden. Eine

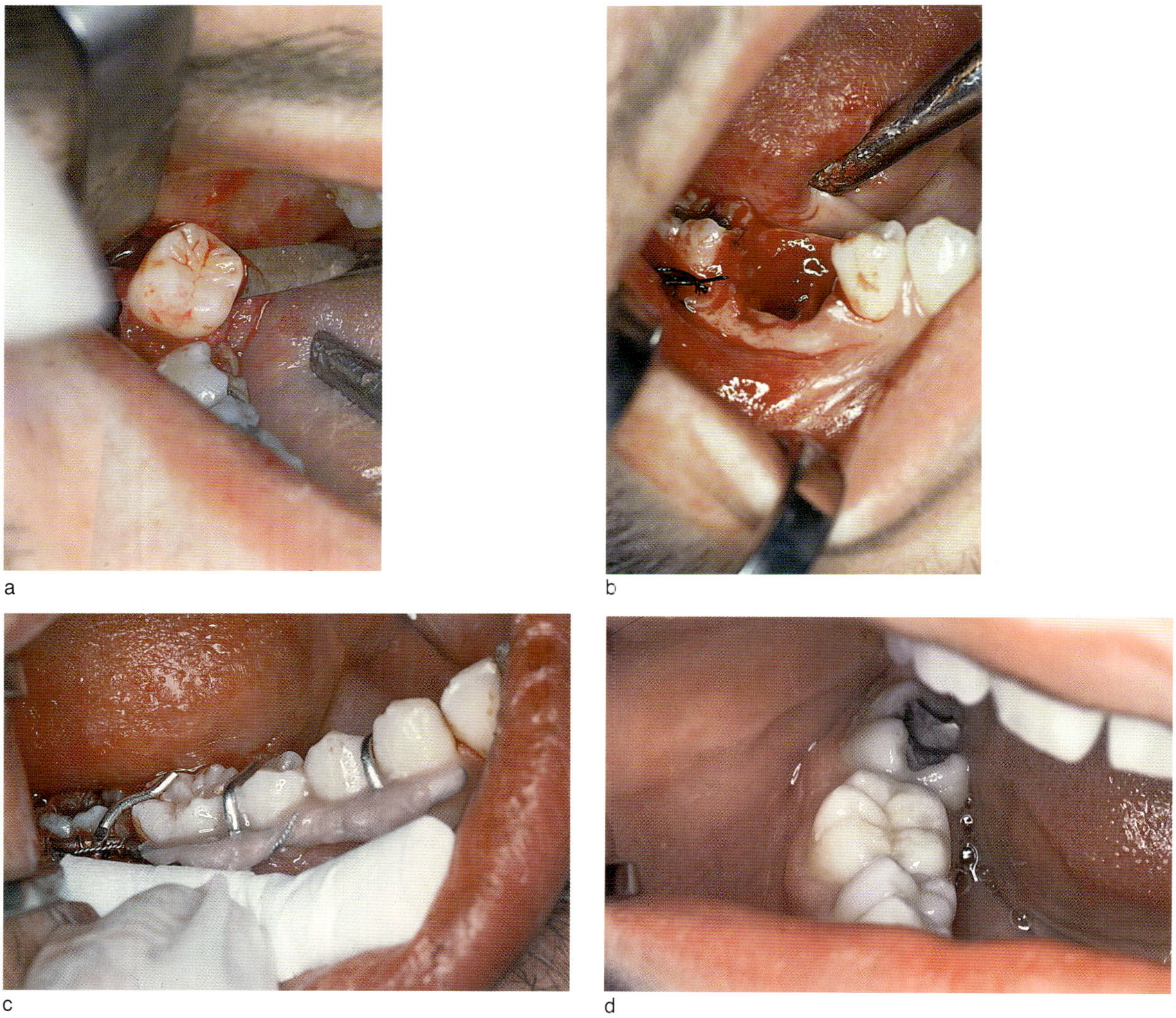

Abb. 4.49 Autologe Weisheitszahntransplantation, klinisches Vorgehen: a) 48 wird entnommen, b) Alveole 46 für Transposition vorbereitet, c) Fixation für 6 Wochen mit einer Draht-Kunststoffschiene, d) Zustand 12 Monate nach Transposition

endodontische Nachbehandlung ist deshalb in den meisten Fällen unerläßlich.

Die Einheilung erfolgt nur über den lebenden Zementmantel. Die Lebensdauer des Transplantates hängt unmittelbar vom Grad der Umbauvorgänge des umgebenden Gewebes ab, in die der Zahn mit einbezogen wird. Der Umfang des durch die Resorption bedingten Substanzverlustes der Zahnwurzel, der gleichzeitig durch Knochen ersetzt wird, bestimmt die Belastbarkeit des Zahnes.

Um eine schnelle Revaskularisation der Pulpa zu erreichen, müssen bestimmte Voraussetzungen bestehen. Einmal sollte das Wurzelwachstum noch nicht abgeschlossen sein. Durch die breite Wundfläche der abgerissenen Wachstumszone bei Zahnkeimen besteht die Möglichkeit, daß es zu einer Revaskularisation der Pulpa und in bescheidenem Maße auch zu einem gewissen Abschluß des Wurzelwachstums kommt.

Der Ablauf des operativen Eingriffs erfolgt so, daß nach Extraktion des 1. Molaren beispielsweise das Septum gekürzt wird und dann anschließend der Weisheitszahnkeim operativ entnommen wird. Anschließend erfolgt die Umsetzung des Zahnkeimes in die in der Zwischenzeit vollgeblutete 6-Jahr-Molar-Alveole. Je schneller diese Transposition erfolgt, desto günstiger sind die Revaskularisationsmöglichkeiten. Andere Autoren gehen so vor, daß sie zunächst den 6-Jahr-Molaren extrahieren, die Wunde granulieren lassen und dann nach 10–12 Tagen den Weisheitszahnkeim entfernen, einen Teil des Granulationsgewebes aus der 6-Jahr-Molar-Alveole herausnehmen und dann den Zahnkeim in das Granulationsgewebe einbetten. Die Chancen für eine Revaskularisation sind hier größer. *Khoury* (1985) berichtet über Weisheitszahntranspositionen, bei denen die Extraktion des nicht erhaltungswürdigen Zahnes einen Tag vor der Transposition

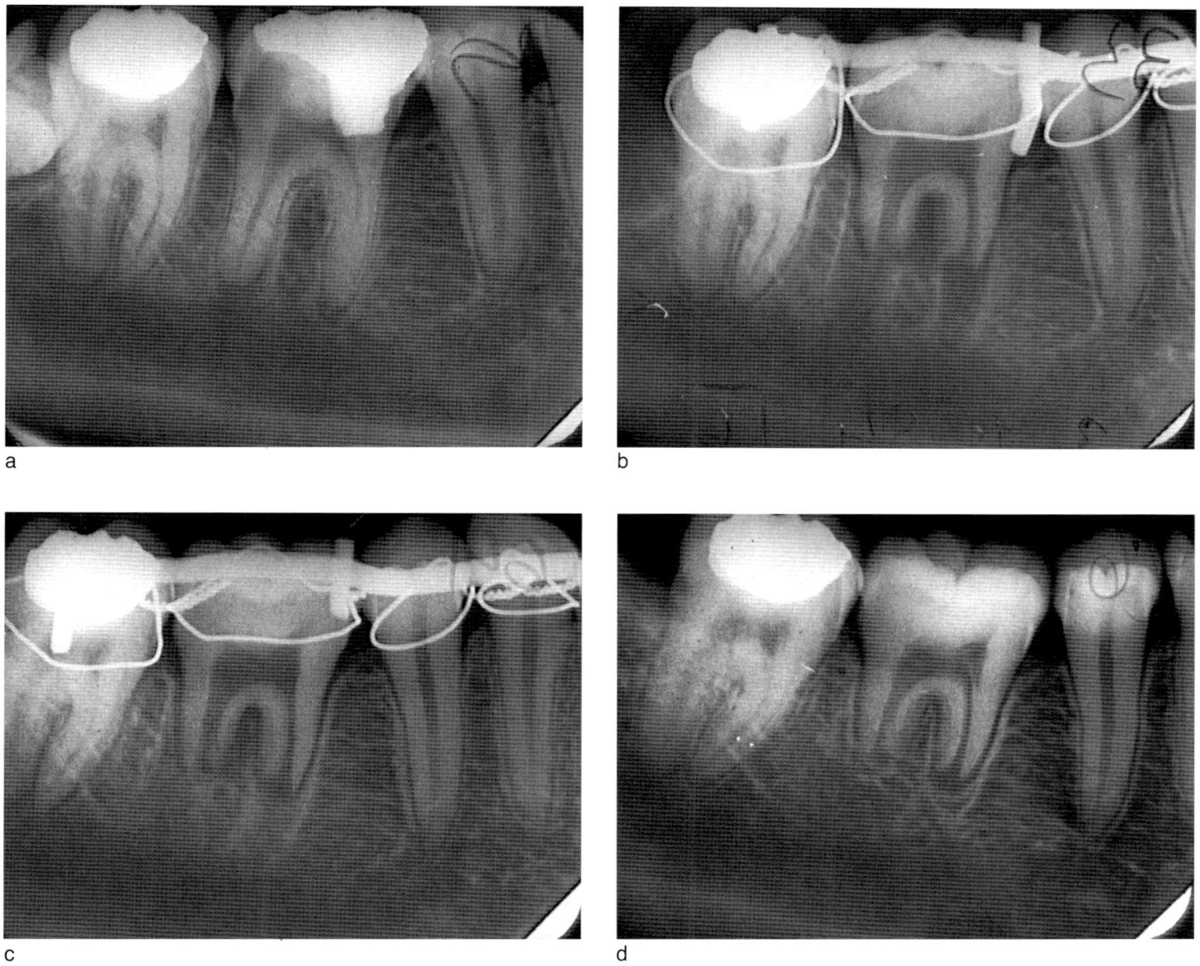

Abb. 4.50 Autologe Weisheitszahntransplantation, röntgenologische Darstellung: a) Transparenz an den Apizes von 46, b) Zustand nach Transposition von 48 nach 46, c) Kontrolle 8 Wochen post operationem, d) Zustand 12 Monate post operationem: Das Wurzelwachstum schreitet fort, Sensibilitätsprüfung positiv

vorgenommen wird. Am darauffolgenden Tag wird der zu transplantierende Zahnkeim möglichst schonend operativ entfernt, das Koagulum im Bereich des einen Tag zuvor entfernten Molaren oberflächlich angefrischt und dann der Zahn möglichst rasch transponiert. Damit sollen die Revaskularisationschancen erhöht werden. Mit der autologen Weisheitszahntransplantation besteht eine Möglichkeit, frühzeitig zerstörte Molaren zumindest temporär zu ersetzen (Abb. 4.49 und 4.50).

Literatur

Björk, A., Jensen, E., Palling, M.: Mandibular growth and the third molar impaction. Acta odont scandinav 14, 231 (1956)

Borckmann, B. U., Frenkel, G., Hauck, H.: Knochenheilung nach Gelatineschwammimplantation unter Kompression beim Hund. Dtsch Zahnärztl Z 37, 25 (1982)

Ehrenfeld, M., Riediger, D., Gärtner, H.V., Tiletzek, K.: Unerwünschte Nebenwirkungen bei der Implantation von Gelatine-Schwämmen zur Füllung von Knochendefekten. Klinische und experimentelle Befunde. Dtsch Z Mund Kiefer GesichtsChir 8, 383 (1984)

Freitag, V.: Modifizierte Nahttechnik nach operativer Entfernung unterer Weisheitszähne. Fortschr Kiefer Gesichts Chir Bd. 30, Thieme, Stuttgart 1985

Frenkel, G.: Das Gutachten bei Verletzungen des Nervus lingualis. Dtsch Zahnärztl Z 35, 199 (1980)

Frey, K. W.: The third molar. Brit Dent J 54, 384 (1933)

Grohé, P.: Mund- und Röntgenbefunde von 100 Patienten mit zahnlosen Kiefern. Med. Diss. F. U. Berlin 1971

Günther, H.: Zahnarzt – Recht und Risiko. Hanser, München–Wien 1982

Haunfelder, D., Tetsch, P.: Unterkieferfrakturen im Rahmen von Zahnextraktionen. Dtsch Zahnärztl Z 27, 881 (1972)

Khoury, F.: Erfahrungen mit einer modifizierten Methode zur Weisheitszahntransposition (Autologe Weisheitszahntransplantation). Dtsch Z Mund Kiefer GesichtsChir 9, 265 (1985)

Kümmerli, F.: Die traumatischen Schädigungen des N. lingualis. Schweiz Mschr Zahnheilk 74, 1 (1974)

Müller, W.: Zahnentfernung. In: Zahn-, Mund- und Kieferheilkunde. Bd. 2. Thieme, Stuttgart–New York 1981

Roos, W.: Degenerations- und Regenerationsphänomene bei Verletzungen peripherer Nerven. Therapiewoche H. 4, 214 (1973)

Scheunemann, H., Hausamen, J. E.: Gutachterliche Erfahrungen bei Verletzungen des N. lingualis in Verbindung mit zahnärztlich-chirurgischen Eingriffen. Dtsch Zahnärztl Z 35, 196 (1980)

Schilli, W., Krekeler, G.: Der verlagerte Zahn. Quintessenz, Berlin–Rio de Janeiro–Tokyo 1984

Schopf, P.: Die Betreuung des Patienten nach kieferorthopädischer Behandlung. In: Deutscher Zahnärztekalender 1984. Hanser, München–Wien 1984

Schulze, Chr.: Anomalien, Mißbildungen und Krankheiten der Zähne, des Mundes und der Kiefer. In: *Becker, P. E.* (Hrsg.): Humangenetik. Bd. II. Thieme, Stuttgart 1964

Stahl, A.: Weisheitszahnextraktion aus kieferorthopädischer Sicht. Dtsch Zahnärztl Z 41, 105 (1986)

Stellmach, R., Frenkel, G.: Farbbild-Atlas. Quintessenz 20, 520 (1969)

Struckmeyer, A., Pape, H. D.: Vergleichende Untersuchungen zur vestibulären und lingualen Osteotomie bei der Entfernung unterer Weisheitszähne. Dtsch Zahnärztl Z 35, 124 (1980)

Tetsch, R., Wagner, W.: Die operative Weisheitszahnentfernung. Hanser, München–Wien 1982

Turley, P.: A computerized method of forecasting third molar space in the mandibular arch. Paper read at NIDR Meeting 1974

Windecker, D., Kendzia, G.: Der Weisheitszahn aus prothetischer Sicht. Dtsch Zahnärztl Z 41, 119 (1986)

Winter, G. B.: Impacted Mandibular Third Molar. In: *Howe, G. L.* (ed.): Minor Oral Surgery. Wright, Bristol 1966

5 Die Mund-Antrum-Verbindung und ihre Behandlung

Von *G. Frenkel*

5.1 Einleitung

Hinweise in der Literatur lassen erkennen, daß bereits den Ägyptern 1500 v. Chr. die anatomischen Verhältnisse der Maxilla bekannt waren. Der Arzt *Claudius Galen* (130–200 n. Chr.) kannte die Kieferhöhle bereits als Sinus maxillaris. *Leonardo da Vinci* hat als erster die Kieferhöhle anatomisch beschrieben. Die über lange Zeit übliche Bezeichnung Antrum highmorii geht auf den Anatomen und Arzt Highmore zurück, der von einer Patientin berichtete, die sich nach Extraktion eines Zahnes einen Federkiel in die Alveole steckte und so weit vordrang, daß sie „vor Schreck von Sinnen" kam.

Auch die Therapie der Mund-Antrum-Verbindung läßt sich weit in die medizinische Geschichte zurückverfolgen bis zu *Celsus*, wobei schon damals der chirurgischen Versorgung der Vorrang galt.

Von den heute gebräuchlichen Verfahren des plastischen Verschlusses einer Mund-Antrum-Verbindung als Komplikation nach Zahnextraktion wird am häufigsten die Methode nach *Rehrmann-Wassmund* unter Verwendung eines Wangenlappens angewendet.

Schon diese wenigen Angaben über die geschichtliche Beurteilung der Mund-Antrum-Verbindung lassen erkennen, daß sowohl die Entstehung als auch die Behandlung dieser iatrogenen Perforationen seit jeher Gegenstand ärztlicher Überlegungen waren. Sowohl die Diagnostik als auch die Therapie bedürfen einer komplexen Betrachtung vieler Faktoren.

5.2 Die Ätiopathogenese der Mund-Antrum-Verbindung (MAV)

Die Extraktion von Zähnen im seitlichen Oberkieferbereich stellt mit Abstand die häufigste Ursache für das Entstehen von Mund-Antrum-Verbindungen dar. Nach Angaben von *Beckedorf* und *Sonnabend* (1954) kann es bei 4,7% der Extraktionen im seitlichen Oberkieferbereich zu einer Verbindung von Mund- und Kieferhöhle kommen. In weiteren 8,5% stellten die Autoren fest, daß nur noch die Kieferhöhlenschleimhaut die Kieferhöhle von der Mundhöhle trennte. Prädisponierend für die Entstehung einer MAV wirken apikale entzündliche Veränderungen. Bei den untersuchten Zähnen, die zu einer MAV führten, waren 63,2% devital und 36,8% vital (Abb. 5.1)*

Die Altersverteilung ergibt sich aus Abbildung 5.2.

Die entscheidende prognostische Bedeutung einer Mund-Antrum-Verbindung liegt im Zustand und in den Veränderungen der Sinusmukosa. Deshalb ist die Diagnostik der Kieferhöhle zum Zeitpunkt der Mund-Antrum-Verbindung von großer Bedeutung bei der Therapieplanung und das Zeitintervall zwischen der Entstehung einer MAV und ihrer Versorgung besonders wichtig. Aus den Untersuchungen von *Ehrl* geht hervor, daß eine direkte Deckung am Tage der Eröffnung der Kieferhöhle in 21,7% und innerhalb der ersten 48 Stunden bei 30,3% der Fälle möglich war. Die schraffierte Fläche in der Abbildung 5.3 zeigt deutlich, wie hoch der Anteil an Patienten ist, deren Mund-Antrum-Verbindung erst spät operativ verschlossen wurde, so daß aufsteigende Infektionen von der Mundhöhle aus möglich wurden. Innerhalb des ersten Monats nach Entstehen der MAV stieg der Prozentsatz der operativ versorgten Patienten nur bis auf 45,2%. Wenn auch bei unserem Krankengut eine Selektion von schwierigen Fällen angenommen werden kann, so ist dennoch

---

* Die Abbildungen 5.1–5.6 und 5.9 entstammen der Dissertation Ehrl.

das Ergebnis hinsichtlich einer rechtzeitigen Versorgung der Patienten nicht befriedigend. Das ursächliche Versäumnis ist dabei zumeist innerhalb der ersten 48 Stunden nach dem Auftreten der MAV zu suchen, so daß eine Intensivierung unserer Bemühungen, eine MAV auszuschließen, als diagnostische Konsequenz post extractionem vordringlich erscheint.

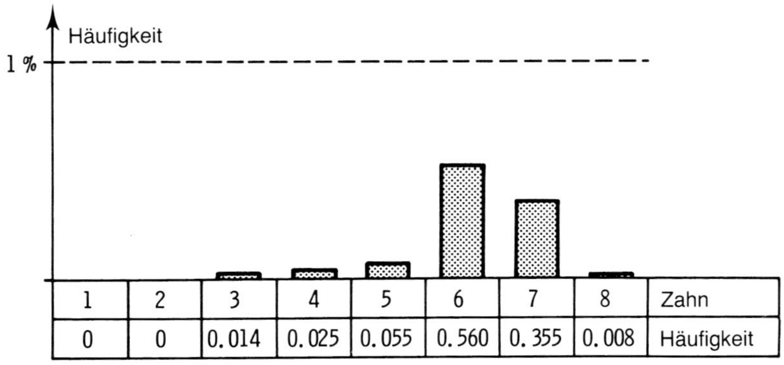

Abb. 5.1 Häufigkeit des Auftretens einer Mund-Antrum-Verbindung, bezogen auf die Extraktion der einzelnen Oberkieferzähne

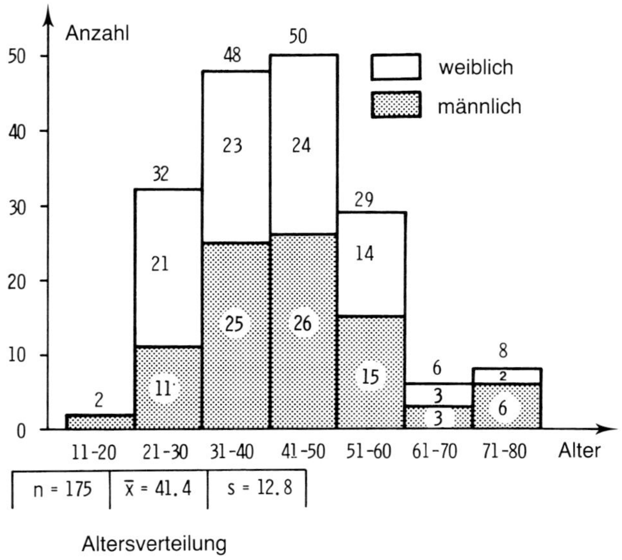

Abb. 5.2 Altersverteilung der Patienten mit einer Mund-Antrum-Verbindung

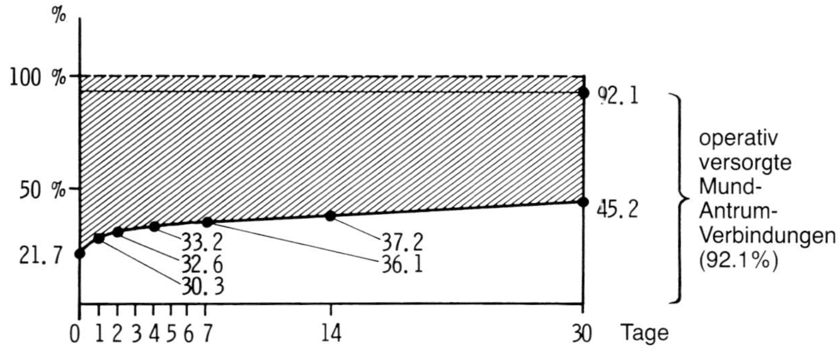

Abb. 5.3 Verstrichenes Zeitintervall zwischen Entstehung einer MAV und ihrer operativen Therapie

5.3 Klinische Befunde der MAV

Der einfachste Test ist der sog. Nasen-Blas-Versuch. Entsteht hierbei ein blasendes Geräusch oder kommt es zu Blasenbildung im die Alveole ausfüllenden Blut, so kann die Diagnose als gesichert betrachtet werden. Besteht jedoch eine Ventilbildung der entzündlich alterierten Sinusmukosa im Fistelbereich, so kann die Luftpassage verlegt werden. Eine genaue Aussage über das Vorliegen einer MAV erhält man deshalb besser durch Sondierungen mit einer stumpfen Sonde. Die von einigen Autoren befürchtete Perforation der Kieferhöhlenschleimhaut beim Sondieren läßt sich durch subtile Handhabung der Sonde vermeiden (Abb. 5.4).

Das klinische Vorgehen bei Verdacht auf eine Mund-Antrum-Verbindung läßt sich aus Abbildung 5.5 ableiten.

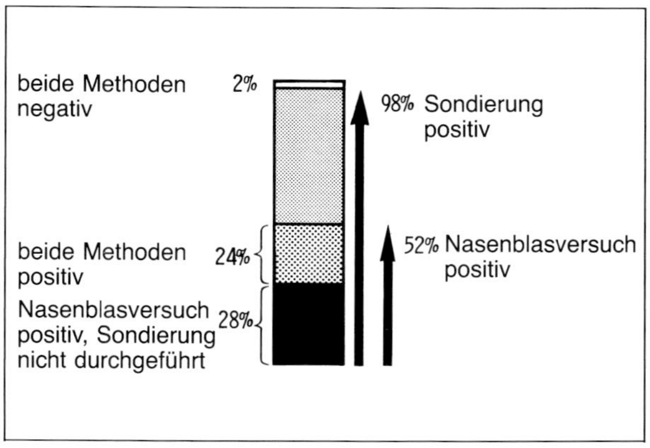

Abb. 5.4 Diagnose der MAV durch Sondierung und Nasenblasversuch

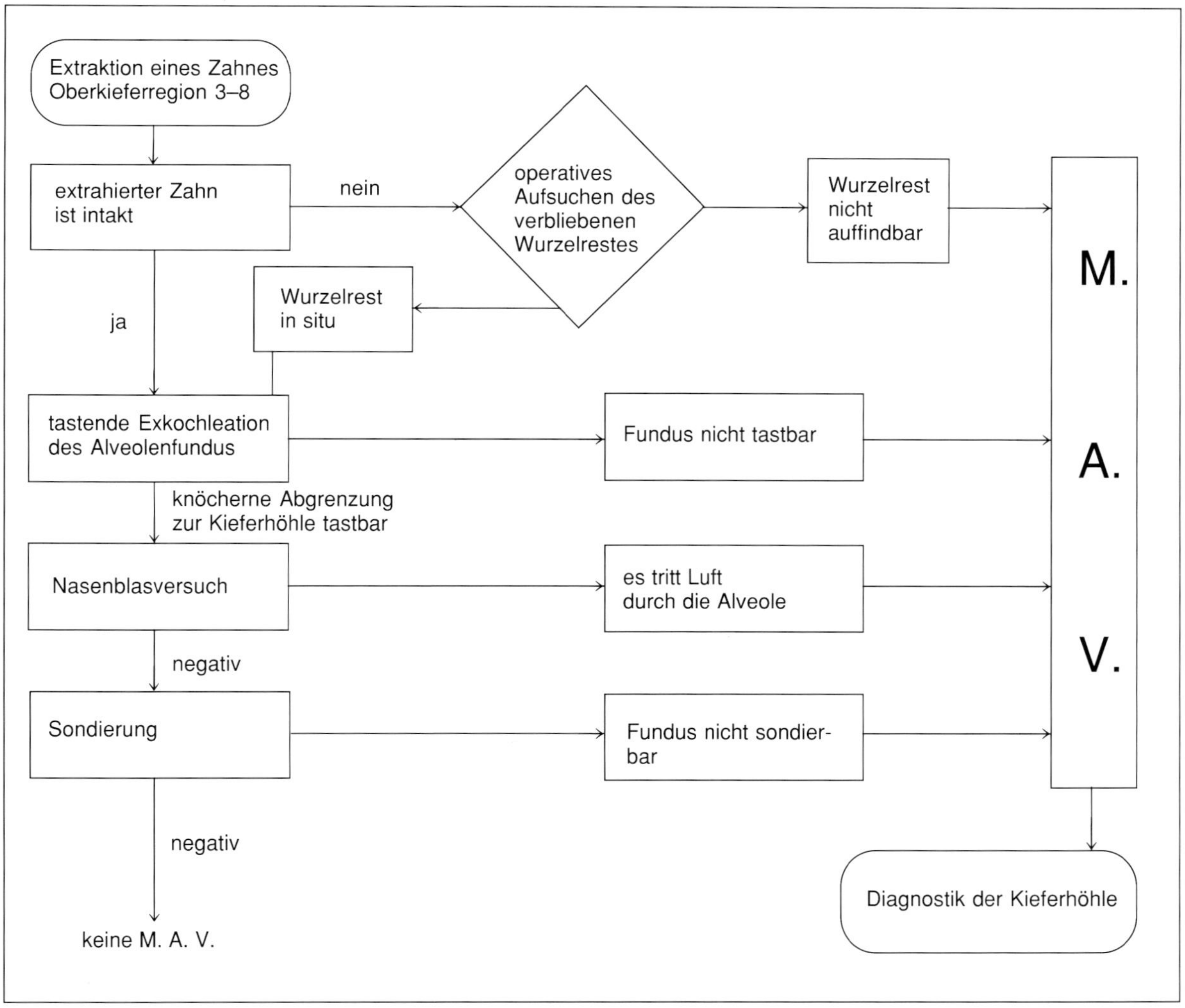

Abb. 5.5 Vorgehen des Zahnarztes bei Verdacht auf eine Mund-Antrum-Verbindung

Die entscheidende prognostische Bedeutung einer Mund-Antrum-Verbindung liegt also im Grade der Veränderungen der Kieferhöhlenschleimhaut zum Zeitpunkt der Eröffnung der Kieferhöhle. Ein weiteres wertvolles Hilfsmittel zur Beurteilung der Sinusmukosa stellt die Antroskopie dar. Die Häufigkeit von verwertbaren diagnostischen Befunden liegt bei der Antroskopie wesentlich höher als bei der Röntgendiagnostik der Kieferhöhlen, bei denen nur in 71%, im Gegensatz zu 88% bei der endoskopischen Diagnostik, eine Beurteilung möglich ist (*Illum, Jeppesen, Langebaek* 1972).

5.4 Die Röntgendiagnostik bei der MAV

Zur Sicherung der Diagnose einer MAV werden verschiedene Röntgentechniken herangezogen, wobei die Zahnaufnahme die häufigste Verwendung findet. Die Zahnaufnahme hat jedoch eine beschränkte Aussagekraft, weil nur Perforationen erkannt werden, die im Bereich der Abzeichnungsfläche gelegen sind. Dies bedeutet, und darauf hat *Schönberger* (1962) hingewiesen, daß Perforationen im Zahnfilm nur zu erkennen sind, wenn sie sich bis in die laterale Kieferhöhlenwand erstrecken, weil auf den Zahnaufnahmen die röntgenologische Verdichtungslinie nicht den Sinusboden, sondern den latero-basalen Anteil des Recessus alveolaris zur Darstellung bringt.
Auch die Panorama-Aufnahme (Orthopantomogramm, Status X, Panorex) bringt keinen Vorteil in der Beurteilung der Mund-Antrum-Verbindung. Nach den Untersuchungen von *Rottke* (1977) konnten an Orthopantomogrammen in nur 14% der Fälle Kieferhöhlenveränderungen dargestellt werden.
Deshalb besitzt die größte Bedeutung bei der röntgenologischen Untersuchung der Kieferhöhle immer noch die Schädelaufnahme im posterior-anterior-cranial-exzentrischen (p.a.c.e) Strahlengang (Abb. 5.6). Vor allem bei Mund-Antrum-Verbindungen läßt die im p.a.c.e.-Strahlengang aufgenommene Schädelaufnahme die basale Veränderung im Sinne einer Transparenzaufhebung der Sinusmukosa erkennen. Die MAV selbst ist nur dann auf der Übersichtsaufnahme darzustellen, wenn sie dorsal der Crista zygomatico-alveolaris liegt.

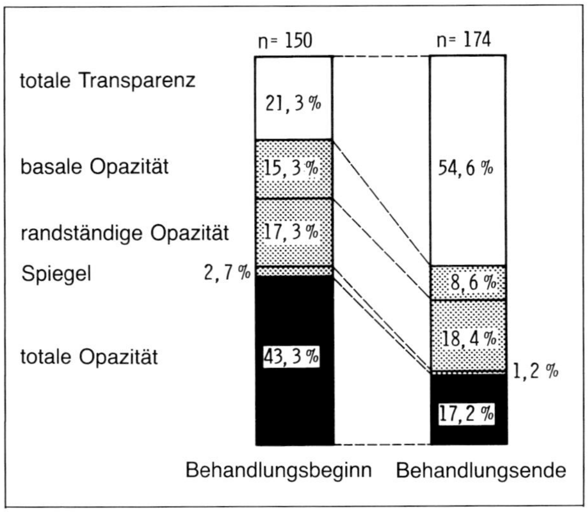

Abb. 5.6 Röntgenbefunde der Kieferhöhlen (Schädel pace) bei Beginn und Ende der Behandlung

Eine basale Aufhebung der Transparenz ist stets als Manifestation einer umschriebenen Entzündung der Kieferhöhlenschleimhaut im Bereich der traumatisierten Alveole zu deuten. Auf die Zunahme der röntgenologischen Verschattung der Kieferhöhle mit zunehmendem Zeitintervall zwischen Extraktion und damit Entstehung einer MAV und der Klinikeinweisung haben *Lehnert* und *Lehmann* (1967) hingewiesen. Nach dem Eintreten der Eröffnung und vor deren Verschluß waren 75,9% der Kieferhöhlenschleimhaut pathologisch unverändert, einen Monat später waren es noch 45,4%.
Wenn es bei der Extraktion eines Zahnes im Oberkieferseitenzahnbereich zur Wurzelfraktur kommt und das Wurzelfragment anschließend unsachgemäß entfernt wird, droht die Gefahr einer *Dislokation des Wurzelrestes in die Kieferhöhle*. Die Häufigkeit eines solchen Zwischenfalls schwankt zwischen 6 und 41% der Fälle (*Heiner* und *Berthold* 1971). Die Überweisungspraxis unserer Klinik läßt jedoch erkennen, daß die tatsächliche Häufigkeit des Auftretens einer Wurzeldislokation im unteren Drittel der Prozentangaben zu finden ist. Während *Wassmund* angab, daß es beim Eindringen eines Wurzelrestes in die Kieferhöhle regelmäßig zu einer Sinusitis maxillaris kommt, fand *v. Wovern* (1971), daß in den von ihr untersuchten Fällen mit Wurzeldislokationen es trotzdem zu einem Verschluß der Mund-Antrum-Verbindungen kam, was sicher darauf zurückzuführen ist, daß in diesen Fällen der Wurzelrest nicht in das Lumen der Kieferhöhle selbst, sondern subperiostal unter die Sinusmukosa disloziert wurde. Damit fehlt die direkte Verbindung zur Kieferhöhle, und ein Verschluß der Mund-Antrum-Verbindung ist möglich (Abb. 5.7a und b).

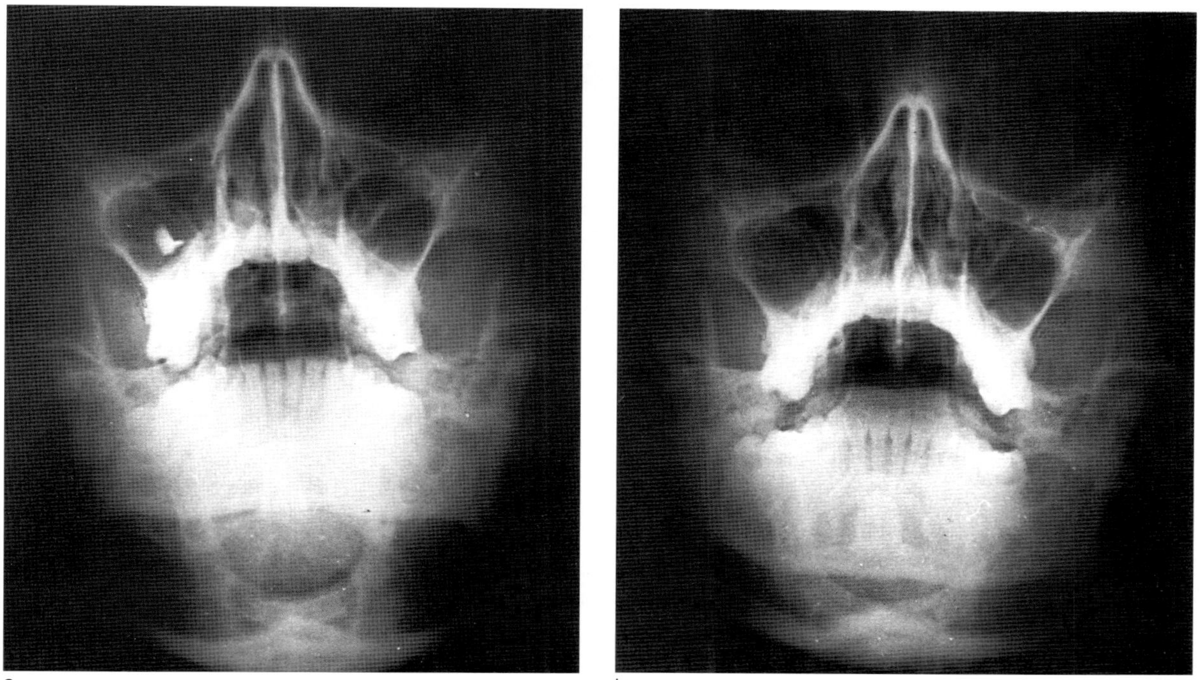

a b

Abb. 5.7 a) Fremdkörper (überstopftes Wurzelfüllmaterial) in der Kieferhöhle; b) Zustand nach operativer Entfernung

Die Frage, ob der Wurzelrest bereits in die Kieferhöhle hinein disloziert ist oder aber sich noch im Bereich der Alveole befindet, kann man mit Hilfe der Apexlinie verdeutlichen. Sie bietet die Möglichkeit der Feststellung, ob sich die Achsenrichtung der Wurzelspitze gegenüber ihrer ursprünglichen Lage verändert hat oder ob sie noch der sog. Apexlinie aufsitzt. Je weiter sie sich von der Apexlinie entfernt hat, desto größer ist die Wahrscheinlichkeit, daß sie sich bereits im Sinuslumen oder unter der Sinusmukosa befindet (Abb. 5.8).

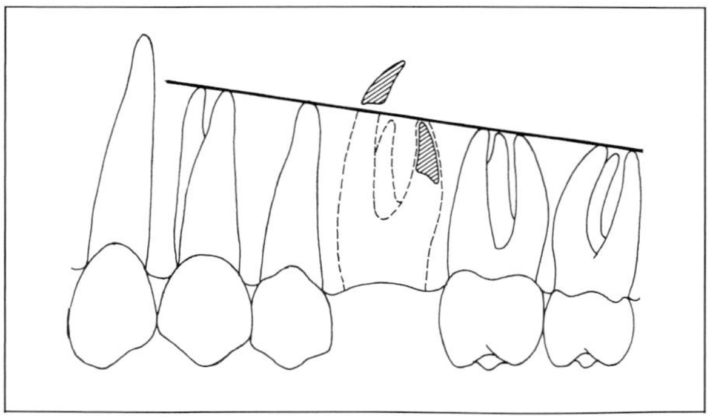

Abb. 5.8 Die Apexlinie hilft bei der Klärung, ob der Wurzelrest sich noch im Bereich der Alveole oder schon im Sinus bzw. unter der Sinusmukosa befindet

Das gleiche gilt für überstopftes Fremdmaterial.

Die Verläßlichkeit der Standardröntgenaufnahmen zur Darstellung von Kieferhöhlenveränderungen ist in jüngerer Zeit einer zunehmenden Kritik ausgesetzt. So weisen *Mann* et al. (1977) darauf hin, daß die radiologische Diagnose einer Schleimhautverdickung in 37,5% der Fälle durch den endoskopischen Befund korrigiert werden mußte und daß in 8 von 96 Fällen mit einer totalen Verschattung der Kieferhöhle die Sinuskopie eine normale Mukosa zeigte. Andererseits ließen sich in 10 von 18 Fällen mit normaler röntgenologischer Transparenz des Sinus im endoskopischen Bild Veränderungen der Mukosa feststellen. Röntgenaufnahmen der Kieferhöhlen mit Instillation eines Kontrastmittels sind zwar selten vonnöten (*Shart-Husain* 1973), können jedoch bei zweifelhaften Befunden einen entscheidenden Hinweis geben, z. B. wenn in Frage gestellt ist, ob es sich um eine radikuläre Zyste oder um einen Rezessus der Kieferhöhle handelt. Dann kann die bei der Extraktion eröffnete Zyste mit einem Kontrastmittel ausgefüllt und dargestellt werden. Weiterhin kann das Kontrastmittel zur Überprüfung der Eliminationsgeschwindigkeit und damit zur Funktionsprüfung des Flimmerepithels herangezogen werden. Bei normaler Flimmertätigkeit wird das Kontrastmittel innerhalb 24 Stunden ausgeschieden, bei Epithelschäden bleiben kleine Klümpchen zurück.

5.5 Die Therapie der Mund-Antrum-Verbindung

Aus dem Gesagten geht hervor, daß es drei Variable sind, die die Prognose einer MAV bestimmen:

- die Größe, d. h. der Durchmesser der Fistel,
- die Dauer des Bestehens der MAV,
- der Zustand der Kieferhöhlenschleimhaut.

Da jedoch die Werte dieser Parameter weit auseinanderliegen können, wird es im einzelnen schwer möglich sein, exakte Margen als Entscheidungshilfen anzugeben. Als wesentliche Punkte sind jedoch festzuhalten: einmal die Entscheidung, ob überhaupt eine chirurgische Versorgung der MAV erforderlich ist, und zum anderen, inwieweit dabei eine chirurgische Intervention der Kieferhöhle anzuraten ist (Abb. 5.9).

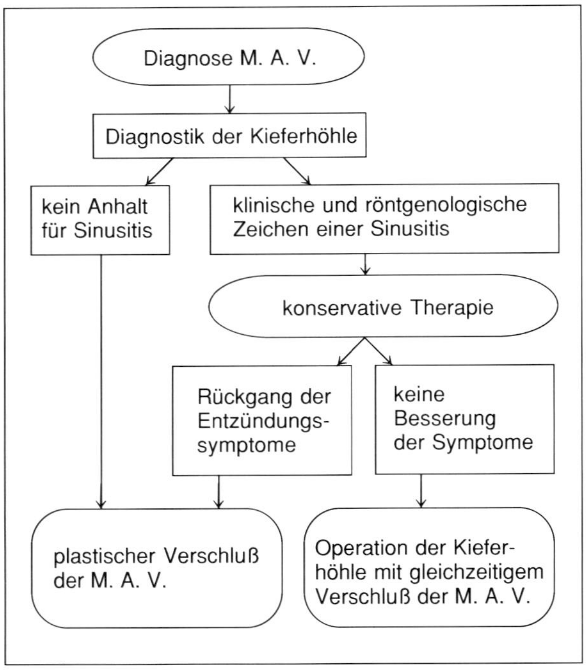

Abb. 5.9 Therapiekonzept bei der Diagnose Mund-Antrum-Verbindung

Nachuntersuchungen von *Pfeifer* haben gezeigt, daß Patienten nach radikaler Kieferhöhlenoperation z. T. erheblich, vor allen Dingen mit Dauerschmerzen, belastet sein können. Außerdem hat sich gezeigt, daß die Kieferhöhlenschleimhaut entgegen den bisher bestehenden Ansichten doch eine erstaunliche Regenerationskraft besitzt, so daß die Meinung sich durchsetzt, daß Interventionen an der Kieferhöhlenschleimhaut nur sehr sparsam und, wenn überhaupt, möglichst nur im basalen Bereich vorgenommen werden sollten.

5.5.1 Der Spontanverschluß der MAV

Schon *Wassmund* (1939) berichtet über einen Spontanverschluß der MAV bei 6,5% seiner Patienten. Dabei lag der Prozentsatz bei jenen Fällen, deren MAV nicht älter als eine Woche war, bei 20–25%; in der zweiten Woche nach Setzen der MAV schlossen sich nur noch 3% spontan. Bei *Beckedorf* und *Sonnabend* (1954) findet man die uneingeschränkte Empfehlung, die Alveole nach digitaler Kompression ungestört sich selbst zu überlassen. *V. Wovern* (1971) berichtet, daß sich von neun unbehandelten Fällen nur zwei spontan schlossen (22%). Diese relativ gegensätzlichen Aussagen lassen nur den Schluß zu, daß der Spontanverschluß der MAV mit Sicherheit von der Größe der Perforation einerseits und der Länge der Alveole andererseits abhängt (*Schuchardt, Harnisch,* Abb. 5.10a und b). *Lehnert* weist in diesem Zusammenhang auf die Untersuchungen von *Schulte* über die Retraktionskraft des Koagulums hin, die mit dem Durchmesser des Koagels und somit der Alveole ansteigt. Er hält auch eine abwar-

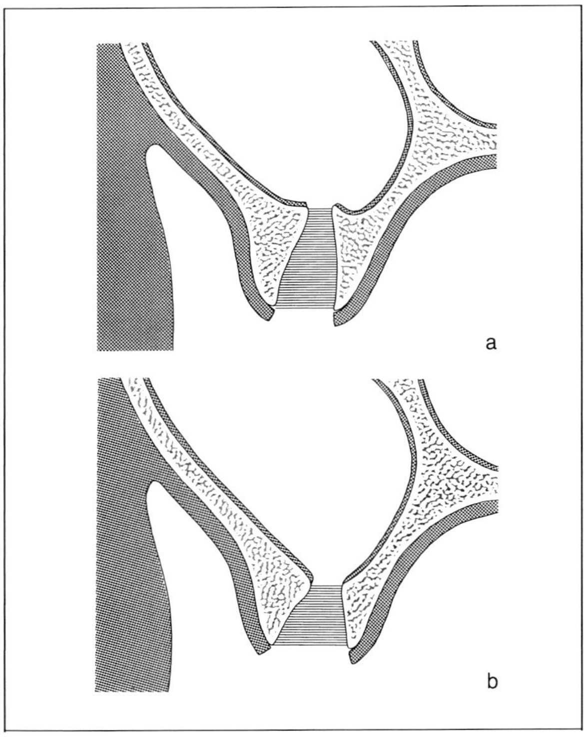

Abb. 5.10 a) Die günstige Situation einer MAV bei einer langen und schmalen Alveole und kleiner apikaler Verbindung. b) Die ungünstige Situation einer MAV bei einer kurzen und breiten Alveole und großer apikaler Verbindung

tende Haltung bei günstigen anatomischen Voraussetzungen für gerechtfertigt. Zur Stabilisierung des Koagels wird das Einbringen von Gelatineschwämmen in die Alveole angegeben. Als Kunstfehler muß die Tamponade der Alveole betrachtet werden, weil damit die Bildung eines genügend großen Blutkuchens in jedem Fall verhindert wird. Um die Erhaltung eines infektionsfreien Koagels in der Alveole für eine spontane Schließung zu ermöglichen, wird das Auflegen eines möglichst wenig absorbierenden Tupfers (Salbentupfer) empfohlen. Auch der Schutz der Wunde durch eine Tamponplatte, eine Prothese oder einen Wundverband aus schnellhärtendem Kunststoff (*Frenkel* 1960) fördert die Bildung und Organisation des Koagulums.

5.5.2 Die physikalische und medikamentöse Therapie

Die *Spülung der Kieferhöhle* geht auf den Pariser Zahnarzt *Jourdain* zurück. Sie dient nicht nur der Diagnostik, sondern auch der Therapie. Als Spülflüssigkeiten werden körperwarme physiologische Kochsalzlösung, Rivanollösung und antibiotische Lösungen verwandt. Insbesondere bei der akuten Sinusitis bewirkt die Spülung eine schnelle Besserung. Die meisten Autoren treten dafür ein, bis zu 10 Spülungen in eintägigem Abstand vorzunehmen. Wenn keine Besserung eintritt, wird in einer Sitzung die veränderte basale Sinusmukosa entfernt und der Verschluß der Fistel vorgenommen. Als Zugang zur Kieferhöhle dient im allgemeinen eine scharfe Spülung vom unteren Nasengang aus, wobei die Anästhesie mit einem eingelegten getränkten Pantocainstäbchen durchgeführt wird. Dies ist jedoch bei akuten Sinusitiden oft nicht ausreichend, weil die Penetration des Oberflächenanästhetikums nicht über die geschwollene Schleimhaut bis an das Periost heranreicht. Da eine *scharfe Spülung* jedoch auch *über die Fossa canina* möglich ist, wird sie häufiger in der kieferchirurgischen Literatur beschrieben, zumal hier eine submuköse lokale Anästhesie möglich ist und somit die Eröffnung der Kieferhöhle schmerzfrei geschieht. Bei großer Perforation ist der Weg für die Spülung vorgegeben, da auch hier mit dem Einführen der Kanüle keine Heilungsstörung hervorgerufen werden kann. Medikamentös empfehlen sich vasokonstriktorische Sympathikomimetika zum Abschwellen der Schleimhäute und insbesondere des Ostiumschwellkörpers. Das Einbringen von Antibiotika in Form von wasserlöslichen Gelen hat sich uns nicht als hilfreich erwiesen, da Gelreste zurückbleiben können und dann die Reinfektion begünstigen. Auch Wärmeapplikation, am besten durch Mikrowellenapparate oder Inhalation von Kamillendampf, bringt schnelle Linderung.

5.5.3 Prinzipien der chirurgischen Therapie der MAV

Bei dem plastischen Verschluß von Mund-Antrum-Verbindungen müssen die Grundprinzipien der plastischen Chirurgie beachtet werden. So fordert schon *Axhausen* (1930), daß in jedem Fall die Plastiken für jede Form der MAV anwendbar sein müssen, daß weiterhin die Methode bei technisch richtiger Ausführung erfolgssicher sein soll, daß die Opferung funktionell wichtiger Teile vermieden wird und offene Wunden möglichst nicht entstehen. Der Lappen soll ohne Zug und Spannung mobilisiert und so adaptiert werden können, daß er den Defekt um 0,5 bis 0,75 cm überragt. Wichtig ist ferner, daß die Lappenlänge das Zweifache der Breite des Lappens an der Basis nicht überschreitet. Nach *Fröhlich* (1943) kann man die Lappen entsprechend ihrer biologischen Wertigkeit in drei Kategorien unterteilen:

- Arterienlappen, bei dem postoperativ kein Gefäßumbau stattfindet; hierher gehört der von der A. palatina major versorgte sagittale Palatinallappen.
- Breitgestielter Lappen mit mehr oder weniger starkem Umbau im Gefäßsystem, worunter in unserem Falle die Wangenlappenplastik gerechnet werden muß.
- Querer Brückenlappen, Zungenlappenplastik und extraorale Plastiken, die zu einem völligen Gefäßumbau führen.

Im Fistelbereich liegende Zähne mit freiliegenden Wurzeln sollten vor der Lappenplastik entfernt werden, um das Entstehen eines neuen Fistelganges entlang der freiliegenden Wurzel zu vermeiden. Einige Autoren empfehlen bei einer Lappenplastik noch zusätzliche Maßnahmen, um den Operationserfolg zu sichern. So hält *Wassmund* (1939) für das Ideal der Defektplastik die Doppeldeckung, bei der der oralen Außenplastik eine Innenplastik zur Kieferhöhle hin vorangeht. Durch die Reaktion der Kieferhöhlenschleimhaut auf eine MAV ist der Zeitpunkt des operativen Verschlusses von besonderer Bedeutung. Bei gesunder Kieferhöhle stellt der sofortige Primärverschluß den Idealfall dar; er sollte mindestens in den ersten 24 bis 48 Stunden nach der Eröffnung erfolgen. *Bethmann* (1970) merkt an, daß auch bei einer Sofortplastik selbstverständlich Bakterien in die Kieferhöhle eindringen können und in dem am Boden der Kieferhöhle sich befindenden Blutkoagulum einen Nährboden finden. Durch die Lage des Operationsbereiches am relativ tiefsten Punkt der Kieferhöhle ist das Wundgebiet immer durch Wundsekret und Superinfektionen gefährdet. Aus Erfahrung wissen wir jedoch, daß diese Primärgefährdung in der Regel komplikationslos überstanden wird.

Für den Verschluß der MAV sind verschiedene Methoden angegeben worden.

5.5.4 Alveoläre Operationstechniken

Hierunter versteht man das Anfrischen der Fistelränder, das nur die zirkumalveoläre Mukosa betrifft. Durch Umschneiden des Fistelmauls wird die Mukosa nach innen mobilisiert und mit Knopf- oder Matratzennähten fixiert. Meist scheitert ein solcher Deckungsversuch dann, wenn aufgrund der geringen Mobilität der Schleimhaut nicht genügend Material in die Mitte des Fistelganges einbezogen werden kann. Wegen der vielen Mißerfolge, die diese Methode nach sich zieht, wird sie, wenn überhaupt, nur bei sehr kleinen Verbindungen benutzt, wo praktisch die epitheliale Auskleidung des Fistelganges lippenförmig aneinanderliegt.

Eine deutliche Verbesserung bringt die Abdeckung des Alveoleneingangs in den ersten 24 bis 48 Stunden mit Metallplättchen oder mit lyophilisierter Dura (*Stöhr* 1973) bzw. lyophilisierten Homotransplantaten aus der Fascia lata (*Spirgi* 1967). Der Vorteil liegt für den Patienten vor allem darin, daß die Gewebe ihre ursprüngliche Lage behalten und der Eingriff nur in der Mobilisation der Wundränder besteht, unter die die Ränder der zugeschnittenen Dura geschoben und vernäht werden (Abb. 5.11a–h).

Die Indikationsstellung richtet sich nach den üblichen gültigen Verfahren wie klinischer und röntgenologischer Überprüfung der Kieferhöhle und der Zeitgrenze von 24 bis 48 Stunden.

Die Methode hat gegenüber dem Standardverfahren der Trapezlappenplastik den Vorteil, daß sie auch bei Patienten mit schweren Allgemeinerkrankungen möglich ist, bei denen Eingriffe nur unter strenger Indikationsstellung erfolgen können.

In Fällen stark lädierter Schleimhautränder muß jedoch auf die Methode *Rehrmann-Wassmund* zurückgegriffen werden.

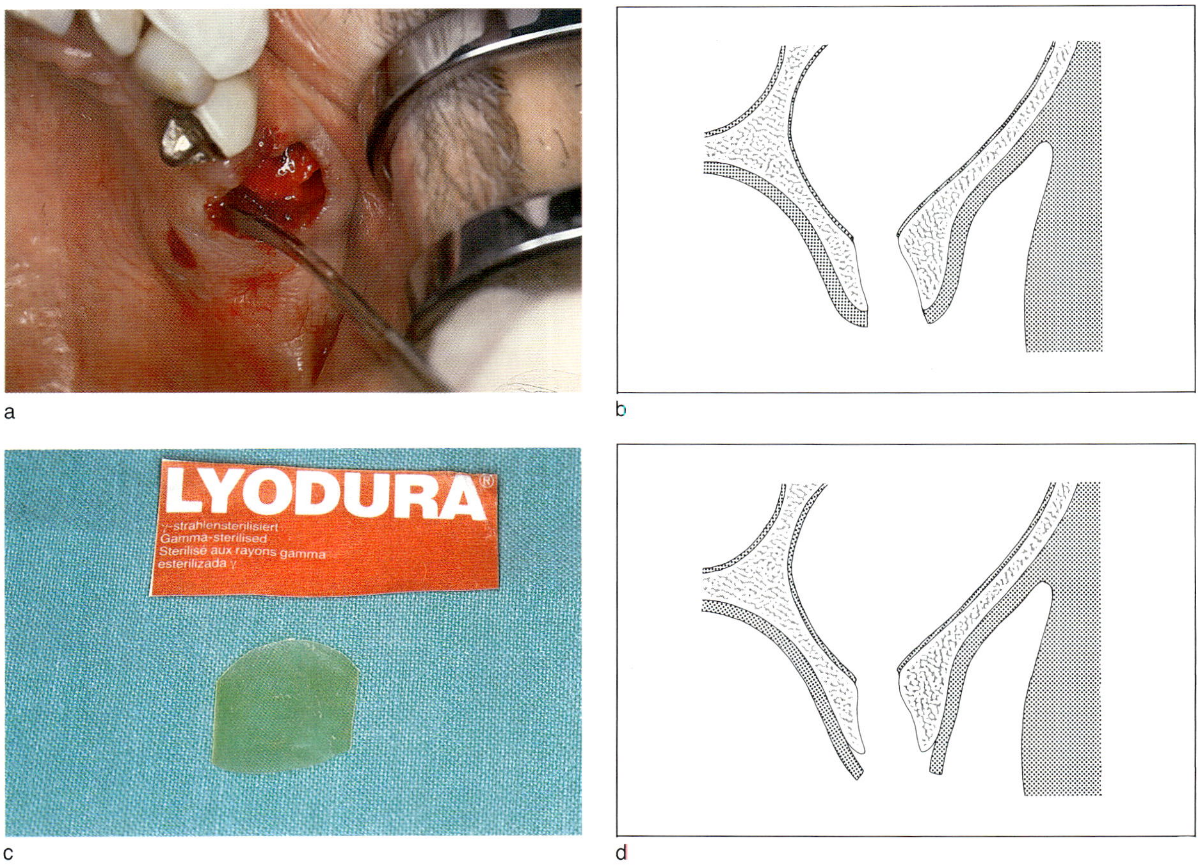

Abb. 5.11 a) Zustand nach Extraktion von 26; MAV im apikalen Bereich der palatinalen Wurzel, Sonde bis über den Boden der Kieferhöhle eingeführt. b) Das Schnittbild zeigt die Verbindung zur Kieferhöhle, Sinusmukosa ohne pathologischen Befund. c) Das vorbereitete Stück Lyodura überragt den Defekt nach allen Seiten um 2 Millimeter. d) Die Gingiva propria wird entsprechend im Bereich des Alveoleneinganges mobilisiert

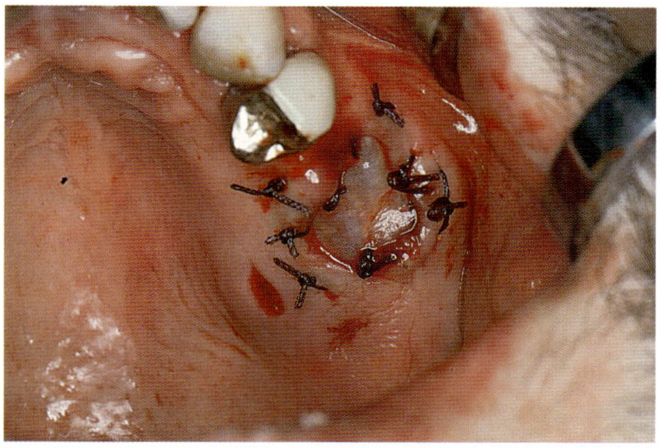

e

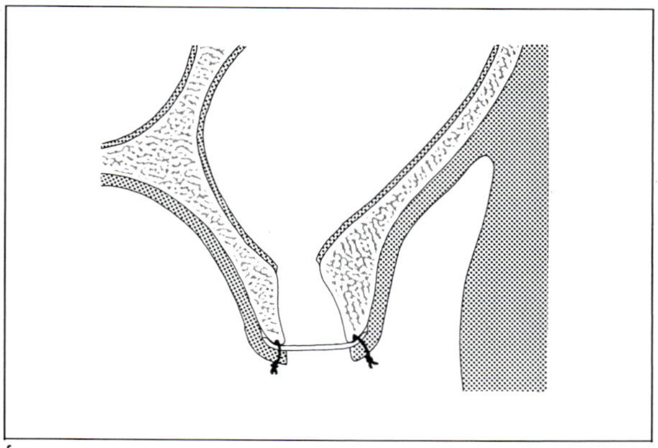

f

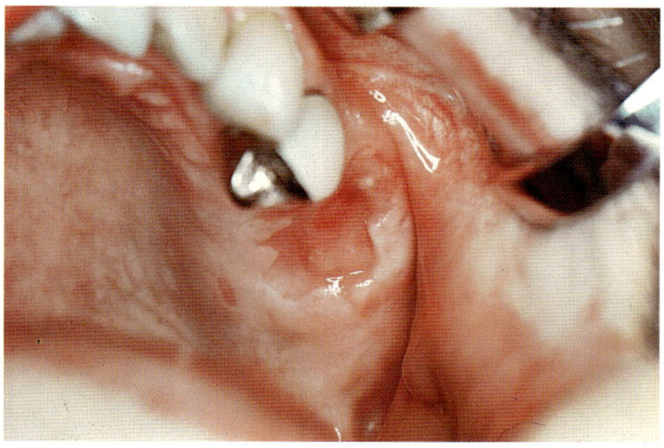

g

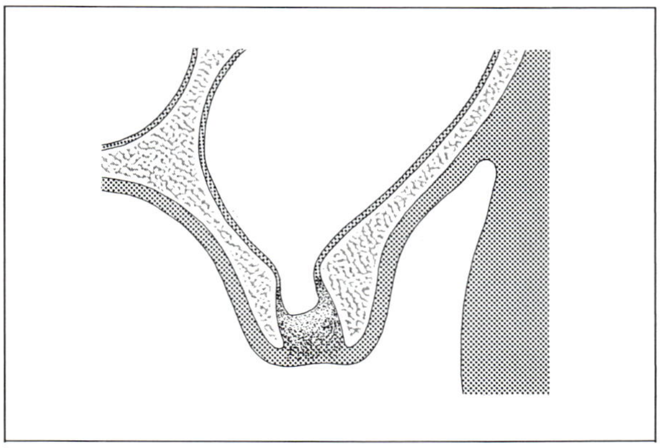

h

Abb. 5.11 e) Die Dura liegt allseitig unter der mobilisierten Schleimhaut. f) Die Fixation der Lyodura erfolgt mit U-Nähten (Rückstichnaht). g) Vollständige Epithelisierung der Wundfläche. h) Nach abgeschlossener Organisation des alveolären Koagulums ist der Alveolarbereich 26 voll belastbar

5.5.5 Wangenlappenplastik

Der heute gebräuchlichste Eingriff zur Deckung einer Mund-Antrum-Verbindung ist die Trapezlappenplastik nach *Rehrmann-Wassmund,* sie entspricht der Methode, die *Rehrmann* (1936) beschrieb. *Wassmund* gibt dieselbe Methode als „Deckung mit verlängertem bukkalen Zahnfleischlappen" an.

Die Methode besteht darin, daß ein Trapezlappen gebildet wird. Den Regeln der plastischen Chirurgie zufolge sollte die Länge des Lappens das Zweifache der Breite nicht überschreiten. Aus diesem Grund ist es günstig, wenn der zweite Molar und der zweite Prämolar noch stehen, den Schnitt auf der Mitte der Alveole der Nachbarzähne zu beginnen und dann, nach unten breiter werdend, bis in die Höhe der Wurzelspitze der Nachbarzähne fortzusetzen. Anschließend wird der Trapezlappen vom Knochen abpräpariert, so daß man einen kombinierten Mukoperiostlappen erhält. Durch eine Schlitzung des Periostes an der Basis des Lappens, wo er eine starke Submukosa besitzt, läßt er sich ohne Spannung und Strangulierung der Gefäße über den Defekt bis in den Bereich der palatinalen Schleimhaut dehnen. Scharfe Knochenkanten des Limbus alveolaris sind vorsichtig abzutragen. Im Bereich der Nachbarzähne ist es von Vorteil, wenn interdental ein schmaler Schleimhautstreifen stehenbleibt und damit eine bessere Adaptation des Lappens bewirkt wird. Denudierte Wurzeln, die eine Anlagerung von Granulationsgewebe nicht möglich machen und damit einem Drainageeffekt gleichkommen, sollten entfernt werden.

Wie bei jedem plastischen Verschluß kommt der primären Wundheilung fundamentale Bedeutung zu. Aus diesem Grund ist der Nahttechnik besondere Aufmerksamkeit zuzuwenden, insbesondere im palatinalen Bereich, wo bei einer Dehiszenz eine direkte Verbindung wiederum zwischen Mund- und Kieferhöhle auftreten kann. Für die Sicherheit der Nahttechnik in diesem Bereich sind zwei Möglichkeiten hervorzuheben: Die Technik der *End-zu-End-Naht* mit aufgestellten Wundrändern, die durch Matratzennähte fixiert werden, und die Methode mit den *überlappenden Wundrändern, die durch U-Nähte miteinander* verbunden werden. Voraussetzung für die letztgenannte Methode ist, daß der Trapezlappen entsprechend lang angelegt werden konnte, da die Ränder im Überlappungsbereich zur palatinalen Schleimhaut entepithelisiert werden müssen. Gelingt dies, so läßt sich der Lappen unter die palatinale Schleimhaut schieben, so daß eine genügend dicke Schleimhaut durchgehend den gesamten Bereich der Alveole überbrückt und damit die Sicherheit des Nahtverschlusses erhöht (Abb. 5.12a–h).

Als Vorteile der Rehrmann-Methode lassen sich folgende Punkte anmerken:

- Es ist ein relativ kleiner Eingriff, der leicht beherrscht werden kann.
- Die Schnittführung läßt sich jederzeit erweitern, um einen Zugang zur Kieferhöhle zu erhalten.
- Durch die Operation erfolgt immer ein primärer Wundverschluß ohne freiliegende Knochenpartien.

Die Erfolgssicherheit ist daher sehr hoch und liegt im Mittel bei 93%.

Sicherlich nimmt die Zuverlässigkeit der Methode mit zunehmender Größe der Perforation ab. Bei großen Perforationen mit Verlust des interradikulären Septums und epithelisierter Fistel kann deshalb auch die Doppellappenplastik von Vorteil sein. Wenn durch Traumatisierung des Weichteilbezirks nach der Extraktion eine Trapezlappenbildung nicht möglich sein sollte, kann der Versuch mit einer *Transpositionslappenplastik* nach *Axhausen* vorgenommen werden. Sie bedingt jedoch durch die Drehung des Lappens eine Faltenbildung an der Lappenbasis und damit eine erhebliche Einschränkung des Vestibulums im Entnahmebereich. Zu erwähnen ist weiterhin die *Wangenlappenplastik* nach *Moczár*. Der Autor bevorzugt einen Zahnfleischrandschnitt entlang der Nachbarzähne der MAV, wobei die Anzahl der durchtrennten Parodontien von der Defektgröße abhängt. Der Lappen wird ebenfalls durch zwei schräg auslaufende vertikale Inzisionen begrenzt und durch eine Periostschlitzung mobilisiert. Nach Mobilisierung der palatinalen Gingiva und Glättung des knöchernen Defektrandes wird der Lappen um eine Prämolarenbreite nach distal versetzt und so vernäht. Da die Parodontien nicht eröffnet werden, sondern die Schnittfläche oberhalb des Limbus alveolaris verläuft, ist auch mit einer Zunahme der Taschentiefe nicht zu rechnen.

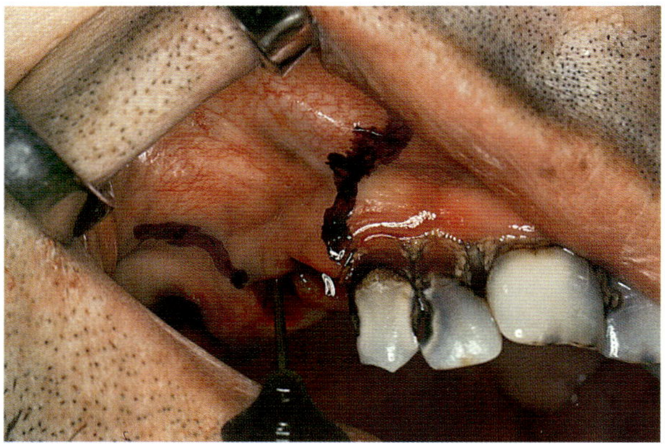

a

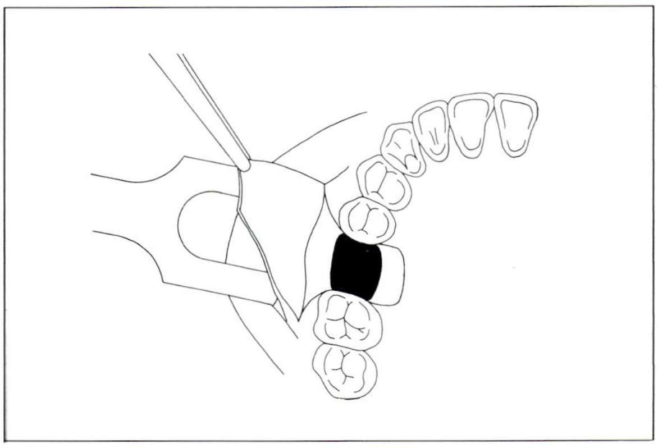

b

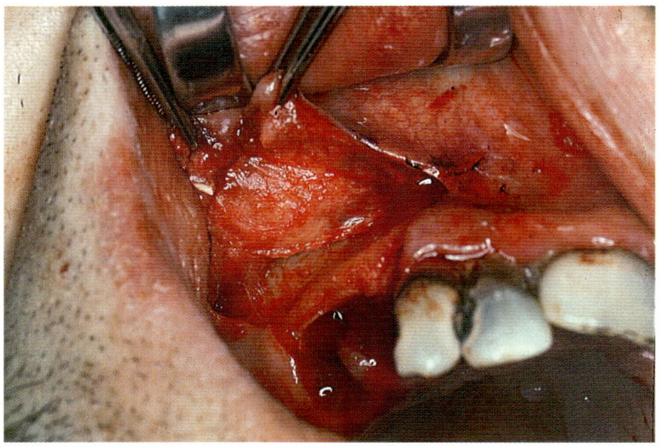

c

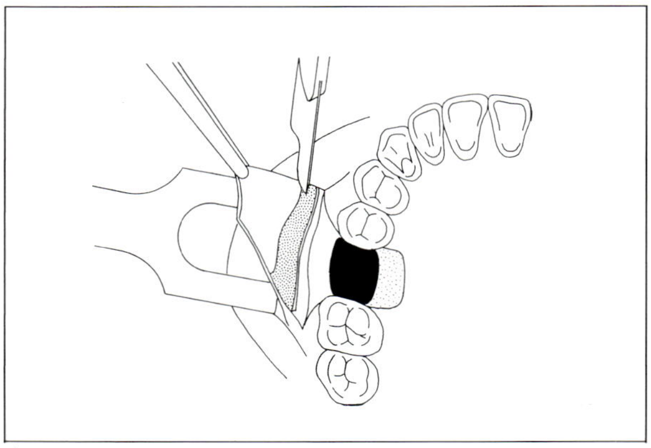

d

Abb. 5.12 a) Frische Extraktion von 15 mit Eröffnung der Kieferhöhle; Knopfsonde bis in den Sinus vorgeschoben; Schnittführung eines trapezförmigen Lappens eingezeichnet. b) Bildung des trapezförmigen Lappens; der palatinal der Extraktionswunde umzeichnete Bereich wird mobilisiert. c) Die Periostschlitzung bringt eine genügende Beweglichkeit des Lappens bis palatinal. d) Die Periostschlitzung erfolgt an der Basis des Trapezlappens; der palatinale Bereich wird ebenfalls mobilisiert

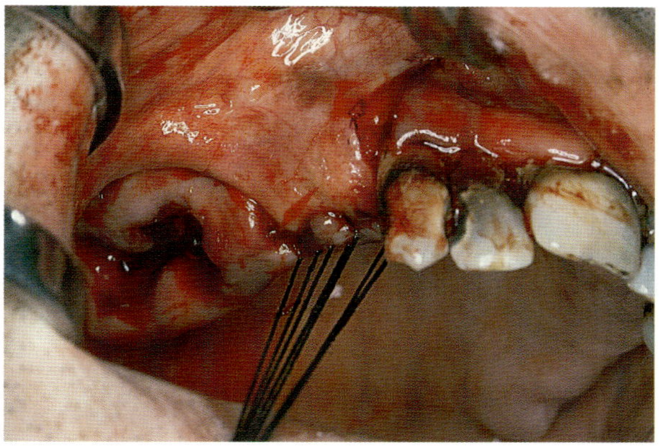

e

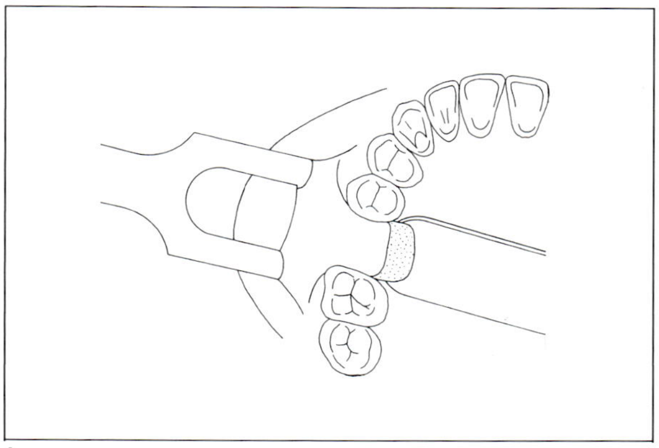

f

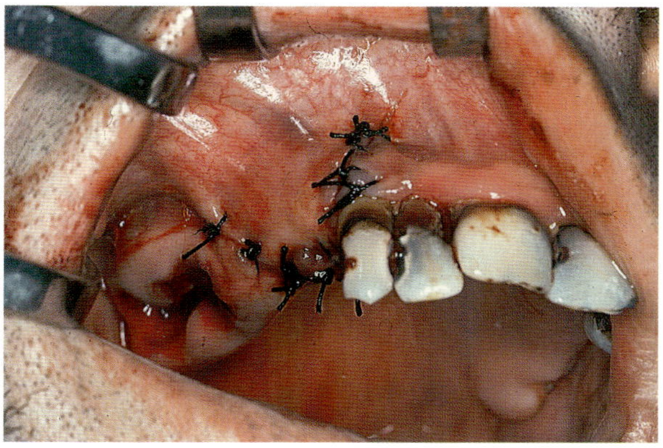

g

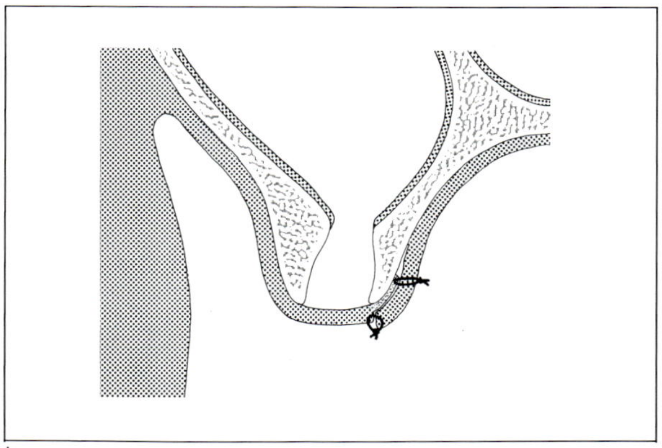

h

Abb. 5.12 e) Der an der Spitze entepithelisierte Trapezlappen läßt sich spannungslos unter die palatinal mobilisierte Schleimhaut mit Rückstichnähten fixieren. f) Die Entepithelisierung erfolgt am besten auf einer festen Unterlage (z. B. Holzspatel). g) Der Nahtverschluß ist beendet. h) Die entepithelisierte Lappenspitze liegt palatinal unter der mobilisierten Schleimhaut

5.5.6 Palatinallappenplastik (breite Basis)

Sowohl die anatomischen Verhältnisse der Mundhöhle als auch die Lage der Perforation zu den Nachbarhöhlen zwingen den Operateur, von Fall zu Fall verschiedene Methoden anzuwenden. Die Lappenplastik erfolgt in einem Mutterboden, der unterschiedlich durchblutet ist. Da aber die ausreichende Ernährung des gestielten Lappens von entscheidender Bedeutung für das Gelingen der Plastik ist, hat der weniger gut versorgte vestibuläre Schleimhautlappen theoretisch die schlechtere Prognose, da er keine größeren Gefäße enthält und erst teilweise eine Umstellung des Kreislaufes erfolgen muß. Daß in praxi

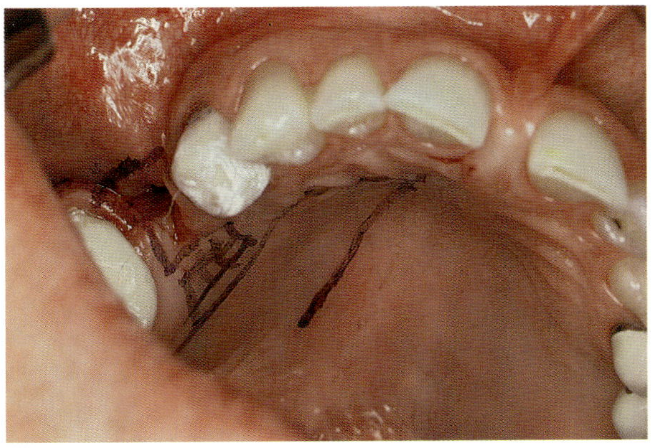

a

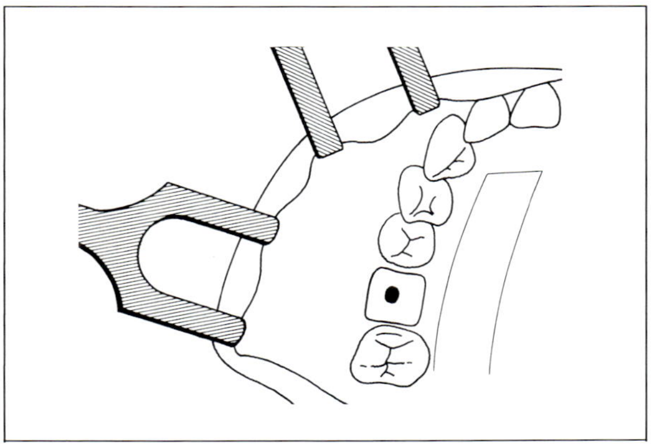

b

Abb. 5.13 a) Restloch nach viermaligem Versuch, mit einer „Rehrmann"-Plastik die Mund-Antrum-Fistel zu schließen. b) Einzeichnen der Doppellappenplastik; Mobilisierung der Schleimhaut, deren Epithel zur Kieferhöhle zeigt

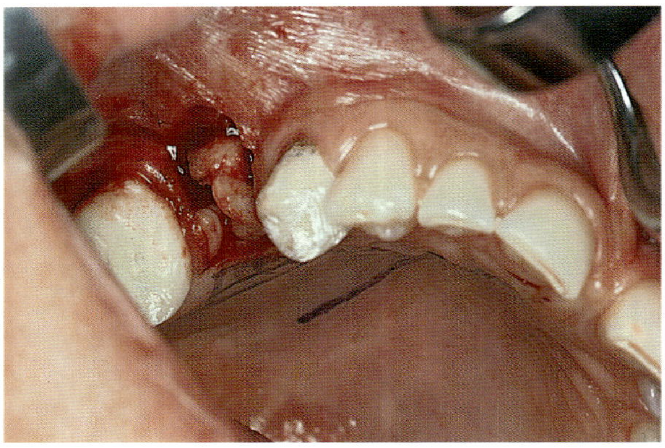

c

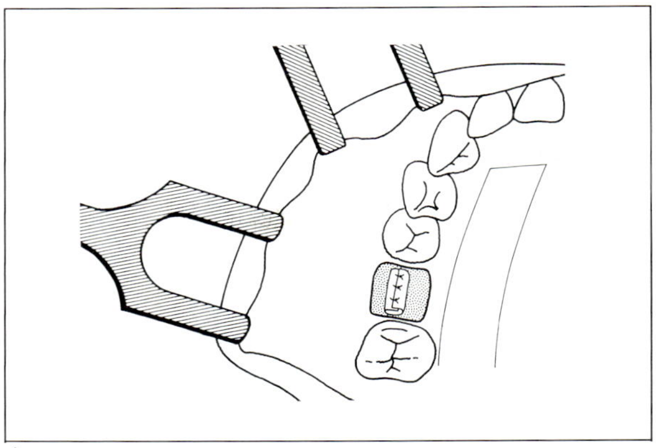

d

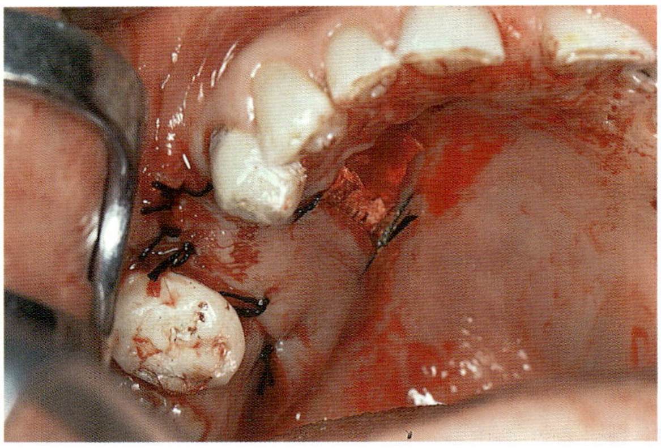

e

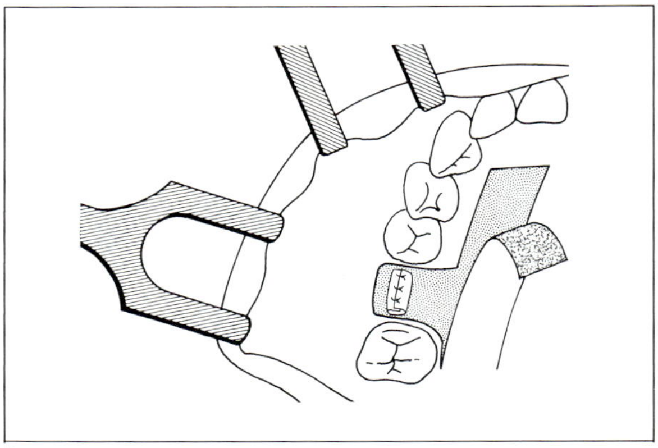

f

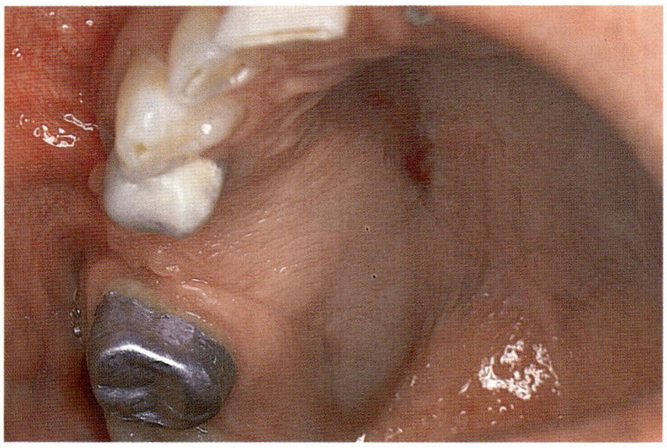

g

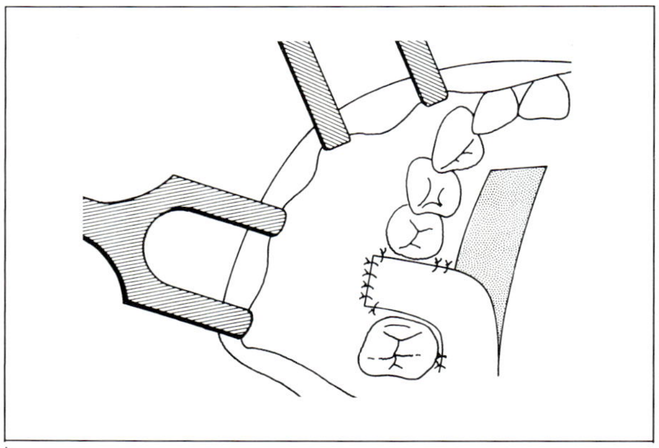

h

Abb. 5.13 c) Nahtverschluß des 1. Blattes. d) Vernähen des antral epithelisierten Lappens; der palatinale Lappen (2. Blatt) ist eingezeichnet. e) Nach ausreichender Mobilisierung wird der palatinale Lappen über den Alveolarfortsatz (antrales Blatt) geschwenkt und mit der mobilisierten vestibulären Schleimhaut vernäht. f) Nach Entfernung der Epithelbrücke ergibt sich eine zusammenhängende Wundfläche beider Entnahmestellen. g) Zustand nach der Ausheilung. h) Der verbleibende Epitheldefekt am harten Gaumen heilt per secundam; bis zur Nahtentfernung sollte ein Wundverband getragen werden

trotzdem keine Wundheilungsstörungen auftreten, hängt mit dem guten Kollateralkreislauf bei entsprechend breiter Basis zusammen. Diese Voraussetzungen sind bei dem dorsal am versorgenden Gefäßnervenstrang gestielten Palatinallappen gegeben. Da jedoch der Lappen ausschließlich über die Arteria palatina major versorgt wird, ist diese bei der Präparation zu schonen! Die Derbheit des palatinalen Mukoperiostlappens gestattet mit der Palatinallappenplastik zum einen den sicheren Abdeckungseffekt bei der MAV, da keine postoperative Schrumpfung des Lappens auftritt. Zum anderen kann sie aber sehr hinderlich sein bei der exakten Adaptation des Lappens, und sie führt, besonders wenn ein weit dorsal liegender Defekt, beispielsweise des 2. Molaren, zu decken ist, an der Drehstelle zu einer relativ starken Wulstbildung (Abb. 5.13a–h).

5.5.7 Palatinal gestielter Lappen (Insellappen)

Auch durch eine ausgedehnte Mobilisierung des Gefäßnervenbündels kann man nur eine gewisse Verbesserung der Lappenbeweglichkeit erreichen. Eine Erleichterung der Palatinallappenplastik ist mit Hilfe des Insellappens möglich geworden, bei dem man den Schleimhautlappen distal des Eintritts des Gefäßnervenstranges abtrennt und ihn, nur am Gefäßnervenstrang gestielt, günstiger verlegen kann. Als geringfügiger Nachteil ist anzusehen, daß an der palatinalen Entnahmestelle immer ein Schleimhautdefekt resultiert, der sekundär epithelisiert werden muß. Dies nimmt eine Zeitdauer von zwei bis drei Wochen in Anspruch. Nach wie vor ist die Palatinallappenplastik eine sichere Methode.

Bei der sog. *Doppellappenplastik* wird zunächst das Fistelmaul umschnitten und die mobilisierte Schleimhaut nach antral umgeschlagen. Damit entsteht zur Kieferhöhle eine mit Schleimhaut bedeckte Verschlußmöglichkeit. Der Palatinallappen wird nach Mobilisierung der Schleimhautränder auf diesen antralen Lappen aufgesteppt, so daß eine Epithelbegrenzung nach beiden Höhlen hin erfolgt, daher der Name „Doppellappenplastik". Die Indikation für eine Doppellappenplastik ist insbesondere bei alten und großen Mund-Antrum-Verbindungen sowie auch bei Restlöchern nach Gaumenspalten und mehrmals vergeblichen Rezidivoperationen, die durch vestibuläre Narbenbildungen keine Wangenplastiken mehr erlauben, oder bei Saugerperforationen gegeben. Als Beispiel für eine Doppellappenplastik in Kombination mit einem Insellappen wird der Verschluß einer Saugerperforation dargestellt (Abb. 5.14a–h).

Andere Methoden, z. B. die Brückenlappenplastik, sind in der Literatur angegeben worden, fanden jedoch keine Verbreitung.

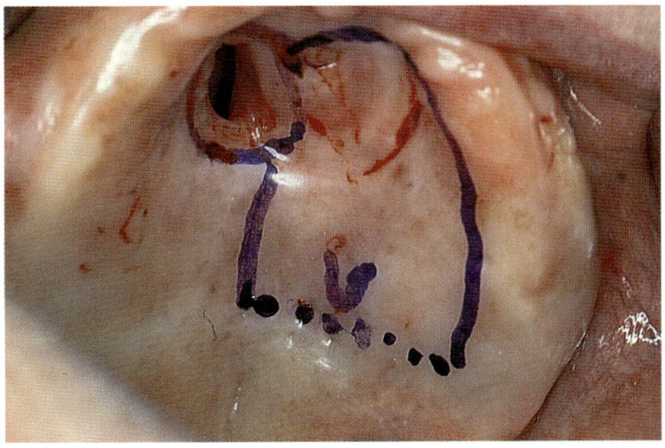

a

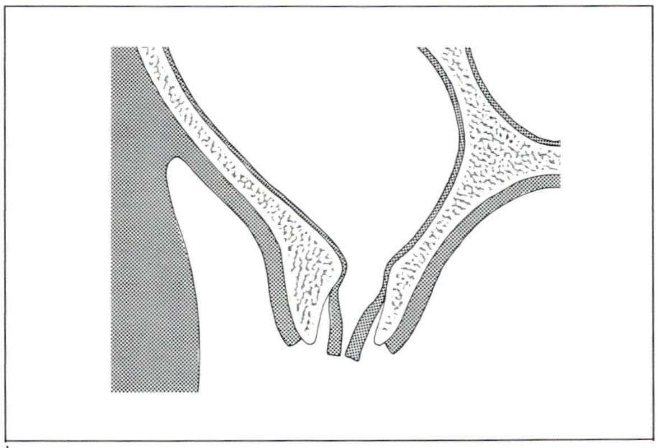

b

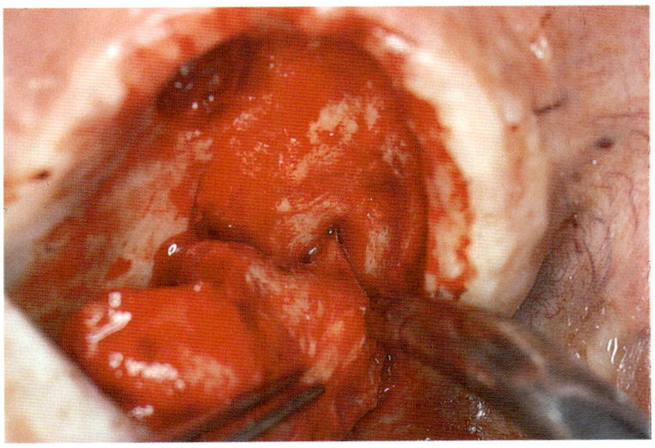

c

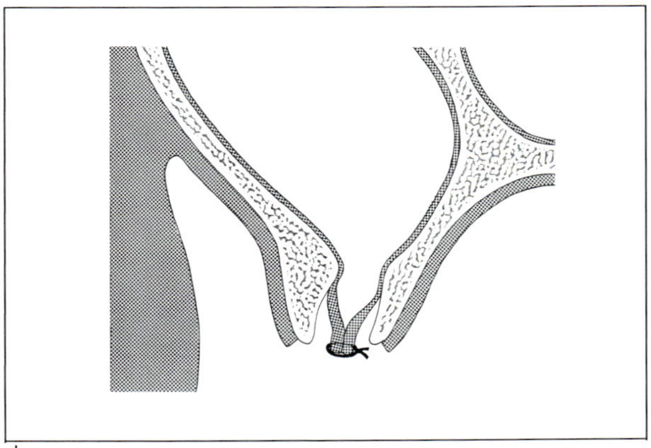

d

Abb. 5.14 a) Einzeichnung der beiden Lappen. b) Die Fistel wird umschnitten und ihre mobilisierte Epithelauskleidung so weit nach kranial vom Knochen abgelöst wie möglich. c) Das nasale Blatt ist verschlossen, der palatinale Lappen bis zum Foramen palatinum präpariert und der Gefäßstiel umfahren. d) Der Nahtverschluß erfolgt mit resorbierbaren Nähten

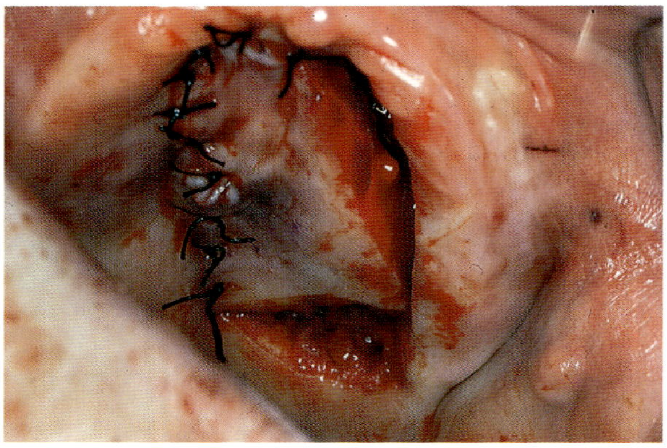

e

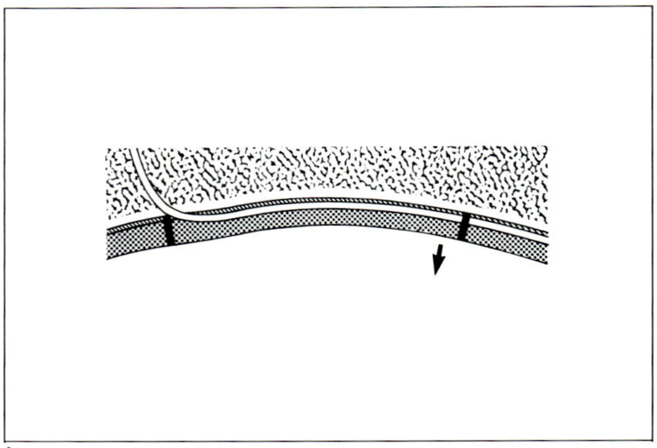

f

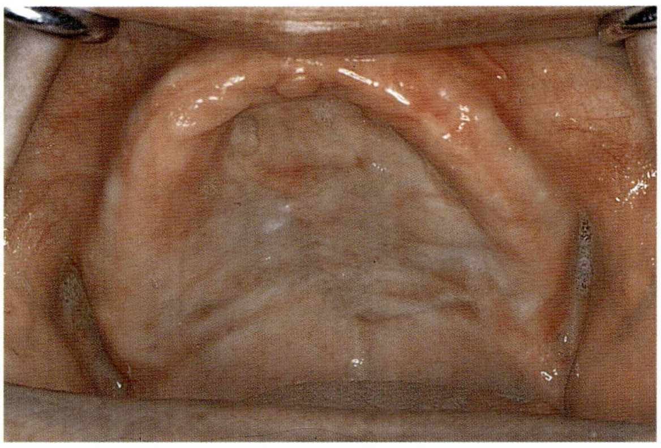

g

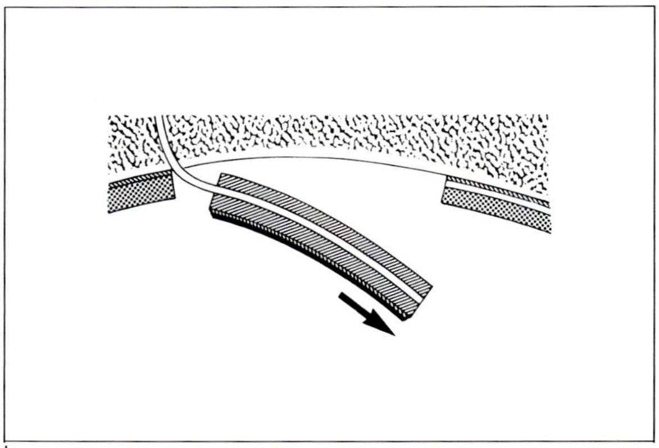

h

Abb. 5.14 e) Nach der palatinal des Nervaustritts erfolgten Durchtrennung des Lappens hängt dieser nur noch an dem Gefäß-Nerv-Kabel. Die Mobilisierung ist deutlich am distal entstandenen Spalt ablesbar. f) Die dorsale Durchtrennung liegt unmittelbar hinter dem Foramen palatinum. g) Nach der Ausheilung entsteht ein prothesengerechtes Lager. h) Die Beweglichkeit des Lappens nach ventral beträgt ca. 0,75 cm

5.5.8 Knochendeckelverschluß nach oraler Kieferhöhleneröffnung

Nach Eröffnung der Kieferhöhle von vestibulär, wie sie sich bei den Operationsmethoden nach *Caldwell-Luc* und *Denker* bewährt haben, tritt häufig als postoperative Folgeerscheinung eine narbige Schrumpfung im Bereich des N. infraorbitalis, eine Fistelbildung und der Prolaps von Wangenweichteilen in den Knochendefekt auf. Als Folgeerscheinung sind oft lästige neuralgiforme Dauerschmerzen zu konstatieren, die einer Therapie schwer zugänglich sind.

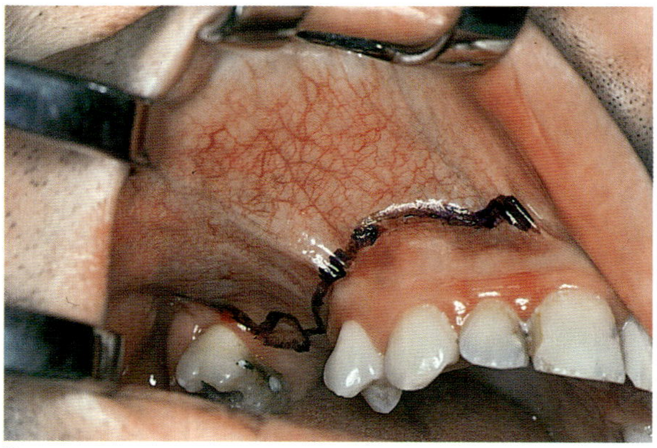

a

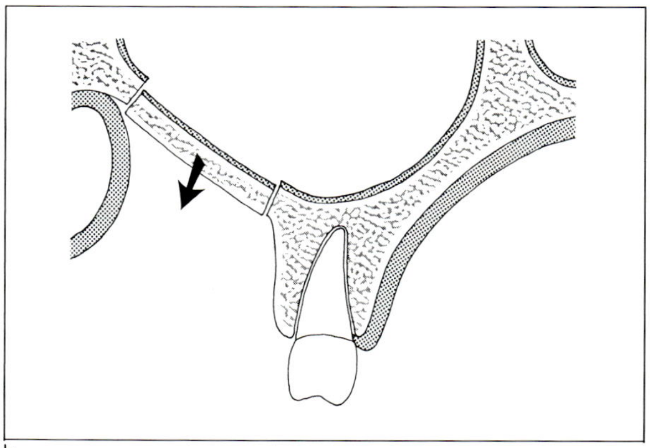

b

Abb. 5.15 a) Alte Mund-Antrum-Fistel; Spülungen ergeben keine klare Spülflüssigkeit, röntgenologisch basale und laterale Aufhebung der Transparenz. b) Die Eröffnung der Kieferhöhle erfolgt mit Entnahme eines Knochenfensters

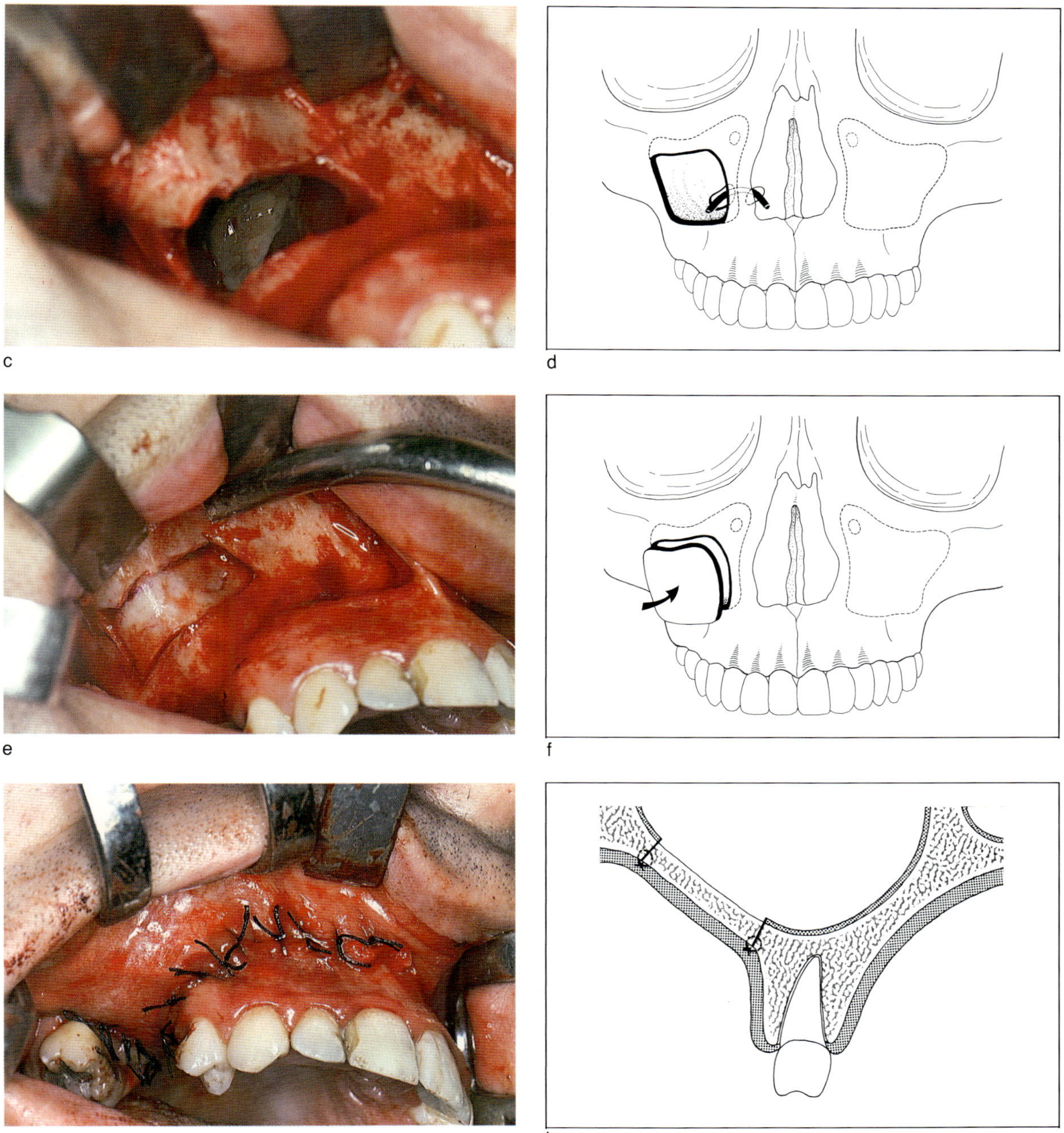

Abb. 5.15 c) Nach der Fensterung sieht man die partiell polypös veränderte Sinusmukosa, die entfernt wird. d) Zur Drainage wird vom unteren Nasengang ein Plastikröhrchen eingelegt. e) Der Knochendeckel wird zur Sicherung mit einem Fibrinkleber oder mit resorbierbaren Nähten fixiert. f) Der intarsienartig umschnittene Knochendeckel wird zurückgelagert. g) Zustand nach Nahtverschluß. h) Die Kieferhöhlenschleimhaut wird auf der Innenseite des Knochentransplantates entfernt

Eine wesentliche therapeutische Verbesserung hat *Lindorf* (1974) angegeben. Er umfährt mit einer kleinen Kreissäge in einem Winkel von etwa 60° einen Knochendeckel, der wie eine Facette abgehoben werden kann und damit eine relativ gute, übersichtliche Eröffnung der Kieferhöhle gestattet. Der passende Deckel wird nach Abschluß der Operation entweder mit resorbierbarem Material oder, wie *Lindorf* es angegeben hat, mit Gewebekleber nach Reposition in seine alte Lage fixiert. Die Knochendeckel heilen in der Regel reaktionslos ein und stellen die Kontur der vestibulären Kieferhöhlenwand wieder gut dar, so daß kaum präprothetisch-chirurgische Eingriffe zur Verbesserung und Wiederherstellung des Prothesenlagers notwendig sind. Neuralgiforme Dauerschmerzen treten nach dieser Operationstechnik nicht mehr auf (Abb. S. 15a–h).

Literatur

Axhausen, G.: Über den plastischen Verschluß von Mund-Antrum-Verbindungen. Dtsch Mschr Zahnheilk 3, 193 (1930)

Beckedorf, H., Sonnabend, E.: Die Häufigkeit der Kieferhöhlenperforation bei Zahnextraktionen. Zahnärztl Rdsch 63, 19, 566 (1954)

Bethmann, W., Großmann, R.: Zur Frage der artifiziellen Kieferhöhlenperforation. Dtsch Stomat 20, 108 (1970)

Ehrl, P. A.: Die Mund-Antrum-Verbindung. Inaug. Diss., Frankfurt 1978

Frenkel, G.: Der intraorale Wundverband aus schnellhärtendem Kunststoff. Dtsch Zahnärztebl 14, 18, 571 (1960)

Fröhlich, E.: Erfahrungen über den plastischen Verschluß von erworbenen Oberkiefer-Gaumendefekten unter besonderer Berücksichtigung der Palatinallappenplastik. Dtsch Zahn-Mund-Kieferheilk 10, 5, 226 (1943)

Harnisch, H.: Die Behandlung von Kieferhöhlenperforationen. In: Deutscher Zahnärztekalender 1955. Hanser, München 1955

Heiner, H., Berthold, H.: Die plastische Deckung der Mund-Antrum-Verbindung und ihre Ergebnisse an der Jenaer Kieferklinik. Dtsch Stomatol 21, 274 (1971)

Illum, P., Jeppesen, F., Langebaek, E.: X-ray examination and sinuscopy in maxillary sinus disease. Acta Otolaryngol (Stockholm) 74, 287 (1972)

Ishrat-Husain, S.: Antro-oral fistula. Int Surg 58, 58 (1973)

Lehnert, S.: Zur Diagnostik und Therapie der frischen Mund-Antrum-Verbindung nach Zahnextraktion. Zahnärztl Welt 81, 661 (1972)

Lehnert, S., Lehmann, J.: Klinische und röntgenologische Untersuchungen zur Frage der Sinusitis maxillaris nach Eröffnung der Kieferhöhle bei Zahnextraktion. Dtsch Zahnärztl Z 22, 201 (1967)

Lindorf, H. H.: Knochendeckelverschluß nach oraler Kieferhöhleneröffnung. Dtsch Zahnärztl Z 29, 587 (1974)

Mann, W., Beck, Chl., Apostolidis, Th.: Liability of Ultrasound in Maxillary Sinus Disease. Arch Otorhinolaryngol 215, 67 (1977)

Pfeifer, G.: Über die Ursachen von neuralgiformen Schmerzen nach Kieferhöhlenoperationen und Möglichkeiten der chirurgischen Behandlung. Dtsch Zahn Mund Kieferheilk 60, 201 (1973)

Rehrmann, A.: Eine Methode zur Schließung von Kieferhöhlenperforationen. Dtsch Zahnärztl Wschr 39, 48, 1136 (1936)

Rottke, B.: Die gegenwärtige Situation der Röntgenologie in zahnärztlicher Praxis und Wissenschaft. Quintessenz 28, 189 (1977)

Schönberger, A.: Komplikationen von seiten der Kieferhöhle bei zahnärztlichen Operationen. Dtsch Zahnärztl Z 17, 1197 (1962)

Schuchardt, K.: Zur Methodik des Verschlusses von Defekten im Alveolarfortsatz zahnloser Kiefer. Dtsch Zahn Mund Kieferheilk 17, 366 (1952)

Spirgi, M.: Les communications bucco-sinusiennes anciennes (fistules). Considerations d'intéret prothétique sur les techniques plastiques de fermeture. Schweiz Monatsschr Zahnheilk 77, 2 (1967)

Stoehr, K.: Der Verschluß von Mund-Antrum-Verbindungen mit lyophilisierter Dura. Dtsch Stomat 23, 7 (1973)

Wassmund, M.: Lehrbuch der praktischen Chirurgie des Mundes und der Kiefer. Bd. 2. Barth, Leipzig 1939

v. Wovern, N.: Oroantral communications and displacements of roots into the maxillary sinus: a follow-up of 231 cases. J Oral Surg 29, 662 (1971)

6 Dentogene Entzündungen

Von *L. Aderhold*

6.1 Ursachen und Pathophysiologie

Dentogen-pyogene Entzündungen stellen einen hohen Prozentsatz der Erkrankungen des Kiefer-Gesichtsbereiches. Dies erklärt sich durch den besonderen geweblichen Aufbau der Zahnhartsubstanzen, der eine Restitutio ad integrum ausschließt. Die unspezifischen pyogenen Infektionen im Kiefer-Gesichtsbereich haben in über 90% eine dentogene Ursache (Tab. 6.1). Die Infektion kann über den Wurzelkanal im apikalen Parodontium *(apikale Entzündung)*, im marginalen Parodontium *(parodontale Entzündung)* oder im Gewebe um einen noch nicht vollständig durchgebrochenen Zahn *(perikoronare Entzündung)* entstehen. Daneben sind akute Exazerbationen nach Zahnentfernungen (Extraktion im sog. heißen Stadium), infizierte Zysten und odontogene Tumoren von geringerer Bedeutung. Nicht dentogene Infektionsquellen liegen demgegenüber höchstens in 10% der unspezifischen Infektionen vor.

Tabelle 6.1 Ätiologie pyogener Infektionen im Kieferbereich

Dentogene Ursache (> 90 %)
Parodontitis apicalis Infektion nach Zahnentfernung Perikoronitis Parodontitis marginalis Infizierte Zyste Infizierter odontogener Tumor
Nichtdentogene Ursache (< 10 %)
Infizierte Wunde Lymphadenitis Sialoadenitis Infizierter Tumor Haut- und Schleimhautinfektion Iatrogene Infektion

Dentogen-pyogene Infektionen sind meist *bakteriell* bedingt und enthalten ein komplexes Ökosystem ohne direktes spezifisches Erregerspektrum. Fast alle Bakterien, die in dentogenen Eiterungen gefunden werden, können üblicherweise von der Mundschleimhaut isoliert werden. Unter Einhaltung exakter aerober und anaerober Kulturtechnik werden in zwei Drittel aller Fälle polymikrobielle aerob-anaerobe Mischinfektionen gefunden. Reine anaerobe Kulturen liegen bei knapp 30% vor, in weniger als 10% der Fälle werden nur aerobe Erreger isoliert. Im aeroben Bereich herrschen die mikroaerophilen vergrünenden Streptokokken vor (Tab. 6.2). In maximal 5% muß mit der Beteiligung von Staphylokokken und gramnegativen Stäbchen gerechnet werden, was besonders für die antibiotische Therapie von Bedeutung ist. Im anaeroben Spektrum dominieren vor allem die Bacteroides-, Fusobacterium, Peptococcus- und Peptostreptococcus-Arten. Die vorherrschenden Keimkombinationen sind aerobe Streptokokken, Bacteroides- und Fusobacterium-Stämme. Völlig anders sieht die prozentuale Erregerverteilung bei Infektionen nicht dentogenen Ursprungs aus. Hier findet sich ein hoher Anteil Staphylokokken und aerobe gramnegative Stäbchenbakterien (ungefähr 20%). Die Bedeutung einzelner Keime an den pathogenetischen Vorgängen ist bis heute nicht eindeutig geklärt. Die meisten Bakterien in solchen Mischinfektionen gelten als fakultativ pathogen und tragen in Form eines bakteriellen Synergismus zu dem infektiösen Milieu bei. Eine zentrale Stellung in diesem Komplex scheint der Bacteroides melaninogenicus einzunehmen.

Der pathologische Verlauf der Entzündung ist eine zweckmäßige, in Phasen verlaufende Abwehrleistung des Organismus mit komplexen vaskulären, biochemischen und zellulären Gewebsreaktionen. Klinisch-morphologisch unterscheiden wir Ödem, Infiltrat, Abszeß und Phleg-

Tabelle 6.2 Erregerspektrum dentogen-pyogener Infektionen

Aerobe Bakterien	Vorkommen
Strept. viridans	> 60 %
Staphylokokken Enterokokken Pneumokokken Gramnegative Stäbchen	< 5 %
Anaerobe Bakterien	**Vorkommen**
Peptokokken spp. Peptostreptokokken spp. Streptokokken spp. Actinomyces spp. Bacteroides spp. Fusobacterium spp.	> 90 %

Tabelle 6.3 Befunde bei verschiedenen Entzündungsformen (nach Andrä et al. 1979)

	Ödem	Infiltrat	Abszeß	Phlegmone
Allgemeinbefinden	gestört	gestört bis erheblich gestört	gestört bis wenig gestört	erheblich gestört
Beginn	oft plötzlich	allmählich	allmählich	plötzlich hoch bis
Temperatur	steigend	hoch	hoch, fallend bis normal	sehr hoch
Puls	wenig beschleunigt	beschleunigt, gut gefüllt	frequent bis normal, gut gefüllt	sehr frequent, klein, mäßig gefüllt
Begrenzung	diffus	diffus mit Tendenz zur Abgrenzung	Abgrenzung meist vorhanden	diffus ohne Tendenz zur Abgrenzung
Konsistenz	weich, eindrückbar	derb, gespannt	derb bis hart, prall-elastisch	derb bis hart (»bretthart«)
Fluktuation	nein	nein	ja (bei oberflächlicher Lage)	nein
Inzisionsbefund	wenig auffällig	stärkere Blutung	Eiter	fötides, trübes Exsudat, geringe Eiterbeimengung

mone (Tab. 6.3). Für Art und Ausmaß der entzündlichen Reaktion sind die Intensität und Einwirkungsdauer des Reizes (Virulenz der Bakterien, Dauer der physikalischen oder chemischen Schädigung) und die Resistenz des Organismus (Alter, Ernährungszustand, spezifisches und unspezifisches Immunsystem, Stoffwechselstörungen, Blutversorgung, Beschaffenheit des Gefäßbindegewebes) verantwortlich.

6.2 Ausbreitung der Entzündung im alveolären Bereich

Als Eintrittspforten der dentogen-pyogenen Infektion kommen ein kariesbedinger Zahnhartsubstanzdefekt (periapikale Infektion) oder eine Schlupfwinkelinfektion (parodontale und perikoronare Infektion) in Betracht. Über eine unbehandelte Karies kommt es zur Infektion der Pulpa mit den einzelnen Stadien der Pulpitis und schließlich der Nekrose des Pulpengewebes. Mit der Ausbreitung der Entzündung in den periapikalen Bereich entsteht in der Regel primär eine chronische Parodontitis apicalis, die dann durch Exazerbation zur häufigsten Ursache dentogener Weichteilinfektionen wird. Die Ausbreitung einer dentogenen Entzündung im Alveolarfortsatzbereich ist durch vier fließend ineinander übergehende Phasen gekennzeichnet (Abb. 6.1).

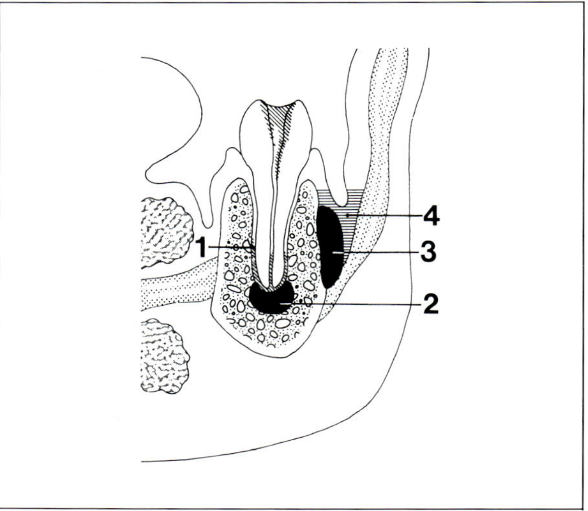

Abb. 6.1 Die Entzündungsausbreitung im Alveolarfortsatzbereich (1 = periodontale Phase, 2 = enossale Phase, 3 = subperiostale Phase, 4 = submuköse Phase)

1. Phase (periodontale Phase)

Die Entzündung im Desmodontalspalt hebt den Zahn durch das Ödem über die Okklusionsebene an, wodurch er axial klopfschmerzhaft und aufbißempfindlich wird. Die regionären Lymphknoten können druckschmerzhaft geschwollen sein.

2. Phase (enossale Phase)

Die Infektion breitet sich meist unter heftigen, pulsierenden Schmerzen im Knochen aus, wobei eine Eiteransammlung an der Wurzelspitze mit ödematöser, teigiger Schwellung und Druckschmerz über dem Apex entsteht. Der ursächliche Zahn ist horizontal klopfempfindlich, meist liegt reduziertes Allgemeinbefinden mit Fieber vor. Gleichzeitig bildet sich ein kollaterales Weichteilödem aus.

3. Phase (subperiostale Phase)

Die Eiterung durchdringt die Kortikalis und erreicht das Periost. Zunehmende Weichteilschwellung mit Verhärtungen im Entzündungszentrum und starke ausstrahlende Spannungsschmerzen charakterisieren dieses Stadium.

4. Phase (submuköse Phase)

Der Eiter tritt durch das Periost und ergießt sich in das submuköse Gewebe. Die Schmerzen und die Gewebsspannung lassen sofort nach. Lokal nimmt die Schwellung zu und bei oberflächlicher Lage ist Fluktuation zu tasten.

6.3 Erscheinungsformen eitriger Entzündungen des Parodontiums und der Alveolarfortsätze

6.3.1 Submuköser Abszeß

Akute Entzündungen im Bereich der Alveolarfortsätze entwickeln sich meist aus der Exazerbation einer chronischen periapikalen Parodontitis. Durch Gewebseinschmelzung kommt es zum Durchbruch des Eiters durch den Knochen unter das Periost (subperiostaler Abszeß). Pulssynchrone Spontanschmerzen und ein heftiger Spannungsschmerz durch die Abhebung des Periostes charakterisieren dieses Durchgangsstadium; ein kollaterales Ödem der Weichteile liegt vor. Nach Perforation der Knochenhaut fließt der Eiter unter die vestibuläre Schleimhaut, und die Schmerzen lassen schlagartig nach. Nun ist eine deutliche, meist halbkugelige Schwellung im Bereich des Alveolarfortsatzes mit Fluktuation zu erkennen (Abb. 6.2a und b). Das Ödem imponiert im Oberkiefer als Rüssellippe oder reicht in der Wange bis zum Unterlid. Im Unterkiefer ist der Mandibularrand immer tastbar.

6.3.2 Palatinaler Abszeß

Da am Gaumen Periost und Schleimhaut eine Einheit bilden, liegen subperiostaler und submuköser Abszeß immer gleichzeitig vor. Die Eiterungen gehen vom seitlichen Schneidezahn oder von den palatinalen Wurzeln des 1. Prämolaren bzw. der Molaren aus und sind meist einseitig auf den harten Gaumen beschränkt. Man findet eine derbe bis prall elastische, fluktuierende, halbkugelige Vorwölbung mit entzündlich geröteter Schleimhaut (Abb. 6.3a und b). Lokal besteht ausgeprägtes Spannungsgefühl.

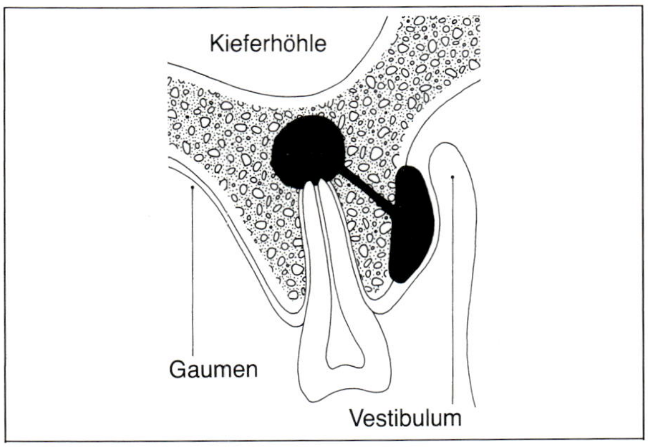

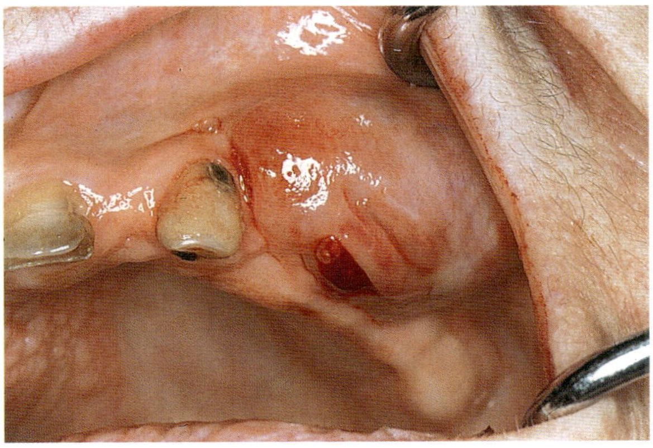

Abb. 6.2 Submuköser Abszeß: a) schematische Darstellung, b) klinisches Bild

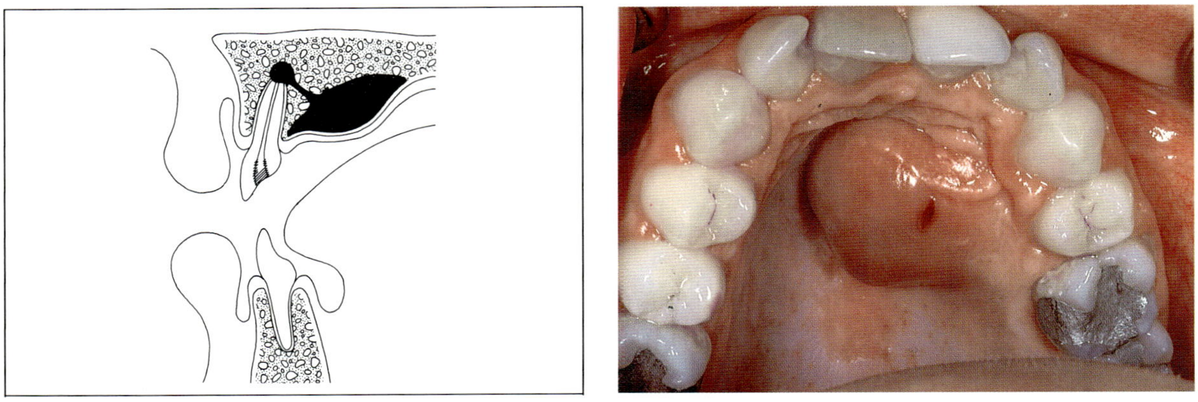

Abb. 6.3 Palatinaler Abszeß: a) schematische Darstellung, b) klinisches Bild

6.3.3 Sublingualer Abszeß

Der sublinguale Abszeß kann von allen Zähnen des Unterkiefers, an erster Stelle aber von den Molaren, ausgehen. Man findet eine einseitig lokalisierte Anhebung und glasige Rötung des Mundbodens. Die Zunge ist zur Gegenseite verdrängt (Abb. 6.4a und b), was eine kloßige Sprache und Schmerzen beim Schlucken hervorruft. Submandibulär zeigt sich oft ein kollaterales Ödem, so daß diese Abszeßform häufig fälschlicherweise als Mundbodenphlegmone bezeichnet wird.

6.3.4 Parodontaler Abszeß

Der Parodontalabszeß entwickelt sich aus einer marginalen Parodontitis oder über den Desmodontalspalt aus einer Parodontitis apicalis. Durch Abflußbehinderung der eitrigen Taschensekretion entsteht eine engbegrenzte Abszedierung im Bereich der Gingiva (Abb. 6.5a und b). Der ursächliche Zahn ist gelockert, und auf Druck entleert sich Eiter aus der Zahnfleischtasche. Im Röntgenbild finden sich Zeichen des vertikalen und horizontalen Knochenabbaus.

6.3.5 Perikoronitis

Aufgrund ungünstiger Platzverhältnisse, besonders im Gebiet der Weisheitszähne, entstehen leicht bakterielle Schlupfwinkelinfektionen im Bereich der Schleimhauttasche über dem durchbrechenden Zahn. Hinzu kommt gelegentlich eine mechanische Irritation durch den Antagonisten. Die Zahnfleischkapuze und das umgebende Gewebe sind dann gerötet und ödematös verändert (Abb. 6.6a und b), auf Druck entleert sich aus dem perikoronaren Raum eitriges Sekret. Die regionären Lymphknoten sind druckschmerzhaft vergrößert, und durch die entzündliche Infiltration der Masseter-Pterygoideus-Schlinge ist die Mundöffnung eingeschränkt. Mit der Retention des eitrigen Exsudates bildet sich entweder ein lokal begrenzter perikoronarer Abszeß aus, oder es kommt zur weiteren Ausbreitung in die umliegenden Weichteile. Vor allem dann ist der Allgemeinzustand stark reduziert mit heftigen Schmerzen, Schluckstörungen, Foetor ex ore und erhöhter Körpertemperatur.

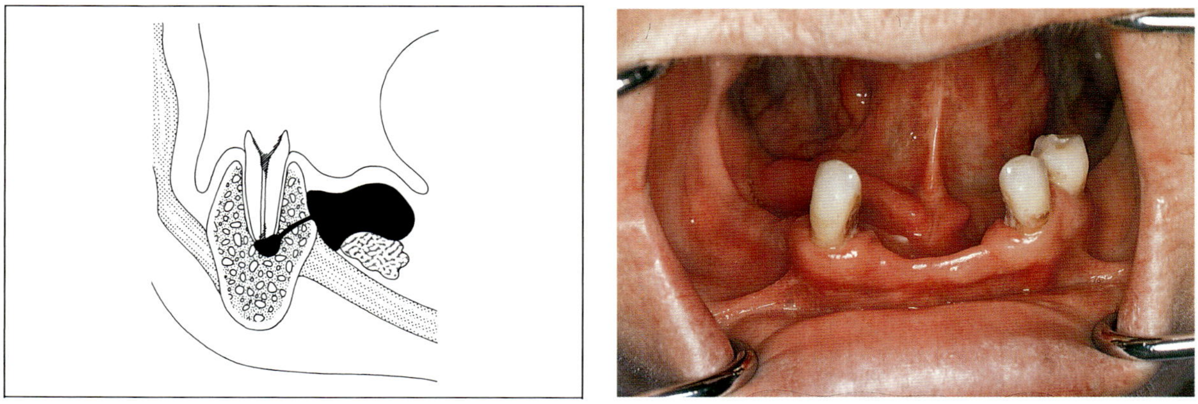

Abb. 6.4 Sublingualer Abszeß: a) schematische Darstellung, b) klinisches Bild

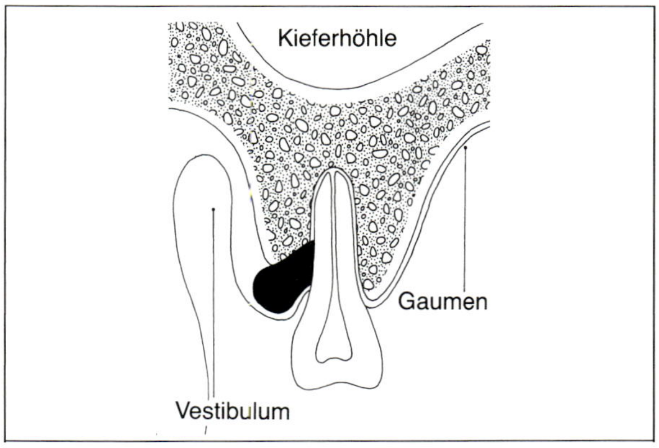

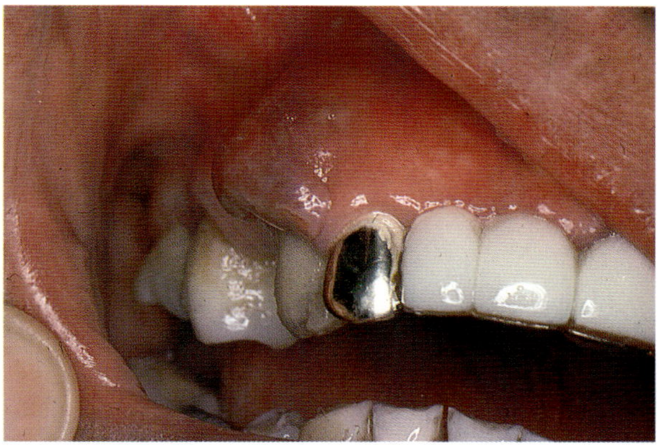

Abb. 6.5 Parodontaler Abszeß: a) schematische Darstellung, b) klinisches Bild

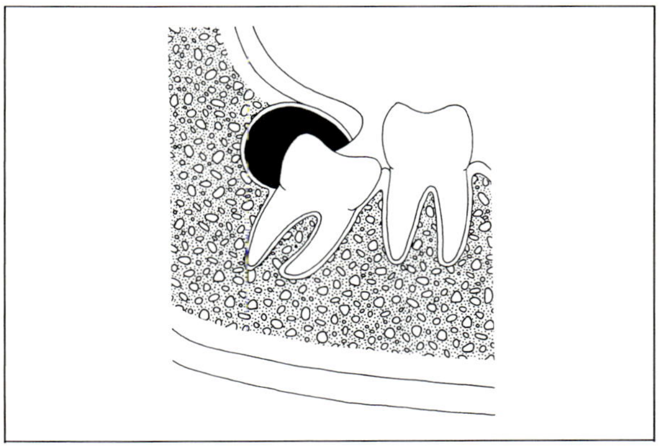
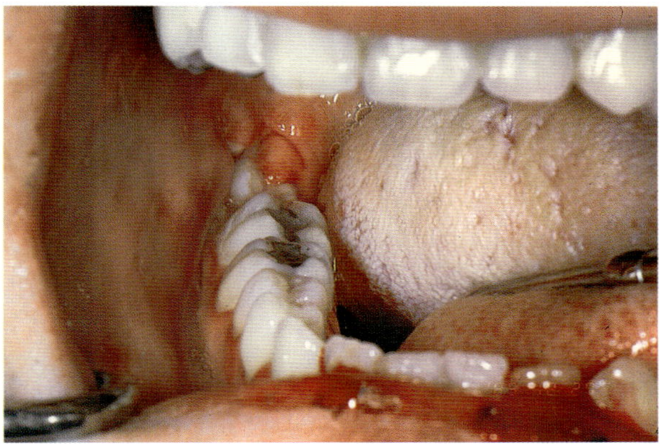

Abb. 6.6 Perikoronitis: a) schematische Darstellung, b) klinisches Bild

6.4 Ausbreitung in die Weichteile im Ober- und Unterkieferbereich

6.4.1 Abszeß der Fossa canina

Abszesse in dieser Region gehen häufig von den oberen Eckzähnen aus. Das Zentrum der Schwellung befindet sich oberhalb des Vestibulums in der Nasolabialfalte, meist mit Infiltration des Nasenflügels, Unterlids und der Oberlippe (Abb. 6.7a und b). Bricht der Eiter durch die Muskelschicht durch, entsteht ein fluktuierender subkutaner Abszeß. Die Gefahr dieser Eiterung besteht in einer Thrombophlebitis der V. angularis mit Ausbreitung über die V. ophthalmica in den Sinus cavernosus. Zunehmende Druckschmerzhaftigkeit am medianen Lidwinkel, Verschlechterung des Allgemeinbefindens, Temperaturanstieg sind wichtige Alarmzeichen.

6.4.2 Retromaxillärer Abszeß

Der retromaxilläre Abszeß nimmt eine zentrale Stellung bei der Ausbreitung von Entzündungen im Oberkiefer ein. Ausgehend von Entzündungen der oberen Molaren, insbesondere der Weisheitszähne, entsteht eine Lid-, Wangen- und infratemporale Schwellung mit zunehmender Kieferklemme. Intraoral ist die Umschlagfalte im Tuberbereich gerötet und stark druckschmerzhaft geschwollen. Der Allgemeinzustand ist reduziert, die Körpertemperatur erhöht; es besteht eine regionale Lymphadenitis.

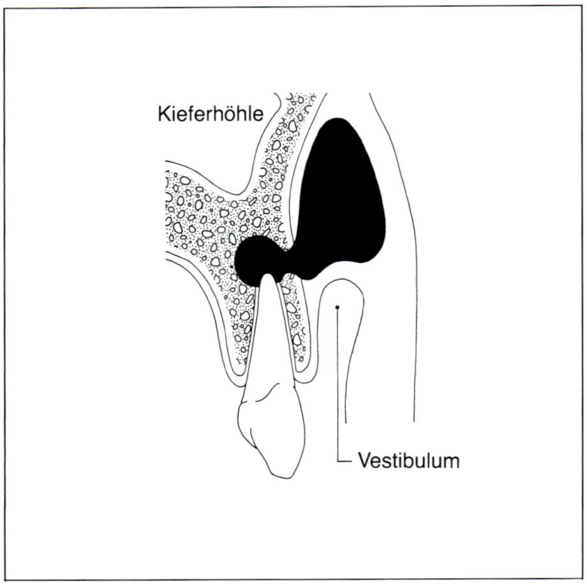

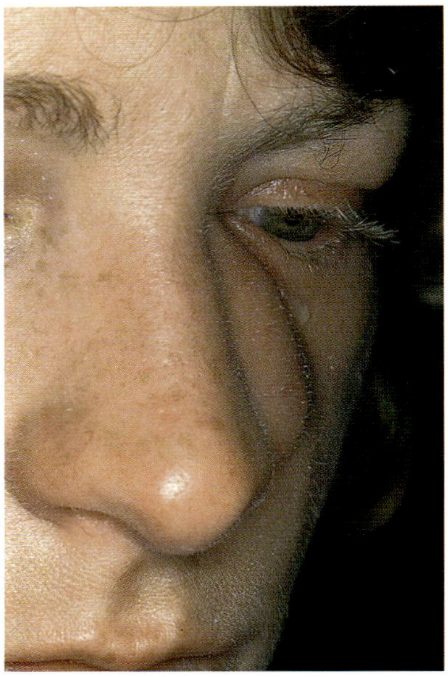

Abb. 6.7 Fossa-canina-Abszeß: a) schematische Darstellung, b) klinisches Bild

6.4.3 Sub- und perimandibulärer Abszeß

Diese Eiterungen treten als Folgezustände von Perikoronitiden der unteren Weisheitszähne, apikalen Entzündungen der Molaren sowie als Extraktionsfolge auf. Der Durchbruch erfolgt unterhalb des Muskelansatzes des M. mylohyoideus. Der perimandibuläre Abszeß bezieht den submandibulären Raum und die kaudalen Wangenweichteile mit ein, so daß der Unterkieferrand nicht tastbar ist. Bei Hautrötung liegt in der Regel bereits ein subkutaner Durchbruch vor. Die Mundöffnung ist eingeschränkt, und die Schluckbeschwerden behindern die Nahrungsaufnahme. Erhöhte Körpertemperatur und starke Beeinträchtigung des Allgemeinbefindens sind weitere allgemeine Symptome. Intraoral kann je nach Durchbruchsrichtung das Vestibulum verstrichen oder der Mundboden angehoben sein. Beim submandibulären Abszeß läßt sich der Unterkieferrand meist durchtasten. Allgemein ergibt sich aber aus dieser Unterscheidung keine therapeutische Konsequenz (Abb. 6.8 a und b).

6.4.4 Pterygo- und masseterikomandibulärer Abszeß

Die Eiterung des Spatium pterygomandibulare zwischen aufsteigendem Unterkieferast und M. pterygoideus medialis findet man als Folge eines infizierten Spritzenhämatoms oder ausgehend vom unteren Weisheitszahn. Klinisch zeigen sich hochgradige Kieferklemme und starke Schluckbeschwerden. Entzündungen während des Durchbruchs der unteren Weisheitszähne oder Infektionen nach Molarenentfernung im Unterkiefer können sich im Bereich zwischen der Außenfläche des Unterkiefers und medial des M. masseter ausbreiten (Abb. 6.9 a und b). Es findet sich eine druckschmerzhafte Schwellung über dem Kieferwinkel, Kieferklemme, und das kollaterale Ödem kann bis zur Temporalregion und zum Hals reichen. Intraoral zeigt sich die Vorderkante des aufsteigenden Astes verstrichen.

6.4.5 Abszesse im Kinnbereich

Entzündungen im Kinnbereich gehen von den unteren Frontzähnen, seltener von den Prämolaren aus. Beim Kinnabszeß ist die Kinnprominenz deutlich hervorgehoben und die Lippen-Kinnfurche verstrichen (Abb. 6.10 a und b). Der Kieferrand ist nicht tastbar. Intraoral kann das Vestibulum verstrichen sein. Der isolierte Submentalabszeß zeigt eine charakteristische derbe, druckschmerzhafte Vorwölbung (sog. Doppelkinn). Die Außenfläche und der Rand des Unterkiefers sind tastbar, der Mundboden kann angehoben sein. Zusätzlich treten Schluckbeschwerden und kloßige Sprache auf.

6.4.6 Infektionen im Bereich der angrenzenden Räume

Die Ausbreitungsmöglichkeiten dentogener Infektionen werden durch die topografisch-anatomischen Gegebenheiten bedingt. Entlang der Nerven, Gefäße und Faszien

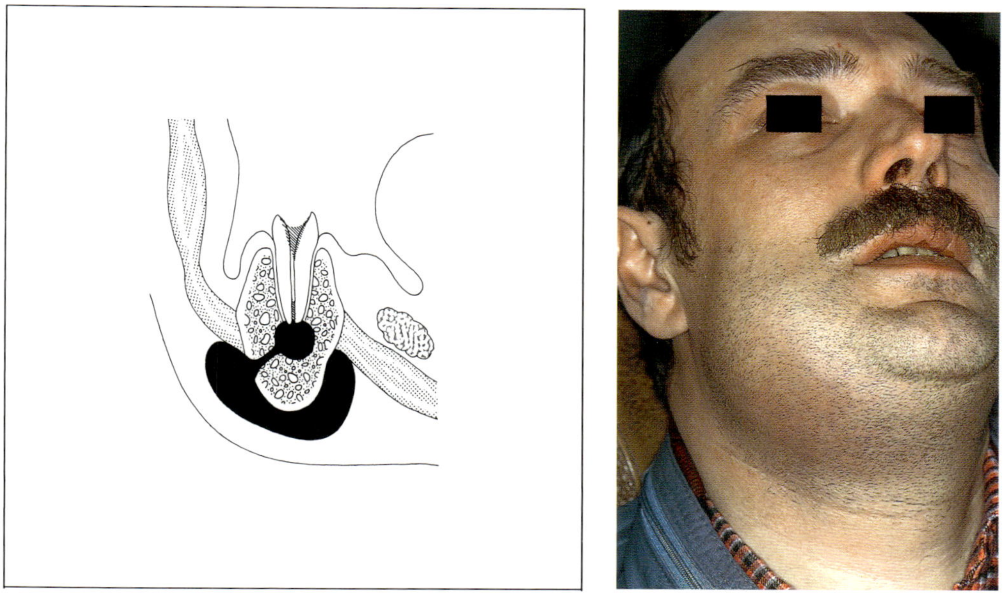

Abb. 6.8 Perimandibulärer Abszeß: a) schematische Darstellung, b) klinisches Bild

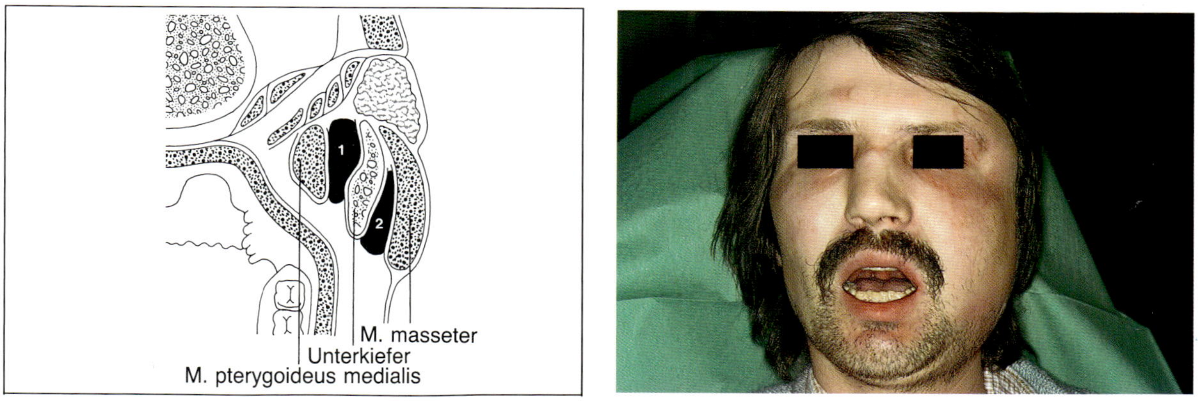

Abb. 6.9 Pterygo- (1) und masseterikomandibulärer (2) Abszeß: a) schematische Darstellung, b) klinisches Bild eines masseterikomandibulären Abszesses

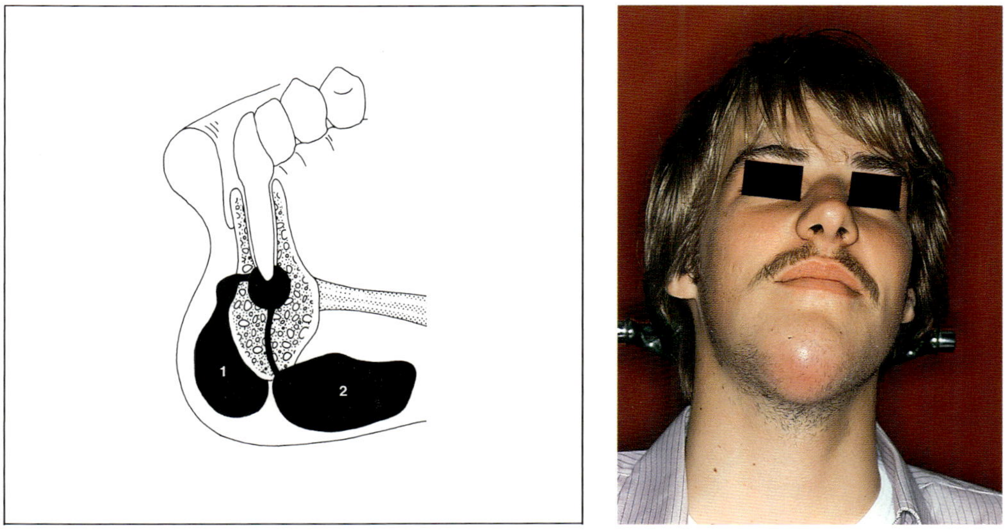

Abb. 6.10 a) Schematische Darstellung von Kinn- (1) und Submental-Abszeß (2), b) klinisches Bild eines Kinnabszesses

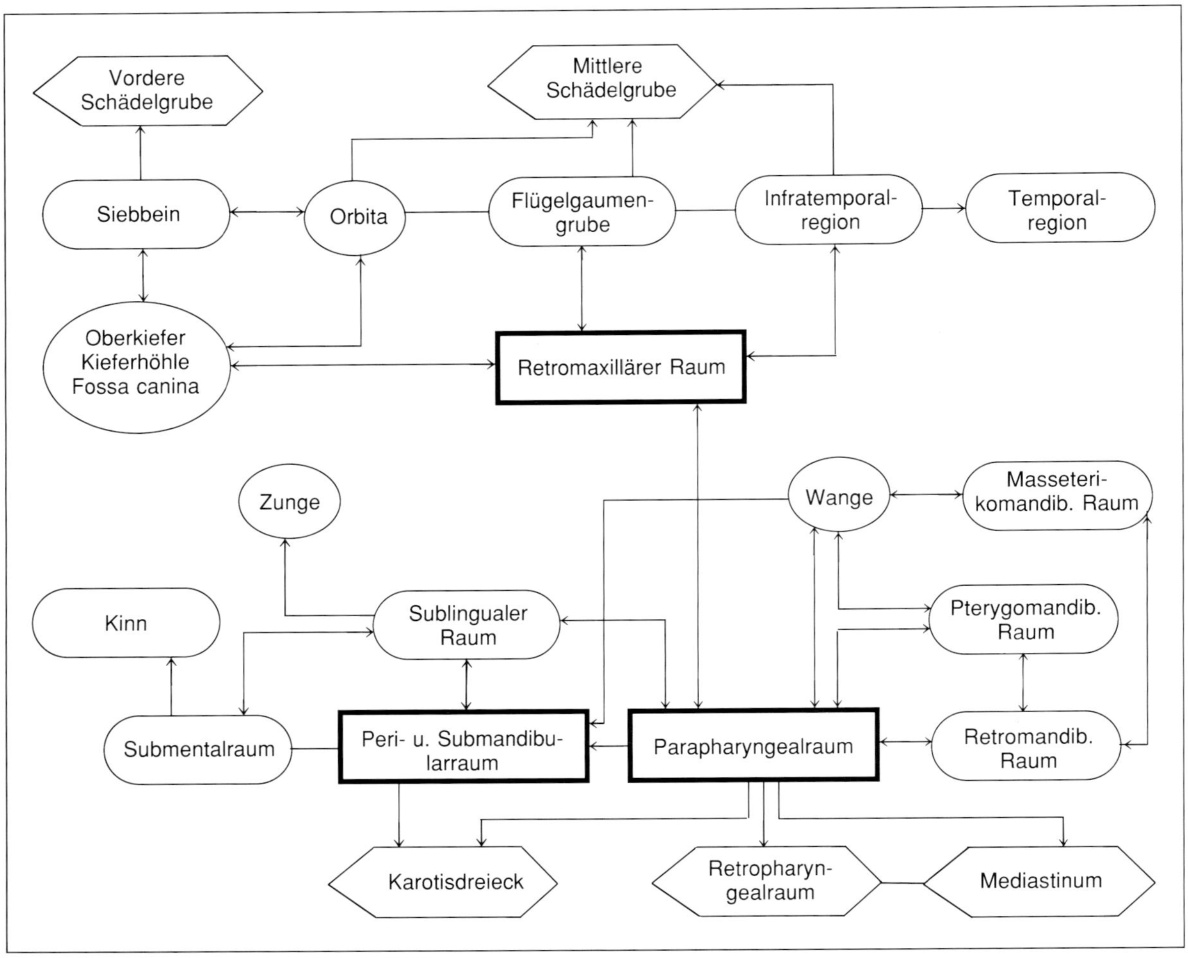

Abb. 6.11 Ausbreitungswege pyogener Infektionen im Kiefer-Gesichtsbereich

können Eiterungen sich auf- und absteigend ausbreiten und auch zu lebensgefährlichen Komplikationen führen. Eine Schlüsselstellung nehmen die submandibulären, parapharyngealen und retromaxillären Räume ein (Abb. 6.11). Vordringlich ist, die Gefahr der Ausbreitung zu erkennen und die entsprechende klinische Therapie zu veranlassen. Durch den Einsatz der uns heute zur Verfügung stehenden Antibiotika kann bei rechtzeitiger Inzision des Primärabszesses eine Ausdehnung des Entzündungsprozesses in den meisten Fällen vermieden werden.

6.5 Phlegmonöse Entzündungen und Allgemeininfektionen

Phlegmonen zeichnen sich durch eine rasche und diffuse Ausbreitung ohne Abgrenzung durch eine Abszeßkapsel aus. Häufig besteht eine Infektion mit hochvirulenten Keimen bei relativer Abwehrschwäche. Ganze Gesichts- bzw. Halsseiten, die Kopfschwarte oder der gesamte Mundbodenbereich ohne Begrenzung auf bestimmte Logen können betroffen sein. Das Gewebe ist ödematös, schwammig weich bis derb-infiltrativ verändert und äußerst druckschmerzhaft. Das Krankheitsbild entwickelt sich mit hohem Fieber, Schüttelfrost, Atemnot, Kreislaufstörungen und Schocksymptomatik. Insgesamt macht der Patient einen schwerkranken Eindruck. Gerade bei diesen ausgedehnten Entzündungen kommt es leicht zu einer massiven Einschwemmung von Bakterien oder ihren Toxinen ins Blut- und Lymphgefäßsystem unter dem klinischen Zeichen der akuten Kreislaufinsuffizienz. Dann liegt eine septische Allgemeininfektion mit akuter Lebensgefährdung vor.

6.6 Besondere Formen dentogener Entzündungen

6.6.1 Dentogene Fistel

Dentogene Fisteln entstehen, wenn Eiterungen spontan durchbrechen und ihre Ursache bestehenbleibt. Die Fisteln sind meist nur stecknadelkopfgroß und persistieren durch den Sekretstrom. Intraoral liegen sie meist in Höhe der Wurzelspitze des verursachenden Zahnes. Extraorale Fisteln liegen im Kinn-, Wangen- oder perimandibulären Bereich und sind bei längerem Bestehen trichterförmig eingezogen (Abb. 6.12). Wird der schuldige Zahn entfernt, heilt zwar die Fistel ab, oft bleibt aber eine narbige Einziehung zurück.

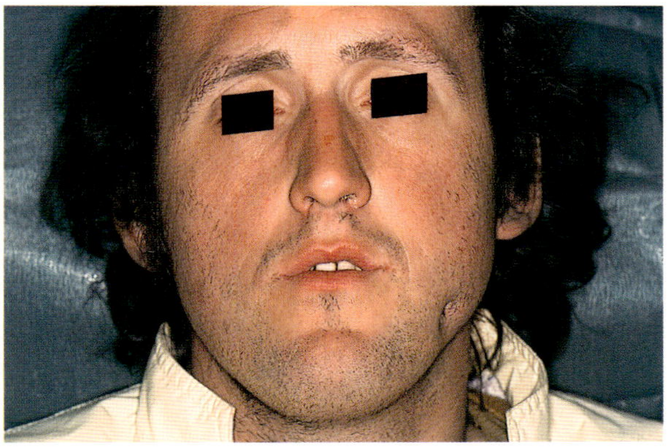

Abb. 6.12 Dentogene Fistel im Wangenbereich

6.6.2 Aktinomykose

Die zervikofaziale Aktinomykose ist die häufigste spezifische Infektion im Kieferbereich. Es handelt sich um eine Mischinfektion von Aktinomyzeten (grampositive, anaerobe Stäbchen) mit einer unspezifischen Begleitflora. Als Ursache spielen vor allem dentogen-pyogene Infektionen, insbesondere des Unterkiefers, eine Rolle. Klinisch entstehen brettharte, derbe, mit dem Kiefer häufig verbakkene Schwellungen. Die Haut ist bläulich livide verfärbt, und es bilden sich oft multiple chronische Subkutanabszesse, die nach außen aufbrechen und dann Fisteln hinterlassen (Abb. 6.13). Im Gegensatz zu den unspezifischen Entzündungen kommt es nach der Ursachenentfernung häufig zu hartnäckigen Rezidiven.

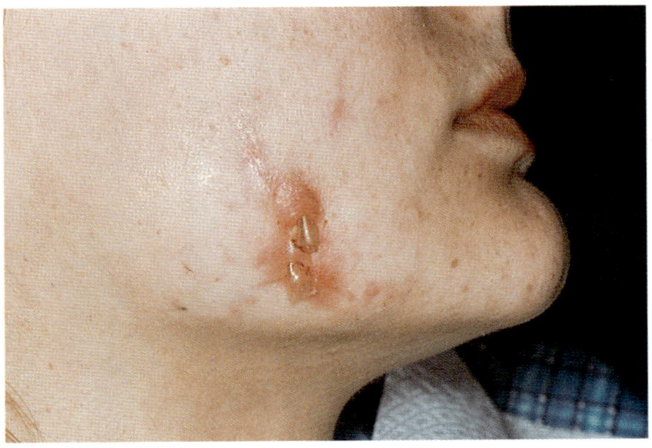

Abb. 6.13 Aktinomykose im Unterkieferbereich rechts

6.6.3 Osteomyelitis

Bei der Häufigkeit dentogen-pyogener Infektionen ist es verwunderlich, daß nicht häufiger Osteomyelitiden auftreten. Im akuten Stadium bricht der Eiter in der Regel in einem engen Kanal durch den Knochen. Bei reduzierter Abwehrlage und lokaler Gewebsschädigung kann es aber zu einem breiten Einbruch der Entzündung in den Knochen kommen, wobei alle Gewebselemente mit einbezogen werden. Infektionserreger sind Staphylokokken, seltener Streptokokken und Mischinfektionen.

Die akute Osteomyelitis ist heute selten geworden. Beginnend mit hohem Fieber, Schüttelfrost und stark beeinträchtigtem Allgemeinbefinden treten je nach Ausbildung der Infektion multiple Abszedierungen auf. Als Folge der Toxinschädigung nach Einbruch in den Canalis mandibulae treten zunächst unerträgliche Schmerzen auf, und es entsteht nachfolgend eine Anästhesie (Vincent-Symptom). Parallel dazu lockern sich die Zähne in der befallenen Region mit Sensibilitätsverlust. Das Röntgenbild ist im Frühstadium unauffällig, eine röntgensichtbare Osteolyse ist meist erst ab der dritten Krankheitswoche festzustellen.

Die primär chronische Osteomyelitis ist heute die häufigste Entzündung des Knochens. Ihr Beginn ist schleichend und nahezu symptomlos mit je nach Reaktionslage ausgebildeten Knochennekrosen und Umbauvorgängen. Klinisch kann eine umschriebene Form mit abgegrenzten Sequestern von einer chronisch-diffusen Osteomyelitis mit massiven Knochenumbauvorgängen unterschieden werden. Die Temperatur ist kaum erhöht, das Allgemeinbefinden wenig beeinträchtigt. Entzündliche Infiltrate, umschriebene Abszesse und Fisteln mit Abstoßung von Sequestern treten auf. Wenn die Entzündung im Unterkiefer den Nerven erreicht, kommt es zu Hyp- und Parästhesien. Röntgenologisch finden sich umschriebene, unscharfe Aufhellungen neben Knochensklerosen (Abb. 6.14).

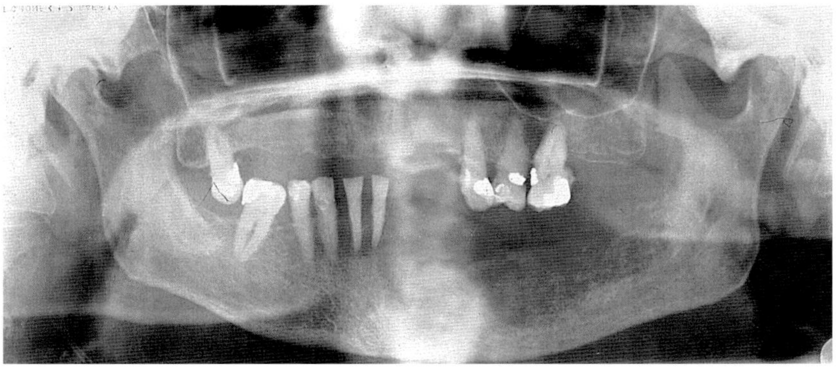

Abb. 6.14 Chronische Osteomyelitis im linken Unterkiefer im Orthopantomogramm

6.7 Therapie dentogener Entzündungen

Unsere therapeutischen Maßnahmen gliedern sich in Therapie der Ursache, chirurgische Therapie, medikamentöse Therapie und unterstützende Maßnahmen.

6.7.1 Therapie der Ursachen

Bei dentogenen Infektionen versucht man, durch Trepanation des Zahnes (periapikale Entzündung), lokale antiseptische Maßnahmen und Streifeneinlagen (perikoronare und parodontale Entzündungen) den Entzündungsprozeß zu entlasten. Die endgültige Beseitigung der Ursache besteht in der Extraktion oder Wurzelbehandlung bzw. Wurzelspitzenresektion sowie in der parodontalen Behandlung des schuldigen Zahnes. Extraktionen im akutentzündlichen Stadium sollten sich auf Zähne beschränken, bei denen die Entzündung auf die Gingiva propria lokalisiert ist und komplikationslos zu entfernen sind, so daß eine gute Entlastung zu erwarten ist. Ist eine Wurzelfraktur oder Osteotomie wahrscheinlich, dann muß von einer Entfernung des Zahnes abgeraten werden, da durch die Traumatisierung des entzündeten Gebietes die Gefahr einer Entzündungsausbreitung besteht.

6.7.2 Chirurgische Therapie

Die zentrale Stellung in der Behandlung eitriger Entzündungen nimmt die chirurgische Therapie ein (Tab. 6.4). Die Entlastung durch Inzision bzw. Knochentrepanation verhindert eine weitergehende Gewebseinschmelzung und bewirkt durch einen kontinuierlichen Sekretstrom, daß Abwehrstoffe und Antibiotika in das Entzündungsgebiet gelangen. Die Entzündung wird so rasch in das chronische Stadium übergeführt. Die Lage der Entzündung und der Allgemeinzustand des Patienten entscheiden über Anästhesieverfahren und Art des chirurgischen Vorgehens: Abszesse, die in Alveolarfortsatznähe liegen, können ambulant von intraoral inzidiert werden. Eiterungen im Bereich der angrenzenden Weichteile und Logen erfordern dagegen meist eine stationäre Therapie. Bei Abszeßinzisionen in lokaler Anästhesie kann die Leitungsanästhesie immer dann angewendet werden, wenn nicht durch das infizierte Gebiet injiziert werden muß. Die Infiltrationsanästhesie wird in Form der Tangentialanästhesie durchgeführt, d. h., die Nadel wird oberflächlich zwischen Schleimhaut und Abszeßmembran eingeführt. Während der Injektion entsteht eine sich vergrößernde anämische Zone, in deren Bereich die Inzision erfolgt (Abb. 6.15a–d).

Für die Eröffnung alveolarfortsatznaher Abszesse gelten folgende Regeln:

- Inzision in Richtung auf den Knochen und möglichst am tiefsten Punkt des Eiterherdes,
- ausreichend breite Eröffnung mit einem 1–2 cm langen Schnitt,
- Schonung anatomisch wichtiger Strukturen (Nervi mentales, linguales, Arteriae palatinae, Ausführungsgänge der Speicheldrüsen),
- mit dem Raspatorium Abheben des Periostes vom Knochen,
- Einlegen eines Drainagestreifens.

Im Stadium der intraossären Entzündung kann neben der Trepanation des Zahnes die Knochentrepanation (Schröder-Lüftung) zusätzlich Entlastung bringen. Nach Lokalanästhesie wird ein Schnitt bis auf den Knochen gelegt und das Mukoperiost leicht mobilisiert. Über der Wurzelspitze trepaniert man den Knochen mit dem Rosenbohrer bis zum Entzündungsprozeß (Abb. 6.16a–c). Ein eingelegter Drainagestreifen hält die Wunde offen.

Tabelle 6.4 Therapeutisches Schema dentogen-pyogener Infektionen
+++ Therapie der 1. Wahl
++ Unterstützende Maßnahme
+ Mögliche Therapie (vom Fall abhängig)
– Keine Indikation

	Diagnose		Leitsymptom	Zahn	Therapie chirurgisch	 medikamentös	 physikalisch
Alveolarfortsatznahe Infektion	Parodontitis apicalis chronica		meist symptomlos	Trepanation (+++) Wurzelbehandlung	Zahnentfernung (+++) WSR	(–)	(–)
	Parodontitis apicalis acuta		Klopfempfindlichkeit	Trepanation (+++)	Zahnentfernung (++)	Antibiotika (+++)	(–)
	Seröse Periostitis		teigig weiche Schwellung	Trepanation (+++)	Zahnentfernung (+) Knochentrepanation (+++)	Antibiotika (+++)	Kälte (+++)
	Subperiostaler Abszeß		Spannungs- und Druckschmerz	Trepanation (+++)	} Inzision (+++)	} Antibiotika (++) bei Allgemeinsymptomatik	} Kälte (++)
	Perikoronarer und parodontaler Abszeß		} Fluktuation	} (–)			
	Submuköser, palatinaler und sublingualer Abszeß						
	Chronisches Stadium		meist symptomlos	Wurzelbehandlung (+++)	Zahnentfernung/WSR/Pa.-Chir. (+++)	(–)	Wärme (+++)
Infektion der Weichteile und Logen	OK	Fossa-canina-A. Nasenboden- und Septum-Abszeß Retromaxillärer A. →	Meist ausgedehnte Schwellungen mit Funktionseinschränkungen (Kieferklemme, etc.) und Allgemeinsymptomatik (Lymphadenitis, Fieber, etc.)	→	Stationäre Behandlung mit kombinierter Therapie (chirurgisch, medikamentös, physikalisch)		
	UK	Perimandib. Abszeß Submandib. Abszeß Kinnabszeß Masseterikomandib. Abszeß Pterygomandib. Abszeß →		→			
	Im Bereich der angrenzenden Räume Phlegmone Hämatogene Ausbreitung	→		→			

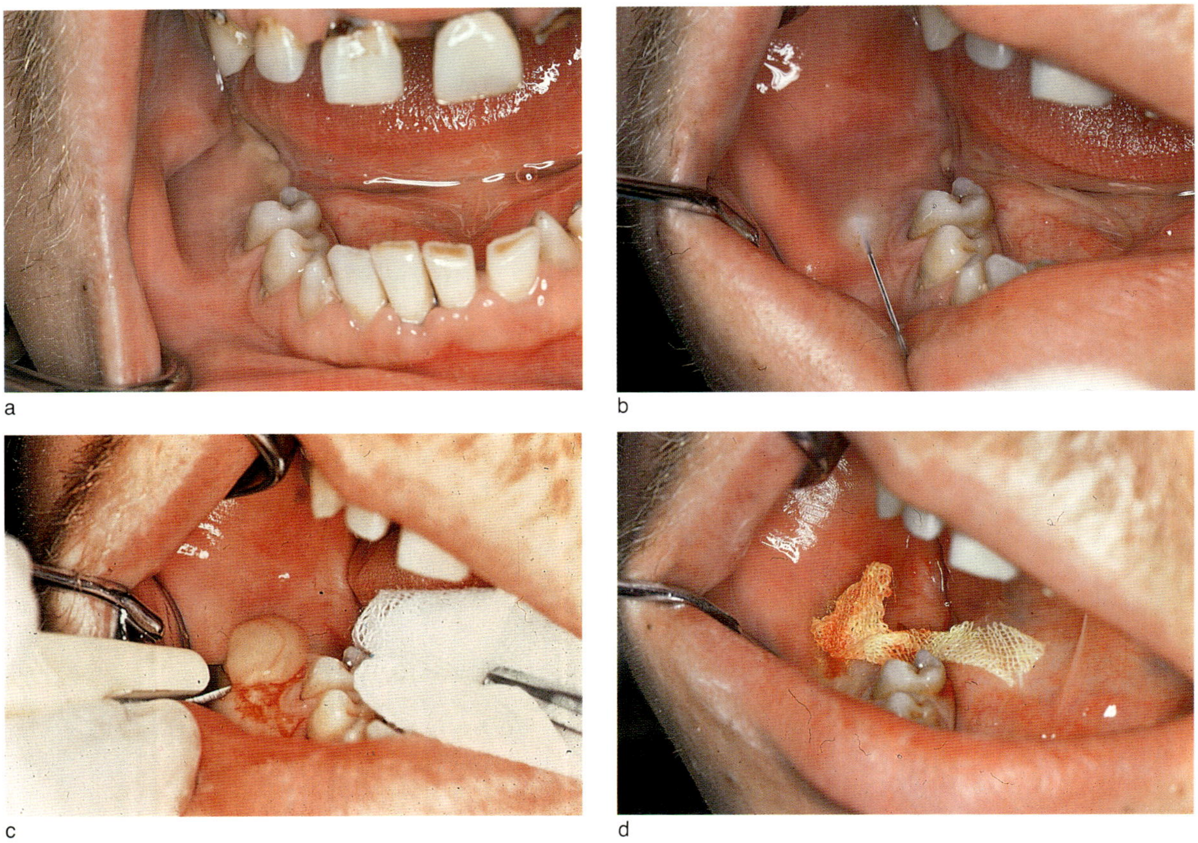

Abb. 6.15 Inzision eines submukösen Abszesses; a) submuköser Abszeß Regio 45, b) Tangentialanästhesie, c) Inzision in Richtung auf den Alveolarfortsatz, d) Zustand nach Einlegen eines Drainagestreifens

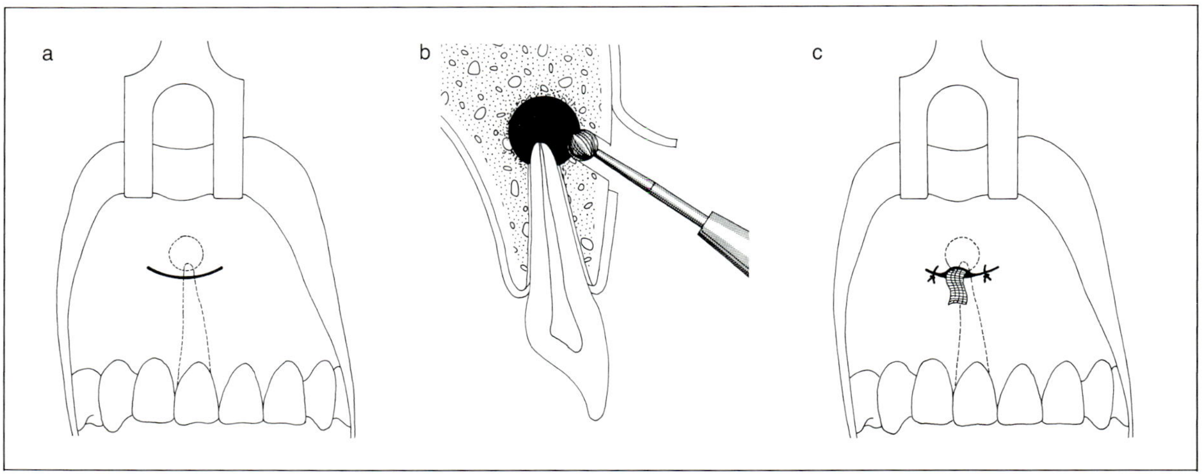

Abb. 6.16 Knochentrepanation (Schröder-Lüftung); a) Schnitt und Durchtrennung von Schleimhaut und Periost, b) Eröffnung des Knochens mit dem Rosenbohrer, c) Streifen in die Wundhöhle eingelegt

6.7.3 Medikamentöse Therapie

Durch die medikamentöse Therapie läßt sich ein großer Teil der entzündlichen Anfangsstadien beherrschen bzw. eine weitere Ausbreitung verhindern, eine Grenzänderung zum chirurgischen Vorgehen ergibt sich aber daraus nicht.

Die Domäne der Antibiotikatherapie dentogen-pyogener Infektionen (siehe S. 54) ist das entzündliche Weichteilinfiltrat. In dieser Phase ist das infizierte Gewebe noch gut durchblutet. Dagegen wird in der Abszeßphase nur noch die weitere Ausbreitung gehemmt, so daß die Antibiotikatherapie lediglich noch eine die chirurgische Behandlung

Tabelle 6.5 Antibiotikaauswahl zur Therapie dentogen-pyogener Infektionen

Erreger	Streptokokken, Staphylokokken Anaerobier (meist Mischinfektionen)
Antibiotika	1. Penicillin 2. Clindamycin 3. Erythromycin Ebenfalls geeignet: Cephalosporine Ampicillinester, Doxycyclin

Tabelle 6.6 Auswahl von Antiphlogistika zur Therapie dentogener Entzündungen

Medikament	Handelsname
Roßkastanienextrakte	
Aescin	Reparil
Cumarin-Rutin-Präparate	
Rutosid	Birutan
Cumarin/Troxerutin	Venalot
Benzydamin	Tantum
Enzyme	
Streptokinase/Streptodornase	Varidase
α-Chymotrypsin	Alph-intern

unterstützende Funktion hat. Die Verordnung von Antibiotika bei alveolarfortsatznahen Abszessen ist meist nicht gerechtfertigt. Sollten Komplikationen durch schlechter werdenden Allgemeinzustand und zunehmende Ausbreitungstendenz auftreten, ist die Überweisung in klinische Behandlung erforderlich. Komplizierte und spezifische Infektionen gehören ohnehin einer stationären Behandlung zugeführt.

Da dentogen-pyogene Entzündungen meist aerob-anaerobe Mischinfektionen mit bekanntem Erregerspektrum und niedrigen Resistenzquoten darstellen, kann bei alveolarfortsatznahen Eiterungen auf eine Erreger- und Resistenzbestimmung verzichtet und das Antibiotikum nach den zu erwartenden Erregern ausgewählt werden. Im Überweisungsfalle soll man auf eine antibiotische Anbehandlung verzichten, damit in der Klinik eine bakteriologische Diagnostik möglich ist. Grundsatz einer kritischen Antibiotikatherapie muß möglichst der *gezielte Einsatz der Medikamente* mit einem schmalen Wirkungsspektrum und nicht die Verwendung sog. Breitbandantibiotika sein, die durch gehäufte Verwendung einen erheblichen Selektionsdruck ausüben und die unbeabsichtigte Züchtung resistenter Stämme fördern. Für die ambulante Therapie sind Penicillin (Baycillin, Beromycin, Isocillin, Penicillin V ratiopharm, P-Mega-Tablinen u. a. Oralpenicilline; Hydracillin, Megacillin u. a. zur i.m.-Applikation), Erytromycin (Erycinum, Erythrocin u. a.) und das besonders gegen Anaerobier hochwirksame Clindamycin (Sobelin) zu empfehlen. Ebenfalls geeignet sind orale Cephalosporine (Ceporexin, Sefril, Panoral, Bidocef u. a.), Ampicillinester (Ambacamp u. a.) und Doxycyclin (Doxycyclin ratiopharm, Vibramycin; Tab. 6.5). Antiphlogistika hemmen den Entzündungsablauf und können zu einem schnelleren Rückgang der Schwellung und des Spannungsgefühles beitragen. Die Kombination mit einer notwendigen antibiotischen Therapie ist möglich. Eine Auswahl von Medikamenten zur antiphlogistischen Therapie bei dentogen-pyogenen Infektionen zeigt die Tabelle 6.6. Durch eine kurze Therapiedauer kann die Nebenwirkungsgefahr reduziert werden. Der Behandler sollte vor jeder systemischen Therapie mit diesen Präparaten abwägen, ob der gleiche Effekt nicht durch indifferente Maßnahmen (physikalische Therapie) erzielt werden kann, da die natürliche mesenchymale Abwehrreaktion durch Antiphlogistika gehemmt wird.

6.7.4 Unterstützende Maßnahmen

Die physikalische Therapie beeinflußt durch Wärme und Kälte die Gefäßreaktionen im Entzündungsgebiet. Die *Kältetherapie* (feuchtkalte Umschläge, Eisbeutel) ist indiziert bei allen akuten serösen Entzündungen der Weichteile. Die Gefäßkonstriktion verringert die Exsudation und führt zum Entspannen der Haut mit Nachlassen der lokalen Schmerzen. Im Frühstadium der dentogenen Entzündung kann in Kombination mit einer Antibiotikagabe häufig der entzündliche Prozeß zum Rückgang gebracht werden.

Die *Wärmetherapie* (feucht-heiße Umschläge, Kataplasmen, Rotlicht – sowie Kurz- und Mikrowellenbestrahlung) führt durch Gefäßdilatation zur reaktiven Hyperämie mit Exsudation, was einer Verstärkung der Entzündungsreaktion gleichkommt. Die Wärmebehandlung ist bei Entzündungen im chronischen Stadium indiziert, um einen rascheren Rückgang der Entzündungszeichen zu bewirken. Im Spätstadium der Infiltration bzw. der beginnenden Abszedierung kann durch Wärmeanwendung die eitrige Einschmelzung beschleunigt werden.

Literatur

Andrä, A., Naumann, E.: Odontogene pyogene Infektion. Barth, Leipzig 1971

Schlegel, R.: Die Quintessenz der odontogenen Entzündungen. 2. Aufl. Quintessenz, Berlin 1981

Simon, C., Stille, W.: Antibiotika-Therapie in Klinik und Praxis. 5. Aufl. Schattauer, Stuttgart 1982

Vriesen, T. C.: Kieferentzündungen. Hüthig, Heidelberg 1973

7 Wurzelspitzenresektion

Von *G. Leilich*

7.1 Einleitung

Farrer berichtete bereits 1884 über die radikale Behandlung von Alveolarfortsatzabszessen durch Zahnwurzelamputation; er führte gleichzeitig mit der Amputation eine Wurzelfüllung aus. *Partsch* beschäftigte sich besonders in den Jahren 1895–1899 mit dieser Behandlungsmethode und erkannte, daß der Wurzelspitze für die Erkrankungen des apikalen Parodonts eine wichtige Bedeutung zukommt und diese daher isoliert angegriffen werden müsse. Wegen Resorptionsvorgängen im Bereich der Wurzelspitze war nach seinen Untersuchungen dort eine vollständige Wurzelfüllung nicht erreichbar. Neben diesen grundlegenden Erkenntnissen verdanken wir Partsch den methodischen Ausbau dieses zahnerhaltenden Eingriffs.

Die Wurzelspitzenresektion entwickelte sich in der Folgezeit zu einer Standardoperation der zahnärztlichen Chirurgie. Nicht nur in der Durchführung, sondern auch in der Terminologie dieses Eingriffs wurden viele Modifikationen erprobt. Synonyme Bezeichnungen, die dennoch Unterschiede in der Bewertung bestimmter Teilmaßnahmen des Eingriffs erkennen lassen, sind: Wurzelspitzenresektion, Wurzelspitzenamputation, Apikotomie, Radikaloperation der apikalen Parodontitis, chirurgische Wurzelbehandlung, chirurgische Wurzelfüllung.

Voraussetzung für den Erfolg der Wurzelspitzenresektion ist eine vollständige, exakte Wurzelfüllung. Daher ist es sinnvoll, einige Bemerkungen zur Pulpenanatomie voranzustellen.

Die Pulpa des Zahnes ist von Dentin umschlossen und entspricht in ihrer räumlichen Gestalt der äußeren Form des Dentinkörpers (Abb. 7.1). Unterschieden werden das Pulpenkavum mit den Pulpenhörnern und der Kronenpulpa von den Pulpenkanälen im Wurzelbereich. Vom Pulpenkavum ziehen Markkanäle in die Bifurkation. Im Bereich der Pars apicalis des Wurzelkanals bilden die Ramifikationen das sog. Delta apicale (Abb. 7.2). Diese Verzweigungen münden meist im Desmodontalraum, enden z. T. auch blind innerhalb des Dentins. Mark- und Seitenkanäle sind nicht aufbereitbar und können bei den Wurzelfüllungsmaßnahmen bestenfalls teilweise erreicht werden. Günstig ist dagegen die Darstellbarkeit der Kronenpulpa, so daß dieser Bereich sehr gut eingesehen werden kann. Gelingt nun die Erweiterung der Kanaleingänge und die Aufbereitung der Wurzelhauptkanäle, so

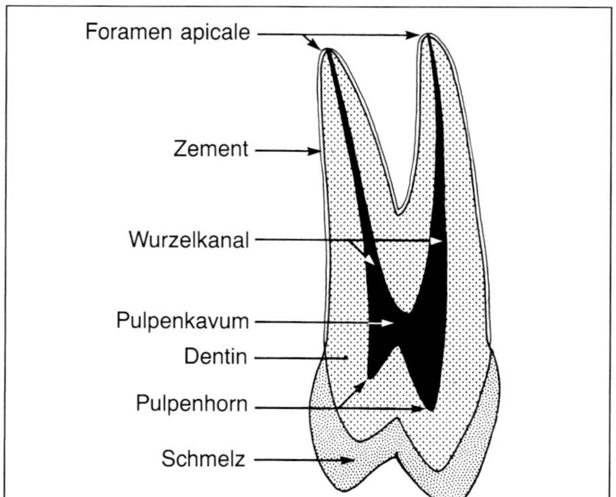

Abb. 7.1 Die räumliche Gestalt der Pulpa entspricht der äußeren Form des Dentinkörpers

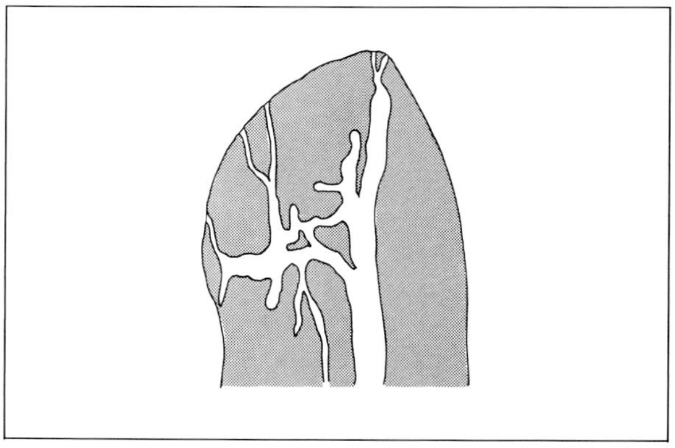

Abb. 7.2 Ramifikationen im Bereich des apikalen Deltas

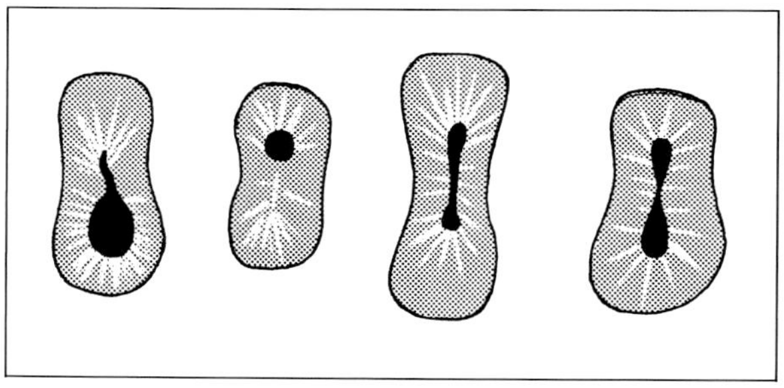

Abb. 7.3 Unterschiedliche Wurzelkanalquerschnitte

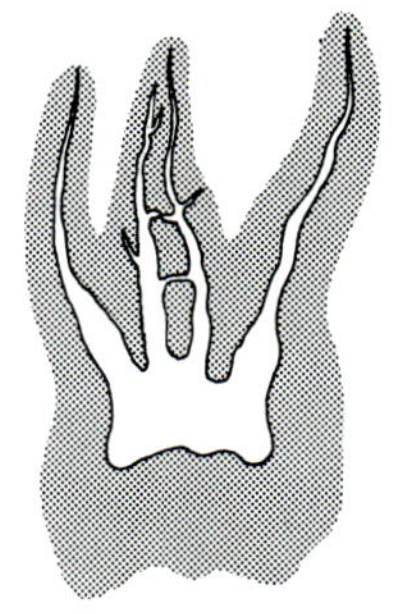

Abb. 7.4 Bizarre Wurzelkanalformen bei Molaren

muß deren Querschnitt beachtet werden; er ist im günstigsten Fall oval oder sanduhrförmig (Abb. 7.3), kann aber durch die Dentinablagerungen im Lauf des Lebens wechselnde, bizarre Formen annehmen, die besonders beim Molaren eine Behandlung erschweren oder unmöglich machen (Abb. 7.4). Die Kanalverzweigungen und Seitenkanäle im apikalen Wurzeldrittel sind bei konservativer Wurzelfüllungstherapie nicht erreichbar. Die Resektion dieses Wurzelabschnittes beseitigt damit den häufigsten Schwachpunkt der Wurzelfüllung. Nicht gefüllte Anteile des Hauptkanals oder nur angeschnittene Seiten- und Dentinkanälchen können trotz Resektion zu einer erneuten apikalen Parodontitis führen!

7.2 Indikation

Vor der Durchführung einer Wurzelspitzenresektion muß zunächst geprüft werden, ob der Eingriff angezeigt ist, d. h., ob das angestrebte Ziel – die Zahnerhaltung – möglich ist. Prognose und operativer Aufwand müssen im Patienteninteresse abgewogen werden. Allgemeinkriterien für die Indikationsstellung (Tab. 7.1) sind die Erhaltungsfähigkeit, also das rein technisch Machbare, aber auch die Erhaltungswürdigkeit, also die Abschätzung der erreichbaren Funktionstüchtigkeit des Zahnes und des gesamten Kauorgans. Entscheidend sind hierbei die Mitarbeit und das Verständnis des Patienten, was sich durch den Mundbefund und ein Aufklärungsgespräch ergibt. Meist bleibt dennoch ein erheblicher Ermessensspielraum bei der Indikationsstellung.

Die *Parodontitis apicalis* ist der häufigste Anlaß für eine Wurzelspitzenresektion. Der devitale, dunkel verfärbte Zahn und die röntgenologisch nachweisbare apikale Aufhellung sprechen für eine chronische Verlaufsform. Bei der akuten Parodontitis apicalis ist der Zahn perkussionsempfindlich und der apikale Röntgenbefund unscharf. In

Tabelle 7.1 Indikationen und Kontraindikationen zur Wurzelspitzenresektion

	Indikationen der Wurzelspitzenresektion
allgemein	Erhaltungsfähigkeit und Erhaltungswürdigkeit des Zahnes Verständnis und Mitarbeit des Patienten
speziell	Parodontitis apicalis vor oder nach Wurzelfüllung Nicht vollständig aufbereitbarer Kanal (Krümmung, Stiftkrone, Dentikel, alte inkomplette Stiftfüllung, Fraktur eines Kanalinstrumentes, Via falsa im apikalen Bereich) Überstopfungen im periapikalen Bereich Zähne mit zystischen apikalen Veränderungen Zähne, die wegen persistierender Sekretion keinen festen Verschluß zulassen Unabgeschlossenes Wurzelwachstum Wurzelfraktur im apikalen Drittel Im Rahmen einer Reimplantation Verletzung des apikalen Bereiches bei Operationen in Zahnwurzelnähe
	Kontraindikationen der Wurzelspitzenresektion
allgemein	Reduzierter Allgemeinzustand (Endokarditis, Infarkt, Tumoren, Gerinnungsstörungen) Infektionskrankheiten als temporäre Kontraindikation
speziell	Akute lokale Entzündungen (Parodontitis, Abszeß) Mangelnde Erhaltungsfähigkeit der verbliebenen Zahnsubstanz, z. B. ausgedehnte Karies Ausgeprägte Schädigung des Zahnhalteapparates, z. B. tiefe Taschen Große Verletzungsgefahr wichtiger Nachbargewebe

beiden Fällen muß der Zahn vorbehandelt werden: Nach der Trepanation und Kanalaufbereitung wird er offengelassen, damit die Entzündung und im akuten Fall auch die Beschwerden abklingen können. Nach konservativer endodontischer Vorbehandlung kann dann der operative Eingriff folgen.

Eine besondere Situation ergibt sich bei *nicht aufbereitbarem Wurzelkanal* und *akuter apikaler Parodontitis*. Eine Entlastung für die apikal entstehenden Einschmelzungsprodukte muß dann durch die sogenannte Schröder-Lüftung erfolgen. Das technische Vorgehen entspricht einer Inzision mit nachfolgender Knochentrepanation im Bereich der Wurzelspitze. Erst nach Abklingen der Beschwerden kann hier eine Wurzelspitzenresektion mit retrograder Wurzelfüllung angezeigt sein. Die Ursachen für ein Hindernis bei der orthograden Aufbereitung der Wurzelkanäle sind vielfältig (Abb. 7.5). Eine starke Wurzelkrümmung ist oft auf das apikale Wurzeldrittel beschränkt und damit resektionsfähig. Andere anatomische Variationen wie Dentikelbildung, enge oder durch ihren bizarren Verlauf nicht aufbereitbare Kanäle können im apikalen Bereich reseziert und kombiniert von retro- und orthograd versorgt werden, so daß eine ausreichende Wurzelfüllung erreichbar ist. Weitere Hindernisse stellen nicht mehr entfernbare Wurzelfüllungen, insbesondere Kunststoff- oder Metallwurzelstifte und Kernaufbauten sowie Stiftkronen dar. Hier ist ebenfalls nur die retrograde Technik möglich. Für den Behandler unangenehm ist ein Ferrum alienum, da es eine unmittelbare Komplikation darstellt. Die Wurzelspitze kann gelegentlich mit dem abgebrochenen Instrument entfernt werden. Manchmal gelingt es auch, den Fremdkörper vom apikalen Zugang koronalwärts zurückzustoßen. Eine weitere Komplikation der Wurzelbehandlung ist die fausse route bzw. Via falsa. Liegt die Perforationsstelle im apikalen Wurzeldrittel, ist eine Resektion indiziert. Gelegentlich wird der Wurzelkanal versehentlich überstopft, so daß Wurzelfüllmaterial im Knochen, in der Kieferhöhle oder im Mandibularkanal zu liegen kommt. Das Fremdmaterial sollte dann operativ entfernt und die Wurzelfüllung während der Resektion ergänzt werden.

Nicht selten entsteht, ausgehend von einer Parodontitis apicalis, eine *radikuläre Zyste* (Abb. 7.6) oder eine *Fistel*. Während bei chronischer Verlaufsform die Zystenbildung vollständig beschwerdefrei und unbemerkt vonstatten gehen kann, entstehen Fisteln zum Zahnfleisch oder auch zur Außenhaut üblicherweise nach der Spontanperforation eines odontogenen Abszesses, der bei akuter Verlaufs-

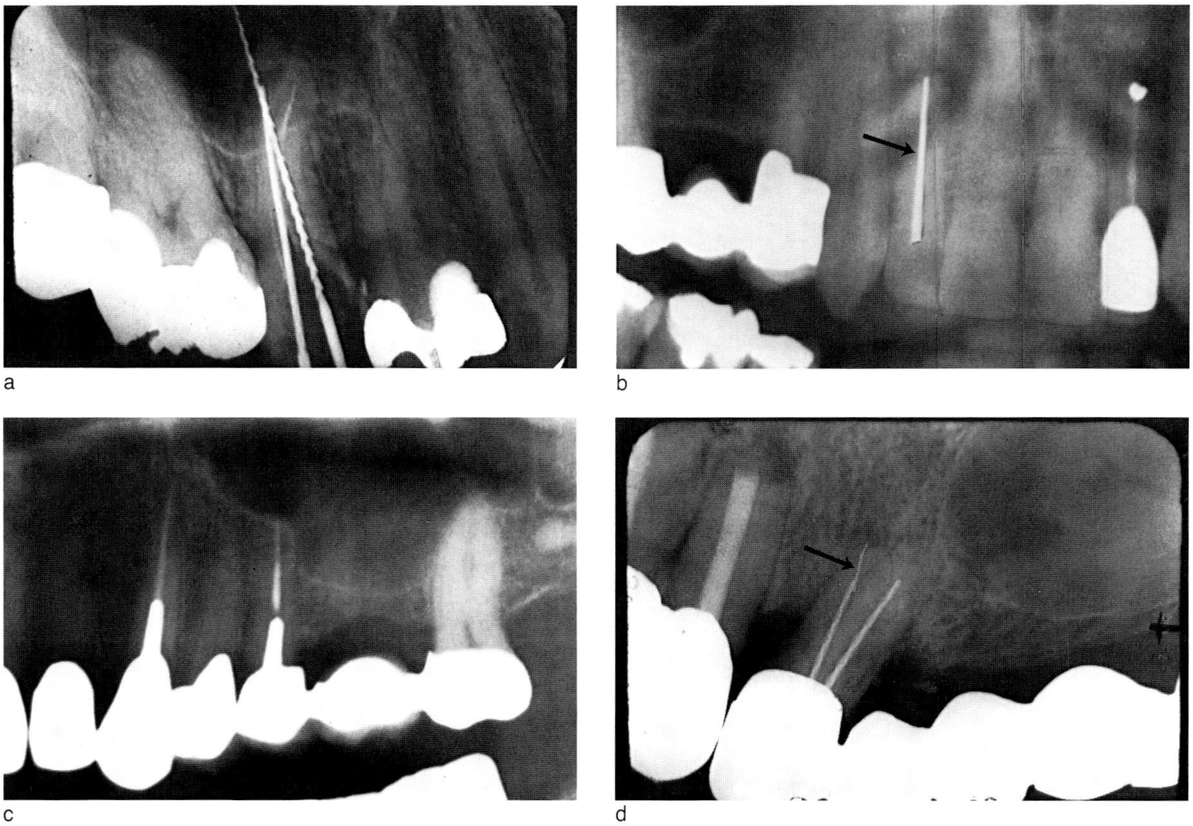

Abb. 7.5 Beispiele für Hindernisse der orthograden Kanalaufbereitung; a) starke Wurzelkrümmung und Wurzelperforation (Via falsa), b) nicht mehr entfernbare Wurzelfüllung (Silberstift), c) Stiftkronen, d) Ferrum alienum im apikalen Bereich

form erhebliche Beschwerden verursacht. Die spontane Eröffnung führt zur Entlastung und Fistelentstehung, so daß dies vom Patienten als Besserung registriert wird. Die Behandlung muß selbstverständlich den verursachenden Zahn einschließen. Die Zystenbehandlung (s. dort) ebenso wie die Entfernung des apikalen Granulationsgewebes erfordern den operativen Zugang zur Wurzelspitze, so daß hier die gleichzeitige Wurzelspitzenresektion das Mittel der Wahl ist.

Eine weitere Indikation zur Wurzelspitzenresektion ergibt sich, *wenn Zähne nach einer konservativen Wurzelbehandlung keinen Festverschluß zulassen,* ohne erneute Beschwerden zu machen. Ursache hierfür können z. B. anaerobe Restinfektionen sein. Bei Sekretion aus dem apikalen Bereich in den Kanal ist dieser nicht trockenzulegen. Dies tritt bei nicht abgeschlossenem Wurzelwachstum und weitem Foramen apicale auf. Gedacht werden muß in solchen Fällen auch an Flüssigkeit aus einer Zyste oder einen Markabszeß. Eine vollständige und kontrollierbare Wurzelfüllung ist dennoch im Rahmen der Wurzelspitzenresektion möglich.

Nach einer *Zahnfraktur* im Verlauf eines Zahn- oder Kiefer-Gesichts-Traumas stellt sich die Frage der Erhaltungsfähigkeit solcher Zähne. Wurzelfrakturen im apikalen Drittel können durch Resektionen des zentralen Fragments versorgt werden. Der Zahn muß selbstverständlich intra operationem wurzelbehandelt werden. Ist gleichzeitig eine erhebliche Lockerung aufgetreten, kann der Eingriff mit einer transdentalen Fixation kombiniert werden (Abb. 7.7). Eine weitere Indikation zur Wurzelspitzenresektion ergibt sich bei der Reimplantation von wurzelbehandelten Zähnen. Hierbei sind traumatisch luxierte von therapeutisch extrahierten Zähnen zu unterscheiden. Die Technik, d. h. die extraorale Wurzelfüllung und Wurzelspitzenresektion vor der Reimplantation, ist gleich.

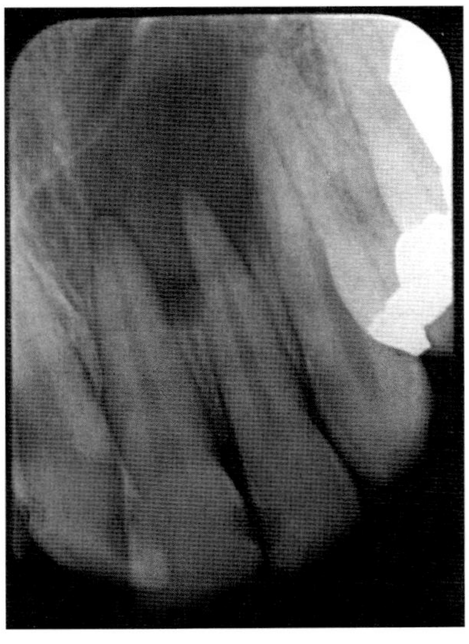

Abb. 7.6 Radikuläre Zyste an Zahn 22

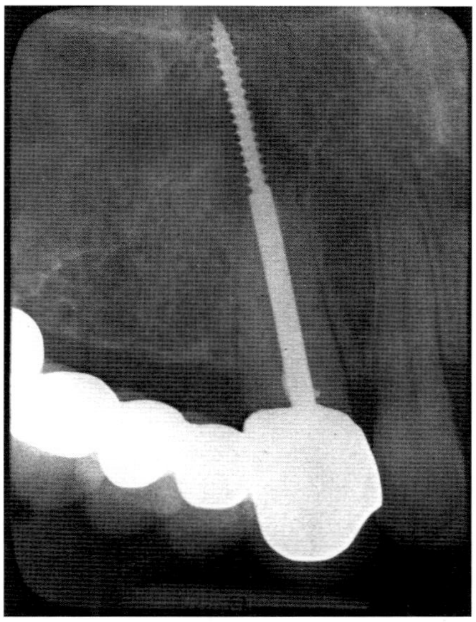

Abb. 7.7 Resezierter und transdental fixierter Zahn 13

Im Rahmen von operativen Eingriffen kann es sowohl als vermeidbare wie auch als unvermeidbare Komplikation zur Indikation der Wurzelspitzenresektion kommen. Als Beispiele seien das versehentliche Anresezieren eines Nachbarzahnes, die Freilegung der Wurzelspitze nach einer Zystenoperation, die unvermeidbare Resektion im Rahmen einer kieferorthopädisch-chirurgischen Operation, einer Kieferhöhlenoperation oder auch einer Tumoroperation genannt. Selbstverständlich müssen solche präoperativ vitalen, vielleicht sogar völlig unbeschädigten Zähne intraoperativ korrekt wurzelbehandelt werden.

Problematisch ist die Indikationsstellung zur Wurzelspitzenresektion bei Herdpatienten. Der Erfolg einer Wurzelspitzenresektion ist ebenso wie der Erfolg jeder anderen Wurzelbehandlung nur unsicher zu beurteilen. Jeder so versorgte Zahn stellt also einen bedingten Anhalt für ein Herdgeschehen, d. h. einen möglichen odontogenen Infektionsherd dar. Nur nach Absprache mit dem behandelnden Hausarzt und eingehender Aufklärung des Patienten sollte man sich hier zu einer Wurzelspitzenresektion entschließen.

7.3 Kontraindikation

Der Allgemeinzustand eines Patienten kann eine Reihe von Einschränkungen ergeben (s. Tab. 7.1). Zu nennen sind hier in ihrem Allgemeinzustand stark reduzierte, alte Menschen, für die schon eine Extraktion eine große Belastung darstellt. Bei Endokarditis- und Infarktpatienten sollte man sich wie bei Erkrankungen des hämatopoetischen Systems und malignen Tumoren mit infauster Prognose auf die Zahnentfernung beschränken. Bei Patienten mit Blutgerinnungsstörungen (Hämophilie, antikoagulierte Patienten, Dialysepatienten) muß das Ausmaß der zugrundeliegenden Störung abgeklärt werden. So ist ein mildes von-Willebrand-Jürgens-Syndrom keine, eine Marcumarisierung bei Herzklappenersatz dagegen sehr wohl eine Kontraindikation. In allen solchen Fällen ist grundsätzlich eine Absprache mit dem behandelnden Facharzt unerläßlich, weil der Zahnarzt den Schweregrad und Verlauf einer Allgemeinerkrankung, z. B. eines Diabetes, kaum allein einschätzen kann.

Eine Wurzelspitzenresektion ist niemals ein dringlicher, vitaler Eingriff, so daß sie aus einer Reihe von Gründen verschoben werden kann. Solche *temporären Kontraindikationen* sind Infektionskrankheiten oder andere vorübergehende Allgemeinerkrankungen.

Auch lokale Gesichtspunkte sprechen gegen eine Wurzelspitzenresektion. Akute entzündliche Prozesse im Mundhöhlenbereich, besonders eine akute Parodontitis oder sogar ein odontogener Abszeß müssen durch angemessene Vorbehandlung beseitigt werden.

Der gesamte Mundbefund muß bewertet werden. Bei desolaten Gebißverhältnissen, aber auch bei lückenbegrenzenden Zähnen, müssen die prothetischen Behandlungserfordernisse mit der Operationsplanung abgestimmt werden. Ein resezierter Zahn mit gekürzter Wurzel hat eine reduzierte Pfeilerfunktion.

Im parodontal geschädigten Gebiß mit Knochenabbau und tiefen Taschen kann schon prae operationem die Relation zwischen klinischer Krone und im Knochen fixierter Wurzel so verschoben sein, daß eine Resektion den Zahn funktionsunfähig macht. Der extraalveoläre Zahnanteil sollte post operationem nicht länger als der intraalveoläre sein. Gelockerte Zähne mit vertikalem Knochenabbau sollten nicht reseziert werden.

Kontraindiziert ist eine Wurzelspitzenresektion auch dann, wenn eine Verletzung des N. alveolaris inferior aufgrund der Kanalnähe befürchtet werden muß.

7.4 Präoperative Vorbehandlung

Es wurde bereits darauf hingewiesen, daß bei akuten Entzündungserscheinungen der operative Eingriff verschoben werden muß. Die adäquate Therapie besteht hier in der Trepanation des Zahnes, der Exstirpation des veränderten Pulpengewebes und der Kanalaufbereitung bis zum physiologischen Foramen apicale. Die weitere endodontische Therapie entspricht dem konservativen Vorgehen bei der Wurzelbehandlung. Auch bei der Wurzelspitzenresektion gilt, daß der Erfolg in erster Linie von der Qualität der Wurzelfüllung abhängt!

Eine einwandfreie, gründliche mechanische Kanalaufbereitung gelingt am besten mit dem Handinstrumentarium. Die Feilen und Bohrer sollten in der Reihenfolge zunehmender Dicke angeordnet werden, ohne Zwischengrößen zu überspringen. Wer hier durch schnelles Arbeiten Zeit gewinnen will, endet beim Instrumentenbruch oder der Via falsa. Wichtig ist die vollständige Aufbereitung in Länge und Querschnitt. Keimbeladene Dentinanteile müssen entfernt und nicht erreichbare Seitenkanälchen durch medikamentöse Einlagen desinfiziert werden. Vor der Wurzelfüllung sollte der Zahn einen dichten provisorischen Verschluß erhalten und darauf keine Reaktion zeigen.

Das Wurzelfüllmaterial muß einer Reihe von Anforderungen genügen; die wichtigsten sind Gewebefreundlichkeit, Randständigkeit, Nichtresorbierbarkeit und bei Bedarf Entfernbarkeit. Nach unserer Auffassung gibt es kein Material, das diese Eigenschaften gleichzeitig erfüllt. Wir verwenden daher Phosphatzement, Diaket oder AH 26 mit Titanstiften. Diese Metallstifte werden passend zu den Aufbereitungsinstrumenten gewählt, so daß das Kanallumen am Resektionsquerschnitt neben dem Metall lediglich eine dünne Zementfuge aufweist. Als Alternative kommt Endomethasone in Kombination mit Guttaperchastiften in Frage.

Titan hat sich im Bereich der Implantologie als besonders gewebeverträglich erwiesen, ist aber wesentlich härter und schwerer zu bearbeiten als Silber. Um im Bedarfsfall den Wurzelkanal zur Aufnahme einer Stiftkrone wiederaufbereiten zu können, sollte nur das apikale Wurzel-

stumpfdrittel eine Metallstiftfüllung erhalten. Die koronalen Kanalanteile werden erneut mit Zement beschickt und mit einem Guttaperchastift versehen, der zum einen die Füllung verdichtet und zum anderen die Wiederaufbereitung erleichtert.
Die Wurzelkanalfüllung kann zu unterschiedlichen Zeitpunkten durchgeführt werden, nämlich als *präoperative* Füllung und als *intraoperative Füllung*.
Durch die Wurzelfüllung vor dem Eingriff wird die Operationsdauer verkürzt und die Infektionsgefahr durch Kontakt mit Kanalinhalt vermindert. Das intraoperative Vorgehen ermöglicht eine Aufbereitung und Füllung unter optischer und mechanischer Kontrolle, wobei sich das Füllungsmaterial leichter einbringen läßt, weil die Luftsäule nach apikal entweichen kann. Durch eine Kombination prä- und intraoperativer Maßnahmen, nämlich der vorbereitenden Wurzelkanalaufbereitung mit medikamentöser Vorbehandlung und intraoperativer Kanalfüllung mit metallischen apikalen Stiften lassen sich nahezu alle Vorzüge zu einem Verfahren vereinigen:

- Die präoperative Aufbereitung verkürzt die Operationsdauer und vermindert die Infektionsgefahr.
- Die intraoperative Füllung erlaubt einen leichteren, optimalen und kontrollierbaren Verschluß.

Die Unterlassung der präoperativen Aufbereitung sollte nur toleriert werden, wenn sie nicht möglich ist. Dies betrifft nichtentfernbare, alte Wurzelfüllungen und Zähne mit Stift- oder Kernaufbauten. Solche Zähne können nur intra operationem von retrograd mit einer Wurzelfüllung versehen werden.

7.5 Durchführung der Wurzelspitzenresektion

7.5.1 Schmerzausschaltung

Die Wurzelspitzenresektion wird routinemäßig in lokaler Anästhesie durchgeführt. Dabei muß der betäubte Bereich ausreichend groß sein und nach beiden Seiten 1–2 Nachbarzähne mit einbeziehen. Im Oberkiefer muß also ein Bereich von 3–5 Zähnen bis in den apikalen Bereich infiltriert werden. Zusätzlich ist eine palatinale Injektion am Foramen palatinum oder Foramen incisivum erforderlich. Im Unterkiefer ist die Leitungsanästhesie angezeigt, die im Molarenbereich durch zusätzliche vestibuläre Infiltration ergänzt wird. Im unteren Frontzahnbereich sollten die überkreuzenden Nervenenden der Gegenseite durch terminale Injektion ausgeschaltet werden.
Trotz einwandfreier Durchführung der Lokalanästhesie können bei der Kürettage des apikalen Granuloms vom Patienten Schmerzen angegeben werden. Manchmal hilft hier eine zusätzliche Injektion in das Granulationsgewebe.
Die Menge des Anästhetikums beträgt 2–4 ml. Wir benutzen Articain 4% mit einem geringen Adrenalinzusatz (1:200000), der für ausreichende Blutleere im Operationsgebiet sorgt.
Selbstverständlich kann die Wurzelspitzenresektion auch im Rahmen einer Intubationsnarkose durchgeführt werden. Schwere und Umfang einer WSR rechtfertigen im allgemeinen jedoch nicht den Aufwand und das Risiko einer Allgemeinnarkose.

7.5.2 Schnittführungen

Eine ganze Reihe von Schnittführungen wurde angegeben. Die am häufigsten von uns angewandte ist die nach *Partsch*. Wie aus Abbildung 7.8 zu ersehen ist, wird der zum Zahnfleischrand konvexe Bogenschnitt über mindestens 3 Zähne ausgedehnt, so daß die Wurzelregionen des linken und des rechten Nachbarzahnes mit erfaßt sind. Der Scheitelpunkt sollte nicht zu nahe an den Zahnfleischrand heranreichen. Bei größerem Abstand liegt der Schnitt ausschließlich im Bereich der beweglichen Schleimhaut, jedoch kommt es dann vor, daß bei Zähnen mit kürzeren Wurzeln kein ausreichend dichter Wundverschluß zur Mundhöhle erreicht wird, weil die Naht über dem knöchernen Operationsdefekt liegt. Um diesen Nachteil zu vermeiden, führte *Wassmund* den Bogenschnitt bis in die Gingiva, und zwar bis zu 5 mm an den Zahnfleischrand heran und bildete einen großen Schleimhautperiostlappen, der in der Umschlagfalte gestielt ist. Der Rand dieses Lappens liegt überall dem Knochen auf; dadurch ist die Nahtlinie durch eine knöcherne Unterlage gestützt. Das Vernähen des Lappens ist allerdings in der dünnen, unverschieblichen Gingiva nicht leicht; die Naht kann durch die Spannung bei der Lippenbewegung die straffe Gingiva durchschneiden. Auch bei dieser Schnittführung ist der Operationsbezirk zum Zahnfleischrand hin von vornherein begrenzt. *Hauberisser* hat diese bogenförmigen Schnittführungen modifiziert und einen trapezförmigen Lappen empfohlen, dessen Readaptation wesentlich leichter ist. Durch die beiden Ecken des Lappens kann eine exakte Rücklagerung erfolgen. *Reinmüller* verzichtete auf

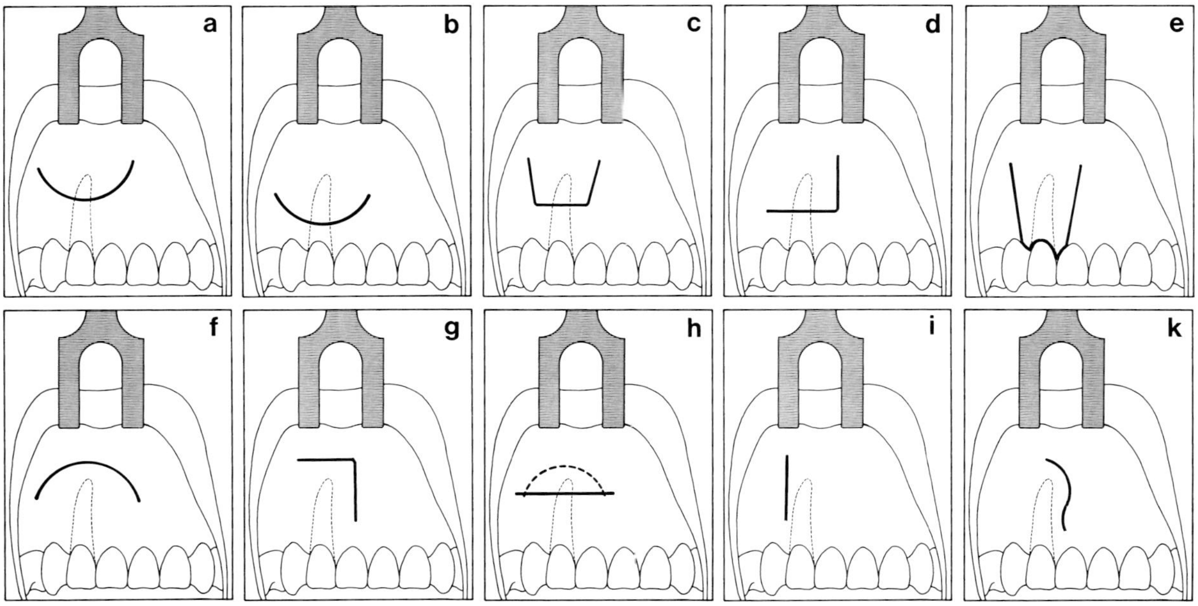

Abb. 7.8 Schematische Darstellung der verschiedenen Schnittführungen; a) Bogenschnitt nach Partsch, b) Bogenschnitt nach Wassmund, c) trapezförmiger Schnitt nach Hauberisser, d) Winkelschnitt nach Reinmüller, e) Zahnfleischrandschnitt nach Nowak, Sebba, Peter, f) Bogenschnitt nach Pichler, g) Winkelschnitt nach Wustrow, h) Doppellappenschnitt nach Brosch, i) Vertikalschnitt nach Eskici, k) vertikaler s-förmiger Schnitt nach Lindorf

einen vertikalen Schenkel der Hauberisser-Schnittführung und schlug somit einen Winkelschnitt vor, wodurch der Lappen jederzeit beliebig nach der entsprechenden Seite vergrößert werden kann. Durch einen Schnitt am Zahnfleischrand mit zwei senkrechten Schnitten am Ende desselben wurde von *Nowak, Sebba* und *Peter* ein Schleimhautperiostlappen gebildet, der in der Umschlagfalte gestielt ist. Dieser wird empfohlen, wenn die Schleimhautnaht möglichst weit entfernt von dem Knochendefekt liegen soll, nämlich bei größeren Knochenwunden von Zysten, oder wenn gleichzeitig eine Gingivektomie durchgeführt werden muß. Auch hier ist die Ausdehnung des Operationsgebietes durch den Schnitt von vornherein begrenzt. Zudem sind für eine Wurzelspitzenamputation sicherlich nicht immer zwei vertikale Inzisionen erforderlich. *Pichler* führte einen wurzelspitzenwärts konvexen Schnitt hoch im Vestibulum, der rechtwinklig oder konvex ist, und bildete einen zum Zahnfleischrand hin gestielten Lappen. Dieser umgekehrte Bogenschnitt hat den Vorteil der wesentlich besseren Heilungstendenz, da der Lappen im Bereich der Nahtstelle durch Submukosa verstärkt ist. Als Nachteil steht dem allerdings eine massivere Narbenbildung im Bereich der Umschlagfalte gegenüber. Auch hier ist das Operationsgebiet von vornherein begrenzt. *Wustrow* modifizierte den rechtwinkligen Schnitt von Pichler durch Verzicht auf einen senkrechten Schenkel, so daß ein umgekehrter Winkelschnitt entstand. Beim Doppellappenschnitt nach *Brosch* wird ein waagrechter Schnitt in der beweglichen Schleimhaut angelegt, wobei nur die Schleimhaut durchtrennt wird. Danach wird die Submukosa unter Anspannung der Weichteile etwas abpräpariert und samt dem Periost durch einen Bogenschnitt durchtrennt. Bei diesem Verfahren erreicht man einen breiten Kontakt der Wundflächen zueinander, allerdings ist die Präparation schwieriger und dadurch das postoperative Ödem meistens stärker. *Eskici* beschreibt eine senkrechte Schnittführung zur Wurzelspitzenresektion. Der Schnitt wird distal vom zu resezierenden Zahn, und zwar im Bereich des Interdentalseptums, angelegt. Zunächst wird die Schleimhaut und dann das Periost samt der Submukosa durchtrennt. Vorteil dieser Schnittführung ist eine nur geringe Schleimhautblutung, weil die zur Gingiva ziehenden Gefäße nicht durchtrennt werden. Die Übersicht ist trotz des kleinen Schnittes gut, der Wurzelspitzenbereich der Nachbarzähne wird nicht in die Wunde mit einbezogen. Das Vernähen ist leicht, und wegen fehlender Spannung der Schleimhaut ist eine Primärheilung zu erwarten; die Narbenbildung ist äußerst gering. *Lindorf* modifizierte schließlich die vertikale gerade Schnittführung zu einer S-förmigen Schnittführung. Dadurch wird die Übersicht verbessert, die Gewebetraumatisierung vermindert und die Readaptierung der Wundränder vereinfacht. Von den meisten hier vorgestellten Schnittführungen haben nur wenige breite Anwendung gefunden. Dies sind die Schnittführung nach *Partsch,* die Schnittführung nach *Pichler,* der Zahnfleischrandschnitt nach *Nowak-Sebba-Peter* und die vertikale Schnittführung nach *Eskici.* Im Einzelfall können die angegebenen Modifikationen allerdings zur Vermeidung bestimmter Nachteile von großem Nutzen sein.

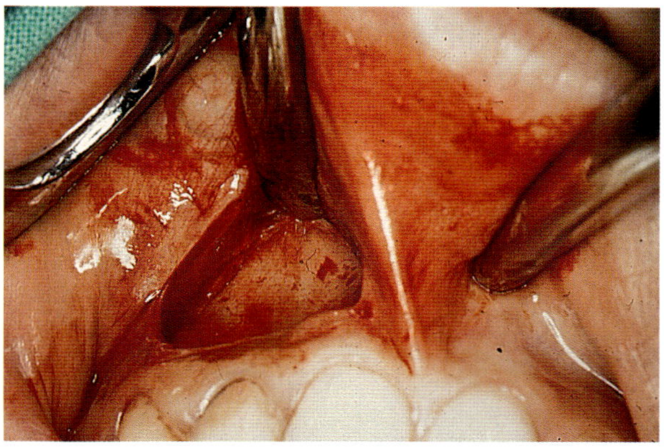

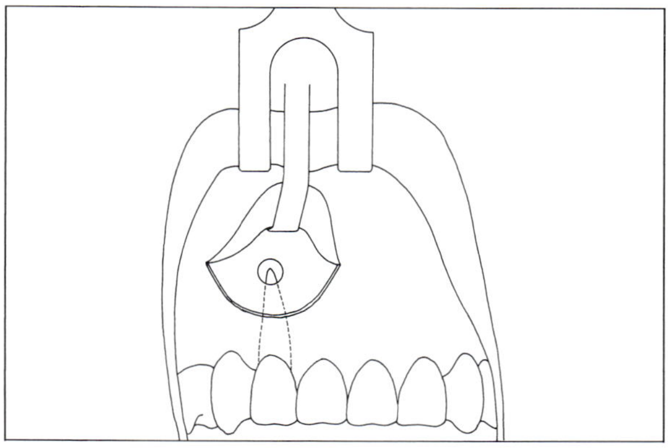

Abb. 7.9 a und b Freigelegter knöcherner Alveolarfortsatz

Wichtiger als alle diese Modifikationen sind einige Grundregeln. So muß der zu bildende Lappen den Grundregeln der Chirurgie entsprechen und den Erfordernissen des Eingriffs gerecht werden. Er muß eine gute Übersicht über den Operationsbereich und seine nähere Umgebung gewährleisten und im Bedarfsfall erweiterbar sein. Der zu groß gewählte Schnitt ist meist günstiger als der zu kleine. Der Lappen soll einen genügend weiten Abstand von der zu setzenden Knochenwunde haben, damit er während des operativen Eingriffs nicht verletzt und bei der Rücklagerung auf allseitiger fester Knochenunterlage vernäht werden kann. Mit Ausnahme der Schnittführungen nach *Brosch, Eskici* und *Lindorf* wird der Schnitt kräftig und in einem Zug bis auf den Knochen durchgeführt. Ein zögerndes Hantieren oder wiederholtes Ansetzen des Skalpells verursacht unvollständige Durchtrennung und unnötige Traumatisierung des Gewebes, welche die Heilung beeinträchtigen. Wird ein Schleimhautperiostlappen gebildet, so wird er mit einem Raspatorium insgesamt vom Knochen zu seiner Basis hin abgelöst. Die Operationsassistenz hält dann mit einem stumpfen Wundhaken nach Langenbeck den Lappen so zurück, daß dieser nicht traumatisiert wird, aber dennoch für den Operateur ausreichende Sicht auf das Operationsfeld freigegeben ist (Abb. 7.9 a und b).

7.5.3 Aufsuchen, Freilegen und Resektion der Wurzelspitze

Beim Aufsuchen und Freilegen der Wurzelspitze kann es zu einer Reihe von Komplikationen kommen, die meist auf mangelnde Übersicht und fehlende Klarheit über die topographischen Verhältnisse zurückzuführen ist. Mehrere Lokalisationshilfen stehen dem Operateur zur Verfügung: das Röntgenbild, anatomische Hilfen, pathologische Wegweiser, instrumentelle Orientierungsmöglichkeiten. Das obligatorische präoperative Röntgenbild sollte in möglichst verzerrungsfreier Projektion, also in Rechtwinkeltechnik mit orthoradialem Strahlengang angefertigt sein. Unmittelbar vor dem Aufsuchen der Wurzelspitze, also während des Eingriffs, sollte man sich erneut den Film ansehen, um den Abstand zu den Wurzeln der Nachbarzähne einschätzen zu können. Wenn man das Größenverhältnis zwischen der Zahnkrone, die klinisch sichtbar ist, und röntgenologisch erkennbarer Wurzel beachtet, gewinnt man eine Vorstellung über die Höhe der Wurzelspitze. Schließlich sind im Oberkiefer die Lagebeziehungen zum Nasenboden bzw. zur Kieferhöhle und im Unterkiefer der Abstand zum Canalis mandibularis und dem Foramen mentale zu beachten (Abb. 7.10).
Nach dem Röntgenbild wird nun der operativ freigelegte Kieferknochen inspiziert. In vielen Fällen vermittelt die über den Zähnen vorhandene Vorwölbung der Knochenoberfläche, das Jugum alveolaris, Hinweise auf die Verlaufsrichtung und die Lage der Wurzelspitze (Abb. 7.11). Durch die Erkrankung an der Wurzelspitze kann der bedeckende Knochen durch eine Fistel perforiert, durch ein Granulom resorbiert oder durch eine Zyste vorgewölbt sein (Abb. 7.12). Bei äußerlich unbeschädigter Knochenlamelle bricht man häufig mit Hilfe einer Sonde in eine darunterliegende Knochenhöhle ein (Abb. 7.13). Steht ein präoperativ aufbereiteter Wurzelkanal zur Verfügung, gibt eine in den Zahn eingelegte Miller-Nadel Hinweise auf den Kanalverlauf. Das Freilegen der Wurzelspitze erfolgt nun mit Hilfe eines kleinen Rosenbohrers (Abb. 7.14 a und b). Bei Anwendung des Handstückes mit Spraykühlung ist ausreichend gut zwischen Knochen und Zahnhartsubstanz zu unterscheiden. Meist muß ohnehin nur ein Fenster zu einer bestehenden Knochenhöhle angelegt werden. Mit einem scharfen Löffel wird das über der Wurzelspitze liegende Granulationsgewebe entfernt, so daß man Übersicht über die gesamte Wurzelspitze und den apikalen Prozeß erhält (Abb. 7.15 a und b). Die Wurzelspitze wird in einer Länge von ca. 3–4 mm freigelegt. Die Resektion wird dann mit einem Fissurenbohrer durchgeführt, um die Wurzelspitze möglichst in toto zu entnehmen (Abb. 7.16 a und b). So kann sichergestellt werden, daß der Apex entfernt und nicht nur abgetrennt oder

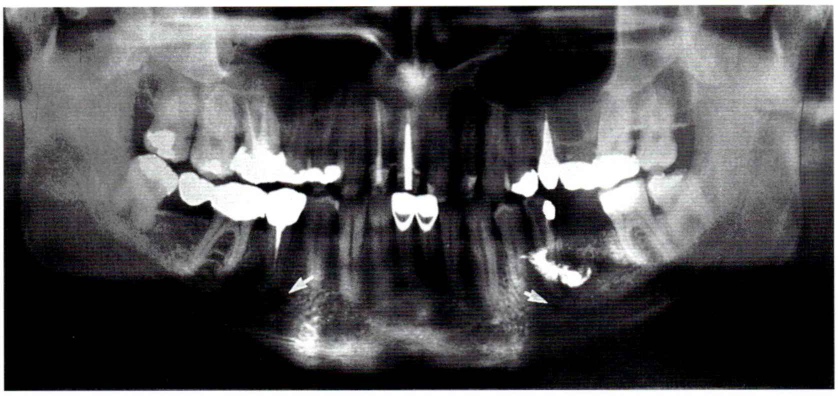

Abb. 7.10 Orthopantomogramm zur Feststellung der Lagebeziehung der Wurzeln zum Mandibularkanal und dem Foramen mentale (Pfeile)

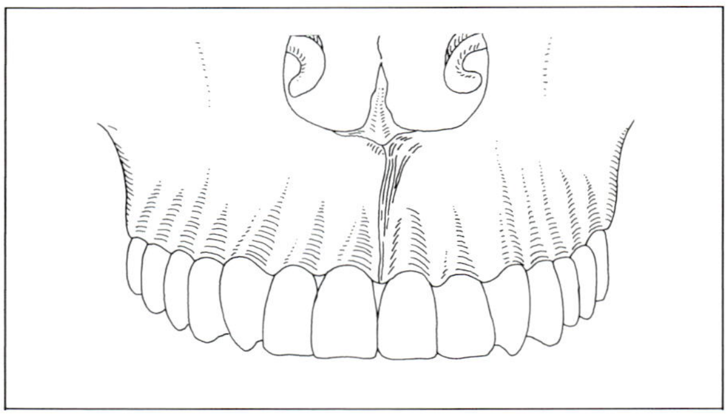

Abb. 7.11 Schematische Darstellung der Juga alveolaria

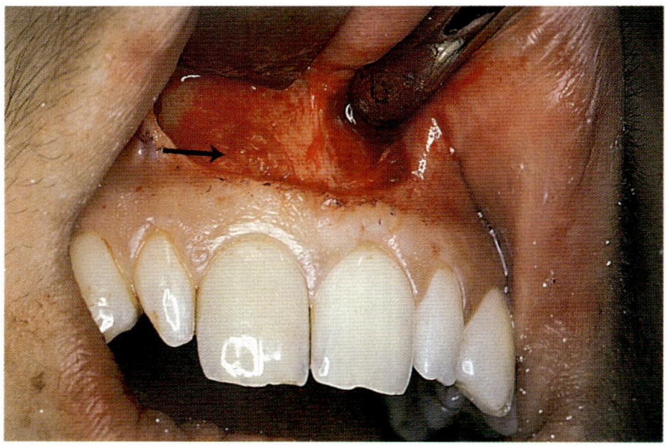

Abb. 7.12 Knochendefekt durch Resorption bei apikalem Granulom

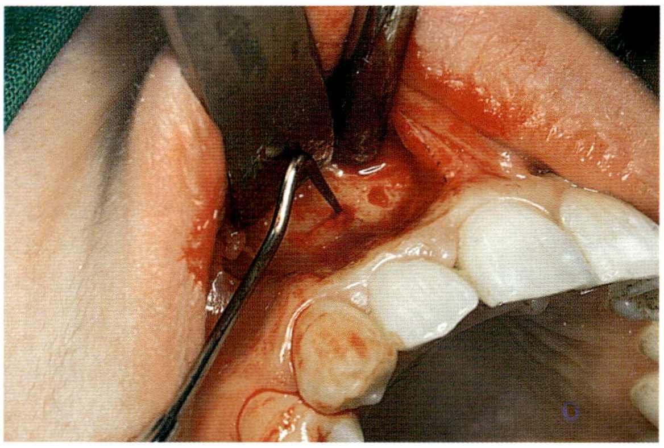

Abb. 7.13 Sondierung eines apikalen Granuloms

angebohrt wurde. Von der Reihenfolge, zuerst freizulegen und dann zu resezieren, ist allerdings abzuweichen, wenn ein nahes Foramen mentale oder die Kieferhöhle dies erfordern. In solchen Fällen erfolgt nur eine geringe Freilegung über der vorgesehenen Resektionsstelle, dann die Resektion und schließlich nach Entfernen des Apex die vorsichtige Ausräumung des Granuloms.

Der Resektionsstumpf soll einen möglichst kleinen Querschnitt haben, damit nur wenige angeschnittene Seitenkanäle freiliegen. Andererseits soll er gut einsehbar sein, damit die Wurzelfüllung kontrolliert werden kann. Um beiden Forderungen gerecht zu werden, wird der Querschnitt in einer Neigung zum Knochenfenster hin angelegt, die so gering wie möglich, aber so stark wie nötig ist. Bei der nun folgenden intraoperativen Wurzelkanalbehandlung wird im Bereich der Wunde, besonders in der Knochenhöhle, für ausreichende Blutstillung gesorgt. Dies kann durch Einlegen eines kleinen Tupfers geschehen, der mit Suprareninlösung getränkt ist.

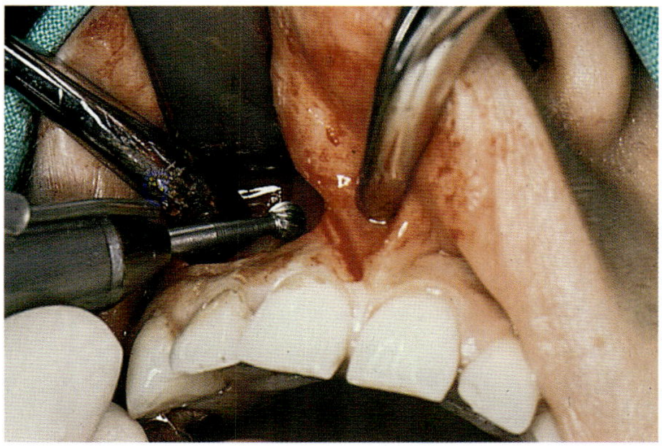

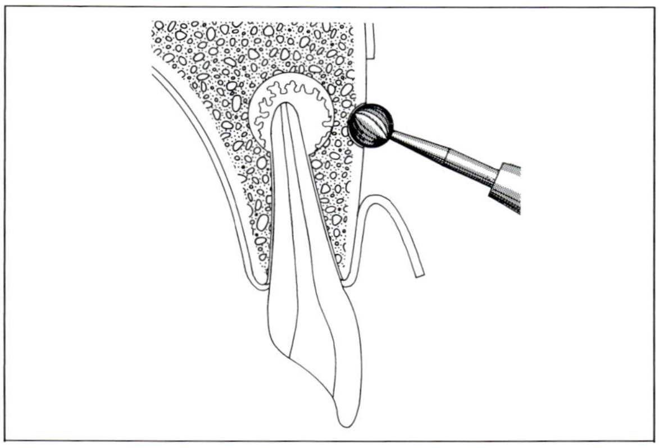

Abb. 7.14 a und **b** Die Freilegung der Wurzelspitze mit einem Rosenbohrer

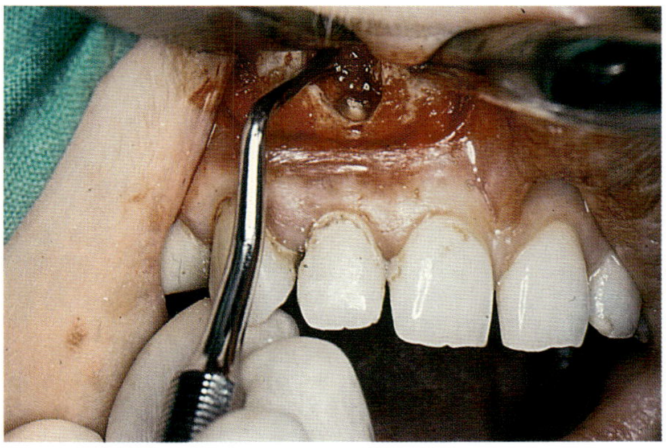

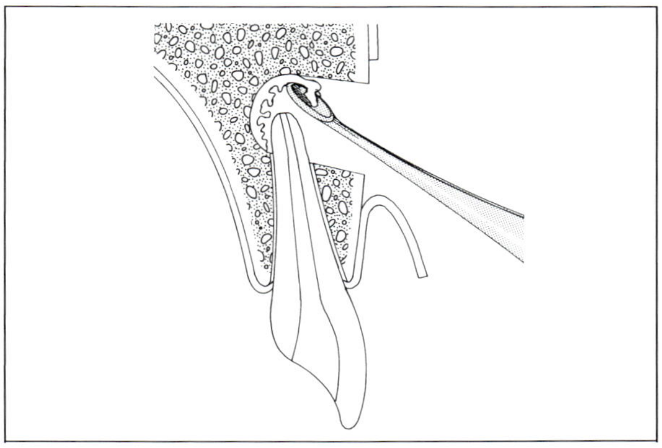

Abb. 7.15 a und **b** Entfernung des Granulationsgewebes

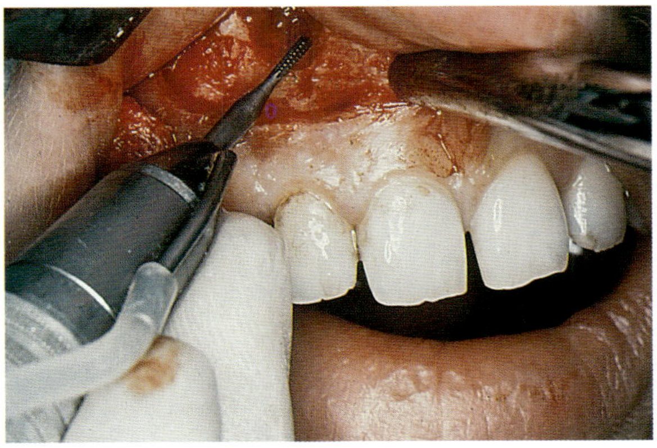

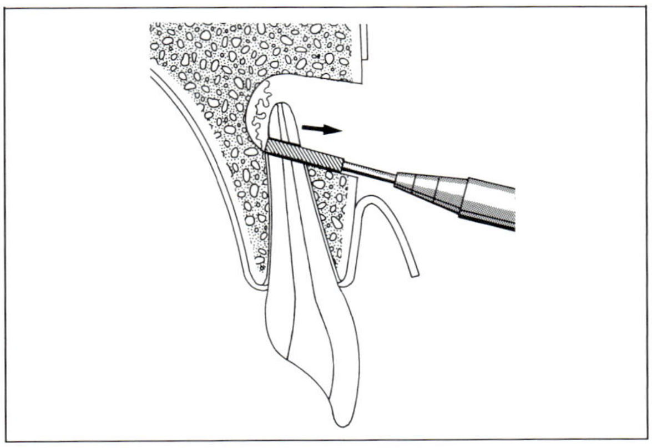

Abb. 7.16 a und **b** Resektion der Wurzelspitze mit einem Fissurenbohrer

7.5.4 Techniken der orthograden Wurzelkanalfüllung während der Operation

Die intraoperative Wurzelkanalbehandlung beginnt mit der Inspektion des apikalen Kanalquerschnittes und der Kontrolle auf vollständige Aufbereitung. Unvollständig aufbereitete Wurzelkanäle werden jetzt vollständig aufbereitet. Präoperativ werden meist Kanalinstrumente bis Größe 60 angewandt. Am günstigsten ist die Situation, wenn bei kreisrundem Kanaldurchmesser intra operationem nur eine entsprechende Erweiterung mit Kanalbohrern auf die Größen 70 bis 140 erfolgen muß. Ungünstiger ist es, wenn bei ovalem oder hantelförmigem Querschnitt und abgekrümmter Wurzel eine kreisförmige Erweiterung nicht möglich ist. Dies bedeutet insbesondere große Nachteile für den hermetischen Verschluß des Stumpfendes. Die Anwendung eines Normbestecks verliert hier ihren eigentlichen Sinn. Bei den meisten Zähnen, die einer Wurzelspitzenresektion zugeführt werden, ist allerdings die Kanalform so günstig, daß ein normiertes Verfahren angezeigt ist. Die *Vorteile dieser Normverfahren* sind:

- einfache, schnelle und saubere Aufbereitung;
- formbeständiger, dichter Kanalabschluß mit einem korrosionsfesten und gewebefreundlichen Material;
- fester Kanalabschluß auch bei nachträglicher Aufbereitung der koronalwärts liegenden Kanalanteile zur Aufnahme einer Stiftverankerung.

Folgende *Techniken der orthograden Wurzelkanalfüllung* während der Operation mit Normbesteck werden von uns zur Zeit angewandt:

- die von *Schilli, Niederdellmann* und *Krekeler* angegebene Methode mit apikalen Titanspitzen;
- eine modifizierte *Rehrmann*-Technik unter Verwendung der von Messing angegebenen apikalen Titanspitzen.

Bei beiden Verfahren muß intra operationem, nachdem die Wurzelspitze abgetragen und die Kronenpulpa genügend freipräpariert ist, der Wurzelkanal erweitert werden.

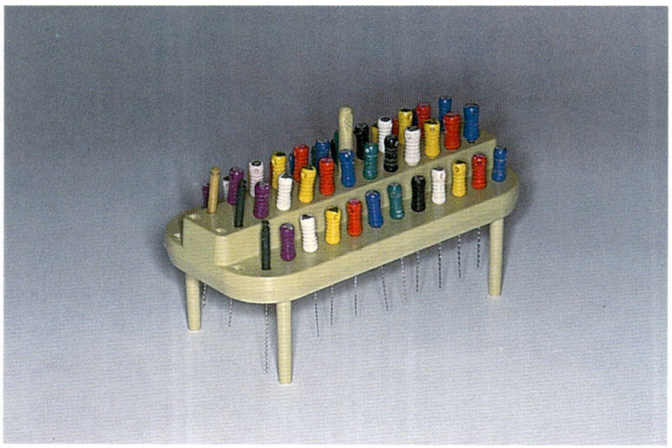

Abb. 7.17 Kanalbohrer in den ISO-Größen 15 bis 140 im sterilisierbaren Bohrerständer

Wir bevorzugen hierzu das Handinstrumentarium, weil so der Kanalquerschnitt absolut rund wird (Abb. 7.17 und 18a und b). Zur Vermeidung eines Instrumentenbruches oder einer Via falsa sollte unbedingt die Aufbereitung in aufsteigender Reihenfolge der Bohrergrößen erfolgen und keine Größe übersprungen werden.

Schilli et al. haben 1978 einen genormten apikalen Wurzelstift aus Titan vorgestellt. Das dafür notwendige Grundinstrumentarium (Abb. 7.19a–c) enthält konische Fräser als Aufbereitungsinstrumente unterschiedlicher Größe, entsprechende konische Stifte aus Titan und eine entsprechende Meßsonde. In den Kanal eingebracht werden diese Spitzen mit der sog. Einführsonde und verkeilt mit Hilfe einer Anpreßsonde. Der zur Aufnahme des Stiftes vorgesehene Kanal wird von koronal her bis zur Größe 100 mit einem Kerrbohrer aufbereitet. Danach wird das Kanallumen mit den konischen, dem Wurzelspitzenresektionsbesteck beiliegenden Bohrern normgerecht aufgefräst (Abb. 7.20a und b). Sobald die Bohrerspitze 2 mm aus dem Wurzelstumpf hervortritt, ist die Aufbereitung abgeschlossen. Die Paßgenauigkeit der Aufbereitung wird mit der Stiftlehre kontrolliert. Diese Lehre soll nicht mehr als 1 mm aus dem Wurzelstumpf herausragen und sich nicht weiter durchschieben lassen (Abb. 7.21a–c). Wenn zu weit aufgebohrt wurde, muß der größer dimensionierte Stift benutzt werden. Nach dieser Überprüfung und endgültigen Aufbereitung wird der Wurzelkanal mit 3%iger Wasserstoffsuperoxidlösung ausgewaschen. Anschließend wird er mit Alkohol gereinigt und mit Papierspitzen getrocknet; die Operationsassistenz muß in dieser Phase des Eingriffs besonders aufmerksam absaugen, damit der

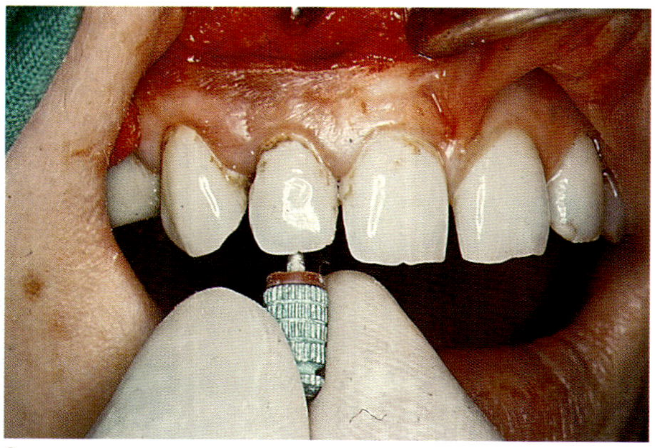

a

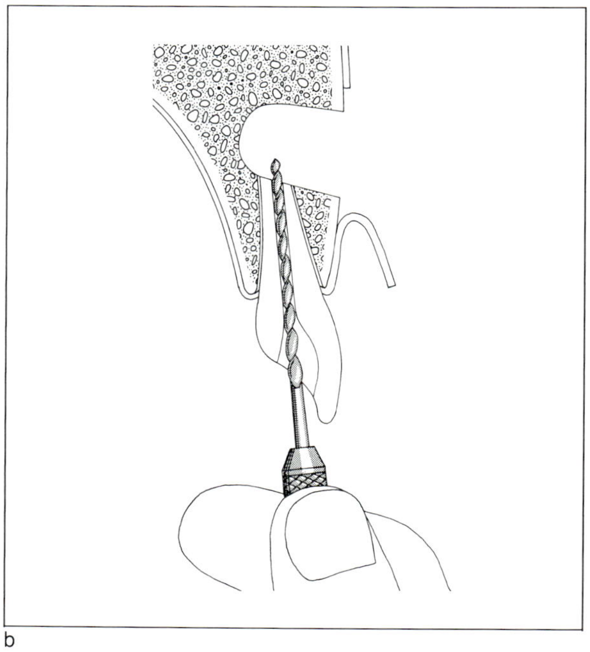

b

Abb. 7.18a und **b** Kanalaufbereitung mit einem Bohrer

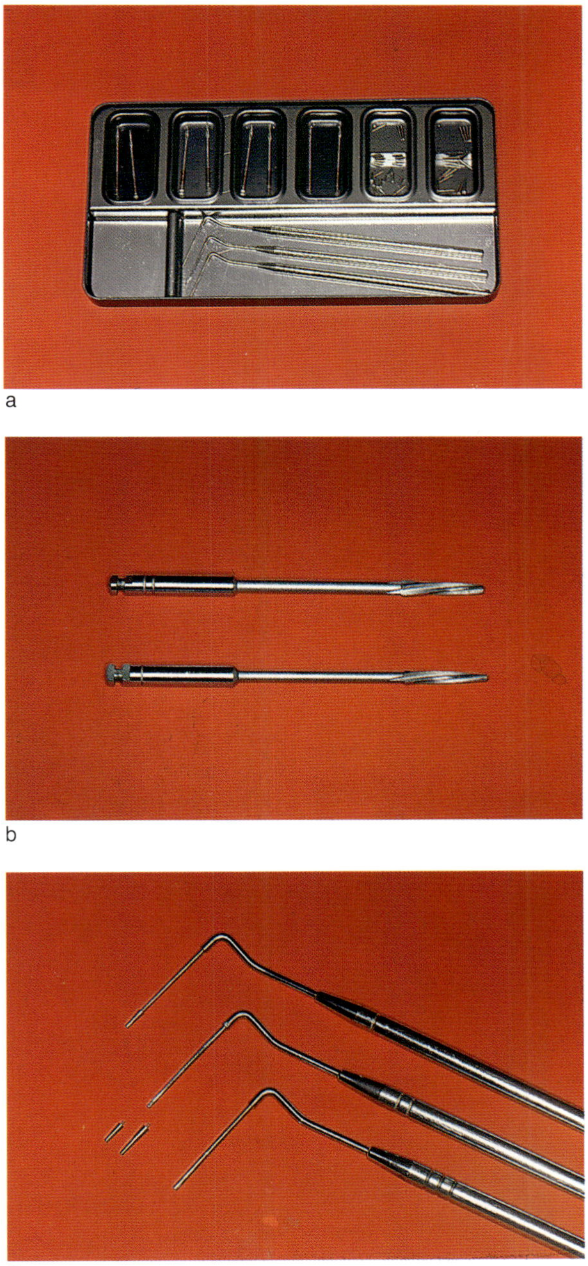

a

b

c

Abb. 7.19 Norminstrumentarium für die Wurzelspitzenresektion nach Schilli et al.; a) Instrumententray, b) konische Fräser in 2 Größen, c) apikale Titanstifte mit der Meßsonde, Einführsonde, Anpreßsonde

Kanal nicht mit Blut oder Speichel kontaminiert wird. In den getrockneten Kanal bringt man mit einem Lentulo die Wurzelfüllpaste oder Phosphatzement ein, bis ein geringer Überschuß am Kanalende zu erkennen ist. Der Wurzelstift wird auf den Stiftträger aufgesteckt und in den Wurzelkanal eingeschoben. Durch mäßigen Druck wird die Titanspitze im Wurzelstumpf verkeilt (Abb. 7.22 a–c). Beim Herausziehen des Trägers bleibt der Stift am Wurzelende stecken. Mit der stumpfen Anpreßsonde wird der Stift nochmals in den Kanal gepreßt (Abb. 7.23 a–c). In das noch leere koronale Kanallumen wird erneut mit dem Lentulo Wurzelfüllpaste einrotiert und ein Guttaperchastift nachgeschoben. Das apikal und koronal angepreßte, überschüssige Wurzelfüllmaterial wird – gegebenenfalls nach Aushärtung – vorsichtig mit einem Exkavator oder einer Sonde entfernt, wobei keine Partikel im Wundbereich belassen werden dürfen. Die Resektionshöhle wird mit Wasserstoffsuperoxidlösung oder dem Spray ausgespült, um vor dem Wundverschluß jegliches Fremdmaterial zu beseitigen.

Die Vorteile dieses Verfahrens liegen in dem gut durchdachten Instrumentarium, insbesondere weil mit der Meßsonde die exakte Kanalaufbereitung vor dem Einbringen des Stiftes im Stumpfbereich überprüft werden kann. Nachteilig ist, daß nur zwei Stiftgrößen zur Verfügung stehen und daß schon bei relativ geringen Wurzelkrümmungen die sehr starren Kanalbohrer nicht mehr dem vorgegebenen Kanalverlauf folgen können.

Messing hat 1969 über den Gebrauch von apikalen Metallstiften aus Silber oder Titan berichtet. Sie sind in den Längen 3 und 5 mm lieferbar (Abb. 7.24) und mit einem Durchmesser der Isogrößen 45 bis 140 erhältlich. Diese apikalen Stifte sind auf einen etwas dünneren Trägerstift aufgeschraubt, mit dessen Hilfe sie in den Kanal eingebracht werden können (Abb. 7.25). Die Aufbereitung erfolgt durch handelsübliche Kanalaufbereitungsinstrumente. Nachteilig wirkt sich bei diesem Verfahren aus, daß es kein Meßinstrument zur Kontrolle der Kanalaufbereitung gibt; das probeweise Einbringen des Stiftes birgt die Gefahr in sich, daß der Stift selbst im Kanallumen eingeklemmt wird und dabei der Trägerstift abreißt. Auch die von *Fritzemeier* als Meßlehre verwendeten Kanalstopfer sind nicht exakt genug, da sie nicht selektiv den apikalen Bereich überprüfen. Vorteilhaft ist, daß der apikale Stift vorgefertigt zur Verfügung steht und nicht wie beim ursprünglichen, von *Rehrmann* beschriebenen Vorgehen aus einem kompletten Silberstift hergestellt werden muß (Abb. 7.26). Das Verfahren ist auch bei leicht abgekrümmter Wurzel anwendbar, da die handelsüblichen Kanalbohrer bis zu einem gewissen Grade dem Kanalverlauf folgen. Die übrigen Maßnahmen bei der Wurzelfüllung entsprechen den zuvor beschriebenen Methoden.

Rasterelektronenmikroskopische Untersuchungen zur Beurteilung der Wandständigkeit von Wurzelfüllungen im apikalen Bereich zeigen, daß es weniger auf das verwendete Wurzelfüllmaterial ankommt als auf dessen Stabilisierung durch einen nachgeschobenen Stift. Die Randständigkeit wird dadurch erheblich verbessert. Wurzelstifte aus Titan haben sich als so gewebefreundlich erwiesen, daß man sie sogar über den Resektionsstumpf herausragen lassen kann, wodurch sie einerseits sogar zur Stabi-

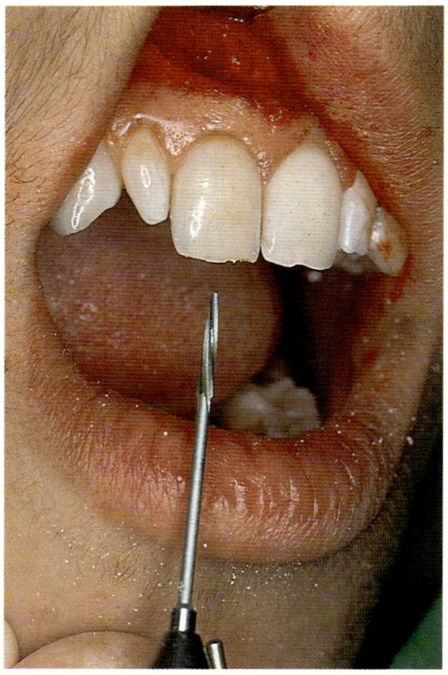
a

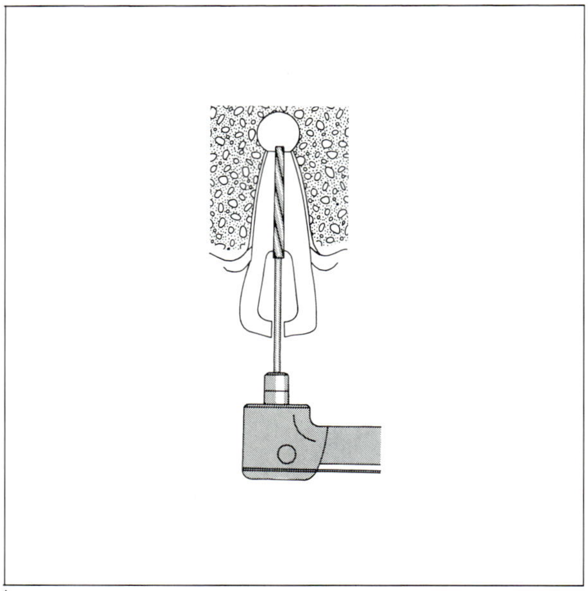
b

Abb. 7.20 a und **b** Kanalaufbereitung mit der Normfräse

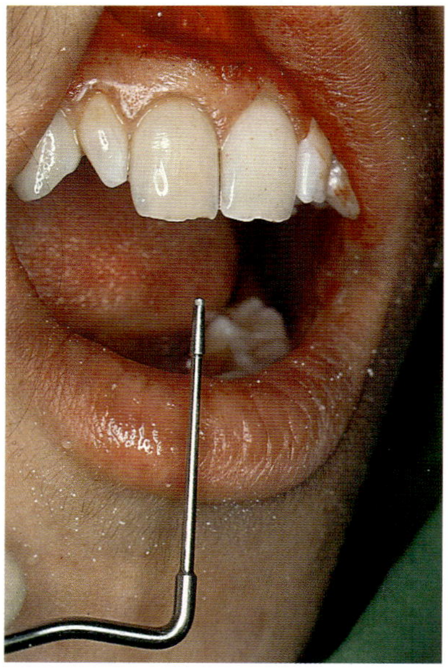
a

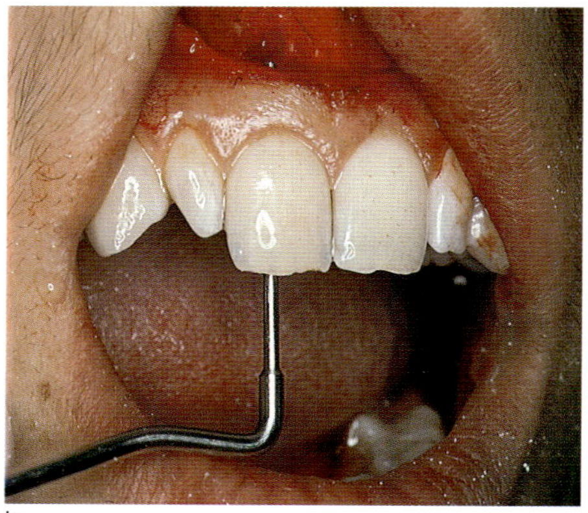
b

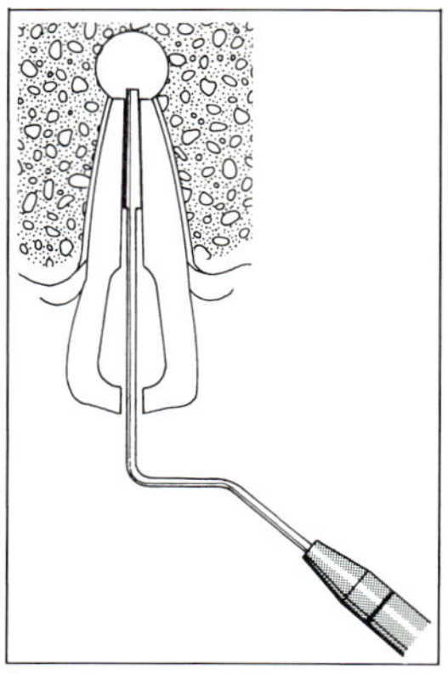
c

Abb. 7.21 Überprüfung der Kanalform mit der Meßsonde; a) vor dem Einbringen, b) in situ; c) schematische Darstellung

lisierung des resezierten Zahnes beitragen und andererseits keine Metallspäne beim Abtrennen des Metalls in die Knochenhöhle gelangen können. Da sowohl komplette Titanstifte, als auch apikale Titanstifte der ISO-Norm zur Verfügung stehen, sollten u. E. zur Vermeidung von Metallosereaktionen keine Silberstifte verwendet werden, die apikalen Gewebekontakt haben. Problematisch bleibt in diesem Zusammenhang auch die retrograde Wurzelfüllung mit Silberamalgam.

Wie schon erwähnt, wird bei stark ovalem oder hantelförmigem Querschnitt oder abgekrümmter Wurzel die Wurzelfüllung nicht mit genormten Wurzelstiften durchgeführt, weil hier eine genormte Erweiterung des Wurzelkanals nicht möglich ist. Der Kanal wird mit den bei der konservierenden Wurzelbehandlung gebräuchlichen Kanalerweiterern solange bearbeitet, bis das erweichte Dentin entfernt ist. Danach wird er, wie oben beschrieben, gereinigt und getrocknet. Nachdem das Wurzelfüllmaterial (z. B. Endomethasone) eingebracht ist, wird ein Guttaperchastift nachgeschoben. Das über den Wurzelstumpf hinausragende Stiftende wird mit einem in der Flamme erhitzten Heidemannspatel abgetragen und mit einem erhitzten Stopfer angepreßt. Die Stifteinführung hat bei diesem Verfahren hauptsächlich den Zweck, die Wurzelfüllmasse zu verdichten und fest der Kanalwand anzupressen. Bei stark ovalen Querschnitten kann es daher zweckmäßig sein, mehrere Stifte einzuführen. Der Verschluß des Wurzelkanals am Resektionsstumpf ist nicht so zuverlässig wie bei den Normverfahren.

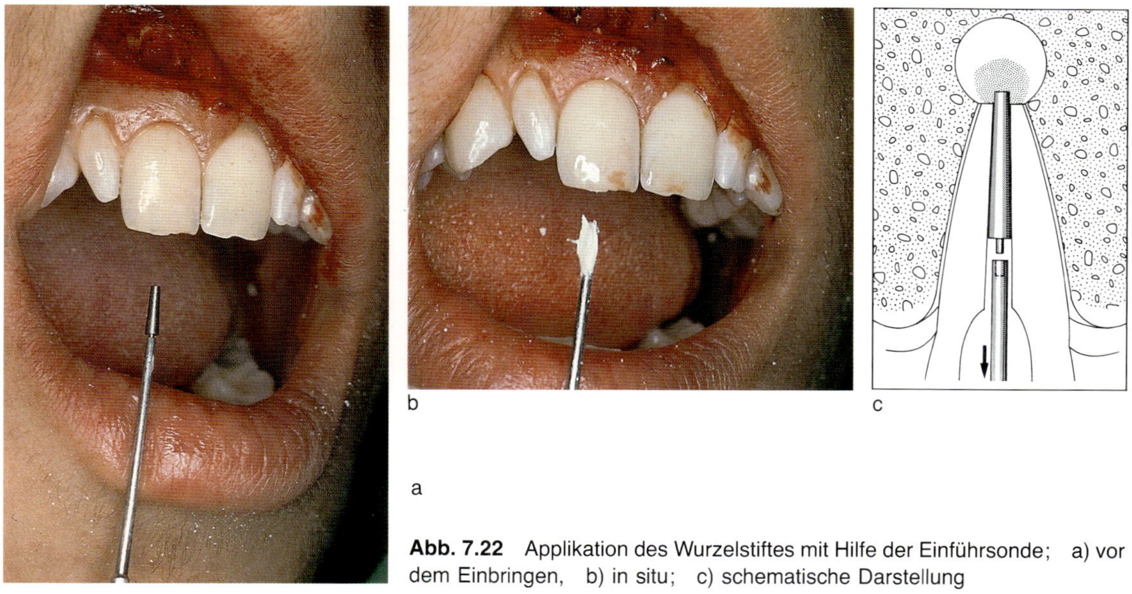

b c

a

Abb. 7.22 Applikation des Wurzelstiftes mit Hilfe der Einführsonde; a) vor dem Einbringen, b) in situ; c) schematische Darstellung

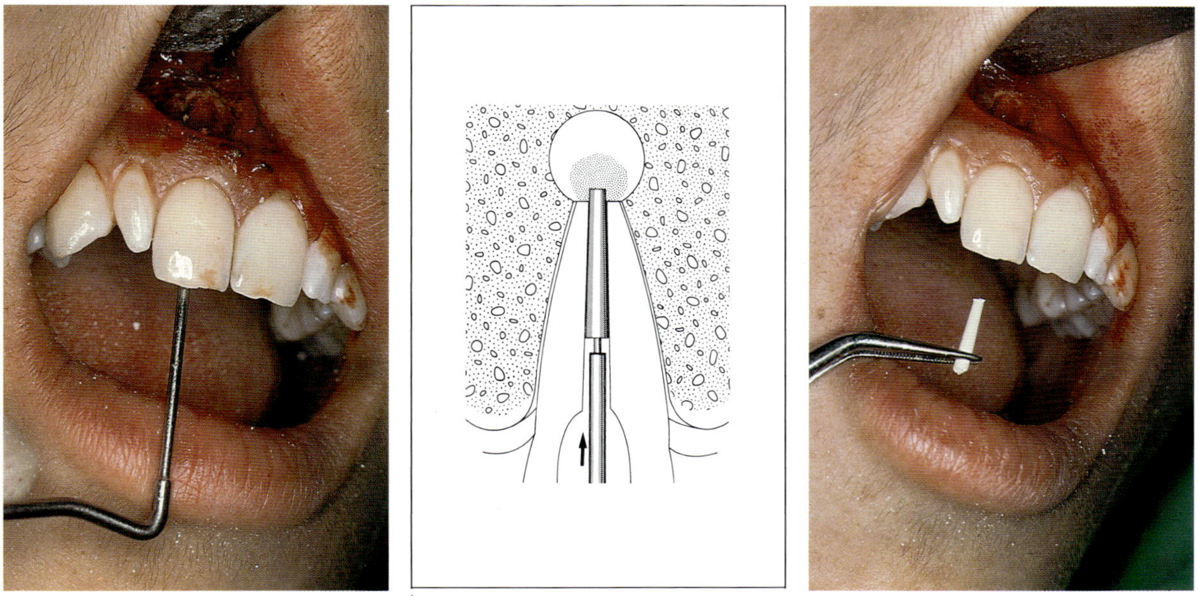

a b c

Abb. 7.23 a) Der Stift wird mit der Anpreßsonde verbolzt; b) schematische Darstellung; c) der koronale Kanalanteil wird mit Füllmaterial und einem Guttaperchastift versorgt.

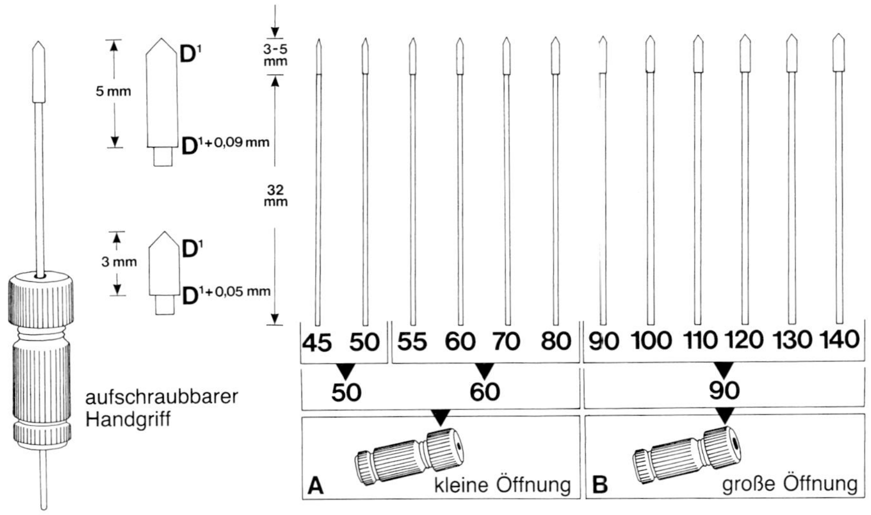

Abb. 7.24 Apikale Metallstifte nach Messing

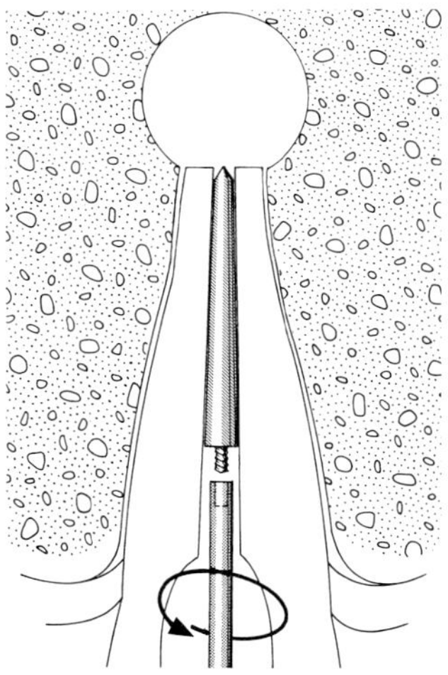

Abb. 7.25 Die Metallstifte werden mit Hilfe eines Trägerstiftes in den Kanal eingeführt

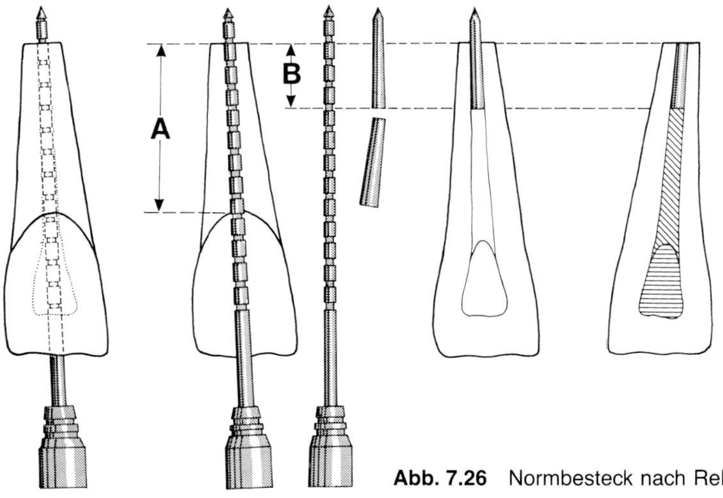

Abb. 7.26 Normbesteck nach Rehrmann

7.5.5 Techniken der retrograden Wurzelkanalfüllung

Die retrograde Wurzelkanalfüllung wird zusätzlich angewendet, wenn die oben beschriebenen Verfahren nicht ausreichen oder sich als unzulänglich erwiesen haben (Abb. 7.27). Als alleinige Wurzelfüllung wird sie nur angewendet, wenn eine orthograde Kanalaufbereitung nicht möglich ist. Nach Resektion der Wurzelspitze wird auf der Amputationsfläche unter Verwendung eines Mikrowinkelstückes mit einem Rosen- oder Kegelbohrer eine Kavität präpariert, die den Wurzelkanal im Querschnitt voll erfaßt (Abb. 7.28 und 7.29a und b). Die Kavität wird ausgewaschen, getrocknet und mit Silberamalgam gefüllt (Abb. 7.30a und b und 7.31a und b). Dabei muß man sehr schnell arbeiten, damit die getrocknete Kavität nicht mit Blut befeuchtet wird, bevor das Amalgam eingebracht ist. Für die Amalgamapplikation verwenden wir eine spezielle Retro-Füllpinzette. Das überschüssige Amalgam entfernt man, indem man den scharfen Löffel über die Amputationsfläche zieht. In die Knochenhöhle gefallene Amalgamteilchen werden mit Wasserstoffsuperoxidlösung oder Spray ausgespült. Die retrograde Wurzelkanalfüllung ist das Verfahren mit der höchsten Mißerfolgsquote. Das ist nicht verwunderlich, da nach diesem Verfahren im allgemeinen nur die ungünstigsten Fälle behandelt werden. Zudem ist das Verfahren recht schwierig und das verwendete Material relativ gewebeunfreundlich. Der Randschluß der Füllungen ist nicht immer optimal. An Versuchen, das Verfahren der retrograden Wurzelkanalfüllung zu verbessern, hat es nicht gefehlt. So wurde von *Rheinwald* in eine vorbereitete Kavität retrograd eine gegossene Feingoldkugel eingepreßt und anfiniert (Abb. 7.32). *Rost,* (1962, 1965) und *Wörle* und *Wilsterman* (1980) beschrieben unterschiedliche Verfahren zur Anwendung einer retrograden Goldstopffüllung.

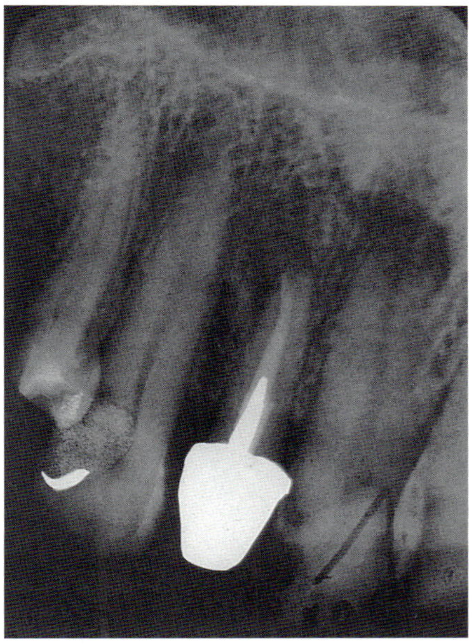

Abb. 7.27 Apikale Ostitis bei einem wurzelgefüllten und mit einer Stiftkrone versorgten Zahn 12

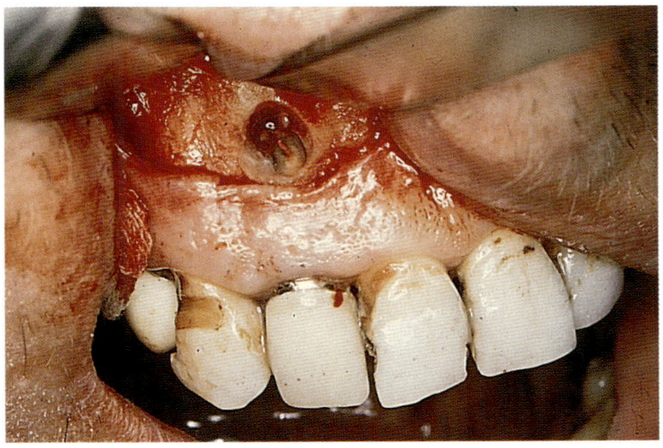

Abb. 7.28 Zahn 12 nach Resektion der Wurzelspitze

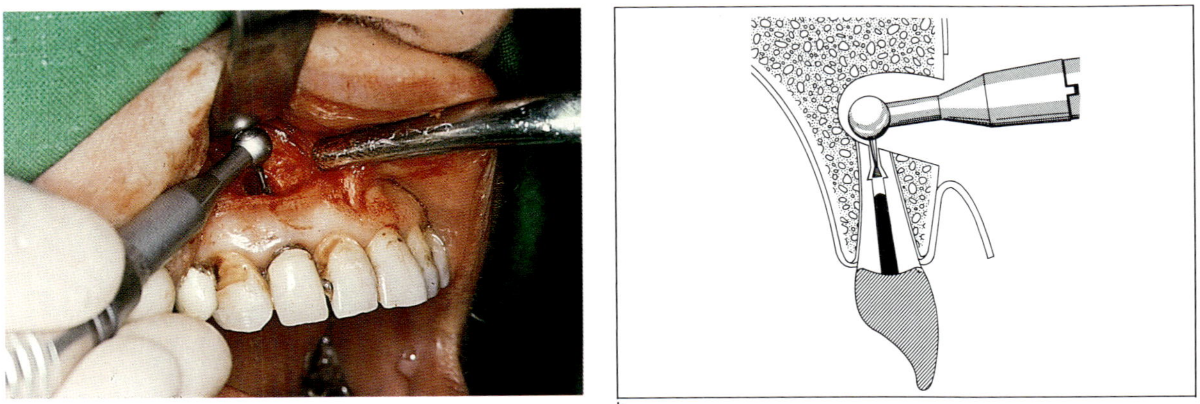

a

b

Abb. 7.29a und **b** Kavitätenpräparation mit dem Mikrowinkelstück

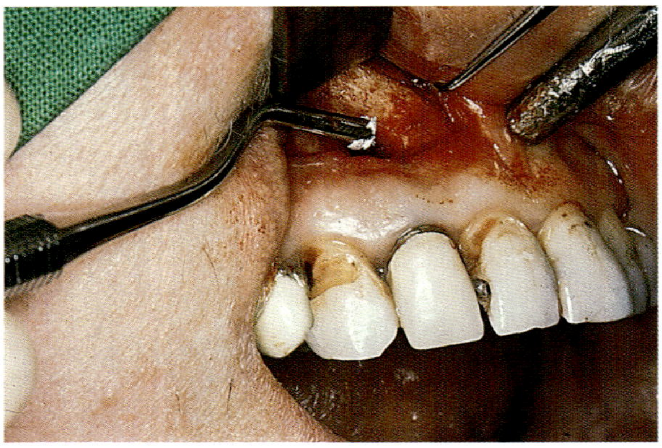

a

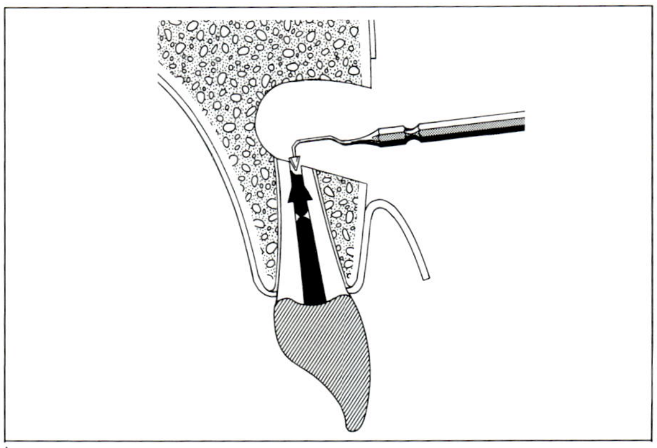

b

Abb. 7.30 a und **b** Legen der retrograden Amalgamfüllung

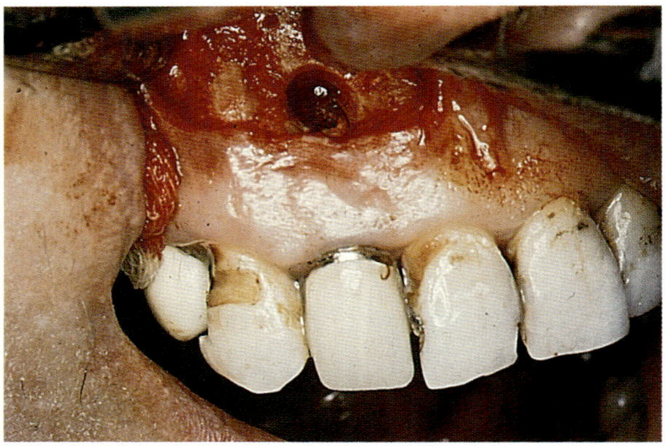

a

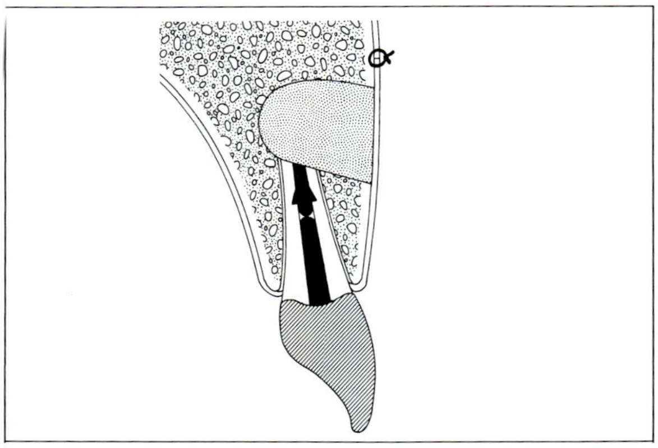

b

Abb. 7.31 a und **b** Der Wurzelkanal ist vollständig verschlossen

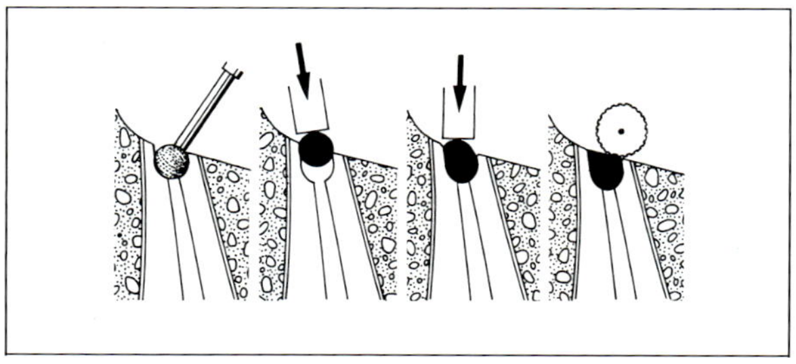

Abb. 7.32 Retrograde Goldfüllung nach Rheinwald und Mayer

7.5.6 Wundversorgung

Die Wundversorgung mit der abschließenden Kürettage der Resektionshöhle zur Entfernung des apikalen Granuloms wird erst nach Beendigung der Wurzelfüllung vorgenommen. Die dann einsetzende Blutung aus dem Knochen ist am Ende des Eingriffs erwünscht, damit die Knochenhöhle sich mit einem Koagulum ausfüllen kann. Es kann durch Gelastypt-Applikation stabilisiert werden. Schließlich wird entsprechend der gewählten Schnittführung der Schleimhautperiostlappen zurückgeschlagen und vernäht. Die Art der Nähte hängt von der gewählten Schnittführung ab. Bei dem von uns meistens durchgeführten Bogenschnitt nach Partsch können sowohl Einzelknopfnähte als auch Matratzennähte angewandt werden; letzterte führen zu einem dichteren Wundverschluß. Ein Wundverband wird von uns nur ausnahmsweise vorgenommen, z. B. nach Anwendung eines Zahnfleischrandschnitts zur Erzielung einer einwandfreien Readaptation des Lappens. Um die postoperative Schwellung so gering wie möglich zu halten, kann man eine Gummilasche von 0,5 × 3 cm in die Wunde als Drainage einlegen, die mit Hilfe einer Naht fixiert wird. Die Lasche wird nach einem Tag entfernt, so daß es zu einer verzögerten Primärheilung kommt. Nach dem Wundverschluß erfolgt der provisorische Verschluß eines eventuell noch vorhandenen Defektes im Bereich der Zahnkrone oder die Befestigung einer provisorischen Krone. Nach Beendigung der Operation muß eine Röntgenkontrollaufnahme angefertigt werden, um noch korrigierbare Fehler, z. B. Füllungsreste in der Wundhöhle, zu beseitigen. Die Nahtentfernung erfolgt nach einer Woche.

7.6 Hinweise zur Operationstechnik bei den verschiedenen Zahngruppen

Der Eingriff gelingt am leichtesten bei den oberen Frontzähnen. Neben dem einfachen Zugang zum Operationsgebiet wird der Eingriff durch einen ovalen Kanalquerschnitt, der sich kreisrund aufbereiten läßt, begünstigt.
In seltenen Fällen kann der Nasenboden perforiert werden, besonders wenn eine ausgedehnte Zyste vorhanden ist. Ein dichter, primärer, plastischer Verschluß mit Rückstichnähten ist bei einer Verbindung zur Nasenhöhle angezeigt. Die Wurzelspitze des seitlichen Schneidezahns liegt weiter gaumenwärts, die des Eckzahnes sehr hoch in der Fossa canina. Gelegentlich kann schon hier die Kieferhöhle eröffnet werden. Häufiger ist diese Komplikation im Prämolaren- und Molarenbereich. Sofern die Wurzeln in die Kieferhöhle ragen, ist eine Resektion nur nach Antrum-Eröffnung möglich. In solchen Fällen sollte die Indikation sorgfältig geprüft werden. Zum einen kann eine Kieferhöhleninfektion hervorgerufen werden, zum anderen besteht die Gefahr der Fremdkörperverschleppung (Wurzelspitze, Wurzelfüllmaterial) in die Nebenhöhle. Eine punktförmige Mund-Antrum-Verbindung heilt in der Regel nach dichtem Wundverschluß und unter Antibiotikaprophylaxe folgenlos zu.
Der 1. Prämolar hat meist zwei Kanäle oder sogar zwei Wurzeln. Während die Resektion der bukkalen Wurzel problemlos ist, bereitet schon das Auffinden der palatinalen Wurzel Schwierigkeiten. Bei stark gespreizten Wurzeln ist der palatinale Zugang nach einem Zahnfleischrandschnitt die einzige Möglichkeit. Eine retrograde Wurzelfüllung ist bei der palatinalen Wurzel im allgemeinen nicht möglich.
Der 2. Prämolar ist einwurzelig und hat überwiegend nur einen Wurzelkanal. Er ist in diesen Fällen nur geringfügig schwieriger zu versorgen als ein Frontzahn. Eine Resektion im oberen Molarenbereich wird seltener durchgeführt, da sie technisch schwierig ist. Selbstverständlich müssen die Wurzelkanäle gut darstellbar sein, was im Rahmen einer präoperativen Wurzelbehandlung feststellbar ist. Die Notwendigkeit zur Resektion ergibt sich besonders für die beiden bukkalen Wurzeln, die meist stärker gekrümmt sind. Sofern auch die palatinale Wurzel eines oberen Molaren reseziert werden muß, erfolgt der Zugang von palatinal nach einem Zahnfleischrandschnitt. Auch hier ist, wie bei den ersten Prämolaren, eine retrograde Wurzelfüllung im allgemeinen nicht möglich.
Untere Frontzähne haben einen stark ovalären bis hantelförmigen Querschnitt. Die Kanalaufbereitung muß besonders sorgfältig erfolgen, damit nicht Kanalanteile unbearbeitet bleiben. Zur Darstellung des Operationsgebietes eignet sich besonders ein trapezförmiger Zahnfleischrandschnitt. Dadurch werden die Juga alveolaria der Nachbarzähne erkennbar. Die Wurzeln liegen hier besonders nahe beieinander, so daß Verletzungsgefahr besteht. Erschwerend kommt hinzu, daß im gesamten Unterkieferbereich die vestibuläre Knochenlamelle wesentlich dicker ist als im Oberkiefer. Bei der Resektion des unteren Eckzahnes und der Prämolaren ist deren günstigerer Kanalquerschnitt vorteilhaft. Während der Eckzahn wegen seiner erheblichen Wurzellänge Schwierigkeiten bereiten kann, muß bei den Prämolaren die Austrittstelle des N. mentalis beachtet werden. Der ins Vestibulum konvexe Bogenschnitt nach Pichler ist hier kontraindiziert. Möglich sind z. B. der Bogenschnitt nach Partsch oder der Zahnfleischrandschnitt. Der Mukoperiostlappen wird vorsichtig nach kaudal abgeschoben, bis das Foramen mentale und der vom Periost bedeckte N. mentalis erkennbar werden. Die Wurzelspitze sollte im Prämolaren- und Molarenbereich kaudalwärts nicht zu stark freigelegt werden, damit der Mandibularkanal nicht eröffnet wird.
Resektionen bei unteren Molaren sind selten angezeigt. Die Erfogsaussichten des Eingriffs bei extrem variablen Wurzelkanalverhältnissen sind mäßig und müssen gegen die Gefahr einer Verletzung des N. alveolaris inferior abgewogen werden.

7.7 Komplikationen

Eine Reihe von Komplikationen kann während oder nach einer Wurzelspitzenresektion auftreten:

- Blutungen,
- Wundinfektionen,
- Verletzung eines Nachbarzahnes,
- Belassen der resezierten Wurzelspitze,
- Eröffnung der Kiefer- oder Nasenhöhle,
- Nervläsionen.

Wie bei jedem operativen Eingriff ist auch vor einer WSR eine Blutungsanamnese erforderlich. Bestehen keine Störungen der Blutgerinnung, kommen schwere Nachblutungen nach einer Wurzelspitzenresektion kaum vor. Eine Gefäßblutung aus der A. palatina muß durch Unterbindung oder Umstechung gestillt werden. Blutungen aus dem Mandibularkanal sollten tamponiert werden, vorzugsweise mit einem resorbierbaren Tamponadematerial (z. B. Sorbacel). Keinesfalls darf hier elektrokoaguliert werden! Diffuse Sickerblutungen aus der Resektionshöhle werden ebenfalls am besten durch Tamponade mit einem resorbierbaren Material und dichtem Nahtverschluß gestillt. Um eine Wundinfektion zu vermeiden, darf niemals im akut entzündlichen Stadium operiert werden! Ging dem Eingriff eine akute Infektion voraus, so halten wir eine perioperative Antibiotikaprophylaxe für angezeigt. Eine Wundinfektion kann auch durch falsche Operationstechnik bedingt sein. Die Schnittführung muß immer so gewählt werden, daß die Wundnaht post operationem auf knöcherner Unterlage erfolgt. Außerdem muß sie einen sicheren und übersichtlichen Zugang zum Operationsgebiet gewährleisten.

Selbstverständliche Voraussetzung ist die Anwendung einer Spraykühlung und scharfer Bohrer, damit keine Gewebsnekrosen aufgrund zu hoher Temperaturen entstehen. Eine weitere Infektionsursache können zurückbleibende Sequester, Wurzelteile oder Reste von Füllmaterialien sein. Die häufigste Ursache für eine chronische Wundinfektion, die Entstehung einer postoperativen Fistel oder einer postoperativen apikalen Ostitis ist die nicht ausreichende Wurzelfüllung. Ein häufiger Fehler bei der Wurzelfüllung besteht darin, daß der Wurzelstift lediglich mit einer Wurzelfüllpaste bestrichen und im Kanal verkeilt wird. Statt dessen muß die Wurzelfüllpaste in den Kanal vorgelegt und durch den nachzuführenden Stift in das Kanallumen und mögliche Seitenkanäle eingepreßt werden.

Mangelnde Orientierung über die Lage des Zahnes und seiner Wurzelspitze kann zu weiteren Komplikationen führen. Besonders unangenehm ist es, wenn während des Eingriffs Nachbarzähne anreseziert werden. Kommt es hierbei zur Eröffnung des Wurzelkanals des Nachbarzahns, so muß dieser Zahn sofort mitreseziert werden. Eine weitere Komplikationsmöglichkeit stellt das Belassen der Wurzelspitze des zu resezierenden Zahnes dar. Diese Komplikation kann nur vermieden werden, wenn man die Wurzelspitze vor der Resektion grundsätzlich vollständig freilegt, so daß sie mit einer Sonde umfahren werden kann. Anschließend wird die Wurzelspitze dann mit einem Fissurenbohrer abgetragen und in toto entfernt. Keinesfalls sollte man die Wurzelspitze mit einem großen Rosenbohrer komplett abfräsen, weil dadurch die Orientierung verlorengeht. Wie schon erwähnt, kann es gelegentlich zur Eröffnung der Nasen- oder Kieferhöhle kommen. Diese Komplikation ist nicht immer vermeidbar und heilt in aller Regel folgenlos ab. Voraussetzung hierfür ist allerdings, daß keine Infektion der Nasenhöhle oder der Kieferhöhle selbst vorliegt und daß post operationem ein speicheldichter Verschluß zur Mundhöhle hin erfolgt. Keinesfalls darf in eine solche Wunde oder gar in die Perforationsstelle zur Nebenhöhle ein Streifen oder eine Tamponade eingebracht werden, weil dadurch die Entstehung einer Mund-Antrum-Fistel begünstigt würde. Besteht aufgrund der präoperativen Röntgenbefunde die Gefahr einer Nebenhöhlenläsion, so muß diese Möglichkeit prae operationem mit dem Patienten besprochen werden. Das gleiche gilt für die Möglichkeit einer Nervläsion im Unterkieferseitenzahnbereich. Bei sorgfältigem Vorgehen läßt sich eine vollständige Durchtrennung des Unterkiefernerven meist vermeiden. Dennoch kann die Möglichkeit einer temporären oder dauernden Schädigung des Nerven nie sicher ausgeschlossen werden. Das Ausmaß des Funktionsausfalls sollte dem Patienten im Aufklärungsgespräch erläutert und dieses dokumentiert werden.

7.8 Prognose

Die Heilungsaussichten nach Wurzelspitzenresektion hängen in erster Linie von einer erfolgreichen Wurzelfüllung ab. Die Wurzelspitzenresektion selbst ist dabei nur eine ergänzende Maßnahme zur Beseitigung des apikalen Kanaldeltas. Beurteilt werden kann der Erfolg einer Wurzelspitzenresektion nur nach klinischen und röntgenologischen Gesichtspunkten. Unmittelbar post operationem sollte ein Zahnröntgenbild angefertigt werden, auf dem sich die Resektionshöhle als scharf begrenzte apikale Aufhellung darstellt. Nach ca. 4–6 Monaten ist mit einer deutlichen Verkleinerung dieser Aufhellung zu rechnen. Eine vollständige Rückbildung der Aufhellung kann nach 8–10 Monaten erwartet werden. Kommt es lediglich zu einer narbigen Ausheilung im Bereich der Resektionshöhle, so bleibt eine röntgenologische Aufhellung bestehen, die nicht von einem Entzündungsrezidiv zu unterscheiden ist. Hier kann zur Klärung nur die klinische Symptomatik herangezogen werden. Bestehen Klopfempfindlichkeit des Zahnes, Druckschmerzhaftigkeit und Schwellung im Bereich der Umschlagfalte oder ist sogar eine Fistel im Bereich des Zahnfleisches nachweisbar, muß von einem Mißerfolg gesprochen werden. Die Indikation für eine Reoperation sollte sehr eng gestellt werden. Besser ist es im allgemeinen, einen solchen Zahn zu extrahieren.

Die Erfolgsaussichten der Wurzelspitzenresektion lassen sich in Zahlen nur ungefähr angeben. In der Literatur werden Erfolgsquoten zwischen 60 und 90% genannt. Ursache für diese Schwankungsbreite sind einmal die Einbeziehung von mehrwurzeligen bzw. mehrkanaligen Zähnen, deren Prognose von vornherein schlechter ist, zum anderen hängt die Erfolgsquote von den Beurteilungskriterien ab. Legt man klinische Beschwerdefreiheit zugrunde und untersucht nur einwurzelige einkanalige Zähne, so erreicht man Erfolgsquoten von ca. 90%.

Literatur

Messing, J. J.: Precision apical silver cones. J Brit Endodont Soc 3, 22 (1969)

Rheinwald, U., Mayer, D.: Das Problem der retrograden Wurzelfüllung und ein Lösungsvorschlag. Dtsch Zahnärztl Z 17, 308 (1962)

Rost, A.: Retrograde Wurzelfüllung mit 24karätigem Gold. Dtsch Zahnärztebl 16, 575 (1962)

Rost, A.: Die retrograde Wurzelfüllung mit Stopfgold. Dtsch Zahnärztl Z 20, 285 (1965)

Schilli, W., Niederdellmann, H., Krekeler, G.: Genormter apikaler Wurzelstift aus Titan zum Kanalverschluß bei Wurzelspitzenresektion. Dtsch Zahnärztl Z 33, 290 (1978)

Tetsch, P.: Wurzelspitzenresektionen. Hanser, München–Wien 1986

8 Operative Eingriffe bei Zysten

Von *G. Leilich*

8.1 Entstehungsmechanismus

Zysten sind mit Flüssigkeit gefüllte Hohlräume, die im Knochen, aber auch im Weichgewebe liegen können. Außen wird der Hohlraum von einer bindegewebigen Membran umschlossen, die ihrerseits innen mit Epithel ausgekleidet ist. Der flüssige bis breiige Inhalt entsteht durch Produktion und Proliferation des Epithelgewebes, durch Abschilferungen und Degeneration.

Zysten sind gutartige Neubildungen, die nur selten maligne entarten können, gehören jedoch nicht zu den benignen Tumoren, da sie kein autonomes Wachstum haben. Das verdrängende Wachstum der Zyste ist vielmehr abhängig von der Zunahme des Zysteninhaltes. Dessen Vermehrung erzeugt Druck auf den Balg und die Umgebung mit der Folge der Größenzunahme und des Abbaues angrenzenden Knochens und Weichgewebes. So wird auch die kugelige, abgerundete Gestalt der Zysten verständlich, da Kugeln Gebilde mit maximalem Inhalt bei minimaler Oberfläche sind. Als wichtigster Wachstumsfaktor werden osmotische Vorgänge genannt. Da der Inhalt die Membran nicht passieren kann, kommt es durch Permeation von Gewebeflüssigkeit in das Zystenlumen zu einem Ausgleich des osmotischen Konzentrationsgefälles unter Vermehrung des Zysteninhaltes (Abb. 8.1). Das Wachstum läßt sich durch Eröffnung der Zyste leicht unterbrechen und umkehren, solange für den Inhalt eine Abflußmöglichkeit besteht. In diesem Fall kommt es wie nach vollständiger Entfernung einer Zyste zu Anbauvorgängen im Bereich des umgebenden Knochen- und Weichgewebes. Wichtig ist, daß eine vollständige Regeneration von einem dauernden Offenhalten des Zystenlumens abhängt. Wird ein Zahn extrahiert und eine an seiner Wurzel entstandene Zyste dadurch nur vorübergehend eröffnet und nicht entfernt, so wird sich diese Zyste wieder verschließen und dann ihr Wachstum wieder aufnehmen.

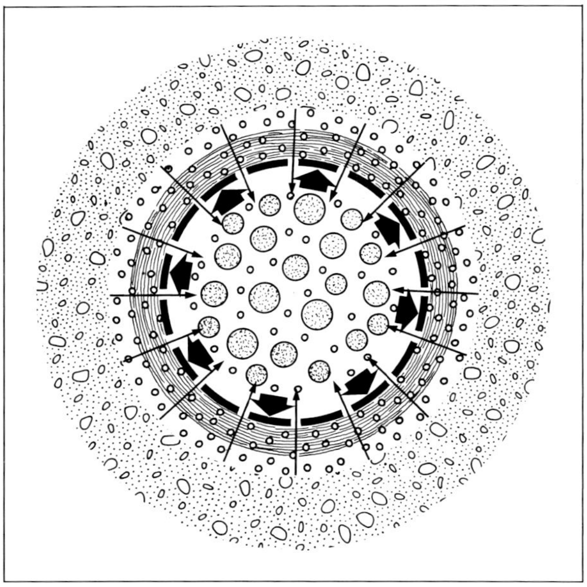

Abb. 8.1 Schematische Darstellung der osmotischen Wirkung auf das Zystenwachstum. Der Zystenbalg (unterbrochene Linie) entspricht einer kleinporigen Membran, die im Inneren eine Ansammlung aus Zellsekreten, Zellen und Zellresten umschließt. Da diese makromolekularen Teile die Membran nicht passieren können (kurze Pfeile), strömen Gewebeflüssigkeit und kleinmolekulare Stoffe, die die Membran passieren können, in das Zystenlumen ein (lange Pfeile). Das vorhandene osmotische Druckgefälle wird dadurch ausgeglichen. Die Zunahme des Inhaltes führt gleichzeitig zu einem „Wachstumsdruck" der Zystenmembran auf das umgebende Knochengewebe, das in entsprechendem Maße abgebaut wird

Zysten entstehen vorzugsweise in Gewebebereichen, in denen im Laufe der embryonalen Entwicklung Epithelreste verblieben sind, oder durch Fehlentwicklung. An erster Stelle sind hier die Malassez-Epithelreste im Parodontalgewebe zu nennen. Die Vereinigungsstellen der Kieferfortsätze und Kiemenfurchen sind weitere Prädilektionsstellen. Auch hier verbleibt Epithel in tieferen Gewe-

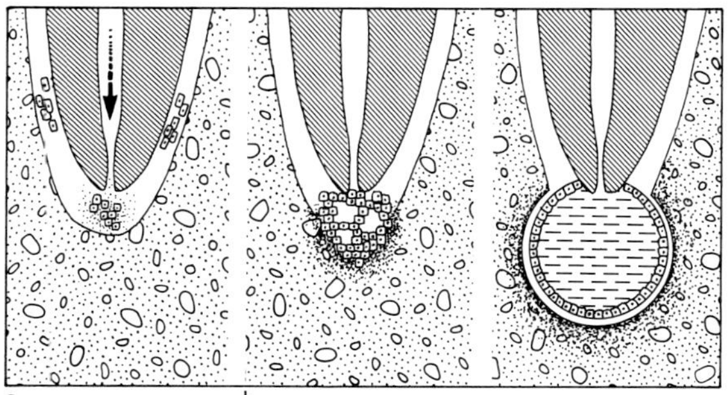

Abb. 8.2 Zystenentstehung aus Epithelresten am Beispiel einer zentralen radikulären Zyste (Malassez-Epithelreste); a) durch die über den Wurzelkanal fortgeleitete Entzündung kommt es zur Proliferation der Epithelreste – ein Zellhaufen entsteht; b) der Zellhaufen gruppiert sich um die Zerfallsprodukte herum – eine innere Oberfläche entsteht; c) entwickelter Zystenhohlraum, in den die Wurzel des verursachenden Zahnes ragt

beschichten. Durch traumatische Einwirkung kann epitheliales Gewebe sekundär in tiefere Schichten verbracht werden. Solche Oberflächenzellen können lange Zeit unverändert vorliegen, bis sie – in der Regel – durch einen Entzündungsreiz zur Proliferation angeregt werden. Der entstehende Zellhaufen gruppiert sich um die ersten Zerfallsprodukte und widmet sich seiner vorgegebenen Aufgabe, nämlich der Bildung einer Oberfläche. So entsteht bei fehlender Abflußmöglichkeit ein zystischer Hohlraum (Abb. 8.2).

8.2 Zysteneinteilung

Die Einteilung der Zysten kann nach unterschiedlichen Kriterien erfolgen. Üblicherweise werden den Knochen- bzw. Kieferzysten die Weichteilzysten gegenübergestellt. Die Knochen- und Kieferzysten werden aufgrund ihrer Genese in odontogene und nicht odontogene Zysten unterteilt. Wegen ihrer Lokalisation im Knochen werden die Pseudozysten hier als dritte Gruppe eingeordnet. Für die zahnärztliche Chirurgie von Bedeutung sind aus der Gruppe der Weichteilzysten die Retentions- und Extravasationszysten. Die anderen in der Tabelle 8.1 aufgeführten Weichteilzysten sind nur der Vollständigkeit halber erwähnt.

Tabelle 8.1 Zysteneinteilung

I. Kieferzysten
A. Odontogene Zysten
1. Radikuläre Zyste
2. Parodontale Zyste
3. Follikuläre Zyste
4. Keratozyste
5. Residualzyste
B. Nicht odontogene Kieferzysten
1. Nasopalatinale Zyste
2. Palatofissurale Zyste
3. Mediane Unterkieferzyste
4. Naseneingangszyste
5. Globulomaxilläre Zyste
C. Pseudozysten
1. Solitäre Knochenzyste
2. Aneurysmatische Knochenzyste
3. Latente Knochenhöhle des Unterkiefers
II. Weichteilzysten
A. Retentions- und Extravasationszysten
1. Schleimzyste der Mundschleimhaut
2. Ranula
3. Zyste der Kieferhöhle
4. Speicheldrüsenzyste
5. Atherom
B. Dermoid- und Epidermoidzysten
C. Laterale und mediane Halszysten

8.2.1 Odontogene Zysten

Odontogene Zysten gehen von den Geweben der Zähne bzw. den Zahnanlagen aus.

Radikuläre Zyste

Die am häufigsten vorkommenden odontogenen Zysten sind die radikulären Zysten. Ihr Anteil beträgt etwa 80%. Der Zystenentwicklung geht praktisch immer eine apikale Parodontitis des betroffenen Zahnes voraus, nachdem dessen Pulpa nekrotisch geworden ist. Die vom Pulpenkavum nach periapikal fortgeleitete chronische Entzündung regt die Malassez-Epithelreste zur Proliferation an. Die hieraus entstehende Plattenepithelzyste umschließt die Wurzelspitze, die in das Zystenlumen hineinragt (zentraler Zystentyp). Der Parodontalspalt der Röntgenaufnahme geht hier kontinuierlich in die Begrenzungslinie der Zyste über und fehlt im Wurzelspitzenbereich (Abb. 8.3). Gelegentlich entsteht eine radikuläre Zyste lateral der Wurzel über einem Seitenkanal (lateraler Zystentyp).

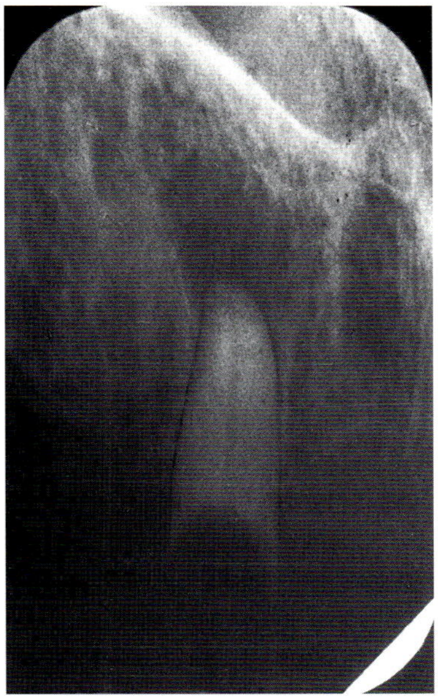

Abb. 8.3 Röntgenologische Darstellung einer zentralen radikulären Zyste. Der Parodontalspalt geht in die Begrenzungslinie der Zyste über

Auch hier geht der Parodontalspalt in die Zystenwandung über. Die Entstehungsweise dieser Zyste ist ebenfalls gleich, d. h., die Pulpennekrose führt zur Entwicklung eines lateralen Granuloms, aus dem sich eine laterale radikuläre Zyste entwickelt (Abb. 8.4). Der Zysteninhalt odontogener Zysten ist serös. Er kann durch abgeschilfertes Epithel eingedickt sein. Seine gelbe Farbe und das Glitzern ist durch Cholesterinkristalle bedingt; durch Blutungen kann die Farbe auch bräunlich verändert sein. Kommt es zur Zysteninfektion, so entleert sich Eiter aus der Zystenhöhle.

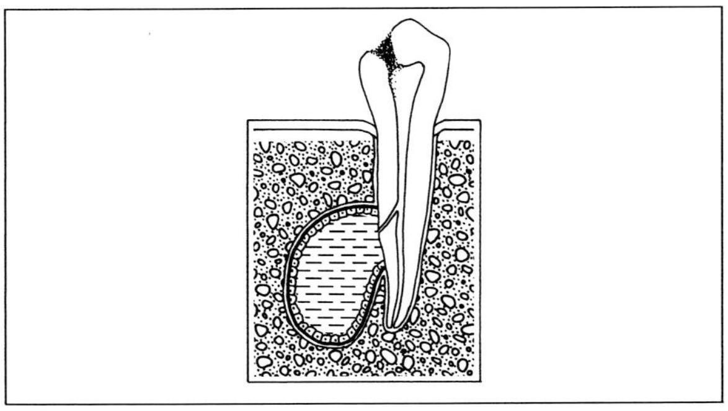

Abb. 8.4 Schematische Darstellung einer lateralen radikulären Zyste

Parodontale Zyste

Parodontale Zysten entstehen ebenso wie radikuläre Zysten aus Malassez-Epithelresten durch periradikuläre parodontale Entzündungsvorgänge, wie z. B. eine Tascheninfektion. Wegen ihrer parodontal-lateralen Lage können sie mit den lateralen radikulären Zysten verwechselt werden. Die Abgrenzung ist durch das Röntgenbild nur bedingt möglich. Die Zystenwandung geht hier nicht in den Parodontalspalt über (Abb. 8.5). Differentialdiagnostisch entscheidend ist die erhaltene Vitalität der Pulpa des betroffenen Zahnes. Parodontale Zysten werden nur selten beobachtet.

Follikuläre Zyste

Follikuläre Zysten entwickeln sich aus Epithelgewebe der Zahnanlagen. Auslösend sind auch hier Entzündungsprozesse der Umgebung oder penetrierende Infekte. Weitere Ursachen sind traumatische Einwirkung oder primäre Entwicklungsstörungen. Follikuläre Zysten sind wesentlich seltener als radikuläre Zysten und treten vorwiegend bei retinierten und verlagerten Zähnen auf, insbesondere bei unteren Weisheitszähnen und oberen Eckzähnen (Abb. 8.6). Solche zahnhaltigen Follikelzysten entstehen aus dem Schmelzepithel zwischen der inneren und äußeren Epithelschicht (Abb. 8.7 a). Bei kurz vor dem Durchbruch stehenden Zähnen entwickelt sich die Zyste zwischen dem Schmelzepithel und dem Zahnschmelz; man spricht dann von einer *Durchbruchszyste* (Abb. 8.7 b). Eine weitere Form der Follikelzyste ist die *zahnlose Follikelzyste* oder *Primordialzyste*. Sie entsteht direkt aus der Zahnleiste ohne Ausbildung eines Zahnes (Abb. 8.7 c). Röntgenologisch kann sie daher nicht von einer Residualzyste unterschieden werden. Die Primordialzyste ist formalgenetisch und histologisch verwandt mit der Keratozyste und dem Ameloblastom.

Keratozyste

Die Keratozyste entwickelt sich wie die Primordialzyste aus Gewebe der Zahnleiste und liegt bevorzugt im Unterkiefer, besonders im Kieferwinkelbereich. Gemeinsam ist beiden Zystenformen eine sonst nicht auftretende Rezidivneigung, die bei der Keratozyste mit 40–50% besonders hoch ist. Histologisch zeigt die Keratozyste eine ausgeprägte Verhornung. Röntgenologisch erkennt man eine Septierung der Zyste und Wurzelresorptionen der vom Zystenwachstum betroffenen Zähne (Abb. 8.8 und 8.9). Die Rezidivneigung und die erhöhte Malignisierungsrate erfordern die radikale Ausschälung der Keratozyste und Abtragung des angrenzenden Knochens.

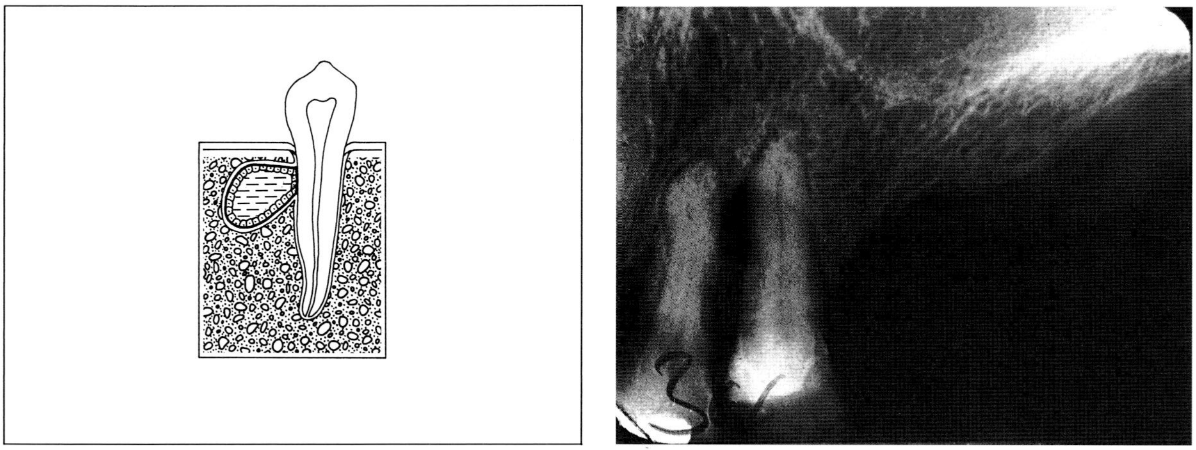

Abb. 8.5 a) Schematische Darstellung einer parodontalen Zyste. Die Vitalität des Zahnes ist normalerweise erhalten. b) Röntgenologische Darstellung einer parodontalen Zyste

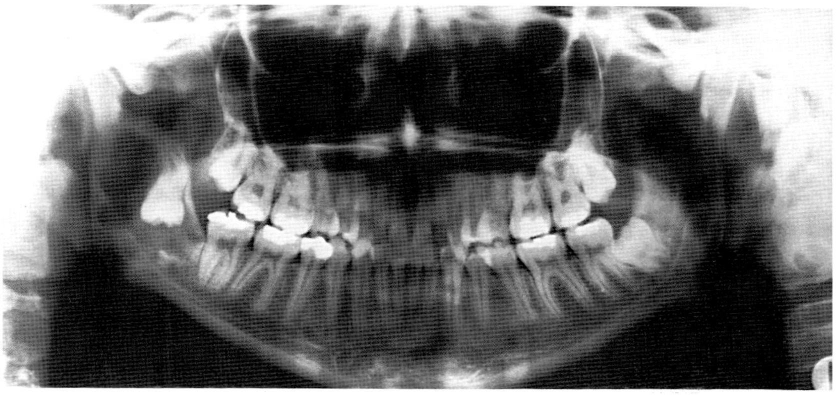

Abb. 8.6 Röntgenologische Darstellung einer follikulären Zyste an Zahn 48

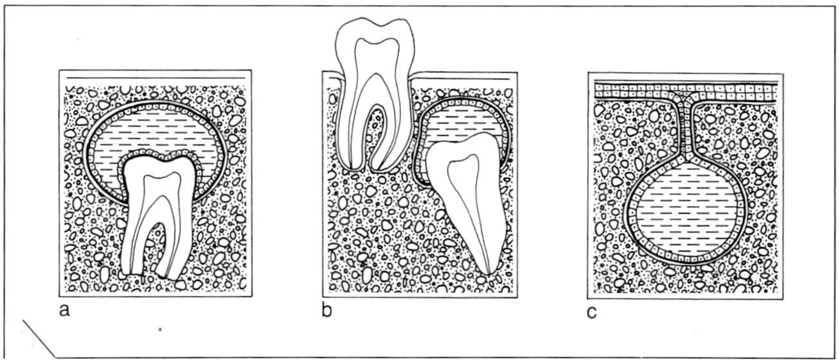

Abb. 8.7 Schematische Darstellung der follikulären Zysten: a) Zystenentwicklung zwischen dem inneren und äußeren Schmelzepithel (koronale Zyste), b) Zystenentwicklung zwischen dem inneren Schmelzepithel und dem Zahnschmelz (Durchbruchszyste), c) Zystenentwicklung aus der Zahnleiste (Primordialzyste)

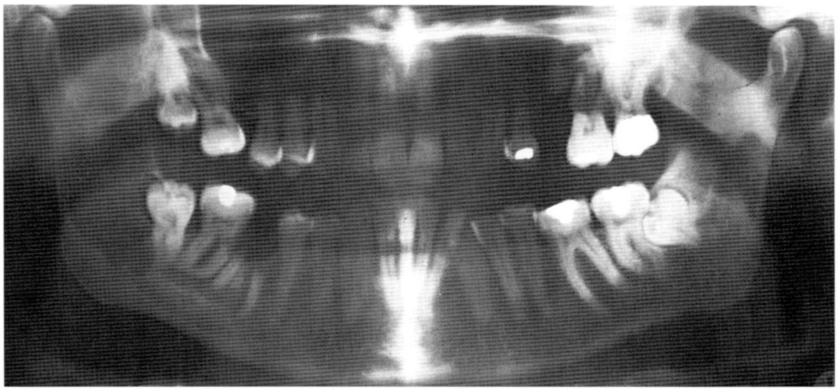

Abb. 8.8 Röntgenologische Darstellung einer Keratozyste mit Septierungen und Wurzelresorptionen im Bereich der Zähne 46, 47 und 48

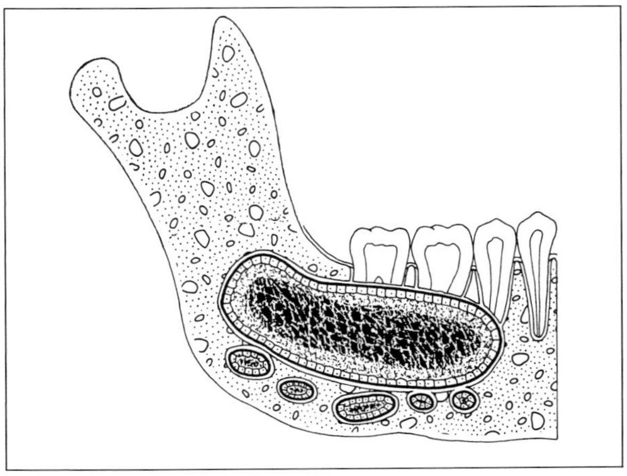

Abb. 8.9 Schematische Darstellung einer Keratozyste im Kieferwinkelbereich mit Wurzelresorptionen

Residualzyste

Es handelt sich hierbei um odontogene Zysten, die nach Entfernung des schuldigen Zahnes im Kieferknochen verblieben sind (Abb. 8.10 und 8.11 a und b). Somit lassen sich radikuläre, parodontale und follikuläre Residualzysten unterscheiden. Residualzysten liegen in zahnlosen Kieferabschnitten. Eine Zuordnung zu einer der vorgenannten Untergruppen ist post extractionem schwierig. Differentialdiagnostisch kommen bei den Residualzysten auch Primordialzysten, Keratozysten und alle nicht odontogenen Zysten sowie zentrale Kiefertumoren in Frage.

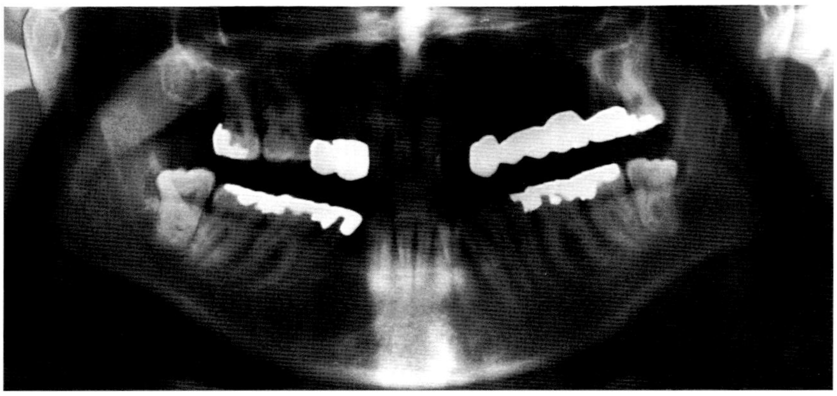

Abb. 8.10 Röntgenologische Darstellung einer Residualzyste im Bereich der Zähne 43 bis 46

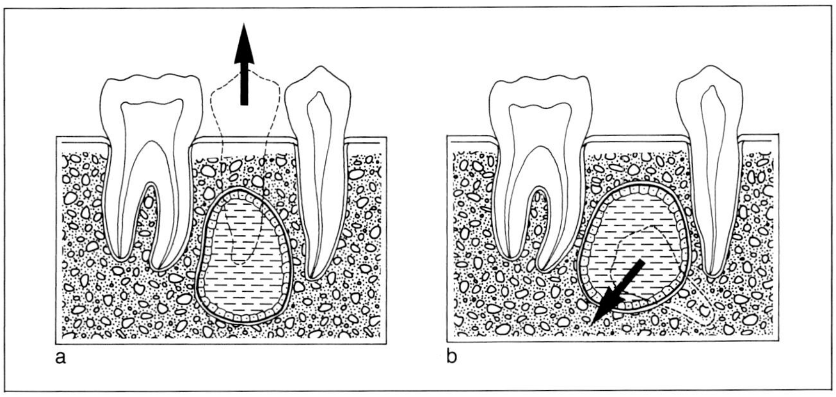

Abb. 8.11 Schematische Darstellung von Residualzysten: a) radikuläre Residualzyste, b) follikuläre Residualzyste; der schuldige Zahn (gestrichelt) wurde bereits entfernt

8.2.2 Nicht odontogene Zysten

Nicht odontogene Kieferzysten kommen insgesamt selten vor. Zu ihnen gehören die nasopalatinale und die palatofissurale Zyste, die mediane Unterkieferzyste, die Naseneingangs- und die globulomaxilläre Zyste.

Nasopalatinale Zyste

Sie entsteht aus Epithelresten, die bei der Vereinigung der Gaumenfortsätze mit dem Nasenseptum im Bereich des Canalis incisivus verblieben sind. Die nasopalatinale Zyste wird auch noch Duktuszyste oder Inzisivuszyste genannt und gehört zu den fissuralen Zysten. Sie liegt im Knochen und kann so von der Zyste der Papilla palatina abgegrenzt werden, die sich extraossär am Gaumen entwickelt (Abb. 8.12). In der Röntgenaufnahme und der Aufbißaufnahme zeigt sich eine ovaläre bis birnenförmige Transluzenz zwischen den beiden mittleren Schneidezähnen, die zur Verdrängung der Wurzeln nach distal führen kann (Abb. 8.13). Die Zähne reagieren im Unterschied zu odontogenen Zysten vital.

Palato-fissurale Zyste

Sie wird auch als *mediane Gaumenzyste* bezeichnet und liegt in der Mittellinie des Gaumens im Bereich der Vereinigungsstellen der beiden Gaumenfortsätze (Abb. 8.14).

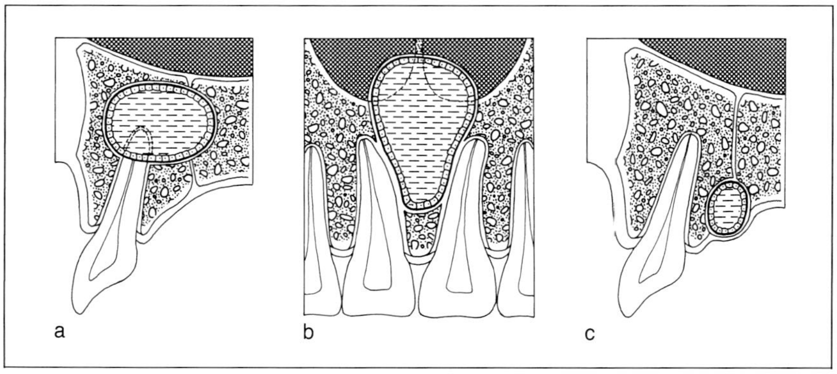

Abb. 8.12 Schematische Darstellung der nasopalatinalen Zyste und der Zyste der Papilla palatina: a) Die nasopalatinale Zyste entsteht im Bereich des Canalis incisivus und entwickelt sich verdrängend zwischen den vitalen Zähnen, deren Parodontalspalt erhalten ist. b) In der Ansicht von vorne liegt die nasopalatinale Zyste in der Mittellinie und ist kugelig bis birnenförmig. c) Abzugrenzen ist die Zyste der Papilla palatina, die außerhalb des Knochens entsteht

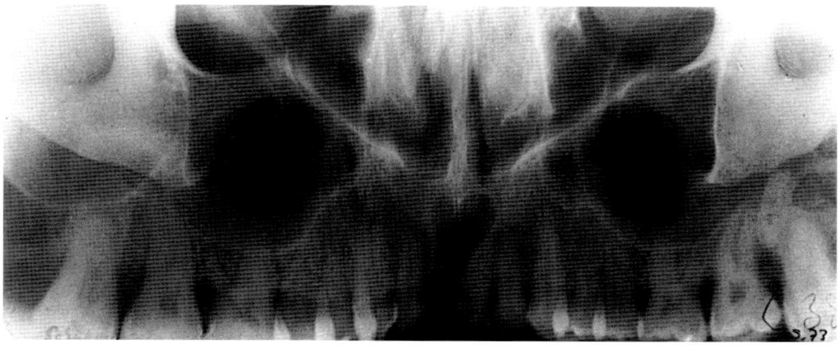

Abb. 8.13 Röntgenologische Darstellung einer nasopalatinalen Zyste

Mediane Unterkieferzyste

In der Unterkiefermitte entsteht gelegentlich eine Zyste, deren Genese umstritten ist (Abb. 8.15). Entwicklungsgeschichtlich kann es keine fissurale Zyste sein. Man nimmt daher an, daß es sich um eine Primordialzyste handelt. Auch hier ist die Vitalität der mittleren Inzisiven in der Regel erhalten.

Naseneingangszyste

Sie entsteht an der Vereinigungsstelle von lateralem und medialem Nasenwulst und liegt daher in den Weichteilen unter dem Nasenflügelansatz (Abb. 8.16). Ein Knochendefekt in Form einer Mulde ist nur selten im Röntgenbild nachweisbar (Abb. 8.17). Da sie von abgeschnürten Teilen des Respirationstraktes abstammt, ist sie mit Flimmerepithel ausgekleidet. Synonyme Bezeichnungen sind *Nasenvorhofzyste, Klestadt-Zyste* und *nasolabiale Zyste*.

Globulo-maxilläre Zyste

Die Zyste liegt an der gleichen Stelle wie die Naseneingangszyste, jedoch im Kieferknochen zwischen dem Eckzahn und dem seitlichen Schneidezahn (Abb. 8.18 und 8.19). Die Vitalität der Zähne ist normalerweise erhalten. Sie wird auch als Abortivform einer Lippen-Kiefer-Gaumenspalte angesehen und trägt daher die Bezeichnung *Hasenschartenzyste*.

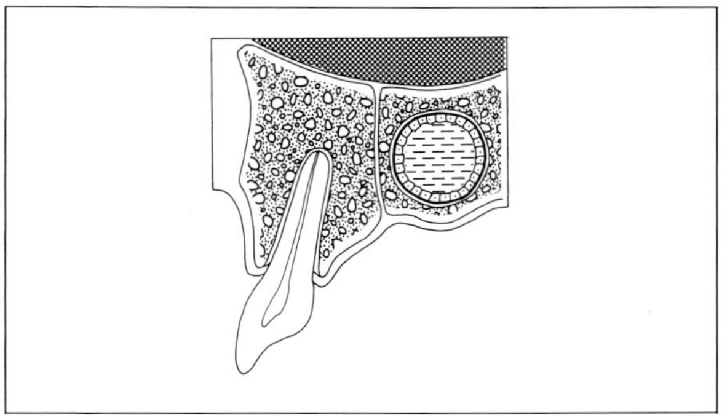

Abb. 8.14 Schematische Darstellung der palatofissuralen Zyste (mediane Gaumenzyste), die im Bereich der Gaumennaht liegt

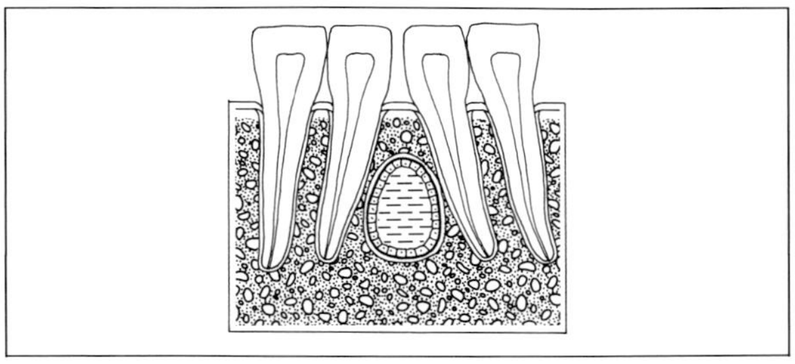

Abb. 8.15 Schematische Darstellung der medianen Unterkieferzyste, die die mittleren unteren Schneidezähne verdrängt

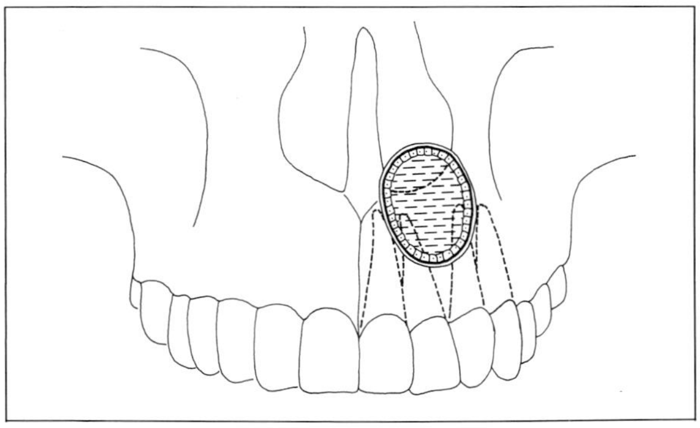

Abb. 8.16 Schematische Darstellung einer Naseneingangszyste, die in den Weichteilen unter dem Nasenflügelansatz liegt

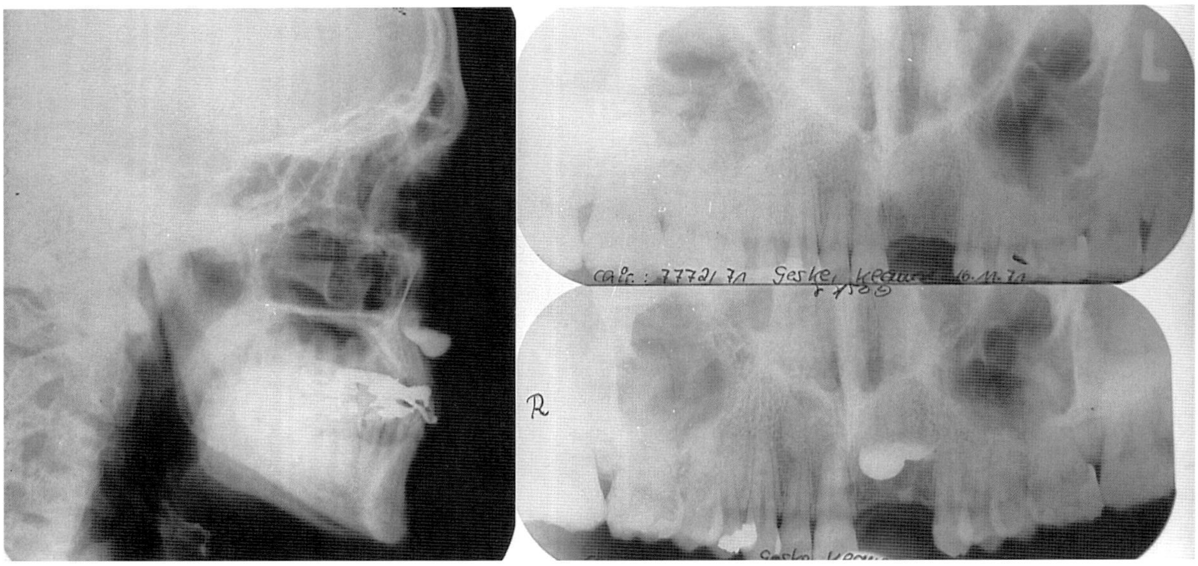

Abb. 8.17 Röntgenologische Darstellung einer Naseneingangszyste. Der muldenförmige Knochendefekt stellt sich im oberen Bild als Aufhellung dar. Das untere Bild und die seitliche Schädelaufnahme zeigen die Zyste mit Kontrastfüllung

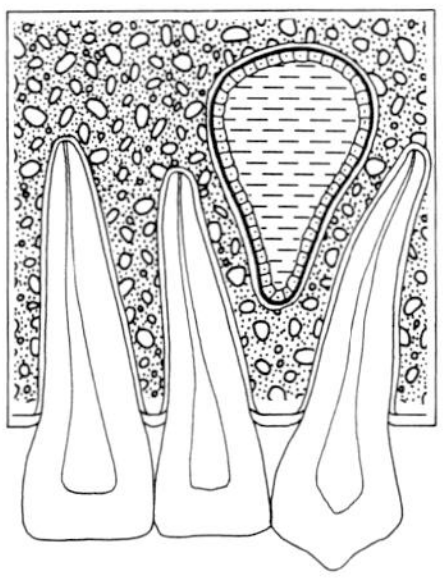

Abb. 8.18 Schematische Darstellung einer globulo-maxillären Zyste zwischen dem seitlichen Schneidezahn und dem Eckzahn des Oberkiefers im Knochen

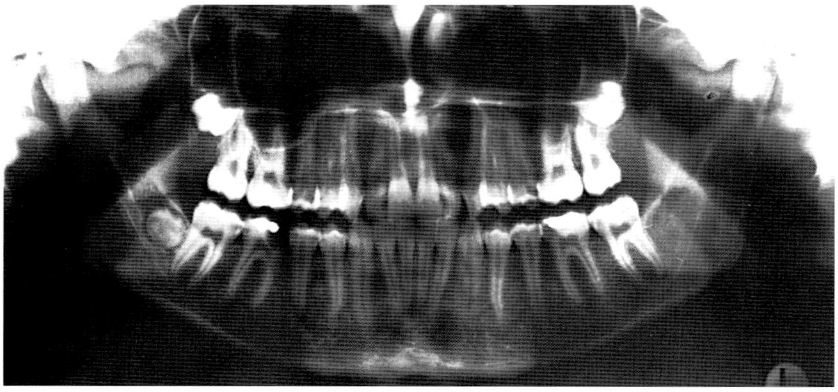

Abb. 8.19 Röntgenologische Darstellung einer globulo-maxillären Zyste im Bereich der Zähne 22 und 23

8.2.3 Pseudozysten

Pseudozysten sind nicht-epitheliale Kieferzysten, d. h., sie unterscheiden sich von den echten Zysten durch das Fehlen eines Balges.

Solitäre Knochenzyste

Die solitäre Knochenzyste wird auch *traumatische* oder *hämorrhagische Knochenzyste* genannt, da sich der im Röntgenbild als Zyste imponierende Hohlraum nach einer traumatisch bedingten Markblutung entwickeln soll. Sie ist fast ausschließlich im Unterkieferseitenzahnbereich lokalisiert und wird meist durch Zufall röntgenologisch entdeckt. Hier zeigt sie eine scharf umschriebene Aufhellung, die sich buchtenförmig zwischen die Zahnwurzeln erstreckt. Die Zähne reagieren meist vital. Der Mandibularkanal wird nicht verdrängt, so daß das Gefäßnervenbündel durch den Hohlraum verläuft (Abb. 8.20a und b und 8.21). Die differentialdiagnostische Abgrenzung gegenüber den Tumoren gelingt häufig erst intra operationem.

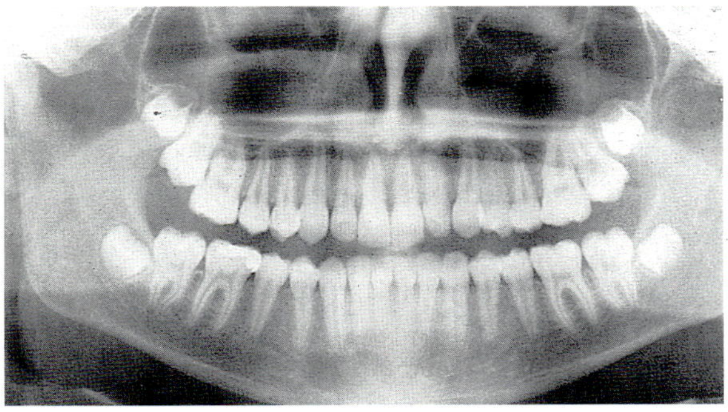

a

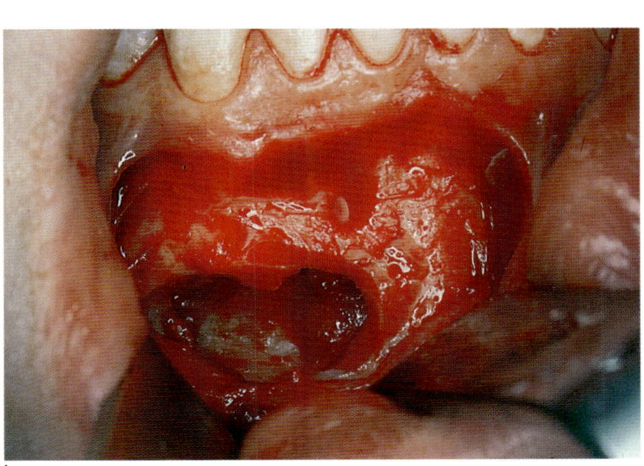

b

Abb. 8.20 Solitäre Knochenzyste: a) röntgenologische Darstellung, b) Befund intra operationem in Regio 41 bis 44

Aneurysmatische Knochenzyste

Sie erscheint im Röntgenbild als Zyste, erweist sich intraoperativ jedoch als Knochentumor mit ausgedehnten, kavernösen, blutgefüllten Hohlräumen (Abb. 8.22). Auch hier kann die Diagnose erst histologisch gesichert werden.

Latente Knochenhöhle des Unterkiefers

Die *Stafne-Zyste,* wie diese Knochenhöhle auch genannt wird, ist keine Zyste, sondern eine im Unterkiefer unterhalb des Mandibularkanals lingual gelegene Knocheneindellung im Molaren- bis Prämolarenbereich. Im Röntgenbild imponiert sie als bohnengroße zystische Transluzenz (Abb. 8.23 und 8.24). Intra operationem findet man die Knochenmulde angefüllt mit Speicheldrüsengewebe.

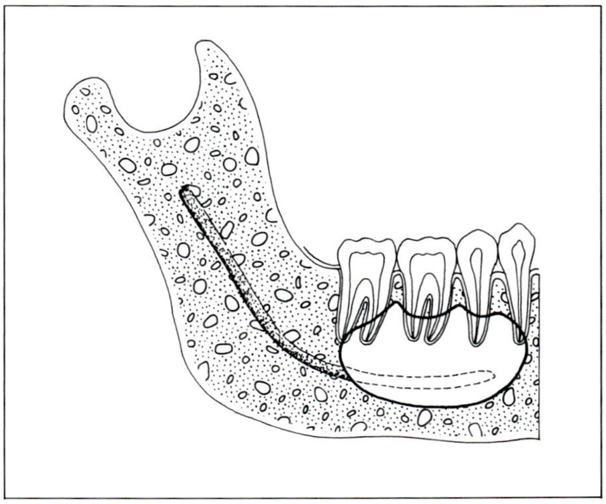

Abb. 8.21 Schematische Darstellung einer solitären Knochenzyste

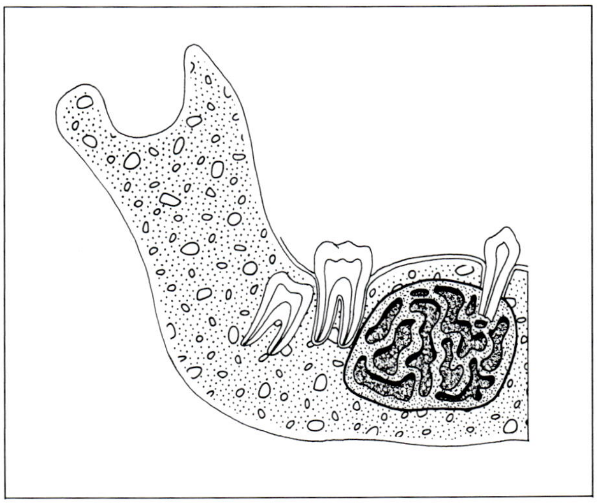

Abb. 8.22 Schematische Darstellung einer aneurysmatischen Knochenzyste

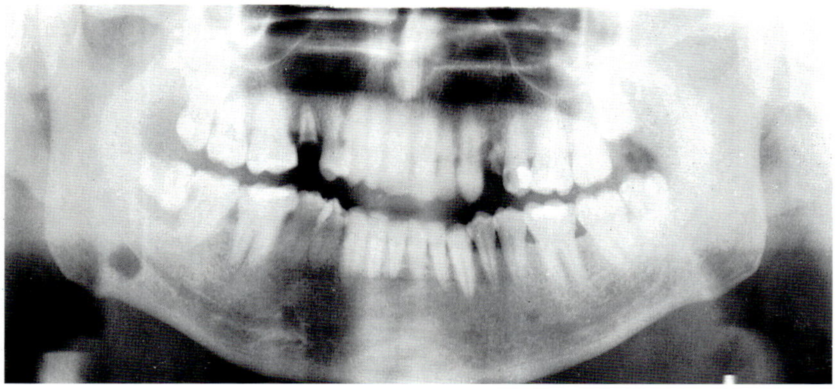

Abb. 8.23 Röntgenologische Darstellung einer latenten Knochenhöhle des Unterkiefers im Kieferwinkelbereich rechts

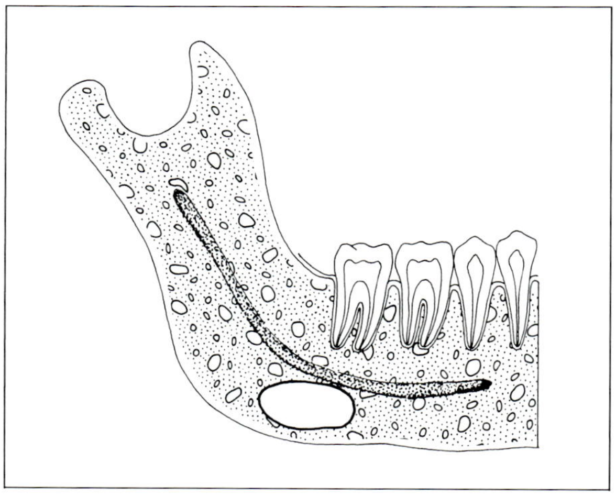

Abb. 8.24 Schematische Darstellung einer latenten Knochenhöhle des Unterkiefers

8.2.4 Weichteilzysten: Retentions- und Extravasationszysten

Weichteilzysten liegen im Gegensatz zu den bisher beschriebenen Knochenzysten im Weichgewebe und sind anhand der klinischen Symptome und Befunde zu diagnostizieren; Röntgenaufnahmen helfen hier nur ausnahmsweise weiter. Den Begriffen *Retentions- und Extravasationszysten* liegt die Vorstellung zugrunde, daß es durch Verschluß eines Drüsenausführungsganges zur Retention des Sekretes mit zystischer Auftreibung des entsprechenden Drüsenanteils kommt, bzw. daß es durch Sekretübertritt in periazinäres Gewebe (Extravasation) zur Zystenbildung kommt.

Schleimzysten der Mundschleimhaut

Diese recht häufig auftretenden Zysten sind bevorzugt an der Unterlippe, aber auch an der Oberlippe und der Wangenschleimhaut zu finden. Sie sind linsen- bis kirschgroß und schmerzlos. Die Farbe dieser kugeligen Zysten ist rötlich-bläulich (Abb. 8.25). Traumatische und entzündliche Einwirkungen werden für ihre Entstehung verantwortlich gemacht. Ihre vollständige Ausschälung kann nur im gefüllten Zustand erfolgen. Da sie leicht platzen, müssen sie sehr vorsichtig herauspräpariert werden. Bei unvollständiger Entfernung rezidivieren sie.

Ranula

Die Ranula ist eine Extravasationszyste, die im Mundboden im Bereich der Glandula sublingualis entsteht (Abb. 8.26). Sie entwickelt sich einseitig, kann aber bei Größen-

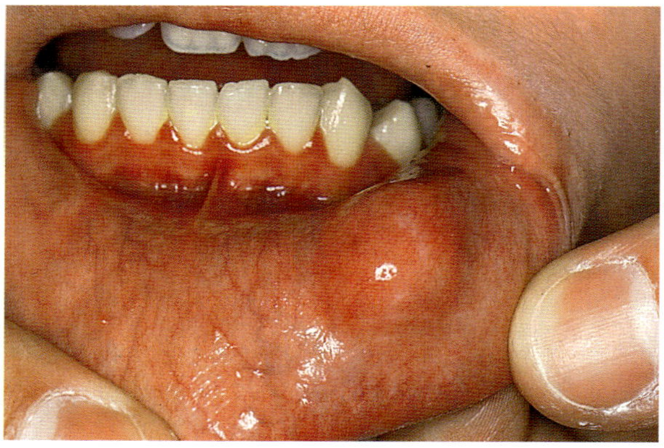

Abb. 8.25 Schleimzyste der Mundschleimhaut

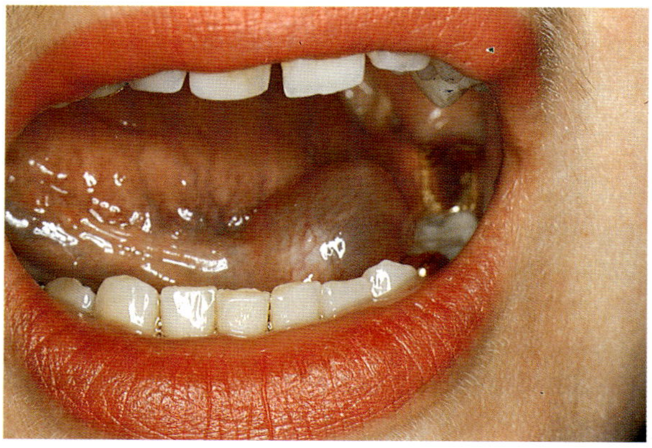

Abb. 8.26 Ranula

zunahme die Mittellinie überschreiten. Palpatorisch kann bei entsprechender Größe Fluktuation festgestellt werden. Im Gegensatz zu entzündlichen Prozessen besteht Schmerzfreiheit. Auch die Ranula sollte vollständig entfernt werden, da bei der Zystostomie die Rezidivneigung zu hoch ist.

Zysten der Kieferhöhle

Im Bereich der Kieferhöhle müssen Schleimzysten der Kieferhöhlenschleimhaut sowohl von der Okklusionszyste der Kieferhöhle als auch von odontogenen Zysten, die den Kieferhöhlenboden zum Lumen hin verdrängen, unterschieden werden.
Schleimzysten der Kieferhöhlenschleimhaut entstehen durch Entzündungsreize, die häufig dentogener Ursache sind. Demgemäß entwickeln sie sich am Kieferhöhlenboden, wo sie röntgenologisch (Nasennebenhöhlenaufnahme, Orthopantomogramm) als kugelige Verschattungen feststellbar sind (Abb. 8.27). Eine Kontrastdarstellung der Kieferhöhle in zwei Ebenen läßt ihre Ausdehnung im allgemeinen gut erkennen. Oftmals werden diese Zysten zufällig entdeckt, da die meisten Patienten keine oder nur geringe Beschwerden verspüren. Mitunter verursachen sie aber auch unbestimmte, ausstrahlende bis neuralgiforme Schmerzen. Durch Überprüfung des Zahnbefundes der gleichen Kieferseite (Vitalität, Wurzelfüllungen, apikale Parodontitiden) müssen dentogene Entzündungen als Ursachen ausgeschlossen bzw. beseitigt werden. Differentialdiagnostisch sind odontogene Zysten abzugrenzen, die im Röntgenbild meist noch von einer dünnen Knochenlamelle umgeben sind oder deren Beziehung zum auslösenden Zahn oft noch darstellbar ist (Abb. 8.28a und b). Schleimzysten der Kieferhöhle müssen im Rahmen einer Kieferhöhlenoperation vollständig entfernt werden.

Die Okklusionszyste der Kieferhöhle ist eine Verschlußzyste des gesamten Kieferhöhlenlumens, deren Entstehungsweise nicht einheitlich beschrieben wird. Nach *Bekker* soll es besonders nach vorangegangenen Operationen oder traumatischen Verletzungen (z. B. Mittelgesichtsfrakturen), aber auch nach chronisch entzündlichen Reizen zur Entwicklung eines epithelausgekleideten Hohlraumes kommen, der die gesamte Kieferhöhle ausfüllt. Wegen ihres verdrängenden Wachstums im Bereich voroperierter Kieferhöhlen mit ohnehin schwer beurteilbaren Röntgenbefunden ist die Okklusionszyste differentialdiagnostisch nur schwer gegenüber Tumoren abgrenzbar. Die Therapie besteht in der radikalen Ausräumung der betroffenen Kieferhöhle.

Speicheldrüsenzysten

Zysten der Glandula submandibularis oder der Glandula parotis sind sehr selten. Sie entstehen durch Gangverschluß – und sind somit Retentionszysten – oder durch Entwicklungsstörungen. Da sie weder klinisch noch sialographisch sicher von Tumoren unterscheidbar sind, werden sie durch konservative Entfernung der befallenen Drüse therapiert.

Atherome

Atherome werden auch als *Grützbeutel* bezeichnet. Sie sind Retentionszysten von Talgdrüsen und liegen in der Haut. Dort entwickeln sie sich zu nicht schmerzhaften, kugeligen, prall-weichen, mit der bedeckenden Haut verbackenen Gebilden, die gegen die Unterlage gut verschieblich sind. Nur die vollständige Exzision mit der verbackenen Haut bleibt ohne Rezidiv.

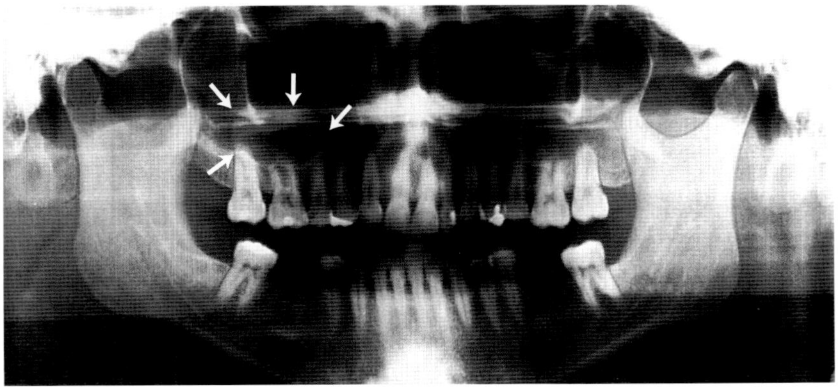

Abb. 8.27 Röntgenologische Darstellung einer Schleimzyste der Kieferhöhlenschleimhaut über den Wurzeln der Zähne 15, 16 und 17

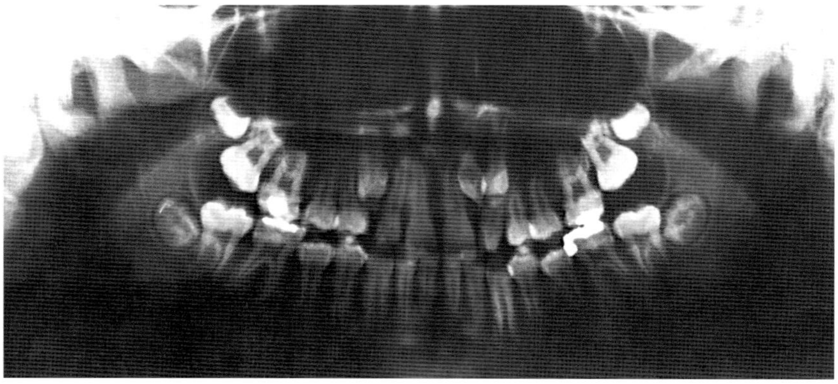
a

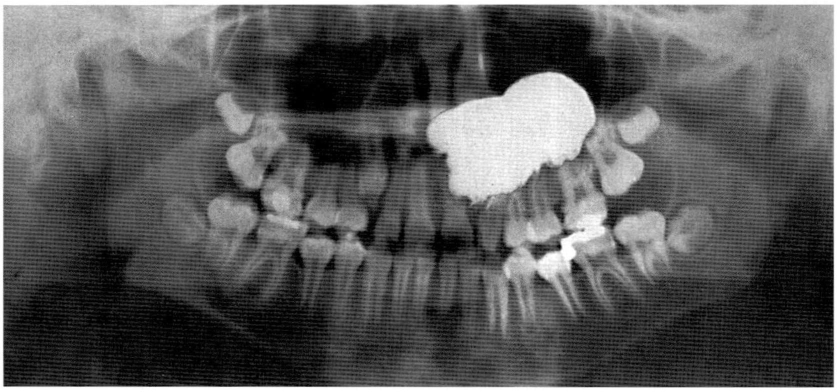
b

Abb. 8.28 a) Röntgenologische Darstellung einer odontogenen follikulären Zyste, die sich zum Lumen der Kieferhöhle hin entwickelt hat. b) Die Kontrastfüllung der Zyste verdeutlicht die Ausdehnung

8.2.5 Weichteilzysten: Dermoid- und Epidermoidzysten

Sie entstehen durch Epitheleinschlüsse im Bereich embryonaler Gesichtsfurchen und -spalten, seltener durch traumatische Epithelverlagerung. Die Mittellinien des Mundbodens, des Sublingual- und Submentalbereiches stellen Prädilektionsstellen dar. Epidermoidzysten werden von Plattenepithel ohne Hautanhangsgebilden ausgekleidet, Dermoidzysten zeigen dagegen histologisch Plattenepithel mit Haaren, Talgdrüsen und Schweißdrüsen. Auch diese Zysten müssen vollständig exstirpiert werden.

8.2.6 Laterale und mediane Halszysten

Laterale Halszysten werden auch als branchiogene Zysten bezeichnet, weil sie aus Resten des embryonalen Kiemenapparates entstehen. Klinisch findet sich eine langsam wachsende, rundliche Vorwölbung am Vorderrand des M. sternocleidomastoideus, die unter der Haut verschieblich ist. Ähnliche Befunde liefert die mediane Halszyste. Sie entwickelt sich aus Resten des Ductus thyreoglossus. Entsprechend findet sie sich vom Foramen caecum der Zunge bis zum Schilddrüsenisthmus. Meistens liegt sie unterhalb des Zungenbeins und ist an ihm fixiert. Die Therapie besteht bei lateralen und medianen Halszysten in der vollständigen operativen Entfernung.

8.3 Symptomatik, präoperative Diagnostik und Differentialdiagnostik

Das sehr langsame und verdrängende Wachstum der Zysten bedingt, daß ihre Entstehung vom Patienten nur sehr selten bemerkt wird. Nur bei entsprechender Größenzunahme oder an gut sichtbarer Stelle, wie der Außenhaut, wird der Patient Angaben machen können. Schmerzen bestehen im allgemeinen nicht, da sich das verdrängte Gewebe ebenso wie betroffene sensible Nerven dem Wachstumsdruck langsam anpassen (Abb. 8.29). Sensibilitätsstörungen durch teilweisen oder vollständigen Ausfall sprechen gegen die Diagnose einer Zyste.
Infizierte Zysten, die ähnliche Symptome wie ein Abszeß zeigen können, bereiten dem Patienten dagegen erhebliche Schmerzen.
Der *palpatorische Befund* ist unterschiedlich. Kleine Knochenzysten entziehen sich dieser Untersuchung, weil sie tief im Knochen liegen. Durch Größenzunahme der Zyste kann der Knochen jedoch aufgetrieben werden, denn der durch das Zystenwachstum verursachten Knochenresorption steht ein vom Periost ausgehender Knochenanbau gegenüber. Die Knochenneubildung hält jedoch nicht Schritt mit der Zystenentwicklung, so daß häufig nur noch eine dünne Knochenlamelle vorliegt, die federnd eindrückbar ist. So wird das typische Pergamentknittern feststellbar. Bei weiterem Wachstum fehlt schließlich die Knochenbedeckung vollständig, und eine prall elastisch fluktuierende Vorwölbung wird tastbar. Der gleiche Palpationsbefund ohne Knochenbezug findet sich bei den Weichteilzysten; diese sind gegen die Umgebung gut abgrenzbar und verschieblich, gegen Anteile ihres Ursprungsgewebes allerdings unverschieblich.
Der Schwerpunkt zahnärztlich-chirurgischer Therapie liegt bei den odontogenen Knochenzysten. Wichtigstes diagnostisches Hilfsmittel ist hier das *Röntgenbild*. Während bei kleinen Zysten eine Einzelzahnaufnahme ausreicht und sogar die exaktere Abbildung ergibt, sind je nach Zystenausdehnung Großröntgenaufnahmen erforderlich. Grundsätzlich muß ein zystenverdächtiger Befund vollständig auf einer Aufnahme abgebildet sein. Bevorzugte Anwendung finden das Orthopantomogramm und die Status-X-Aufnahme, zur Abklärung des Oberkiefer- und Kieferhöhlenbereiches Nasennebenhöhlenaufnahmen und Schädelaufnahmen unterschiedlicher Projektionstechniken (Abb. 8.30).
Auf der Einzelzahnaufnahme wird der Parodontalspalt jedes abgebildeten Zahnes untersucht: geht er unmittelbar in die zystische Transluzenz über, so ist mit hoher Sicher-

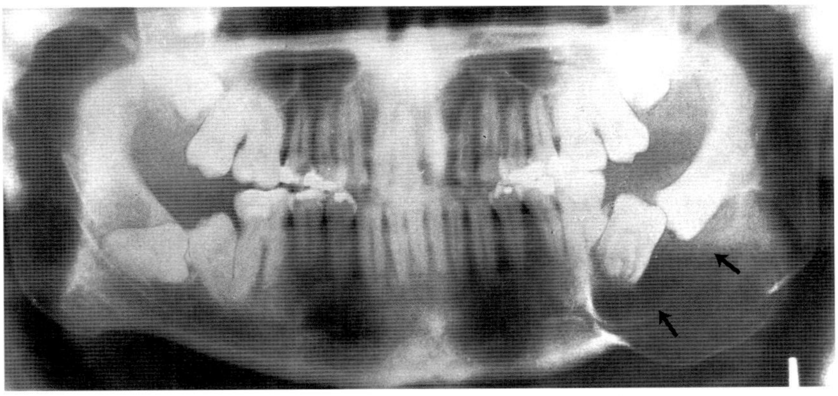

Abb. 8.29 Darstellung des verdrängenden Wachstums einer Zyste. Der Mandibularkanal verläuft am Unterkieferrand im Bereich der Zähne 37 und 38

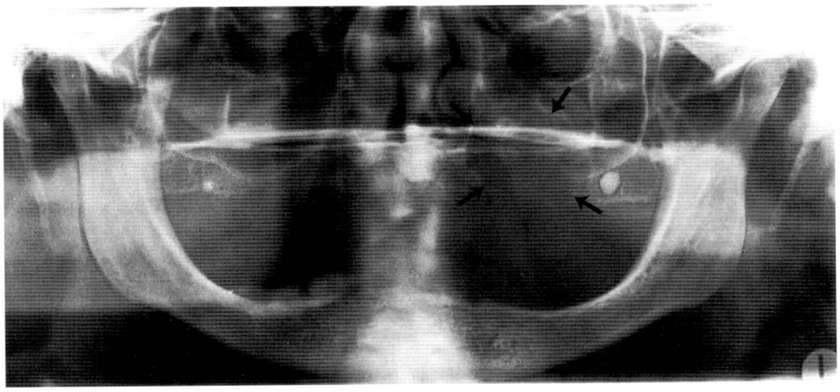

Abb. 8.30 Röntgenologische Darstellung einer Oberkieferzyste Regio 24 auf einem Orthopantomogramm. Das Kieferhöhlenlumen ist eingeengt. Als Nebenbefund findet man einen Wurzelrest in Regio 26 und einen Speichelstein im Ausführungsgang der rechten Glandula submandibularis

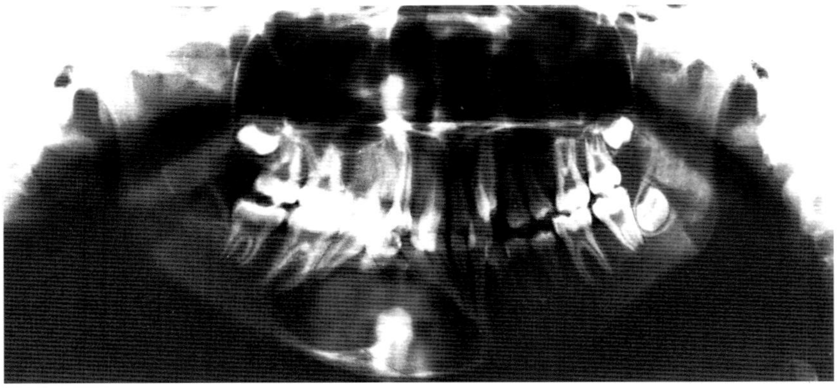

Abb. 8.31 Durch das verdrängende Zystenwachstum kommt es zur divergierenden Wurzelstellung der Zähne 31 bis 46

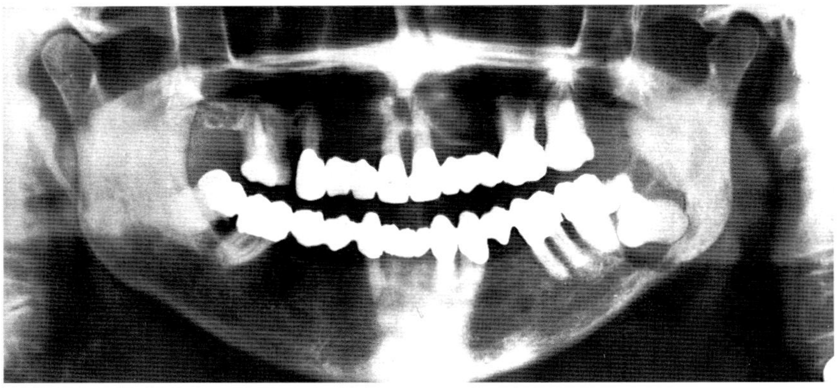

Abb. 8.32 Verwischte oder diffuse Begrenzungen von „zystischen" Aufhellungen sind Hinweise auf einen Tumor, hier ein verhornendes Plattenepithelkarzinom in Regio 38

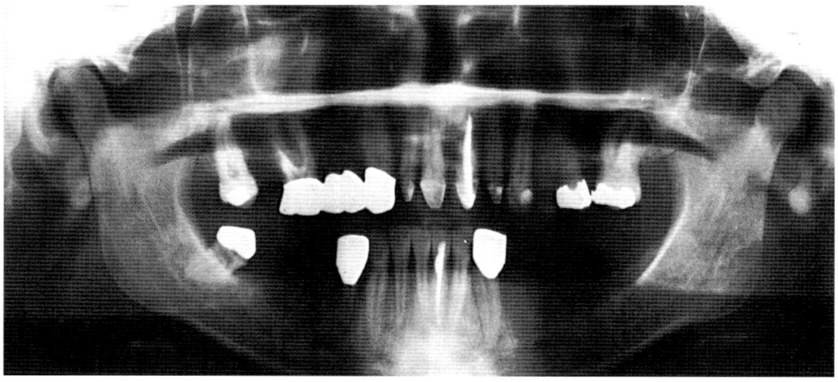

a

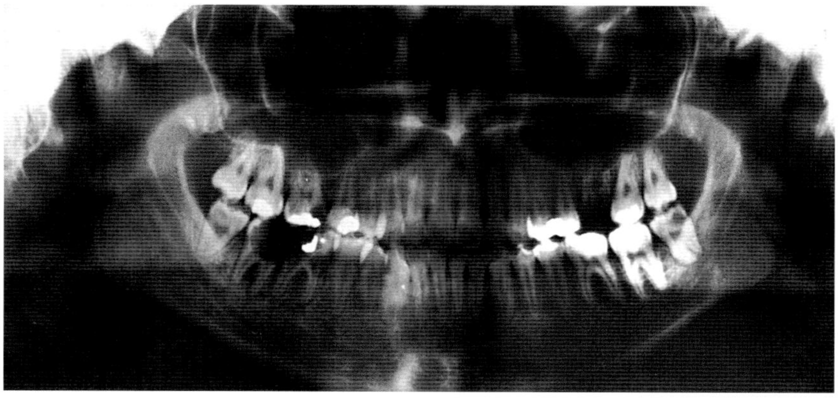

b

Abb. 8.33 a) Orthopantomogramm mit zwei radikulären Kieferzysten am Zahn 16. Der Parodontalspalt geht in die Zystenwandung über. b) Orthopantomogramm mit Kieferhöhlenausbuchtungen in Regio 16 und 26. Der periradikulär durchgezeichnete Parondontalspalt dieser Zähne spricht gegen das Vorliegen von Zysten heit der schuldige Zahn ermittelt. Die Zahnröntgenaufnahme dient der Beurteilung, welche Zähne im Rahmen des Eingriffes erhalten oder entfernt werden müssen, welcher Zähne Vitalität gefährdet ist und in welchem Maß Wurzelbehandlungen oder Resektionen möglich bzw. erforderlich sind. Zähne mit erhaltenem Parodontalspalt und erhaltener Vitalität sollten durch entsprechende Operationsmethoden möglichst nicht tangiert werden. Ist dies nicht möglich, müssen auch Nachbarzähne reseziert oder gar extrahiert werden.

Für die Differentialdiagnose und Therapie der Knochenzysten ist die *Vitalitätsprobe* der Zähne des befallenen Kieferabschnittes ein unverzichtbares diagnostisches Hilfsmittel.

Die für Zysten typische Röntgentransluzenz ist eine scharf begrenzte, rundliche bis ovale Aufhellung, die meist zusätzlich von einem linienartig verdichteten Randsaum umgeben ist. Bei radikulären Zysten ragt die Wurzel, bei follikulären Zysten die Krone des verursachenden Zahnes in das Zystenlumen. Residualzysten lassen röntgenologisch keinen Zusammenhang mehr mit dem Zahnsystem erkennen und sind daher nicht ohne weiteres als odontogene Zysten zu diagnostizieren. Das verdrängende Zystenwachstum ist im Röntgenbild gut erkennbar. Die Zahnwurzeln der den Zysten benachbarten Zähne werden auseinandergedrängt, so daß die Zahnkronen sich einander zuneigen (Abb. 8.31). Der N. alveolaris inferior kann zum Unterkieferrand verlagert sein. Das Kieferhöhlenlumen wird zugunsten der Zyste eingeengt.

Verwischte zystische Konturen oder gar diffuse, gezackte Begrenzungen mit Zahnwurzelresorptionen sind wichtige Hinweise für das Vorliegen eines Tumors (Abb. 8.32).

Zysten haben normalerweise nur einen „monostotischen" Hohlraum. Bei größeren Zysten können Knochenleisten eine Mehrkammerigkeit auf dem Röntgenbild vortäuschen, wodurch die Abgrenzung gegen die häufig polyzystischen Ameloblastome erschwert wird.

Die röntgenologische Beurteilung erfordert auch eine Berücksichtigung entzündlicher Erkrankungen. Eine chronische Parodontitis apicalis kann im Röntgenbild oft nicht von einer kleinen Zyste unterschieden werden. Im Zweifelsfalle sollte immer eine Wurzelspitzenresektion mit Entfernung und histologischer Untersuchung des periapikalen Gewebes durchgeführt werden. Eine größere infizierte Zyste bereitet Schwierigkeiten, weil die glatte linienartige Begrenzung unscharf wird und dann an den Röntgenbefund eines Tumors erinnert.

Ein häufiges Problem stellt die Differentialdiagnose von Oberkieferzysten gegen die Kieferhöhle dar. Hierbei kommen verschiedene Hilfsmittel zur Anwendung. Die Palpation einer kugeligen Auftreibung mit Pergamentknittern spricht für das Vorliegen einer Zyste. Bei vollständiger Bezahnung des Oberkieferbereiches und positiver Vitalitätsprobe aller Zähne liegt nur äußerst selten eine Zyste vor. Zeigt die Röntgenaufnahme die Zahnwurzeln auseinanderdrängende zystische Transparenzen, so können dies keine Ausbuchtungen der Kieferhöhle sein. Zysten weisen zirkulär, also auch zum Kieferhöhlenlumen hin, eine konvexe Begrenzung auf, während eine Ausbuchtung des Sinus maxillaris nur zur Zahnreihe konvex ist und eine kontinuierliche weiße Verdichtungslinie aufweist. Natürlich wird die Abgrenzung bei größeren Zysten schwieriger. In jedem Fall muß der verdächtige Befund vollständig, im Zweifelsfall auch die Nebenhöhle vollständig abgebildet sein. Wichtig ist weiterhin der Verlauf des Parodontalspalts, der bei den häufigen radikulären Zysten im Wurzelspitzenbereich in das Zystenlumen übergeht. In die Kieferhöhle ragende Wurzelspitzen lassen dagegen in der Regel einen periradikulären Parodontalspalt erkennen (Abb. 8.33a und b).

Ist eine Unterscheidung mit diesen Mitteln noch nicht möglich, was besonders im zahnlosen Oberkieferseitenzahnbereich vorkommt, so können zusätzliche Untersuchungsmethoden indiziert sein.

Die *Punktion* der Kieferhöhle bzw. des zystenverdächtigen Lumens gestattet weitere Aussagen. Sie wird in Lokalanästhesie im Bereich der Fossa canina von intraoral oder nach zusätzlicher Oberflächenanästhesie der Schleimhaut des unteren Nasengangs mit Pantocainlösung von nasal durchgeführt. Das Vorgehen über den unteren Nasengang ist sicher schwieriger und erfordert entsprechende Übung und Orientierung; da jedoch hier die Knochenlamelle sehr dünn ist, gelingt der Durchbruch mit dem geringsten Kraftaufwand. Für die Punktion verwenden wir die sehr kräftige Lichtwitz-Kanüle, mit der eine Verbiegung oder ein Kanülenbruch sicher vermieden werden kann. Diese Kanüle ist am hinteren Ende mit einem Teller versehen, mit dessen Hilfe sie direkt manuell eingeführt werden kann. Dabei muß die Hand abgestützt werden, am besten an der Zahnreihe, um ein Durchstoßen des punktierten Lumens zu vermeiden. Liegt nun die Kanüle am vorgesehenen Ort, so wird zunächst immer eine leere Spritze aufgesetzt und eine Aspiration durchgeführt. Dabei bestehen folgende Möglichkeiten:

- Aspiration von Luft; dies entspricht der normal belüfteten Nebenhöhle.
- Aspiration von Flüssigkeit: Dabei bestätigt der Abfluß gelblicher Flüssigkeit mit Detritus und Cholesterinkristallen die Zystenpunktion. Wird Pus, Blut oder seröse Flüssigkeit punktiert, so ist nicht sicher, ob es sich um Kieferhöhleninhalt (z. B. Empyem, Hämatom usw.) oder Zysteninhalt (infizierte Zyste, Schleimretentionszyste usw.) handelt.
- Aspiration ist nicht möglich, da die Nadel innerhalb von Gewebe liegt. Neben der Möglichkeit einer Kanülenfehllage ist hier an eine hyperplastische oder tu-

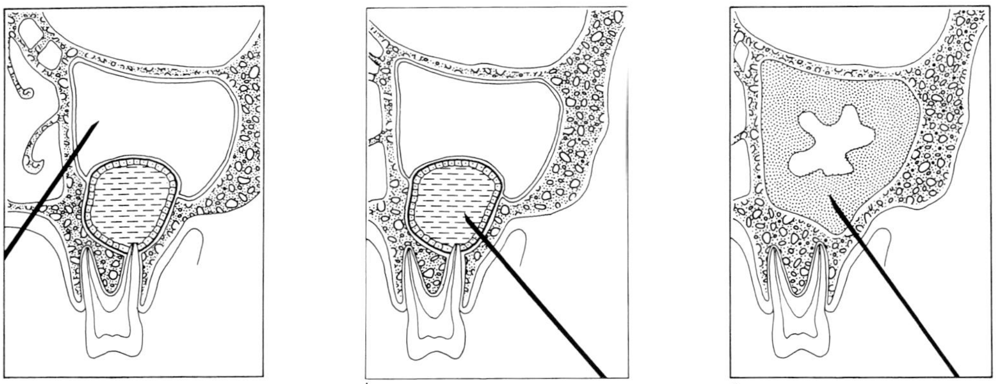

a b c

Abb. 8.34 Kanülenlage bei der Kieferhöhlenpunktion: a) Die Kanüle liegt im Bereich des Kieferhöhlenlumens. b) Die Kanüle liegt im Zystenlumen. c) Die Kanüle liegt im Gewebe, z. B. bei polypös veränderter Kieferhöhlenschleimhaut; eine Aspiration gelingt nicht

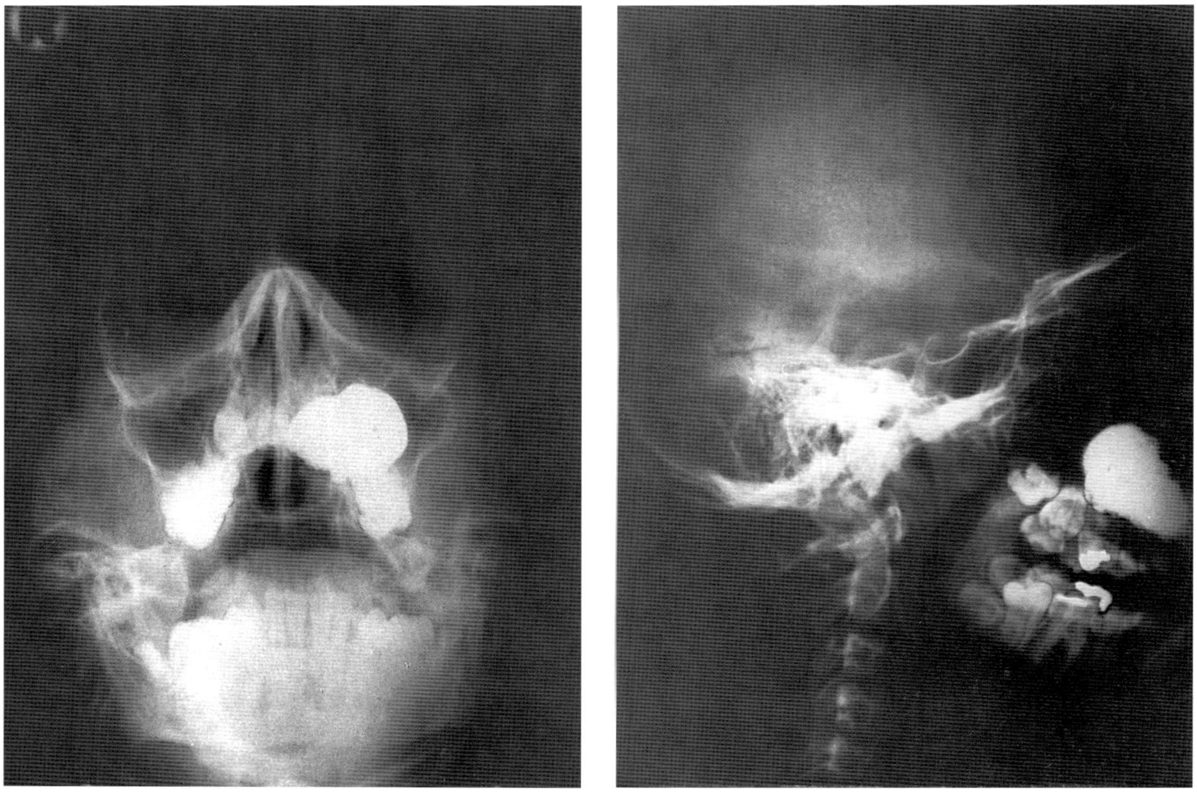

a b

Abb. 8.35 Die Kontrastdarstellung der Kieferhöhle in zwei Ebenen erlaubt die Beurteilung der Zystenausdehnung; a) Nasennebenhöhlenaufnahme, b) seitliche Schädelaufnahme

moröse Gewebsneubildung im Kieferhöhlenbereich zu denken. Die notwendige histologische Abklärung soll jedoch nur derjenige durchführen, der auch über die Möglichkeiten der angemessenen Weiterbehandlung verfügt. (Abb. 8.34a–c)

In Abhängigkeit vom Ergebnis der Aspiration stehen weitere Untersuchungsmethoden zur Verfügung. Nach der Aspiration von Luft oder Flüssigkeiten kann eine diagnostische Spülung mit steriler physiologischer Kochsalzlösung durchgeführt werden. Entleert sich Spülflüssigkeit über das Ostium naturale der Kieferhöhle, so liegt die Nadel im Nebenhöhlenlumen, andernfalls im Zystenlumen.

Da jedoch eine Verlegung des Ostiums durch die Zyste selbst nicht ausgeschlossen werden kann, sollte im Zweifelsfall eine Kontrastdarstellung durchgeführt werden. Das Zystenlumen kann nach Entnahme von Zystenflüssigkeit mit dem Kontrastmittel (Conray 70%) gefüllt werden.

Das Kieferhöhlenlumen kann nach Luftaspiration gefüllt werden, jedoch nur bis das Kontrastmittel sich über das Ostium in die Nase ausbreitet. Die Kontrastdarstellung der Zyste ergibt eine zystische Opazität, die bei aufrechter Körperhaltung wegen unvollständiger Füllung eine geradlinige Begrenzung nach kranial vortäuschen kann. Das Kieferhöhlenlumen wird durch das Kontrastmittel nur bis zum Nebenhöhlenostium gefüllt, in dessen Höhe eine Spiegelbildung erkennbar wird. Zur Zahnreihe hin sind alle Ausbuchtungen der Nebenhöhle gefüllt. Ein kugeliger Kontrastmitteldefekt im Bereich des Kieferhöhlenbodens entspricht der vermuteten zystischen Transluzenz. Wichtig ist es, eine Kontrastdarstellung der Nebenhöhle in zwei Ebenen durchzuführen (Nasennebenhöhlenaufnahme, Schädelaufnahme seitlich). Zystische Füllungsdefekte können nämlich besonders dorso-ventral von Kontrastmittel umflossen werden und so im sagittalen Strahlengang unerkannt bleiben (Abb. 8.35a und b).

Eine weitere Möglichkeit zur Kontrastfüllung einer Zyste ergibt sich dann, wenn nach Inzision einer infizierten Zyste im Seitenzahnbereich oder auch nach Extraktion eines Oberkiefermolaren eine Mund-Zysten-Verbindung gegen eine Mund-Antrum-Verbindung abzugrenzen ist. Da hier meist an der tiefsten Stelle der Zyste eine Verbindung zur Mundhöhle besteht, würde das Kontrastmittel unmittelbar nach der Instillation wieder zur Mundhöhle herausfließen. Hier sollte statt dessen die fragliche Zyste mit einer 200%igen Jodoformgaze austamponiert werden. Dieses Tamponadematerial ergibt einen ebenso dichten Kontrast wie ein Kontrastmittel, kann jedoch nicht abfließen.

Bringen auch Punktion und Kontrastdarstellung keine endgültige Klarheit, so steht uns ein weiteres invasives diagnostisches Hilfsmittel zur Verfügung. Das Endoskop gestattet die unmittelbare Inspektion der Kieferhöhle, der Kieferhöhlenschleimhaut sowie nicht gefüllter zystischer Hohlräume. Darüber hinaus können endoskopisch aus dem Bereich verdächtiger Bezirke Gewebsproben zur histologischen Untersuchung entnommen werden.

Das sicherste diagnostische und differentialdiagnostische Hilfsmittel ist die histologische Untersuchung. Sie darf daher in keinem Fall der operativen Zystenbehandlung fehlen. Zu unterscheiden ist hier zwischen der postoperativen Gewebeuntersuchung des Operationspräparates zur Sicherung der Diagnose und der präoperativen Probeexzision, die in Zweifelsfällen eine sinnvolle Therapieplanung erst ermöglicht.

Für die zahnärztlich-chirurgische Zystentherapie gilt, daß nur solche Erkrankungsfälle operativ behandelt werden sollen, die nach eingehender klinischer und röntgenologischer Abklärung keinen Anhalt für einen zweifelhaften oder gar malignen Prozeß ergeben haben. In all diesen Fällen genügt die histologische postoperative Diagnosesicherung.

Besteht prae operationem Unklarheit darüber, ob es sich überhaupt um eine Zyste handelt, so sollte die Therapieplanung nur auf der Grundlage einer histologischen Untersuchung erfolgen und zwar immer durch denjenigen, der auch im ungünstigen Falle, z. B. eines Malignoms, die angemessene Behandlung durchführen kann.

8.4 Operationstechniken

Aufgrund der Erkenntnisse der Zystenentstehung und des Zystenwachstums muß grundsätzlich jede Zyste operativ behandelt und immer histologisch untersucht werden. Alle konservativen Behandlungsversuche sind schon deshalb abzulehnen, weil eine Sicherung der Diagnose nicht möglich ist. Zudem ist ein solches Vorgehen sehr unsicher im Vergleich zu den heute bekannten Operationsmethoden. Angestrebt werden sollte zunächst immer die vollständige Entfernung einer Zyste. Da dies jedoch nicht in jedem Fall ohne Gefährdung von Nachbarstrukturen möglich ist, kann man sich in entsprechenden Fällen auch auf eine Teilentfernung mit histologischer Untersuchung des entfernten Balgmaterials beschränken. Eine Kontraindikation für die operative Behandlung einer Zyste kann sich aus einem extrem stark reduzierten Allgemeinzustand eines Patienten ergeben. Andererseits sind die Eingriffe bei Zysten im allgemeinen keine ausgedehnten Maßnahmen, so daß üblicherweise nur temporäre Kontraindikationen vorliegen.

Die operative Behandlung einer Zyste ist nur selten ein absolut dringlicher Eingriff. Aufgrund des langsamen Wachstums kann bei einer temporären Kontraindikation, z. B. einer vorübergehenden Allgemeinerkrankung oder einer Infektion des Zystenbereiches, bis zu einer Normalisierung dieser Erkrankungen abgewartet werden. Ein örtlich begrenzter Eingriff zur Eröffnung einer großen Zyste oder zur Trepanation des schuldigen Zahnes führt in aller Regel schon zum Sistieren des Zystenwachstums und zum Abklingen von entzündlichen Erscheinungen.

Die Grundlage der heute bekannten Zystenoperationen wurde durch *Partsch* geschaffen. Von ihm wurde zunächst die Methode der Zystostomie (Partsch I) und 18 Jahre später die Methode der Zystektomie (Partsch II) beschrieben.

8.4.1 Die Zystostomie (Partsch I)

1892 gab *Partsch* seine Methode der Zysteneröffnung mit nachfolgender offener Behandlung an. An einer günstigen Stelle – meist im Vestibulum oris – wird die Zyste zur Mundhöhle hin eröffnet und ein „Fenster" angelegt. Die Größe des Fensters hängt dabei von der Ausdehnung der Zyste und der umgebenden Strukturen ab. Im günstigen Fall bei einer kleineren Zyste von ca. 20 bis 30 mm Durchmesser wird das Fenster bis zum Zystenäquator angelegt, so daß eine Nebenbucht der Mundhöhle entsteht. Bei ausgedehnteren Zysten, z. B. im aufsteigenden Unterkieferast, kann jedoch nur ein verhältnismäßig kleines Fenster angelegt werden. Durch den Fortfall des Innendrucks der Zyste sistiert deren Wachstum, und die Regenerationskräfte des umgebenden Knochens und Ge-

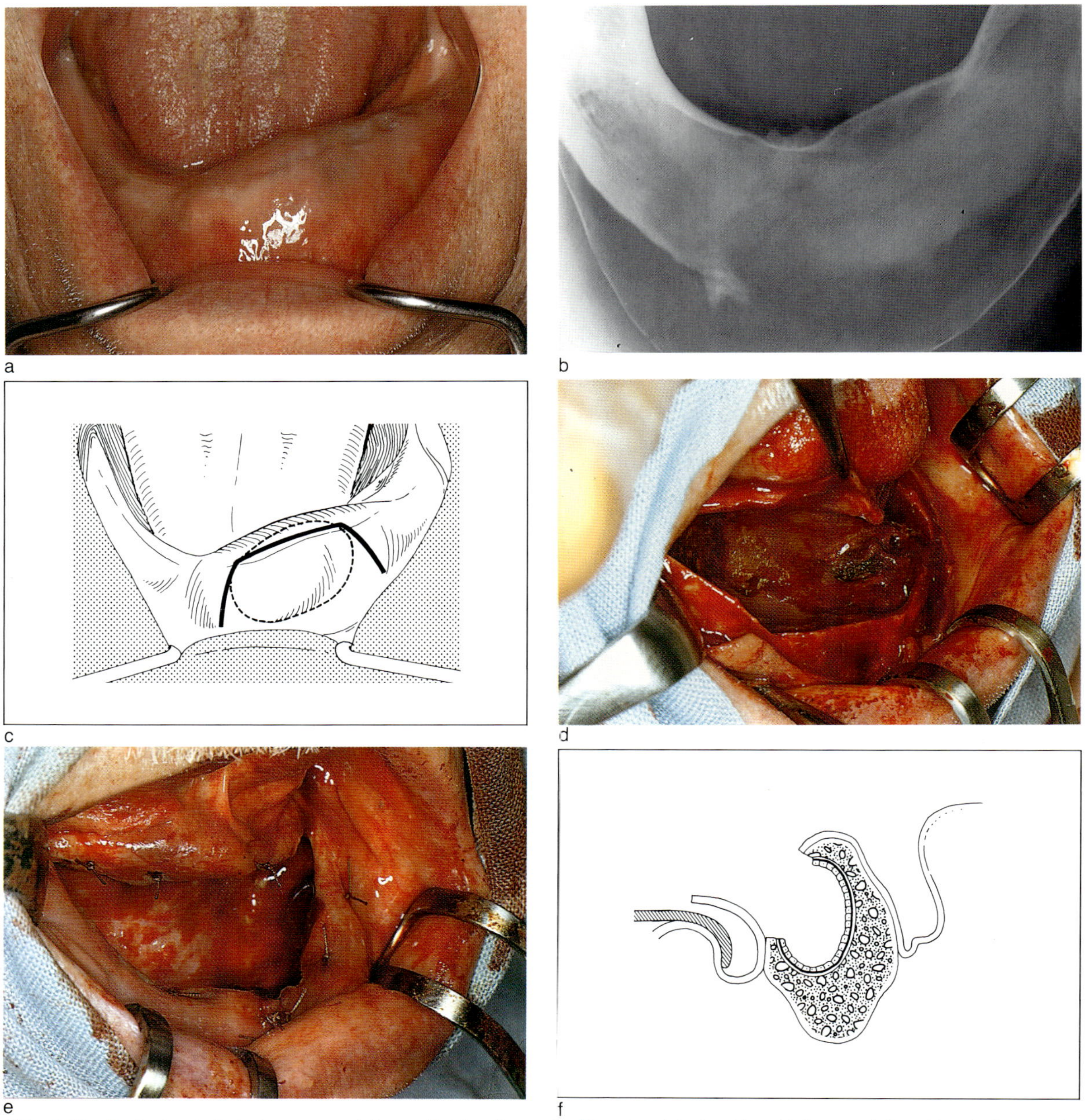

Abb. 8.36 Zystostomie bei einer ausgedehnten Residualzyste im Frontbereich des Unterkiefers: a) Der Alveolarfortsatz ist durch die Zyste deutlich aufgetrieben. b) In der Aufbißaufnahme ist erkennbar, daß sich die Zyste bis zum Prämolarenbereich beidseits ausgedehnt hat. c) Die Schnittführung wird so gewählt, daß ein zur Umschlagfalte möglichst großes Fenster angelegt werden kann. Der Lappen ist kaudal gestielt, um eine Verletzung des Nervus mentalis zu vermeiden. d) Nachdem der Mukoperiostlappen abpräpariert ist, wird die Zyste eröffnet und ein großes Fenster angelegt. Die exzidierten Teile der Zyste werden zur histologischen Untersuchung eingesandt. e) Die Schleimhaut wird im Bereich des Wundrandes mit dem Zystenbalg vernäht. f) Die Situation ist in einem Querschnittbild des Operationsgebietes schematisch dargestellt. Der Mukoperiostlappen ist abpräpariert – die Zyste wurde gefenstert

webes führen zu einer langsamen Verkleinerung des Hohlraumes, im Idealfall zur vollständigen Regeneration des Defektes. Hierbei wird der Zystenbalg üblicherweise belassen, wodurch angrenzende Zähne, Nerven oder sonstige Strukturen nicht geschädigt werden. Nur im Bereich des Fensters kann ein Teil des Balges für die histologische Untersuchung gewonnen werden. Das verbleibende Zystenepithel metaplasiert unter Einwirkung des Mundhöhlenmilieus innerhalb weniger Wochen zu Mundhöhlenschleimhaut. Devitale Zähne im Zystenbereich, also nicht nur der Verursacher der Zyste, müssen wurzelgefüllt und reseziert oder extrahiert werden.

Da nicht nur das Zystenlumen, sondern auch das Fenster eine Verkleinerungstendenz hat, muß ein relativ kleines Fenster während der monatelangen Nachbehandlungsphase mit Hilfe eines Obturators offengehalten werden. (Abb. 8.36a–m)

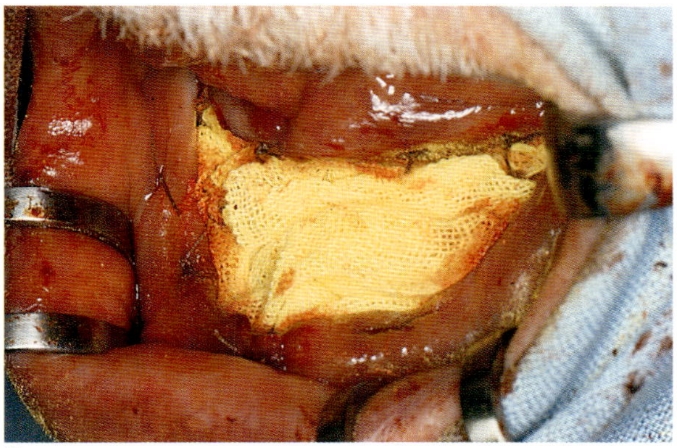
g

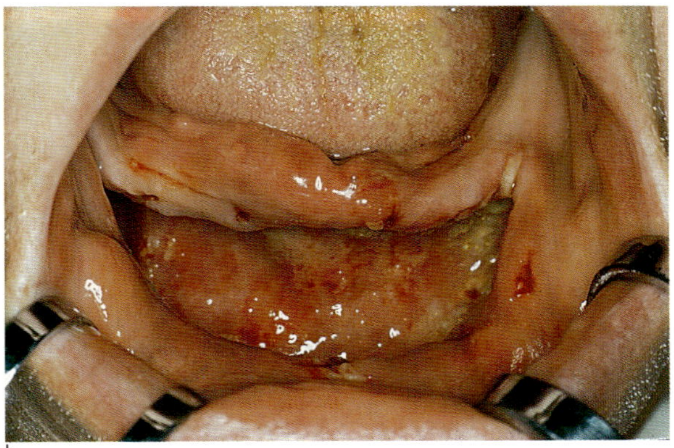
h

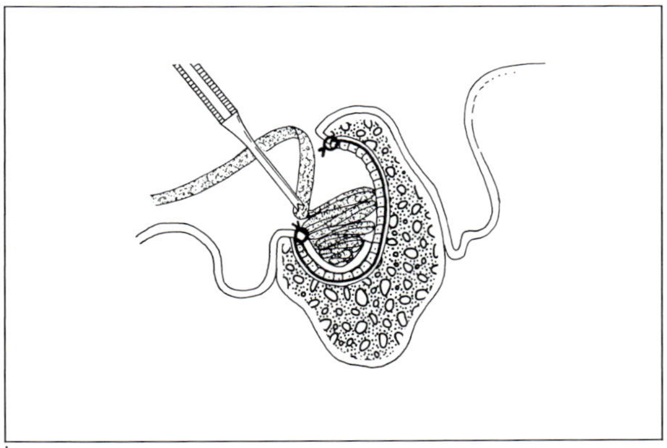
i

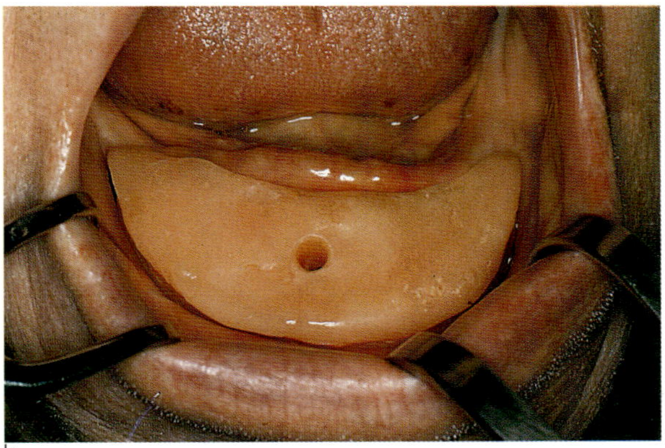
k

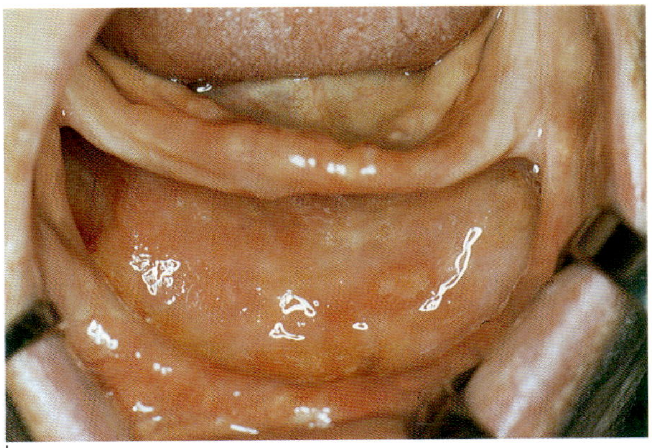
l

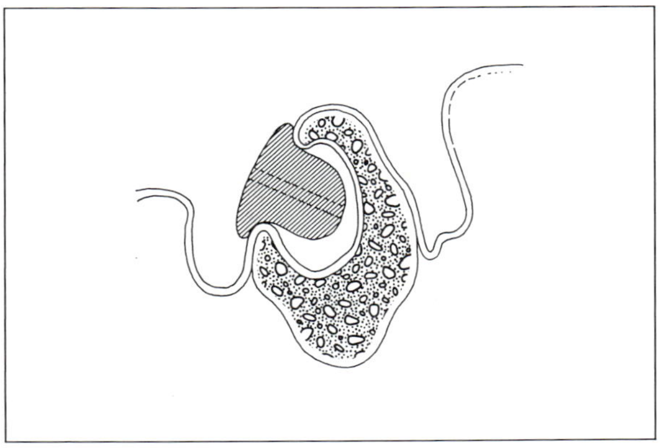
m

Abb. 8.36 g) Das Zystenlumen wird mit einem Salben-Jodoform-Streifen austamponiert. h) Nach der Entfernung der Nähte und der Tamponade kann nach ca. 8 bis 10 Tagen ein Abdruck zur Herstellung eines Obturators genommen werden. i) Im schematischen Schnittbild nochmals die Situation nach der Wundnaht und der Tamponade. k) Ein aus Kunststoff indirekt hergestellter Obturator dient zum Offenhalten des Zystenfensters. l) Das Zystenepithel metaplasiert innerhalb weniger Wochen zu Mundhöhlenschleimhaut. m) Der Obturator hat eine leicht pilzförmige Gestaltung. Während er im Fensterbereich anliegt, muß er im Zystenlumen regelmäßig freigeschliffen werden, um die knöcherne Regeneration nicht zu behindern. Eine vollständige knöcherne Regeneration wird nicht immer erreicht

8.4.2 Die Zystektomie (Partsch II)

Die vollständige, also radikale Entfernung des Zystenbalges mit nachfolgendem primärem Wundverschluß wurde ebenfalls von *Partsch* angegeben. Die verbleibende Knochenhöhle wird dabei durch ein Koagulum aufgefüllt. Die Heilung führt über die Organisation des Koagulums zur bindegewebigen und schließlich knöchernen Regeneration des Zystendefektes. Mit der primären Wundheilung ist die Behandlung für den Patienten nach ca. 8–10 Tagen beendet (Abb. 8.37a–m). Die nachfolgende knöcherne Ausheilung schreitet vom Patienten unbemerkt fort. Da-

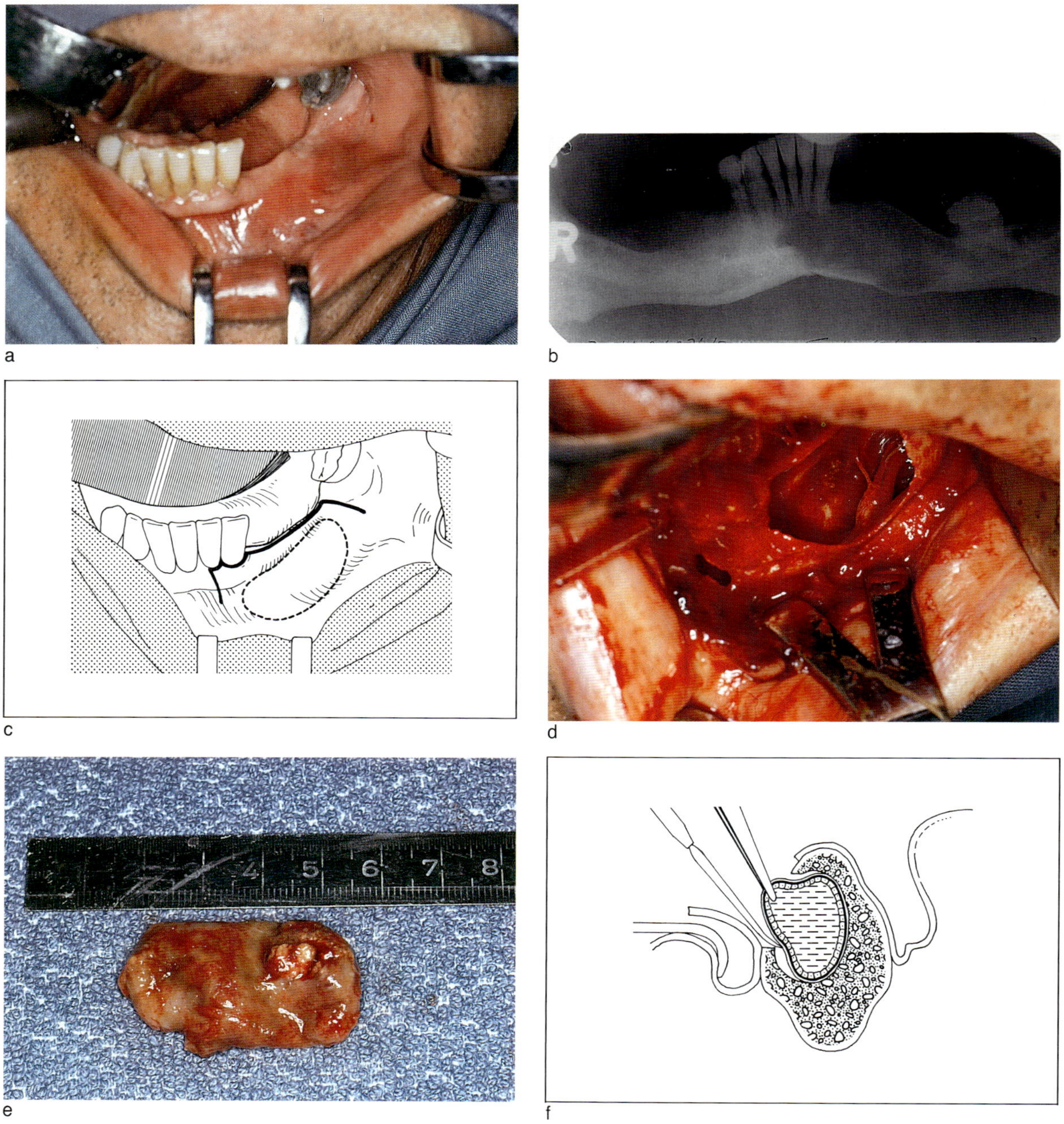

a b c d e f

Abb. 8.37 Zystektomie bei einer 4 × 2 cm großen Residualzyste im Bereich des linken Unterkiefers: a) Das Vestibulum in Regio 32 bis 36 ist verstrichen. b) Auf der Panoramaaufnahme wird die Ausdehnung bis zum Eckzahn der rechten Seite deutlich. c) Als Schnittführung wird ein Trapezlappen gewählt, der eine vollständige Deckung des zu erwartenden Zystendefektes zuläßt. d) Nachdem der Mukoperiostlappen abpräpariert ist, wird die Zyste so weit freigelegt, daß sie vollständig und möglichst unversehrt herausgeschält werden kann. e) Das entnommene Präparat wird zur histologischen Untersuchung eingesandt. f) Die Situation ist in einem Querschnittbild des Operationsgebietes schematisch dargestellt. Der Mukoperiostlappen ist nach kaudal abpräpariert, der die Zyste eventuell noch bedeckende Knochen wurde vestibulär entfernt, und die Zyste wird komplett herausgeschält durch gestaltet sich die lange Ausheilungsphase wesentlich angenehmer. Auch bei der Zystektomie müssen der oder die schuldigen devitalen Zähne wurzelgefüllt und reseziert oder, wenn sie nicht erhaltungswürdig sind, extrahiert werden.

Die häufigste Komplikation der Zystektomie war mit zunehmender Zystengröße die Wundheilungsstörung, da durch die Retraktion des Blutkoagulums in der knöchernen Zystenhöhle eine Wundinfektion begünstigt wird. Durch Modifikationen des operativen Vorgehens wurden hier entscheidende Verbesserungen erreicht.

Weitere Komplikationen drohen durch Verletzung von Nachbargeweben. Vitale Nachbarzähne können devitalisiert und der N. alveolaris inferior traumatisiert werden. Besteht zu den Weichteilen, bzw. zur Nasen- oder Kieferhöhle keine knöcherne Abgrenzung mehr, muß mit einer Läsion bzw. Eröffnung gerechnet und dies in die Operationsplanung mit einbezogen werden.

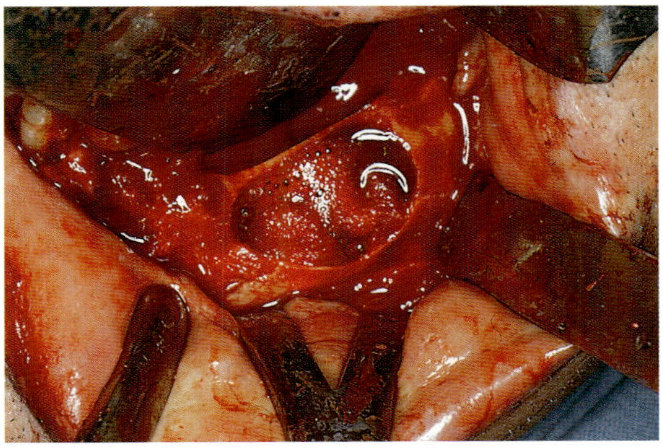
g

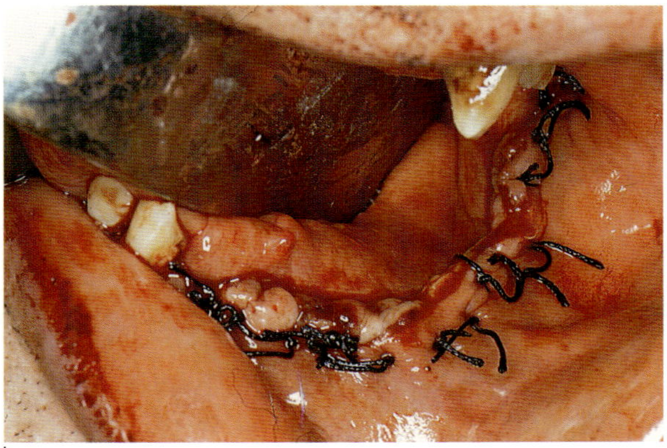
h

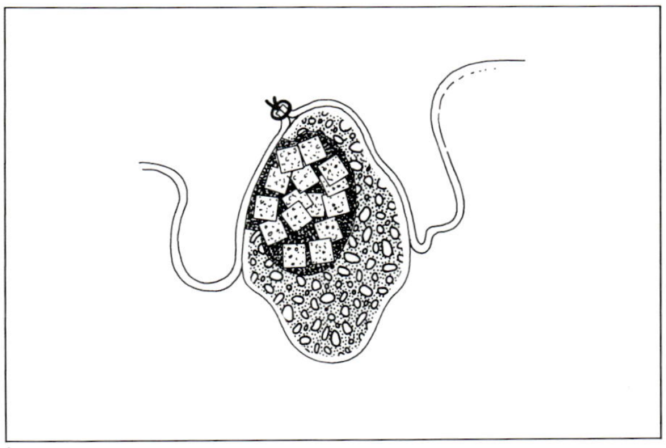
i

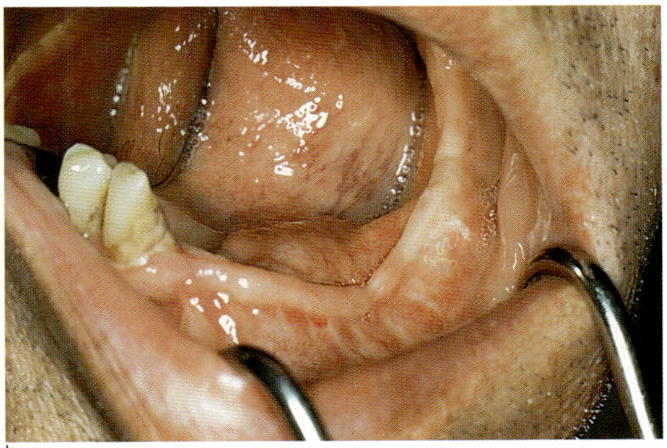
k

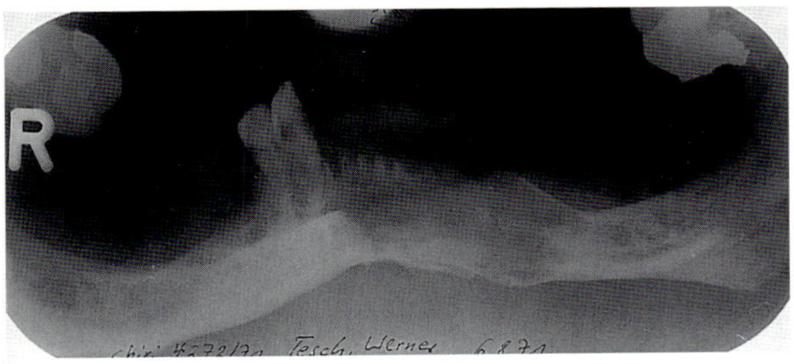

l

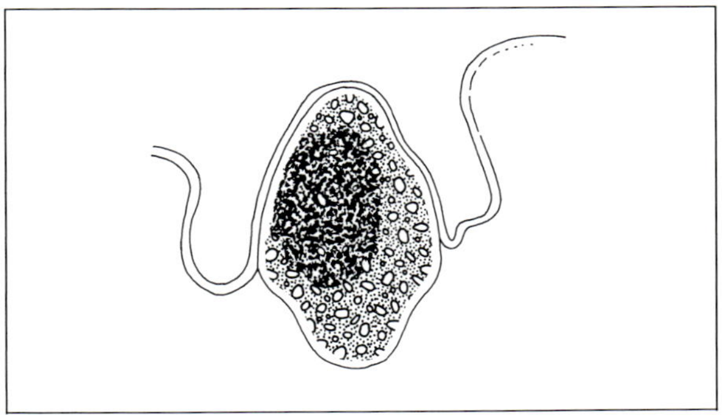
m

Abb. 8.37 g) Die Schneidezähne und der Molar waren durch die Zyste so stark gelockert, daß sie nicht mehr erhalten werden konnten. Aufgrund der vorliegenden Größe der Zyste kann eine ungestörte Wundheilung nur mit Hilfe eines stabilisierten Koagulums erreicht werden. Die Gelatineschwämmchen sind im Bild deutlich erkennbar. h) Nach der Versorgung der Knochenhöhle erfolgt ein speicheldichter Wundverschluß mit Rückstichnähten. i) Im Schema nochmals die Situation nach Eigenblutfüllung und Wundverschluß. k) Vier Wochen nach dem Eingriff bestehen intraoral völlig unauffällige Wundverhältnisse. l) Nach fünf Monaten ist auf einer Panoramaröntgenaufnahme eine weit fortgeschrittene Knochenregeneration zu erkennen. m) Durch die Defektfüllung wird praktisch eine vollständige Knochenregeneration erreicht

Tabelle 8.2 Zystostomie und Zystektomie im Vergleich

Vorteile der Zystektomie	Nachteile der Zystostomie
Vollständige Entfernung pathologischen Gewebes Vollständige histologische Untersuchung möglich	Belassen pathologischen Gewebes unvollständige = unsichere histologische Untersuchung (Keratozysten, Ameloblastome, Zystenkarzinome können übersehen werden)
Rezidivgefahr gering	erhöhte Rezidivgefahr durch vorzeitigen Fensterverschluß
Nachbehandlungszeit ca. 8–10 Tage Knochenregeneration verläuft unbemerkt, Wohlbefinden daher ungestört	Nachbehandlungszeit über Monate bis Jahre Zystenbucht erfordert erhöhte Mundpflege, häufig Obturatorbehandlung, Sprachbehinderung z. B. am Gaumen
Knochenregeneration fast vollständig	Knochenregeneration unvollständig
Nachteile der Zystektomie	**Vorteile der Zystostomie**
größerer und präparatorisch schwierigerer Eingriff erhöhte Komplikationsrate durch postoperative Wundinfektion durch primären Wundverschluß stärkere Schwellung und Beschwerden	Kleiner, einfacher, sicherer und schneller Eingriff kleine Wundfläche, geringes Trauma, geringe Infektionsgefährdung postoperative Schwellung und Beschwerden gering
Gefahr der Devitalisierung von Nachbarzähnen, Schädigung von Zahnkeimen oder von erhaltungswürdigen retinierten Zähnen, Gefahr der Nervläsion oder unbemerkter Nasen- oder Kieferhöhlen-Perforation	Nachbargewebe werden nicht verletzt

8.4.3 Zystostomie und Zystektomie im Vergleich

Ein Vergleich der in Tabelle 8.2 aufgelisteten Vorteile und Nachteile beider Operationsverfahren läßt erkennen, daß die Methoden gegensätzliche Eigenschaften haben. Die Vorteile der Zystektomie sind jedoch so schwerwiegend, daß dieses Verfahren grundsätzlich bevorzugt werden sollte.

8.4.4 Behandlung der Zähne im Zystenbereich

Die Beziehung zwischen Zahn und Zyste kann unterschiedlich sein. Von Bedeutung sind

- eine radikuläre Zyste verursachende, mit der Wurzel in das Zystenlumen ragende Zähne;
- eine follikuläre Zyste verursachende, mit der Krone in das Zystenlumen ragende Zähne;
- mit der Wurzel in das Lumen ragende, nicht verursachende Nachbarzähne.

Der verursachende Zahn einer radikulären Zyste kann entweder entfernt oder reseziert und wurzelbehandelt werden. Die Entscheidung über die Erhaltungswürdigkeit des Zahnes hängt nur selten von der parodontalen Schädigung durch die Zyste, sondern in erster Linie vom Zahn- und Gebißbefund ab. Soll der Zahn aufgrund solcher Beurteilung erhalten werden, muß seine operative Versorgung durch Wurzelspitzenresektion im Rahmen der Zystenoperation eingeplant werden. Schon bei der Wahl der Schnittführung ist zu bedenken, daß im Falle einer Zystostomie der Resektionsstumpf des Zahnes durch den Mukoperiostlappen überdeckt werden muß. Entsprechendes gilt auch für die Zahnentfernung, da die Extraktionswunde bei einer Zystektomie gleichzeitig mit der Operationswunde primär verschlossen werden muß.

Zähne, die follikuläre Zysten verursachen, sind meist retiniert, z. T. auch extrem verlagert. Vor der Zystenoperation muß daher abgeklärt werden, ob eine Zahnerhaltung und Einstellung möglich und sinnvoll ist. Follikuläre Zysten im Wechselgebiß werden daher häufig zystostomiert. Der Zahn selbst liegt üblicherweise locker im Gewebe und muß sehr schonend behandelt werden, damit er nicht geschädigt oder gar versehentlich entfernt wird. Im Erwachsenengebiß sind Zystektomie und Zahnentfernung die Regel, da eine kieferorthopädische Einstellung solcher Zähne nur selten sinnvoll ist.

Mit der Wurzel in das Zystenlumen ragende, nicht verursachende Nachbarzähne müssen, sofern sie erhalten werden sollen, einer Vitalitätsprobe unterzogen werden. Reagieren diese Zähne vital, können sie ohne Wurzelspitzenresektion, aber nur in Kombination mit einer Zystostomie, belassen werden. Fällt dagegen die Vitalitätsprobe negativ aus, sollten diese Zähne ebenso reseziert werden wie ein die Zyste verursachender Zahn, um ein Zystenrezidiv oder einen Zweiteingriff zur Wurzelspitzenresektion zu vermeiden.

8.4.5 Zweizeitige Zystenoperation

Unter zweizeitigem Vorgehen versteht man die operative Versorgung in zwei zeitlich getrennten Eingriffen. Dafür gibt es folgende Indikationen:

Die infizierte Zyste

Sobald zwischen der keimbeladenen Mundhöhle und dem Zystenlumen eine Verbindung besteht, droht die Gefahr der Infektion des Zysteninhalts. So ist es nicht verwunderlich, daß die meisten Infektionen bei den radikulären Zysten beobachtet werden, da hier der Wurzelkanal die optimale Infektionsquelle darstellt. Wurzelkanalaufbereitung nach Zahntrepanation als selbstverständliche Maßnahme genügt jedoch nicht immer. Bei Weichteilbeteiligung muß die Zyste zunächst eröffnet und drainiert werden, damit sich der eitrige Zysteninhalt entleeren kann und die akut-entzündlichen Erscheinungen abklingen können. Der zweite Eingriff erfolgt als normale Zystenoperation.

Der unklare zystische Befund

Bei unklarer Diagnose wird zur Gewinnung einer Gewebeprobe zunächst zystostomiert. Dabei muß ein ausreichend großes, nicht traumatisiertes Gewebestück gewonnen werden. Bis zur histologischen Abklärung wird das Lumen austamponiert. Das Ergebnis entscheidet dann über das Vorgehen während des Zweiteingriffes.

Die ausgedehnte Zyste

Ausgedehnte Zysten können zunächst zystostomiert werden, um nach Verkleinerung des Zystenlumens in der zweiten Sitzung die Restzyste radikal zu entfernen. Die Indikation für dieses Vorgehen ergibt sich vornehmlich im Kieferwinkelbereich. Bei primärer Zystektomie müßte sonst bei schlechter Übersicht mit unvollständiger Entfernung der Zyste und Nervläsion sowie durch operativ bedingten Knochenverlust mit einer Spontanfraktur gerechnet werden. Nach Anlegen eines kleinen Fensters in der ersten Sitzung, das durch einen Obturator offengehalten wird, verkleinert sich die Zyste so stark, daß die radikale Ausräumung und gegebenenfalls Zahnentfernung gefahrlos möglich wird.

8.4.6 Versorgung der Zystenhöhle nach Zystostomie

Der nach der Operation verbleibende Hohlraum ist mit Zystenepithel ausgekleidet. Die Wundzone im Bereich des operativ geschaffenen Fensters hat eine starke Schrumpfungstendenz. Das Ostium muß daher nach Abschluß des Eingriffes offengehalten werden; dies geschieht durch Austamponieren des gesamten Zystenlumens einschließlich des Fensters zur Mundhöhle (Abb. 8.38 a und b). Da die Tamponade eine Woche bis zur Nahtentfernung liegenbleibt, verwenden wir hierfür Jodoform-Tamponade 200%. Diese wird vor der Applikation mit Furacin-Salbe beschickt, da die trockene Tamponade sonst mit der Wunde verkleben würde, was bei ihrer Entfernung unnötige Schmerzen und Blutungen hervorruft.
Neben der Aufgabe, das Fenster offenzuhalten, erfüllt die Tamponade auch den Zweck, das Eindringen von Speiseresten zu verhindern und gegebenenfalls einen in das Lumen eingeschlagenen Schleimhautperiostlappen zu adaptieren.
Nach der Entfernung der Fäden und der intra operationem gelegten Tamponade muß nach einer Woche entschieden werden, ob für die weitere Behandlung die Anfertigung eines Zystenobturators erforderlich ist. Dies hängt vom

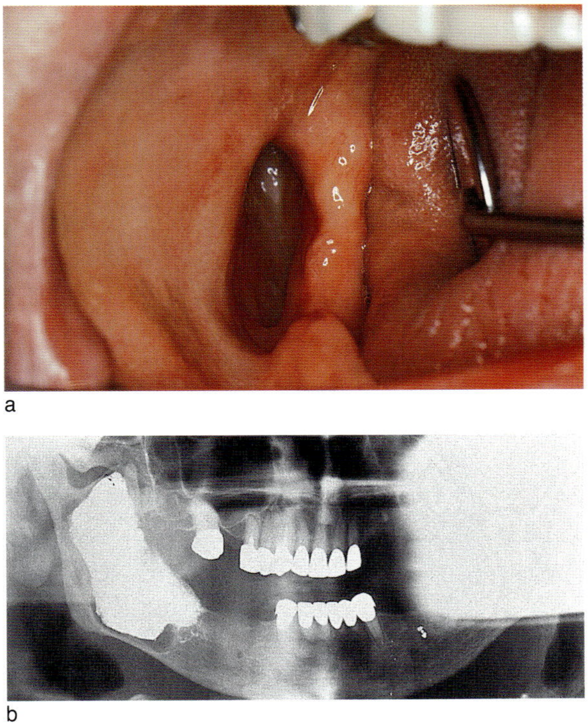

Abb. 8.38 a) Zystenfenster nach Zystostomie im Bereich des Kieferwinkels. Das kleine Fenster muß durch einen Obturator offengehalten werden. b) Auf dem Orthopantomogramm ist die Ausdehnung der Zyste durch den Kontrast der Jodoformtamponade gut erkennbar

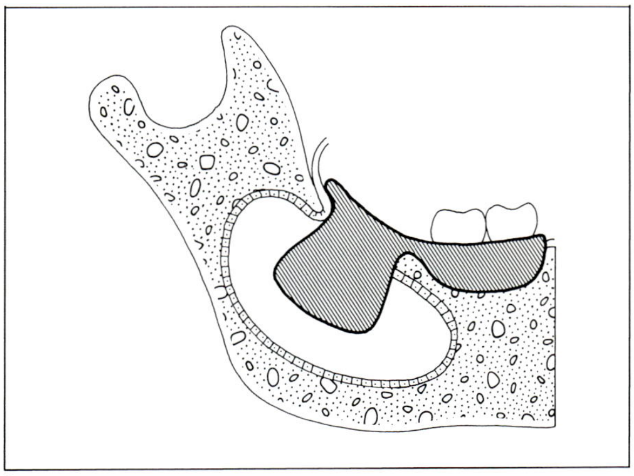

a

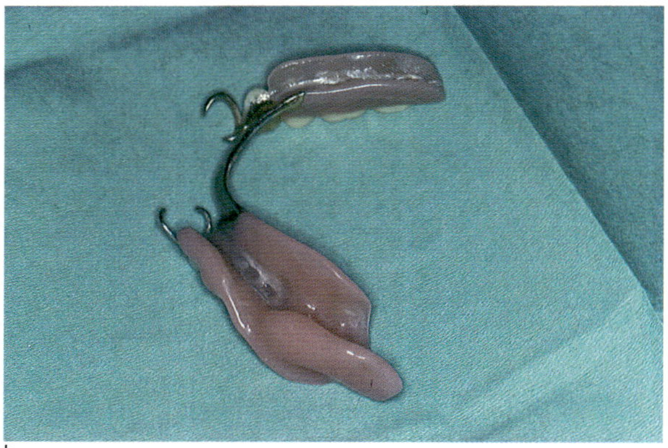

b

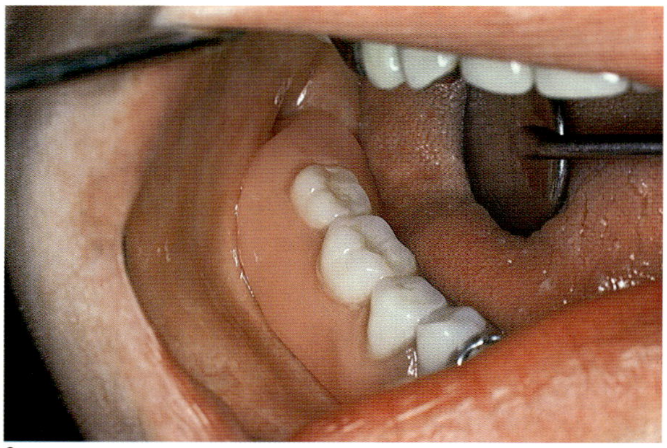

c

Abb. 8.39 Die Gestaltung eines Zystenobturators: a) Schematische Darstellung im Längsschnitt. Der Kunststoff liegt dem Fenster dicht an, darf die Zystenwand jedoch nicht berühren. b) Ein Obturator läßt sich sehr gut an eine vorhandene Prothese anbringen, hier die Obturatorbasis. c) Der Obturator ist im Mund eingegliedert (s. auch Abb. 8.38)

Größenverhältnis des Fensterdurchmessers zum größten Zystenumfang bzw. der größten Zystentiefe ab. Eine großzügig bis zum Äquator gefensterte Zyste im Unterkieferfrontbereich, die nur noch eine flache Nebenbucht des Vestibulums darstellt, kann ohne Obturator belassen werden. Es kann hier sogar schwierig sein, einen Verschlußstopfen so zu gestalten, daß er sicher sitzt, so daß keine Aspirationsgefahr besteht. Bei größeren Zysten des Kieferwinkels dagegen, welche Buchten aufweisen und sehr tief sind, ist meist nur eine relativ kleine Fensterung möglich und der Obturator somit eine absolute Notwendigkeit (Abb. 8.39a–c).

Die Anfertigung des Obturators kann direkt im Mund erfolgen, was jedoch nicht empfehlenswert ist. Eine Woche post operationem entstehen noch leicht Blutungen, die ein längeres Arbeiten im Mund erschweren. Außerdem besteht die Gefahr, daß ein zu groß geratener Obturator nicht mehr entfernt werden kann. Wir bevorzugen daher grundsätzlich die indirekte Methode. Zur Abformung verwenden wir ein Silikon mittlerer bis höherer Viskosität (z. B. Optosil, Silaplast), das ausreichend genau den Ostiumbereich abformt bei geringer Gefahr, in unter sich gehende Bereiche zu fließen. Unzugängliche Zystenbereiche sollten vor der Abdrucknahme sicherheitshalber austamponiert werden.

Der Obturator wird üblicherweise aus normalem Prothesenkunststoff hergestellt. Er muß dem Ostium gut anliegen, damit das Eindringen von Speiseresten verhindert wird und ein ausreichend fester Sitz gewährleistet ist. Den Zystenboden darf er allerdings nicht berühren, damit hier der Knochenanbau nicht behindert wird (s. Abb. 8.39a–c). Nur durch regelmäßige Kontrollen kann der Obturator dem Heilungsvorgang angepaßt werden. Nach der Eingliederung wird zunächst wöchentlich, nach einem Monat nur noch alle 3–4 Wochen kontrolliert und angepaßt.

Die Sicherung eines Obturators ist auf verschiedenen Wegen möglich. Keinesfalls sollte ein zu kleiner und scharfkantiger Verschlußstopfen hergestellt werden, der verschluckt oder aspiriert werden kann. Sind Prothesen vorhanden, so muß immer geprüft werden, ob die Einschubrichtung eine Befestigung des Obturators an der Prothese gestattet. Beim zahnlosen Patienten oder im Bereich zahnloser Kieferabschnitte ist dies in aller Regel möglich. Sofern keine Prothese vorhanden ist, sollte sie prae operationem hergestellt werden. Im bezahnten Kiefer kann sowohl eine Gaumenplatte als auch eine linguale Platte oder eine Aufbißschiene mit dem Obturator verbunden werden. Im Bereich der Umschlagfalte muß der Verschlußstopfen zur Sicherung mit einer Zahnfleischblende versehen werden.

8.4.7 Versorgung der Zystenhöhle nach Zystektomie

Bei der Zystektomie bleibt nach der restlosen Zystenbalgentfernung ein Knochendefekt zurück, der der Größe der Zyste entspricht. Diese Knochenhöhle füllt sich mit Blut, das koaguliert und sich anschließend kontrahiert. Durch die Kontraktion bedingt, teilt sich der Höhleninhalt in ein Koagulum und in ein Restlumen, das mit Serum gefüllt ist. Das Koagulum wird vom Defektrand her organisiert. Die bindegewebige und schließlich knöcherne Regeneration verläuft unbemerkt, solange es nicht zu Wundheilungsstörungen kommt. Das Verfahren der Zystektomie ist in dieser Form jedoch routinemäßig nur bei kleinen Zysten bis zu einer Größe von 1 bis max. 2 cm Durchmesser anwendbar. Dies hat folgende Gründe:

- Größere Zysten sind meist nicht vollständig von Knochen begrenzt, so daß die knöcherne Regeneration erheblich verzögert oder eingeschränkt ist.
- Je größer der Zystendefekt, desto schwieriger ist die Ausbildung eines vollständigen und stabilen Blutkoagulums und desto stärker wirken sich die Koagulumretraktion und der Serumüberstand störend auf die Gefäßeinsprossung im Bereich der Höhlenwandung aus (Abb. 8.40a und b).
- Je größer die Zyste, desto größer ist auch die Wundnaht und der Knochendefekt des operativen Zugangs, so daß sich die Gefahr einer Nahtdehiszenz erhöht. Die Folge einer Nahtdehiszenz sind der Speichelzutritt (fibrinolytische Aktivität des Speichels) sowie die mögliche Infektion des Koagulums.

Im Falle einer Wundinfektion muß auch nach Zystektomie offen behandelt werden, d. h., die Zystenhöhle wird tamponiert. Die Tamponade muß solange erfolgen, bis die Knochenhöhle überall von Granulationsgewebe bedeckt ist. Erst danach kann der Zystendefekt wie nach einer Zystostomie mit einem Obturator behandelt werden.

Da die Zystektomie trotz dieser Probleme erhebliche Vorteile bietet, wurde und wird nach Methoden gesucht, um den Indikationsbereich auf mittlere und große Zysten ausdehnen zu können.

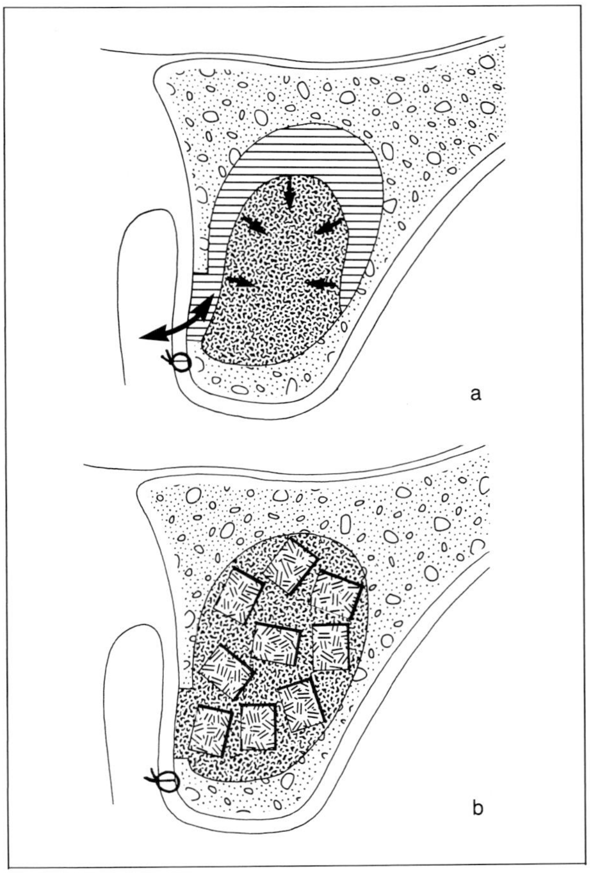

Abb. 8.40 Prinzip der Koagulumstabilisierung: a) Durch die Koagulumretraktion (kleine Pfeile) kommt es mit zunehmender Zystengröße zu einem Serumüberstand. Bei Nahtdehiszenz besteht daher die Gefahr des Serumaustritts und des Speichelzutritts mit nachfolgender Infektion (dicker Pfeil!). b) Wird die Zystenfüllung durch Gelatineschwämmchen stabilisiert, die Gerinnung durch Thrombinzugabe gefördert und ein Infektionsschutz durchgeführt, so bleibt die Koagulumretraktion aus

Die Lumeneinengung nach Rosenthal/Nasteff

Um der Infektionsgefahr bei mittleren und großen Zysten zu begegnen, schlugen *Rosenthal* und *Nasteff* vor, das Zystenlumen operativ einzuengen. Die Indikation für dieses Vorgehen ergibt sich dann, wenn die Zystenwand den bedeckenden Knochen weitgehend oder vollständig resorbiert hat und gut bewegliche Weichteile unmittelbar angrenzen. Bei dem Eingriff wird der bedeckende Weichteillappen von vestibulär oder gegebenenfalls von lingual präpariert, die Zyste ektomiert und danach der Weichteillappen in das Zystenlumen hineingezogen und über eine U-Naht durch die erhaltene, gegenüberliegende Knochenlamelle fixiert. Die Fäden müssen über kleine Tupfer geknotet werden, damit sie das Gewebe nicht perforieren (Abb. 8.41).

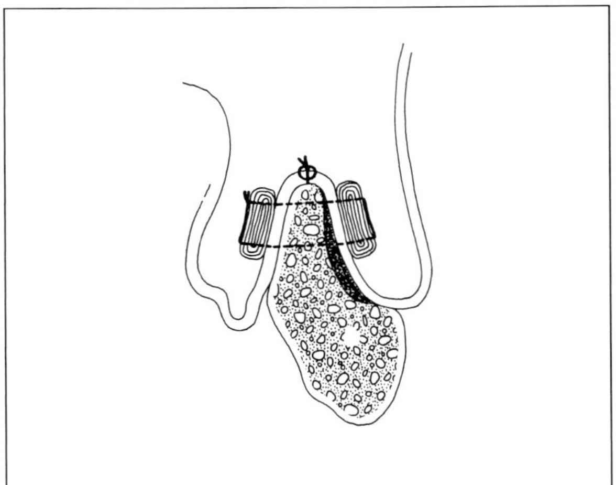

Abb. 8.41 Versorgung einer Zystenhöhle nach Zystektomie durch Einnähen eines Weichteillappens nach Rosenthal und Nasteff

Die Eigenblutfüllung nach Schulte

Schulte konnte durch seine Untersuchungen nachweisen, daß die Ursache für die Wundheilungsstörungen nach Zystektomie die Koagulumretraktion ist. Bei Zysten ab ca. 2 cm Durchmesser ist deshalb gehäuft mit Koagulumabriß von der Knochenwandung und Ausbildung eines entsprechenden serumgefüllten Restlumens zu rechnen, welches sich post operationem leicht infiziert. Durch Applikation von Gelatineschwämmchen (Gelastypt) in die Knochenhöhle kann die Retraktion des Koagulums verhindert werden. Da die Blutung im Operationsbereich nicht immer ausreichend ist, um eine vollständige Blutfüllung zu erreichen (z. B. wegen der Zusätze zur Lokalanästhesie), schlug *Schulte* vor, den Defekt mit Venenblut und Gelatineschwämmchen zu füllen. Das Ausmaß der Koagulumretraktion kann zusätzlich vermindert werden, wenn das Venenblut zentrifugiert wird. Zur Verminderung der Infektionsgefahr wird dem Venenblut ein Antibiotikum zugesetzt, dessen gerinnungshemmende Nebenwirkung wiederum durch Thrombinzusatz neutralisiert wird.
Es ergibt sich folgendes Vorgehen:
Vor der Zystektomie wird eine Staubinde lose um den Arm des Patienten gelegt, und alle Materialien (Einmalspritze, Einmalkanüle, Hautdesinfektionsmittel, sterile Tupfer) werden für eine sterile Blutentnahme bereitgelegt. Ist der Eingriff soweit fortgeschritten, daß die Knochenhöhle zu versorgen ist, muß der Speichelzutritt zur Wunde sicher verhindert werden. Am besten entnimmt deshalb eine dritte Person das Venenblut und gibt es aus der Spritze in ein steriles Schälchen auf dem Instrumententisch. Die Menge wird vom Operateur je nach Defektgröße festgelegt. Je ml Blut werden ca. 30000 I. E. Penicillin Trockensubstanz (Penicillin G) mit dem Blut vermischt und danach Gelatineschwämmchen (Gelastypt) dazugegeben; diese sollen sich vollsaugen und nicht komprimiert werden. Zuletzt erfolgt der Zusatz von Thrombinpulver (Topostasin) in der Dosierung von 0,25 ml Trokkensubstanz je ml Knochendefekt. Nachdem mit einem sterilen Instrument kurz durchgemischt wurde, füllt man den Zystendefekt, indem die Schwämmchen mit einer Pinzette vorsichtig in die Knochenhöhle eingebracht werden. Bei Beendigung der Defektfüllung soll das Blut geronnen sein. Der Wundverschluß beendet den Eingriff.
Eine rein lokale Antibiotikaanwendung, insbesondere Penicillinanwendung, ist unseres Erachtens abzulehnen. Wir halten zusätzlich eine perorale Antibiotikaverordnung bei der Eigenblutfüllung nach *Schulte* für erforderlich. Üblicherweise erhält der Patient 4 Mega Penicillin/die über 5 Tage und beginnt einen Tag prae operationem mit der Einnahme der Tabletten.

Die Zystenfüllung mit Knochen

Dem Ziel der Einengung des blutgefüllten Hohlraumes bei gleichzeitiger Beschleunigung der Knochenregeneration dienen weitere Methoden der Zystenfüllung mit verschiedenen autologen (Knochen, Muskulatur, Fettgewebe) und heterologen (Knochen) Materialien. Bei dem heterologen Kieler Knochenspan (z. B. Rinderknochen) kam es meist nur zu einem unvollständigen Ersatz des Transplantates durch körpereigenen Knochen. Das Resttransplantat wurde dann bindegewebig eingeschlossen und verblieb als Fremdkörper mit der Möglichkeit der späteren Abstoßungsreaktion.
Von den autologen Geweben hat sich lediglich das Knochentransplantat durchsetzen können. Körpereigener Knochen hat sich gut bewährt, da er keine immunologischen Probleme hervorruft. Die Transplantatgewinnung bedeutet jedoch einen Zweiteingriff, der in Relation zum Ersteingriff gesehen werden muß. Eine osteoplastische Rekonstruktion mittels Rippen- oder Beckenkammentnahme ist z. B. im Fall einer Kontinuitätsresektion bei entsprechend ausgedehnter Keratozyste sicherlich indiziert. Eine Routinemethode kann das Beckenkammtransplantat jedoch selbst bei großen Kieferzysten nicht sein.

Zystenfüllung mit Hydroxylapatit-Keramik

Auf der Suche nach Implantatmaterialien zur Füllung zystischer Knochendefekte nach Zystektomie fanden eine

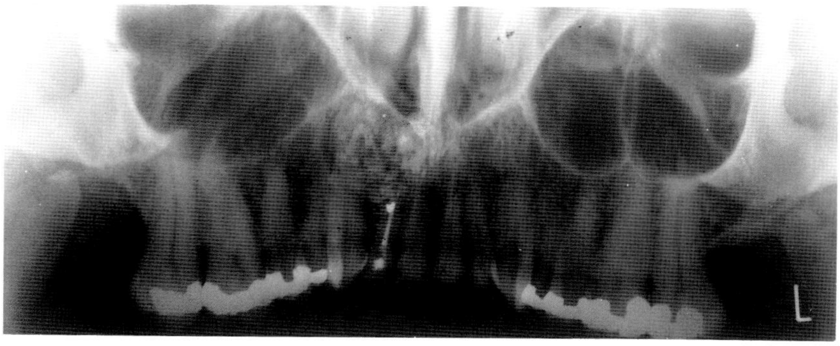

Abb. 8.42 Zystenfüllung mit Hydroxylapatit-Keramik; röntgenologisch zeigt sich eine der Füllung entsprechende Opazität durch das Granulat

Reihe verschiedener Materialien Anwendung wie Jodoform-Glyzerin, Paraffin oder Gips. Keiner dieser Stoffe hat sich bewährt, da sie alle resorbiert und von körpereigenem Gewebe ersetzt werden müssen. Sie sind daher alle durch die Möglichkeit einer Fremdkörperreaktion, der Abstoßung und Infektion belastet.
Die Entwicklung der Hydroxylapatit-Keramik als Werkstoff für zahnärztliche Implantate und als Defektfüllungsmaterial hat in den letzten Jahren neue Hoffnungen geweckt. Hydroxylapatit ist als Bestandteil des menschlichen Knochens ein extrem gewebefreundlicher Implantatwerkstoff, der sich in bisherigen experimentellen und klinischen Versuchen als brauchbar erwiesen hat (Abb. 8.42). Weitere klinische Studien werden zeigen müssen, welche Materialvariante und welches operative Vorgehen bei entsprechender Indikation die erfolgreiche Defektfüllung bei Zysten ermöglicht. Sollte sich dieses Material auch bei breiter Anwendung bewähren, so stünde erstmals ein knochenähnliches Ersatzmaterial zur Verfügung, welches die Transplantatentnahme überflüssig macht.

8.4.8 Zystenoperationen im Ober- und Unterkiefer

Vorbemerkungen zum Oberkiefer

Im Oberkieferbereich steht die Zystektomie eindeutig im Vordergrund. Nur in wenigen Fällen muß zur Vermeidung einer Schädigung von Nachbarstrukturen auf die Zystostomie ausgewichen werden. Nach der Zystostomie muß im Oberkiefer mit langen Nachbehandlungszeiten gerechnet werden, weil hier die Regenerationszeit im Vergleich zum Unterkiefer viel länger ist. Da insbesondere bei tunnelierenden Knochendefekten auch mit unvollständiger Wiederherstellung nach Fensterungsoperation zu rechnen ist, sollte immer eine vollständige Zystenentfernung mit primärer Defektdeckung angestrebt werden.
Ein besonderes Problem stellen Zysten dar, die sich zur Nasenhöhle oder zur Kieferhöhle hin entwickelt haben.
Besteht zwischen dem Zystenbalg und der Kieferhöhlenschleimhaut keine knöcherne Begrenzung mehr, müssen diese Zysten operativ zur Nebenbucht der Nasenhöhle oder Kieferhöhle umgestaltet werden.
Zystenoperationen im Bereich des Oberkiefers können ambulant und in lokaler Anästhesie durchgeführt werden. Bei Mitbeteiligung der Kieferhöhle muß prae operationem Klarheit über den Umfang des zu erwartenden Eingriffs bestehen. Die Entfernung einer größeren Zyste bei gleichzeitiger Revision der Kieferhöhle ist eine Indikation für Allgemeinanästhesie und sollte nur bei geeigneten Patienten in örtlicher Betäubung durchgeführt werden.

Die lokale Anästhesie erfolgt bei den Zystenoperationen mit einem der üblichen zahnärztlichen Anästhetika möglichst mit Zusatz von Adrenalin (Kontraindikationen beachten!). Von vestibulär wird ein größerer Bezirk hoch in der Umschlagfalte so infiltriert, daß auch der Bereich der Nachbarzähne betäubt wird. Gleichzeitig sollte auch immer von palatinal anästhesiert werden. Die Schmerzausschaltung im Gaumenbereich ist schwieriger. Depots am Foramen incisivum und Foramen palatinum majus sind meist nicht ausreichend, da weder die Anästhesietiefe noch die Anästhesiedauer genügt. Zweckmäßiger ist hier eine Leitungsanästhesie, d. h. eine Injektion in den Kanal. Sofern aufgrund der Ausdehnung des Eingriffes auch die Nasenschleimhaut anästhesiert werden muß, geschieht dies durch Einlegen eines mit 2%iger Pantocainlösung getränkten Watteträgers. Der Kieferhöhlenbereich läßt sich durch eine Leitungsanästhesie des 2. Trigeminusastes über den Canalis pterygopalatinus ausschalten, sofern der Kanaldurchmesser das Einführen der Kanüle gestattet.

Vorbemerkungen zum Unterkiefer

Auch im Unterkieferbereich sollte grundsätzlich die vollständige Entfernung der Zysten angestrebt werden. Bei kleineren und mittleren Zysten ist daher die Zystektomie zu bevorzugen. Trotzdem kann und sollte die Indikation für die Fensterungsoperation weiter gestellt werden als im Oberkiefer, weil schon bei mittelgroßen Zysten im Unterkiefer die Verletzung von Nachbarstrukturen droht. Im Seitenzahnbereich ist hier in erster Linie die Läsion des N. alveolaris inferior zu vermeiden. Der bezahnte Unterkieferfrontzahnbereich ist schwerer einsehbar, da die schmalen Wurzeln unbeteiligter Nachbarzähne sehr nahe beieinanderliegen. Die bedeckende Knochenschicht ist außerdem kompakter, so daß der operative Zugang wesentlich schwieriger ist als im Oberkiefer. Ein weiterer wichtiger Faktor ist die gute Regeneration des Mandibularknochens. Selbst bei ausgedehnten Zysten kommt es in der Regel zur Wiederherstellung einer normalen Kieferkontur. Ein Vorteil der Zystostomie ist, daß ein kleines Knochenfenster genügt, um den Knochenabbau zu stoppen und einen Anbau zu erreichen. Wenn aufgrund der Zystengröße mit einer Spontanfraktur gerechnet werden muß, ist nur ein Eingriff mit minimalem Knochenverlust angezeigt. Der Nachteil der Zystostomie kann durch eine Zweitoperation nach ausreichender Verkleinerung der Zyste ausgeglichen werden (s. Kap. 8.4.5).
Alle Zystenoperationen im Bereich des Unterkiefers können ambulant und in lokaler Anästhesie durchgeführt werden. Neben einer Leitungsanästhesie des N. alveolaris inferior und des N. lingualis müssen auch der N. buccalis und im Frontzahnbereich die überkreuzenden Fasern der Gegenseite ausgeschaltet werden.

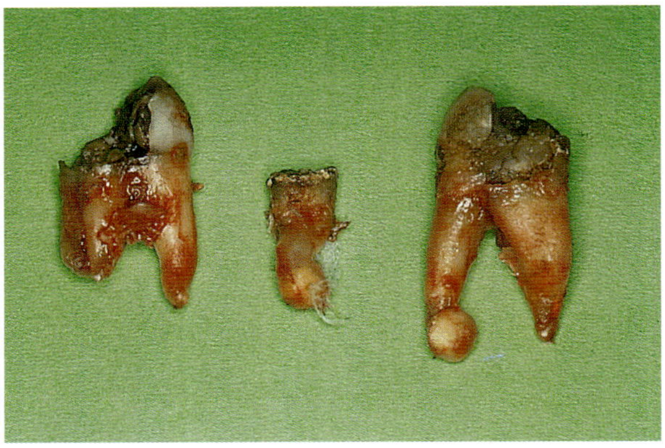

Abb. 8.43 Die radikuläre Zyste hängt nach der Zahnextraktion vollständig an der Wurzel, eine operative Entfernung erübrigt sich

Zystektomie über die Alveole nach Zahnextraktion

Nach jeder Zahnextraktion muß der Alveolenfundus mit dem scharfen Löffel exkochleiert werden, damit weder ein Granulom noch zystisches Gewebe zurückgelassen werden. Kleinere radikuläre oder auch parodontale Zysten hängen gelegentlich am extrahierten Zahn, so daß man von deren vollständiger Entfernung ausgehen darf (Abb. 8.43). Besteht vor der Extraktion aufgrund des röntgenologischen Befundes schon der Verdacht auf das Vorliegen einer Zyste, so sollte diese, falls sie nicht mit dem Zahn entfernt werden konnte, nur durch operative Freilegung unter Sicht herausgeschält werden. Wird eine Zyste lediglich exkochleiert, so ist diese Entfernung zu unsicher und führt sehr leicht zum Zystenrezidiv oder zu einer Residualzyste. Dies gilt in besonderem Maß für den Unterkieferbereich, weil hier sehr schmale Wurzeln und entsprechende Alveolen weder genügend Sicht noch Raum für eine zuverlässige Zystenentfernung über die Alveole bieten.

Zystektomie nach Zahnextraktion (Abb. 8.44 a–d)

Indikation: Kieferzysten, in deren Lumen *nicht erhaltungswürdige* verursachende und/oder nicht erhaltungswürdige benachbarte Zähne hineinragen und deren Balg allseits vom Knochen umgeben ist, so daß keine Nachbargewebe geschädigt werden können.
Schnittführung: Bei kleinen Zysten umschneiden wir meist nach der Zahnextraktion einen Dreiecklappen, wie er in Abbildung 8.44 a-d dargestellt ist. Er gibt ausrei-

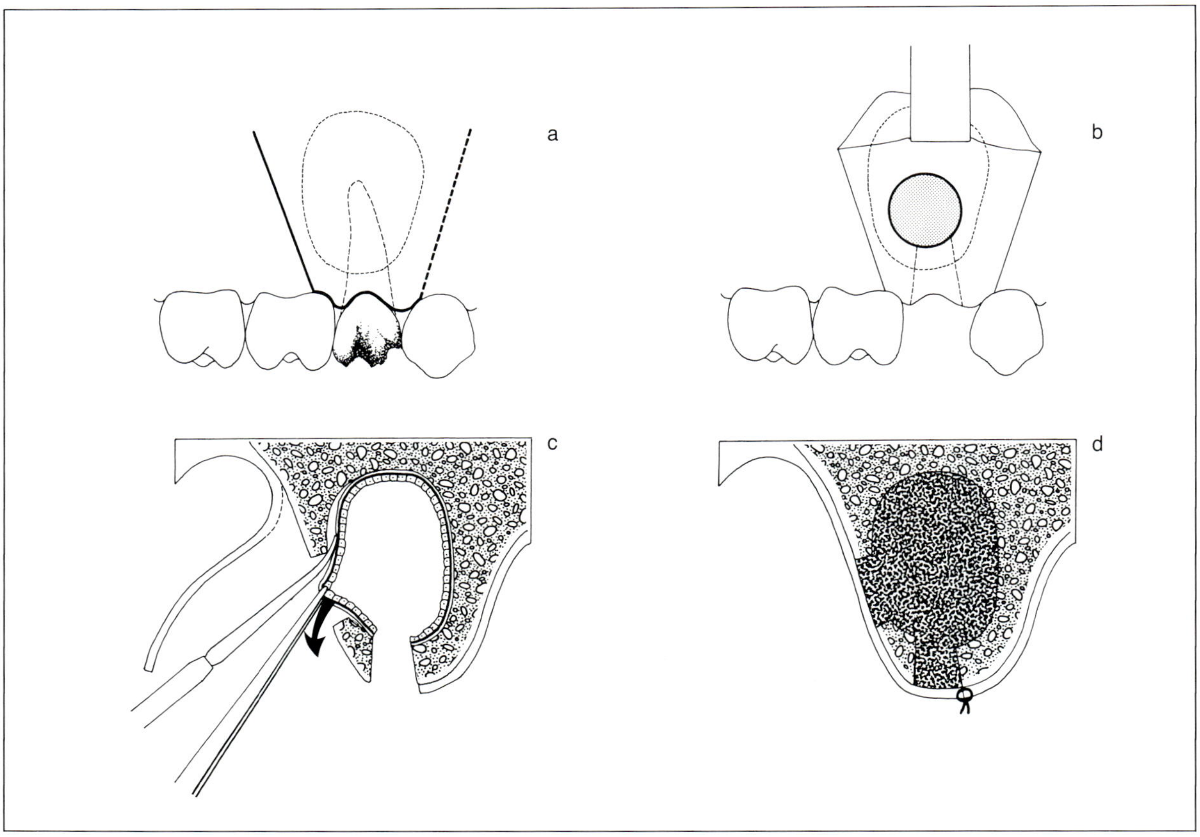

Abb. 8.44 Zystektomie nach Zahnextraktion: a) Schnittführung für einen Dreiecklappen, der bei Bedarf zu einem Trapezlappen (gestrichelt) erweitert werden kann. b) Der zerstörte Zahn ist entfernt und die Zyste gefenstert. c) Die Zyste wird vollständig mit einem kleinen Elevatorium ausgeschält und die Knochenhöhle anschließend kürettiert. d) Das Zystenlumen ist vollständig mit Blut gefüllt und die Wunde mit einem durch quere Periostschlitzung verlängerten Trapezlappen primär plastisch verschlossen

chende Übersicht, um gegebenenfalls einen Wurzelrest und den Zystenbalg entfernen zu können. Am Ende des Eingriffes wird der Mukoperiostlappen wieder in seine alte Position gebracht und fixiert, die Extraktionswunde wird der Sekundärheilung überlassen. Mit zunehmender Zystengröße erhöht sich jedoch, besonders im Unterkiefer, die Infektionsgefahr, so daß bei einem Durchmesser von mehr als 1 cm schon die Stabilisierung des Koagulums durch Gelastyptschwämmchen und, je nach Ausmaß der Blutung, eine Eigenblutfüllung erforderlich werden. Die Wunde muß in diesem Fall primär plastisch verschlossen werden. Der Dreiecklappen läßt sich dann sehr gut zu einem vestibulären Trapezlappen umgestalten. Im Oberkiefer muß mit dem Auftreten einer Kieferhöhlen- und Nasenhöhlenperforation gerechnet werden, d. h., auch hier muß die Wahl der Schnittführung eine eventuell erforderliche plastische Deckung berücksichtigen.

Freilegung und Zystenentfernung: Nach der Zahnextraktion wird der Mukoperiostlappen von vestibulär zum Zahnfleischrand in einem Zug bis auf den Knochen umschnitten und mit einem Raspatorium von der Unterlage abgeschoben. Häufig ist der Zystenbalg schon durch den Knochen bis zum Periost vorgedrungen. Dann muß der Mukoperiostlappen in der gleichen Schicht von der Zystenwand freipräpariert werden, bis rings um die Zyste die knöcherne Begrenzung dargestellt ist. Mit einer Kugelfräse wird nun die bukkale Zystenwand freigelegt, sofern sie nicht schon freipräpariert worden ist. Der Mukoperiostlappen muß den Knochendefekt allseits mindestens 4–5 mm überdecken, damit ein sicherer Wundabschluß möglich ist. Andererseits muß der Zugang so groß sein, daß der Zystendefekt eingesehen werden kann. Bei einer Zystengröße von 1,5 bis 2 cm Durchmesser reicht ein Zugang von 1 cm Durchmesser aus.

Im allgemeinen können die Kieferzysten gut ausgeschält werden. Man verwendet dazu ein graziles Raspatorium oder auch einen abgewinkelten, nicht zu kleinen scharfen Löffel. Der Zystenbalg muß vollständig und in toto entfernt werden. Dies kann schwierig sein, wenn die Zystenwand mit bedeckenden Weichteilen verbacken ist, insbesondere nach vorheriger Infektion der Zyste. Gelingt die vollständige Entfernung des Zystengewebes nicht, muß der Eingriff im Sinne einer Zystostomie modifiziert werden, d. h., es erfolgt keine primäre plastische Deckung, sondern die Knochenhöhle wird vollständig austamponiert und offen nachbehandelt.

Versorgung der Knochenhöhle: Durch das Exkochleieren der Knochenhöhle nach der Balgentfernung wird eine Blutung provoziert, die für die Koagelbildung erforderlich ist. Reicht die Blutung nicht aus, wird der Knochen vorsichtig mit einer Fräse angefrischt. Bei Zysten von 1–2 cm Durchmesser kann man zur Stabilisierung des Koagulums Gelatineschwämmchen in die Zystenhöhle einlegen. Bei Zysten ab 2 cm Durchmesser sollte das Zystenlumen mit der Eigenblutfüllung nach Schulte versorgt werden.

Wundverschluß: Die Ränder der Knochendefekte, insbesondere am Alveolenrand, müssen mit einer Fräse geglättet werden, damit der Lappen nicht perforiert werden kann. Ein Dreiecklappen wird zurückgelagert und mit Einzelknopfnähten fixiert. Der Trapezlappen wird zunächst probeweise über die Wunde gelegt, und es wird festgestellt, ob zur vollständigen Deckung eine Verlängerung des Lappens erforderlich ist. Im Bedarfsfall wird mit dem Skalpell vorsichtig nur das Periost (!) im Bereich der Lappenbasis parallel zum Zahnfleischrand geschlitzt. Danach kann die Wunde spannungslos gedeckt werden. Der Nahtverschluß erfolgt durch Einzelknopfnähte im Bereich der vestibulären Schnittführung und durch Matratzennähte auf dem Alveolarkamm zur Adaptation an die Schleimhaut.

Die Nahtentfernung erfolgt nach 8–10 Tagen.

Zystektomie und Wurzelspitzenresektion (Abb. 8.45a–d).

Indikation: Kieferzysten, in deren Lumen erhaltungswürdige verursachende und/oder erhaltungswürdige benachbarte *devitale* Zähne hineinragen und deren Balg allseits von Knochen umgeben ist, so daß keine Nachbargewebe geschädigt werden können.

Schnittführung: Da die Zähne im Zystenbereich erhalten werden sollen, ist hier eine Schnittführung zu bevorzugen, die das marginale Parodont nicht mit einbezieht. Am häufigsten werden hier der Bogenschnitt nach *Partsch* und der Bogenschnitt nach *Pichler* angewendet. Beide Schnittführungen gestatten einen dichten primären Wundverschluß. Der trapezförmige Zahnfleischrandschnitt ist dagegen angezeigt bei gleichzeitigem parodontalchirurgischen Eingriff an den betroffenen Zähnen, oder wenn im betroffenen Operationsgebiet sowohl Zähne operativ entfernt als auch benachbarte Zähne durch Wurzelspitzenresektion erhalten werden sollen.

Freilegung und Zystenentfernung: Der Mukoperiostlappen wird in einem bogenförmigen Zug bis auf den darunterliegenden Knochen umschnitten und dann abpräpariert (Abb. 8.45). Nach Darstellung der Zyste sollte diese vollständig herauspräpariert werden. Nach vollständiger Entfernung des Zystengewebes erfolgt die Resektion der Zähne mit entsprechender Wurzelfüllung (siehe S. 197).

Versorgung der Knochenhöhle: Nach der Wurzelfüllung wird die Knochenhöhle mit 3%iger Wasserstoffsuperoxid-Lösung gereinigt und mit physiologischer Kochsalzlösung ausgespült. Durch das Exkochleieren und Anfrischen wird eine Blutung innerhalb des Knochendefektes gefördert. Bei Zysten von 1–2 cm Durchmesser kann man zur Stabilisierung des Blutkoagulums Gelatineschwämm-

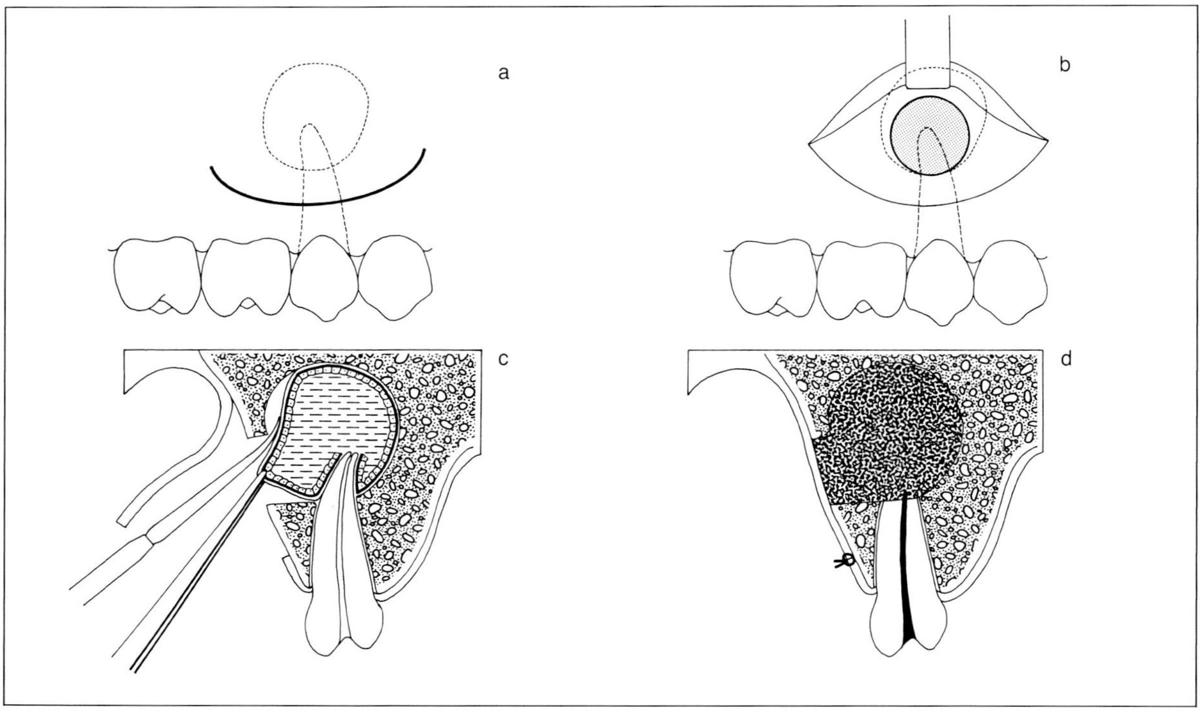

Abb. 8.45 Zystektomie und Wurzelspitzenresektion: a und b) Über einen Bogenschnitt nach Partsch wird die Zyste von vestibulär freigelegt. c) Die Zyste wird vollständig entfernt, so daß die Zahnwurzel reseziert werden kann. d) Der Zahn wird reseziert und intra operationem wurzelgefüllt. Das Zystenlumen ist vollständig mit Blut gefüllt, und die Wunde wird dicht verschlossen

chen hinzufügen, darüber hinausgehende Defektgrößen werden mit einer Eigenblutfüllung versorgt.

Wundverschluß: Nach Glättung des Knochenrandes erfolgt bei Defekten bis maximal 1 cm Durchmesser die Naht durch Einzelknopfnähte. In die Wunde wird wie nach einer Wurzelspitzenresektion eine Gummilasche eingenäht, die am ersten postoperativen Tag wieder entfernt werden muß. Durch diese verzögerte Primärheilung wird der Heilungsverlauf für den Patienten wesentlich angenehmer, da die Ödembildung erheblich geringer ist. Bei Zystenhöhlen über 1 cm Durchmesser muß ein speicheldichter Verschluß erzielt werden, um einen Serumaustritt zu vermeiden; deshalb entfällt hier das Einlegen einer Gummilasche. Durch Anwendung von Matratzennähten wird der Wundverschluß gegenüber Einzelknopfnähten wesentlich verbessert. Die Nahtentfernung erfolgt nach 7–8 Tagen.

Zystektomie im zahnlosen Alveolarfortsatzbereich

Indikation: Da nach Zystektomie bei komplikationslosem Heilungsverlauf nur geringe oder keine Defekte zurückbleiben, ist auch im zahnlosen Kiefer die restlose Zystenentfernung mit primärem Defektverschluß der Eingriff der ersten Wahl, sofern der Balg weitgehend von Knochen umgeben ist. Nur in seltenen Fällen wird die Zystostomie Vorteile bieten, indem durch den verbleibenden Zystendefekt der Prothesenhalt verbessert wird. Meistens entstehen unter sich gehende Stellen, die jedoch den Prothesenhalt nur wenig fördern, aber die Mundhygiene erschweren.

Schnittführung: Zur Anwendung kommen der Bogenschnitt nach *Partsch* und der Trapezlappen. Der umgekehrte Bogenschnitt nach *Pichler* ist weniger empfehlenswert, da die Narbe im Vestibulum den Prothesenhalt beeinträchtigen kann. Die Schnittführung darf wie bei allen Zystektomien nicht über dem Knochendefekt liegen.

Freilegung und Zystenentfernung: Das operative Vorgehen entspricht den Ausführungen auf S. 235.

Versorgung der Knochenhöhle: In Abhängigkeit von der Zystengröße entsprechendes Vorgehen, wie auf S. 235 beschrieben.

Wundverschluß: Der Wundverschluß erfolgt gemäß den Angaben auf S. 235.

Zystektomie und verlagerte Zähne

Indikation: Follikuläre Zysten, die von nicht erhaltungswürdigen, verlagerten Zähnen ausgehen und deren Balg allseits von Knochen begrenzt wird, so daß keine Nachbargewebe geschädigt werden können.

Operationstechnik: Die Schnittführung, die Freilegung, die Zysten- und Zahnentfernung unterscheiden sich nicht vom Vorgehen bei der operativen Entfernung verlagerter Zähne. Die Zyste muß auch hier sorgfältig in toto ausgeschält werden, damit keine Residualzyste entstehen kann. Da die Krone üblicherweise in das Zystenlumen ragt, kann der Zahn oft zusammen mit der Zyste entfernt werden. Die Wundversorgung erfolgt wie nach operativer Zahnentfernung.

Zystostomie bei follikulären Zysten

Indikation: Follikuläre Zysten, die von erhaltungswürdigen verlagerten oder retinierten Zähnen ausgehen. Sie sind am häufigsten bei Eckzähnen oder Prämolaren anzutreffen; selten werden sie auch bei den Frontzähnen beobachtet. Operationsvorbereitung und Operationstechnik sind die gleichen wie bei der Freilegung solcher Zähne.
Schnittführung: Die Wahl des operativen Zugangs ergibt sich aus der röntgenologisch festgestellten Lage des Zahnes sowie der Beziehung der Zyste zur Mundschleimhaut. An der Stelle der stärksten Resorption des Alveolarknochens wird je nach Lage der Zahnkrone meist palatinal oder seltener vestibulär, wie bei der operativen Entfernung solcher Zähne, ein Mukoperiostlappen umschnitten und mobilisiert.
Freilegung und Zystenfensterung: Der die Zystenwand bedeckende oder umgebende Knochen wird soweit entfernt, bis ein Fenster von ca. 1 cm Durchmesser freigelegt ist. In dieser Ausdehnung wird der Zystenbalg eröffnet und das gewonnene Gewebe zur histologischen Untersuchung eingesandt. Über das Fenster kann man üblicherweise die Zahnkrone erkennen, die frei in das Zystenlumen hineinragt. Der Zystenbalg soll belassen werden, da sonst die Gefahr der unbeabsichtigten Entfernung des verlagerten Zahnes besteht. Insbesondere bei noch nicht weit fortgeschrittenem Wurzelwachstum haften solche Zähne nur locker im Gewebe. Sofern die Zahnkrone trotzdem im Knochen impaktiert ist, muß sie, wie bei der Freilegung üblich, bis zum größten Umfang dargestellt werden. Durchbruchshindernisse in Form von kompaktem Knochen werden durch Osteotomie entfernt. Persistierende Milchzähne werden entfernt.
Versorgung des Zystenlumens und der Wunde: Nach der Rücklagerung des Mukoperiostlappens wird erkennbar, in welchem Maß Schleimhaut und Periost exzidiert werden müssen. Die Schleimhaut wird durch Exzision dem Zystenfenster angepaßt. Die Lappeneinlagerung und Fixierung durch Einzelknopfnähte sowie die Tamponade des Zystendefektes beenden den Eingriff.
Bei Operationen von palatinal sollte eine Verbandplatte zur Wundabdeckung und Fixierung der Tamponade eingesetzt werden. Die Naht- und Tamponadenentfernung erfolgt nach 8 Tagen.

Zystostomie bei Milchzahnzysten (Abb. 8.46 a-d)

Indikation: Milchzahnzysten sind in aller Regel radikuläre Zysten an tiefzerstörten Milchzähnen oder Milchzahnwurzelresten. Wegen der Gefahr der Schädigung der 2. Dentition müssen diese Zysten gefenstert werden. Die verursachenden Milchzähne bzw. Milchzahnreste können nicht erhalten und müssen gleichzeitig entfernt werden.
Technik: Bei kleinen Zysten wird lediglich der Milchzahn extrahiert und die Extraktionswunde vorsichtig zum Fenster umschnitten. Das Zystenlumen wird nur locker zur Blutstillung tamponiert, um die Keime nicht zu schädigen. Die Tamponade wird nach 1–2 Tagen wieder entfernt.
Bei größeren Zysten von über 1 cm Durchmesser wird wie folgt vorgegangen:
Schnittführung: Von vestibulär wird ein marginaler Trapezlappen umschnitten und abpräpariert.
Freilegung und Zystenfensterung: Der Milchzahn bzw. Milchzahnrest wird durch Extraktion oder Osteotomie von vestibulär entfernt. Dadurch wird gleichzeitig die Zyste über die Extraktions- oder Osteotomiewunde gefenstert und das Fenster durch Glätten des vestibulären Knochens ausgeformt.
Versorgung des Zystenlumens und der Wunde: Der Trapezlappen wird nun vestibulär in das Zystenlumen eingeschlagen und durch Tamponade fixiert. Die Eingliederung einer tiefgezogenen Wundverbandplatte beendet den Eingriff. Nach 7 Tagen wird die Tamponade entfernt. Zur Steuerung des Zahnwechsels und zur Nachbehandlung der Zyste kann in Zusammenarbeit mit dem Kieferorthopäden ein Obturator mit einer herausnehmbaren kieferorthopädischen Apparatur kombiniert werden.

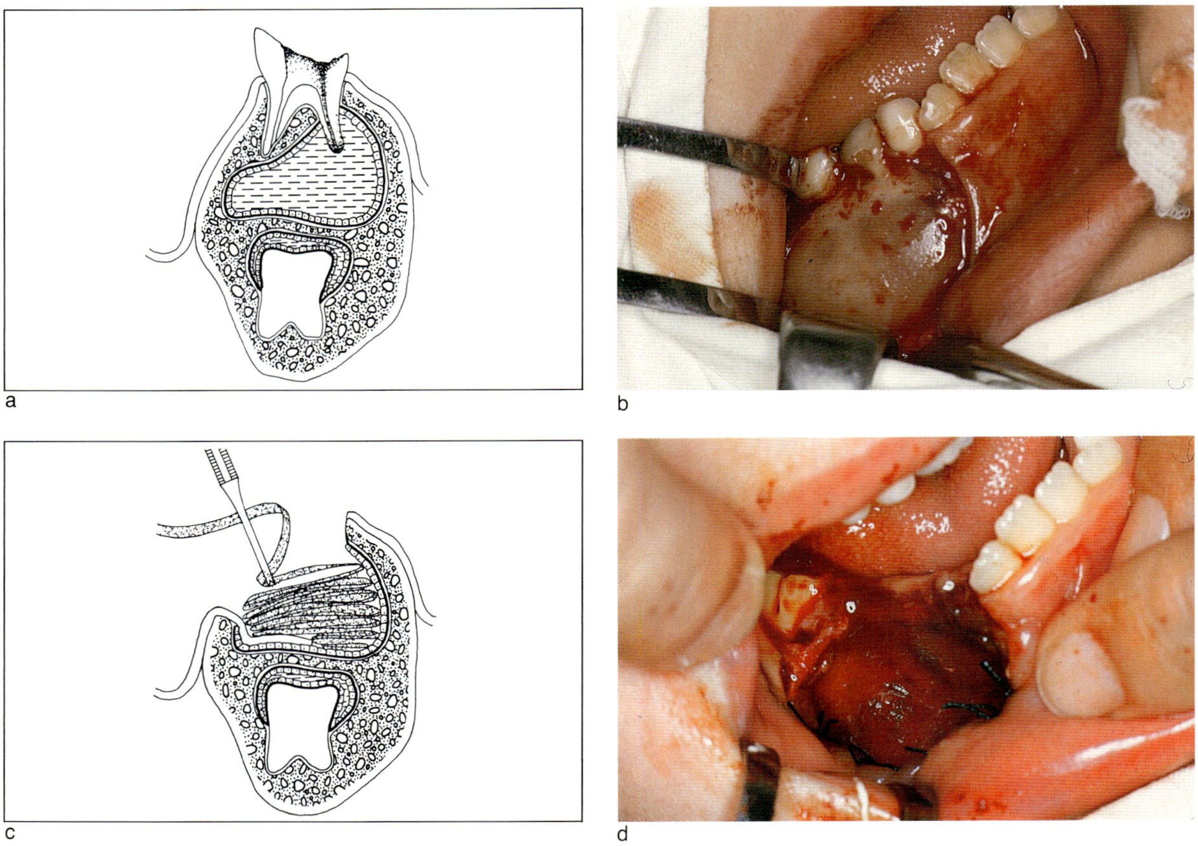

Abb. 8.46 Zystostomie bei einer radikulären Milchzahnzyste: a) Nach einer marginalen Schnittführung wird der Trapezlappen abpräpariert, bis die Zyste dargestellt ist. b) Der Zystenbalg ist vestibulär nicht mehr von Knochen bedeckt. c) Die Wundränder werden nach der Zystenfensterung mit dem Zystenbalg vernäht, der vestibuläre Lappen wird eingeschlagen und das Zystenlumen austamponiert. d) Klinische Situation unmittelbar vor der Tamponade

8.4.9 Spezielle Zystenoperationen im Oberkiefer

Zystenoperationen am Gaumen

Am Gaumen gelegene Zysten können verschiedenen Ursprungs sein. Meist handelt es sich um radikuläre Zysten, ausgehend von seitlichen Schneidezähnen (Vitalitätsprobe negativ), die sich im Gegensatz zu den übrigen Zähnen des Oberkiefers oft nach palatinal entwickeln. An gleicher Stelle, jedoch bei erhaltener Vitalität der Zähne, entsteht die globulo-maxilläre Zyste. In der Mittellinie des Gaumens entstehen die naso-palatinale und weiter dorsal die palatofissurale Zyste. Diese beiden Zystenformen werden zystostomiert, wenn aufgrund ihrer Ausdehnung bei der Ektomie mit einer Perforation des Nasenbodens gerechnet werden muß.

Palatinale Zystektomie (Abb. 8.47 a-c)

Indikation: Odontogene oder nicht-odontogene Kieferzysten im Gaumenbereich, deren Balg allseits von Knochen umgeben ist, so daß keine benachbarten Zähne geschädigt und weder Kieferhöhle noch Nasenhöhle eröffnet werden können.

Schnittführung: Lage und Ausdehnung der Zyste sind ausschlaggebend dafür, ob ein marginaler oder ein paramarginaler Schnitt auf der Gaumenseite geführt wird. Besteht Unklarheit über die genaue Ausdehnung der Zyste, sollte lieber die marginale Schnittführung gewählt werden, damit der Knochendefekt sicher abgedeckt werden kann, insbesondere, wenn die Zyste nahe der Zahnreihe liegt. Ist sichergestellt, daß eine feste Knochendecke besteht, kann der Zystenbalg vollständig herausgeschält werden. Ist dagegen kein Knochen mehr sondierbar, muß der Eingriff als palatinale Zystostomie abgewandelt werden.

Versorgung der Knochenhöhle: Die Versorgung der Zystenhöhle erfolgt nach den bereits besprochenen Verfahren nach Zystektomie abhängig von der Zystengröße. Ein erhaltungswürdiger verursachender Zahn wird wurzelspitzenreseziert und wurzelgefüllt, was von der Gaumenseite her jedoch schwieriger durchzuführen ist.

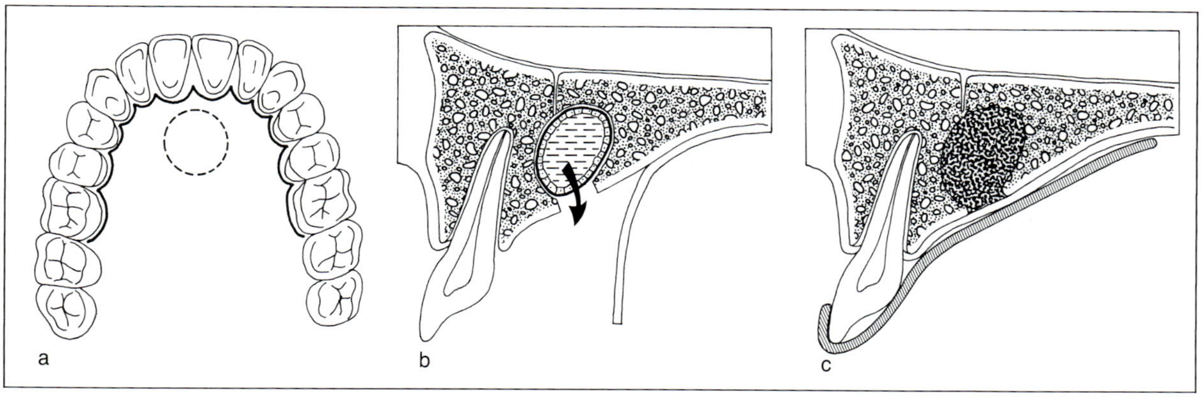

Abb. 8.47 Die palatinale Zystektomie: a) Durch eine marginale Schnittführung kann der Knochendefekt sicher abgedeckt werden. b) Nach dem Lösen der Gaumenschleimhaut wird die Zyste freigelegt und entfernt. c) Die Gaumenschleimhaut wird zurückgelagert und mit einer Wundverbandplatte adaptiert

Wundverschluß: Nach Defektfüllung und Rücklagerung des Palatinallappens werden interdentale Nähte gelegt. In jedem Fall soll zusätzlich eine tiefgezogene Wundverbandplatte eingegliedert werden. Die Nahtentfernung erfolgt nach 7 Tagen mit der Plattenentfernung.

Palatinale Zystostomie (Abb. 8.48 a-h)

Indikation: Odontogene oder nicht-odontogene Kieferzysten im Gaumenbereich, bei denen wegen ihrer Ausdehnung keine knöcherne Begrenzung mehr zu den Zähnen,

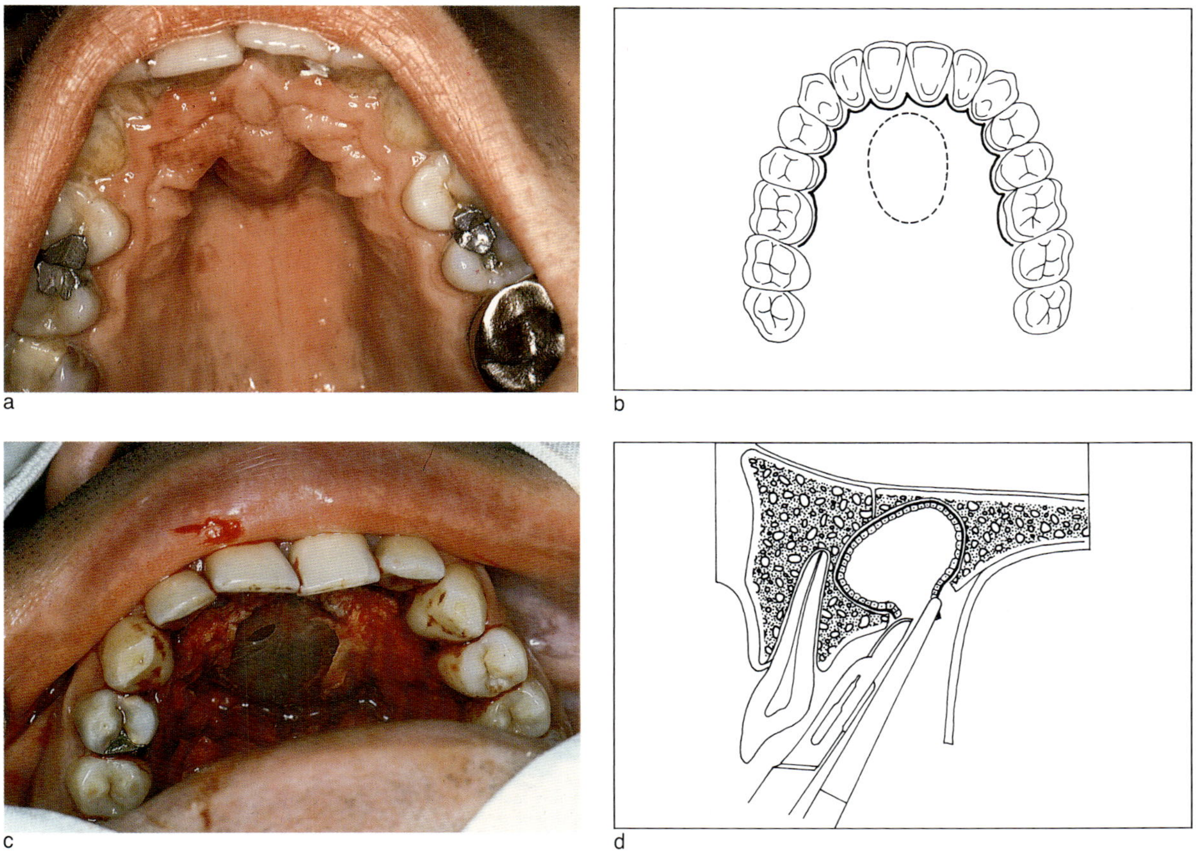

Abb. 8.48 Die palatinale Zystostomie bei einer nasopalatinalen Zyste: a) Die Zyste drängt die Gaumenschleimhaut vor. b) Nach einer marginalen Schnittführung kann die Gaumenschleimhaut mobilisiert werden, so daß die Zyste freigelegt ist (c). d) Nach Erweiterung des Knochenfensters wird die Zyste eröffnet

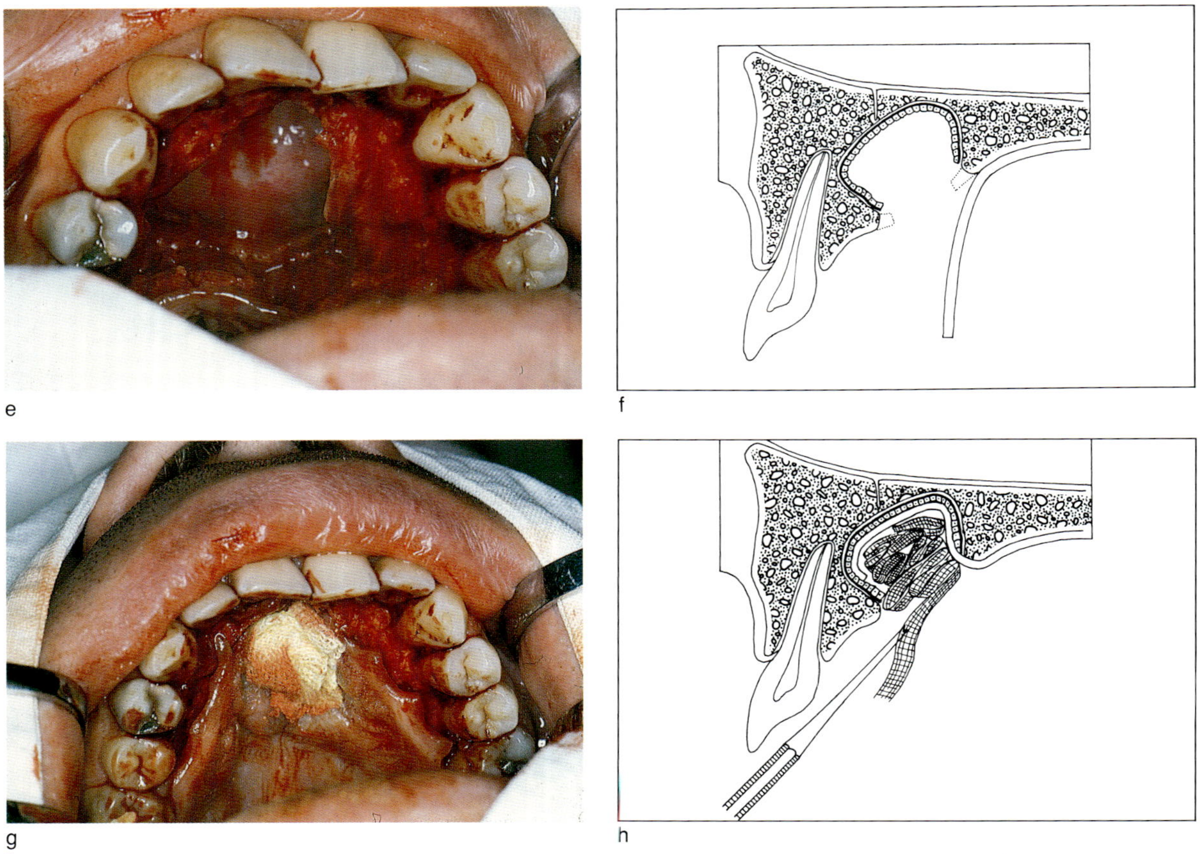

Abb. 8.48 e) Eröffnete Zyste; das Zystenlumen kann eingesehen werden. f) Nachdem die Zyste bis zum Äquator gefenstert ist, werden störende Knochenkanten beseitigt, die Gaumenschleimhaut wird zurückgelagert (g) und über den Zystenbalg tamponiert (h)

zur Nasenhöhle oder zur Kieferhöhle besteht. Dies gilt jedoch nicht für Zysten, die sich in das Nasenhöhlen- bzw. Kieferhöhlenlumen hineinentwickelt haben. Solche Zysten werden über die Kieferhöhle operiert.

Schnittführung: Wie bei der palatinalen Zystektomie beschrieben, wird auch hier je nach Zystengröße und -lage eine marginale oder paramarginale Schnittführung gewählt und ein dorsal gestielter Gaumenlappen gebildet.

Freilegung und Zystenfensterung: Nach Abpräparation des Lappens vom knöchernen Gaumen und vom Zystenbalg wird wiederum die Zyste möglichst bis zum Äquator gefenstert.

Eine großzügige Fensterung ist notwendig, damit die recht feste Gaumenschleimhaut zur Verstärkung des Nasen-/Kieferhöhlenbodens eingeschlagen werden kann. Der eröffnete Zystenbalg wird auf jeden Fall belassen, um eine Perforation zu vermeiden.

Versorgung der Zyste und der Wunde: In die Zystenhöhle wird nun der palatinale Lappen eingelagert, so daß das Zystenepithel zusätzlich von der Gaumenschleimhaut überdeckt ist. Dazu muß häufig der palatinale Lappen über der Zystenöffnung so umschnitten werden, daß ein dorsal gestielter Teillappen entsteht; hierbei ist der Verlauf der Palatinalgefäße zu beachten. Die Fixierung des Lappens erfolgt im Bereich der marginalen oder paramarginalen Inzision durch Einzelknopfnähte und im Zystenbereich mit einer Tamponade. Zusätzlich wird immer eine Verbandplatte eingegliedert, die zusammen mit den Fäden nach 10 Tagen entfernt werden kann.

Zystostomie nach Wassmund (Abb. 8.49)

Indikation: Bei Frontzahnzysten mittlerer Größe, die keine knöcherne Begrenzung mehr zum Nasenboden haben.

Operationstechnik: Der Eingriff beginnt mit einem Bogenschnitt nach *Partsch*, der im Vestibulum gestielt ist. Der freigelegte Zystenbalg wird in typischer Weise vestibulär breit gefenstert, die schuldigen Zähne werden durch Wurzelspitzenresektion versorgt oder entfernt. Die Ränder des vestibulären Knochenfensters müssen abgerundet werden. Mit einer Sonde wird die Ausdehnung des Knochendefektes im Nasenboden überprüft. Dieser Defekt wird nun zusätzlich durch den vestibulär gestielten Mukoperiostlappen gedeckt. Dazu muß der Lappen bis zur Apertura piriformis abpräpariert und durch einfache oder mehrfache Periostschlitzung so stark mobilisiert und ver-

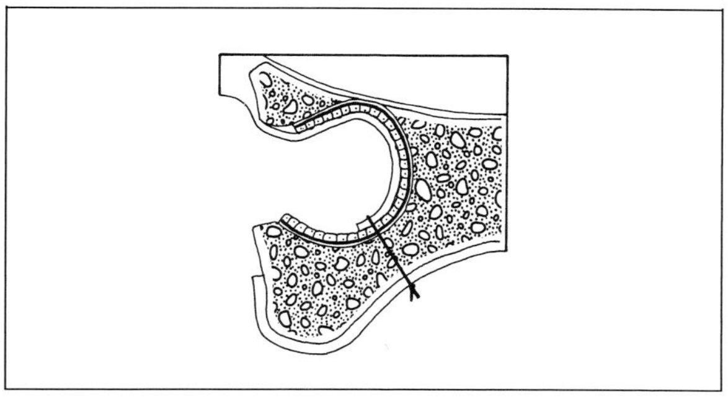

Abb. 8.49 Bei der Zystostomie nach Wassmund wird der Zystenbalg durch Einschlagen des Mundschleimhautlappens über den Nasenbodendefekt verstärkt

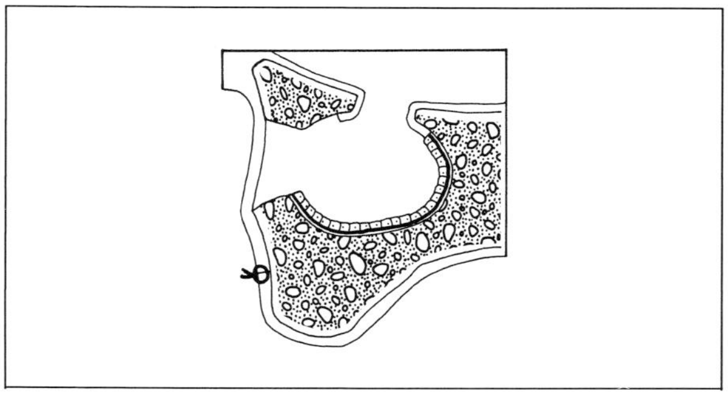

Abb. 8.50 Bei der Zystenoperation zur Nasenhöhle wird die Zyste zur Nase gefenstert und die orale Wunde primär plastisch verschlossen

längert werden, daß er weit in das Zystenlumen eingeschlagen werden kann. Der Zystenbalg wird belassen, so daß der Knochendefekt durch Nasenschleimhaut, Zystenbalg und Mukoperiostlappen dreifach gedeckt ist. Zur Fixierung des vestibulären Lappens dienen eine nach palatinal geführte Matratzennaht und die lockere Tamponade der Zystenhöhle. Der Tamponadenwechsel erfolgt nach je 4 Tagen, die Nahtentfernung nach 8 Tagen. Nach 12 Tagen kann ein Obturator angefertigt werden.

Zystenoperation zur Nasenhöhle (Abb. 8.50)

Indikation: Mittlere und große Zysten im Oberkieferfrontzahnbereich, bei denen keine knöcherne Begrenzung mehr zum Nasenboden besteht, können auch zur Nasenhöhle hin operiert werden. Das Verfahren stellt eine Behandlungsalternative zur Zystostomie nach *Wassmund* dar (siehe S. 240). Anstelle zur Mundhöhle entsteht hierbei eine Nebenbucht zur Nasenhöhle. Vorteilhaft ist diese Technik bei Behandlungsfällen, bei denen wegen einer Perforation der Nasenschleimhaut sowie der Zyste bereits eine Verbindung zur Nase besteht.

Operationstechnik: Die Schnittführung erfolgt von vestibulär. Ihre Ausführung hängt davon ab, ob Zähne entfernt werden müssen oder nicht. Beim zahnlosen Kiefer sowie beim zu resezierenden Zahn erfolgt ein Bogenschnitt nach *Partsch*, der sicher auf knöcherner Unterlage liegen muß. Bei unklaren Behandlungsfällen sollte ein Dreiecklappen mit Zahnfleischrandschnitt gewählt werden, da diese Schnittführung viele Vorteile bietet:

- sie liegt auf knöcherner Unterlage;
- sie kann zur Mundhöhle dicht verschlossen werden;
- sie kann bei erforderlichen Zahnextraktionen in einen Trapezlappen umgewandelt werden, mit dem die Extraktionswunde plastisch gedeckt wird.

Nach erfolgter Schnittführung und Eröffnung der Zyste von vestibulär werden zunächst die erforderlichen Wurzelspitzenresektionen durchgeführt. Danach wird der Zystenbalg entfernt und der Knochendefekt zur Nase, sofern erforderlich, auf einen Mindestdurchmesser von einem Zentimeter erweitert. Die Nasenschleimhaut wird eingeschnitten und in den Zystendefekt eingeschlagen. Die Knochenwunde muß anschließend mit einer Salben-Jodoformtamponade versorgt werden. Das eine Ende der Tamponade wird zur Nase herausgeführt, weil die Wunde von oral primär verschlossen wird und die Entfernung der Tamponade nur noch von nasal möglich ist. Zur Durchführung der Tamponade führt man eine grazile, am Ende abgebogene Klemme von der Nase aus durch das Fenster in die Zystenhöhle. Das eine Ende der Tamponade wird mit einer anatomischen Pinzette von oral in die Knochenhöhle eingeführt und mit der vorsichtig geöffneten abgebogenen Klemme von nasal gefaßt und aus der Nase herausgeführt. Das nachfolgende Austamponieren der Knochenhöhle erfolgt mit dem Tamponstopfer nach Luniatschek von oral. Die im Vestibulum gelegene Wunde muß nun über dem vollständig austamponierten Knochendefekt speicheldicht verschlossen werden. Dies geschieht mit Hilfe von Einzelknopfnähten oder Matratzennähten, die nach 10 Tagen entfernt werden können. Gleichzeitig mit der Nahtentfernung erfolgt die Entfernung der Tamponade von nasal.

Zystenoperationen zur Kieferhöhle

Indikation: Bei mittleren bis großen Zysten im Oberkieferseitenzahnbereich, die sich so zur Kieferhöhle hin entwickelt haben, daß keine knöcherne Begrenzung mehr zwischen Zyste und Kieferhöhle besteht, erfolgt die Zystenoperation zur Kieferhöhle. Je nach Ausdehnung der Zyste verbleiben nur noch eine Restkieferhöhle oder sogar nur noch mehrere kleine Restbuchten. Das Operationsprinzip besteht darin, das Zystenlumen und die Restkieferhöhle sowie alle Restbuchten zu einem gemeinsamen Hohlraum zu vereinigen. Werden dabei lediglich die Trennwände entfernt und das übrige Zystengewebe belas-

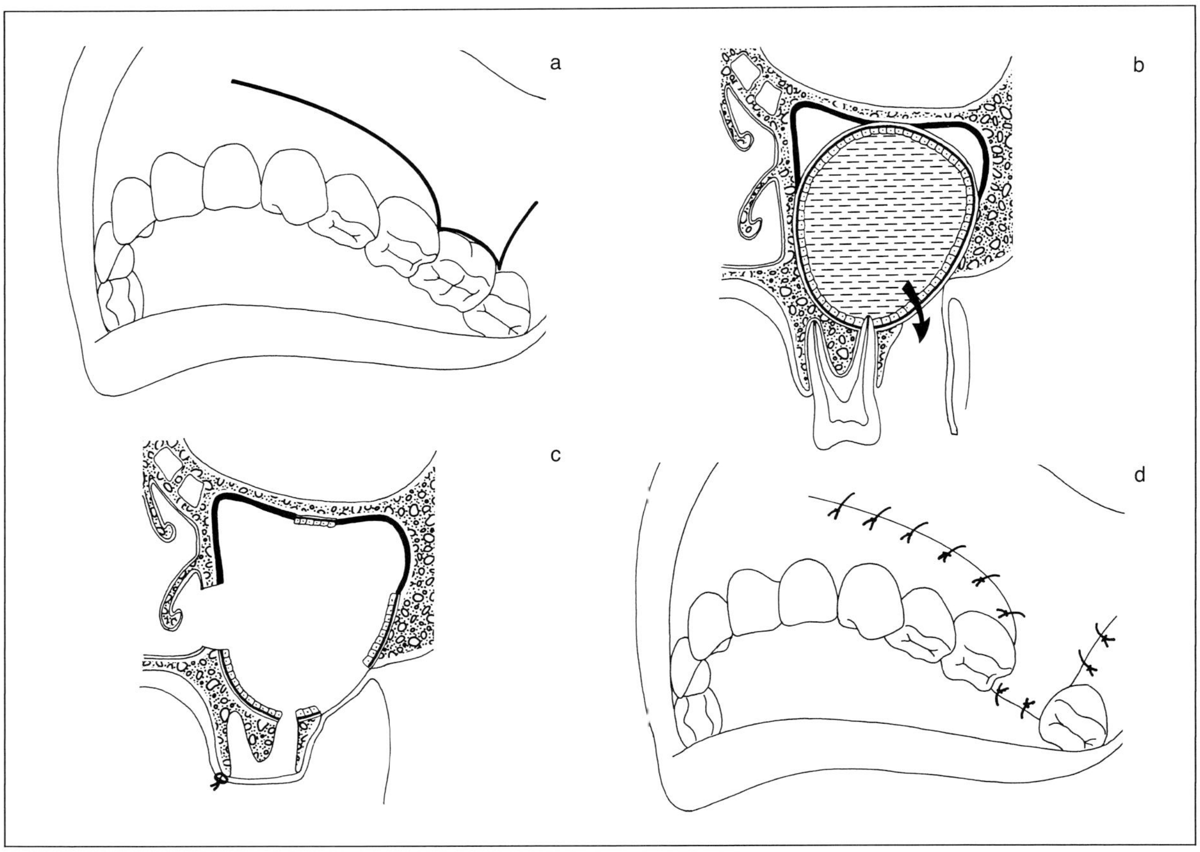

Abb. 8.51 Antrozystostomie einer radikulären Zyste bei nicht erhaltungswürdigem Zahn 26: a) Ein Trapezlappen wird in Höhe des Zahnes 26 umschnitten, der nach mesial in eine paramarginale Schnittführung mündet. b) Nachdem der Mukoperiostlappen abpräpariert ist, kann man meist schon die Zyste erkennen, weil häufig keine Knochenbedeckung mehr vorhanden ist. c) Die Zyste wird von oral gefenstert, so daß ihr Lumen überblickt werden kann. Alle durch die Zyste verschlossenen Restbuchten der Kieferhöhle müssen eröffnet und zu einer gemeinsamen Höhle gestaltet werden. Danach muß ein Fenster zum unteren Nasengang angelegt werden. d) Nach der Zahnentfernung werden das orale Kieferhöhlenfenster und die mit der Zyste verbundene Extraktionswunde plastisch verschlossen. Dazu wird der Trapezlappen durch Periostschlitzung verlängert und mit der Gaumenschleimhaut vernäht

sen, so spricht man von einer *Antrozystostomie* (Abb. 8.51a–d). Bei der *Antrozystektomie* dagegen wird das gesamte Zystengewebe entfernt, was besonders bei mittelgroßen Zysten, einer Keratozyste oder Ameloblastomverdacht angezeigt ist. Die Schleimhaut der Restkieferhöhle wird üblicherweise belassen, sofern sie makroskopisch gesund und unverändert aussieht (Abb. 8.52a und b).

Wichtig für den Operationserfolg ist, daß keine abgeschlossene Restbucht verbleibt, die dann Ausgangspunkt einer Okklusionszyste werden könnte. Die neugeschaffene Gesamtkieferhöhle wird durch ein Nasenfenster mit dem unteren Nasengang verbunden, damit der Sekretabfluß gewährleistet ist.

Operationstechnik: Der Zugang zur Kieferhöhle erfolgt im Bereich der Fossa canina über ein Knochenfenster. Von hier aus ist die Kieferhöhle gut zu überschauen und das Anlegen eines Nasenfensters gut möglich. Je nach Position des betroffenen Zahnes bzw. Lokalisation der Zyste ist daher eine Schnittführung von der Mittellinie bis zum Tuberbereich der betroffenen Seite erforderlich. Wir bevorzugen eine paramarginale Schnittführung, weil dadurch das marginale Parodont geschont wird und trotzdem der Lappen auf eine feste Unterlage zu liegen kommt. Im Bereich eines beteiligten Zahnes fraglicher Erhaltungsfähigkeit muß jedoch die Schnittführung trapezförmig zum Zahnfleischrand geführt werden, damit im Fall der Extraktion ein plastischer Verschluß der Extraktionswunde möglich ist. In Höhe des Lippenbändchens wird ein zusätzlicher vertikaler Entlastungsschnitt gelegt, damit der Mukoperiostlappen auf der gesamten Länge ausreichend mobilisiert werden kann. Beim Ablösen des Periostes vom Knochen muß möglichst atraumatisch vorgegangen werden. Im Frontbereich wird bis zur Apertura piriformis freipräpariert; die Fossa canina muß bis zur Austrittsstelle des N. infraorbitalis, dem Foramen infraorbitale, dargestellt werden. Nach dorsal wird der Lappen bis zum Ende

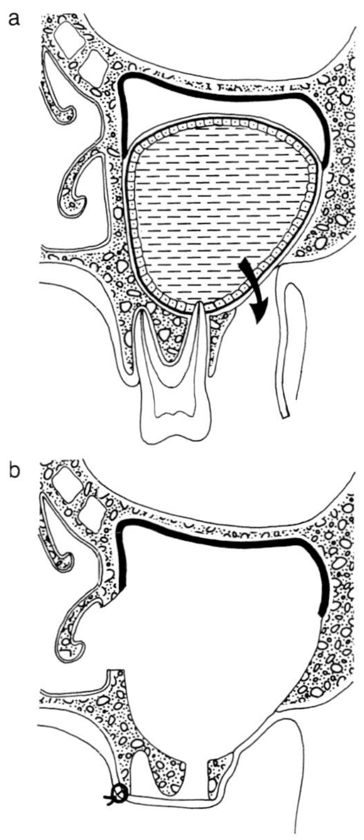

Abb. 8.52 Antrozystektomie einer radikulären Zyste bei nicht erhaltungswürdigem Zahn 26: a) Der operative Zugang von oral entspricht dem in Abbildung 8.51 a gezeigten Vorgehen. Nachdem die Zyste freigelegt ist, wird sie jedoch in toto ausgeschält und entfernt (b). Nach dem Anlegen eines Fensters zum unteren Nasengang erfolgt der Wundverschluß in gleicher Weise, wie in Abbildung 8.51 d dargestellt

der Schnittführung mobilisiert, so daß die Crista zygomatico-alveolaris freiliegt. Die Schicht zwischen Knochen und Periost muß genau eingehalten werden, damit im Bereich eines Knochendefektes die Zystenwand vom Periost gelöst werden kann. Liegt ein Knochendefekt vor, so wird er in Richtung der Fossa canina auf eine Größe von 1,5 × 1,5 cm erweitert, fehlt ein Defekt oder besteht nur ein sehr weit dorsal gelegener Defekt, wird in der Fossa canina ein separater Zugang zur Kieferhöhle geschaffen. Man verwendet hierfür eine Fräse sowie die Knochenstanze nach Hajek. Im Fensterbereich ist dann der Zystenbalg oder die Kieferhöhlenschleimhaut erkennbar. Die Schleimhaut oder auch der Zystenbalg wird mit dem Skalpell umschnitten und exzidiert, dadurch gewinnt man eine Übersicht über die Ausdehnung der Restkieferhöhle oder die Zystenhöhle. Durch die Sondierung der Trennwand bzw. der Zystenwand kann man feststellen, wo noch eine knöcherne Begrenzung besteht. Grundsätzlich versuchen wir auch bei dieser Operation, die Zyste vollständig auszuschälen. Die Gefahr, eine Restbucht der Kieferhöhle zu übersehen, ist dadurch erheblich geringer, abgesehen von den bereits erwähnten prinzipiellen Vorteilen der Zystektomie. Wenn zur Vitalerhaltung von Nachbarzähnen unverdächtige Bezirke des Zystenbalgs belassen werden müssen, ist dies selbstverständlich möglich. Im Bereich der Trennwände zwischen Zyste und Kieferhöhle muß auch die Kieferhöhlenschleimhaut entfernt werden. Klinisch unveränderte Schleimhaut der Restkieferhöhle wird belassen, erkrankte Anteile werden entfernt. Nachdem die Kieferhöhle, die Restbuchten und die Zystenhöhle zu einer gemeinsamen Höhle vereinigt sind, werden beteiligte Zähne wurzelgefüllt und reseziert oder, wenn sie nicht erhaltungswürdig sind, entfernt. Anschließend wird das Fenster zum unteren Nasengang angelegt. Dazu wird mit Hilfe eines Nasenspekulums eine Punktionsnadel in den unteren Nasengang geführt und die Kanüle wie bei einer scharfen Spülung durch die dünne Knochenlamelle zwischen Nasen- und Kieferhöhle vorsichtig durchgestoßen. Die Kanüle markiert uns den Verlauf des unteren Nasengangs, so daß man nun von der Kieferhöhle aus um die Punktionsnadel herum ein Fenster von 1 × 2 cm Größe anlegen kann. Dies geschieht entweder mit Hilfe der Hajek-Stanze oder mit einer Fräse. Bei der Verwendung einer Fräse muß jedoch die Nasenschleimhaut, ausgehend von der Apertura piriformis, mit einem Elevatorium nach dorsal und nach oben bis zur unteren Muschel abgelöst werden, damit diese Gewebe von dem rotierenden Instrument nicht verletzt werden können. Nachdem das Knochenfenster angelegt ist, wird die Nasenschleimhaut im Fensterbereich von der Antrumseite her exzidiert.

Eine vollständige Tamponade der Operationshöhle ist nur erforderlich, wenn in diesem Operationsstadium die Blutung noch nicht vollständig steht. Von nasal wird über das Nasenfenster eine gebogene Klemme eingeführt und von antral eine anatomische Pinzette mit dem Ende der Salben-Jodoformtamponade. Das Tamponadenende wird mit der Klemme aufgenommen und zur Nase herausgeführt. Die Operationshöhle muß dann möglichst locker tamponiert werden, bis keine Blutung mehr beobachtet wird. Der orale vestibuläre Mukoperiostlappen wird anschließend zurückgelagert und primär speicheldicht mit Einzelknopfnähten und Matratzennähten verschlossen. Sofern eine Tamponade gelegt wurde, wird sie am dritten Tag post operationem entfernt, eventuell auch in zwei Schritten am dritten und vierten Tag post operationem, um nicht bei der Entfernung in einer Sitzung eine erneute Blutung zu provozieren. Die Entfernung der intraoralen Nähte erfolgt nach 10 Tagen.

8.4.10 Spezielle Zystenoperationen im Unterkiefer

Zystostomie und Wurzelspitzenresektion (Abb. 8.53a–d)

Indikation: Mittlere und große Unterkieferzysten, in deren Lumen erhaltungswürdige verursachende und/oder erhaltungswürdige benachbarte devitale Zähne hineinragen und deren Balg nicht allseits von Knochen umgeben ist, so daß vitale Nachbarzähne, der N. alveolaris inferior oder andere Gewebe bei der Ausschälung geschädigt werden können.

Zysten im Bereich der Frontzähne des Unterkiefers mit ihren schmalen, sehr nahe beieinanderliegenden Wurzeln sind häufig nach dieser Technik zu operieren. Im unteren Seitenzahnbereich steht die Beziehung zum Mandibularkanal im Vordergrund bei der Indikationsstellung.

Operationstechnik: Der Zugang zu solchen Zysten erfolgt von vestibulär. In der Umschlagfalte wird ein Mukoperiostlappen umschnitten, der die gleiche Breite hat wie der zystische Defekt, damit er in das Zystenlumen eingeschlagen werden kann. Üblicherweise verwenden wir einen Bogenschnitt, der dem Verlauf des vorgesehenen Fensters folgt. Die Lappenbasis kann entweder im Vestibulum liegen (*Partsch*) oder zur Gingiva (*Pichler*). Mit dem gingival gestielten Lappen wird der Resektionsstumpf (bzw. die -stümpfe) der Zähne abgedeckt, weil eine Ausheilung über die freie Granulation langwierig und oft unvollständig abläuft. Relativ selten wird man deshalb auf die Deckung der resezierten Zahnwurzeln verzichten und einen vestibulär gestielten Lappen nach Partsch wählen. Der Partsch-Lappen wird angewandt, wenn am Zystenboden der Mandibularkanal mit dem N. alveolaris inferior oder das Foramen mentale betroffen sind. Dieser vestibulär gestielte Lappen dient der Verstärkung des Zystenbalges am Zystenboden und vermeidet eine Schnittführung am Foramen mentale.

Schnittführung und Präparation des Lappens erfolgen in üblicher Weise. Besondere Beachtung gilt dem N. mentalis, der weder durch den Schnitt verletzt werden, noch bei der Lappenpräparation abgetrennt werden darf. Das Knochenfenster wird vestibulär angelegt, und zwar möglichst bis zum größten Zystenumfang, sofern dies ohne Gefahr für die Nachbargewebe und ohne wesentliche Schwächung der Knochenstabilität durchführbar ist. Das Zystengewebe aus dem Fensterbereich wird zur histologischen Untersuchung eingesandt. Die Knochenkante, über die

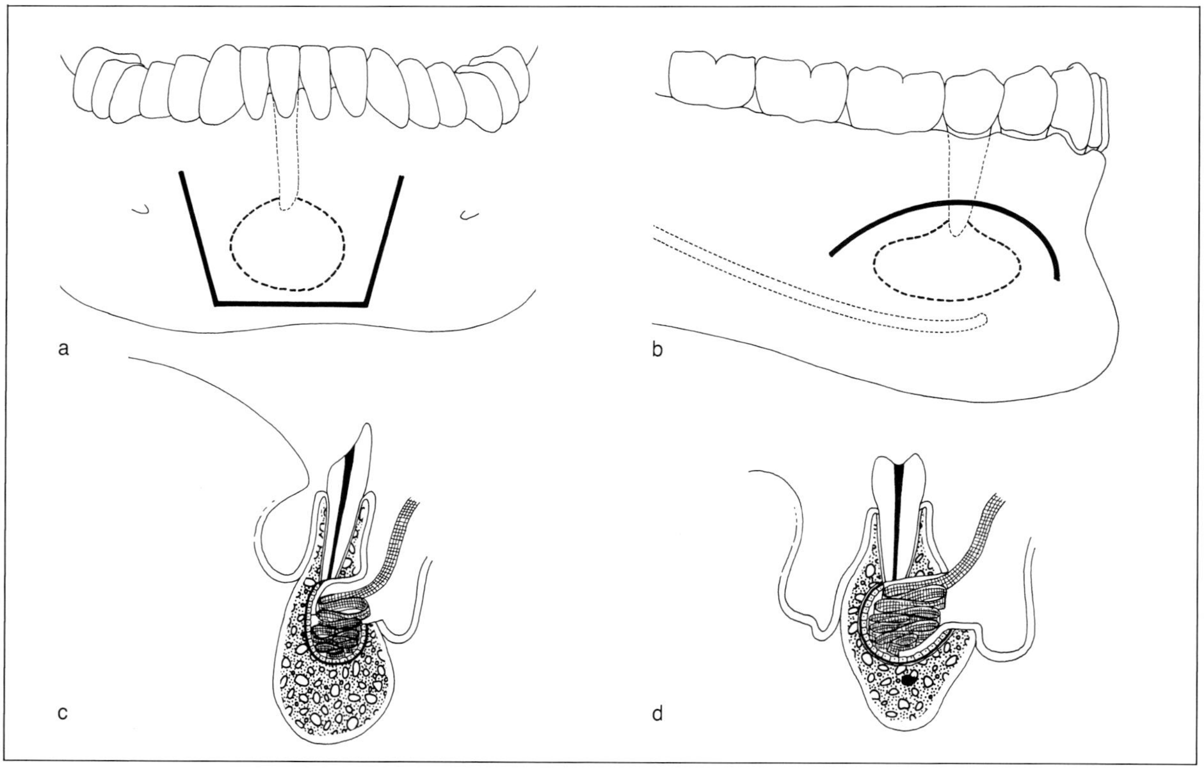

Abb. 8.53 Bei der Zystostomie mit erhaltungswürdigen Zähnen im Unterkiefer wird der Mukoperiostlappen in die Zyste eingeschlagen. Während im Frontzahngebiet der Lappen gingival gestielt bleibt (a), muß im Seitenzahnbereich wegen des Nervenaustrittspunktes ein vestibulär gestielter Lappen gewählt werden (b). Nach der Fensterung der Zyste wird der Frontzahn reseziert und der Lappen über den Resektionsstumpf geschlagen (c), im Seitenzahnbereich wird der Lappen zur Verstärkung des Zystenbodens über dem Nervkanal verwendet (d)

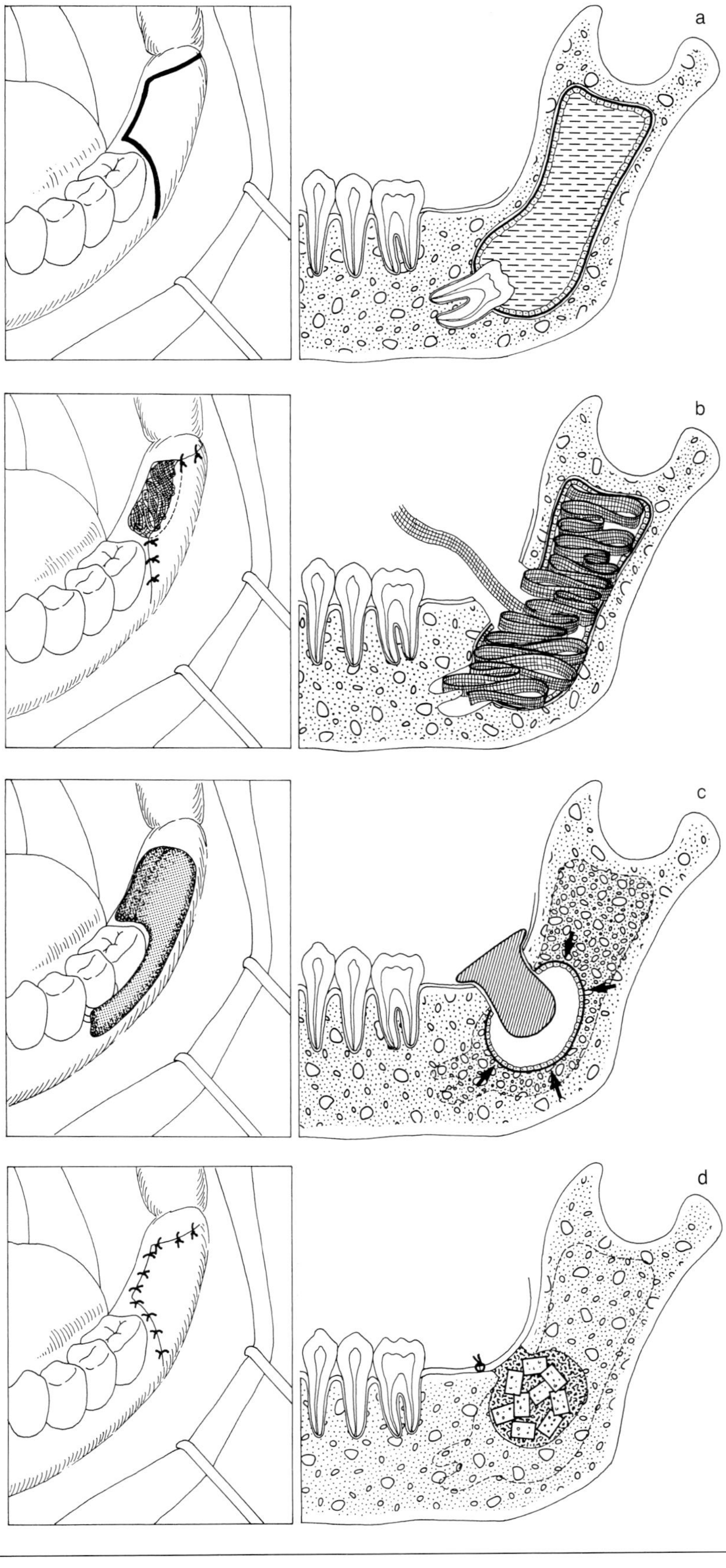

Abb. 8.54 Zweizeitige Zystenoperation einer Follikularzyste in Regio 38: a) Die Schnittführung erfolgt wie bei der operativen Weisheitszahnentfernung, so daß ein paramarginaler dreieck- bis trapezförmiger Lappen mobilisiert werden kann. b) Von vestibulär werden der Knochen und die Zyste soweit gefenstert, daß der Weisheitszahn entfernt werden kann. Der vestibuläre Lappen wird eingeschlagen und die Zyste austamponiert. c) Die Nachbehandlung mit Hilfe eines Obturators führt zu einer entscheidenden Verkleinerung der Zystenhöhle. d) In einer zweiten Operation wird die Restzyste ektomiert, das Koagulum durch Gelatineschwämmchen stabilisiert und das Zystenfenster plastisch verschlossen

der Lappen in das Zystenlumen eingeschlagen wird, muß gut geglättet und abgerundet werden. Die Wurzelfüllungen und Resektionen erfolgen danach in der bereits beschriebenen Weise.
Zum Abschluß des Eingriffes wird der Mukoperiostlappen in das Zystenlumen eingeschlagen, falls erforderlich nach Verlängerung durch eine Periostschlitzung. Auf eine Naht kann man meist verzichten, weil das Zystenlumen mit einem Jodoform-Salbe-Streifen austamponiert wird. Der Wechsel der Tamponade erfolgt nach einer Woche. Nach einer weiteren Woche wird ein Zystenobturator angefertigt, der zur Steuerung der Knochenregeneration dient.

Zystostomie im zahnlosen Unterkiefer

Indikationen: Mittlere und große Unterkieferzysten, deren Balg nicht allseits von Knochen umgeben ist, so daß insbesondere der N. alveolaris inferior bei der Ausschälung geschädigt werden kann.
Operationstechnik: Die Knochenresorption betrifft vor allem den Alveolarfortsatz und den vestibulären Knochen. Hier soll an der dünnsten Stelle das Fenster angelegt werden. Der Lappen bleibt im Vestibulum gestielt und wird, bis auf den Kieferkamm reichend, bogen- oder trapezförmig umschnitten. Nach vorsichtiger Abpräparation wird die Knochenlamelle sondiert und durch Osteotomie ein Fenster angelegt. Es soll möglichst breit eröffnet werden, damit das Zystenlumen als Nebenbucht imponiert. Allerdings muß bei ausgedehnten Zysten die Gefahr einer Spontanfraktur berücksichtigt werden. Niemals sollte eine stabile Knochenspange im Bereich der Linea obliqua abgetragen werden zugunsten eines größeren Fensters. Statt dessen sollte ein zweizeitiges Vorgehen angestrebt werden (siehe S. 229).
Nachdem das Knochenfenster angelegt ist, wird der Zystenbalg im Ostium umschnitten und das Präparat zur histologischen Untersuchung eingesandt. Der Mukoperiostlappen kann entweder in das Zystenlumen eingeschlagen oder durch eine Naht am unteren knöchernen Rand des Fensters fixiert werden. Das Zystenlumen wird mit einer Jodoform-Salben-Gaze austamponiert. Nach einer Woche wird die Tamponade gewechselt und gegebenenfalls die Naht entfernt. Die vorhandene oder präoperativ angefertigte Prothese wird um den Zystenobturator ergänzt. Probleme mit der Einschubrichtung ergeben sich nur, wenn das Fenster nicht genügend kammwärts ausgedehnt wurde.

Zystenoperationen im Kieferwinkel und Ramus ascendens (Abb. 8.54 a-d)

Zysten im Kieferwinkel sind oft follikuläre Zysten, ausgehend von verlagerten Weisheitszähnen, seltener radikuläre Zysten der normal durchgebrochenen Molaren. Sie erreichen erhebliche Größe und dehnen sich teilweise bis in den aufsteigenden Unterkieferast und in den Gelenk- und Muskelfortsatz aus. Der Kieferknochen ist dann weitgehend resorbiert, der Mandibularkanal zur Seite oder nach kaudal verdrängt. Da bereits ohne Eingriff mit einer Spontanfraktur gerechnet werden muß, ist der notwendige Eingriff auf ein Minimum zu beschränken.
Operationstechnik: Die Schnittführung erfolgt wie zur operativen Entfernung des schuldigen bzw. zur Entfernung des verlagerten Weisheitszahnes. In jedem Fall muß von einer Zangenextraktion abgesehen werden, weil durch Luxationsbewegungen die Frakturgefahr erhöht wird. Der Zahn soll also durch vorsichtige, sparsame Osteotomie ohne Gewaltanwendung entfernt werden. Ein tief im Zystenlumen liegender verlagerter Zahn kann eventuell vorläufig belassen werden, um ihn während eines zweiten Eingriffes zu entfernen. Die Osteotomiestelle auf dem Kieferkamm ergibt ein ausreichend großes Fenster, das nicht über die Linea obliqua bzw. die Linea mylohyoidea erweitert werden darf, um eine weitere Schwächung des Knochens zu vermeiden. Besonders wichtig ist die Entnahme einer Gewebeprobe, weil der Kieferwinkelbereich bevorzugt von Keratozysten und Ameloblastomen betroffen ist, die differentialdiagnostisch abgegrenzt werden müssen. Der Wundverschluß erfolgt durch Rücklagerung des Lappens, der über dem relativ kleinen Fenster exzidiert wird. Das Zystenlumen wird abschließend mit Jodoform-Salben-Gaze an einem Stück vollständig tamponiert. Durch Röntgenkontrolle kann man post operationem mit Hilfe des Jodoformkontrastes überprüfen, ob ein monozystisches Lumen vorliegt. Eine Woche post operationem wird die Tamponade gewechselt, und die Nähte werden entfernt. Nach einer weiteren Woche erfolgt die Anfertigung eines Zystenobturators, der natürlich nicht das gesamte Zystenlumen ausfüllt, sondern nur das Fenster offenzuhalten hat.
Innerhalb eines halben bis eines ganzen Jahres kommt es üblicherweise zur weitgehenden knöchernen Wiederherstellung des Unterkiefers, so daß im Rahmen einer zweiten Operation die jetzt kleine Zyste gegebenenfalls zusammen mit dem verlagerten Zahn operativ entfernt werden kann.

Literatur

Becker, R.: Zysten im Kiefer- und Gesichtsbereich. In: Praxis der Zahnheilkunde, Urban & Schwarzenberg, München–Berlin–Wien 1973

9 Entzündungen der Speicheldrüsen und Speichelsteinbildung

Von *G. Frenkel*

9.1 Einleitung

Die Entzündungen der Speicheldrüsen können bakteriell bedingt sein und aszendierend über das Ausführungsgangsystem, auf dem Blutweg oder per continuitatem aus der Umgebung auftreten, z. B. bei der tuberkulösen Parotitis, bei der die intraglandulären Lymphknoten befallen sind. Bei der aszendierenden Entzündung dokumentiert sich die Reaktion am interstitiellen Bindegewebe, während das Drüsenparenchym nur eine passive Rolle übernimmt.
Eine chirurgische Intervention wird dann erforderlich, wenn es zur Speichelsteinbildung und dadurch bedingt zu Stauungen und Entzündungen kommt. Die Steinbildung der Speicheldrüsen tritt gehäuft im Gangsystem der Glandula submandibularis auf. Nach *Rauch* (1959) findet man bei der Speichelsteinbildung folgende Häufigkeitsverteilung (*Schüle* 1971): Glandula submandibularis 83%, Glandula parotis 10%, Glandulae sublinguales 7%.
Nach *Mathis* (1954) und *Rauch* (1959) erfolgt die Speichelsteingenese in ähnlicher Weise wie die der Nieren- oder Gallensteine. Das bedeutet, daß pathologische Proteine oder Glykoproteine die Matrix der Steine bilden, auf der sich dann Salze inkrustieren (Tab. 9.1).

Tabelle 9.1 Vorgänge, die zur Steinbildung führen

Stase → Eindickung → Entzündung

Entzündung → Fibrinbildung }
Blutungen → Fibrinbildung } Kristallisationskeim

Stase, Entzündungen und Blutungen fördern Steinbildung

9.2 Klinische Symptome

Mit zunehmender Größe der Speichelsteine nimmt auch die klinische Symptomatik zu. Auch kann jahrelang ein blandes Zustandsbild vorherrschen. Manchmal geben die Patienten an, daß sie schon seit längerer Zeit Schwellungen und einen Stauungsschmerz während der Mahlzeiten verspüren. In den Anfängen kann die klinische Untersuchung keinen tastbaren Befund ergeben. Dies bezieht sich sowohl auf die intraorale Situation im Bereich des Ausführungsgangsystems als auch auf den extraoralen Tastbefund des Drüsenkörpers. Klinisch sichtbar kann die Stauung dann werden, wenn man eine Speichelprovokation, z. B. durch das Lutschen einer Zitronenscheibe, stimuliert. Man fühlt dann im Bereich der Submandibularloge eine gut walnußgroße Volumenzunahme. In den Anfangsstadien verliert sich diese Schwellung nach Abklingen der Speichelstauung. Im Intervall ist dann der Drüsenkörper selbst nicht tastbar. Es erstaunt immer wieder, welche Größe Speichelsteine im Gangsystem der Glandula submandibularis erreichen können, ohne daß entzündliche Symptome auftreten.

Die meisten Patienten kommen aber zur Behandlung, weil neben den Stauungssymptomen zusätzlich entzündliche Erscheinungen auftreten. Die Exazerbation im Bereich der Ausführungsgänge verläuft meist subakut oder chronisch. Die Infektion ist in der Regel aszendierend und wird durch die Stase des Sekretflusses bei vorhandenen Speichelsteinen begünstigt (Abb. 9.1). Entsprechend der anatomischen Situation des Ausführungsganges und seiner Unterteilung in einen aufsteigenden Schenkel, das Knie und den horizontalen Schenkel befinden sich die Schwachpunkte für eine rezidivierende Entzündung und die Lage der Steine vor allem im horizontalen Schenkel des Ausführungsganges. Wenn die Steine in den vorderen $\frac{2}{3}$ des horizontalen Schenkels liegen, ist eine Intervention von intraoral angezeigt und als Zugangsweg auch leicht erreichbar. Liegen die Steine im Kniebereich oder im Hilusbereich, ist der extraorale Zugang das Mittel der Wahl (Abb. 9.2).

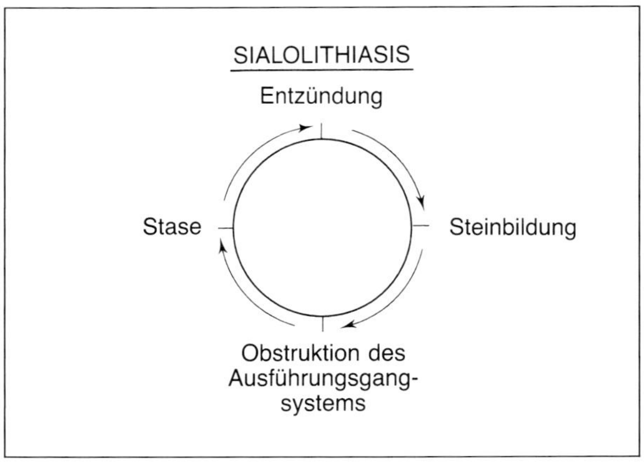

Abb. 9.1 Kreislauf der Steinbildung

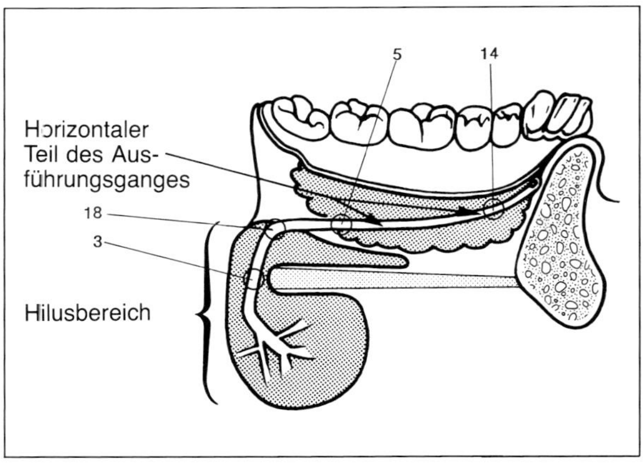

Abb. 9.2 Lokalisation von 40 Steinen in der Glandula submandibularis (Wagner et al. 1985): Kniebereich 18, Ostiumbereich 14, peripheres Kniegebiet 5, drüsennahe Gangabschnitte 3

9.3 Röntgenologische Diagnostik der Speichelsteine

Speichelsteine im horizontalen Ast des Ausführungsgangsystems der Glandula submandibularis lassen sich am besten mit einer Mundbodenübersichtsaufnahme darstellen. Steine, die im aufsteigenden Schenkel liegen (Hilussteine), sind mit dieser Aufnahmetechnik in der Regel nicht erfaßbar. Hier muß eine schräg-laterale Unterkieferaufnahme versucht werden. Wenn es sich um kleine Steine handelt, ist die Diagnostik oft schwierig, wie überhaupt wenig mineralisierte Steine nur mit guter Technik, d. h. mit einer weichen Strahlungsqualität und kurzer Belichtungszeit, zur Darstellung gebracht werden können. Wegen der in den Randbezirken oft stark ausgeprägten organischen Beschichtung der Steine entspricht das röntgenologische Bild nicht der wahren Größe der Steine; meist sind sie größer (Abb. 9.3).

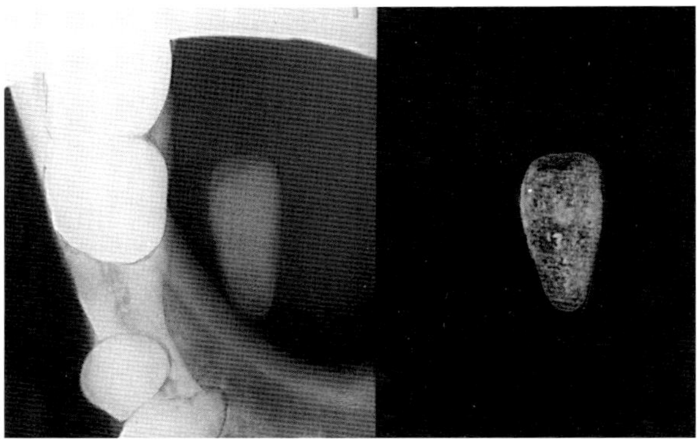

Abb. 9.3 a) Aufbißaufnahme mit Darstellung des Speichelsteines im horizontalen Gangbereich. b) In diesem Fall entspricht der entfernte Stein in seiner Größe dem auf dem Röntgenbild

9.4 Therapie

Ein Ausschwemmen der Speichelsteine durch speichelanregende Mittel wie Pilokarpin oder einen pilokarpinhaltigen Tee (Folia jaborandi) kann nur dann erfolgversprechend sein, wenn es sich um kleinste Konkremente im Sinne von Speichelgrieß handelt.

Alle anderen Steine müssen chirurgisch entfernt werden. Hierzu führt man zunächst eine Sonde in den Ausführungsgang ein, bis sie auf den Speichelstein stößt. Durch eine Schnittführung entlang der Sonde wird der Stein dann aufgesucht und entfernt. Danach beobachtet man immer wieder, daß das gestaute Sekret im Schuß abfließt. Der jetzt ungehindert einsetzende Speichelfluß sorgt auch gleichzeitig für eine Keimreduktion, so daß eine weitere aufsteigende Infektion verhindert wird. Durch Einlegen einer Drainage im zentralen Teil des Ausführungganges mit einem PVC-Schlauch wird der Abfluß gewährleistet. Die weitere Behandlung des entzündlichen Geschehens erfolgt konservativ (Abb. 9.4).

Neben einer Antibiotika-Therapie (3 × täglich 1,2 Mega Isocillin z. B.) sind speichelfördernde (pilokarpinhaltige) Mittel angezeigt (z. B. als Tee, Rp: Folia jaborandi 20 g, 3 × tgl. 1 Teelöffel auf 1 Tasse kochendes Wasser). Es ist jedoch darauf hinzuweisen, daß auch die Schweißdrüsen angeregt werden.

Weitergehende Eingriffe bedürfen der stationären Aufnahme und überschreiten die ambulanten Möglichkeiten.

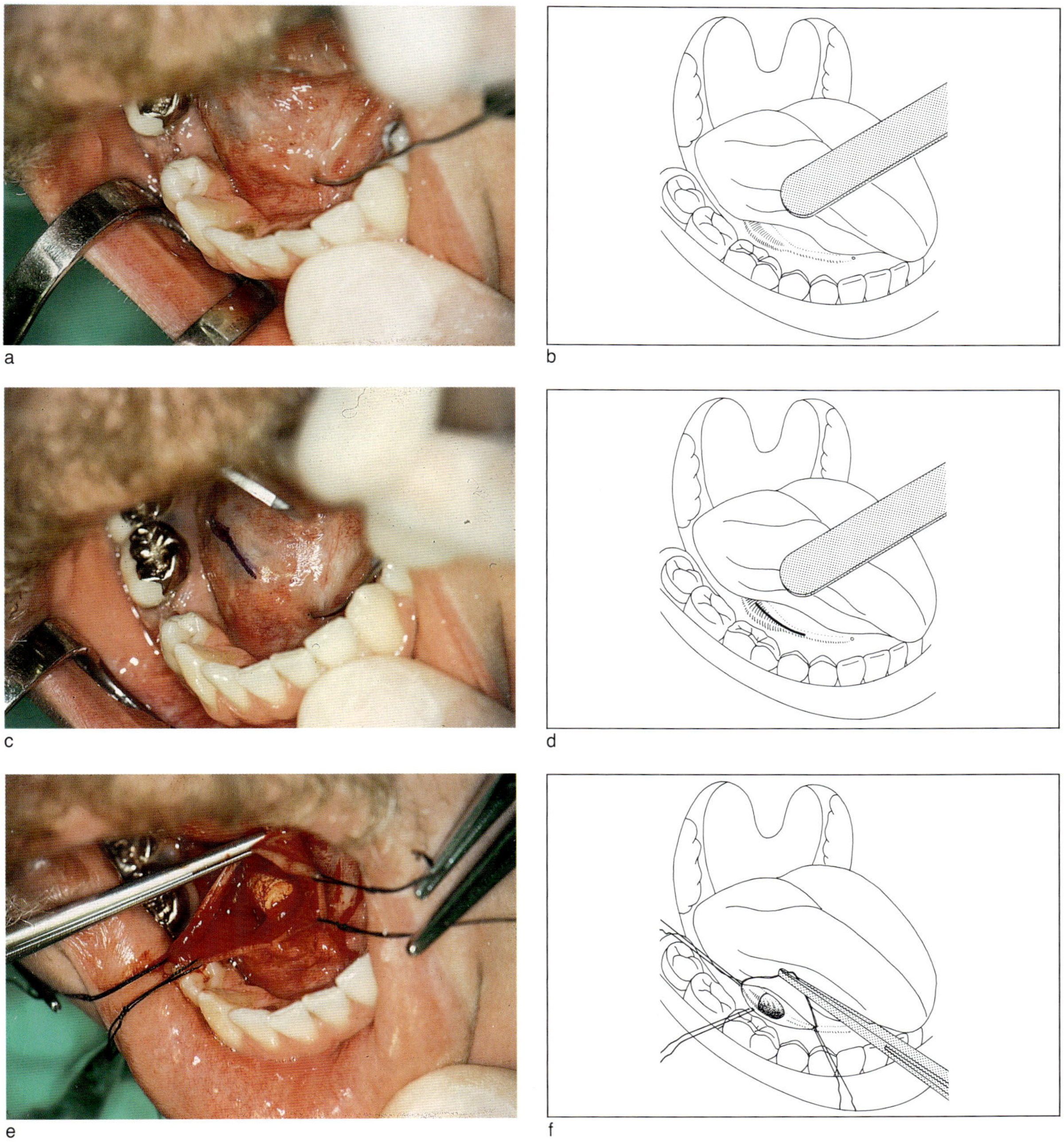

Abb. 9.4 a) Knopfsonde liegt im Duktus bis zum Kontakt mit dem Stein; b) Induration im horizontalen Anteil des Ausführungsganges; c) Schnittführung eingezeichnet; d) Schnittführung parallel zum Gang; e) Gang geschlitzt, Stein sichtbar; f) Schleimhautpräparation und Darstellung des Steines

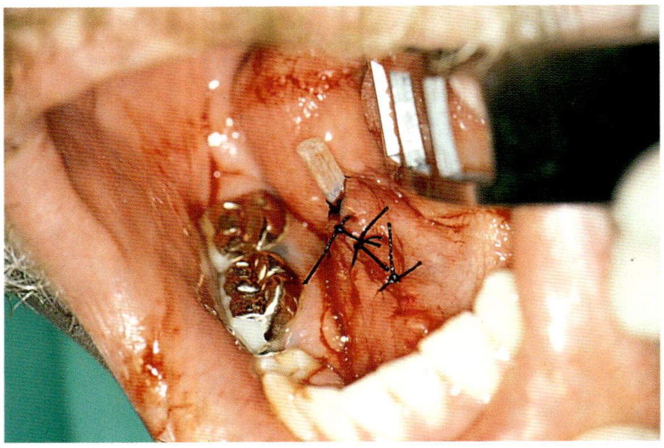

g

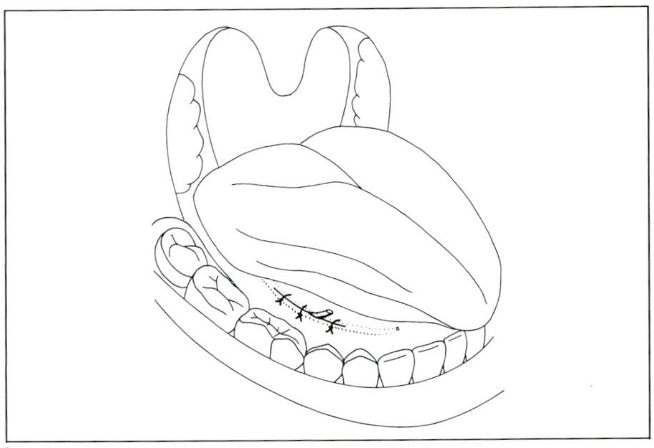

h

Abb. 9.4 g) PVC-Röhrchen deutlich sichtbar; h) Drainage, Nahtverschluß

Literatur

Frenkel, G.: Entzündungen der Speicheldrüsen und Speichelsteinbildung. In: Deutscher Zahnärztekalender 1975, Hanser, München 1975

Frenkel, G., Hielscher, W.: Experimentelle Untersuchungen zur Sialographie. Dtsch Zahnärztl Z 22, 165 (1967)

Hielscher, W., Frenkel, G.: Diagnostische Konsequenzen der experimentellen Untersuchungen und spezialisierten Röntgenuntersuchungsverfahren. Dtsch Zahnärztl Z 22, 171 (1967)

Mathis, H.: Die Erkrankungen der Speicheldrüsen. Hanser, München 1954

Rauch, S.: Die Speicheldrüsen des Menschen. Thieme, Stuttgart 1959

Schüle, H.: Die Erkrankungen der Speicheldrüsen. In: Praxis der Zahnheilkunde. Urban & Schwarzenberg, München – Berlin – Wien 1971

Wagner, W., Böttcher, H.D., Schadel, A.: Neuere Untersuchungen über die Wertigkeit der Sialographie bezüglich der Diagnostik der entzündlichen und steinbedingten Kopfspeicheldrüsenerkrankungen. Dtsch Z Mund Kiefer GesichtsChir 9, 273 (1985)

10 Traumatologie der Zähne und des Alveolarfortsatzes

Von *L. Aderhold*

10.1 Epidemiologie der Zahnverletzungen

Die Zahnverletzungen sind die häufigsten unfallbedingten Schäden im Kiefer-Gesichtsbereich. Die Häufigkeitsverteilung zeigt Maxima im 2. und 3. sowie 7. bis 12. Lebensjahr. Als Ursachen stehen Sturz, Schlag und Stoß bei Spiel-, Sport- und Verkehrsunfällen an der Spitze. Aufgrund der exponierten Stellung sind vor allem die Frontzähne des Ober- und Unterkiefers betroffen, wobei die oberen mittleren Inzisivi am häufigsten geschädigt werden.

Bei leichter Gewalteinwirkung ist eine Kontusion (Prellung, Quetschung) des Zahnes die Folge, bei stärkerer Gewalteinwirkung Fraktur, Luxation/Subluxation und/oder Alveolarfortsatzfraktur. Je nach einwirkender Gewalt können Zähne isoliert verletzt werden oder Kombinationen mit Weichteil- und Kieferverletzungen auftreten. So gehen die zentralen Mittelgesichtsfrakturen häufig mit Frakturen und Luxationen der Zähne einher. Die Aufgabe des Zahnarztes umfaßt die Versorgung der alveolarfortsatznahen Verletzungen. Darüber hinausgehende Kiefer- und Gesichtsverletzungen gehören in fachärztliche Behandlung und sollen deshalb hier nicht abgehandelt werden.

10.2 Untersuchung und Befunderhebung

Voraussetzung für eine erfolgversprechende Behandlung ist eine gewissenhafte, systematische Untersuchung und Befunderhebung (Abb. 10.1). Die schriftliche Fixierung von Anamnese und Befunden ist nicht nur für die Diagnose und Therapie, sondern auch aus forensischen und versicherungsrechtlichen Gründen von Bedeutung. Die Daten lassen sich am schnellsten in einem entsprechenden Formblatt fixieren (Empfehlung der DGZMK 1979).

10.2.1 Anamnese

Vor dem Beginn der Untersuchung ist beim Patienten, bei Begleitpersonen oder Zeugen der Unfallablauf zu erfragen.

Folgende Fakten sind festzuhalten:

- Persönliche Daten des Verletzten
- Unfallort, Zeitpunkt und Unfallhergang
- Bisherige Behandlung und Kostenträger (bei einem Arbeits- oder Wegeunfall ist eine D-Arzt-Untersuchung zu veranlassen)
- Bewußtseinstrübung bzw. Bewußtlosigkeit (wie lange)*
- Amnesie (anterograd und posterograd)*
- Störung vegetativer Funktionen (Herz-Kreislaufsystem: Puls, RR; Atmung)*
- Kopfschmerzen, Erbrechen*
- Blutungen aus Mund, Nase, Ohr*
- Bestehende Beschwerden,
- Impfstatus gegen Tetanus,
- Sonstige Vorerkrankungen.

Ergibt die Anamnese den Verdacht auf ein Schädel-Hirn-Trauma, muß eine neurologische Untersuchung, besser gleich eine Krankenhauseinweisung veranlaßt werden.

10.2.2 Klinische Befunderhebung

Durch eine erste Befunderhebung soll man sich über den Allgemeinzustand orientieren und abklären, ob zusätzliche andere Verletzungen vorliegen. Besonders geachtet werden muß auf:

- Atemstörung,
- Herz-Kreislauf-Störung (Schockzustand),
- Bewußtseinsstörung,
- Blutung,
- andere Verletzungen (z. B. an den Extremitäten)

(siehe auch Kapitel Notfalldiagnostik und -therapie).

---

* Hinweise für Schädel-Hirn-Trauma

Frontzahntrauma Datum:

Name: Vorname:

Anschrift:

Geburtsdatum:

Zeitpunkt: Unfall:

Erste Behandlung:

Angegebene Ursache:

Begleitperson:

13	12	11	21	22	23
43	42	41	31	32	33

Rö. am: ____________

am: ____________

Sensibilitätsprobe am Datum: Datum: Datum:

+ oder –

Fraktur

- Schmelzsprung ○
- Schmelzfraktur ○
- Dentinfraktur ○
- Wurzelfraktur ○

- Pulpa verschlossen ○
- schimmert durch ○
- eröffnet ○
- koronales Drittel ○
- mittleres Drittel ○
- apikales Drittel ○

Spez. Röntgenbefund

Luxation ○

Subluxation ○ Intrusion ○ Extrusion ○ Laterotrusion ○

Kontusion ○

Schmerzen: kalt-warm ○ Pulpitis ○ klopfempfindlich ○

Weichteilverletzung

Besonderheiten

Geplante Therapie: Evtl. Spätschäden:

Bericht am an

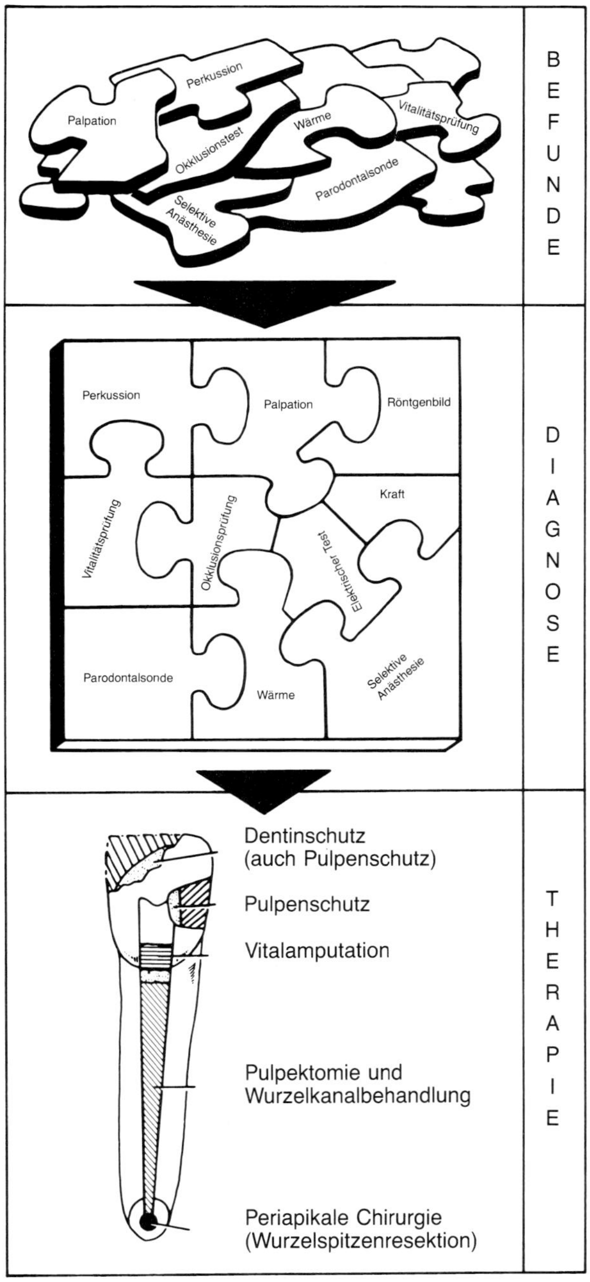

Abb. 10.1 Die Therapie der Zahnverletzungen hat eine eingehende Befund- und Diagnosestellung zur Voraussetzung

Bei der speziellen klinischen Untersuchung kann bereits die Betrachtung des Verletzten Hinweise geben. Asymmetrien und Deformierungen sowie Schwellungen, Blutergüsse und Verletzungen der Haut sind verdächtig auf Frakturen. Besonders bei Schürf- und Platzwunden am Kinn muß an eine Fraktur im Kiefergelenkbereich gedacht werden. Der Inspektion schließen sich Palpation und Funktionsprüfung an, die vor allem der Erkennung der sicheren und unsicheren Frakturzeichen dienen.

Sichere Frakturzeichen

- Abnorme Beweglichkeit,
- Krepitation,
- Deformierung, Dislokation.

Unsichere Frakturzeichen

- Schmerzen,
- Schwellung,
- Funktionsstörung.

Bei der extraoralen Palpation werden die Weichteile und Knochenkonturen auf Frakturzeichen, Schmerzhaftigkeit, Schwellung, Fremdkörper und Sensibilitätsstörung untersucht. Die Bewegung der Gelenkköpfchen sowie auslösbarer Druck- und Stauchungsschmerz sollen routinemäßig überprüft werden.

Die intraorale Untersuchung muß systematisch den gesamten Gebißzustand einbeziehen. Bei der Mundöffnung ist auf Mittellinienabweichung zu achten, Okklusionsstörungen und Stufenbildungen sind festzuhalten. Der Entwicklungszustand des Gebisses sowie eventuell vorhandene Dysgnathien sind von besonderer Bedeutung. Auch sollte man sich ein Bild von der Zahnpflege und dem Sanierungszustand (kariöse Defekte, Füllungen, prothetische Versorgung) des Gebisses machen. Die Schleimhäute werden auf traumatische Verletzungen, Schwellungen und Verfärbung inspiziert. Es folgt die Untersuchung des Zahnsystems, wobei Zahnverfärbungen, Veränderungen der Zahnstellung sowie Verletzungen der Zahnhartsubstanzen und Zahnverlust festgehalten werden.

Auch bei der intraoralen Palpation müssen Frakturen des Ober- und Unterkiefers ausgeschlossen werden. Bei Zertrümmerung der Alveolenwand können häufig Knochensplitter durch die Gingiva getastet werden. Dann schließt sich die Perkussionsprüfung der Zähne und die Feststellung ihres Lockerungsgrades an. Von besonderer Bedeutung ist die Überprüfung der Vitalität (besser: Sensibilität) der vom Unfall unmittelbar betroffenen Zähne. Zum Vergleich müssen die benachbarten oder gegenüberliegenden Zähne ebenfalls geprüft werden. Erfahrungsgemäß ist die Testaussage an traumatisch geschädigten Zähnen kurz nach dem Unfallereignis eingeschränkt. Trotz fehlender Reaktion kann bei gestörter Nervleitung die Gefäßversorgung intakt sein und es sich somit um einen vitalen Zahn handeln. Nach einigen Wochen erholt sich meist die Pulpa und die positive Sensibilitätsreaktion stellt sich wieder ein. Eine regelmäßige Sensibilitätsprüfung ist notwendig, da auch an zunächst pulpavitalen Zähnen noch nach Monaten eine Pulpennekrose eintreten kann.

Nach der klinischen Untersuchung folgt die Anfertigung von Röntgenaufnahmen der im Verletzungsbereich gelegenen Zähne.

Funktion der Röntgenuntersuchung

- Sicherung und Lage von Zahn- und Kieferfrakturen,
- Größenverhältnisse der Pulpa und des Foramen apicale,
- Periodontalspalt (Luxationen),
- apikale Verhältnisse.

Bei Verdacht auf ein Frakturgeschehen im Kiefer-Gesichtsbereich sind Röntgenbilder des betroffenen Bezirks in zwei Ebenen notwendig. Für die alveolarfortsatznahen Verletzungen sind die folgenden Röntgentechniken geeignet:

- Zahnfilme, Aufbißaufnahmen,
- schräglaterale Unterkieferaufnahmen,
- Orthopantomogramm,
- Status X.

10.3 Erstversorgung und therapeutisches Konzept bei Kiefer-Gesichtsverletzungen

Die definitive Versorgung von schweren Kiefer-Gesichtsverletzungen ist die Aufgabe eines Kiefer- und Gesichtschirurgen. Der Zahnarzt sollte aber in der Lage sein, eine Erstversorgung vorzunehmen. Zuerst müssen die wichtigsten Lebensfunktionen wie Atmung, Herz-Kreislauf sowie Bewußtseinszustand beurteilt werden und gegebenenfalls Maßnahmen zu ihrer Aufrechterhaltung ergriffen werden (s. S. 271). Behelfsmäßig müssen am Unfallort stark blutende Mittelgesichtsfrakturen und Unterkiefermittelstückfrakturen versorgt werden. Bei Mittelgesichtsfrakturen kann es zur Zerreißung der A. maxillaris kommen, was meist mit starken Blutungen aus Nase und Mund einhergeht. Nur durch Kompression des Oberkiefers gegen die Schädelbasis und Tamponade der Nase kann die Blutung unter Kontrolle gebracht werden. Zu diesem Zweck hat sich der sog. Holzspatelverband (Abb. 10.2) bewährt.

Die Mittelstückfraktur des Unterkiefers kann wegen der Dorsalverlagerung des gebrochenen Mittelteiles durch den Zug der Zungen-Mundbodenmuskulatur zur akuten Atemwegsverlegung führen (Abb. 10.3). Der Unterkiefer muß manuell nach vorne gezogen, die Atemwege müssen – z. B. durch Einlegen von Pharyngealtuben – freigehalten werden. Eine einfache Methode zur Stabilisierung von Unterkieferfrakturen bei ausreichender Bezahnung sind die von *Ernst* angegebenen Ligaturen (Abb. 10.4). Sind bei dem Verletzten die vitalen Funktionen stabilisiert, kann der Transport erfolgen, wobei Kiefer-Gesichtsverletzte wegen der Aspirationsgefahr nicht in Rückenlage, sondern in Bauch-Seitenlage transportiert werden sollten.

Nach der Auswertung der Befunde muß die Therapie festgelegt werden, wobei man sich am Alter des Patienten, dem Gebißzustand und dem Ausmaß der Verletzung orientieren muß: Die Versorgung sollte primär und nach der Regel „von innen nach außen“ (Erstens: Versorgung

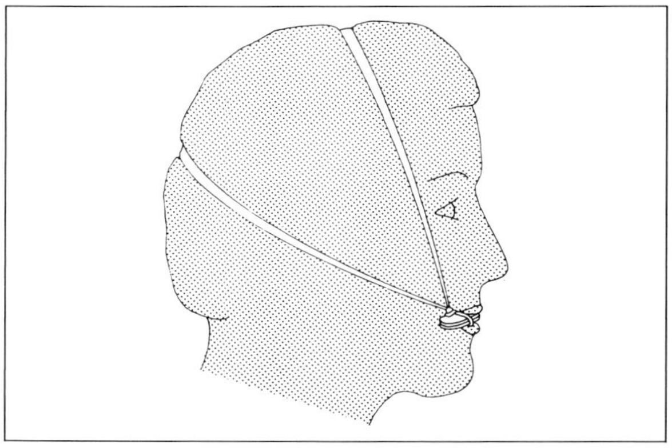

Abb. 10.2 Holzspatelverband zur Kompression des Oberkiefers gegen die Schädelbasis

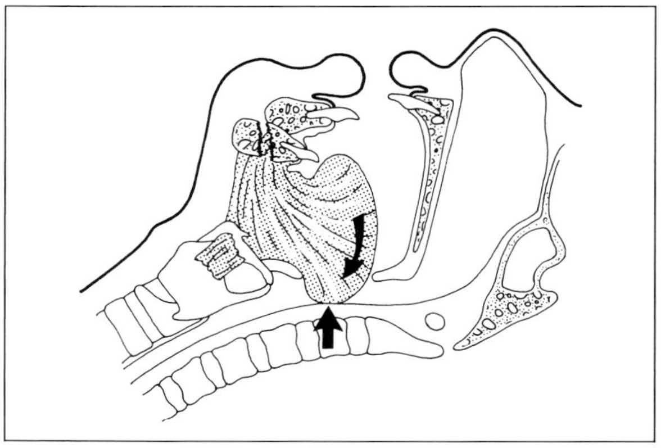

Abb. 10.3 Verlegung der Atemwege durch Zurücksinken der Zungen-Mundbodenmuskulatur bei Unterkiefermittelstückbruch

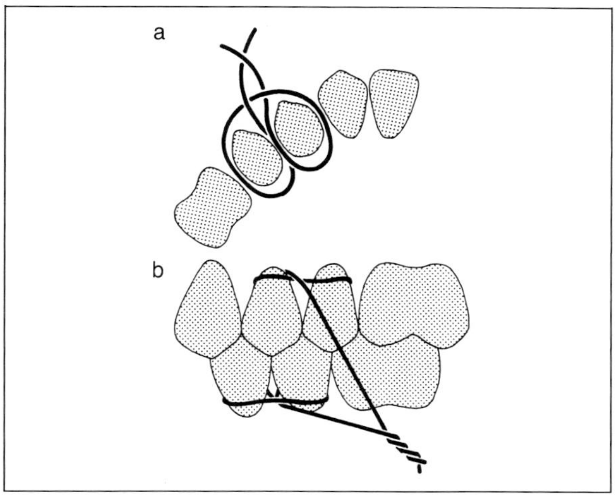

Abb. 10.4 Ernst-Ligaturen zur provisorischen Ruhigstellung von Unterkieferfrakturen. a) Verlauf des Drahtes interdental; b) Oberkiefer- und Unterkieferligaturen werden verdrillt

der Knochen- und Zahnverletzung; zweitens: Weichteilversorgung) erfolgen. Auf eine Tetanus-Schutzimpfung und antibiotische Abschirmung muß, falls notwendig, zusätzlich geachtet werden.

Zunächst muß entschieden werden, ob der Versuch einer Erhaltung der Zähne sinnvoll erscheint oder ob eine kieferorthopädische, prothetische oder kombinierte Lösung anzustreben ist (Tab. 10.1).

Für diese Entscheidung wichtige Faktoren sind:

- Platzverhältnisse im Zahnbogen,
- Anlage der Zähne, Zahnwechsel und Kariesanfälligkeit,
- Bißlage und Okklusion,
- Schädel- und Gesichtsaufbau.

Im Zweifelsfall sollte immer eine temporäre Erhaltung der Zähne angestrebt werden.

Tabelle 10.1 Therapeutisches Konzept bei Zahnverletzungen

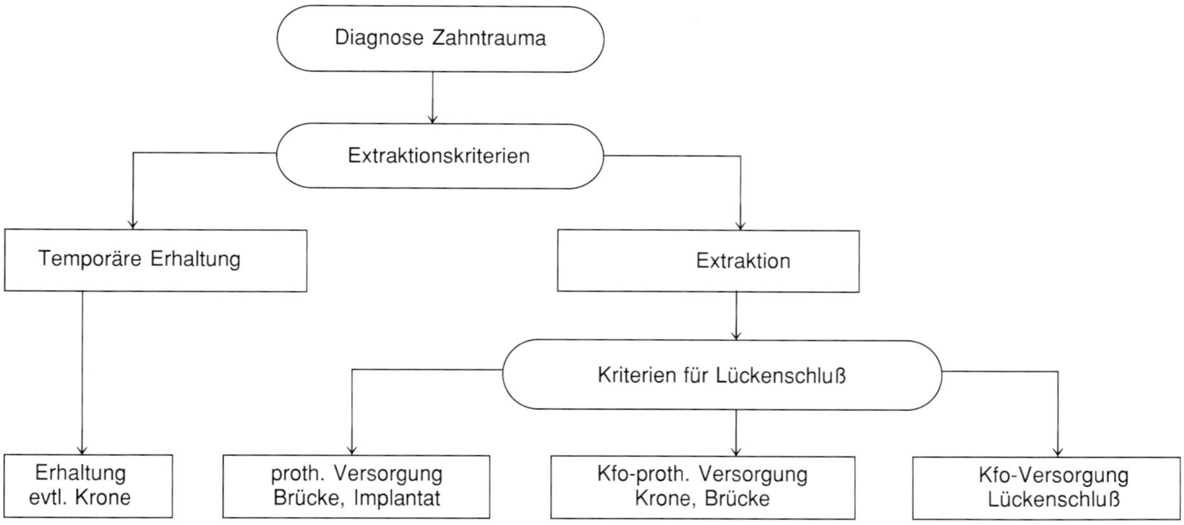

10.4 Versorgung der Weichteilverletzungen

Als Wunde werden alle offenen Weichteilverletzungen bezeichnet. Die direkten Folgen einer Verletzung sind Blutung und Schmerz; sie erfordern eine entsprechende Versorgung. Grundsätzlich unterscheiden wir eine provisorische oder Notversorgung und eine definitive Wundversorgung. Eine provisorische Wundversorgung umfaßt Blutstillung, sterilen Wundverband und gegebenenfalls Schocktherapie und wird nur vorgenommen, wenn eine anschließende stationäre Behandlung notwendig ist. Bei der definitiven Behandlung gilt immer das Prinzip der Versorgung „von innen nach außen" (Abb. 10.5). Die besonders günstigen Durchblutungsverhältnisse und die Heilungstendenz im Mund-Kiefer-Gesichtsbereich gestatten es, die nach *Friedrich* geforderte 6–8 Stundengrenze für die Primärversorgung zu überschreiten (Grenzwert: 16 Stunden). Vor der Wundtoilette sollte eine ausreichende Lokalanästhesie vorgenommen werden. Am Periost gestielte Knochenteile können belassen werden. Jegliche Fremdkörper sind sorgfältig zu entfernen, und die Wunde ist mit Wasserstoffsuperoxidlösung und physiologischer

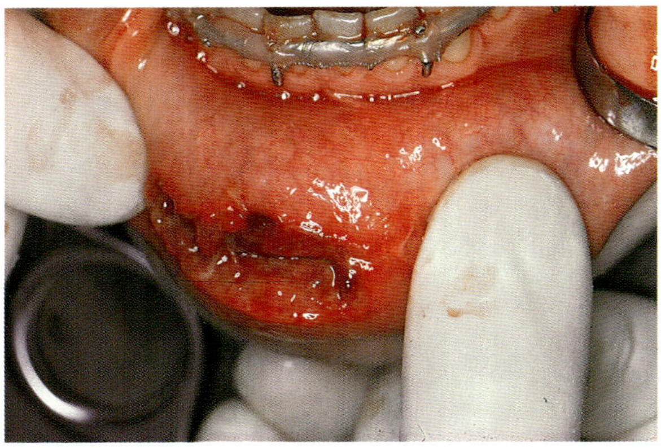

Abb. 10.5 Prinzip der Versorgung von innen nach außen: 1. Knochen- und Zahnverletzungen (Schiene), 2. Weichteilverletzungen (Rißwunde der Lippeninnenseite)

Kochsalzlösung zu reinigen. Die Wundtoilette beschränkt sich sodann auf die sparsame Exzision stark zerquetschten bzw. nekrotischen Gewebes. Die Wunde wird durch Naht verschlossen.

10.5 Zahnfrakturen

Die Zahnfrakturen werden zweckmäßigerweise aus therapeutischer Sicht in extra- und intraalveoläre Frakturen sowie Kombinationsfrakturen eingeteilt. Extraalveoläre Frakturen sind meist identisch mit Kronenfrakturen; hinzugerechnet werden Wurzelfrakturen außerhalb der Alveole, wenn ein parodontaler Abbau vorliegt (Abb. 10.6). Intraalveoläre Frakturen sind ausschließlich Wurzelfrakturen. Eine weitere Möglichkeit der Einteilung ergibt sich nach dem Bruchlinienverlauf in Quer-, Schräg- und Längsfrakturen.

Ein großflächig einwirkendes stumpfes Trauma hat häufiger Wurzelfrakturen zur Folge, dagegen treten nach kleinflächigen, gezielt auftretenden Kräften Kronenfrakturen auf (Abb. 10.7). Wesentlich für Therapie und Prognose der Kronenfrakturen ist die Größe des Hartsubstanzverlustes, die Mitbeteiligung der Pulpa und der Entwicklungszustand der Wurzel. Aus dieser Überlegung ergibt sich bei *Kronenfrakturen* folgende Unterscheidung (Abb. 10.8):

- Schmelzsprünge und Infrakturen,
- Schmelzabsprengung (Kronenfraktur I. Grades),
- Schmelz-Dentin-Absprengung (Kronenfraktur II. Grades),
- Schmelz-Dentin-Absprengung mit Eröffnung der Pulpa (Kronenfraktur III. Grades).

Aus differentialtherapeutischen Gründen werden Wurzelfrakturen oder intraalveoläre Frakturen nach dem Ort der Frakturlinie in Frakturen des apikalen, des mittleren oder des koronalen Drittels (Abb. 10.8) eingeteilt.

Auch bei Zahnfrakturen, die lediglich den Schmelz betreffen, müssen durch Sensibilitätsprüfung und Röntgenaufnahme weitergehende Verletzungen ausgeschlossen werden; hierbei erhält man Informationen über die Größe der Pulpa und das Stadium des Wurzelwachstums. Entscheidend für die Gefährdung der Vitalität der Pulpa ist der

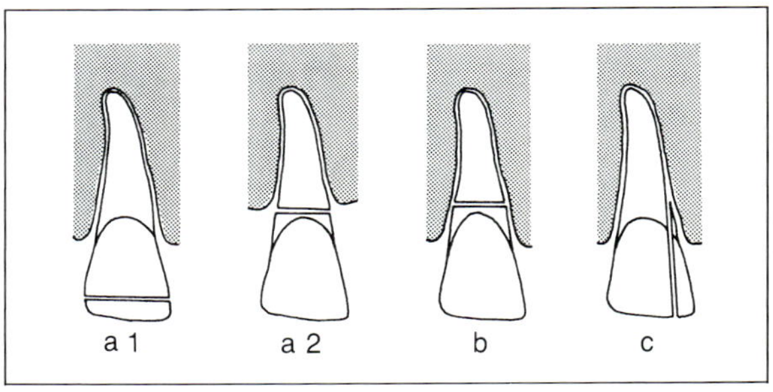

Abb. 10.6 Einteilung der Zahnfrakturen: a) extraalveoläre Frakturen, 1. Kronenfraktur, 2. kronennahe Wurzelfraktur bei parodontalem Abbau; b) intraalveoläre Fraktur; c) extra-intraalveoläre Fraktur

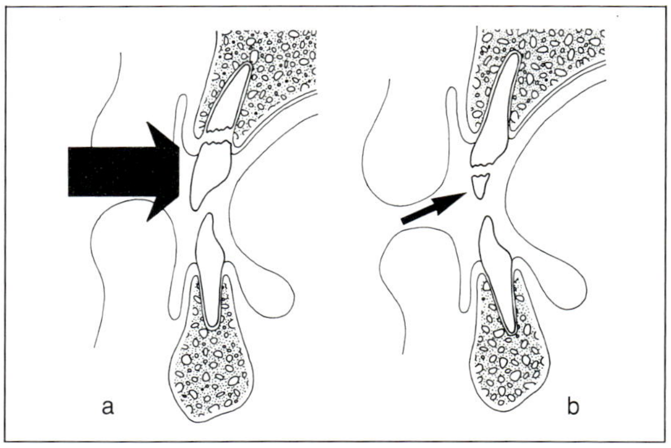

Abb. 10.7 Entstehungsmechanismus von Kronen- (a) und Wurzelfrakturen (b)

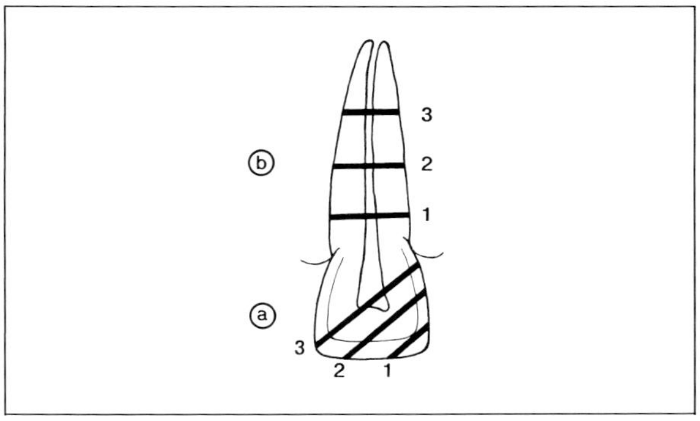

Abb. 10.8 Schematische Darstellung der Zahnfrakturen. a) Kronenfrakturen, 1. Schmelzfraktur (I. Grades), 2. Schmelz-Dentin-Fraktur (II. Grades), 3. Schmelz-Dentin-Fraktur mit Pulpaeröffnung (III. Grades); b) Wurzelfrakturen, 1. im koronalen Drittel, 2. im mittleren Drittel, 3. im apikalen Drittel

Gesamtquerschnitt der freiliegenden Dentinkanälchen und ihr Abstand zum Pulpenkavum. Besonders beim jugendlichen Zahn mit den weiten Dentinkanälchen und dem großen Pulpenkavum liegen ungünstige Verhältnisse vor.

Wurzelfrakturen verlaufen meist schräg zur Zahnachse von labial-koronal nach palatinal-apikal. Im Röntgenbild (Abb. 10.9) sind dementsprechend meist zwei Frakturlinien erkennbar. In diesen Fällen empfiehlt es sich, weitere Aufnahmen mit veränderter Richtung des Zentralstrahles vorzunehmen.

Intraalveoläre Frakturen können sich durch Überbrückung des Bruchspaltes mit Bindegewebe und Hartsubstanzen, ausgehend von der Pulpa und auch vom Desmodont, verfestigen. Die Voraussetzung hierfür ist die Vitalerhaltung der Pulpa, was wiederum entscheidend von der

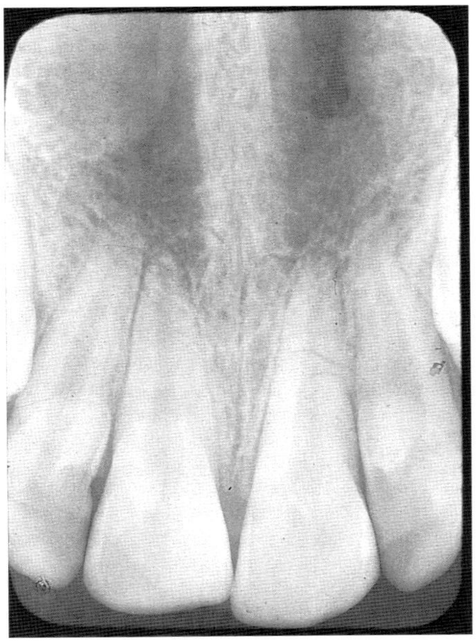

a

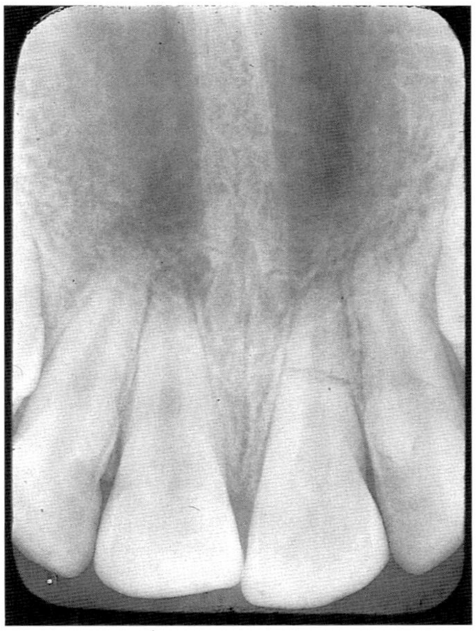

b

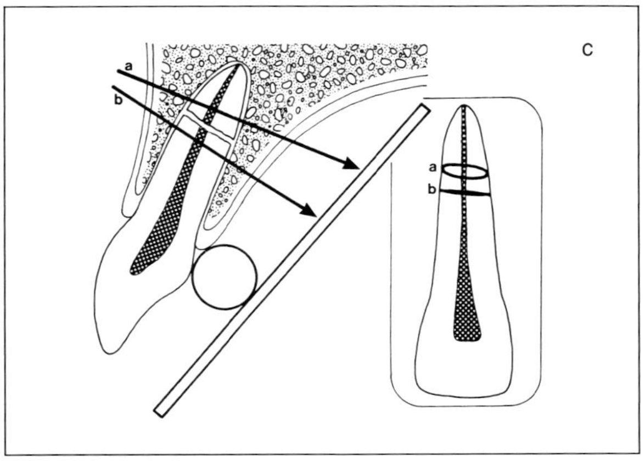

Abb. 10.9 Einzelaufnahme einer Wurzelfraktur: a) zu erkennen sind zwei Bruchlinien; b) bei steilerer Projektionsrichtung sind die „zwei Bruchlinien" nahezu verschmolzen; c) schematische Darstellung

Breite des Bruchspaltes bzw. dem Ausmaß der Luxation des koronalen Fragmentes und von einer möglicherweise eintretenden Infektion abhängt.

10.5.1 Milchzahnfrakturen

Frakturen von Milchzähnen sind extrem selten. Bei Kronenfrakturen ist in den meisten Fällen das Pulpenkavum eröffnet und eine Extraktion des Milchzahnes unumgänglich. Frakturen mit freiliegender Dentinwunde werden durch Abdecken mit einem kalziumhydroxidhaltigen Präparat und Kunststoffüllung (Ätztechnik) versorgt. Wurzelfrakturen sind in den meisten Fällen mit Luxationen verbunden, so daß die Extraktion indiziert ist.

10.5.2 Extraalveoläre Frakturen bleibender Zähne

Bei Schmelzsprüngen und Infrakturen ist außer eventuell notwendigen Vitalitätskontrollen keine Therapie nötig. Bei Schmelzabsprengungen werden scharfe Ecken geglättet, und der Defekt wird mit einem Komposite-Kantenaufbau behoben. Zur Fixierung können auch parapulpäre Stifte verwendet werden. Freiliegendes Dentin muß mit einem Kalziumhydroxidpräparat versorgt werden. Bei Frakturen mit freiliegender Pulpa ist zwischen Zähnen mit abgeschlossenem und nicht abgeschlossenem Wurzelwachstum zu unterscheiden. Bei punktförmiger Eröffnung der Pulpa (Abb. 10.10) kann durch direkte Überkappung die Vitalerhaltung versucht werden. Ist eine Überkappung nicht mehr möglich (breite Freilegung der Pulpa oder Verschmutzung), wird bei noch nicht abgeschlossenem Wurzelwachstum eine Vitalamputation, bei abgeschlossenem Wurzelwachstum eine Vitalexstirpation ausgeführt. Befindet sich die Pulpa bei noch nicht abgeschlossenem Wurzelwachstum schon im Zustand der Gangrän, ist die Extraktion vorzunehmen, wenn nicht ein Erhaltungsversuch durch Wurzelfüllung mit einem geeigneten kalziumhydroxidhaltigen Mittel (z. B. Calxyl) erfolgt. Bei abgeschlossenem Wurzelwachstum wird eine Gangränbehandlung mit Wurzelfüllung bzw. eine Wurzelspitzenresektion vorgenommen (Tab. 10.2).

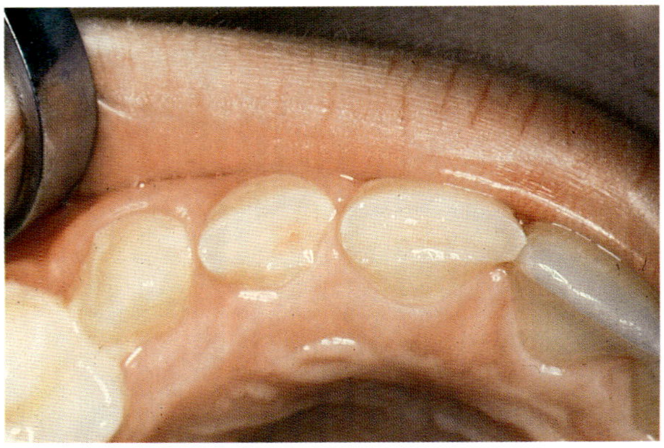

Abb. 10.10 Kronenfraktur III. Grades mit punktförmiger Eröffnung der Pulpa bei 12

Tabelle 10.2 Therapie der Zahnverletzungen

Extraalveoläre Frakturen	I. Grades	Kantenaufbau
	II. Grades	indirekte Überkappung Kantenaufbau, Krone
	III. Grades	direkte Überkappung Weites Foramen apicale: Vitalamputation Enges Foramen apicale: Vitalexstirpation, WSR, Stiftkrone
Intraalveoläre Frakturen	Zervikale Frakturen	Wurzelbehandlung (WSR), Stiftkrone
	Mittlere Frakturen	Schienung und Versuch der Vitalerhaltung bei Nekrose: endodontische Stabilisierung
	Apikale Frakturen	Schienung und Versuch der Vitalerhaltung bei Nekrose: Wurzelspitzenresektion
	Extra-/intraalveoläre Fraktur	nicht erhaltungswürdig
Luxation ohne/mit Dislokation	bei Dislokation Vitalitätsverlust	Reposition und Schienung Weites Foramen apicale: Wurzelbehandlung/ Extraktion Enges Foramen apicale: Wurzelbehandlung, Wurzelspitzenresektion
	Intrusionsluxation	Weites Foramen apicale: Abwarten; Freilegung und Einordnung Enges Foramen apicale: Reposition und Schienung
Totalluxation	Weites Foramen apicale	Replantation und Schienung Vitalitätsverlust: Wurzelbehandlung/Extraktion
	Enges Foramen apicale	Wurzelspitzenresektion, Wurzelbehandlung, Replantation und Schienung

10.5.3 Intraalveoläre Frakturen bleibender Zähne

Bei zervikalen Wurzelfrakturen und weitgehend abgeschlossenem Wurzelwachstum kann die Wurzel erhalten werden, indem man eine Wurzelbehandlung vornimmt und eine Stiftkrone anfertigt (Abb. 10.11). Therapie und Prognose von Frakturen im mittleren Drittel hängen von der Vitalität und Breite des Frakturspaltes ab, Erhaltungsversuche sind nur bei engem Frakturspalt sinnvoll (s. Abb. 10.9); die Vitalität ist jedoch aufgrund des Traumas häufig nicht beurteilbar. Wir gehen deshalb zunächst von der Vitalität aus und stellen den Zahn für 6 Wochen durch Schienung ruhig. Das Kriterium für den Erfolg ist die langsam wiederkehrende Sensibilität des Zahnes. Kommt es allerdings zur Nekrose oder Gangrän, kann durch eine endodontale Schienung in Form eines Stiftes oder einer transdentalen Fixation ein Erhaltungsversuch unternommen werden (Abb. 10.11 und 10.12), ein Verfahren, das auch nach chirurgischer Entfernung des zentralen Fragmentes angewandt werden kann. Alternativ bieten sich hier auch die Keramikstifte nach *Kirschner* an, eine weitere Methode ist die sog. endodontale Kompressionsverschraubung nach *Luhr*. Für die endodontale Stabilisierung sind heute verschiedene Fixierungsstifte in Gebrauch. Metallstifte haben den Vorteil, daß sie durch ihre teilweise Biegbarkeit auch bei gekrümmten Wurzelkanälen und zurückspringender apikaler Basis zu verwenden sind. Keramikstifte haben den Vorteil der besseren Biokompatibilität, aber den Nachteil der höheren Fragilität.

Man sollte die Auswahl des Fixierungsverfahrens vom individuellen Fall abhängig machen. So wäre beispielsweise bei einer Wurzelfraktur, bei der man sich zur Entfernung des zentralen Fragmentes entschlossen hat, das Verfahren der Keramikstifte aufgrund seiner Biokompatibilität zu empfehlen. Sind die Voraussetzungen für eine Reposition der Fragmente günstig, könnte man auf die endodontale Kompressionsverschraubung zurückgrei-

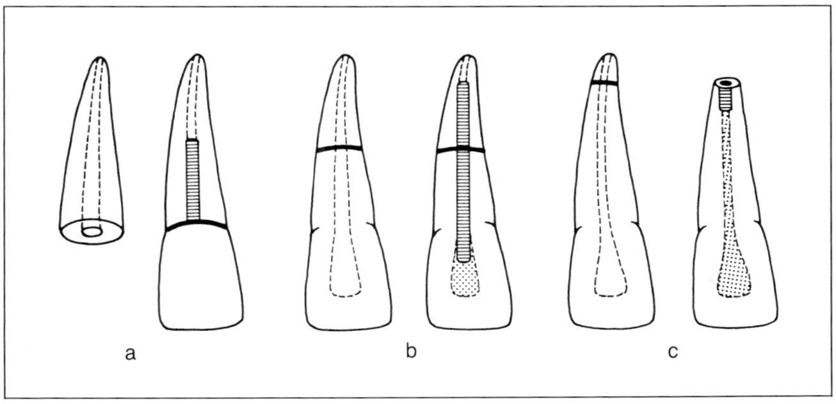

Abb. 10.11 Therapie intraalveolärer Frakturen: a) Wurzelbehandlung und Stiftkrone bei zervikalen Wurzelfrakturen, b) endodontische Stabilisierung mit Stift bei Frakturen im mittleren Drittel, c) Wurzelspitzenresektion und Wurzelfüllung bei apikalen Frakturen

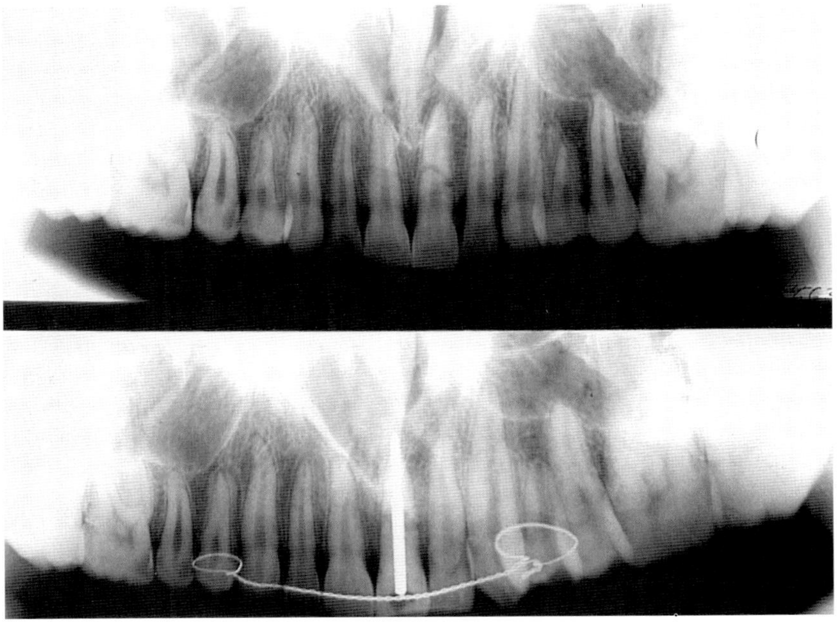

Abb. 10.12 a) Wurzelfraktur bei 21 im mittleren Drittel, b) endodontale Stabilisierung durch transdentale Fixation

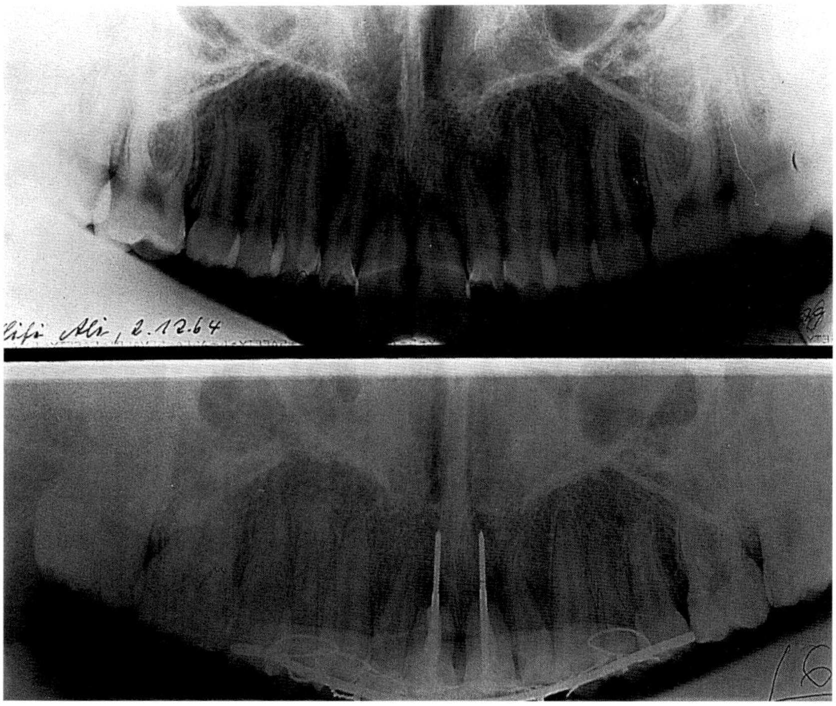

Abb. 10.13 a) Wurzelfrakturen bei 11 und 21 im apikalen Drittel, b) transdentale Fixation nach Entfernung der zentralen Fragmente

fen. Fixierungsmaßnahmen mit Metallstiften sind vor allem dann zu empfehlen, wenn im apikalen Bereich größere Knochendefekte oder eine zurückspringende apikale Basis vorliegt, die es mit dem Fixierungsstift zu überbrücken gilt.
Apikale Wurzelfrakturen sind günstiger zu beurteilen. Neben regelmäßigen Sensibilitätsprüfungen erfolgt eine Schienung für 6–8 Wochen. Kommt es zu Heilungsstörungen durch Nekrose der Pulpa, entfernt man das zentrale Fragment mittels der Wurzelspitzenresektion und nimmt eine Wurzelfüllung vor (Abb. 10.13). Bei kombinierten extra- und intraalveolären Frakturen ist in der Regel die Extraktion angezeigt (s. Tab. 10.2).

10.6 Zahnluxationen

Unter einer Zahnluxation versteht man die traumatische Lösung eines Zahnes aus seiner Alveole mit Beschädigung des Zahnhalteapparates. Neben einer Unterscheidung in vollständige und unvollständige Luxation ist die folgende *Einteilung* sinnvoll:

- Zahnkontusion,
- Zahnluxation ohne Dislokation (Luxation I. Grades),
- Zahnluxation mit Dislokation (Subluxation – Luxation II. Grades),
- Totale Luxation (Luxation III. Grades).

Die *Zahnkontusion* ist gekennzeichnet durch Klopfempfindlichkeit und höchstens minimale Lockerung des Zahnes. Die Sensibilität ist herabgesetzt oder aufgehoben. Wie bei allen Formen der Luxation müssen durch Röntgenaufnahmen Frakturen ausgeschlossen werden. Übermäßige Kontakte werden eingeschliffen, eine Schienung ist nicht erforderlich, jedoch muß eine regelmäßige Sensibilitätsprüfung und gegebenenfalls eine Wurzelbehandlung durchgeführt werden.
Bei der *Zahnluxation ohne Dislokation* ist der Zahn gelokkert, aber in seiner Stellung nicht verändert. Im Röntgenbild zeigt sich ein apikal erweiterter Parodontalspalt (Abb. 10.14). Die Sensibilitätsprüfung fällt ähnlich wie bei der Kontusion aus. Die Zähne müssen für vier Wochen ruhiggestellt und regelmäßige Vitalitätsprüfungen und Röntgenkontrollen vorgenommen werden. Kommt es zur Zahnverfärbung, zu Zeichen einer Pulpitis oder apikalen Parodontitis, ist eine Wurzelbehandlung erforderlich (s. Tab. 10.2).
Bei der *Zahnluxation mit Dislokation* (Subluxation) ist der Zahn gelockert und in der Alveole verlagert. Größere Dislokationen sind fast immer mit Unterbrechung der

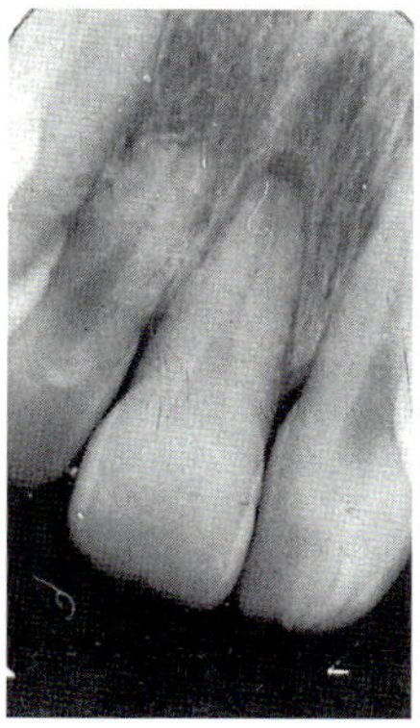

Abb. 10.14 Luxation I. Grades mit typischer apikaler P-Spaltverbreiterung im Röntgenbild

Gefäßversorgung (Zahn ist avital) und oft mit Frakturen des Alveolarfortsatzes verbunden. Ist die Zahnerhaltung indiziert, muß der Zahn reponiert und für 6–8 Wochen ruhiggestellt werden (Abb. 10.15). Auf eine primäre Wurzelbehandlung wird verzichtet, regelmäßig werden die Sensiblität überprüft sowie Röntgenkontrollaufnahmen angefertigt. Die Indikation zur Wurzelbehandlung entspricht der bei Luxation ohne Dislokation.

Das Vorgehen bei *Intrusionsluxationen* hängt vom Zeitpunkt des Wurzelwachstums ab. Bei weitem Foramen apicale und nicht abgeschlossenem Wurzelwachstum kann zugewartet werden, da die Chance für einen erneuten Durchbruch besteht. Bei fehlender Vertikalbewegung nach einem halben Jahr muß der Zahn freigelegt und aktiv durch kieferorthopädische Maßnahmen eingestellt werden. Bei abgeschlossenem Wurzelwachstum muß der Zahn chirurgisch freigelegt und gegebenenfalls reponiert und geschient werden.

Entscheidend für den Erfolg einer Replantation bei *totaler Luxation* ist der Umfang des erhaltenen Desmodonts. Dort, wo das Desmodont fehlt oder nekrotisch wird, kommt es zur fortschreitenden Resorption der Wurzel (Abb. 10.16a–c). Die Erfolgsaussichten der Replantation sind innerhalb der ersten Stunde nach dem Verlust durch Trauma am größten. Der Zahn sollte bis zum Einpflanzen feuchtgehalten werden (feuchtes Taschentuch) oder kann einfach ins Zahnfach zurückgesteckt werden. Durch den Behandler muß vor der Replantation die Intaktheit der Alveole röntgenologisch überprüft werden.

Zähne mit weitem Foramen apicale sollten ohne Wurzelbehandlung replantiert werden (Abb. 10.16d). Bei abgeschlossenem Wurzelwachstum ist eine Vitalerhaltung nicht möglich, so daß primär vor oder nach der Replantation eine Wurzelbehandlung notwendig wird (Abb. 10.27). Bei der Wurzelbehandlung *vor* der Replantation muß darauf geachtet werden, daß der Zahn immer mit Ringerlactat oder physiologischer Kochsalzlösung feuchtgehalten wird. Vor der Replantation wird die Alveole mit physiologischer Kochsalzlösung ausgespült; eine Kürettage ist nicht indiziert. Die Fixation durch Schienung erfolgt für 6–8 Wochen (s. Tab. 10.2).

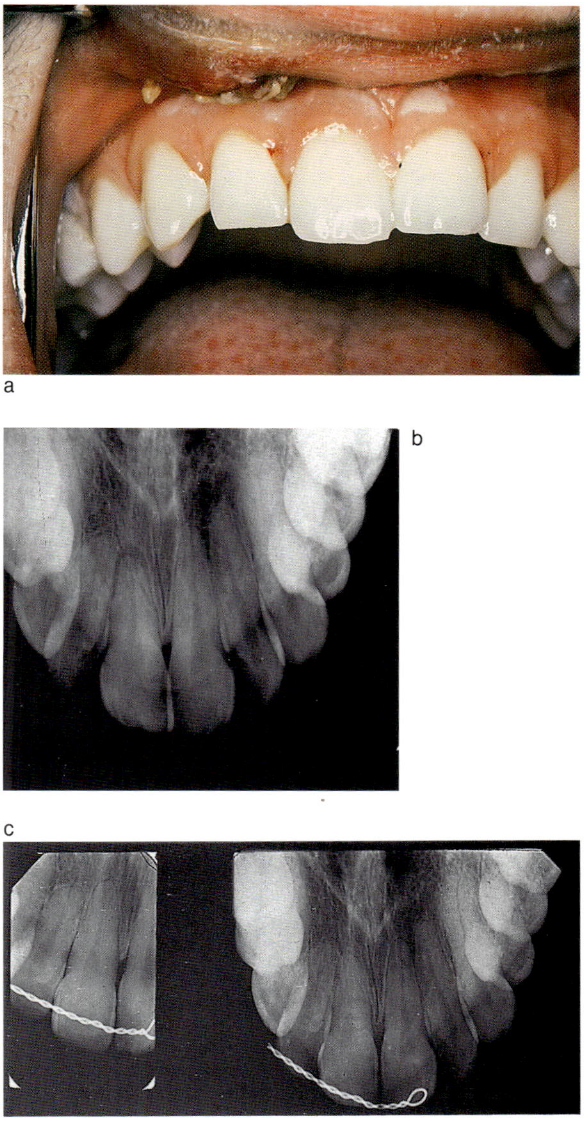

Abb. 10.15 a) Subluxation von 11, b) Röntgenbild des luxierten Zahnes, c) Röntgenkontrollbild nach Reposition und Schienung

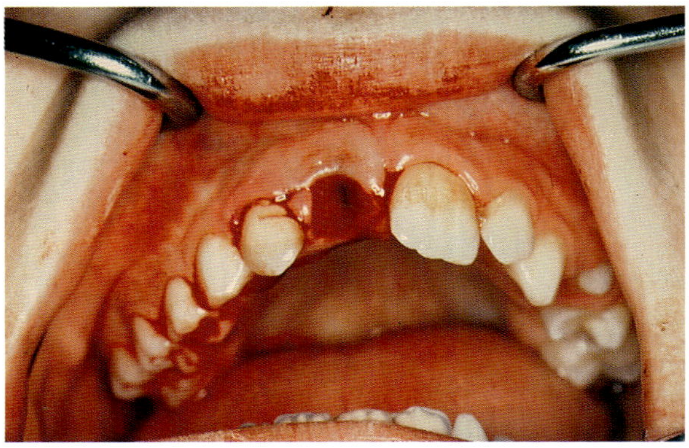

a

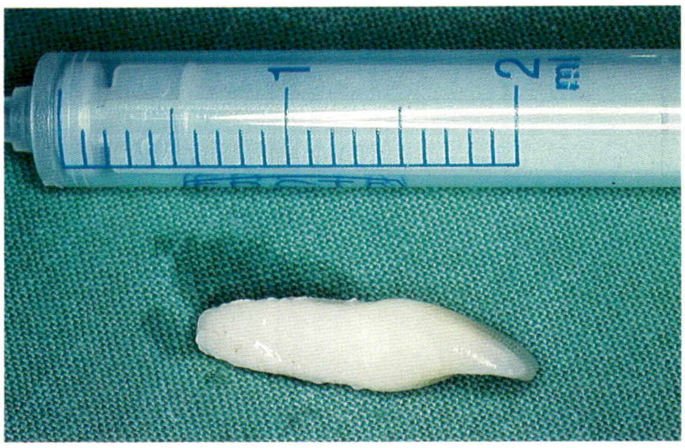

b

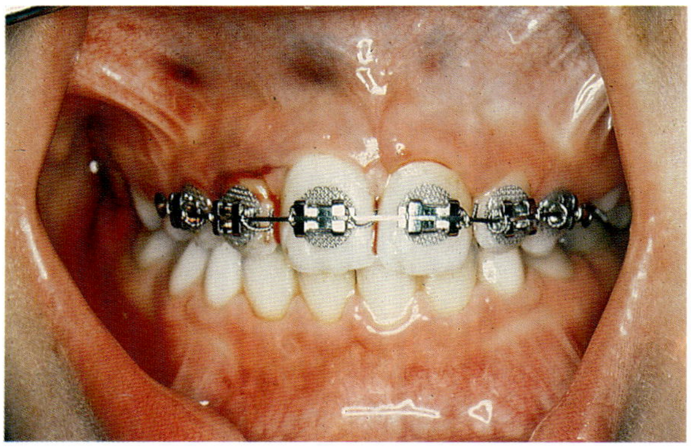

c

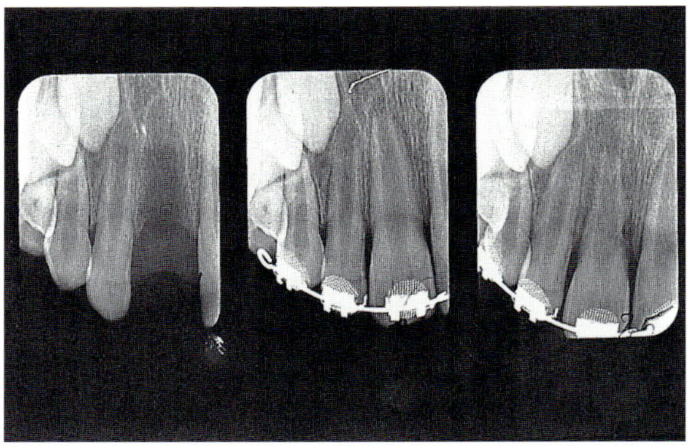

d

Abb. 10.16 a) Leere Alveole bei totaler Luxation von 11; b) luxierter Zahn; c) nach Replantation und Ruhigstellung mit Bracketschiene; d) Röntgenbilder von links: leere Alveole, Zustand nach Replantation, fortschreitende Wurzelresorption

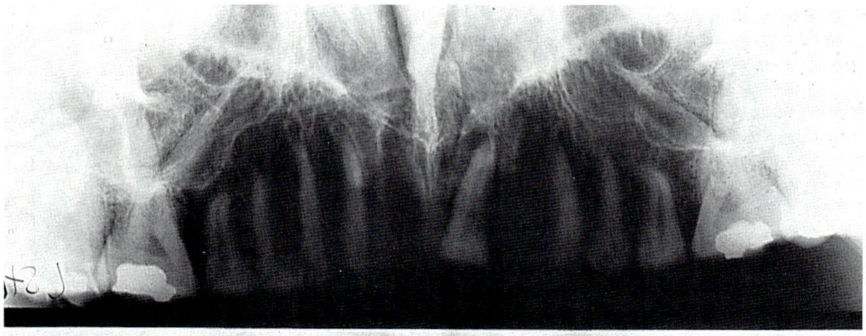

a

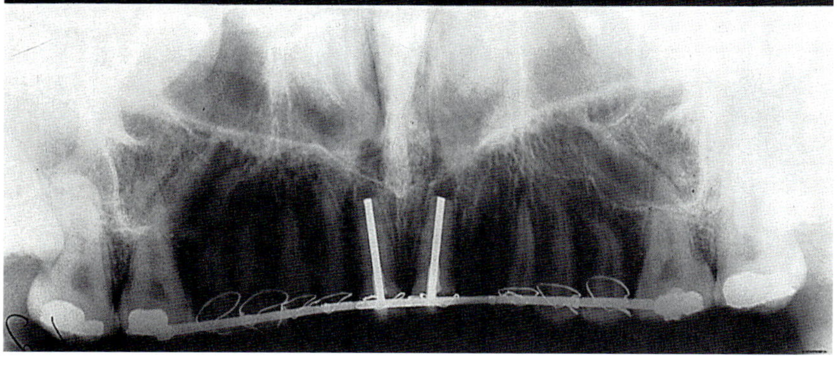

b

Abb. 10.17 a) Status-X-Aufnahme zeigt Totalluxation von 11 und Subluxation von 21; b) primäre Versorgung mit Wurzelspitzenresektion und Stiftfüllung sowie Schienung

10.6.1 Milchzahnluxationen

Ein früher Verlust von Milchzähnen kann ungünstige Einflüsse auf die Entwicklung der Zahnbögen haben. Luxierte Milchzähne sollten deshalb während der ersten drei Lebensjahre erhalten werden (Abb. 10.18). Eine Schädigung des darüberliegenden Zahnkeimes ist zwar ein seltenes Ereignis, jedoch nicht auszuschließen. Auf diese Möglichkeit müssen die Eltern hingewiesen werden. Aufgrund der Lagebeziehung von Milchzahn und Ersatzzahnkeim sind Schädigungen vor allem jenseits des 4. Lebensjahres zu erwarten, da durch das vertikale Wachstum des Alveolarfortsatzes der Ersatzzahnkeim direkt über dem Milchzahn liegt (Abb. 10.19).

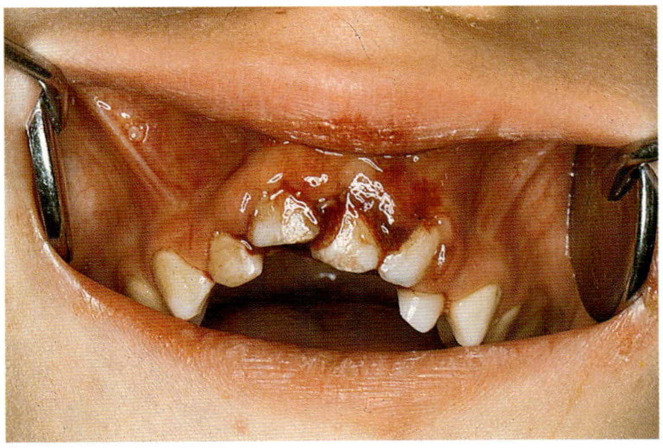

a

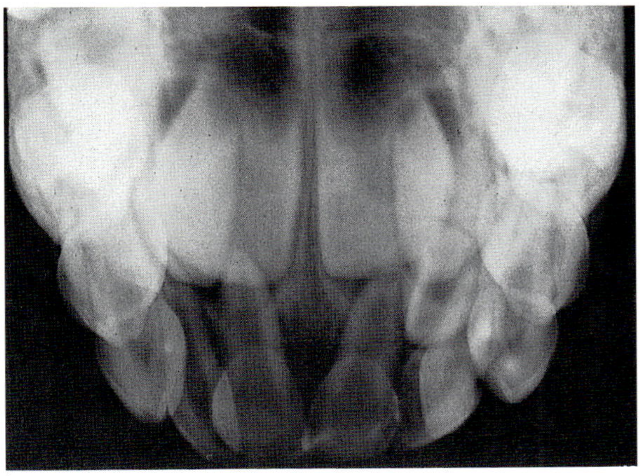

b

Abb. 10.18 a) Intrusion der Zähne 51, 61; Nebenbefund: überzähliger Milchschneidezahn; b) Röntgenaufbißaufnahme des gleichen Falles

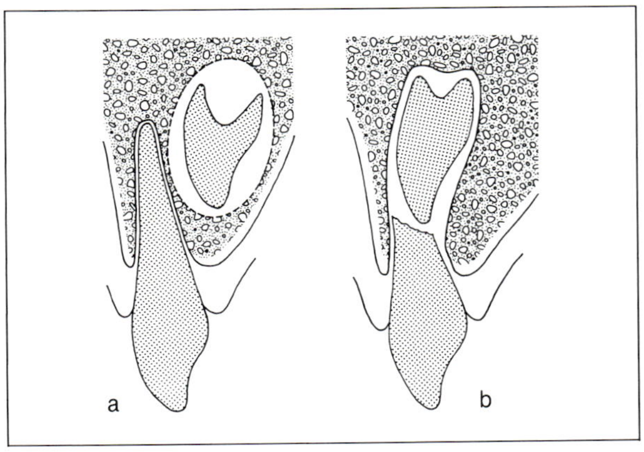

Abb. 10.19 Beziehung von Milchzahn- und Ersatzzahnkeim bei einem 2jährigen (a) und im Alter von 4 Jahren (b), (modifiziert nach Eschler, Schilli und Witt)

10.6.2 Luxationen bleibender Zähne

Bei der unvollständigen Luxation können von leichter Lockerung bis zur fast vollständigen Lösung aus der Alveole alle Stadien auftreten. Der Zahn muß, wenn er erhaltungswürdig ist, reponiert und durch Schienung ruhiggestellt werden. Die Reposition erfolgt manuell in Lokalanästhesie unter Verwendung eines Anästhetikums ohne vasokonstriktorischen Zusatz, da eine lokal verminderte Durchblutung für die Vitalerhaltung des Zahnes von Nachteil sein kann. Die Chance der Vitalerhaltung sinkt mit dem Grad des Wachstums und dem Grad der Luxation. Von entscheidender Bedeutung für die *Prognose* traumatischer Insulte im Zahn- und Kieferbereich ist die rasche Reposition der Zähne und Kieferabschnitte in die ursprüngliche Stellung und die Ruhigstellung durch Schienung für 6–8 Wochen.

Die Auswahl der Schienungsart sollte dem jeweiligen Zahnbestand und den Verletzungen entsprechend vorgenommen werden.

Die Schiene hat folgende Forderungen zu erfüllen:

- Einfach und schnell im Mund direkt herstellbar,
- keine Traumatisierung von Zahn und Zahnfleisch während der Anpassung und Tragezeit,
- vollständige Immobilisierung in ursprünglicher Lage für die gesamte Fixierungszeit,
- angenehme Trageeigenschaften bei guter Zugänglichkeit für hygienische Maßnahmen,
- keine okklusalen Hindernisse und Möglichkeit zur Wurzelbehandlung sowie operativem Eingriff,
- gutes ästhetisches Aussehen,
- einfache Entfernung.

Geeignete Schienungsarten sind:

- fortlaufende Drahtligaturen (Stout-Obwegeser-Schiene, Abb. 10.20),
- Drahtbogen-Kunststoffschiene (Schuchardt-Schiene, Abb. 10.21),
- Miniplastschiene (Abb. 10.22),
- Schiene mit Komposite-Material.

Der Schienenverband muß grundsätzlich je zwei intakte Zähne nach beiden Seiten hin einbeziehen. Eine Drahtli-

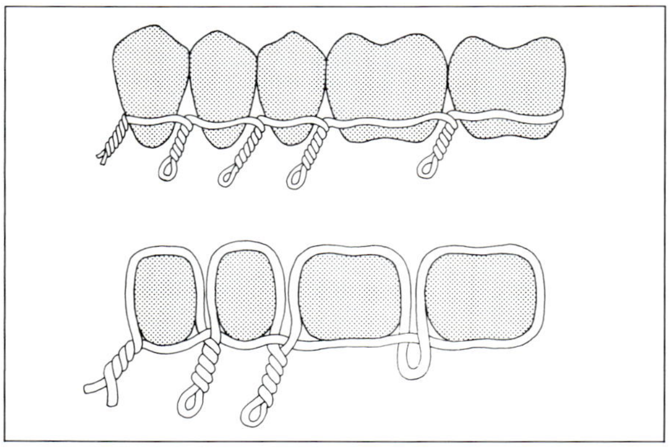

a

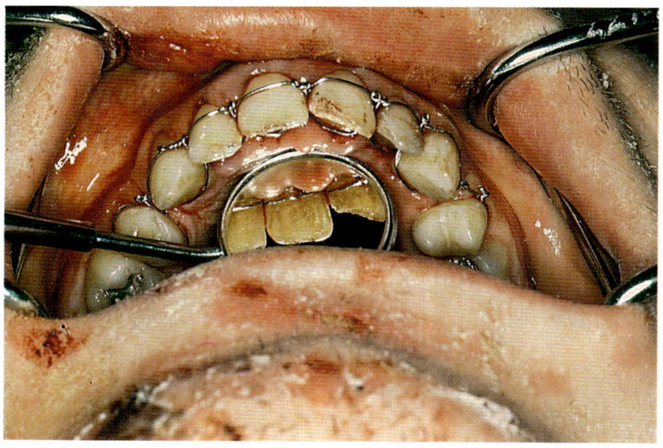

b

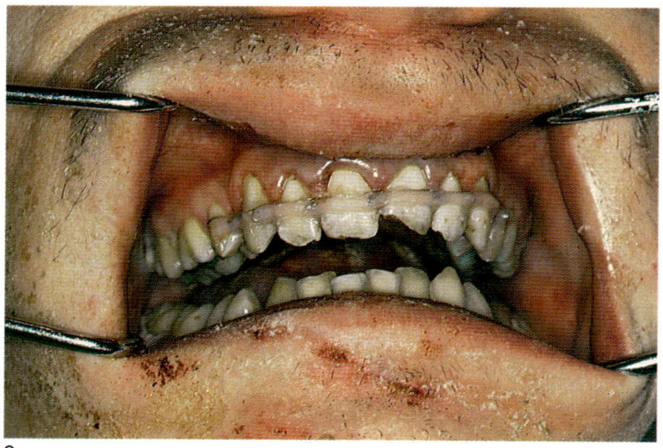

c

Abb. 10.20 a) Verlauf des Drahtes bei der fortlaufenden Drahtligatur nach Stout-Obwegeser im Schema, b) im klinischen Bild, c) nach Verkleidung mit Kunststoff

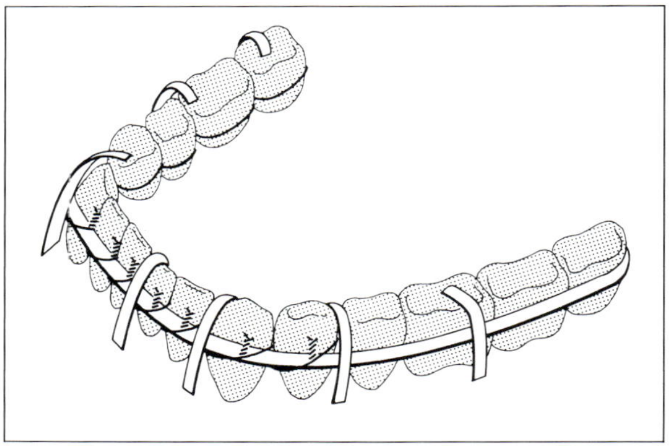

a

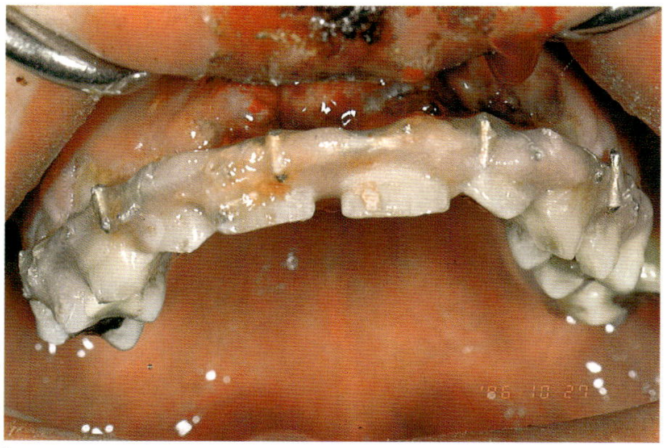

b

Abb. 10.21 a) Fixierung der Schuchardt-Schiene mit Einzelligaturen, b) klinisches Bild bei Schienung einer Frontzahnverletzung

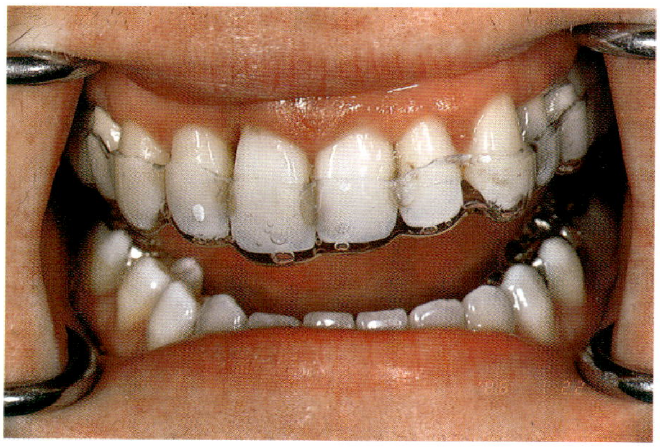

Abb. 10.22 Ruhigstellung einer Frontzahnluxation ohne Dislokation mit einer Miniplastschiene

gatur allein reicht nicht aus, da die Zähne nicht körperlich gefaßt werden und daher auch keine ausreichende Ruhigstellung möglich ist. Eine einfache fortlaufende Drahtligaturenschiene ist die Stout-Obwegeser-Schiene, die mit schnellhärtendem Kunststoff verstärkt wird. Die Drahtbogen-Kunststoffschiene nach Schuchardt ist demgegenüber infolge des Bogens stabiler. Wichtig bei diesen beiden Schienungsarten ist, daß die Ligaturen nicht das Tuberculum dentale umgreifen, um eine Extrusion des Zahnes beim Anziehen der Drahtligatur zu vermeiden (Abb. 10.23). Weniger geeignet sind diese Schienen im Milch- und Wechselgebiß, weil aufgrund der konischen Form der Zähne bzw. ihrer kurzen klinischen Krone die Fixierung schwierig ist. Hier bieten sich die indirekt im Tiefziehverfahren hergestellten Miniplastschienen an, die mit Zinkoxid-Eugenol eingesetzt werden.

Durch die Entwicklung der Säure-Ätztechnik, basierend auf Mikroverzahnungen von Kunststoff und angeätztem Schmelz, ist die Möglichkeit für *neue Schienungsverfahren* eröffnet worden.

- Schiene mit Komposite-Material (Abb. 10.24),
- Schiene mit Komposite-Material und Drahtbogen (Abb. 10.25),
- Schiene mit Brackets und Drahtbogen (Abb. 10.16).

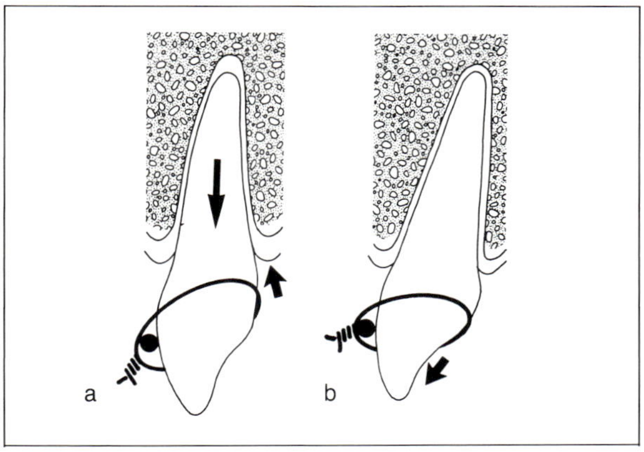

Abb. 10.23 a) Liegt der Draht unterhalb des Tuberculum dentale, besteht beim Anziehen die Gefahr der Extrusion; b) richtige Lage der Ligatur

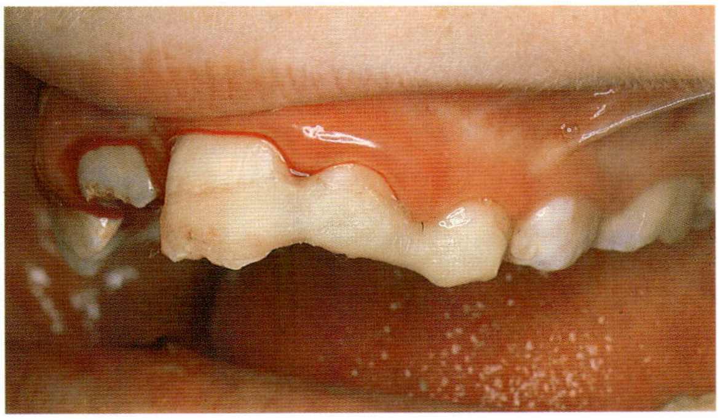

Abb. 10.24 Schienung von 22 durch Komposite-Brücken

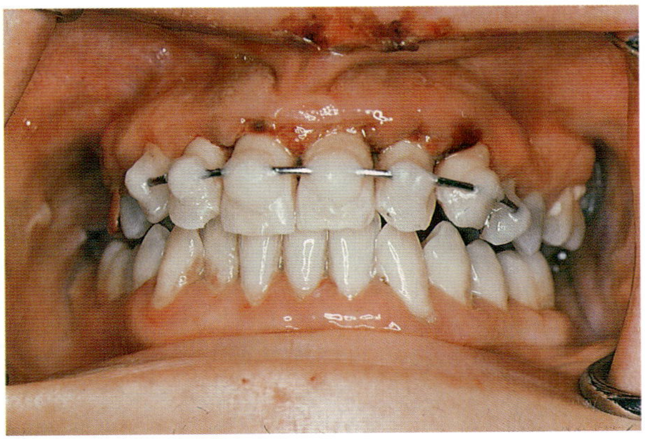

Abb. 10.25 Schienung mit Komposite und Drahtbogen

Die Indikation von Komposite-Schienungen durch Interdentalbrücken muß auf geringe Spannen beschränkt bleiben, da die Eigenfestigkeit des Kunststoffes eine Schwachstelle darstellt. Zur Stabilisierung kann auch Kunstfasergarn in das Material eingelagert werden.

Für die Herstellung von Draht-Komposite-Schienen können verschiedene Drähte, z. B. runde oder halbrunde Formen, verwendet werden. In unserer Klinik hat sich folgendes Vorgehen bewährt (Abb. 10.26): Bei einer Schienung beispielsweise von 34 nach 44 wird zunächst eine Ligatur um 34 gelegt, der Draht mit einem Durchmesser von 0,4 bis 0,5 mm der Länge des Zahnbogens entsprechend bis 44 verdrillt und an 44 durch einfache Ligatur fixiert. Der Draht soll den Labialflächen der Zähne locker und spannungsfrei anliegen. Die Ligaturen an 34 und 44 liegen direkt unterhalb des Kontaktpunktes und tangieren das marginale Parodont nicht. Die Schmelzätzung und Fixierung des Drahtes an den Zähnen mittels Komposite erfolgt nach digitaler Einstellung der luxierten Zähne. Zur zusätzlichen Stabilisierung und Verbesserung der ästhetischen Wirkung kann der Draht in seiner gesamten Länge mit Komposite bedeckt werden. Der Vorteil des gedrillen Drahtbogens liegt in seiner erhöhten Verwindungsfestigkeit und der guten Retention für den Kunststoff.

Als dritte Möglichkeit der Stabilisierung mit der Säure-Ätztechnik bieten sich aufgeklebte Brackets mit Labialbogen an. Nachteilig ist für den Ungeübten bei Anwendung von Bracketschienen vor allem die Schwierigkeit, den Bogen passiv zu ligieren. Demgegenüber steht der Vorteil, daß der Bogen zur Kontrolle entfernt und bei Bedarf leicht wieder einligiert werden kann.

Die Vorteile der Schienungsverfahren mit der Säure-Ätztechnik sind:

- Direkte, leichte und schnelle Herstellung, was besonders bei der Behandlung von Kindern wichtig ist.
- Atraumatische, gute Immobilisierung durch koronale Fixierung und Freibleiben des marginalen Parodonts.
- Die Grazilität der Schiene bietet angenehme Trageeigenschaften und leichten Zugang für hygienische Maßnahmen.
- Keine okklusalen Hindernisse durch Schienungselemente.
- Universelle Verwendbarkeit im Milch-, Wechsel- und bleibenden Gebiß.
- Gute ästhetische Eigenschaften.
- Einfaches und relativ schnelles Entfernen.

Verschiedene *Nachteile der Ätztechnik* können das Anlegen der Schiene erschweren bzw. die Indikation einschränken:

- Die relativ starke Feuchtigkeitsempfindlichkeit des Adhäsivs kann bei stark blutenden Gingivawunden die Verarbeitung beeinträchtigen.

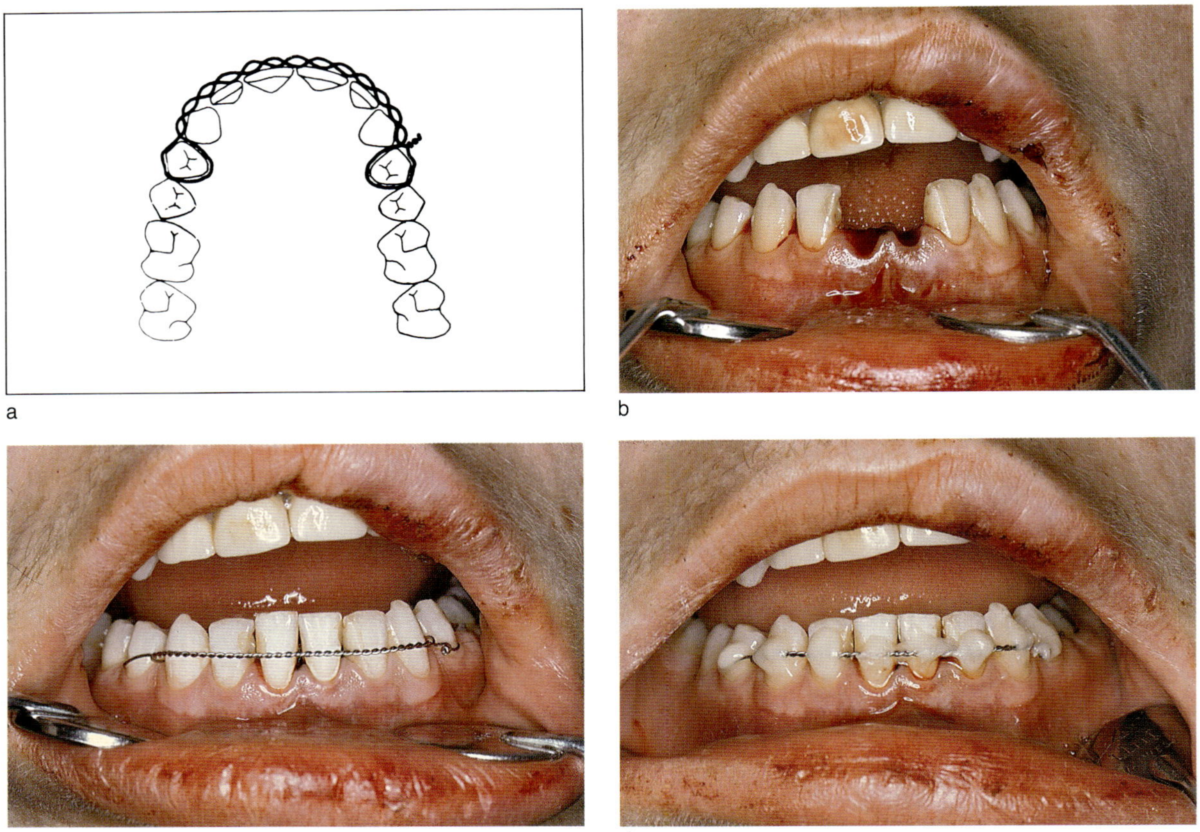

Abb. 10.26 a) Verlauf des Drahtes bei Verwendung eines verdrillten Drahtbogens für eine Komposite-Schiene; b) Totalluxation von 31 und 41; c) Zähne 31 und 41 sind replantiert, der Drahtbogen angelegt und der Schmelz angeätzt; d) Zustand nach Reposition und Fixierung mit Komposite-Material

- Bei der Entfernung kann unsachgemäßes Vorgehen Schmelzschäden zur Folge haben.
- Schienungen durch Brackets und orthodontische Bögen erfordern einen kräftefrei anliegenden, festen Bogen, um Zahnbewegungen und Lockerungen zu vermeiden.
- Schienungen durch interdentale Komposite-Brücken halten den einwirkenden Kräften oft nicht stand und frakturieren.

10.7 Implantologische Gesichtspunkte

Implantate können in der Primär- und der Sekundärversorgung von Zahnverletzungen eingesetzt werden. Für den Erfolg entscheidend ist die Beachtung bestimmter Faktoren.

Bei einer kompletten Luxation ohne Zahnverlust bietet sich zum Beispiel die allo-autoplastische Replantation nach *Kirschner* an. Der Vorteil dieser Methode besteht in einem biokompatiblen retrograden und ursprünglichen gingivo-implantalen Verschluß. Stabilisierungen sind aber auch durch endodontale Stifte (z. B. Titanstifte) möglich. Bei der kompletten Luxation mit Zahnverlust oder nicht erhaltungswürdigen verletzten Zähnen kommt das Sofortimplantat nach *Schulte* in Betracht (Abb. 10.27).

Implantologische Maßnahmen als Sekundärversorgung werden angewendet zur Stabilisierung frakturierter und mobiler Zähne (z. B. transdentale Fixation nach *Wirz* oder endodontale Kompressionsverschraubung nach *Luhr*). Als Spätimplantat nach Zahnverlust kommen verschiedene Implantatformen (z. B. Schrauben- und Stiftimplantate) in Frage (Abb. 10.28).

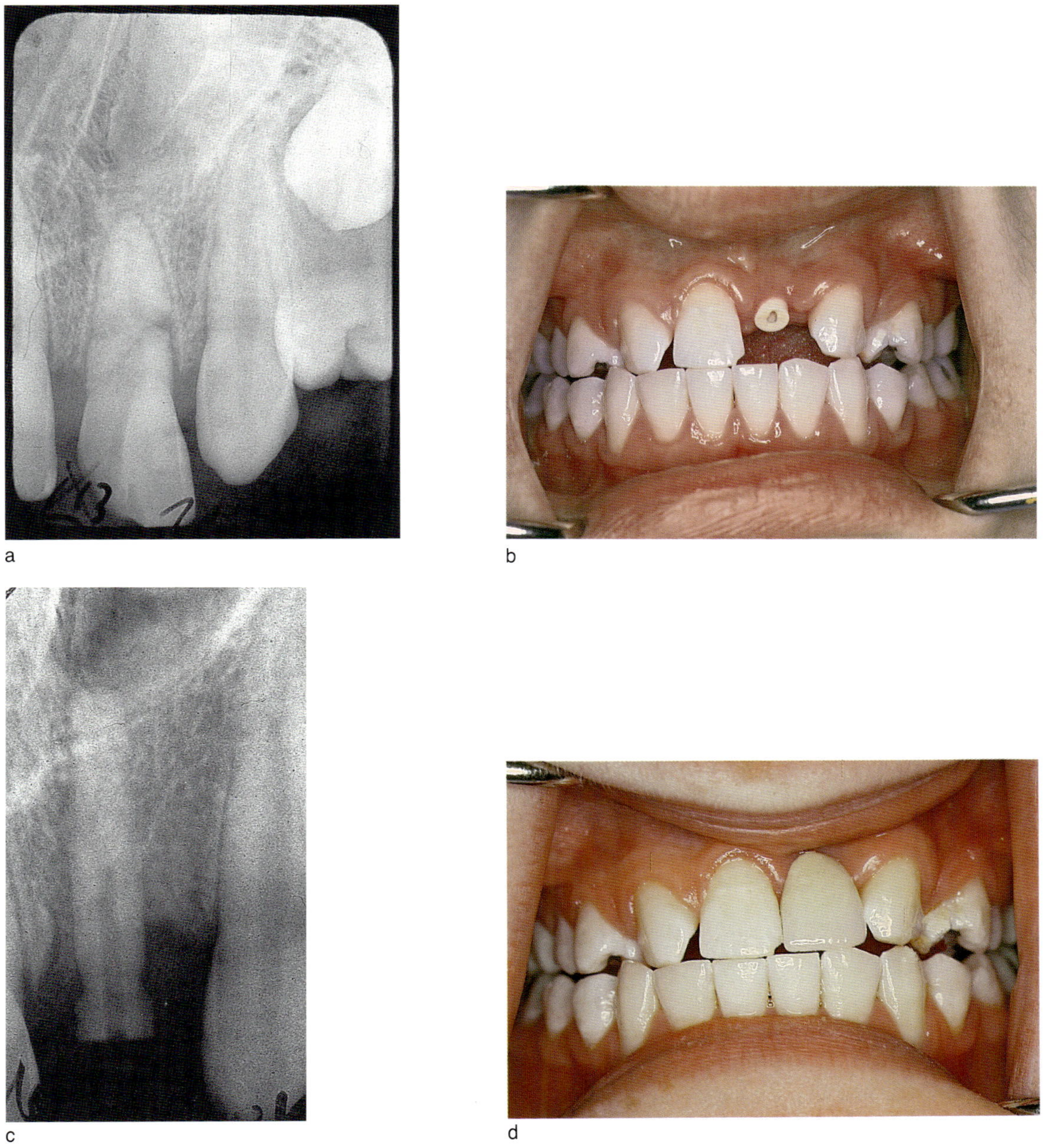

Abb. 10.27 a) Kombinierte extra-intraalveoläre Fraktur bei 21, b) Implantation eines Tübinger Implantates, c) Röntgenkontrolle des Implantates, d) Versorgung mit einer Verblendkrone

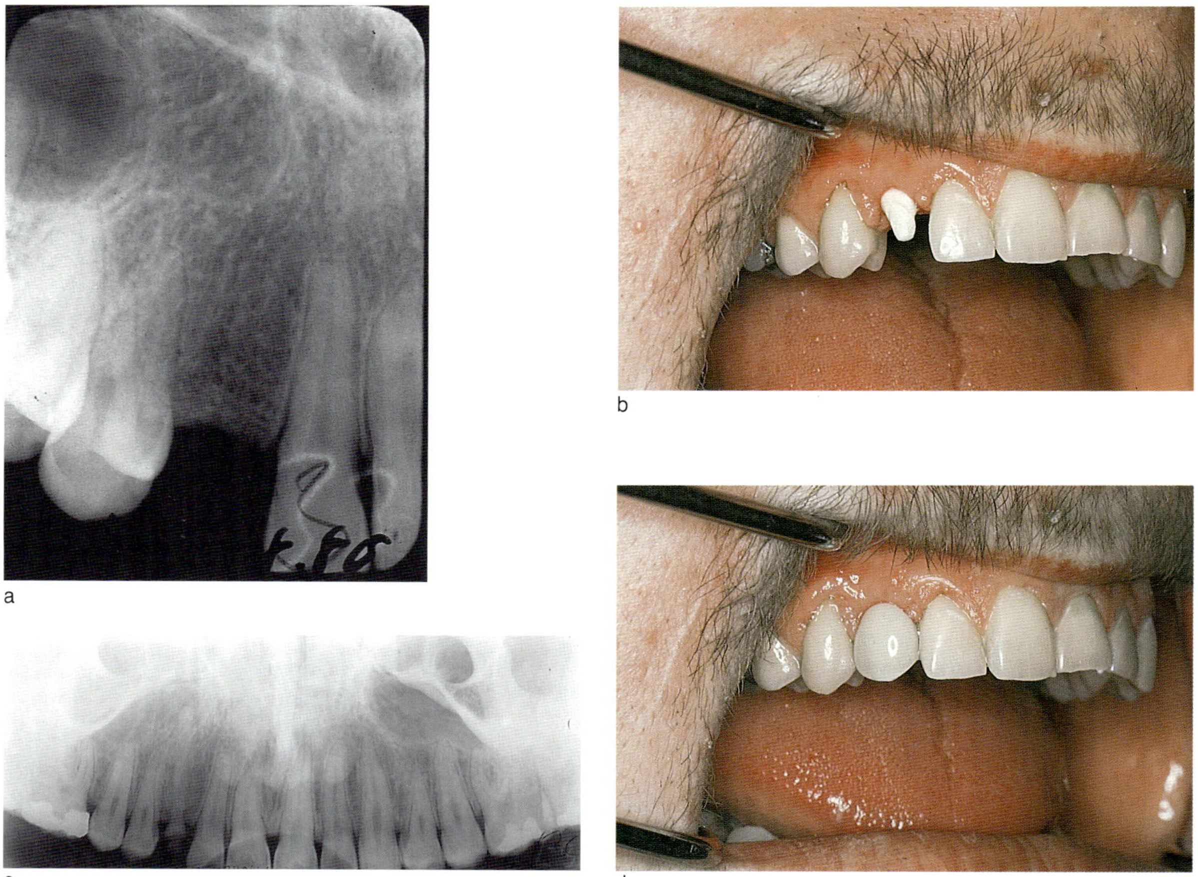

Abb. 10.28 a) Verlust von 13 nach Trauma; b) implantiertes Pfeilstiftimplantat in situ; c) Status-X-Aufnahme zeigt das Implantat; d) Verblendkrone als prothetische Versorgung

10.8 Alveolarfortsatzfrakturen

Frakturen des Alveolarfortsatzes entstehen vorwiegend im Frontzahngebiet (Abb. 10.29) durch stumpfe Gewalteinwirkung auf mehrere Zähne, so daß Teile des zahntragenden Kieferfortsatzes vom Kieferkörper, der in der Kontinuität erhalten bleibt, herausgebrochen werden. Diese Frakturen sind meist mit Lippen- und Wangenverletzungen sowie Zahnluxationen und -frakturen kombiniert. Durch die Fragmentdislokation kommt es häufig zur Okklusionsstörung. Bei der manuellen Untersuchung ist eine abnorme Beweglichkeit des betroffenen Alveolarfortsatzbereiches hinweisend auf eine Fraktur. Zusätzlich muß jeder einzelne Zahn im Frakturbereich untersucht werden (Sensibilitätstest, Perkussionsprüfung, Lockerung). Durch die Anfertigung von Röntgenaufnahmen kann man sich dann ein genaueres Bild über den Bruchlinienverlauf und die betroffenen Zähne machen.

Isolierte Alveolarfortsatzfrakturen können in der ambulanten Praxis behandelt werden. Ziel der Behandlung ist, das Alveolarfortsatzfragment zu erhalten, weil Defektbildungen häufig Behandlungsprobleme aufwerfen. Nur kleine, völlig vom Periost abgetrennte Knochenteile dürfen entfernt werden. Wichtig ist die exakte Reposition der Fragmente, was für den Ungeübten bei verhakten Bruchstücken problematisch sein kann. Gelingt eine genaue Reposition nicht, muß die Überweisung in fachärztliche Behandlung erfolgen.

Nach der Reposition ist die sofortige Ruhigstellung durch Schienung erforderlich. Als Schienungsverbände sind fortlaufende Drahtligaturen, Drahtbogen-Kunststoffschienen und Schienungen mit Draht- und Komposite-Material geeignet. Häufig ist es geschickter, nicht erhaltungswürdige Zähne zunächst für die Schienung zu belas-

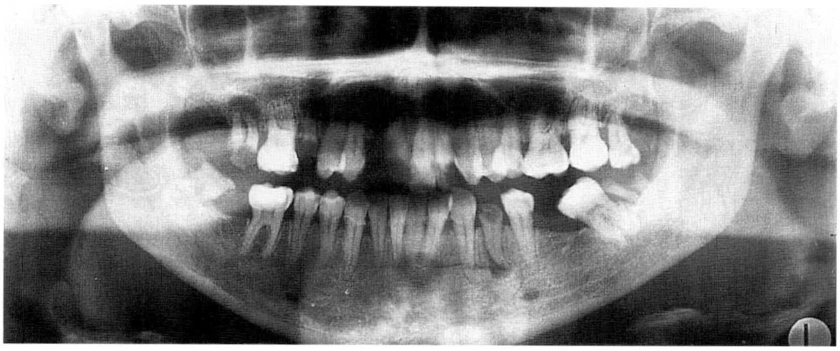

Abb. 10.29 Alevolarfortsatzfraktur im Unterkieferfrontzahnbereich (OPG)

sen und die Zahnentfernung erst nach Konsolidierung der Alveolarfortsatzfraktur vorzunehmen. Nach der Reposition und Schienung werden dann die Weichteilverletzungen versorgt, wobei darauf geachtet werden muß, daß alle Fragmentteile schleimhautbedeckt sind. Die Schiene wird für 6–8 Wochen belassen, die betroffenen Zähne werden regelmäßig nachkontrolliert. Die konservierende und endodontische Therapie sollte in dieser Kontrollphase erfolgen, um die primäre Frakturbehandlung nicht zu verzögern.

Literatur

Andrä, A., Bethmann, W., Heiner, H.: Kieferchirurgie, Traumatologie. Barth, Leipzig 1981

Eschler, J.: Die Verletzungen der Frontzähne bei Jugendlichen. Hüthig, Heidelberg 1972

Jacobs, H. G.: Zahnärztlich-kieferchirurgische Traumatologie. Hanser, München 1983

Schilli, W., Niederdellmann, H.: Verletzungen des Gesichtsschädels. Aktuelle Probleme in Chirurgie und Orthopädie. Bd. 8. Huber, Bern 1980

Schwenzer, N.: Grundlagen der Kieferbruchbehandlung. Deutscher Ärzteverlag, Köln 1972

Spiessl, B., Schroll, K.: Gesichtsschädel. In: *Nigst, N.* (Hrsg.): Spezielle Frakturen und Luxationslehre. Bd. I/1. Tieme, Stuttgart 1972

11 Behandlung von Notfällen und Komplikationen

Von *L. Aderhold*

Notfallmedizinisch werden in der zahnärztlichen Praxis zwei Patientengruppen unterschieden:
1. der Notfallpatient mit lebensbedrohlichen Störungen der Vitalfunktionen Atmung und Herz-Kreislauf und
2. Patienten in Notsituationen mit akuten Krankheitszuständen, z. B. fachtypische Blutungen sowie akute dentogene Infektionen oder Traumata.
Allgemeinmedizinische Zwischenfälle können dabei aufgrund einer Grunderkrankung auftreten, durch psychovegetative Reaktionen verursacht oder iatrogen durch die Anwendung von Medikamenten ausgelöst. Allen diesen Situationen ist die Notwendigkeit einer schnellen und adäquaten Therapie gemeinsam.
Die beste Notfallprophylaxe ist eine gute Information über den Gesundheitszustand des Patienten (Abb. 11.1). Neben der Allgemeinanamnese kann eine psychologische und medikamentöse Vorbereitung des Patienten auf die Behandlung notfallprophylaktisch wirken (siehe S. 44).

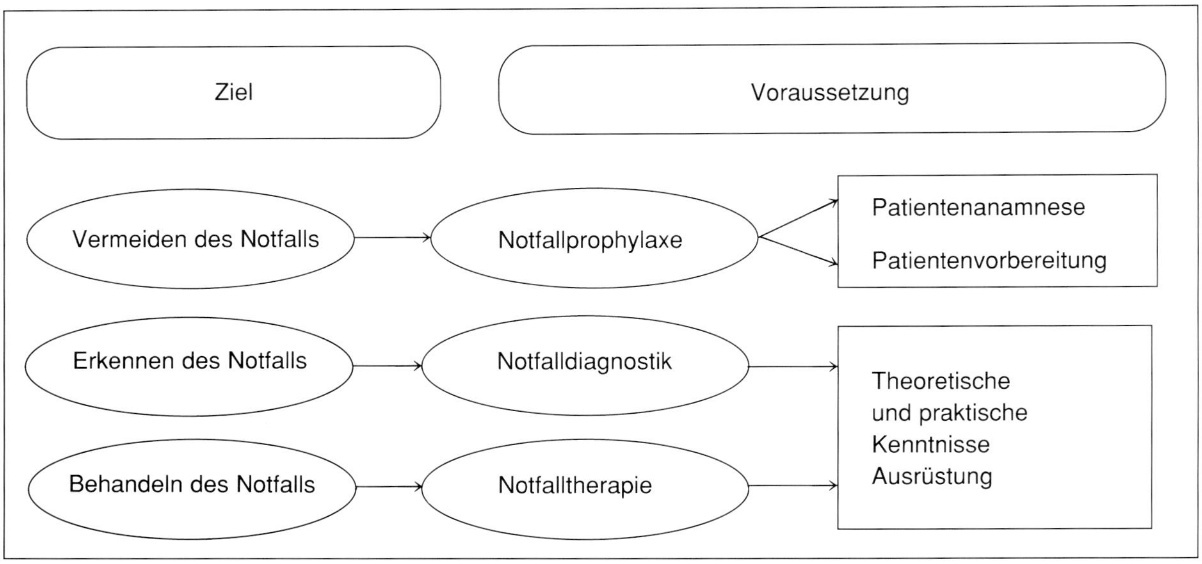

Abb. 11.1 Ziele und Voraussetzungen für die Notfalldiagnostik und -therapie

11.1 Systematische Notfalldiagnostik und -therapie

Grundsätzlich ist eine adäquate Notfalltherapie an folgende Bedingungen gebunden:
- Erkennen des Zwischenfalles,
- Möglichkeit der Behandlung,
  - Kenntnisse und Fähigkeiten zur Therapie,
  - Einrichtung (Notfallausrüstung, Abb. 11.1).

Der Erfolg der Therapie im akuten Notfall hängt wesentlich von den ersten ärztlichen Maßnahmen ab, somit also vom raschen Erkennen der Notfallsituation! Anzeichen für einen drohenden oder bereits eingetretenen Zwischenfall können folgende Alarmsymptome sein:

- verändertes Verhalten,
- Bewußtseinstrübung,
- Schwindel, Übelkeit, Erbrechen,
- Unruhe, Krämpfe, Schmerzen,
- Atemstörungen,
- Hautblässe, Hautkälte, schweißige Haut.

Für Zwischenfälle gilt generell, daß die Sofortdiagnostik den Ansatzpunkt der Therapie finden soll. Vor allem Störungen der Vitalfunktionen (Atmung und Herz-Kreislaufsystem) müssen erkannt und möglichst sofort und kontinuierlich therapiert werden. Da für die Erstmaßnahmen die Bewußtseinslage des Patienten wichtig ist, muß sie ebenfalls mit der Erstdiagnostik erfaßt werden. Zur raschen Orientierung sollte routinemäßig die Notfall-Checkliste (Tab. 11.1) abgerufen werden. Neben Informationen zur Bewußtseinslage, Atem- und Herz-Kreis-

Tabelle 11.1 Notfall-Checkliste (modifiziert nach Ahnefeld)

	ja	nein
1. Bewußtsein		
ansprechbar		
Reaktion auf Schmerzreize		
2. Atmung		
Atembewegungen		
Atemstörung		
Atemstillstand		
3. Herz-Kreislauffunktion		
Pulsveränderungen		
Blutdruckveränderungen		
Schockzeichen		
Pupillenveränderungen (Weite, Lichtreaktion)		
4. Notfallanamnese		
Vorerkrankungen		
Therapeutische Maßnahmen		
Flüssigkeitsverluste		

Tabelle 11.2 Konzept für die Notfalltherapie (siehe auch Tab. 11.13)

Sofortmaßnahmen	
	1. Notfall-Check
	2. Rettung und Lagerung
A	3. *Atemwege* freimachen und freihalten
B	4. *Beatmung* bzw. Frische Luft/Sauerstoffgabe
C	5. *Circulation* (Herzmassage/Überwachung von Atmung und Kreislauf)
Ergänzende Maßnahmen	
D	6. *Drogen* (Medikamente)
E	7. *Einweisung* in Klinik (Notarzt)
Erholt sich der Patient nicht innerhalb kurzer Frist: Arzt/Notarzt anfordern und Krankenhauseinweisung veranlassen	

lauffunktion können die vorliegenden anamnestischen Daten hilfreich sein. Die Kürze der dabei zur Verfügung stehenden Zeit verbietet eine aufwendige Diagnostik. Durch Sehen, Hören und Fühlen lassen sich die für die notwendigen Erstmaßnahmen wesentlichen Informationen gewinnen.

Das diagnostische und therapeutische Vorgehen in Notfallsituationen sollte immer nach einem gleichbleibenden Schema (Tab. 11.1 und 11.2 und Abb. 11.2) ablaufen. Zeigen sich Anzeichen für einen Zwischenfall, wird zunächst die Reaktion des Patienten auf Ansprache und Schmerzreize (z. B. kräftiges Kneifen) überprüft. Je nach

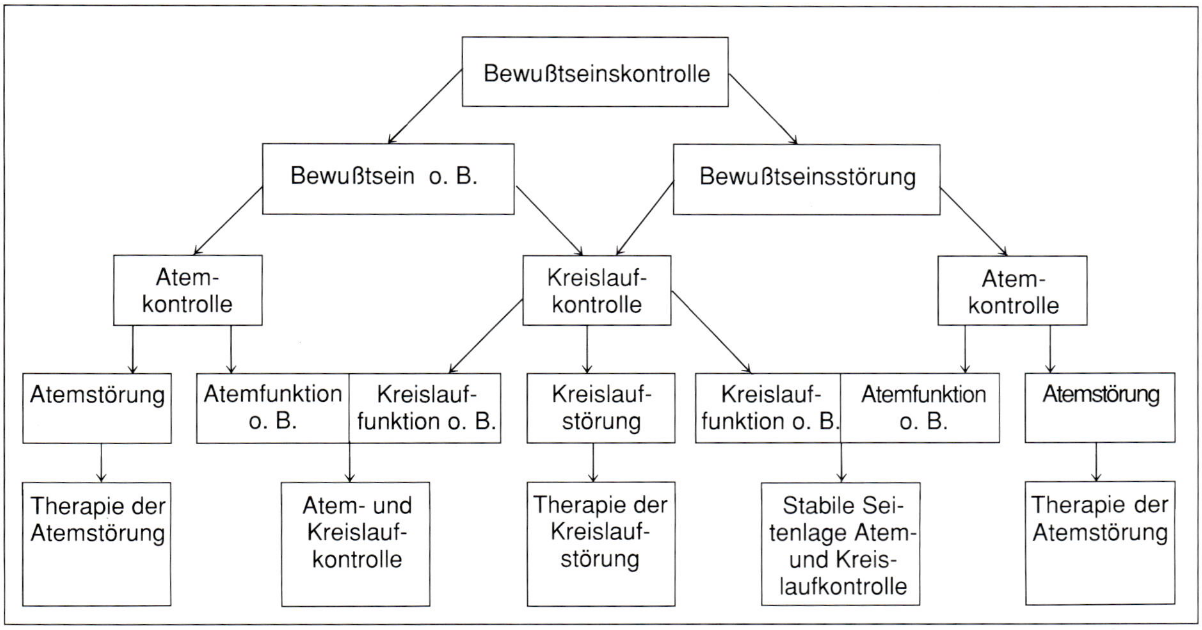

Abb. 11.2 Schema für die Notfalltherapie in Form eines Fließdiagramms

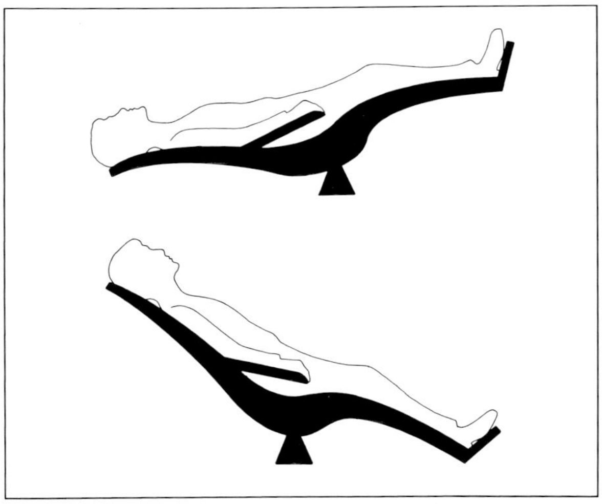

Abb. 11.3 a) Flachlagerung im Behandlungsstuhl mit erhöhten Beinen (Autotransfusion), b) Lagerung mit leicht erhöhtem Oberkörper zur Entlastung der Herz-Lungenfunktion

Reaktion ist die Bewußtseinslage einzustufen. Daran schließt sich sofort die Überprüfung der Atemfunktion (Atembewegungen? pathologische Atemgeräusche? Atemstillstand?) und der Herz-Kreislauffunktion (Pulsveränderung? Pupillenveränderung? Schockzeichen?) an. Auf eine Blutdruckmessung kann in der ersten Phase der Diagnostik verzichtet werden. Diese erste Notfalluntersuchung dauert maximal 30 Sekunden.

Die therapeutischen Maßnahmen lassen sich zu einem gemeinsamen Konzept verbinden, nach dem grundsätzlich bei Notfallsituationen vorgegangen wird (Tab. 11.2). Die Erstversorgung umfaßt zunächst die Rettung aus einem Gefahrenbereich und Lagerung. Ist das Bewußtsein klar, bleibt der Patient in Horizontallagerung mit leicht erhöhten Beinen im Behandlungsstuhl (Abb. 11.3a). Bei Hinweisen auf kardiale oder pulmonale Störungen wird er mit leicht erhöhtem Oberkörper im Stuhl gelagert, um Herz- und Lungenfunktion zu entlasten (Abb. 11.3b).

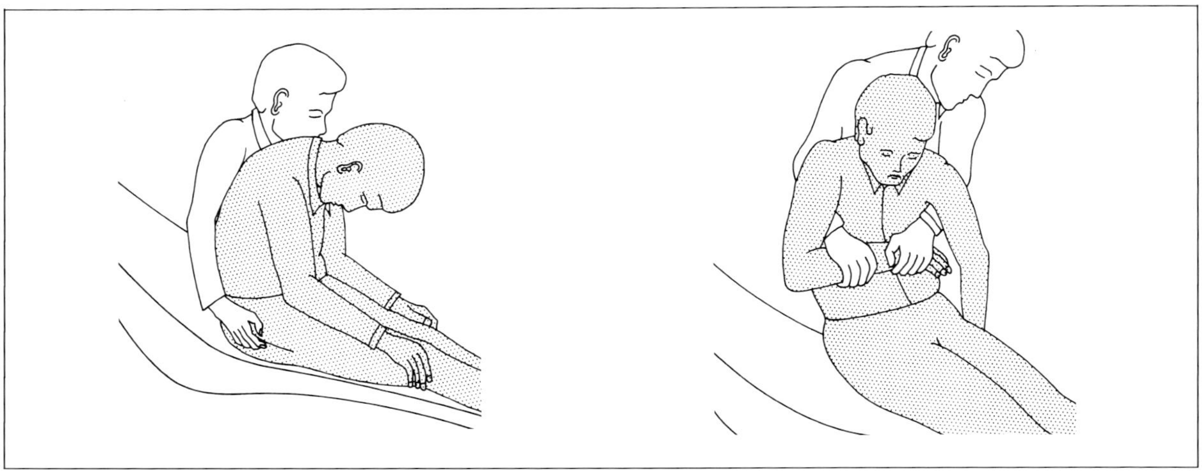

Abb. 11.4 Anwendung des Rautek-Griffes zur „Rettung" des Patienten aus dem Behandlungsstuhl

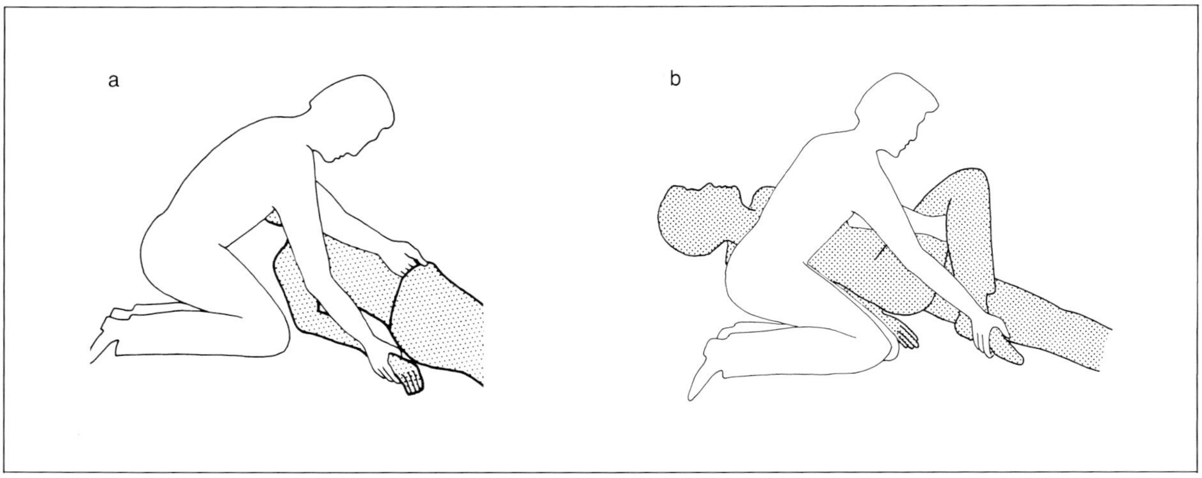

Abb. 11.5 Stabile Seitenlagerung: a) Der Helfer kniet seitlich vom Patienten und schiebt dessen ihm zugewandten Arm unter sein Gesäß. b) Das Bein des Patienten auf der Helferseite wird in Knie- und Hüftgelenk gebeugt

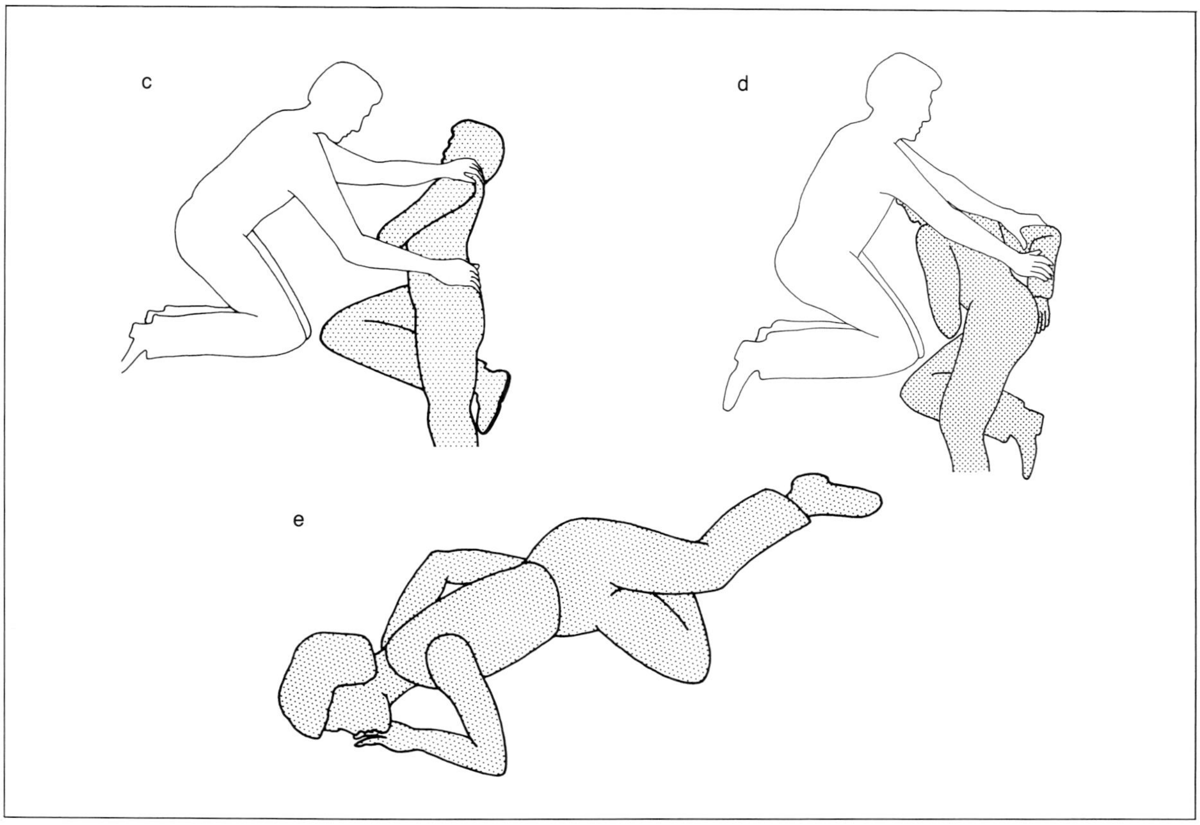

Abb. 11.5 c) Der Patient wird durch Zug an Schulter und Hüfte zur Helferseite gedreht. d) Der auf der Rückseite liegende Arm des Patienten wird leicht abgewinkelt. e) Der Kopf wird überstreckt und durch Unterschieben der vorn liegenden Hand unter das Kinn gesichert

Beengende Kleidung sollte gelockert werden. Nach Rettung und Lagerung schließen sich die bekannten ABCD-Maßnahmen an, die wir um den Buchstaben E (Einweisung in die Klinik) ergänzen (s. Tab. 11.2). Besteht Bewußtlosigkeit oder deutliche Einschränkung des Bewußtseins und erholt sich der Patient nicht innerhalb kurzer Frist, wird er mit dem Rautek-Rettungsgriff vom Behandlungsstuhl „gerettet" und in Seitenlagerung auf den Boden gelegt (Abb. 11.4 und 11.5); dadurch werden freie Atemwege garantiert und eine Aspiration verhindert. Der Patient wird nur dann in Rückenlage gebracht, wenn Beatmung oder kardio-pulmonale Reanimation notwendig ist. Bei Atemfunktions- bzw. Herz-Kreislauffunktionsstörung wird sofort entsprechend der Bewußtseinslage behandelt (Abb. 11.2).

11.2 Bewußtseinsstörungen

Die meisten Notfälle sind kombinierte Störungen von Bewußtseinslage und Atem- sowie Herz-Kreislauffunktion. Bewußtseinsstörungen lassen sich einteilen in *Somnolenz* (eingeschränktes Bewußtsein, ansprechbar), *Sopor* (schlafähnlicher Zustand, Reaktion auf Schmerzreiz), *Synkope* (kurzdauernde Bewußtlosigkeit) und *Koma* (langanhaltende Bewußtlosigkeit). Zwischen diesen einzelnen Formen bestehen fließende Übergänge.

Klinisch zeigen sich Bewußtseinsstörungen in episodischen Schwächezuständen, kurzzeitigem Bewußtseinsverlust (Synkope) oder langanhaltender Bewußtlosigkeit mit Fehlen jeder spontanen Aktivität (Koma). Die Ursachen sind vielfältig und im Notfall oft nicht gegeneinander abgrenzbar. Tabelle 11.3 gibt einen Überblick über die für den Zahnarzt wichtigsten Formen.

In der zahnärztlichen Praxis können vor allem folgende Erkrankungen bzw. Zwischenfälle mit Bewußtseinsstörungen auftreten:

Tabelle 11.3 Ursachen von Bewußtseinsstörungen

Schwäche-zustände	(ohne Synkope)	Hyperventilationstetanie Hypertensive Krise Migräne-Syndrom Akuter Glaukomanfall
Synkope	kardiale Synkope	Rhythmusstörungen Herzinsuffizienz Herzinfarkt Vitium Adams-Stokes-Anfall
	vaskuläre Synkope	Vaso-vagale Synkope Orthostatische Synkope Rückenlagesynkope der Schwangeren Karotis-Sinus-Syndrom Intermittierende zerebrovaskuläre Insuffizienz Subclavian-steal-Syndrom
	zerebrale Synkope	Epilepsie Hysterie
Koma	zerebrales Koma	Apoplexia cerebri Schädel-Hirn-Trauma Status epilepticus
	toxisches Koma	Medikamentenvergiftung (bes. Schlafmittel) Intoxikation mit Lokalanästhetika
	Stoffwechsel-koma	Coma hypoglycaemicum Coma diabeticum Coma basedowicum
	kardio-vaskuläres Koma	Herzrhythmusstörungen Herzinfarkt Lungenembolie

11.2.1 Hyperventilationstetanie

Definition und Pathophysiologie

Tetanien werden unterteilt in normo- und hypokalzämische Formen. Am häufigsten ist die normokalzämische Tetanie durch respiratorische Alkalose (Hyperventilationstetanie). Infolge des absinkenden Kohlensäure- und Kalziumspiegels im Blut kommt es zur Übererregbarkeit der motorischen Endplatte (Krämpfe).

Symptome

Beginnt mit Aura: Parästhesien an den Akren und zirkumoral, Herzklopfen, Übelkeit, depressive Verstimmung, Angst, Unruhe, Kopfschmerzen.

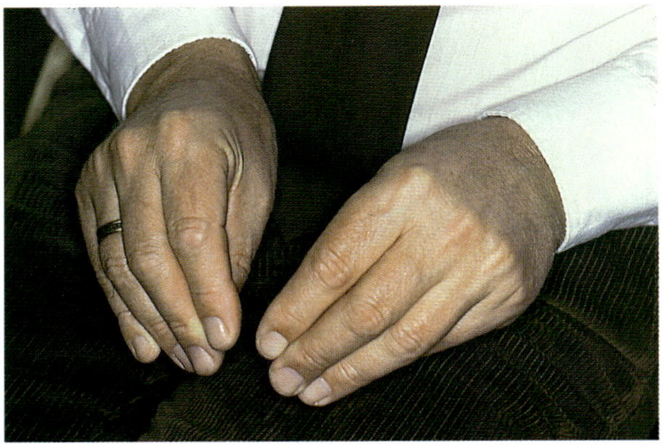

Abb. 11.6 Karpalspasmus (Pfötchenstellung) bei der Hyperventilationstetanie

Im Anfall schmerzhafte tonische Kontraktionen der Muskulatur; obere Extremität: Karpalspasmus (Pfötchenstellung der Hände; Abb. 11.6), an den Beinen: Pedalspasmus, Krampiis (schmerzhafter Muskelkrampf), Karpfenmund (Spasmus des M. orbicularis oris), gelegentlich asthmatischer oder epileptischer Anfall.

11.2.2 Epileptischer Anfall

Definition und Pathophysiologie

Zerebrale Krampfanfälle durch strukturelle oder metabolische Störungen des Gehirns, die sich klinisch meist mit plötzlichen und vorübergehenden Bewußtseinsstörungen und/oder abnormen, sensorischen, vegetativen oder psychischen Erscheinungen manifestieren. Sie beruhen auf abnormen, synchronen Entladungen größerer Neuronenverbände.

Symptome

Präkonvulsive Phase: Aura (sensible und sensorische Wahrnehmungen, einseitige fokale Zuckungen).

Konvulsive Phase: Tonisches Krampfstadium, 30 sec (Bewußtseinsverlust, abruptes Hinstürzen, Initialschrei, Opisthotonus, Strecktonus der Extremitäten, gelegentlich Zungenbiß (Abb. 11.7), Bulbi verdreht, weite lichtstarre Pupillen, zentrale Apnoe mit Zyanose, Hypersalivation, Schaum vor dem Mund, Schweißausbruch, Blutdruckanstieg, Tachykardie).
Klonisches Stadium, ½ bis 2 min (rhythmische, klonische Zuckungen der Muskulatur – Muskelerschlaffung mit Spontanmiktion, selten Defäkation).

Postkonvulsive Phase: Wieder regelmäßige Atmung, Terminalschlaf (bis mehrere Stunden), selten Dämmerzustand mit Verwirrtheit, Amnesie für den Anfall.

Status epilepticus: Lebensbedrohliche Situation durch kurz aufeinanderfolgende generalisierte Anfälle.

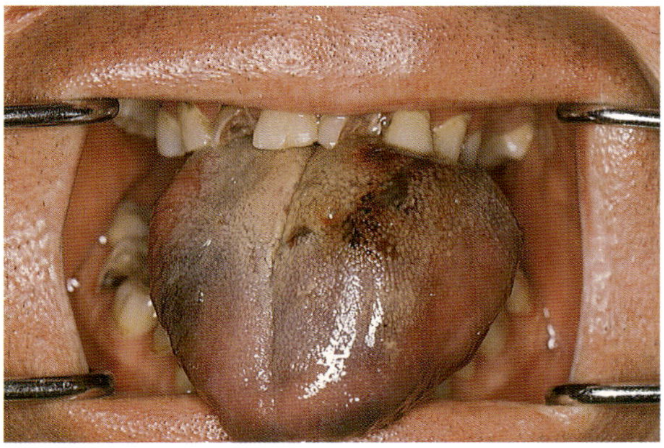

Abb. 11.7 Massives Zungenhämatom durch Biß während eines epileptischen Anfalles

Zu den Sofortmaßnahmen bei Zwischenfällen mit Bewußtseinsstörungen gehören:

- Horizontallagerung mit erhöhten Beinen (außer bei kardialer Ursache)
- frische Luft/Sauerstoffgabe (außer bei Hyperventilationstetanie)
- externe Reiztherapie (Riechstäbchen, feuchten Lappen auf die Stirn legen, Kneifen)

Bei bekannter Ursache werden die in Tabelle 1.4 angegebenen ergänzenden Maßnahmen durchgeführt. Erholt sich der Patient nicht innerhalb kurzer Zeit, muß auf alle Fälle ein Arzt angefordert und/oder die Krankenhauseinweisung veranlaßt werden.

Tabelle 11.4 Ergänzende Maßnahmen bei Notfällen mit Bewußtseinsstörungen

Kardiale Ursache	Lagerung mit leicht erhöhtem Oberkörper, evtl. Schocktherapie, bei Kreislaufstillstand Reanimation
Vasovagale und orthostatische Synkope	bei Hypotonie: Akrinor 200 mg (2 ml) i.v./i. m.
Rückenlagesynkope der Schwangeren	Seitenlagerung mit angezogenen Beinen
Hyperventilations-tetanie	Beruhigung (psychische Führung), Rückatmung in Plastikbeutel, Valium 5–10 mg (1–2 ml) i.v./i.m.
Epileptischer Anfall	Schutz vor Biß-verletzungen (Gummikeil), Valium 10–20 mg (2–4 ml) i.v.
Coma hypo-glycaemicum	Glucose 20% 2–10 g (10–50 ml) i.v.
Coma diabeticum	evtl. Schocktherapie

11.2.3 Diabetische Notfallsituation

Definition und Pathophysiologie

Unterschieden werden Hypo- und Hyperglykämien. *Hypoglykämien* kommen auch bei Nichtdiabetikern vor. Der Blutzucker muß unter 50 mg% absinken, damit Symptome auftreten. Medikamentös durch Überdosierung von Insulin oder oralen Antidiabetika hervorgerufen. *Hyperglykämien (Coma diabeticum):* Stoffwechselstörung als Folge eines Insulinmangels. Häufigste auslösende Ursachen sind Infektionen und Behandlungsfehler (Diätfehler, Weglassen oder Reduzierung des Insulins oder der oralen Antidiabetika). Folgen sind Ketoazidose, osmotische Diurese mit Exsikkose.

Symptome

Hypoglykämischer Zustand: Unruhe, Reizbarkeit, Angst, kein Azetongeruch, Atmung normal, Tachykardie, Augäpfel mit guter Spannung, Haut feucht, Hunger, aber kein Durst, Pupillen eng, Parästhesien, Tremor, Krämpfe, Somnolenz bis Bewußtlosigkeit.
Hyperglykämie (Coma diabeticum): Müdigkeit, Azetongeruch, Kußmaul-Atmung (beschleunigt und tief), Puls normal oder bradykard, Augäpfel weich, Exsikkose, Durstgefühl, Pupillen weit, Leibschmerzen, Somnolenz bis Bewußtlosigkeit.

11.3 Atemstörungen

Störungen der Atemfunktion mit dem Leitsymptom Dyspnoe (Luftnot) werden an verschiedenen Punkten des Atemsystems hervorgerufen (Tab. 11.5). Intoxikationen, Erkrankungen und Verletzungen des zentralen Nervensystems (Atemzentrum) können eine Depression des nervalen Atemantriebs zur Folge haben. Die Verlegung der Atemwege ist die häufigste Ursache von Atemstörungen. Die zurückgesunkene Zunge kann beim bewußtlosen Patienten zu einer totalen Verlegung der oberen Luftwege führen. Ähnliche Folgen kann auch die Aspiration von Fremdkörpern wie Erbrochenes, Blut und Sekret haben, aber auch Schleimhautschwellungen als Folge von allergischen Reaktionen (z. B. Glottisödem) können zu akuten Einengungen der Luftwege führen. Weitere Ursachen sind reflektorische, krampfartige Verengung im Larynxbereich bei Laryngospasmus und Widerstandserhöhungen durch Bronchialobstruktion (Asthma bronchiale). Auch verursachen Einengungen der Lungenstrombahn durch Lungenembolie ebenso eine Störung der alveolären Gasdiffusion wie das Lungenödem, das am häufigsten als Folge einer akuten Linksherzinsuffizienz auftritt. Die wesentlichen Auswirkungen dieser Störungen sind eine Verminderung des Blutsauerstoffgehaltes (Hypoxämie), die daraus folgende Minderversorgung der Gewebe mit Sauerstoff (Hypoxie) und bei Verminderung der Ventilation eine Ansammlung von CO_2 im Körper (Hyperkapnie).

Tabelle 11.5 Ursachen von Atemstörungen

1. Störung der zentralen Atemregulation Intoxikationen Schädel-Hirn-Trauma Apoplexia cerebri
2. Verlegung der Atemwege Zurücksinken der Zunge Fremdkörper (Erbrochenes, Sekret, Blut etc.) Glottisödem
3. Laryngospasmus
4. Bronchialobstruktion Asthma bronchiale
5. Störung der alveolären Gasdiffusion Lungenembolie Lungenödem (akute Linksherzinsuffizienz)

Tabelle 11.6 Symptome von Atemstörungen

	Symptom	Störung
Atemfrequenz und Atemtyp	Tachypnoe Flache Atmung	meist peripher
	Bradypnoe Forcierte Atmung	meist zentral
	Orthopnoe Inverse Atmung Schnappatmung	Verlegung der Atemwege, erhöhter Atemwiderstand
	Atemstillstand	Atemlähmung
Atemrhythmus	Kußmaul-Atmung	Coma diabeticum
	Cheyne-Stokes-Atmung	Apoplexia cerebri
	Biot-Atmung	erhöhter Hirndruck
Atemgeräusche	Röcheln, Gurgeln, Schnarchen (insp. Stridor)	Hindernis in den oberen Luftwegen
	Giemen, Pfeifen, Brummen (exsp. Stridor)	Obstruktion in den peripheren Atemwegen
	Rasseln	Lungenödem
Vegetative und zerebrale Symptome	Dyspnoe Zyanose Unruhe, Verwirrtheit feuchte, schwitzige Haut Tachykardie Krämpfe	Hypoxie und Hyperkapnie

Diese Störungen äußern sich in Ateminsuffizienz oder Atemstillstand mit den in Tabelle 11.6 dargestellten klinischen Symptomen.
Zwei für den Zahnarzt wichtige Zwischenfälle können zu Atemstörungen führen: Akute allergische Reaktionen und die Intoxikation durch Lokalanästhetika.

11.3.1 Akute allergische Reaktionen

Definition und Pathophysiologie

Akute allergische Erscheinungen äußern sich in einem Asthma-bronchiale-Anfall, akuten Haut- und Schleimhautreaktionen oder einem anaphylaktischen Schock. Oft sieht man Kombinationen dieser Reaktionen. Ursache sind Antigen-Antikörper-Reaktionen auf der Mastzellmembran mit anschließender Freisetzung von Histamin und anderen Mediatorstoffen. Diese Substanzen rufen eine gesteigerte Gefäßpermeabilität mit nachfolgendem Ödem und eine Bronchokonstriktion hervor. Da die Behandlung aller drei Syndrome bei großer Dringlichkeit dieselbe bleibt, ist deren Differenzierung nicht so überaus wichtig.

Symptome

Allgemein: Brennen, Jucken, Hitzegefühl.
Asthma bronchiale: Exspiratorische Dyspnoe mit Stridor, Inspirationsstellung des Thorax, trockene Nebengeräusche (Giemen, Pfeifen, Brummen), Zyanose.
Haut- und Schleimhautreaktionen wie Exantheme, Ödeme, Urtikaria, Larynxödem (Quincke-Ödem): Inspiratorische Dyspnoe mit Stridor, Fremdkörpergefühl im Hals, Schluckbeschwerden, Röcheln, Gurgeln, Schnarchen, Zyanose.
Anaphylaktischer Schock: Kühle, feuchte, blaß-zyanotische Haut, stark verzögerte Nagelbettdurchblutung, Unruhe, Bewußtseinstrübung, Dyspnoe, Tachypnoe, Blutdruckabfall, Tachykardie, Krämpfe, Atemdepression bis Atemstillstand, Herz-Kreislaufstillstand; Begleiterscheinungen sind Asthma bronchiale, Erbrechen, Exantheme.

11.3.2 Intoxikation durch Lokalanästhetika

Definition und Pathophysiologie

Die durch ein Lokalanästhetikum unerwartet ausgelösten Reaktionen (meist infolge intravenöser Injektion) lassen sich in toxische und allergische Reaktionen einteilen. Toxische Reaktionen äußern sich am ZNS in einer primären Stimulation und einer sekundären Depression. Der direkte Einfluß auf Herz, Gefäße und Atemwege ist bei den verwendeten Dosen selten, Überdosierung kann aber eine direkte Myokarddepression mit rasch folgendem Herzstillstand auslösen. Bei intravenöser Injektion sieht man meist eine gemischte Reaktion auf Lokalanästhetikum und Vasokonstriktor. Zwischenfälle durch den Vasokonstriktor werden von den sympathomimetischen Stoffen, besonders Adrenalin, ausgelöst (Tab. 11.7).

Tabelle 11.7 Symptome der Intoxikation durch Lokalanästhetika

Erregungsphase (Stimulation)	ZNS	Schwatzhaftigkeit, Unruhe, Nervosität Pupillenerweiterung Unregelmäßige und raschere Atmung Zuckungen, Krämpfe
	Vegetativum	Schweiß, Übelkeit, Erbrechen
	Herz/Kreislauf	Tachykardie, Hypertonie, Hautrötung
Lähmungsphase (Depression)	ZNS	Bewußtseinsverlust, Koma, Motorische und sensible Lähmung, Atemlähmung
	Vegetativum	Profuser Schweiß Plötzliche Miktion, Defäkation
	Herz/Kreislauf	Bradykardie, Blutdruckabfall, Blässe, Herzstillstand
Adrenalin-intoxikation	Vegetativum/ZNS	Blässe, kalter Schweiß, Kopfschmerzen, Unruhe, Pupillenerweiterung
	Herz	Tachykardie, Extrasystolie, Kammerflimmern, Herzstillstand
	Kreislauf	Blutdruckanstieg, später Blutdruckabfall (Gegenregulation)
Noradrenalin-intoxikation		Geringere Herz- und Kreislaufwirkung, seltene Nebenwirkungen: Hinterhauptschmerzen und Schilddrüsenschwellung

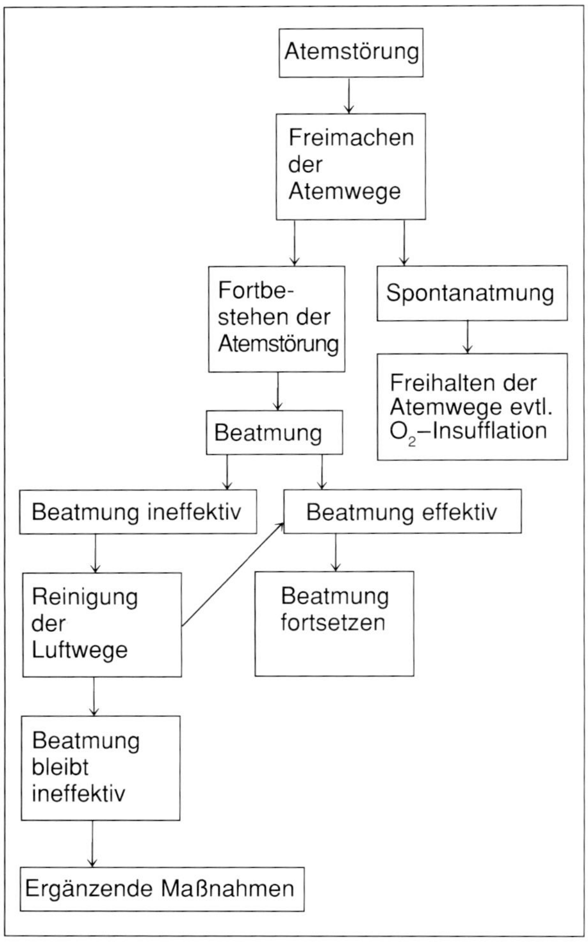

Abb. 11.8 Sofortmaßnahmen bei Atemstörungen

Bei der *Sofortbehandlung* einer Atemstörung (Abb. 11.8) geht es primär nicht um die Analyse der Ursache. Der Ausgangspunkt der nachgewiesenen Atemstörung ist erst sekundär für ergänzende Maßnahmen von Bedeutung. Bei Atemstörungen müssen die Atemwege sofort freigemacht werden.

11.3.3 Freimachen der Atemwege

- Überstrecken des Kopfes in den Nacken (Abb. 11.9a).
- Öffnen des Mundes und Vorziehen des Unterkiefers (Esmarch-Handgriff; Abb. 11.9b).
- Reinigen des Mund-Rachen-Raumes: manuelle Reinigung (Abb. 11.9c), instrumentelle Reinigung (z. B. Kornzange/Klemme und Tupfer), Absaugen des Mund-Rachen-Raumes (Abb. 11.9d).
- Einlegen von Pharyngealtuben (Abb. 11.10): Oropharyngealtubus (Guedel-Tubus), Nasopharyngealtubus (Wendl-Tubus).

Setzt nach dem Freimachen der Atemwege eine suffiziente Spontanatmung ein, wird unter Freihaltung der Atemwege die Atemtätigkeit weiter kontrolliert. Bei nicht eintretender Atemtätigkeit muß der Patient sofort beatmet werden. Liegt eine insuffiziente Spontanatmung vor, wird die Atmung unterstützt (assistierte Atmung). Kommt es gleichzeitig zum Herz-Kreislaufstillstand, muß zusätzlich die externe Herzmassage durchgeführt werden (kardiopulmonale Reanimation).

11.3.4 Beatmung

Bei der Beatmung in der zahnärztlichen Praxis sind folgende Techniken zu empfehlen:

- Mund-zu-Mund-Beatmung (Abb. 10.11a),
- Mund-zu-Nase-Beatmung (Abb. 10.11b),
- Mund-zu-Mund-Beatmung über Safar-Tubus (Abb. 11.12a und b),
- Atembeutel-Masken-Beatmung (Abb. 11.12c),
- Endotracheale Intubation (Abb. 11.13)
  (die beiden letztgenannten Möglichkeiten fakultativ für den Geübten).

Die Atemspende wird mit drei bis fünf schnell aufeinanderfolgenden Insufflationen begonnen und dann mit einer Frequenz von 12 Beatmungen pro Minute fortgesetzt, d. h., ungefähr alle 5 Sekunden wird eine Insufflation vorgenommen. Diese Frequenz reicht aus und sollte nicht überschritten werden, da sie sonst den Beatmenden schneller ermüdet und eventuell bei ihm selbst ein „Hyperventilationssyndrom“ hervorruft. Bei vorhandener Herz-Kreislauffunktion wird solange beatmet, bis eine suffiziente Spontanatmung eintritt oder die Behandlung durch den gerufenen Arzt bzw. Notarzt übernommen wird.

11.3.5 Ergänzende Maßnahmen

Unabhängig von der Ursache sollte bei jeder Atemstörung Sauerstoff insuffliert werden. Dabei ist eine Sauerstoffkonzentration von mindestens 40% in der Insufflationsluft anzustreben, was bei einer Sauerstoffdosierung von 4 l/min erreicht werden kann.

Die Zufuhr (Abb. 11.14a–c) kann über

- Nasopharyngealkatheter,
- Nasenkatheter oder
- Atembeutel-Masken-System

erfolgen. Die beiden ersten Methoden haben eine ausreichende Spontanatmung zur Voraussetzung, da gleichzeitig nicht beatmet werden kann. Bei Patienten mit chronisch obstruktiven und restriktiven Ventilationsstörungen sollte die O_2-Konzentration nicht über 40 Vol.% liegen, da es durch den fehlenden Atemantrieb (Regulation über CO_2-Partialdruck) sonst zum Atemstillstand kommen kann.

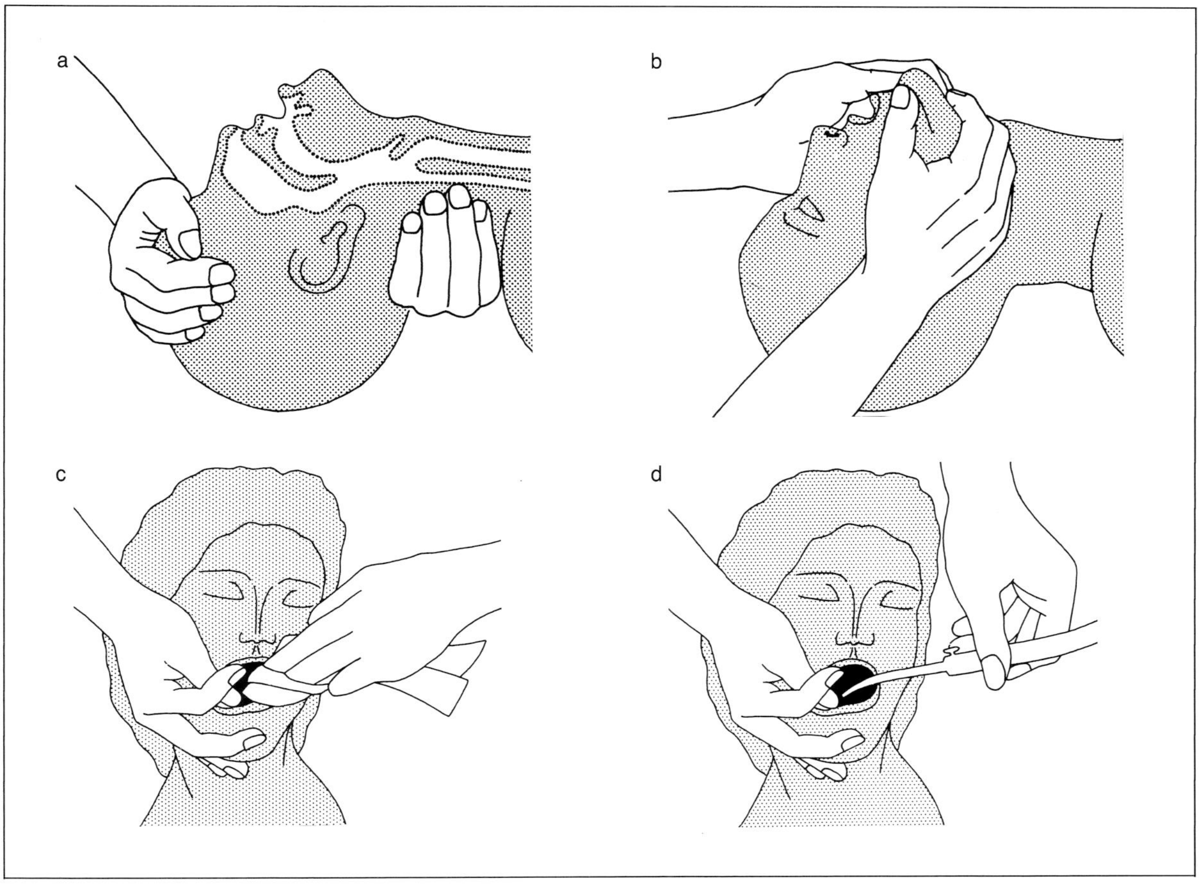

Abb. 11.9 Freimachen der Atemwege: a) Überstrecken des Kopfes in den Nacken, b) Öffnen des Mundes mit Vorziehen des Unterkiefers durch den Esmarch-Handgriff, c) Reinigen des Mund-Rachen-Raumes durch Auswischen, d) Absaugen des Mund-Rachen-Raumes

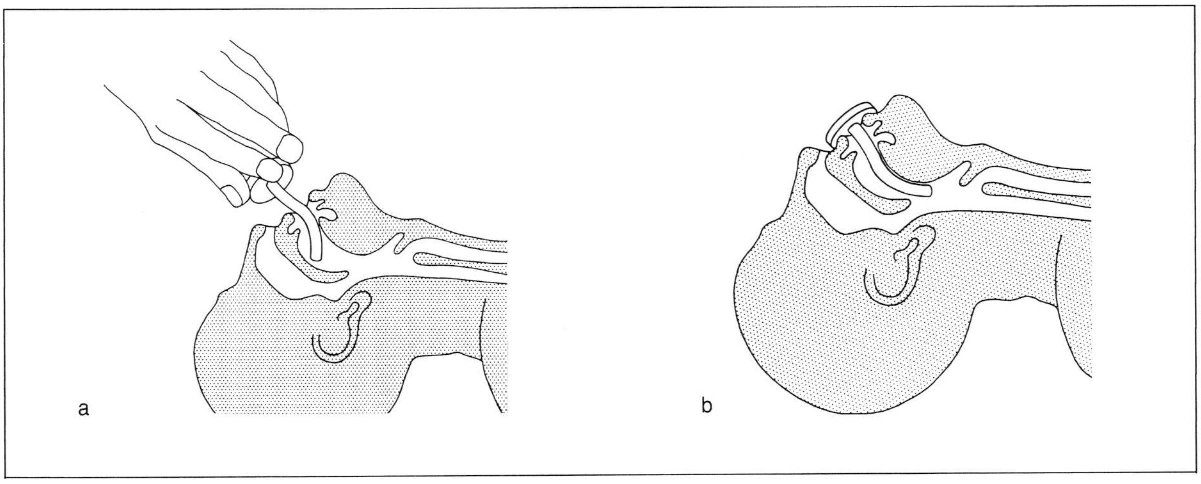

Abb. 11.10 a) Einführung eines Guedel-Tubus mit der konvexen Seite unten, b) der Tubus wird im Mund um 180 Grad gedreht

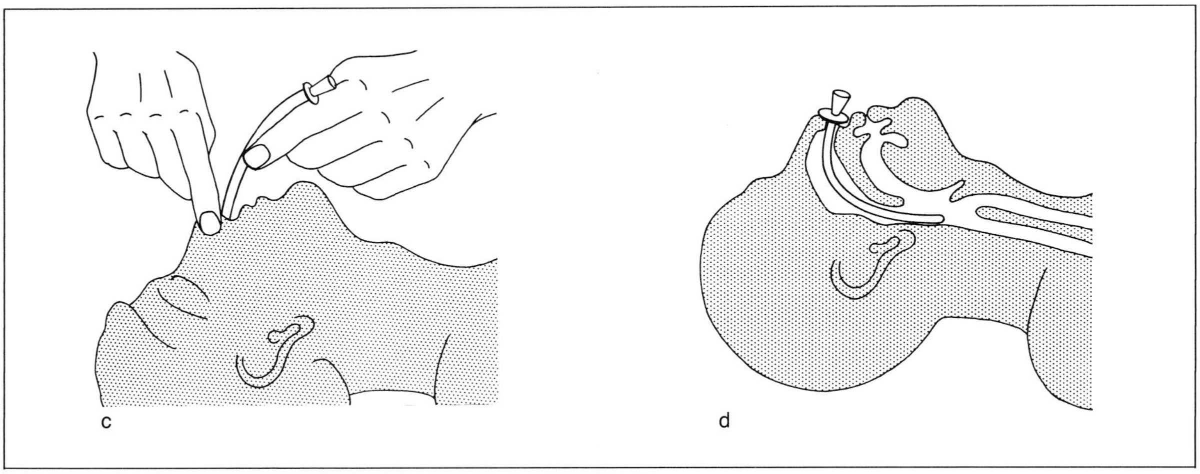

Abb. 11.10 c) Einführen eines Wendl-Tubus in den unteren Nasengang, d) korrekte Lage im schematischen Schnittbild

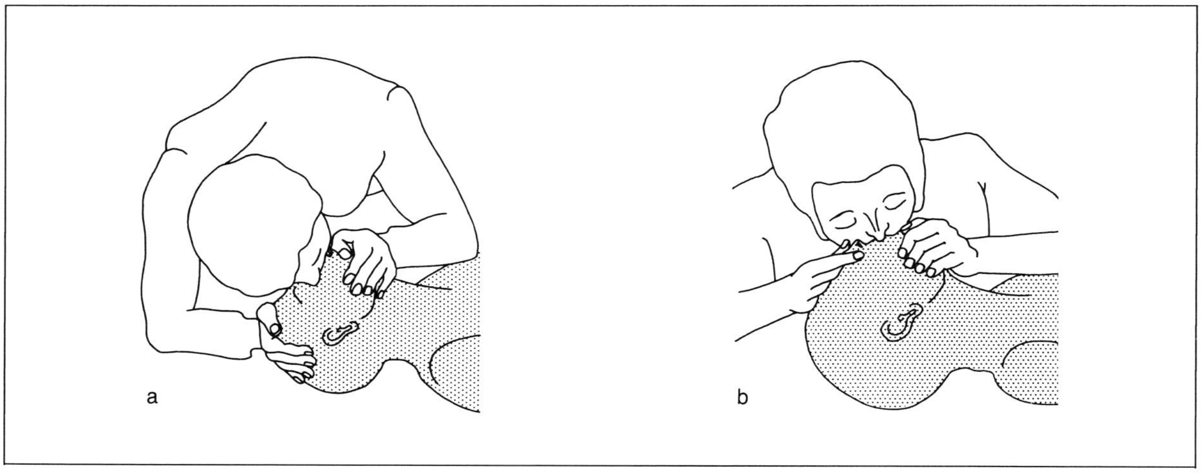

Abb. 11.11 a) Mund-zu-Nase-Beatmung, b) Mund-zu-Mund-Beatmung

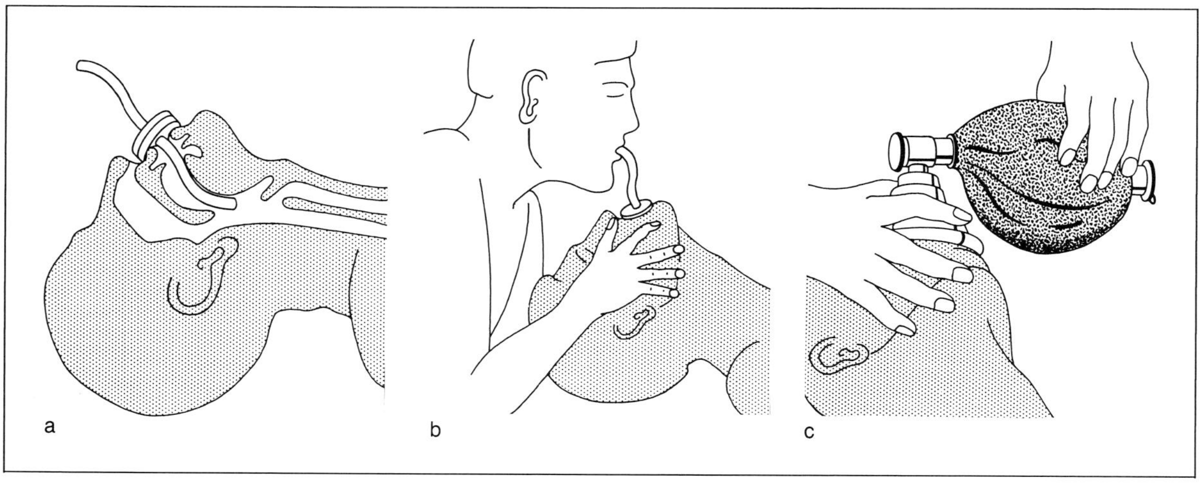

Abb. 11.12 Mund-zu-Mund-Beatmung mit Hilfe eines Safar-Tubus: a) Einführung wie beim Guedel-Tubus, b) korrekte Handhabung, c) Atembeutel-Masken-Beatmung, Fixierung der Maske mit dem sogenannten C-Griff

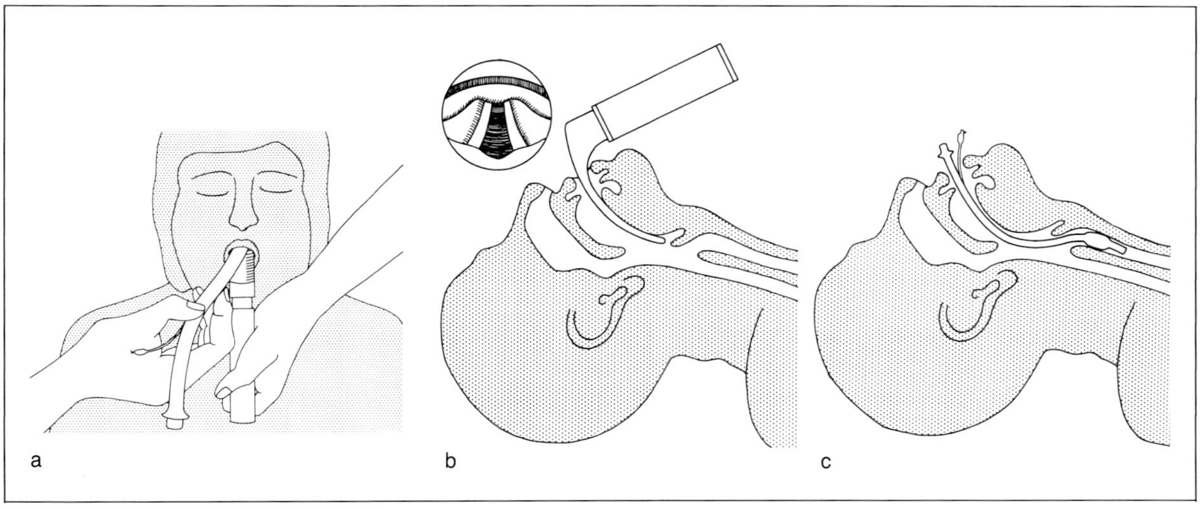

Abb. 11.13 Endotracheale Intubation: a) Einführen des Laryngoskops mit der linken Hand; nach Einstellung der Trachea (b) Einführung des Trachealtubus mit der rechten Hand (a, c)

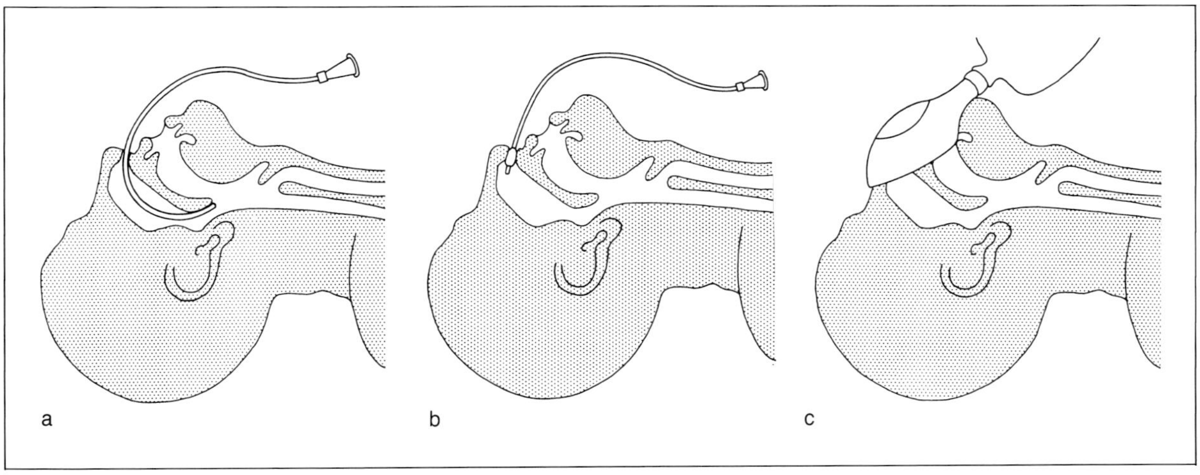

Abb. 11.14 Sauerstoffgabe über Nasopharyngealkatheter (a), Nasenkatheter (b), Atembeutel-Masken-System (c)

Der Beatmende muß in der Ausatemphase des Patienten die Effektivität der Beatmung überprüfen (Hören und Fühlen der ausströmenden Luft, Beobachten der Brustkorbbewegungen). Zeigt sich, daß die Beatmung nicht effektiv ist (s. Abb. 11.8), müssen die Atemwege noch einmal kontrolliert, eventuell die Überstreckung des Kopfes verbessert oder Fremdkörper entfernt werden. Bei Verdacht auf aspirierte Fremdkörper (Bolus) wird versucht, durch mehrere kräftige Schläge mit der flachen Hand auf den Rücken des in Seitenlagerung befindlichen Patienten den Fremdkörper zu entfernen (Tab. 11.8). Bei Erfolglosigkeit kann durch den Heimlich-Handgriff (Abb. 11.15 a und b) die Fremdkörperentfernung versucht werden. Ist auch danach die Beatmung ineffektiv, muß die Koniotomie (Abb. 11.16) erfolgen. In seltenen Fällen kann auch bei Laryngospasmus und Larynxödem eine endotracheale Intubation unmöglich sein, so daß ebenfalls eine Koniotomie notwendig wird. Neben diesen mechanischen Maßnahmen zur Therapie einer Atemstörung wird bei bestimmten Formen eine zusätzliche medikamentöse Therapie nach Tabelle 11.8 vorgenommen.

Tabelle 11.8 Ergänzende Maßnahmen bei Atemstörungen

Hypoxie jeder Ursache	Sauerstoff-Insufflation (4 l/min)
Intoxikation durch Lokalanästhetika	In der Erregungsphase: Valium 5–10 mg (1-2 ml) langsam i.v.
Verlegung der Atemwege durch Fremdkörper	Schläge auf den Rücken Heimlich-Handgriff Koniotomie
Laryngospasmus	Koniotomie
Larynxödem Quincke-Ödem	Koniotomie, Trachealspickung Suprarenin 0,25–0,5 mg i.v. (2,5–5 ml der 1:10 mit NaCl-Lösung 0,9 % verdünnten Stammlösung) Fortecortin 40 mg (5 ml) i.v. Tavegil 2 mg (5 ml) i.v.
Asthma bronchiale	Berotec Aerosol 2-3 Hübe Euphyllin 240 mg (10 ml) i.v. Fortecortin 40 mg (5 ml) i.v.
Lungenödem	Nitrolingual Spray 1-2 Hübe

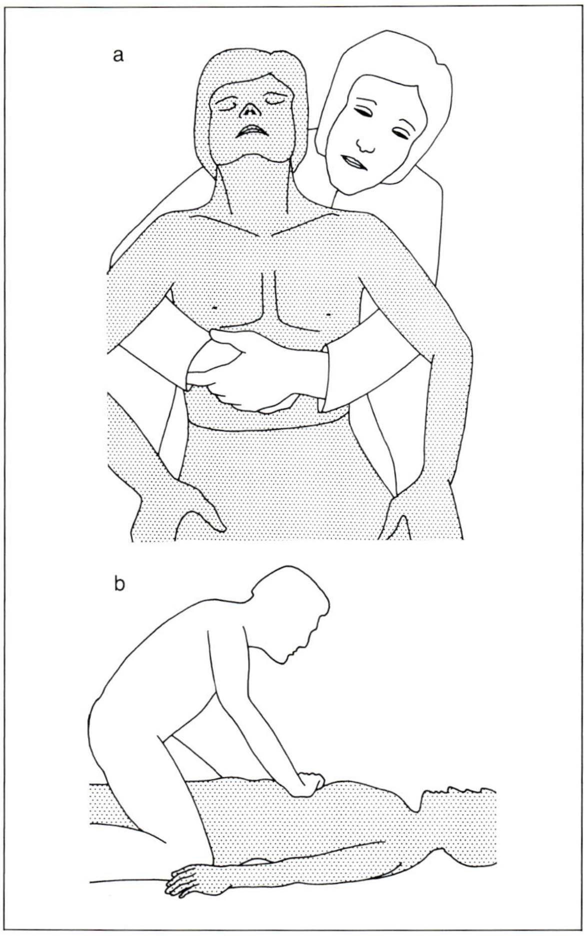

Abb. 11.15 Heimlich-Handgriff bei Fremdkörperaspiration. Am sitzenden (a) oder liegenden (b) Patienten werden mehrere kräftige Druckstöße mit den Händen auf die Oberbauchregion ausgeführt

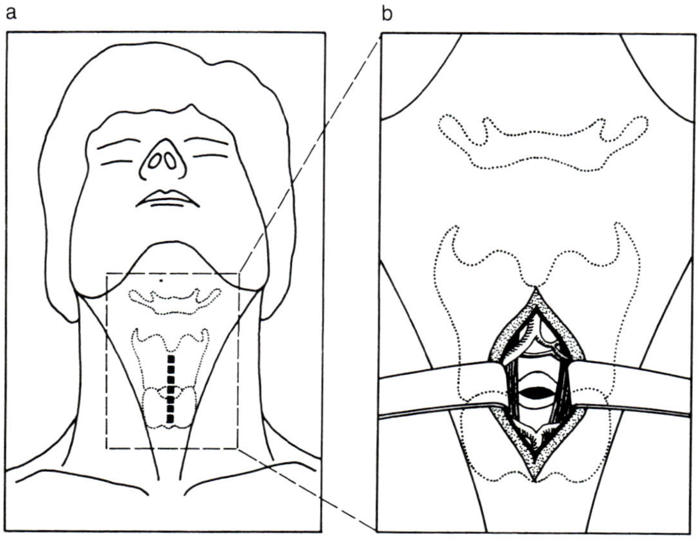

Abb. 11.16 Schematische Darstellung der Koniotomie. Die Haut wird in Längsrichtung (a), die Lamina cricothyroidea in Querrichtung (b) durchtrennt

11.4 Herz-Kreislaufstörungen

Ätiologisch sind Herz-Kreislaufstörungen durch Störung der Aufnahme und des Transportes von Sauerstoff (respiratorische Ursache), kardiale Ursachen (Herzinsuffizienz), Veränderungen am Gefäßsystem (Gefäßinsuffizienz) oder Änderungen der Blutzusammensetzung bedingt (Tab. 11.9).

Tabelle 11.9 Ursachen von Herz-Kreislaufstörungen (Auswahl)

Ursache	Klinisches Erscheinungsbild
Respiratorische Ursachen (Respiratorische Insuffizienz) Hypoxie jeder Art	Kreislaufstillstand
Kardiale Ursachen (Herzinsuffizienz) Koronare Herzkrankheit Rhythmusstörungen	Tonische Kreislaufinsuffizienz Kreislaufstillstand
Veränderungen am Gefäßsystem (Gefäßinsuffizienz)	
Vaso-vagale Synkope (Psychogene Ohnmacht)	Atonische Kreislaufinsuffizienz
Orthostatische Synkope (Orthostatischer Kollaps)	Tonische Kreislaufinsuffizienz
Rückenlagesynkope der Schwangeren	Tonische Kreislaufinsuffizienz
Karotis-Sinus-Syndrom	Atonische Kreislaufinsuffizienz
Veränderungen der Blutzusammensetzung	
Volumenmangel	Tonische Kreislaufinsuffizienz

Tabelle 11.10 Klinische Symptome von Formen der Herz-Kreislaufstörungen

Atonische Kreislaufinsuffizienz	Funktionell	Vagotonus, periphere Vasodilatation
	Puls	Bradykardie
	Blutdruck	Systolisch ↓, Diastolisch ↓ } Hypotonie Amplitude konst.
Tonische Kreislaufinsuffizienz	Funktionell	Sympathikotonus, periphere Vasokonstriktion
	Puls	Tachykardie
	Blutdruck	Systolisch ↓, Diastolisch ↓ } Hypotonie Amplitude ↓
Herz-Kreislauf-Stillstand	Funktionell	Asystolie, Hyposystolie, Klammerflimmern
	Puls	nicht tastbar
	Blutdruck	nicht meßbar

Das Herz-Kreislaufsystem reagiert auf diese Störungen meist stereotyp in Form einer atonischen oder tonischen Kreislaufinsuffizienz, oder es kommt zum Kreislaufstillstand. Die Parameter dieser Erscheinungsform gehen aus der Tabelle 11.10 hervor.

Klinisch äußern sich die Grundtypen vor allem in Form von:

- ischämischen Herzkrankheiten,
- akuten Hypotonien,
- Schockformen,
- Kreislaufstillstand.

11.4.1 Ischämische Herzkrankheiten

Die koronare Herzkrankheit ist eine ischämische Erkrankung des Myokards durch Atherosklerose der Herzkranzgefäße mit den klinischen Manifestationen Angina pectoris und Herzinfarkt. Die Angina pectoris äußert sich in anfallsweisen retrosternalen Schmerzen, die nach links und in den linken Arm ausstrahlen. Der Anfall wird durch akuten Sauerstoffmangel des Myokards – bei körperlicher Anstrengung oder seelischer Erregung – ausgelöst. Der Patient kennt seine Erkrankung und erholt sich nach Gabe von ein bis zwei Nitrolingual-Kapseln bzw. ein bis zwei Hüben Nitrolingual-Spray rasch. Tritt keine sofortige Besserung ein, muß an einen Herzinfarkt gedacht werden. Beim Myokardinfarkt liegt in der Regel eine hochgradige Stenosierung der Herzkranzgefäße durch Atherosklerose zugrunde, meist mit zusätzlicher Thrombose. Durch den Sauerstoffmangel kommt es zur Infarzierung. In der Folge tritt eine Herz-Kreislaufinsuffizienz, meist mit Lungenödembildung (kardiogener Schock), oder ein Herz-Kreislaufstillstand ein.

Symptome

Reißende substernale Schmerzen, die auch Nitrolingual nicht bessert, evtl. in den linken Arm, den Hals und die Zähne ausstrahlend, Dyspnoe, Tachypnoe, Todesangst, kalter Schweiß, Bewußtseinstrübung, Blutdruckabfall, Tachykardie, Rasselgeräusche bei Lungenödem.

11.4.2 Akute Hypotonien

Die akute hypotone Kreislaufinsuffizienz ist kein einheitliches Krankheitsbild, sondern ein Sammelbegriff für Zustände mit Kreislaufdysregulationen, die ihre Ursache im

Gefäßsystem haben. Die Gemeinsamkeiten dieser Zustände liegen in einer durch Gefäßinsuffizienz bedingten akuten Verminderung des Herzminutenvolumens mit nachfolgender zerebraler Ischämie, was eine Synkope zur Folge hat. Diese Zustände sind in den meisten Fällen reversibel, nur selten einmal kann es zur Ausbildung eines echten Schockzustandes kommen. Für den Zahnarzt sind vor allem die folgenden Formen von Bedeutung:

Vasovagale Synkope

Meist psychogen bedingter Blutdruckabfall mit kurzer Bewußtlosigkeit (Synkope). Auslösend wirken vor allem psychische Faktoren wie Schreck, Angst, Ekel, Schmerzen, Hitze, Hungergefühl, die über den Vagus und andere vasomotorische Fasern reflektorisch zu einer Gefäßerweiterung, besonders in der Muskulatur der unteren Extremitäten, führen. Dadurch kommt es zu einem ungenügenden venösen Rückfluß zum Herzen mit kleinem Schlagvolumen und folgender zerebraler Minderdurchblutung.
Symptome: Übelkeit, Schwindel, Sehstörungen, Schwächegefühl, Blässe, Schweißausbruch, Bewußtseinsschwund, Bradykardie, Blutdruckabfall, Atmung: zuerst rasch und oberflächlich, dann verlangsamt.

Orthostatische Hypotonie mit Synkope

Hypotonie durch Änderung der Körperhaltung (Aufstehreaktion). Es liegt eine konstitutionelle Schwäche des Vasomotorenzentrums vor (vegetativ labile, hochaufgeschossene Personen).
Symptome: Plötzlich auftretender Bewußtseinsverlust, häufig bei Änderung der Körperhaltung. Flacher, frequenter Puls, Blutdruckabfall mit kleiner Amplitude.

Rückenlagesynkope der Schwangeren

Bei Schwangeren kann in Rückenlage der Uterus die V. cava komprimieren (Kava-Kompressionssyndrom), was zu einer akuten Verminderung des venösen Rückflusses zum Herzen und anschließendem Abfall des Herzminutenvolumens mit zerebralem Sauerstoffmangel führt.
Symptome: Bewußtseinsschwund, flacher frequenter Puls, Blutdruckabfall mit kleiner Amplitude.

Karotissinus-Syndrom

Der Karotissinus, der normalerweise bei der Regulation der Herzfrequenz und des Blutdrucks eine wesentliche Rolle spielt, wird im vorgerückten Alter, vorwiegend bei Männern mit atherosklerotisch veränderter Carotis interna, oft übererregbar. Mechanische Reize, z. B. Kopfdrehen oder ein enger Kragen, führen zu Symptomen wie Verlangsamung der Herzfrequenz bis zur Asystolie, Blutdruckabfall, Bewußtseinsverlust.

Die Sofortmaßnahmen werden analog den Zwischenfällen mit Bewußtseinsstörung durchgeführt. Erholt sich der Patient nicht, wird wie bei einem hypovolämischen Schock therapiert.

11.4.3 Schock

Die klinische Diagnose Schock wird gestellt, wenn Zeichen für eine akute Kreislaufinsuffizienz mit Minderdurchblutung der Gewebe und Gewebsschädigung durch Hypoxie vorliegen.
Schockzeichen sind

- kühle, feuchte, blaß-zyanotische Haut
- stark verzögerte Nagelbettdurchblutung
- Unruhe, Bewußtseinstrübung
- Dyspnoe, Tachypnoe
- Abfall des systolischen Blutdruckes
- kleine Blutdruckamplitude
- Tachykardie

} Schockindex $\geqq 1$

Diese Zeichen sind Ausdruck der Kompensationsmechanismen, mit denen der Körper auf das lebensbedrohliche Schockgeschehen reagiert, um die Durchblutung der Vitalorgane zu gewährleisten (tonische Kreislaufinsuffizienz/Zentralisation). Im weiteren Verlauf treten bei den meisten Schockzuständen gleichartige physiologische Reaktionen auf. Für die therapeutischen Maßnahmen hat sich die ätiologisch-pathogenetische Einteilung der Tabelle 11.11 bewährt, weil sie vor allem aufgrund bekannter anamnestischer Daten Hinweise für weitergehende therapeutische Maßnahmen zu geben vermag. Für den Zahnarzt sind vor allem der hypovolämische, der kardiogene und der anaphylaktische Schock von Bedeutung.
Die primäre Aufgabe bei *Sofortmaßnahmen* ist die Siche-

Tabelle 11.11 Schockformen: Einteilung nach ätiologisch-pathogenetischen Faktoren

Hypovolämischer Schock	Volumenmangel durch Blut-, Plasma- oder Wasserverlust
Kardiogener Schock	Hinweis auf Herzerkrankung Akuter Brustschmerz
Anaphylaktischer Schock	Medikamentenunverträglichkeit (Antibiotika, Lokalanästhetika) Hautreaktion
Septisch-toxischer Schock	Hinweis auf bakterielle Infektion
Neurogener Schock	Medikamentenintoxikation (Barbiturate) Schädel-Hirn-Trauma

rung des Erhaltungsstoffwechsels durch Ausgleich zwischen Herzzeitvolumen und peripherem Bedarf. Eine therapeutisch nutzbare Einteilung ergibt sich aus der Menge des tatsächlichen oder relativen Volumendefizits im Schock. Zu seiner Beurteilung lassen sich die relativ leicht verifizierbaren Parameter Pulsfrequenz und Blutdruck heranziehen. Bildet man den Quotienten aus Pulsfrequenz und systolischem Blutdruck, so erhält man den Schockindex (Abb. 11.17). Bei einem Index von 1,0 kann von einem Defizit von mindestens 1000 ml ausgegangen werden (cave kardiogener Schock!).

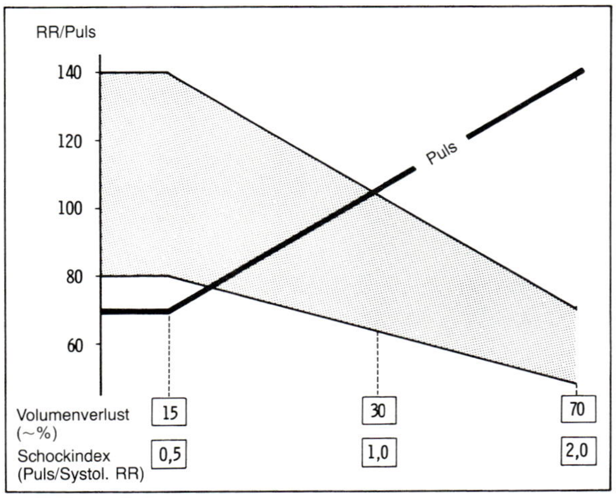

Abb. 11.17 Schematische Darstellung der Beziehung zwischen Schockindex und relativem Volumenmangel

Zum Ausgleich werden kolloidale Volumenersatzmittel (z. B. Longasteril 75) maximal bis 1,5 l gegeben. Da diese Mittel durch ihre Hyperosmolarität dem extrazellulären Raum Flüssigkeit entziehen, kann die gleichzeitige Gabe von Vollelektrolytlösungen vom Typ des Ringer-Lactats von Vorteil sein. Stehen keine kolloidalen Ersatzmittel zur Verfügung, kann auch Ringer-Lactat zur Auffüllung verwendet werden. Aufgrund der kürzeren intravasalen Verweildauer muß dann jedoch die zwei- bis dreifache Menge zugeführt werden.

Sofortmaßnahmen bei Schockzuständen:

- Flachlagerung mit erhöhten Beinen (außer bei kardiogenem Schock),
- Atemwege freimachen und freihalten,
- Sauerstoffgabe (4 l/min),
- venöser Zugang und Infusion von Longasteril 75 und Ringer-Lactat (Vorsicht bei kardiogenem Schock),
- bei Unruhe Sedierung (Valium 5 bis 10 mg, 1 bis 2 ml i.v./i.m.),
- bei Schmerzen Analgetika (Novalgin 2,5 g [5 ml] i.v./i.m.) oder
- bei stärkeren Schmerzen Fortral 30 mg (1 ml) i.v./i.m.,
- bei akuter Atemdepression auf Fortral: Narcanti 0,4 mg (1 ml) i.v.

Neben diesen Maßnahmen werden bei bekannter Ursache die in Tabelle 11.12 angegebenen ergänzenden Maßnahmen ergriffen, und die Krankenhauseinweisung wird veranlaßt.

Tabelle 11.12 Ergänzende Maßnahmen bei Schockzuständen

Hypovolämischer Schock	Schnelle Volumenauffüllung 1000 ml in 10–15 min Beseitigung der Schockursache (z. B. Blutung)
Kardiogener Schock	Lagerung mit erhöhtem Oberkörper Nitrolingual Kps. 1–2 bzw. Nitrolingual Spray 1–2 Hübe langsame Infusion wenig Volumen
Anaphylaktischer Schock	Suprarenin 0,25–0,5 mg i.v. oder intralingual (2,5–5 ml der 1:10 mit NaCl-Lösung verdünnten Stammlösung) Fortecortin 40 mg (5 ml) i.v. Tavegil 2 mg (5 ml) i.v. bei Bronchospasmus: Euphyllin 240 mg (10 ml) i.v.
Septisch-toxischer Schock	Sofortmaßnahmen ausreichend
Neurogener Schock	Schädel-Hirn-Trauma: Fortecortin 40–80 mg (5–10 ml) i.v.

11.4.4 Kreislaufstillstand

Die folgenschwerste Form einer Herz-Kreislaufstörung ist der Kreislaufstillstand. Jeder Kreislaufstillstand führt ohne Therapie zwangsläufig innerhalb kurzer Frist zum Atemstillstand. Im Einzelfall kann häufig nicht unterschieden werden, welches primäre Ereignis zum Kreislaufstillstand führte.

Symptome des Kreislaufstillstandes:

- kein tastbarer Puls,
- Bewußtlosigkeit (nach 6 bis 12 sec),
- graufahle Hautverfärbung (nach 15 bis 20 sec), Schnappatmung oder
- Atemstillstand (innerhalb 40 sec),
- weite lichtstarre Pupillen (nach 60 sec).

Eine Differenzierung der Ursachen des Kreislaufstillstandes (Asystolie, Hyposystolie, Kammerflimmern) ist nur mittels EKG möglich, jedoch für die notwendigen Sofort-

Tabelle 11.13 Kardiopulmonale Reanimation

A	Atemwege freimachen und freihalten	Überstrecken des Kopfes Unterkiefer vorziehen Reinigung des Mund-Rachen-Raumes Einlegen eines Pharyngealtubus
B	Beatmen	3–5 mal beatmen Mund-zu-Mund Mund-zu-Nase Mund-zu-Mund über Safar-Tubus Atembeutel-Masken-Beatmung Atembeutel-Tubus-Beatmung
	Puls fühlen! Wenn kein Puls tastbar, dann	
C	Circulation	Externe Herzmassage 1 Helfer: 15 Massagen (80/min) 2 Beatmungen 2 Helfer: 5 Massagen (60/min) 1 Beatmung
D	Drogen (Medikamente)	Sauerstoff 4 l/min (nur über Atembeutel) Natriumbikarbonat 8,4 % i.v. – 1 mval = 1 ml (initial 1 mval/kg, max. 100 mval, Repetition: 0,5 mval/kg/10 min) Suprarenin 0,5 mg/5 min (5 ml 1:10 mit 0,9 % NaCl verdünnt) i.v./intrakardial
E	Einweisung in die Klinik	

maßnahmen bedeutungslos. Die Behandlungsmaßnahmen bei akutem Kreislauf- und Atemstillstand werden kardiopulmonale Reanimation genannt. Das Ziel der Behandlung ist die Wiederherstellung einer ausreichenden Gewebsperfusion der Vitalorgane mit oxygeniertem Blut. Die einzelnen Schritte der kardiopulmonalen Reanimation werden ABCDE der Wiederbelebung genannt (Tab. 11.13).

A Atemwege freimachen und freihalten

Tritt nach dem Freimachen der Atemwege nicht sofort die Spontanatmung ein, so muß umgehend mit der Beatmung begonnen werden.

B Beatmung

Um eine Zeitverzögerung zu vermeiden, beginnt man die Beatmung am besten ohne Hilfsmittel. Zunächst wird 3- bis 5mal beatmet und im Anschluß daran eine erneute Pulsdiagnostik vorgenommen. Fehlt der Puls der A. carotis, beginnt man sofort mit der kombinierten kardiopulmonalen Reanimation.

C Circulation

Da der präkordiale Faustschlag eventuell Asystolie und Kammerflimmern auslösen kann, empfehlen wir dem Zahnarzt, den präkordialen Faustschlag grundsätzlich zu unterlassen, und sofort mit der externen Herzmassage (rhythmische Kompression des Herzens zwischen Brustbein und Wirbelsäule) anzufangen (Abb. 11.18a–c). Wird die kardiopulmonale Reanimation von einem Helfer vorgenommen, schließen sich 15 Kompressionen an. Die

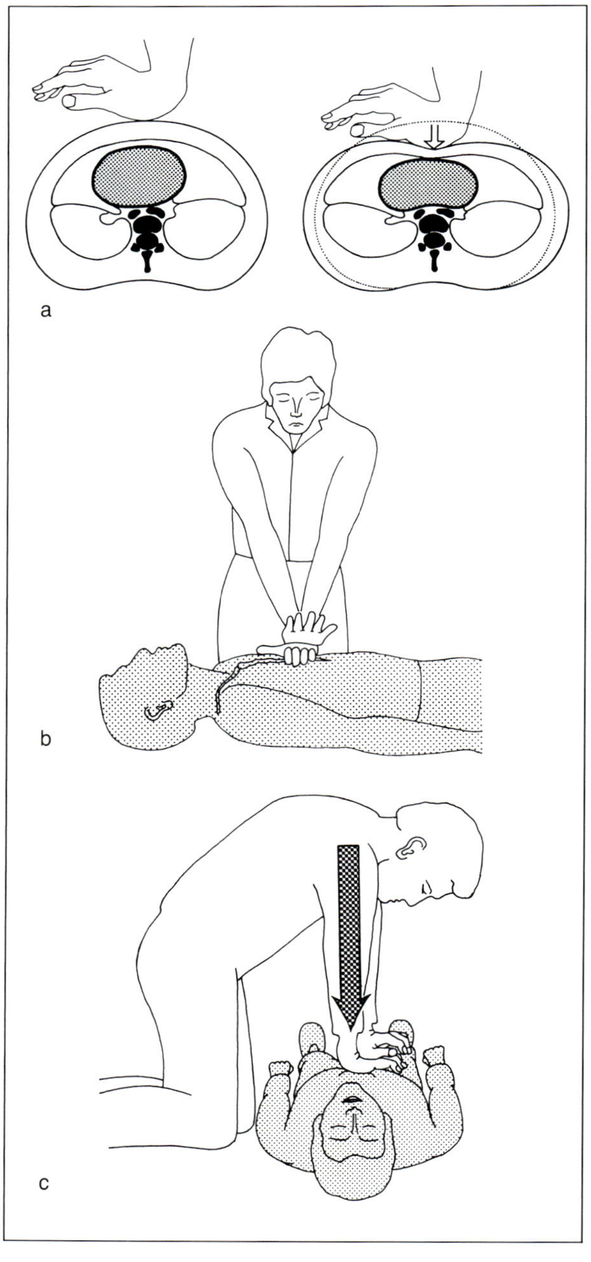

Abb. 11.18 Herzmassage: a) Kompression des Herzens zwischen Wirbelsäule und Brustbein. b) Die verschränkt übereinanderliegenden Hände liegen auf dem unteren Anteil des Brustbeins. c) Durch Strecken der Arme kann das Körpergewicht zur Kompression eingesetzt werden

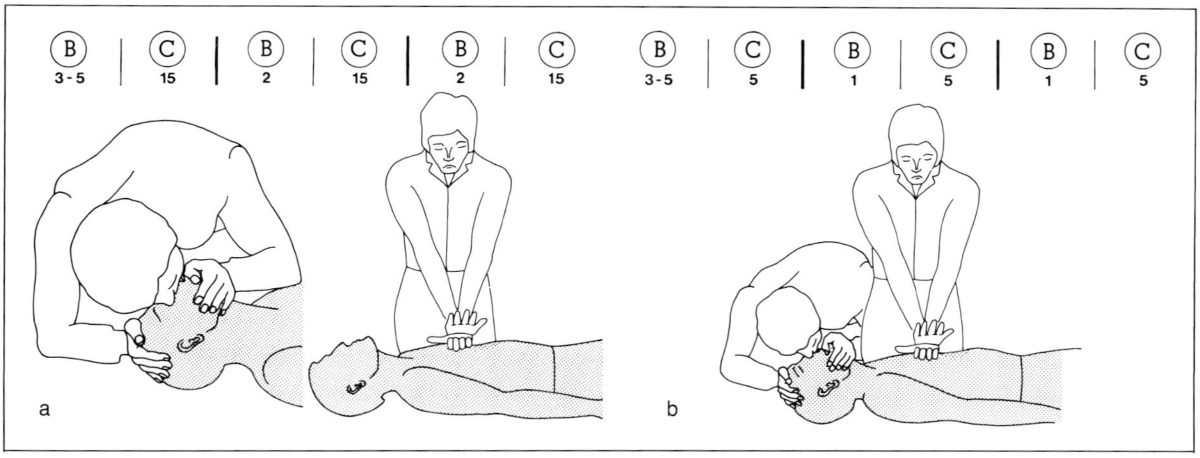

Abb. 11.19 Rhythmischer Wechsel von Beatmung (B) und Compression (C) bei kardiopulmonaler Reanimation. a) Einhelfermethode, b) Zweihelfermethode

weitere Reihenfolge besteht aus zwei schnellen Insufflationen und 15 Kompressionen (Abb. 20) mit einer Frequenz von 80 Kompressionen/min. (tatsächliche Kompressionsfrequenz von 53 und eine Atemfrequenz von 7/min). Die Reanimation ist wesentlich effektiver, wenn sie durch zwei Helfer vorgenommen wird. Die Beatmung wird dann nach jeder 5. Kompression ohne Pause interponiert (Kompressionsfrequenz 60/min, Atemfrequenz 12/min (Abb. 11.11 a und b).

D Drogen (Medikamente)

Zur Verbesserung des Sauerstoffangebotes für Herz und Gehirn sollte während der Reanimation so früh wie möglich Sauerstoff gegeben werden. Dies ist allerdings nur bei Beatmung mit dem Atembeutel (Maske oder Tubus) möglich. Jede weitere Applikation von Medikamenten ist an die Schaffung eines venösen Zugangs gebunden. Die Reanimation sollte aber möglichst kontinuierlich fortgesetzt werden (Unterbrechung höchstens 10–15 sec). Zur Verbesserung der myokardialen Situation wird Suprarenin 0,5 mg/5 Minuten (5 ml 1:10 mit 0,9% NaCl verdünnt) intravenös appliziert. Intrakardial (4. oder 5. ICR links parasternal mit 10–12 cm langer Kanüle) dagegen sollte das Medikament nur injiziert werden, wenn ein venöser Zugang nicht möglich ist.

Alternativ bietet sich aufgrund der guten vaskulären Versorgung die intralinguale Injektion an, allerdings handelt es sich dabei immer grundsätzlich um eine intramuskuläre Injektion. Neueste Untersuchungen haben gezeigt, daß dem häufig für die kardiopulmonale Reanimation angegebenen Orciprenalin (Alupent) die wichtige alpha-adrenerge Vasokonstriktion fehlt. Adrenalin (Suprarenin) gilt deshalb wieder als das Katecholamin erster Wahl. Zur Behandlung der in der Folge des Herz-Kreislaufstillstandes entstehenden metabolischen Azidose wird Natriumbikarbonat 8,4% (1 mval/kg KG i.v.) gegeben. Danach werden alle 10 Minuten 0,5 mval/kg KG i.v. appliziert.

Zur Effektivitätskontrolle der kardiopulmonalen Reanimation dienen die gleichen Kriterien wie zur Feststellung des Kreislaufstillstandes:

- Engerwerden der Pupillen sowie Reaktion auf Licht,
- tastbarer Karotispuls,
- bessere Durchblutung der Haut und Schleimhäute (Rückbildung der graufahlen Verfärbung).

Zeigen die Reanimationsmaßnahmen keinen Erfolg, sollten sie nach angemessener Zeit beendet werden. Als Richtlinie können die Zeichen des zerebralen Kreislaufstillstandes (weite, lichtstarre Pupillen, Bewußtlosigkeit, fehlende Spontanatmung) für 30 Minuten nach Beginn der Reanimation dienen.

E Einweisung

Jeder Herz-Kreislaufstillstand stellt einen ernsten Notfall dar und erfordert die sofortige Hinzuziehung eines Notarztes und/oder die Einweisung in die Klinik.

11.5 Notfallausrüstung

Um Notfälle schnell und zweckmäßig erkennen und behandeln zu können, sollten alle erforderlichen Hilfsmittel in einem Notfallkoffer griffbereit sein. Die Ausstattung muß sich an den Kenntnissen und Fähigkeiten des Arztes orientieren. So können ein Laryngoskop und Endotrachealtuben fakultativ berücksichtigt werden, wenn die Methode der Intubation beherrscht wird.

11.5.1 Ausstattung eines Notfallkoffers für Zahnärzte

Diagnostische Hilfsmittel

Stethoskop,
Blutdruckmeßgerät,
Taschenlampe,

Hilfsmittel für die Beatmung

Absaugkatheter (Ch. 10, 14, 18),
Kornzange, Tupfer,
Oropharyngealtuben (Gr. 2, 3, 4),
Nasopharyngealtuben (Gr. 26, 28, 30),
Safartubus,
Beatmungsbeutel mit Masken für Kinder und Erwachsene,
Festsauerstoffgerät mit Patronen, Sauerstoffbeutel und Ventilen,
Nasenkatheter für die Sauerstoffgabe,
Einmalskalpell,
Plastikbeutel,
Mundkeil.

Fakultativ für den Geübten:
Laryngoskop,
Endotrachealtuben und Intubationszubehör (McGill-Tuben, Ch. 30–38, Tubusführungsstab, 10 ml Spritze, Klemme zum Blocken, Xylocaingel).

Hilfsmittel für Injektionen

Spritzen (2, 5, 10, 20 ml),
Kanülen (Gr. 1, 12, Braunülen),
steriles Kanülenset für intrakardiale Injektion,
Stauschlauch,
Infusionsbestecke,
Ampullensägen,
Desinfektionsspray,
Pflaster, Tupfer, Schere.

Medikamente

Akrinor 2 mg (5 ml) Amp.,
Ammoniak-Lavendel-Riechampullen,
Berotec Dosier-Aerosol,
Euphyllin 240 mg (10 ml) Amp.,
Fortecortin 40 mg (5 ml) Amp.,
Fortral 30 mg (1 ml) Amp.,
Glucoselösung 20% 2,2 g (10 ml) Amp.,
isotonische Natriumchlorid-Lösung 0,9% (10 ml) Amp.,
Longasteril 75 500 ml Infusionsflasche,
Narcanti 0,4 mg (1 ml) Amp.,
Natriumbikarbonat 8,4% (250 ml) Flasche,
Nitrolingual 0,8 mg Kps.,
Nitrolingual 0,4 mg Spray,
Novalgin 2,5 g (5 ml) Amp.,
Ringerlactat 500 ml Infusionsflasche,
Suprarenin 1 mg (1 ml) Amp.,
Tavegil 2 mg (5 ml) Amp.,
Valium 10 mg (2 ml) Amp.

Sonstiges

Liste über Dosierung bzw. Verdünnung der Medikamente,
Merkblatt über Maßnahmen bei Notfällen,
Liste mit wichtigsten Telefonnummern,
Mitteilungen an den weiterbehandelnden Arzt.

Die Zusammenstellung der Medikamente ist eine unverbindliche Empfehlung. Selbstverständlich sind entsprechende Präparate anderer Hersteller in gleicher Weise anwendbar. Die Zusammenstellung sollte nach den individuellen Bedürfnissen des Anwenders abgewandelt werden. Die Vorteile des empfohlenen Festsauerstoffgerätes liegen in der einfachen Handhabung, den geringen Anschaffungskosten und darin, daß die Behälter nicht der Druckgasverordnung unterliegen (regelmäßige Überprüfung).
Diese Ausstattung wird aber nur dem Arzt von Nutzen sein, der seine theoretischen Kenntnisse durch die ebenso wichtigen praktischen Fähigkeiten auf der Grundlage regelmäßiger Übungen ergänzt.

11.6 Forensische Probleme bei Notfällen

Die Hilfsverpflichtung ist nach § 330c Strafgesetzbuch festgelegt. Hilfeleistung wird vom Laien wie vom besonders medizinisch Geschulten gefordert, wenn sie notwendig und zumutbar ist. Die Rechtsprechung geht aber davon aus, daß Arzt und Zahnarzt für eine weitergehende Hilfeleistung aufgrund der Ausbildung besonders geeignet sind. Die Hilfspflicht gilt für den Heilberufler unabhängig davon, ob er zu einer zweckentsprechenden Hilfeleistung fähig ist. Die Juristen fordern vom Zahnarzt auch bei allgemeinmedizinischen Zwischenfällen eine wirksame Überbrückungshilfe. Der Umfang der Hilfe hat sich an den Fähigkeiten und Möglichkeiten des Hilfeleistenden zu orientieren, d. h., im konkreten Falle wäre eine Tracheotomie durch den Zahnarzt ein unerlaubtes Risiko, eine Koniotomie oder Trachealspickung aber eine zumutbare Maßnahme mit erlaubtem Risiko.

Eine Beschränkung der Haftung auf grobe Fahrlässigkeit und Vorsatz ist nur bei außerberuflicher Hilfeleistung gegeben. Bei der Berufsausübung haftet der Zahnarzt für alle Schäden, die bei fachgerechter Notversorgung vermeidbar gewesen wären. Der Zahnarzt muß also von der Ausrüstung wie von seinen Fähigkeiten her in der Lage sein, bei medizinischen Notfällen die erforderlichen Notfallmaßnahmen durchzuführen. Aufgrund seiner Sachkunde wird von ihm darüber hinaus verlangt, daß er weitergehende Maßnahmen veranlaßt. Ergibt sich eine unzureichende Eignung, so wird geprüft werden, ob der Zahnarzt z. B. wegen Vernachlässigung seiner Fortbildungspflicht diesen Umstand zu vertreten hat oder ob die Übernahme der Behandlung (z. B. Risikopatient), in deren Verlauf es zu dem Zwischenfall kam, bereits ein pflichtwidriger Voraussichtsmangel war (sog. Übernahmeverschulden).

11.7 Behandlung von Nachblutungen und Patienten mit gestörter Blutgerinnung

Voraussetzung für jeden chirurgischen Eingriff ist die sichere Beherrschung der Blutstillung. Die Wundversorgung nach operativen Maßnahmen im Kieferbereich weist einige Besonderheiten auf. Bei dem häufigsten Routineeingriff, der Zahnentfernung durch Extraktion, wird üblicherweise kein Wundverschluß vorgenommen. Nach der digitalen Kompression der Alveolenränder und dem Einlegen eines Aufbißtupfers zwischen die Alveolarfortsätze wird die entstehende kombinierte Weichteil-Knochenwunde der sekundären Wundheilung überlassen. Ein zur Mundhöhle offener Knochendefekt im gut durchbluteten Kieferbereich bietet wegen der nur eingeschränkt wirksamen Gefäßkontraktion günstige Voraussetzungen für die Entstehung von Nachblutungen. Der Blutstillungsmechanismus beschränkt sich weitgehend auf die Aktivität der Thrombozyten und die plasmatische Gerinnungsfunktion. Häufige Ursache von Nachblutungen ist die Gefäßerweiterung, die als vagotone Gegenregulation auf die durch den vasokonstriktorischen Zusatz des Lokalanästhetikums hervorgerufene Gefäßkontraktion folgt. Zusätzliche begünstigende Faktoren stellen lokale Manipulationen, z. B. häufiges Ausspülen, Wärmeapplikation und die Einnahme hyperämisierender Genußmittel (Kaffee, Tee, Alkohol) dar. Zu berücksichtigen sind auch eine hypertone Kreislaufsituation sowie die Menstruationsphase.

Neben den Nachblutungen ohne Blutungskrankheit, die immer durch lokale chirurgische Maßnahmen beherrscht werden können, müssen die hämorrhagischen Diathesen und die therapeutisch herbeigeführten Gerinnungsstörungen bei antithrombotischer Therapie unterschieden werden. Kennzeichnend ist hier eine im Verhältnis zur Verletzung übermäßige Blutung oder das Auftreten von Spontanblutungen.

11.7.1 Ursachen gestörter Blutgerinnung

Die hämorrhagischen Diathesen werden in vier Gruppen untergliedert:
a) Koagulopathien (= plasmatische Gerinnungsstörungen), b) thrombozytäre hämorrhagische Diathesen, c) vaskuläre hämorrhagische Diathesen, d) Kombinationen aus a), b), c).
Die Koagulopathien, also die krankhaften Veränderungen der plasmatischen Gerinnungsfaktoren, enthalten die bekanntesten Krankheitsbilder. Die zweite Gruppe, die thrombozytär bedingten Störungen, beruhen auf einer krankhaften Veränderung der Thrombozytenzahl oder der Thrombozytenfunktion. Bei den vaskulär bedingten häm-

orrhagischen Diathesen liegt eine verminderte Gefäßwanddichte vor, so daß das Blut ohne offensichtliche Ursache aus dem Gefäßsystem in das Gewebe austreten kann. Eine Störung im Blutstillungsmechanismus liegt hier nicht vor. Schließlich können diese Störungen auch kombiniert auftreten.

Die weitere Untergliederung der *Koagulopathien* erfolgt in *angeborene und erworbene plasmatische Gerinnungsstörungen*. Bei den angeborenen Koagulopathien (Tab. 11.14) ist der Gerinnungseffekt meist selektiv, bei den erworbenen Formen sind mehrere Gerinnungsfaktoren in ihrer Aktivität vermindert. Eine recht häufige Störung mit 7 pro 100000 der Bevölkerung ist die *Hämophilie*, die einen x-chromosomal rezessiven Erbgang aufweist. 82% dieser Patienten leiden an einem Faktor-VIII-Mangel bzw. einer Aktivitätsminderung, bei 18% betrifft die Störung den Faktor IX. Der Schweregrad wird durch die Faktoren-Restaktivität angegeben. Unter 1% spricht man von einer schweren, bei 1–5% von einer mittelschweren, zwischen 5 und 15% von einer leichten und bei 15–60% von der Subhämophilie.

Tabelle 11.14 Angeborene Koagulopathien

Hämophilie A Hämophilie B von-Willebrand-Jürgens-Syndrom	Faktor-VIII-Mangel Faktor-IX-Mangel Faktor-VIII-Defekte
Seltene Formen: Hypo-, Dys-, Afibrinogenämie Selektiver Faktorenmangel	Faktor-I-Mangel, -Defekt oder -Fehlen Faktor II, V, VII, X, XI, XII oder XIII

Tabelle 11.15 Erworbene Koagulopathien

Beispiele:	führt zu Mangel der Faktoren
Vitamin-K-Mangel bei Malabsorption	II, VII, IX, X
Leberparenchymschaden	I, II, V, VII, IX, X, XIII
Hemmkörper-koagulopathien	

Eine autosomal dominante Koagulopathie ist das von-Willebrand-Jürgens-Syndrom mit dem Defekt des Faktors VIII. Die anderen angeborenen Gerinnungsstörungen spielen wegen ihres seltenen Vorkommens nur eine untergeordnete Rolle.

Unter den erworbenen Koagulopathien spielt der *Vitamin-K-Mangel* wegen Malabsorption oder Antibiotikatherapie mit Vernichtung der Darmflora eine wichtige Rolle. Die betroffenen Gerinnungsfaktoren sind in Tabelle 11.15 aufgeführt. Die gleichen oder zusätzlichen Faktoren können wegen Synthesestörungen des Leberparenchyms vermindert sein, z. B. wegen einer alkoholtoxischen Leberzirrhose. Die Bildung von Hemmkörpern gegen einzelne oder mehrere Gerinnungsfaktoren führt zu hämorrhagischen Diathesen, die schwer therapierbar sind. Immunsuppressiva sind nur bei normaler Faktorenbildung wirksam. Ist die Hemmkörperbildung jedoch sekundär substitutionsbedingt entstanden, z. B. bei einem Patienten mit Hämophilie A, müssen spezielle Faktor-VIII-Konzentrate gegeben werden. Die Substitution einer ausreichenden Faktorenaktivität wird dadurch erheblich erschwert.

Betrifft der Gerinnungseffekt die zellulären Anteile des Blutes, so spricht man von *thrombozytären hämorrhagischen Diathesen*. Die Thrombozytopenien, also die Thrombozytenmangelerkrankungen, sind die häufigsten unter allen hämorrhagischen Diathesen. Als Ursache wurden bei der Werlhof-Krankheit z. B. immunologische Störungen durch einen Anti-Plättchen-Faktor nachgewiesen, beim Werlhof-Syndrom allergische Reaktionen auf Virusinfekte, z. B. Röteln oder Arzneimittel (Sulfonamide), und bei den sog. symptomatischen Thrombozytopenien wurde der Mangel an Thrombozyten als Folgewirkung von Zytostatika oder auch Strahlentherapie festgestellt.

Die Thrombozytosen können bei erhöhter Thrombozytenzahl (bis 5 Mio.) nicht nur zu gesteigerter, sondern auch zu verminderter Gerinnungsfähigkeit des Blutes führen. Dies beruht dann allerdings meist auf einer gestörten Thrombozytenfunktion.

Als Thrombozytopathie bezeichnet man den Befund einer normalen Thrombozytenzahl bei gestörter Funktion. Das klinische Bild dieser recht seltenen Erkrankung unterscheidet sich nicht von den Thrombozytopenien.

Auch bei den *vaskulären hämorrhagischen Diathesen* lassen sich angeborene von erworbenen Formen unterscheiden. Zum Formenkreis der angeborenen vaskulären Blutungsübel gehören die *Osler-Krankheit und das Ehlers-Danloss-Syndrom*. Häufiger sind erworbene Gefäßwandschäden. Diese können eine Reihe unterschiedlicher Ursachen haben. Bekannt sind allergische, rheumatische oder anaphylaktische Reaktionen, aber auch durch Arzneimittel (Phenacetin, Aspirin) ausgelöste Gefäßveränderungen.

Für die Nachblutungstherapie ist von Bedeutung, daß bei den vaskulär bedingten hämorrhagischen Diathesen schwere oder gar lebensbedrohliche Blutungen nicht bekannt sind. Zahnärztlich-chirurgische Routineeingriffe bedürfen bei diesen Patienten neben einer kritischen Anamneseerhebung lediglich eines schonenden Vorgehens und engmaschiger postoperativer Kontrollen.

Im Gegensatz dazu stehen die Therapiegrundsätze bei den *plasmatischen und thrombozytären hämorrhagischen*

Diathesen. Hier kann nur ein exakt abgestimmtes Vorgehen zwischen dem Zahnarzt bzw. Kieferchirurgen auf der einen und dem Hämatologen auf der anderen Seite einen optimalen Behandlungsablauf garantieren. Die Aufgabe des Zahnarztes ist es, gemeinsam mit dem Patienten durch Gebißsanierung und -pflege die Notwendigkeit von blutigen Eingriffen zu vermeiden. Eine Reihe von Maßnahmen sind gefahrlos möglich: das Legen von Füllungen und Beschleifen von Kronen ohne Gingivakontakt, konservative Wurzelbehandlungen, ebenso kieferorthopädische Behandlungen und die Anfertigung von herausnehmbarem Zahnersatz. Wie schnell allerdings die Grenzen erreicht werden, ergibt sich aus der Hämatomgefahr bei der Verabreichung von Injektionen bei der Lokalanästhesie. Das Entfernen von Zahnstein, insbesondere von subgingivalen Konkrementen, das Anlegen von Matrizen, das Fädenlegen vor einem Abdruck sind häufig unumgängliche Routinemaßnahmen, die schon die gleiche aufwendige Therapie erfordern wie alle parodontal-chirurgischen und zahnärztlich-kieferchirurgischen Eingriffe bei Blutern.

Die therapeutischen Maßnahmen sind dabei geteilt. Der Zahnarzt übernimmt die Durchführung des Eingriffs, er sorgt für die Ruhigstellung der Wunde, und er ist für die lokalen blutstillenden Maßnahmen verantwortlich. Dem Arzt der hämatologischen Klinik obliegt die Einstellung der unter den gegebenen Umständen erreichbaren Gerinnungsfähigkeit. Eine kausale Therapie ist meist unmöglich, so daß die Blutung mittels einer Substitutionsbehandlung symptomatisch gestillt werden muß. Es besteht jedoch wie bei allen Transfusionen die Gefahr einer Hepatitis- oder HIV-Übertragung.

Bei allen thrombozytären und plasmatisch bedingten Blutungsübeln muß im Zusammenhang mit chirurgischen Eingriffen in der Mundhöhle mit heftigsten, manchmal sogar wochenlang anhaltenden Blutungen gerechnet werden. Dieser klinisch wichtige Unterschied gegenüber den vaskulär bedingten Formen ist auf die prinzipiell andere Natur dieser hämorrhagischen Diathesen zurückzuführen. Das Phänomen der spontan eintretenden Blutstillung ist verzögert, die Qualität des entstehenden Koagulums vermindert, und die fibrinolytischen Einflüsse des Speichels wirken sich besonders nachteilig aus. Zahnärztlich-chirurgische Eingriffe bei Patienten mit solchen Störungen, insbesondere mit Koagulopathien, sollten daher vorzugsweise unter stationären Bedingungen und ständiger Beobachtung vorgenommen werden.

Eine große Anzahl von Patienten erhält heute die verschiedensten Medikamente zur Thromboseprophylaxe. *Indikationen zur gerinnungshemmenden Behandlung sind:*

- Lungenembolie, Lungeninfarkt,
- tiefe Bein- und Beckenvenenthrombosen,
- Koronarthrombose, Myokardinfarkt,
- obliterierende Angiopathien,
- postoperative Thrombosephrophylaxe (Bettruhe),
- Herzklappenersatzpatienten,
- Dialysepatienten.

Heparin wird intravenös und subkutan angewendet in einer Dosierung von 10000 bis 40000 Einheiten pro Tag. Durch Blockade des Faktors III und Hemmung der Faktor-X-Aktivierung setzt die Wirkung sofort ein. Der Heparineffekt kann durch Protamin-Applikation wieder aufgehoben werden. Somit ist dieses Medikament gut steuerbar, weshalb es besonders zur postoperativen Thromboseprophylaxe eingesetzt wird. Hierbei werden sogenannte „Low-dose-Heparinisierungen" mit 10000 bis 15000 Einheiten pro Tag subkutan bevorzugt. Bei dieser Anwendungsart sind keine Blutungskomplikationen zu erwarten. *Dialysepatienten* hingegen werden üblicherweise dreimal wöchentlich therapiert. Dazu müssen sie ca. 11000 Einheiten Heparin i.v. erhalten, wobei 5000 Einheiten sofort bei Beginn injiziert werden müssen. Am Dialysetag ist deshalb ein chirurgischer Eingriff kontraindiziert. Erschwerend kommt bei diesen Patienten häufig eine Thrombasthenie hinzu. Notwendige blutige Eingriffe sind aber am darauffolgenden Tag im dialysefreien Intervall möglich. Bei Dosierungen über 15000 Einheiten pro Tag, die als Ersatz oder zur Einleitung einer Marcumar-Therapie Anwendung finden, muß mit einer nachhaltigen Gerinnungsstörung gerechnet werden.

Als orales Antikoagulans wird üblicherweise *Marcumar* verwendet. Nach einer Latenzzeit von zwei bis vier Tagen setzt die Wirkung ein. Sie beruht auf einem Antagonismus zu Vitamin K, das bei der Synthese der Faktoren II, VII, IX und X in der Leber benötigt wird. Wichtig ist, daß die Aufhebung dieser Vitamin-K-Wirkung etwa 48 Stunden dauert, so daß der gerinnungshemmende Effekt erst nach 2 Tagen eintritt. Die oftmals empfohlene Injektion von Vitamin K (Konakion) als Marcumar-Antidot kann die Blutgerinnungsnormalisierung zwar auf 12 bis 24 Stunden beschleunigen, eine sofortige Wiederherstellung ist jedoch nur mittels Faktorensubstitution möglich. Zusätzlich liegt in der Konakiongabe noch eine Gefahr: Durch den Vitaminüberschuß entsteht ein Reboundeffekt mit stark erhöhter Thrombosegefahr.

Unter der Therapie mit oralen Antikoagulantien sollte die Thromboplastinzeit (Quickwert) auf 15–25% eingestellt sein. Eine gute Verlaufskontrolle ermöglicht der Marcumarausweis, den alle Patienten mit sich führen sollen. Steigt der Wert auf mehr als 30% an, so ist kein therapeutischer Effekt mehr gegeben, bei Werten unter 15% kann es zu Spontanblutungen kommen. Ist nun ein operativer Eingriff geplant, muß der Behandler mit dem Internisten Art und Umfang besprechen und sich über den Anlaß der Marcumar-Therapie informieren. Die Antikoagulantiengabe kann zur Durchführung eines Eingriffes ausgesetzt werden, bis ein Wert von 30% erreicht ist, der dann über drei bis vier Tage eingehalten werden muß. Ein solches Vorgehen ist aber nicht immer gefahrlos möglich und auch nicht unbedingt erforderlich. Im oberen therapeutischen Bereich von 20–25% Quickwert kann man bei entsprechenden Lokalmaßnahmen fast immer eine Nachblutung verhindern.

Die 3. Möglichkeit einer oralen Thromboseprophylaxe besteht in der Gabe von *Azetylsalizylsäure-Präparaten*. Über die Hemmung der Prostaglandinsynthese wird die Thrombozytenfunktion gestört und dadurch die Blutungszeit verlängert. Eine Dosis von 1–1,5 g Aspirin pro Tag führt zur sofortigen Thrombozytenaggregationshemmung, die noch drei bis fünf Tage nach Absetzen des Medikamentes nachweisbar ist. Der Behandlungseffekt ist mit Sicherheit geringer als bei der Anwendung von Marcumar, so daß auf Laborkontrollen der Wirkung verzichtet wird. Da jedoch insbesondere nach Zahnextraktion schon eine geringe Hämostasestörung zu einer Nachblutung führen kann und durch Aspirin eine irreversible Veränderung der Thrombozyten hervorgerufen wird, die bis zur Erneuerung der jeweiligen Thrombozytenpopulation eine Woche anhält, sollten bei Zahnextraktionen andere Schmerzmittel bevorzugt werden. Andererseits ist die durch Azetylsalizylsäure hervorgerufene Blutungsneigung nicht so extrem ausgeprägt, daß dringende zahnärztlich-chirurgische Eingriffe unter dieser Medikation verschoben werden müssen. Bei Anwendung der heute zur Verfügung stehenden lokalen Blutstillungsmöglichkeiten können Blutungskomplikationen bei Patienten unter antithrombotischer Azetylsalizylsäuremedikation fast immer vermieden werden. Ein Antidot für das Aspirin ist nicht bekannt, eine Thrombozytensubstitution nicht indiziert.

11.7.2 Behandlung

Vor jedem geplanten Eingriff sowie vor jeder Notfallversorgung besteht die Notwendigkeit einer gezielten Blutungsanamnese. Natürlich ist nicht jeder Patient in der Lage, über alle seine Erkrankungen Auskunft zu geben. Wichtige Hinweise sind auch von Begleitpersonen oder durch mitgebrachte bzw. genannte Medikamente zu erhalten. Ergibt sich aus der Anamnese der Anhalt für eine Blutungsneigung, ist die labortechnische Abklärung einer Gerinnungsstörung zu veranlassen. Ist eine hämorrhagische Diathese bekannt oder wird sie bei dieser Gelegenheit festgestellt, muß der Patient zur chirurgischen Behandlung stationär aufgenommen werden. Wenn nach eingehender klinischer und röntgenologischer Untersuchung Art und Umfang der notwendigen Versorgung festgelegt sind, erfolgt zunächst die Durchführung der unblutigen Eingriffe, also meist die Füllungsmaßnahmen durch den Zahnarzt. Die verbleibenden blutigen Eingriffe müssen möglichst auf *einen* Termin gelegt werden. Zum einen steigt nämlich mit jeder erneuten Substitution das Risiko einer Krankheitsübertragung oder Hemmkörperbildung, zum anderen sind die Kosten für die Faktorenkonzentrate extrem hoch. Die entstehende Wundfläche darf allerdings wegen der Nachblutungsgefahr nicht zu groß werden. Daher sollten Reihenextraktionen auf ca. 5 bis 8 Zähne beschränkt werden, operative Zahnentfernungen auf 1 bis 2 Osteotomien in einer Sitzung.

In den meisten Fällen werden präoperativ, nach Abdrucknahme der behandlungsbedürftigen Kiefer, im zahntechnischen Labor individuelle *Verbandplatten* (Abb. 11.20) hergestellt. Dazu wird am Modell der geplante Eingriff, also die Zahnentfernung, simuliert, damit der vorgesehene Wundbereich direkt abgedeckt werden kann. Nach diesen Vorbereitungen stellt der Hämatologe zum vereinbarten Termin den Patienten auf die erforderlichen Faktorenwerte, Thrombozytenzahl oder bei Marcumar-Patienten den Quickwert ein. Die verabredeten Termine müssen exakt eingehalten werden, weil die Gerinnungsfaktoren innerhalb von Stunden den erforderlichen Blutspiegel wieder unterschreiten können. Für Marcumarpatienten gilt, daß der Quickwert präoperativ vom selben Tag sein muß.

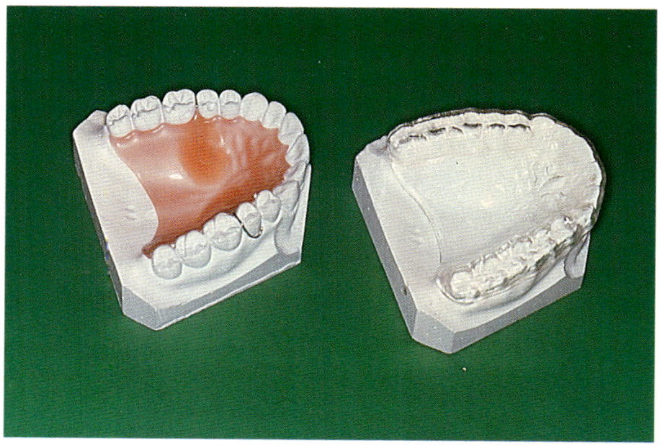

Abb. 11.20 Verbandplatten zur Wundabdeckung (links aus Kunststoff mit Klammerverankerung, rechts im Tiefziehverfahren hergestellt)

Der eigentliche blutige Eingriff beginnt mit der Schmerzausschaltung. Wegen der Gefahr einer Hämatombildung sollte die Infiltrationsanästhesie bevorzugt werden. Insbesondere bei Leitungsanästhesie am Foramen mandibulae kann es durch Läsion der A. alveolaris inferior zu gefährlichen, zunächst unbemerkten Hämatomen im Halsbereich kommen, die die Atmung gefährden. Verletzungen einer Vene im Oberkiefer bei der Tuberanästhesie werden zwar sehr schnell bemerkt, können aber ebenso durch terminale

Applikation vermieden werden. Die intraligamentäre Injektion eignet sich besonders gut und erfolgt in den Parodontalspalt der zu entfernenden Zähne.
Ein weiterer Diskussionspunkt bei der lokalen Anästhesie ist die Frage, ob mit gefäßverengenden Zusätzen gearbeitet werden soll oder nicht. Ein geringer Adrenalinzusatz von 1:200000 führt kaum einmal zu allgemeinen Nebenwirkungen. Dem Einwand einer verstärkten Nachblutungsgefahr nach Abklingen der vasokonstriktorischen Wirkung durch reaktive Hyperämie stehen gute Erfahrungen und die schon erwähnte bessere Übersichtlichkeit im blutleeren Operationsgebiet entgegen.
Der Eingriff selbst muß so schonend wie möglich ausgeführt werden. Saubere, klare Schnittführung und Präparation mit scharfen Instrumenten ergeben bei guter Übersicht ein möglichst gering traumatisiertes Wundgebiet. Inzisionen sollten parallel und nicht quer zum Gefäß erfolgen, z. B. im Bereich der A. palatina. Blutungen werden umso heftiger sein, je dicker die durchtrennte Gewebsschicht ist. Aus diesem Grund sollten Inzisionen im Mundvorhofbereich an der Grenze zwischen beweglicher und festsitzender Gingiva liegen, wo man rasch auf den darunterliegenden Knochen gelangt. Im Weichteilbereich müssen Gefäßblutungen wie üblich mit Unterbindungen, Umstechungen oder Elektrokoagulation gestillt werden. Diese Maßnahmen sind im knöchernen Bereich nicht anwendbar.
Blutet die Arteria oder Vena alveolaris inferior nach Osteotomie eines Weisheitszahnes, würden direkte Maßnahmen, besonders die Koagulation in der Tiefe der Alveole, zur Schädigung des N. alveolaris inferior führen. Hier muß man statt dessen die Alveole bzw. die Resektionshöhle kräftig austamponieren (Abb. 11.21), um durch lokale Kompression die Blutung zu stillen.
Spongiosablutungen entsprechen diffusen Sickerblutungen. Möglichkeiten zu ihrer Stillung bieten die Verbolzung oder der Verschluß mit Hilfe von Knochenwachs.

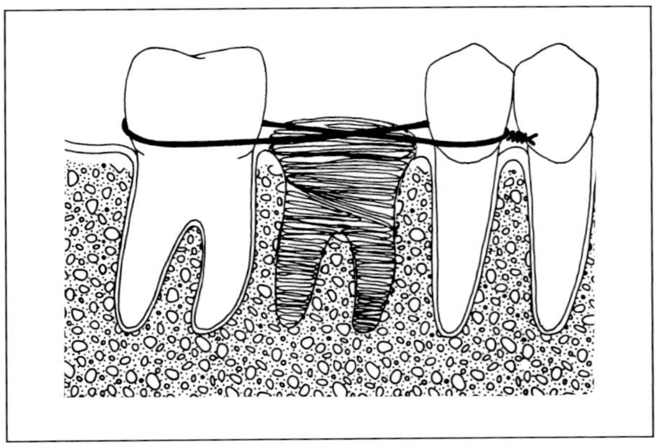

Abb. 11.21 Tamponade der Alveole und Achterligatur zur Sicherung

Führt dies nicht zum Erfolg, so bleibt auch hier nur die Kompression durch *Tamponadematerial*. Zu unterscheiden sind resorbierbare und nicht resorbierbare Materialien. Nicht resorbierbare Gaze kann mit Desinfektionsmitteln, z. B. Jodoformtamponade, oder ohne Zusätze angewandt werden. Auch ist es denkbar, eine Tamponade mit gerinnungsfördernden Substanzen zu tränken. Die kräftige Jodoformtamponade ist gut zur Wundkompression geeignet. Da sie nicht resorbierbar ist, muß bei ihrer Entfernung wieder mit Blutungen gerechnet werden. Auch aus diesem Grund sind die resorbierbaren Materialien vorzuziehen.
Resorbierbare Tamponaden sind:

- Gelatinepräparate (Gelastypt),
- Oxycellulosepräparate (Sorbacel),
- Fibrinschaum (Fibrospum),
- Kollagenvlies (Tachotop).

Nachteilig ist die geringe Haftung in der Wunde nach Blutkontakt. Resorbierbare Materialien müssen deshalb durch eine Naht fixiert werden (Abb. 11.22a–c). Dies ist allerdings keine zusätzliche Arbeit: Eine Wundnaht muß ohnedies erfolgen, entweder zum primären Wundverschluß oder aber wenigstens zur Verkleinerung der Wundfläche. Eine besonders geeignete Methode nach Reihenextraktion ist die verschränkte Papillennaht nach *Schuchardt*. Eine einzelne Extraktionswunde kann auch durch eine Rückstichnaht über der Tamponade versorgt werden. Zur Wundnaht sollte möglichst atraumatisches und resorbierbares Nahtmaterial verwendet werden.
Nach dem Nahtverschluß kann zusätzlich ein Thrombinpräparat in Pulverform auf die Wunde aufgetragen werden. Neben der gerinnungsfördernden Wirkung des Thrombins bildet sich eine gut haftende Gelschicht, die die Wunde verschließt und gegen Speichelzutritt schützt (Abb. 11.22d). Dies gelingt am einfachsten, indem man einen angefeuchteten Aufbißtupfer mit Thrombin beschickt und so das Pulver portionsweise auf die Wunde gibt. Man vermeidet dadurch, daß ein Pulverüberschuß in den Rachen des Patienten gelangt und so heftigen Hustenreiz auslöst. Schließlich wird zum Abschluß der Wundversorgung, wie nach jedem blutigen Eingriff in der Mundhöhle, ein Aufbißtupfer zwischen die Alveolarfortsätze gelegt, mit dessen Hilfe der Patient eine Wundkompression ausüben kann.
Zusätzlichen Schutz gegen mechanische Irritation durch Kau- und Schluckakt bietet die Eingliederung einer Wundverbandplatte. Eine möglichst am Restzahnbestand parodontal abgestützte und fixierte Kunststoffplatte deckt den Wundbereich oder sogar den ganzen Kiefer ab. Sofern eine Kompression der Wunde mit Hilfe dieser Platte erwünscht ist, wird sie mit Abdruckmaterial oder einer Tamponade unterfüttert; Herstellung und Ausführung dieser Platten sind unterschiedlich. Intra operationem kann

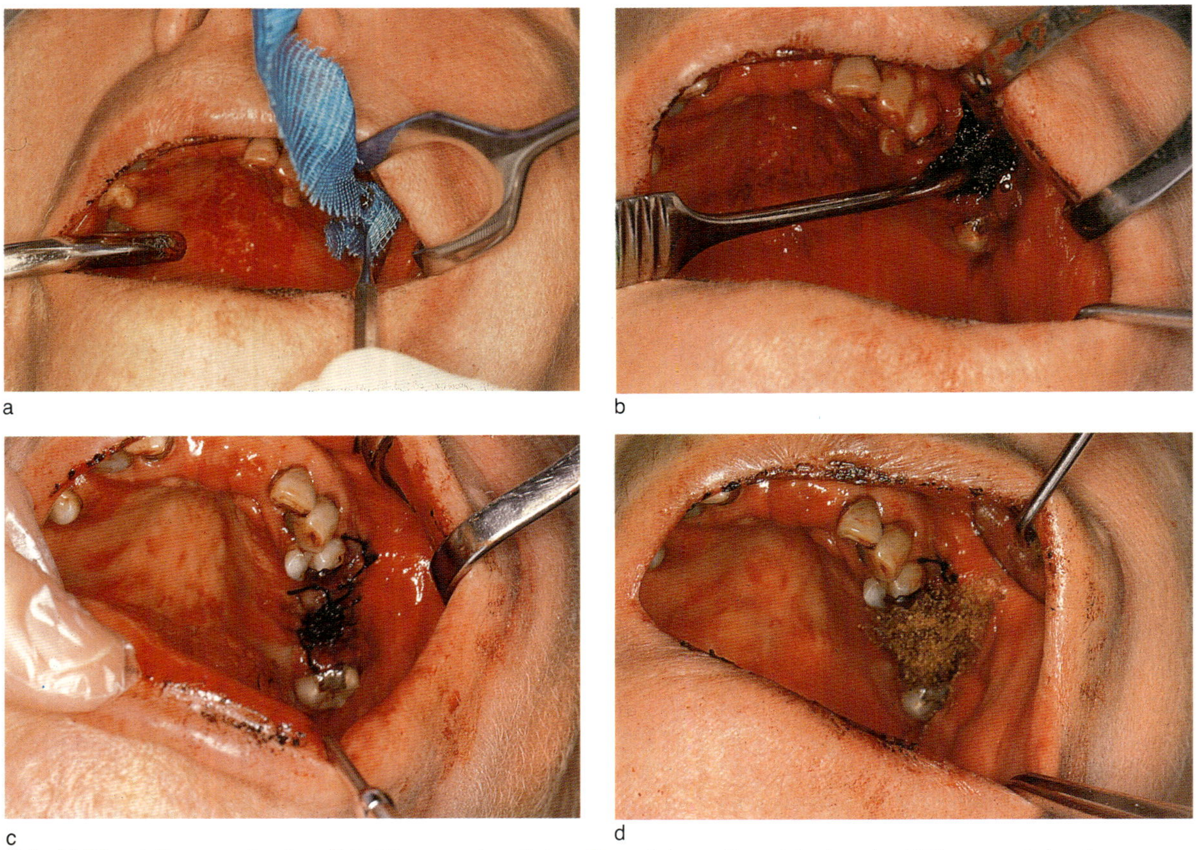

Abb. 11.22 a) Tamponade einer Extraktionswunde mit dem Oxycellulosepräparat Sorbacel, b) Tamponade in situ, c) Situation nach Nahtverschluß, d) Abdeckung der Wunde mit Thrombinpulver

eine solche Platte aus Zinkoxidpaste aufgetragen werden, die durch untersichgehende Stellen der Zahnreihen fixiert ist. Zusätzliche Befestigungsmöglichkeiten bieten Draht- oder Fadenligaturen. Diese können dann zur Wundabdekkung mit *Jodoformgaze* unterlegt werden. Als eigentliches Plattenmaterial hat sich in solchen Fällen selbsthärtender Kunststoff bewährt. Bei gut planbaren Eingriffen sind laborgefertigte Verbände vorzuziehen: Ihre Vorteile liegen in der Paßgenauigkeit, ihrer schnellen und einfachen Einbringbarkeit und wiederum leichter Entfernbarkeit. Glasklare tiefgezogene Platten, die die Zähne überdecken, sind einfach herzustellen. Aufwendiger sind Platten mit gebogenen Halteelementen, die wesentlich angenehmer zu tragen sind. Etwa eine Woche nach dem operativen Eingriff kann die Wundabdeckung entfernt werden.

Eine zusätzliche lokale Blutstillungsmöglichkeit bietet die Anwendung des Fibrinklebers, der heute in einer bei Kühlschranktemperatur lagerfähigen Ausführung angeboten wird. Er besteht aus vier Komponenten, die unmittelbar vor der Verklebung paarweise vermischt werden, so daß ein Zwei-Komponenten-Kleber zur Verfügung steht. Die eine Komponente enthält Human-Fibrinogen, Faktor XIII und Aprotinin, die andere Rinderthrombin und Calciumchloridlösung. Durch Vermengung dieser beiden Komponenten wird die letzte Phase der Blutgerinnung lokal nachvollzogen (Abb. 11.23), und es entsteht eine gelartige Wundabdeckung innerhalb von 20 bis 60 Sekunden. Voraussetzung für die erfolgreiche Klebung ist ein trockenes Wundbett, da sonst der Kleber weggespült wird. Durch simultane Applikation der zwei Komponenten kann die Extraktionswunde mit Kleber aufgefüllt oder auch eine resorbierbare Tamponade damit überschichtet werden. Vorteilhaft ist die Kombination mit Kollagenvlies. Der Größe der Wundfläche bzw. Extraktionswunde entsprechend wird ein Stück des Vlieses zugeschnitten, mit der Thrombin-Calcium-Lösung angefeuchtet, dann mit der Fibrinogen-Aprotinin-Lösung überschichtet und sofort in die Knochenhöhle eingebracht. Für ca. 2–3 Minuten sollte die Wunde digital komprimiert werden. Bei erfolgreicher Klebung erübrigt sich eine Naht.

Der Vorteil der Klebung ist eine gute Versiegelung der Wunde auch bei Quickwerten unter 25%. Erfolgreiche Anwendung findet die Klebung bei den Koagulopathien und thrombozytären hämorrhagischen Diathesen, weil hier die teure Substitutionsbehandlung reduziert werden kann. Einer breiteren Anwendung der Klebung stehen allerdings immer noch die relativ hohen Kosten und die

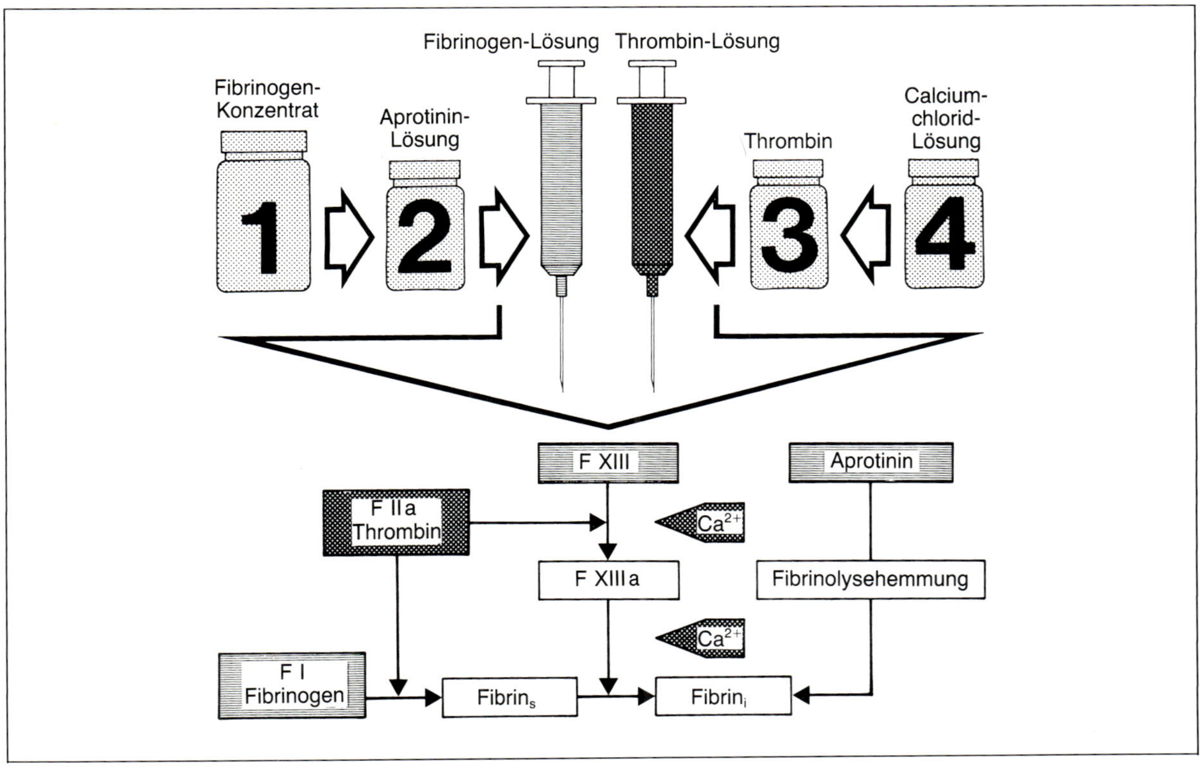

Abb. 11.23 Schematische Darstellung des Ablaufs der Blutgerinnung bei der Fibrinklebung

nicht sicher auszuschließende Möglichkeit einer Hepatitisübertragung entgegen. Eine gewisse Sicherheit wird durch Hitzesterilisierung bei 60 °C über einen Zeitraum von 20 Stunden erreicht. Die lokale chirurgische Behandlung der Nachblutung ohne eine gleichzeitige Gerinnungsstörung wird mit den gleichen beschriebenen Maßnahmen vorgenommen. Eine allgemeine Therapie ist nur in den seltensten Fällen zusätzlich erforderlich. Hier bietet sich die Gabe von Antifibrinolytika und gefäßabdichtenden Mitteln (Tab. 11.16) an.

Tabelle 11.16 Allgemeine Therapie der Nachblutung

Antifibrinolytika	Tranexamsäure (Anvitoff) Epsilon-Aminocapronsäure	
Gefäßabdichtende Mittel	Vitamin C Vitamin P Calcium Östrogene	(Cebion) (Birutan) (Calcium Sandoz) (Presomen)

Literatur

Aderhold, L.: Notfälle in der Zahnheilkunde. Hüthig, Heidelberg 1988

Ahnefeld, F. W.: Sekunden entscheiden. Notfallmedizinische Sofortmaßnahmen. 2. Aufl. Springer, Berlin–Heidelberg–New York 1981

Burchardi, H: Akute Notfälle: Pathophysiologie – Diagnostik – Erstbehandlung. Thieme, Stuttgart 1981

Dick, W., Lemburg, P., Schuster, H. P.: Richtlinien zur kardiopulmonalen Reanimation. Perimed, Erlangen 1985

v. Domarus, H.: Möglichkeiten der Blutstillung. In: Deutscher Zahnärztekalender 1987. Hanser, München 1987

Lehnert, S.: Hämorrhagische Diathesen in ihrer Bedeutung für den Zahnarzt. In: Praxis der Zahnheilkunde. Urban & Schwarzenberg, München 1980

Safar, P.: Wiederbelebung – Herz – Lunge – Gehirn. Thieme, Stuttgart 1984

Schijatschky, M. M.: Lebensbedrohliche Zwischenfälle in der zahnärztlichen Praxis. 4. Aufl. Quintessenz, Berlin 1980

Schmelzle, R., Schwenzer, N.: Extraorale Injektionen in der Zahn-, Mund- und Kieferheilkunde. Techniken, Medikation. Hanser, München 1986

Schuster, H. P.: Notfallmedizin – Symptomatologie und erste Versorgung der akut lebensbedrohlichen Zustände. 2. Aufl. Enke, Stuttgart 1979

Schwenzer, M., Schmelzle, R., Riediger, D., Bürger, E.: Notfallmedizin für Zahnärzte. Hanser, München 1984

12 Chirurgie kleiner, gutartiger Tumoren der Mundhöhle

Von *G. Frenkel*

12.1 Einleitung

Die Tätigkeit des Zahnarztes beschränkt sich bei Tumoren der Mundhöhle in der Regel auf die Diagnostik. Operativ tätig wird er, wenn es sich um kleine, gutartige Tumoren der Mundhöhle handelt. In vielen Fällen ist es notwendig, einen klinischen Verdacht durch eine histologische Befundung zu sichern, bevor eine endgültige Diagnose gestellt werden kann. In den meisten Fällen dient jedoch die histologische Untersuchung dazu, die klinische Diagnose zu erhärten. Doch auch erfahrene Kliniker können sich täuschen und werden manchmal vom histologischen Befund überrascht.

Deshalb gilt als oberste Regel, daß jedes entfernte Gewebe der pathohistologischen Untersuchung zugeführt werden muß, auch dann, wenn der Operateur sich sicher ist, daß seine klinische Diagnose stimmt und die Erkrankung benigne ist.

Der histologische Befund stellt auch ein bleibendes, wertvolles Dokument dar, wenn es darauf ankommt nachzuweisen, daß eine exzidierte Veränderung ursprünglich benigne war. So mag z. B. ein Patient, bei dem eine maligne Veränderung vorliegt, angeben, daß bereits einige Jahre zuvor ein Tumor aus der Region entfernt wurde. In diesen Fällen ist die histologische Diagnose eine wertvolle Hilfe und entlastet den Zahnarzt.

Vermutet der praktisch tätige Zahnarzt das Vorliegen eines Malignoms, so ist die Überweisung an einen Facharzt zwingend. Die Probeexzision sollte stets von demjenigen erfolgen, der auch die operative Behandlung des Patienten übernimmt.

12.2 Die Gewebeentnahme

Die Genauigkeit der histologischen Diagnose variiert genauso wie die der klinischen Diagnose und ist abhängig vom eingeschickten Material. Deshalb muß zur histologischen Untersuchung eine ausreichende Gewebemenge entnommen werden. Es muß auch bedacht werden, daß das Gewebe nach der Entnahme schrumpft. Daher sollte das Biopsat mindestens $1 \times \frac{1}{2}$ cm groß sein. Kleine, gut zugängliche Bezirke werden in toto exzidiert und zur histologischen Untersuchung gegeben. Probeexzisionen sollten möglichst nicht vom Zahnarzt vorgenommen werden. Denn wenn er sich seiner Diagnose nicht sicher ist und wenn wegen der Größe der Prozeß nicht in toto exzidiert werden kann, übersteigt in der Regel die Operation die Möglichkeiten der täglichen Praxis (*Krüger* 1986, *Schwenzer* 1981).

Die Behandlung eines Patienten mit hyperkeratotischen Veränderungen verlangt manchmal wiederholte Probeexzisionen in unterschiedlichen Zeitintervallen. Durch diese Methode, als Serienbiopsie bekannt, können das Fortschreiten der Erkrankung oder die Reaktion auf Therapiemaßnahmen verfolgt werden. Zu diesem Zwecke werden die Proben meist durch Teilexzision gewonnen.

12.3 Das zur Verfügung stehende Operationsgut

Der Schwerpunkt bei der Entfernung gutartiger Tumoren der Mundhöhle liegt bei den kleinen und übersichtlichen Veränderungen. Von der Lokalisation des Tumors her kann man fünf Gruppen unterscheiden:

1. Veränderungen, die nur in oder unter der beweglichen Schleimhaut liegen. Hierzu zählen der Lichen planus, kleine leukoplakische Veränderungen, Papillome und gestielte Fibrome. Nach lokaler Anästhesie erfolgt zunächst die Umschneidung des Fibroms mit einem Sicherheitsabstand von ca. 2 mm. In der Tiefe bildet die Oberfläche der Muskulatur eine Orientierung, auf der mit einer Präparierschere die stumpfe Abpräparation des Tumors erfolgt. Nach Mobilisation der Wundränder können dann die Wundlefzen soweit einander genähert werden, daß ein primärer Nahtverschluß erfolgen kann (Abb. 12.1a–h).

2. Veränderungen, die unter der Schleimhaut im submukösen Gewebe liegen, z. B. Lipome oder kleine Adenome. Die Übergänge von 1 zu 2 sind fließend. Unter der Schleimhaut liegende gutartige Tumoren sind von einer Kapsel umgeben, die bei der Präparation die Funktion einer Leitschiene hat. An ihr entlang wird z. B. das hier dargestellte Lipom aus dem umgebenden Bindegewebe und der Muskulatur herausgelöst (Abb. 12.2a–h).

3. Veränderungen, die sowohl die Gingiva propria als auch den darunter liegenden Knochen erfassen, z. B. Epuliden. Bei der röntgenologischen Darstellung zeigt sich, ob der Knochen in das Geschehen einbezogen ist. Sind Arrosionen des Knochens im Röntgenbild erkennbar, dann genügt in diesen Fällen die einfache Exzision des Prozesses mit anschließender Kürettage des Knochens nicht. Hier müssen die die Epulis begrenzenden Zähne und der umliegende Knochen mit entfernt werden. In gleicher Weise verfährt man, wenn es sich um ein Rezidiv handelt. Dies ist immer ein Zeichen dafür, daß die Kürettage allein nicht ausreichte.

Bei der Epulis in der Abbildung 12.3 zeigt schon das klinische Bild des Diastemas zwischen 11 und 12, daß es zu Verdrängungen der Zähne durch die Epulis gekommen ist. Auch die Arrosion des Knochens ist im Röntgenbild sichtbar. Hier werden die Zähne mit dem umliegenden Knochen en bloc entfernt. Die Operation gestaltet sich dann besonders übersichtlich, wenn man die Entfernung des Knochens mit dem Meißel vornimmt (Abb. 12.3a–h).

4. Veränderungen, die nur im Knochen liegen, wie z. B. Osteome oder Odontome. Bei ausgedehnteren Osteomen übersteigt die Entnahme ebenfalls die Kapazität der Praxis. Kleine Osteome, vor allem aber Odontome, bilden die Hauptindikation.Odontome werden oft erst diagnostiziert, wenn der entsprechende Zahn nach dem Zahnwechsel nicht durchbricht und auf der Suche nach der Ursache hierfür entdeckt wird. Manchmal wird die Schleimhaut durchbrochen, und es kommt zur Entzündung mit Fistelbildung und Sequestrierung. Der operative Eingriff zur Entfernung harter Odontome vollzieht sich in Form einer Totalexstirpation, wobei das Odontom mit der Kapsel ausgeschält wird (Abb. 12.4a–h).

5. Oberflächlich gelegene, kleine Hämatome. Mit der Einführung der Kryochirurgie in die Zahn-, Mund- und Kieferchirurgie schien sich zunächst eine weitere Behandlungsmethode anzubahnen, die eine Zellzerstörung durch Kälte erreicht. Nach Berichten über die Behandlung auch von bösartigen Tumoren wurde es jedoch schnell sehr ruhig. Herauskristallisiert hat sich eine sehr eingeschränkte Indikation. Sehr gute Ergebnisse mit der Kryochirurgie erreicht man mit oberflächlich liegenden Hämangiomen im Schleimhautbereich. Die Vorteile der kryochirurgischen Hämangiombehandlung sind zum einen die ambulante Durchführung und das meist schmerzlose Vorgehen, zum anderen die zarte Narbenbildung ohne funktionsstörende Effekte. Praktisch geht man so vor, daß man das Hämangiom mit mehreren überlappenden Kälteherden überdeckt. Die einzelne Kälteanwendung sollte sich über 1 Minute erstrecken, um eine genügende Tiefenwirkung zu erreichen. Der daran sich anschließende Behandlungsablauf ist immer gleich.

Es kommt zunächst erstens zur kältebedingten Ödembildung. Zweitens: In einem Zeitraum von 4–5 Tagen bildet sich eine Nekrose, die nach ca. 14 Tagen bis 3 Wochen, je nach Größe, unblutig abgestoßen wird. Danach kommt es drittens zur Ausheilung mit zarter, atrophischer Narbenbildung ohne Funktionsstörung. Im Lippenbereich ist die Narbe kaum sichtbar. Wir benutzen das Lachgasgerät ErboKryo Amoilis 40 A der Fa. Erbe Elektromedizin. Da der Siedepunkt des Lachgases bei −89 °C liegt, arbeitet man mit einer Temperatur um −80 °C. Wenn nach der Ausheilung noch Hämangiomreste vorhanden sind oder nach Monaten wiederkehren, kann man das gleiche Vorgehen wiederholen (Abb. 12.5a–h).

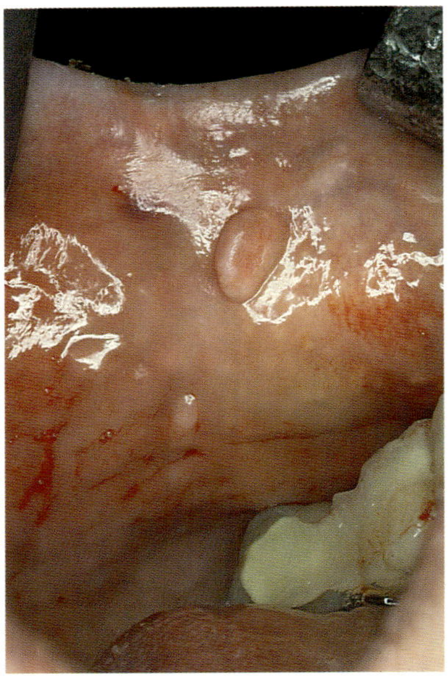
a

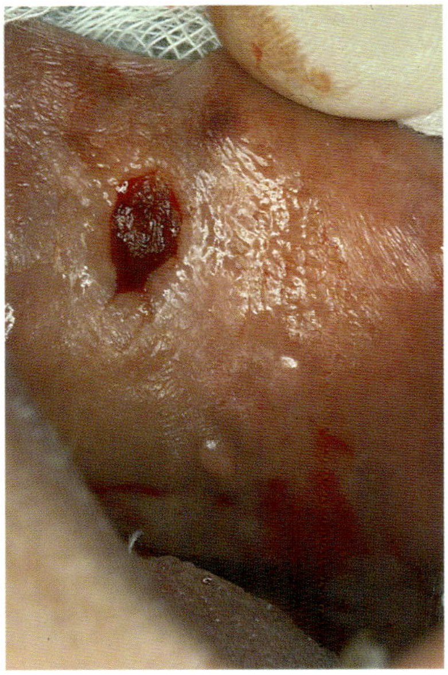
c

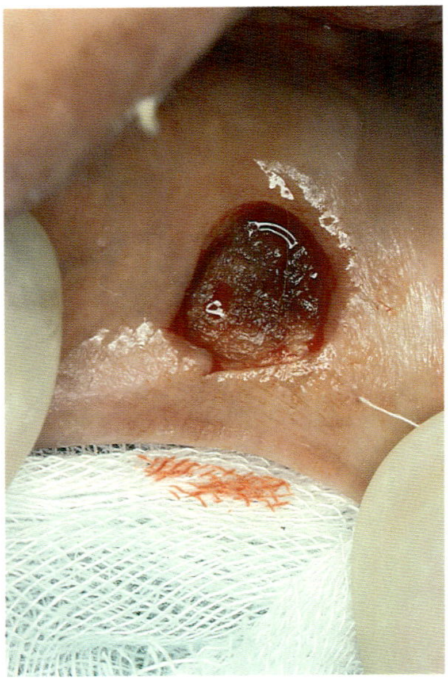
e

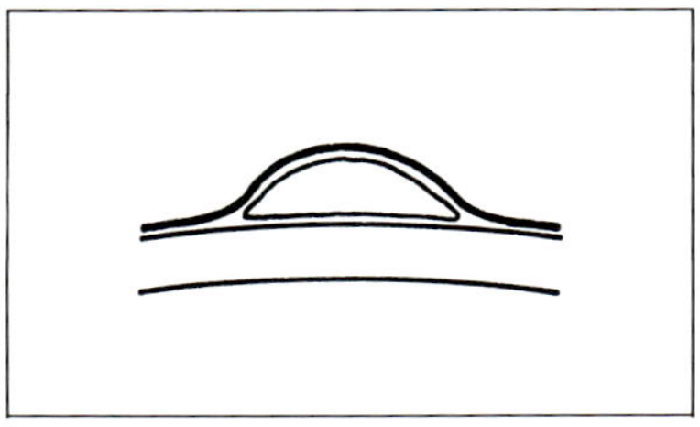
b

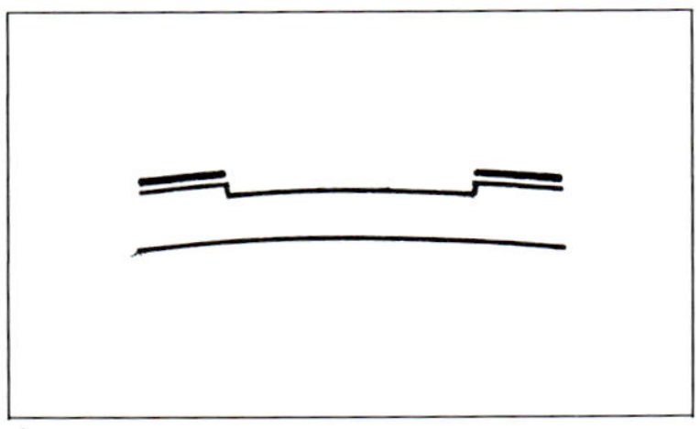
d

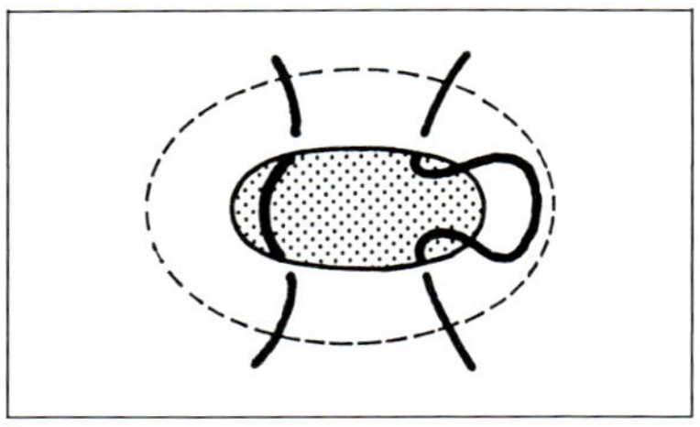
f

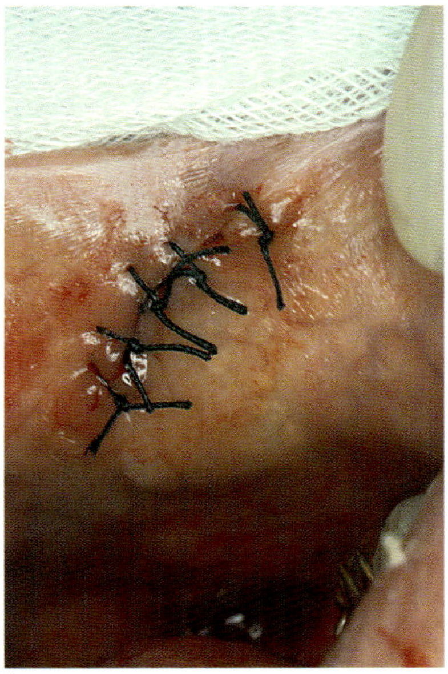
g

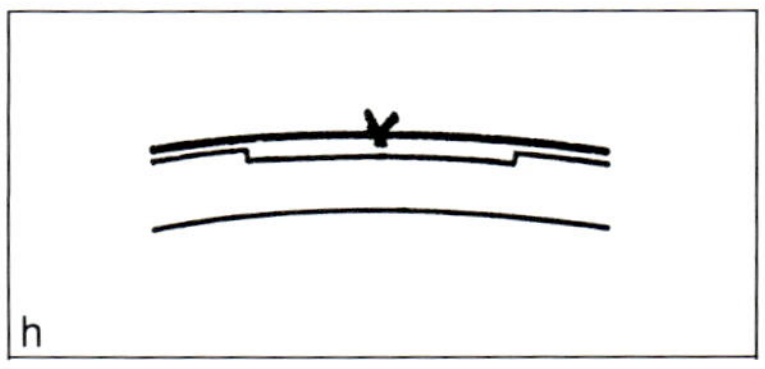
h

Abb. 12.1 a) Klinisches Bild eines gut umschriebenen, ca. 1 cm im Durchmesser großen benignen Tumors im Bereich der Wange. b) Die Schemazeichnung zeigt, daß der bindegewebige Tumor verdrängend wächst und durch eine Kapsel vom darunterliegenden Muskel getrennt ist. c) Der Tumor ist mit einem Sicherheitsabstand von ca. 2 mm entfernt worden. Die Tiefenpräparation liegt in der oberen Schicht der Muskulatur. d) Die Schemazeichnung läßt die Exzisionsgrenzen erkennen. e) Die Wundfläche vergrößert sich, wenn die Wundränder mobilisiert werden. f) In der Schemazeichnung erkennt man die Größenordnung der Mobilisierung sowie die Nadelführung. g) Nahtverschluß. h) Die Nähte erfassen nur die Schleimhaut, die Wundränder lassen sich mühelos miteinander vereinigen

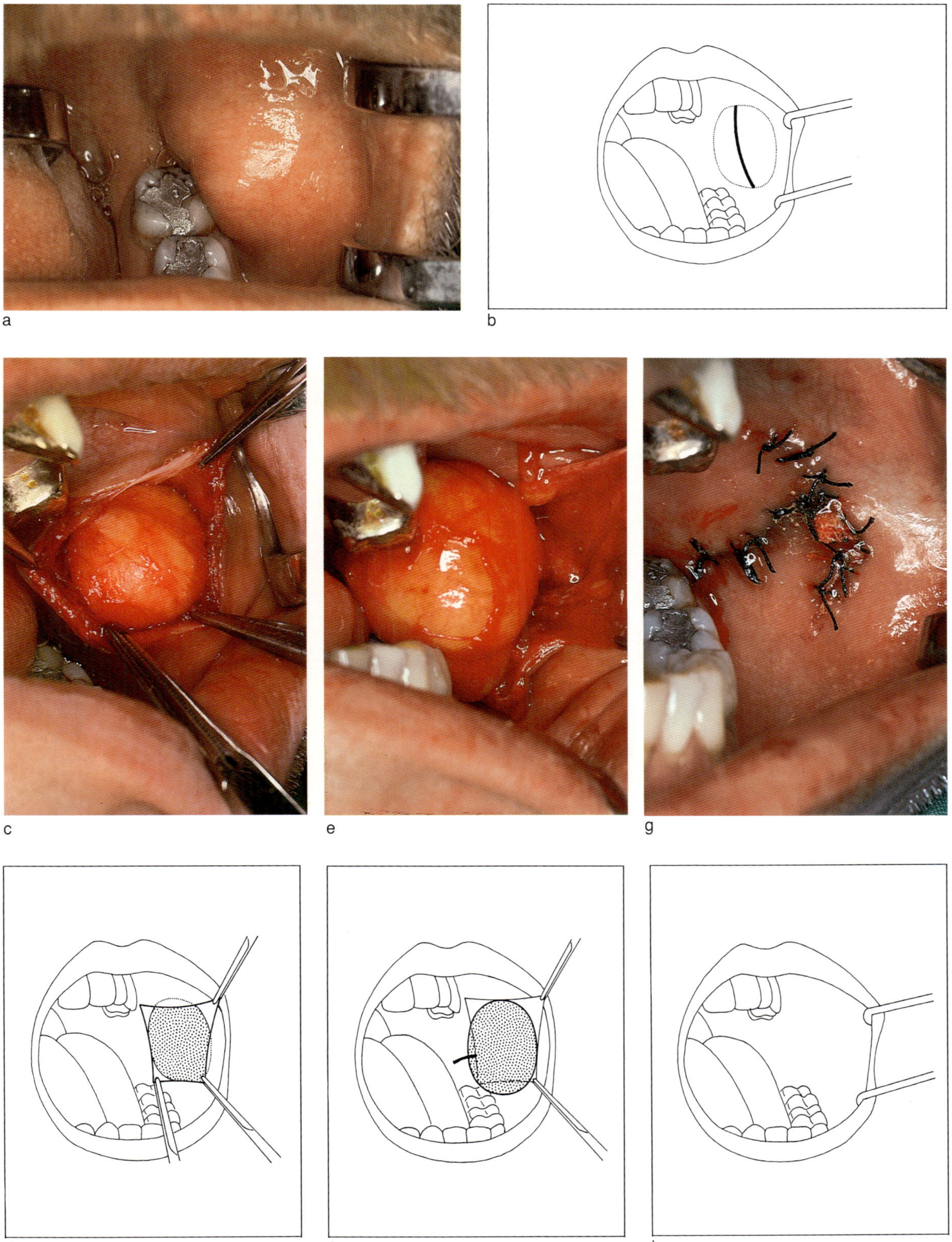

a b c e g d f h

Abb. 12.2 a) Die unauffällige Schleimhaut wölbt sich kugelig über den Tumor (Lipom). b) Mit einem Längsschnitt erfolgt die Durchtrennung der Schleimhaut bis auf die Kapseloberfläche. c) Die Kapsel dient bei der Präparation als Leitschiene. d) Durch Anspannen der Wundränder wird die Übersicht erleichtert. e) Das Lipom ist bis über den größten Durchmesser von der Umgebung abgelöst. f) Wenn der senkrechte Schnitt nicht ausreicht, kann ein seitlicher Entlastungsschnitt angefügt werden. g) Zustand nach dem Nahtverschluß. h) Ausheilung, keine Behinderung der Öffnungsbewegung

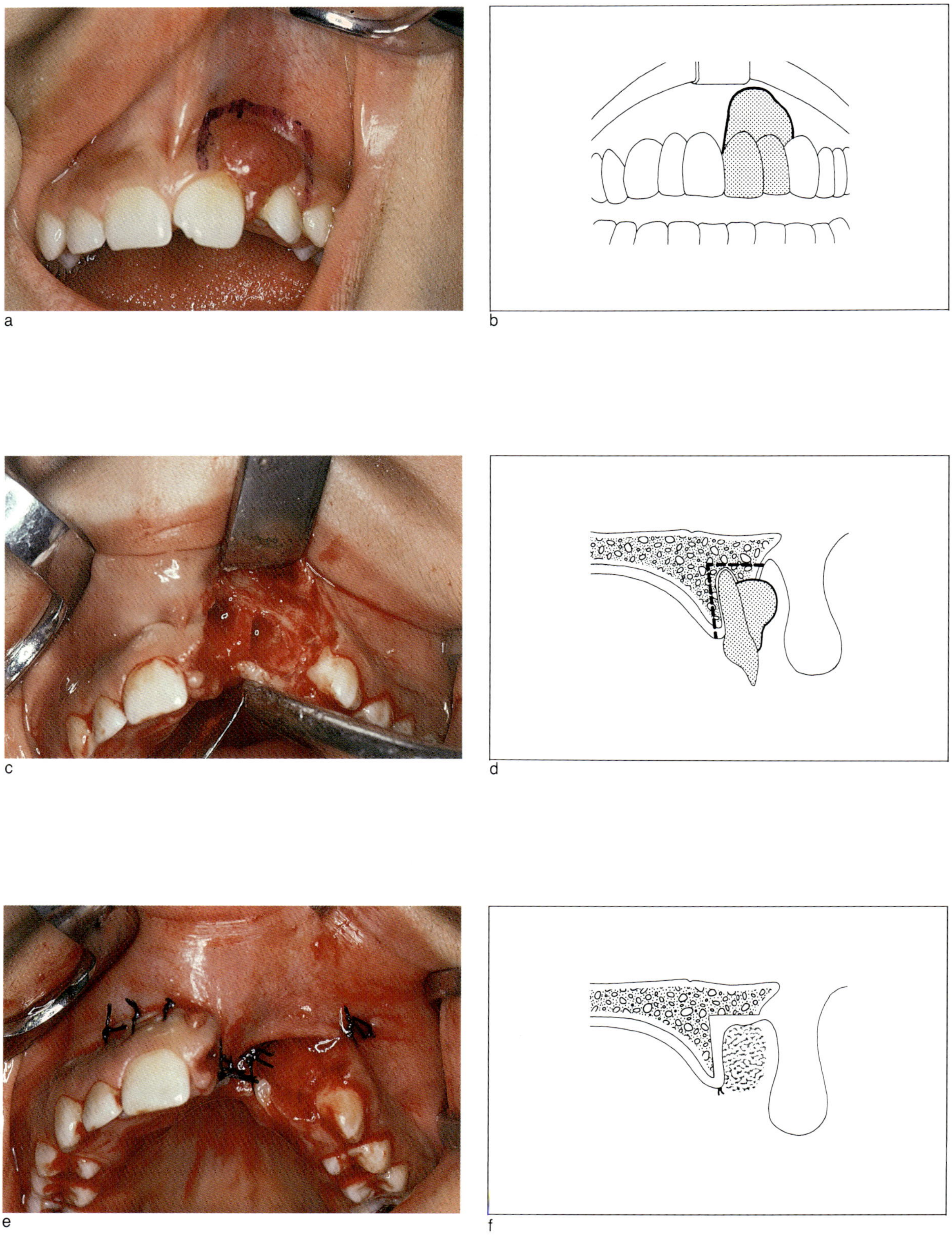

Abb. 12.3 a) Die Epulis ist mit einem Sicherheitsabstand von ca. 2 mm eingezeichnet. Die Basis ist schmaler als der obere Durchmesser. b) Der punktierte Anteil und der benachbarte Zahn werden mit dem umgebenden Knochen entfernt. c) Weich- und Hautgewebe werden en bloc entfernt. d) Die gestrichelte Linie gibt den Umfang der Block-Resektion an. e) Nahtverschluß. f) Zur besseren Adaptation der Schleimhaut an den Knochen wird für 10 Tage ein 200%iger Jodoformstreifen eingelegt

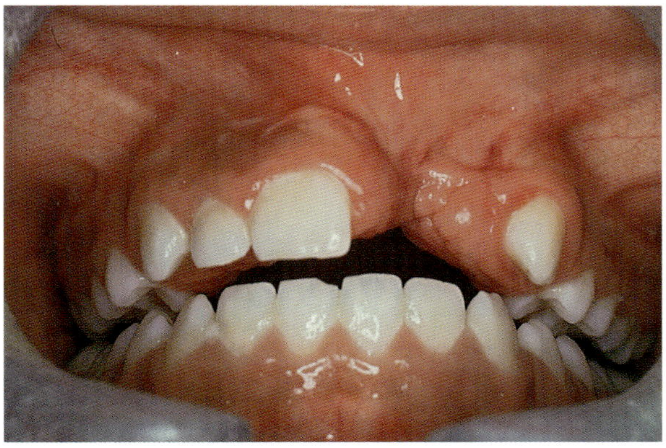
g

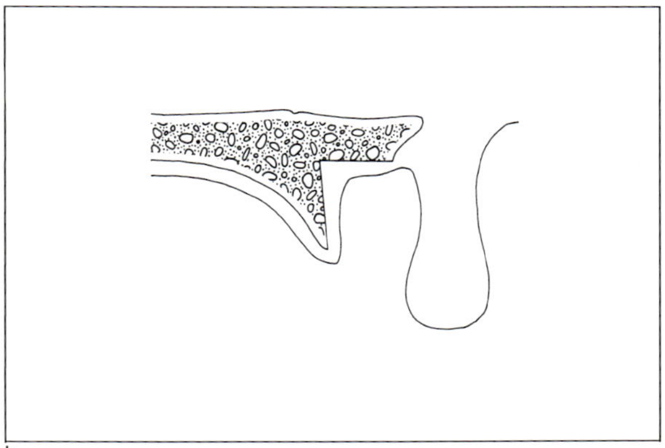
h

Abb. 12.3 g) Zustand 1 Jahr nach der Operation. Es besteht eine geringe narbige Einziehung, aber kein Rezidiv. h) Kastenförmiger Knochenverlust nach der Ausheilung

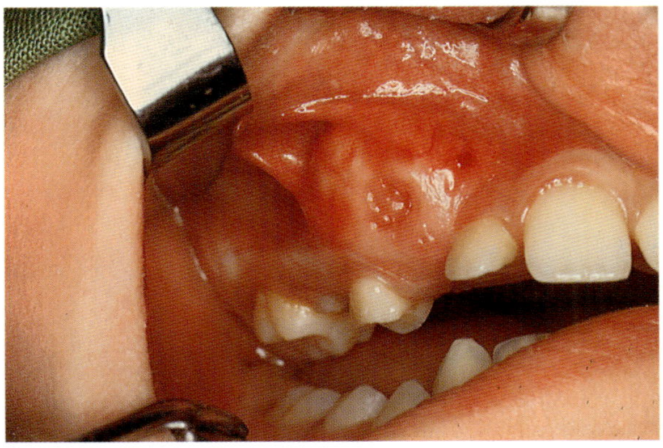
a

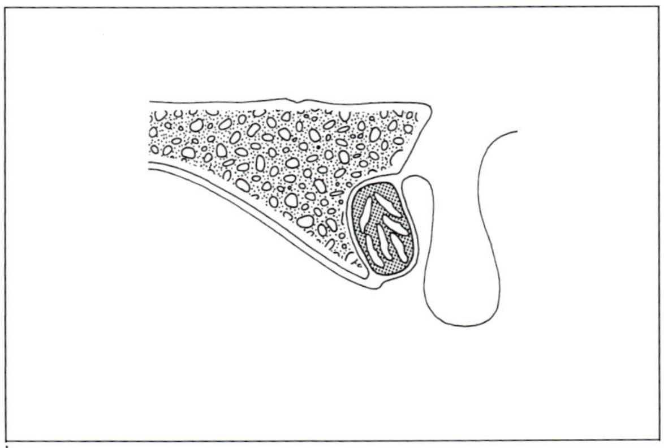
b

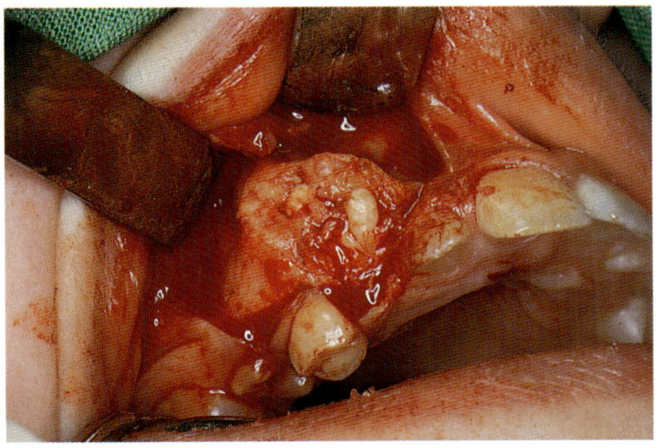
c

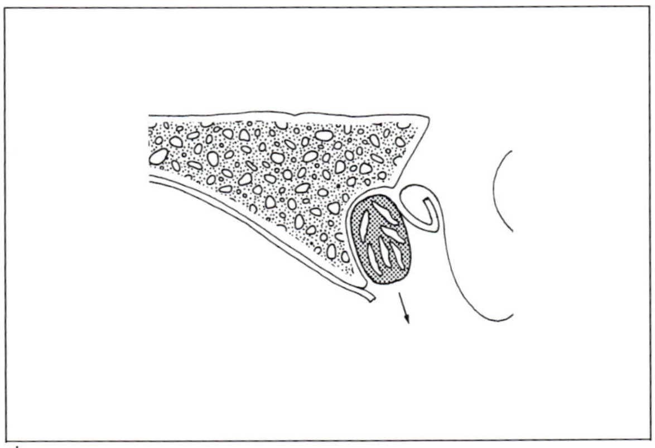
d

Abb. 12.4 a) Fehlender Eckzahn. Schleimhaut vorgewölbt mit Fistel. b) Situation schematisch in seitlicher Ansicht vor der Operation dargestellt. c) Präparation eines Trapezlappens. d) Die Schleimhaut wird von der Kapsel abpräpariert

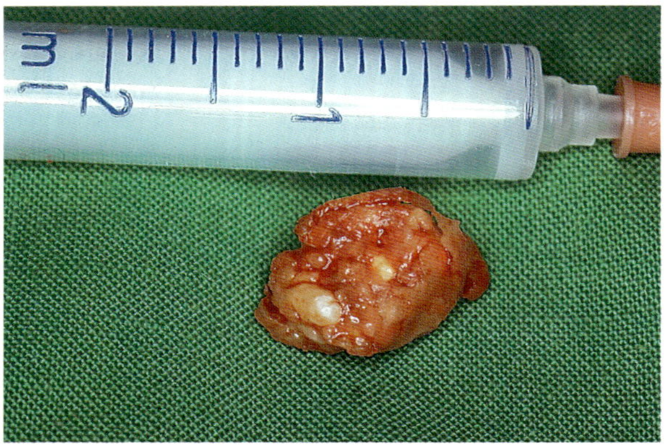

e

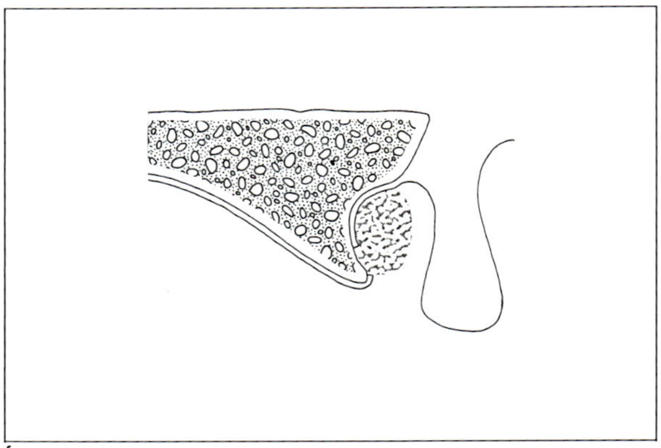

f

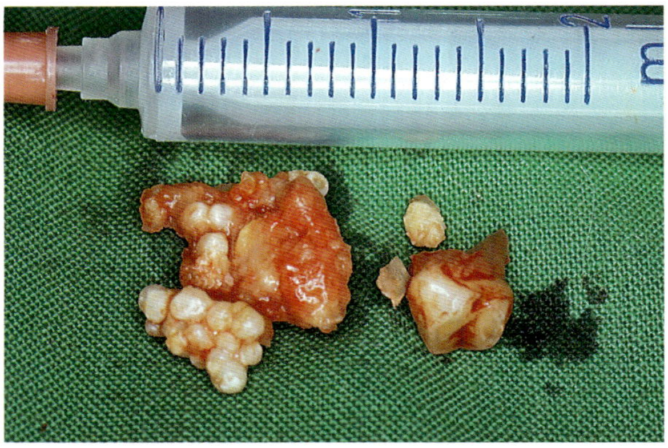

g

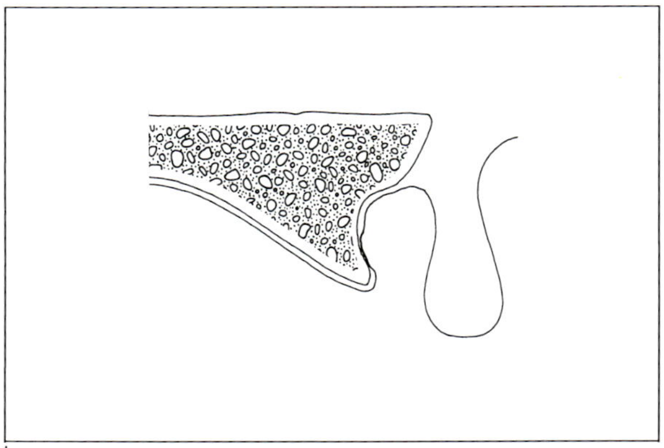

h

Abb. 12.4 e) Die exstirpierte Kapsel. f) Der Lappen wird in die Knochenhöhle eingeschlagen und antamponiert. g) In der Kapsel multiple Odontome. h) Die über die offene Granulation verlaufende Epithelisierung liegt im Bereich der Gingiva propria

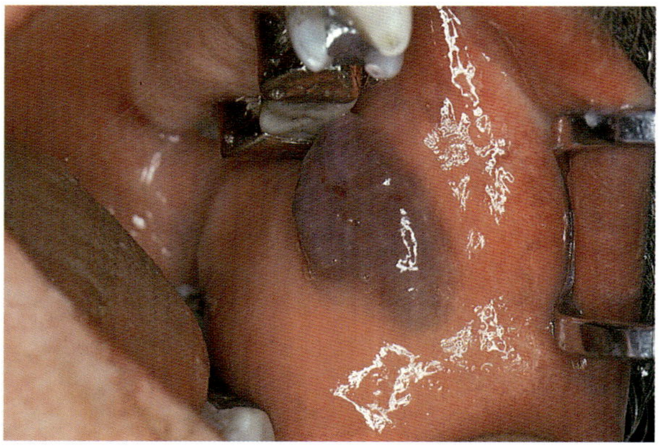

a

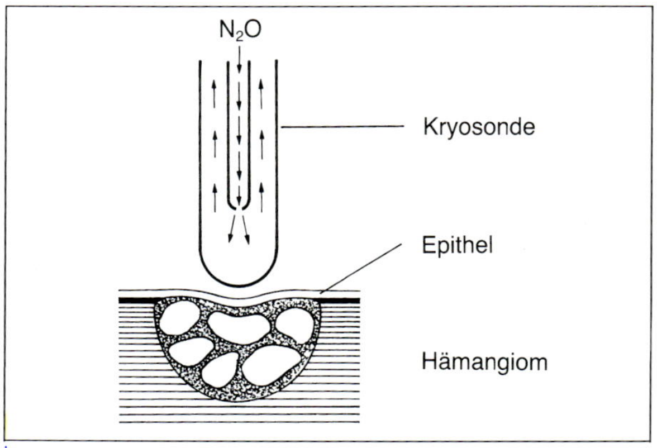

b

Abb. 12.5 a) Im Wangenbereich Regio 26, 27 befindet sich ein ca. 1 × 2 cm großes schleimhautvorwölbendes Hämangiom. b) Das Hämangiom wird mit mehreren überlappenden Kälteherden überdeckt. Die Kryosonde liegt dem Epithel auf, und die Dauer des einzelnen Kälteherdes beträgt 1 Minute

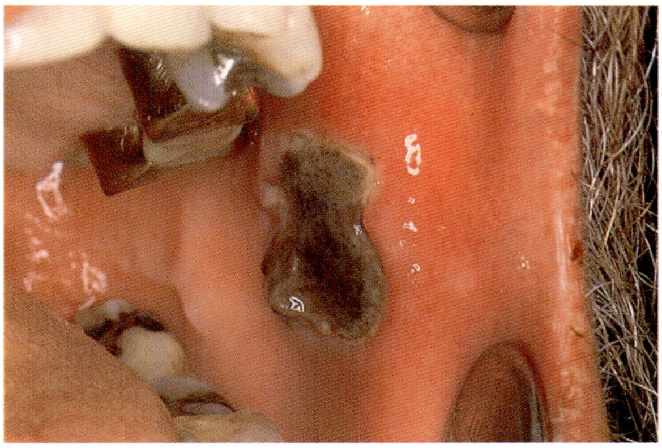

c

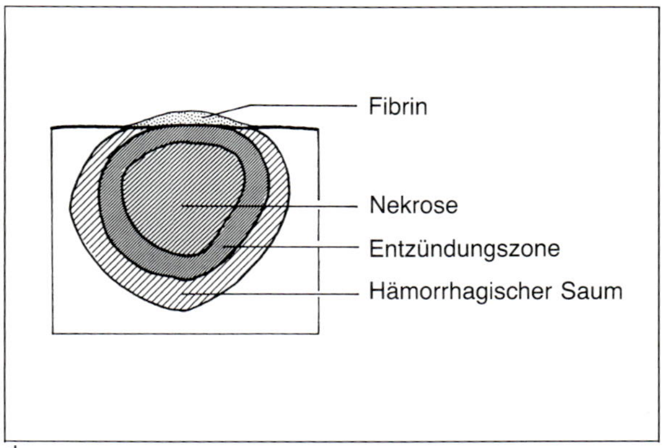

d

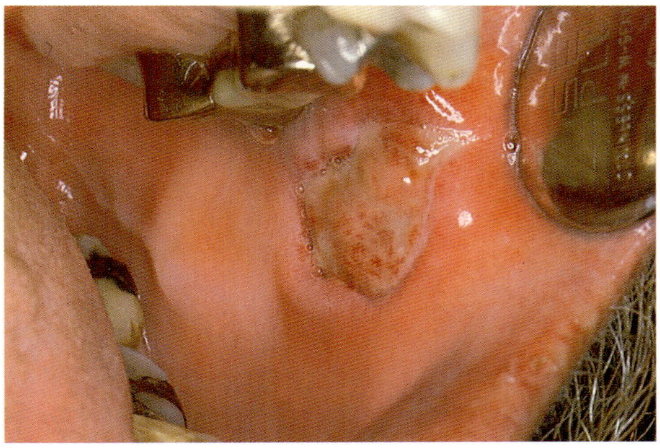

e

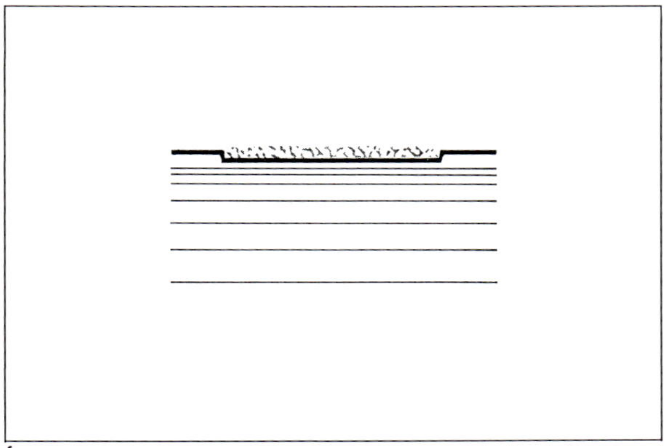

f

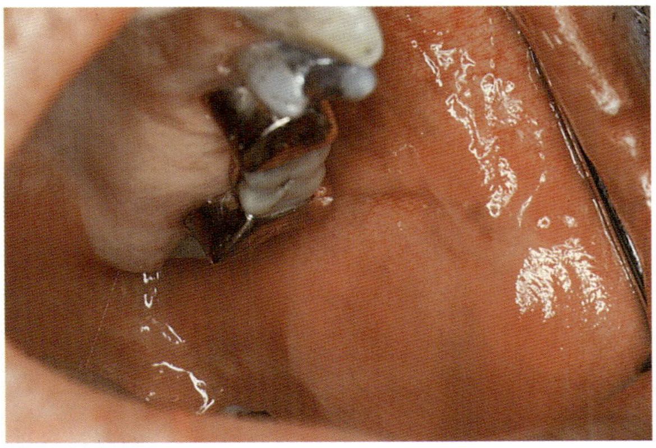

g

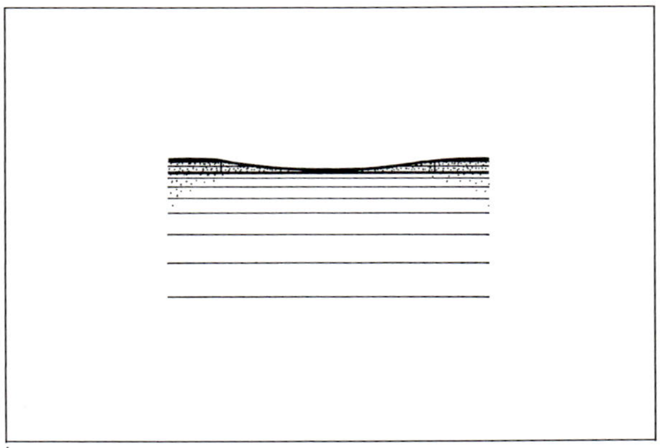

h

Abb. 12.5 c) Nach einer Woche hat sich im Bereich des Hämangioms eine Nekrose gebildet. d) Die verschiedenen Stadien der Gewebereaktion auf den Kältereiz. e) Nach 3 Wochen ist die Nekrose abgestoßen. Das sich neu bildende Gewebe granuliert und wird vom Rande her epithelisiert. f) Zustand nach abgestoßener Nekrose. g) Ausheilung nach ca. 5 Wochen ohne Funktionsstörung. h) Die Schnittzeichnung verdeutlicht die narbige Ausheilung im Bereich des ehemaligen Hämangioms, das jedoch im Erscheinungsbild der übrigen Schleimhaut nicht auffällt

12.4 Zusammenfassung

Bei den Tumorerkrankungen der Mundhöhle fällt dem Zahnarzt eine Schlüsselstellung zu. Er sieht den Patienten als erster und kann damit bei Verdacht eines bösartigen Tumors durch rasche Diagnosestellung wesentlich über das weitere Schicksal mitentscheiden. Zu oft wird durch Nichterkennen oder insuffiziente lokale Behandlung wertvolle Zeit vertan. Voraussetzung für eine adäquate Behandlung ist jedoch, daß nicht nur die Region der vom Patienten angegebenen Beschwerden, sondern die gesamte Mundhöhle in die Untersuchung mit einbezogen wird.

Daher ist die zahnärztliche Inspektion der Mundhöhle auch gleichzeitig als Vorsorgeuntersuchung zu betrachten!

Therapeutische Konsequenzen treten bei Verdacht auf einen bösartigen Tumor für den Zahnarzt in den Hintergrund, da eine Behandlung stets in Fachkliniken erfolgt. Auch von Probeexzisionen sollte der Zahnarzt Abstand nehmen, um das klinische Bild nicht zu verfälschen.

Die selbständige Tätigkeit des Zahnarztes findet ihre Aufgabe in der Entfernung oberflächlich lokalisierter gutartiger Tumoren, Exostosen und Odontome.

12.5 Rekonstruktion

Der Verlust der vestibulären Knochenlamelle, z. B. nach Zahnfraktur, kann sowohl zu einer wesentlichen Abflachung des Alveolarfortsatzes als auch zu einer Einengung der Umschlagfalte führen. Zur Auffüllung des Defektes kann man Hydroxylapatit verwenden.

Beispiel

Um weitere Resorptionen zu vermeiden, bildet man zunächst einen vestibulär gestielten Schleimhautperiost-Knochen-Lappen, wie er von *Dean* (1924) und *McKay* (1964) vorgeschlagen wurde. In der Modifikation nach *Osborn* (1983) wird nun nicht Spongiosa abgetragen wie bei der Originalmethode, sondern der Lappen vorsichtig nach vestibulär mobilisiert und der entstandene Hohlraum mit Hydroxylapatitkeramik aufgefüllt und so die verloren gegangene Fülle des Alveolarfortsatzes ergänzt (Abb. 12.6a–o).

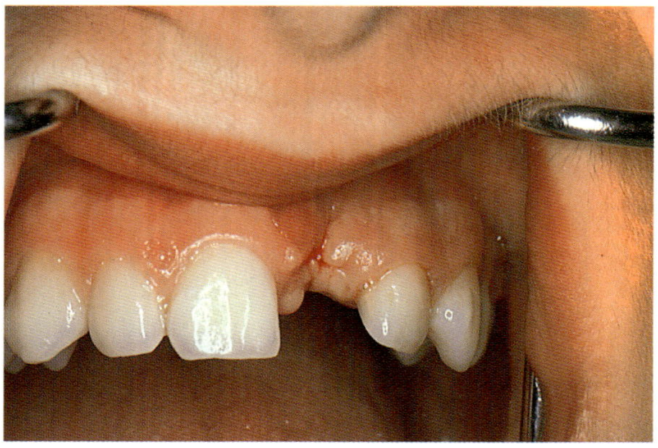

a

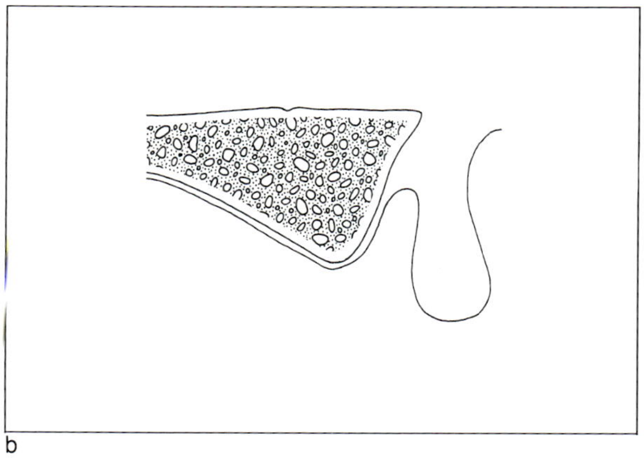

b

Abb. 12.6 a) Starke vestibuläre Einziehung bei 21 nach Unfall und Verlust von 21. b) Situation vor dem Eingriff

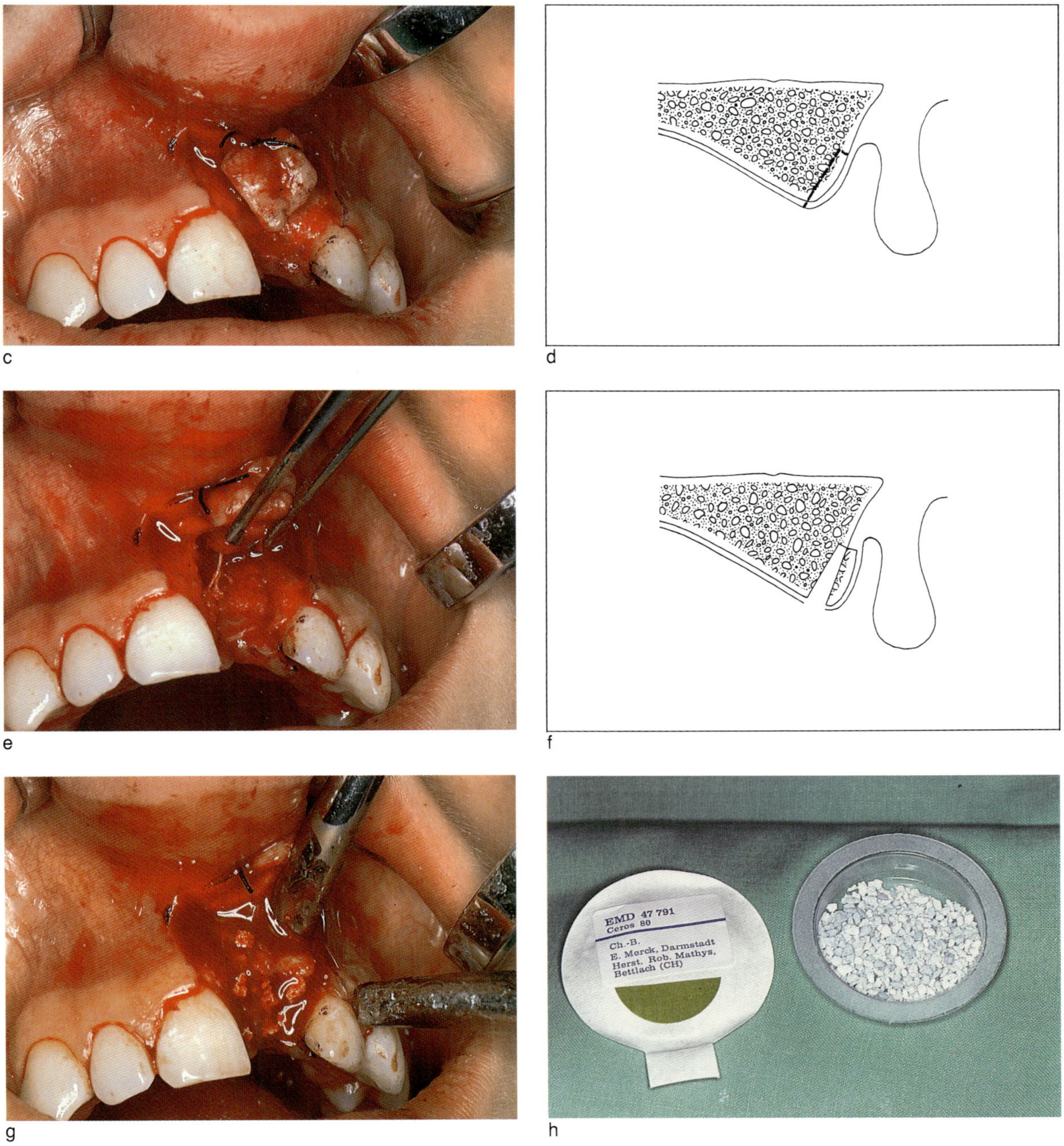

Abb. 12.6 c) Nach einer trapezförmigen Schnittführung Bildung eines Mukoperiost-Kompakta-Lappens. d) Die hierzu nötige Präparation ist eingezeichnet. e) Der Mukoperiost-Kompakta-Lappen läßt sich ausreichend nach vestibulär bewegen. f) Die Ernährung erfolgt über die erhaltene Weichteilbrücke. g) Der entstandene Hohlraum wird mit Kalziumhydroxylapatit-Granulat aufgefüllt. h) Das Granulatkörnchen hat einen Durchmesser von 1,4–2,8 mm

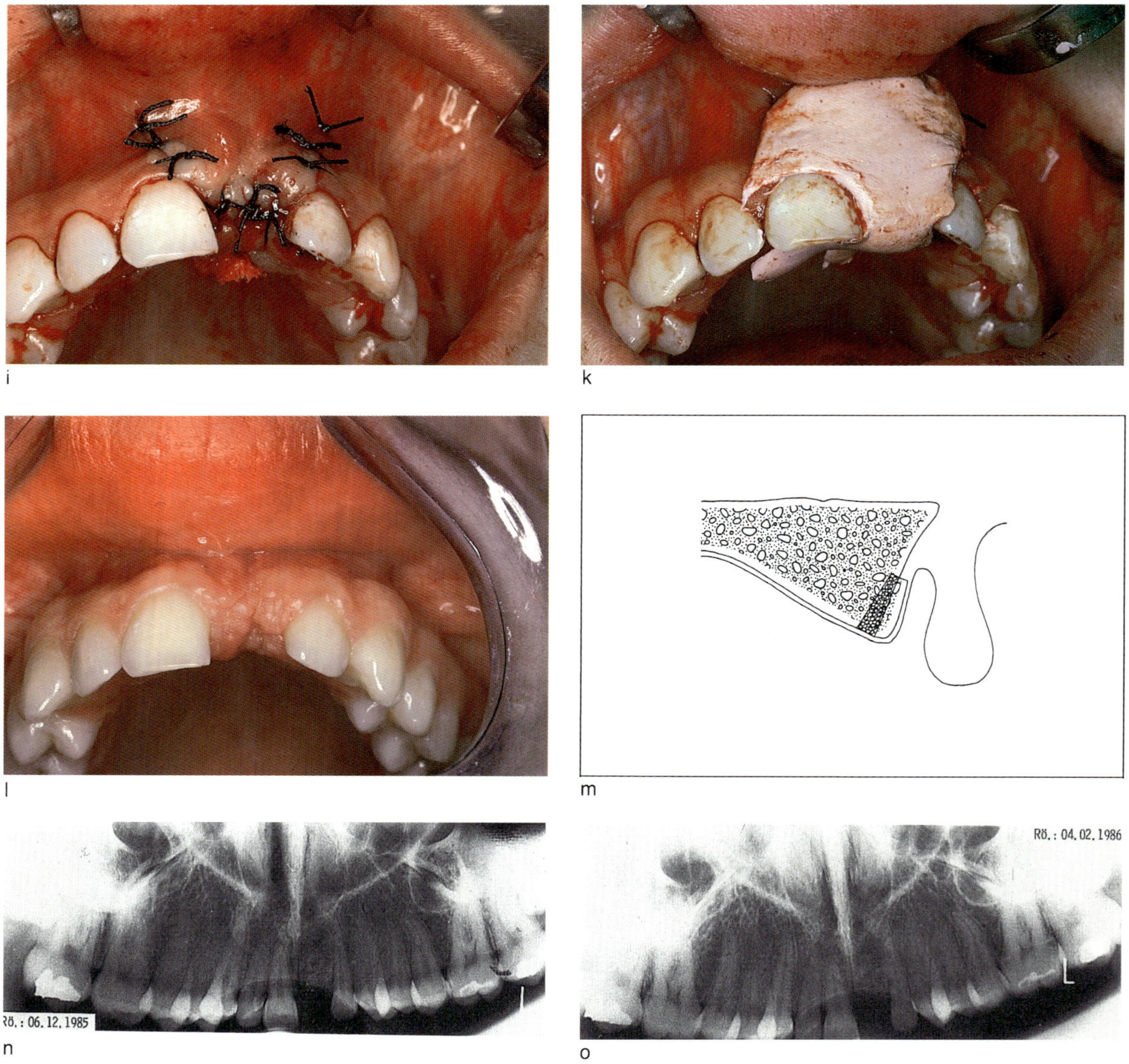

Abb. 12.6 i) Nahtverschluß. k) Wundverband mit Peripac. l) Ausheilung, ausreichend geformter Alveolarfortsatz. m) Das Granulat ist reaktionslos eingeheilt. n) Orthopantomogramm vor dem Eingriff. o) Orthopantomogramm nach 2 Monaten. Als Implantatlager für ein Einzelzahn-Implantat vorgesehen

Literatur

Dean, O.T.: Intraseptal Alveolotomy. Dentogram (Seattle, Wash.) 7 (1924)

Krüger, E.: Operationslehre für Zahnärzte. Quintessenz, Berlin 1986

McKay, B.R.: Intraseptal alveolotomy for immediate dentures. J Amer Dent Ass 68, 549 (1964)

Osborn, J.F.: Die Alveolar-Extensions-Plastik (II). Quintessenz 36, 239 (1985)

Schwenzer, N., Grimm, G.: Spezielle Chirurgie. Bd. 2. Thieme, Stuttgart–New York 1981

13 Parodontalerkrankungen

Von *P. Raetzke*

13.1 Einleitung

Der Begriff „Parodont“ bezeichnet den Zahnhalteapparat, bestehend aus Gingiva, Alveolarknochen, Desmodont und Wurzelzement. Pathologische Veränderungen an einem oder an mehreren dieser Bestandteile werden allgemein „Parodontopathien“ genannt. Die genauere Diagnose ergibt sich daraus, welches dieser Gewebe im einzelnen betroffen ist. Solange lediglich die Gingiva entzündet ist, ohne daß sich ihre Befestigung am Zahn (Attachment) bereits partiell gelöst hätte, handelt es sich um eine *Gingivitis*. Sie kann mit einer Gingiva-Hyperplasie vergesellschaftet sein, die hereditärer oder idiopathischer Ursache, aber auch unter dem Einfluß bestimmter Medikamente entstanden sein kann und mit „Pseudotaschen“ einhergeht. Erst ein entzündungsbedingter Attachmentverlust unter Bildung von Zahnfleischtaschen kennzeichnet die Parodontitis marginalis. Eine *Parodontitis marginalis superficialis* liegt vor, wenn das Röntgenbild einen geringen Abbau des Alveolarfortsatzes bis zu etwa einem Drittel der Wurzellänge zeigt. Tiefe Zahnfleischtaschen (meist 5 mm und mehr) sowie röntgenologisch deutlicher, oft ungleichmäßiger Knochenabbau von mehr als einem Drittel der Wurzellänge kennzeichnen die *Parodontitis marginalis profunda*.

In Fällen, in denen der Margo gingivae apikal der Schmelzzementgrenze verläuft und auch im Röntgenbild ein deutlicher Höhenverlust des Alveolarfortsatzes zu erkennen ist, jedoch keine pathologischen Zahnfleischtaschen vorhanden sind, hat man es in der Regel mit dem Zustand nach systematischer Parodontalbehandlung zu tun. Man spricht hier von einem *reduzierten Parodont*, welches keiner erneuten Behandlung bedarf, solange es entzündungsfrei ist.

Das klinische Bild, bei dem Teile einzelner oder mehrerer Zahnwurzeln – meist über deren vestibulärer Prominenz – freiliegen, die papilläre Gingiva jedoch die Interdentalräume noch ausfüllt und deutliche Entzündungszeichen meist fehlen, kennzeichnet die *Parodontale Rezession*. Oft handelt es sich hierbei um einen Zustand innerhalb physiologischer Grenzen, der keiner speziellen Behandlung bedarf. Besteht jedoch gleichzeitig eine Hypersensitivität der freiliegenden Wurzelanteile, droht zervikale Karies oder ist der Gewebesaum (der bei fortgeschrittener Rezession von alveolärer Mukosa gebildet wird) chronisch entzündet, dann ist eine Behandlung angebracht, die u. a. auch mukogingivalchirurgische Maßnahmen umfassen kann.

Die meisten Menschen mit eigenen Zähnen, Kinder und Erwachsene, sind heute von der einen oder anderen Form einer Parodontopathie betroffen. Zahnbetterkrankungen sind Ursache eines erheblichen Teiles des im Erwachsenenalter stattfindenden Zahnverlustes. Dabei gibt es wirksame Therapiemöglichkeiten! Sie werden noch zu selten angewendet, wie die im Verhältnis zu konservierenden und prothetischen Behandlungsmaßnahmen geringe Zahl der abgerechneten Parodontalbehandlungen beweist.

Nachfolgend werden aus einem breiten Spektrum der parodontalen Therapiemöglichkeiten diejenigen chirurgischen Maßnahmen beschrieben, welche in der Praxis mit gutem Erfolg zur Anwendung gelangen können. Gleichzeitig wird das zweckmäßige, im ganzen unaufwendige Instrumentarium dafür beschrieben. Für den Interessierten erfolgen Hinweise auf die zugrundeliegende Literatur. Zur Auffrischung von Grundlagenwissen der Anatomie, Histologie und Physiologie der parodontalen Gewebe sowie der Ätiologie und Pathogenese ihrer Erkrankungsformen sei auf die einschlägigen Lehrbücher verwiesen.

13.2 Therapie der Parodontopathien

13.2.1 Die ersten Behandlungsschritte

Die Initialbehandlung ist unverzichtbarer Bestandteil der Gesamt-Parodontaltherapie. In dieser Phase werden mit Instrumenten wie Scalern und den verschiedenen Ansatzstücken des Ultraschallgerätes die relativ leicht zu erreichenden bakteriellen Ablagerungen (Plaque, Zahnstein und Konkremente) von den supra- und knapp submarginalen Oberflächen der Zähne entfernt. Über dieses „Scaling" hinaus werden die im Kontakt mit der Gingiva stehenden Plaqueretentionsstellen wie kariöse Läsionen und Füllungsüberhänge beseitigt. Der Patient wird motiviert und instruiert, eine effektive häusliche Mundhygiene zu betreiben. Bleibende Plaquearmut in der Mundhöhle ist Voraussetzung für den Erfolg der Parodontaltherapie. Im PAR-Vertrag und im BMV-Z wird diese Phase als *„Vorbehandlung"* bezeichnet, die jeder systematischen Parodontaltherapie vorauszugehen hat.

Erfahrungsgemäß kommt es bereits im Verlauf der Vorbehandlung zu einer erheblichen Verminderung des Entzündungszustandes der Gingiva. Im Falle einer *Gingivitis* ist es in der Regel möglich, die Inflammation durch die beschriebenen initialen Behandlungsmaßnahmen allein vollständig zu eliminieren.

Persistiert die Entzündung, gelangt meist einer der nachfolgend beschriebenen Eingriffe zur Anwendung. Stellt sich allerdings bereits während der Vorbehandlung heraus, daß der Patient nicht zur Mitarbeit an der Behandlung zu gewinnen ist, muß von systematischen Therapiemaßnahmen abgeraten werden, denn deren Mißerfolg wäre vorprogrammiert. In solchen Fällen sollte man besser hinhaltend behandeln (professionelle Belagentfernung in halbjährlichen Abständen) und im Hinblick auf den zu erwartenden Zahnverlust eine zweckmäßige prothetische Lösung des individuellen Problems ins Auge fassen.

13.2.2 Wurzelglättung und Kürettage

Als kausale Therapie der mit Zahnfleisch- und Knochentaschen einhergehenden *Parodontitis*, aber auch als vorbereitende Maßnahme vor einer späteren Lappenoperation sind Wurzelglättung und Kürettage bestens geeignet.

Sie werden unter lokaler Anästhesie durchgeführt und bestehen aus

- der gründlichen Entfernung aller der Wurzeloberfläche anhaftenden Konkremente,
- der Entfernung des erweichten Zementes und der Glättung der Wurzeloberfläche,
- der Ausschabung der Weichgewebe-Taschenwand.

Konkremente enthalten mikrobielle Stoffwechselprodukte, die durch ihre zytotoxische Wirkung die Entzündung unterhalten.

Die obere Schicht des Zementes hat Lipopolysaccharid (z. B. Endotoxin aus den Zellwänden gramnegativer Bakterien) aufgenommen (*Aleo* et al. 1974, *Jones* und *O'Leary* 1978) oder zumindest an sich gebunden (*Nakib* et al. 1982, *Frentzen* 1986), von dem bekannt ist, daß es die Fähigkeit von Zellen beeinträchtigt, sich an die Wurzeloberfläche anzulagern. Die Ausschabung der Weichgewebe-Taschenwand ist kein eigentlich notwendiger Behandlungsschritt, weil er gegenüber der alleinigen Instrumentierung der Wurzeloberfläche keinen zusätzlichen Vorteil für die Heilung mit sich bringt (*Ainslie* und *Caffesse* 1981); Taschenepithel und Granulationsgewebe sind Ergebnis des entzündlichen Reizes und selbst kein pathologisches Substrat. Ihre Ausschabung stellt vielmehr eine fast unvermeidliche Nebenerscheinung der Wurzelglättung dar, weil die zweite schneidende Kante einer Universalkürette zwangsläufig in Kontakt mit der Weichgewebeseite der Tasche gerät.

Ziel der Wurzelglättung und Kürettage: durch Beseitigung der entzündungsfördernden Faktoren eine Verbesserung des initialen Attachment-Niveaus zu erreichen.

In der Tat läßt sich anläßlich eines etwa 6 Wochen nach Therapie erhobenen Kontrollbefundes meist eine signifikante Verringerung der ursprünglichen Sondierungstiefe feststellen. Sie kann sich sowohl durch Resolution des entzündlichen Ödems als auch dadurch ergeben haben, daß das Gewebe sich durch ein sog. „langes epitheliales Attachment" wieder mit der Zahnoberfläche verbunden hat. Ob hinsichtlich der Sondierungstiefe wieder „physiologische" Meßwerte von 1–2 mm erreicht werden, ist dabei nicht entscheidend. Wichtiger ist vielmehr die nach klinischen Maßstäben zu beurteilende Entzündungsfreiheit der Gingiva. Deshalb ist die Behandlungsmaßnahme bereits dann als erfolgreich zu werten, wenn es gelungen ist, die Progression der Parodontalerkrankung zu stoppen und das ursprüngliche Attachmentniveau auf längere Sicht zu behaupten.

Das benötigte *Instrumentarium* ist wenig umfangreich: je ein Kürettenpaar für den Front- und Seitenzahnbereich, dazu ein Stein zum Schärfen, sowie Spiegel, Sonde und Parodontometer (Abb. 13.1).

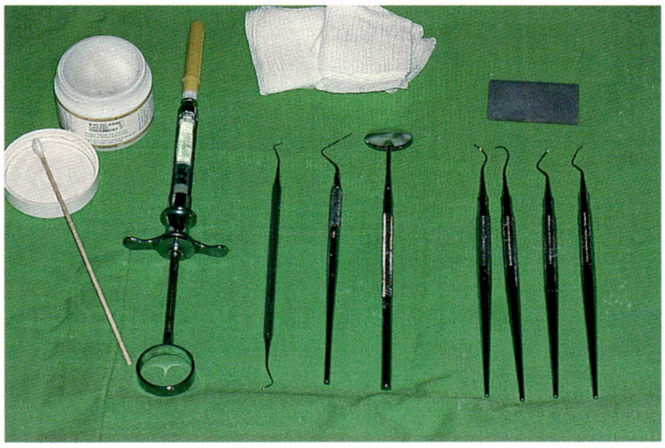

Abb. 13.1 Instrumentarium für die Wurzelglättung und Kürettage

Der günstige Effekt der Wurzelglättung und Kürettage auf das erkrankte Parodont ist durch zahlreiche klinische Studien belegt worden (u. a. *Badersten* et al. 1984, *Isidor* et al. 1984, *O'Leary* 1986).

Die *einzelnen Schritte* dieser Behandlungsmaßnahme:

- Bei guter Abstützung im selben Kiefer wird die Kürette so an den betreffenden Zahn angelegt, daß Kürettenschaft und Zahnachse etwa eine Gerade bilden (Abb. 13.2a).
- Die Arbeitsspitze der Kürette wird unter gleichzeitiger Drehung in die Zahnfleischtasche eingeführt; durch leichte Kippung wird die dem Zahn zugewandte Schneidekante der Kürette an die Wurzeloberfläche gepreßt (Abb. 13.2b und c).
- Durch schabende Bewegungen entlang der Wurzeloberfläche werden Plaque, Konkremente und unvermeidlich auch Teile des Taschenepithels sowie entzündliche Granulationen aus der Tasche herausbefördert (Abb. 13.2d–f).

Auf diese Weise wird die gesamte Zirkumferenz der Wurzel bearbeitet. Abschließend wird der behandelte Bereich gesäubert, etwa durch Wasserspray oder Applikation von H_2O_2 (3%).

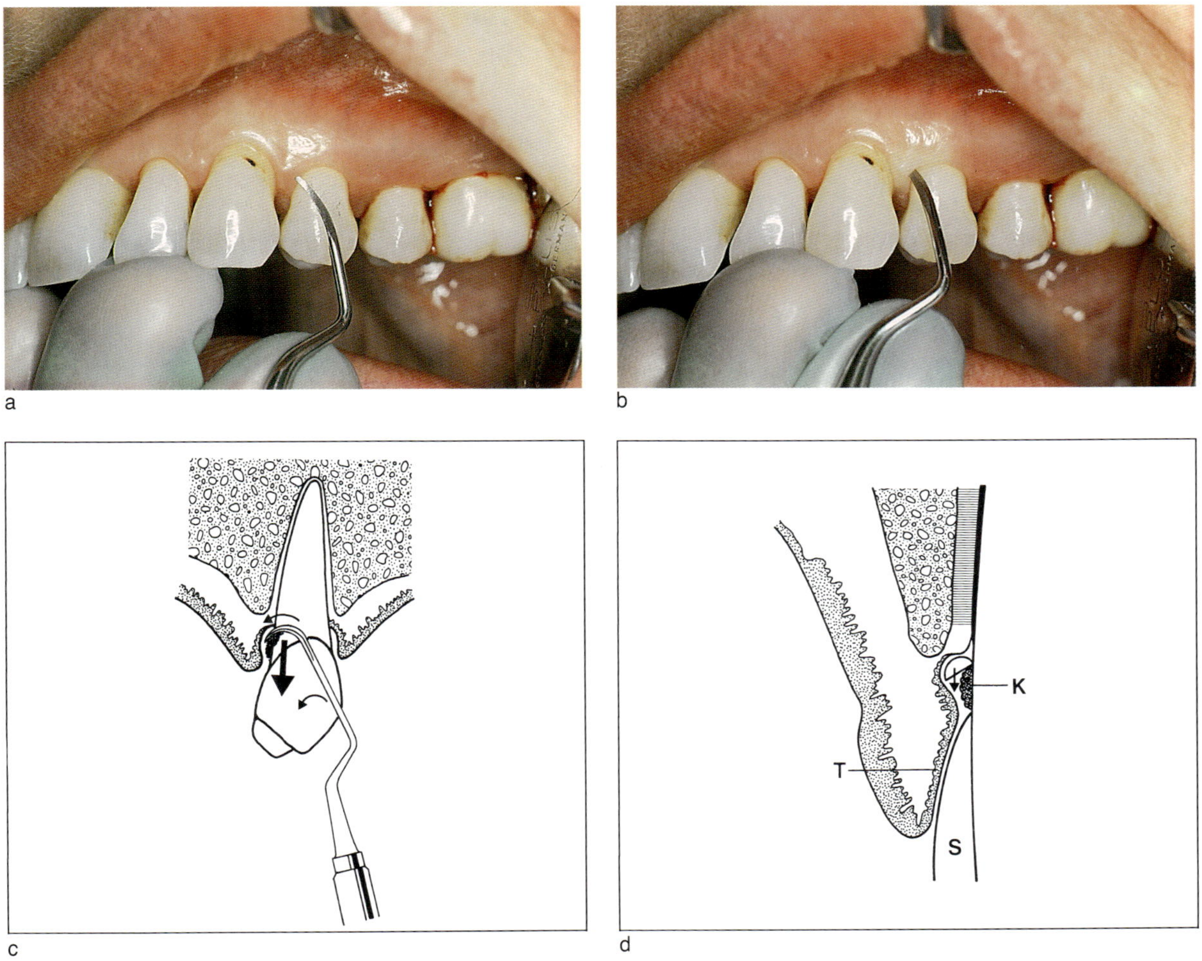

Abb. 13.2 Wurzelglättung und Kürettage, hier beispielhaft am Zahn 24 durchgeführt. a) Kürette liegt am Zahn. b) Kürette in die Tasche eingeführt. c) Zeichnung verdeutlicht Bewegung der Kürette: gebogener Pfeil zeigt das Drehen, damit der Kontakt mit der Zahnoberfläche nicht verlorengeht; dicker gerader Pfeil gibt die Kraftrichtung beim Kürettieren an. d) Dabei werden Konkremente entfernt, und die Wurzeloberfläche wird geglättet; K = Konkremente, T = Taschenepithel, S = Schmelz

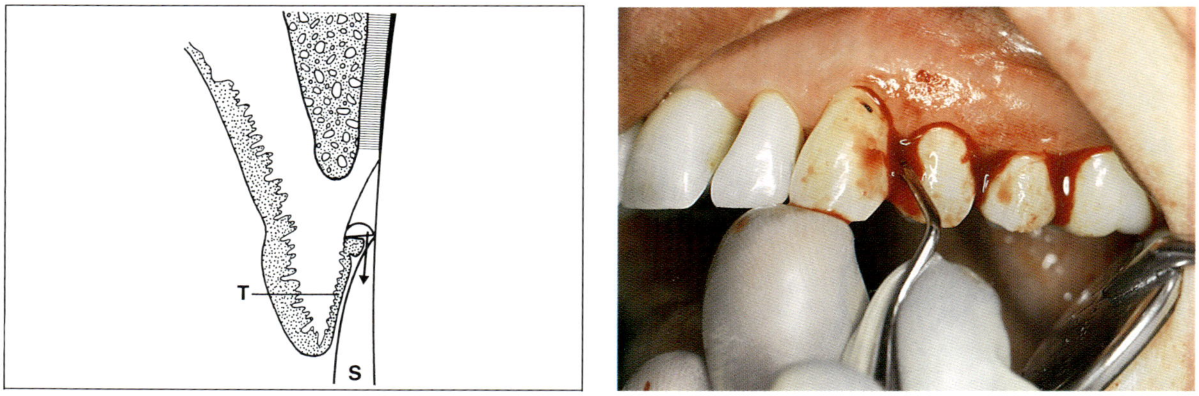

Abb. 13.2 e) Die zweite schneidende Kante der Kürette entfernt das Taschenepithel und evtl. vorhandene Granulationen. f) Klinisches Bild des soeben instrumentierten Bereiches

13.2.3 Parodontale Lappenoperation

Wenn die Maßnahme der Wurzelglättung und Kürettage auch prinzipiell bei jedem Schweregrad der Parodontitis angewendet werden kann, so sinkt doch ihre Effektivität mit zunehmender Sondierungstiefe. *Rabbani* et al. (1981) haben eine signifikante Korrelation zwischen Sondierungstiefe und Menge der nach Scaling und Wurzelglättung auf Wurzeloberflächen zurückgelassenen Konkremente festgestellt. *Buchanan* und *Robertson* (1987) fanden nach Extraktion von kurz zuvor instrumentierten Zähnen, daß bei ursprünglichen Sondierungstiefen von mehr als 6 mm die Entfernung der Konkremente nach Aufklappung der Gingiva wesentlich gründlicher als nach Scaling und Wurzelglättung allein erfolgt war.

Bei der Behandlung der *Parodontitis marginalis profunda* kann es deshalb zweckmäßig sein, sich zugunsten der

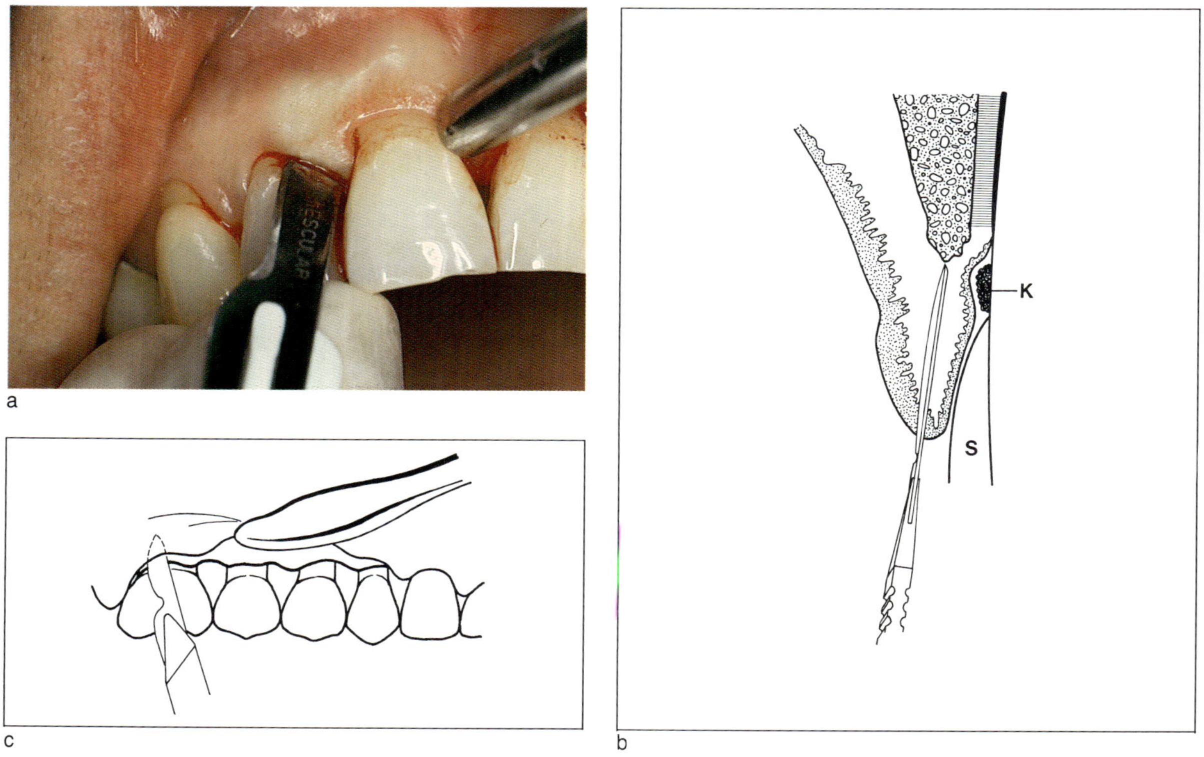

Abb. 13.3 Parodontale Lappenoperation: a) initiale Inzision; b) Zeichnung verdeutlicht die Führung der initialen Inzision vom Margo gingivae zum Limbus alveolaris; c) horizontale Schnittführung ermöglicht ausreichende Mobilisation des Gewebelappens; Vertikalinzisionen sind meist überflüssig

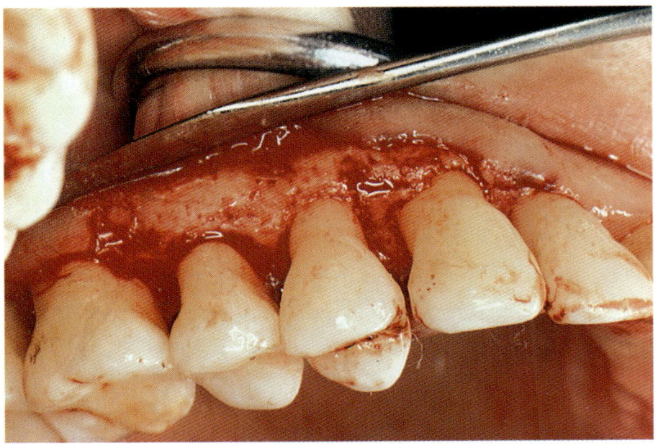
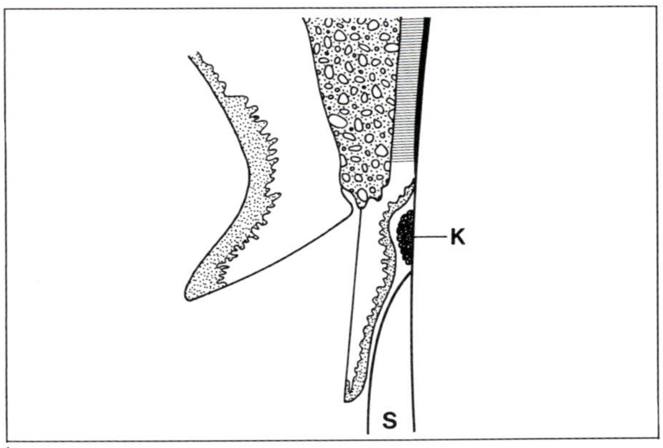

a b

Abb. 13.4 a) Aufklappung soweit, daß der zu behandelnde Bereich gut dargestellt ist; b) „stehengebliebenes" Gewebe und Granulationsgewebe werden mit Küretten entfernt

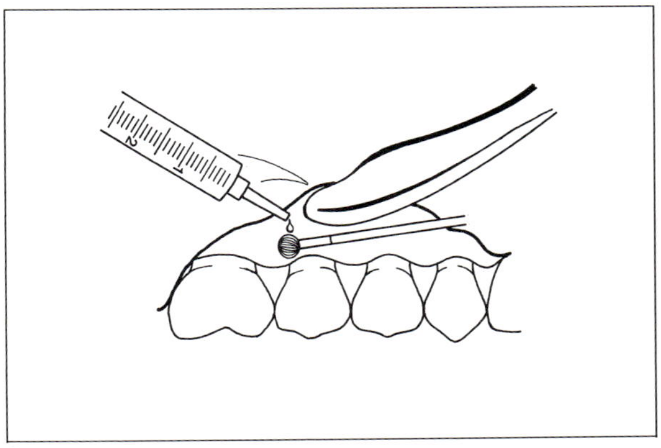
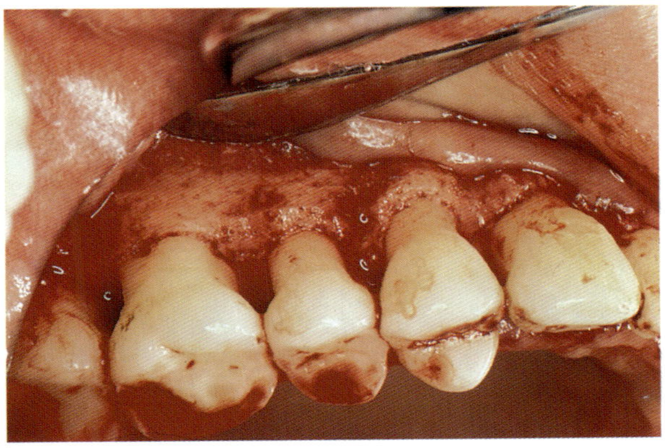

a b

Abb. 13.5 a) Knochenkanten und -wülste werden abgetragen; b) Zustand nach Osteoplastik (vgl. Abb. 13.4 a)

besseren Übersicht und leichteren Instrumentierbarkeit durch *Elevation eines Mukoperiostlappens* freien Zugang zur gesamten betroffenen Wurzeloberfläche sowie zum Defekt im Alveolarfortsatz zu verschaffen. Die *initiale Inzision* verläuft entlang der Zahnreihe (Abb. 13.3 a) vom Margo gingivae zum Limbus alveolaris (Abb. 13.3 b).

Durch *Extension* dieses horizontal geführten Schnittes um eine Zahnbreite nach mesial und distal über das eigentlich zu behandelnde Gebiet hinaus vermeidet man Vertikalinzisionen und damit zusätzliches Trauma (Abb. 13.3 c).

Die *Aufklappung* sollte beiderseits der betroffenen Parodontien (vestibulär und lingual/palatinal) erfolgen, aber in ihrer apikalen Ausdehnung nur so weit, wie es für den guten Zugang zum behandlungsbedürftigen Bereich erforderlich ist (Abb. 13.4 a und b). Das „stehengebliebene" Gewebe und, bei vorhandenen Knochentaschen, das Granulationsgewebe werden mit Küretten entfernt. Scharfe Knochenkanten werden gerundet, Knochenwülste abgetragen, wobei man sich eines langsam rotierenden Rosenbohrers unter Zugabe physiologischer Kochsalzlösung (Abb. 13.5 a) oder eines Knochenmeißels bedient. Durch solche *Osteoplastik* erhält der Knochen annähernd physiologische Konturen (Abb. 13.5 b), die readaptierte Gingiva wird später durch ein gefälligeres Aussehen imponieren.

Wichtigste Maßnahme während der Lappenoperation ist jedoch das *Scaling und Glätten der Wurzeloberfläche* (*O'Leary* 1986), wobei Küretten und auch die geeigneten Ansatzstücke des Ultraschallgerätes zur Anwendung gelangen. Die Effektivität solcher Instrumente ist durch klinische und mikroskopische Untersuchungen belegt (z. B. *Hunter* et al. 1984). Die Verwendung normalen Leitungswassers bei Einsatz des Ultraschallgerätes führt dabei offenbar zu keiner erhöhten Bakteriämie, wie in einer Vergleichsuntersuchung mit steriler Irrigation festgestellt wurde (*Reinhardt* et al. 1982).

Anschließend werden die Mukoperiostlappen readaptiert und mit Einzelknopfnähten verbunden (Abb. 13.6). Ein Zahnfleischverband (Abb. 13.7) drückt das Gewebe fest an Knochen und Zahnwurzeln und schützt das operierte Gebiet gleichzeitig vor mechanischer Einwirkung. Er

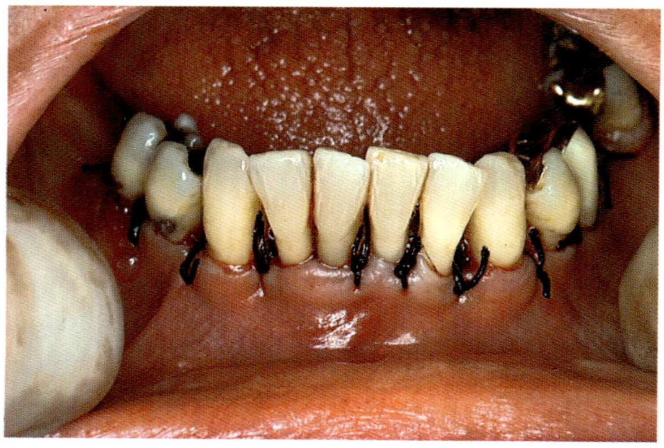

Abb. 13.6 Nahtverschluß mit Einzelknopfnähten

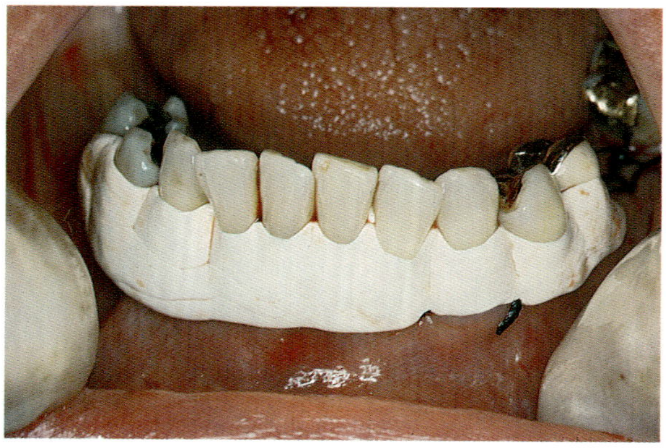

Abb. 13.7 Zahnfleischverband angelegt

sollte spätestens 1 Woche nach der Operation entfernt werden. Nach Säuberung des Gebietes mit Wattepellet und 3prozentiger Wasserstoffperoxid-Lösung können die Fäden gezogen werden. Um die dabei entstehende Bakteriämie (*Wampole* et al. 1978) zu vermindern, ist eine zusätzliche vorherige Spülung mit einer antibakteriellen Lösung (z. B. Chlorhexidindigluconat 0,1%) zu empfehlen.

Es ist wichtig, daß der Patient nach Entfernung des Verbandes und der Fäden eine ausreichende Mundhygiene betreibt. Weil der Gebrauch der Zahnbürste zunächst noch mit gewissen Schmerzen verbunden ist, sollte eine antibakterielle Spüllösung auch für die häusliche Anwendung verschrieben werden.

Eine Überprüfung des Behandlungserfolges sollte nicht vor Ablauf von 6 Wochen erfolgen. Eine vorsichtige Sondierung ergibt bei kunstgerecht durchgeführter Operation in aller Regel physiologische Sondierungstiefen. Selbst wenn die Sulkustiefe 2 mm übersteigt, jedoch typische Entzündungszeichen wie Rötung und Schwellung der Gingiva und Sulkusbluten bei Sondierung fehlen, kann die Operation als erfolgreich gewertet werden. Untersuchungen haben gezeigt, daß solche „inaktiven" Zahnfleischtaschen bei guter häuslicher Mundhygiene lange Zeit bestehen können, ohne daß ein weiterer pathologischer Abbau des Parodonts erfolgt (*Knowles* et al. 1979, *Lindhe* et al. 1982).

Als *nachteilige Folge der Lappenoperation* muß eine gewisse *generalisierte Retraktion der Gingiva* in Kauf genommen werden (Abb. 13.8a und b). Der Grad der Retraktion ist mit der Schwere der ursprünglich angetroffenen Parodontitis korreliert: Je stärker der Knochen bereits abgebaut war, desto mehr verlagert sich der Margo gingivae nach apikal. Die dann freiliegenden Wurzeloberflächen sind zunächst oft sehr empfindlich. Diese Erscheinung ist jedoch meist vorübergehender Natur und bei guter Plaquekontrolle nach 4–6 Wochen durch Remineralisierungsvorgänge auf der Wurzeloberfläche weitgehend abgeklungen oder auf ein tolerierbares Maß reduziert.

Die Gingiva kann unmittelbar nach der Operation eine ungünstige Form mit interdentalen Einsenkungen und marginalen Wülsten aufweisen. Diese Unebenheiten gleichen sich jedoch im Laufe der folgenden Monate immer mehr aus, so daß sich am Ende wieder eine gefällige und zweckmäßige gingivale Morphologie ergibt (*Raetzke* 1981).

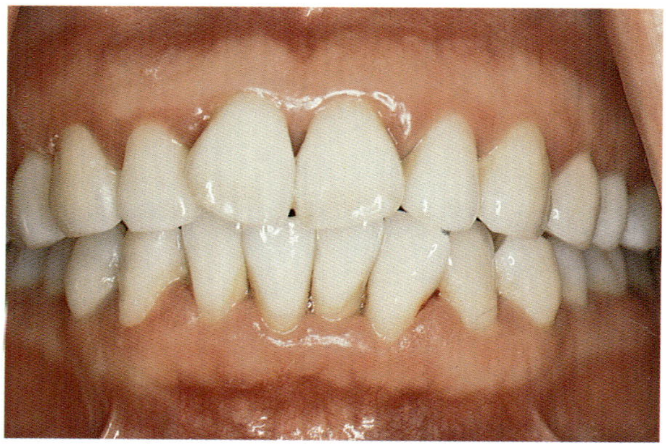

a

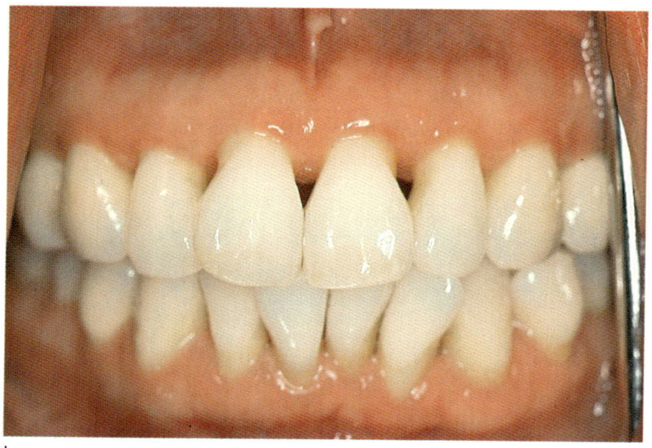

b

Abb. 13.8 Effekt der Lappenoperation auf die gingivale Ästhetik: a) Zustand bei Erstbefund; Diagnose: Parodontitis marginalis profunda. b) Zustand nach Lappenoperation

Seit Anfang der 70er Jahre finden sich in der zahnärztlichen Literatur Referate über die Anwendung von *Kalziumphosphatkeramik-Implantaten in parodontalen Knochentaschen*. In einer neueren Veröffentlichung berichten *Haas* et al. (1987) von einer signifikanten Verbesserung des Parodontalzustandes in bezug auf Sondierungstiefe und Attachmentniveau. Trotz solcher positiver Erkenntnisse muß die Methode der Implantation alloplastischer Materialien in Knochentaschen noch immer als *experimentelle Behandlung* angesehen werden, weil viele Fragen, vor allem nach dem Erfolg über längere Zeiträume, noch ungeklärt sind. Weil bis heute allgemein anerkannte Kriterien zur Indikation und praktischen Anwendung fehlen, soll die Methode in diesem Zusammenhang nicht weiter behandelt werden. Aus dem gleichen Grunde bleibt das Verfahren der Gewinnung neuen Attachments mit Hilfe von TEFLON-Membranen (sog. „guided tissue regeneration") hier unberücksichtigt.

13.2.4 Gingivektomie

Als Ziel der systematischen Therapie der Parodontitis wird die Elimination der pathologischen Zahnfleischtasche angestrebt. Früher war es ein vielgeübtes Verfahren, das marginale Gewebe bis zum Boden der Tasche einfach zu exzidieren. Als Folge ergab sich zwangsläufig wegen der nunmehr extrem „länger" scheinenden Zähne und der von Gewebe entblößten Zahnzwischenräume ein *ungünstiger ästhetischer Effekt*.

Derartige Verstümmelungen sollte man heute vermeiden. Auch wegen des mit der Gingivektomie verbundenen Auftretens einer erheblichen Hypersensitivität der freiliegenden Wurzeloberflächen und der Gefahr einer im Zement beginnenden *Karies* (*Raetzke* 1985) sollte diese Behandlungsmaßnahme zur Taschenbeseitigung nicht mehr angewendet werden.

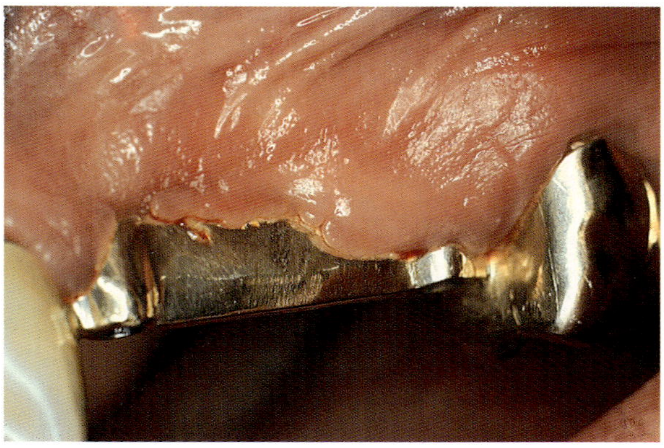

Abb. 13.9 Hyperplasie an einem gefrästen Steg

Die Gingivektomie hat dennoch nach wie vor ihre Indikation. Sie wird angewendet, wenn infolge einer Gewebevermehrung (Hyperplasie) *Pseudotaschen* entstanden sind, welche Speisereste und Plaque retinieren, die wiederum die Entzündung des Gewebes auszulösen vermögen. Eine generalisierte Hyperplasie der Gingiva kann erblich bedingt oder idiopathisch entstanden sein, sich aber auch unter dem Einfluß bestimmter Medikamente entwickelt haben. Von Diphenylhydantoin, Cyclosporin A und Nifedipin ist bekannt, daß dosisabhängige Gingivahyperplasien als Nebenwirkung auftreten können. Jedoch sind lokale Gewebevermehrungen z. B. auch an insuffizienten submarginalen Kronen- und Füllungsrändern sowie unter prothetischen Stegen und Verbindungselementen häufig anzutreffen (Abb. 13.9). Die Technik der Gingivektomie bei einem Patienten mit generalisierter medikamentös bedingter Hyperplasie wird in den Abbildungen 13.10a–f beschrieben.

Im Anschluß an den Eingriff wird das Wundgebiet mit einem Parodontalverband fest abgedeckt. Er schützt vor mechanischer Beeinträchtigung der Wundheilung und verhindert das „Aufschießen" von Granulationen; seine

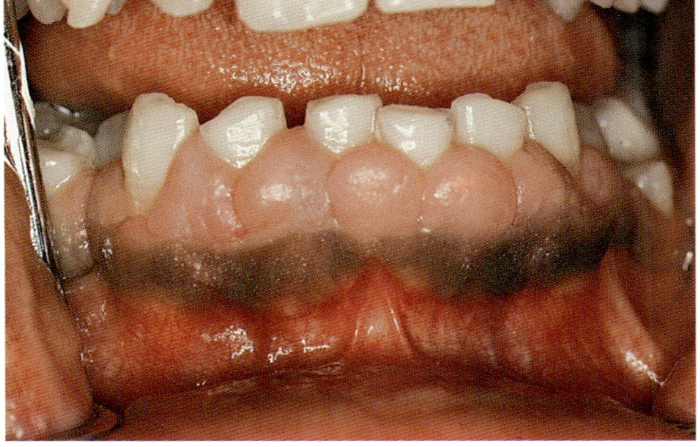

a

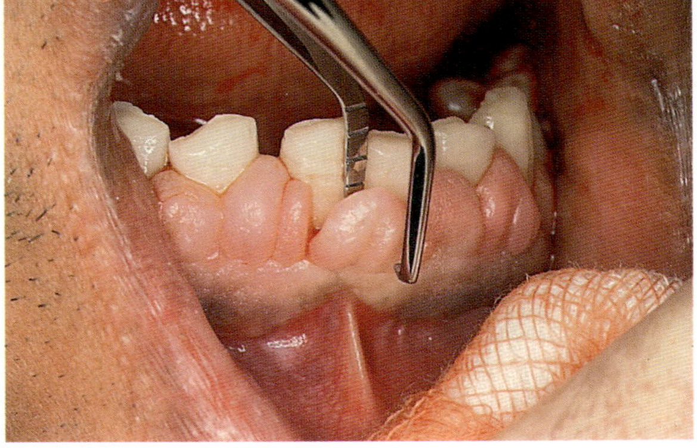

b

Abb. 13.10 Gingivektomie: a) Zustand unmittelbar vor OP, b) Messung der Pseudotaschen und Markierung der Lage des Taschenbodens

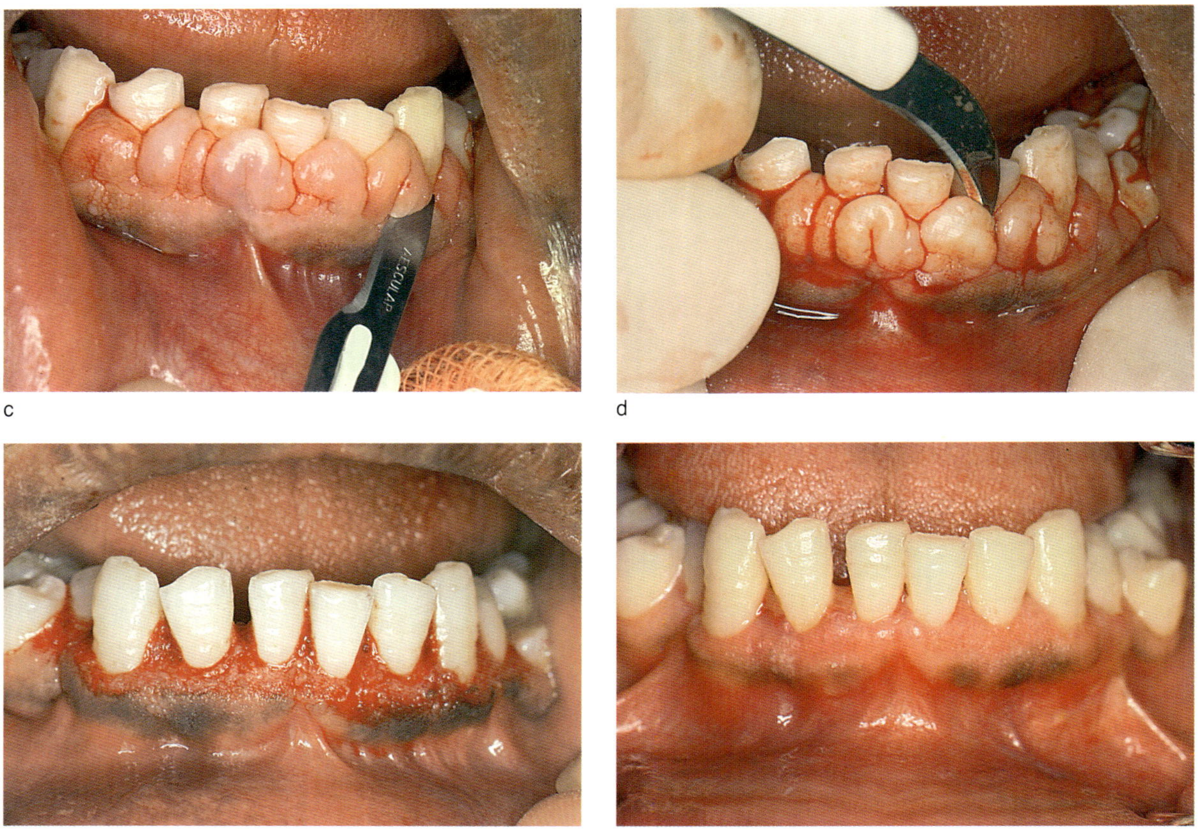

Abb. 13.10 c) Primäre Inzision; es ist darauf zu achten, daß diese noch innerhalb der befestigten Gingiva erfolgt! d) Sekundäre Inzision, e) Zustand nach Gingivektomie, f) Zustand 3 Wochen nach OP

Liegezeit beträgt maximal 1 Woche. Nach insgesamt 2 Wochen ist das operierte Gebiet in der Regel wieder epithelisiert.

Wie schon im Zusammenhang mit der Lappenoperation beschrieben, soll auch nach der Gingivektomie so früh wie möglich wieder mit häuslichen Mundhygienemaßnahmen begonnen werden, um dem Entstehen einer erneuten Entzündung vorzubeugen.

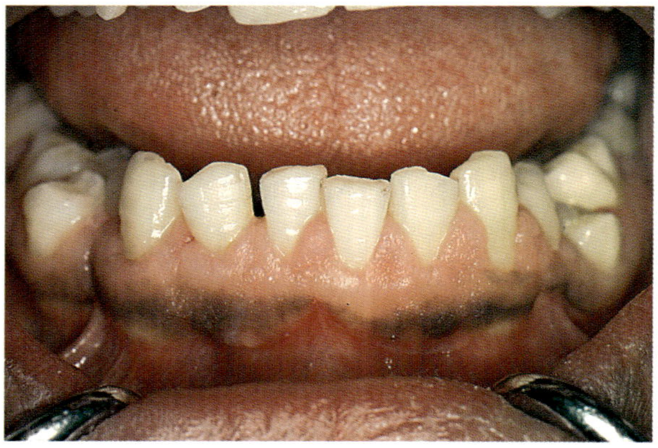

Abb. 13.11 3½ Monate nach Gingivektomie erneut hyperplastische Veränderung der Gingiva

Im Falle medikamentebedingter Hyperplasien sollte bereits vor der Gingivektomie mit dem behandelnden Internisten erötert werden, ob die Verwendung eines anderen Medikaments oder zumindest eine Verringerung der bisherigen Dosis verantwortet werden kann. Wird nämlich die Grunderkrankung weiter wie bisher therapiert, kommt es sehr bald erneut zur hyperplastischen Veränderung der Gingiva (Abb. 13.11). Das Rezidiv tritt bei mangelhafter Mundhygiene offenbar schneller auf. Eigene Untersuchungen haben aber auch gezeigt, daß die Hyperplasie selbst bei guter Plaquekontrolle nicht völlig vermieden werden kann.

13.2.5 Mukogingivalchirurgie

Es wurde nachgewiesen, daß in Gegenwart exzellenter Oralhygiene das Fehlen einer Zone keratinisierter und befestigter Gingiva keinen pathologischen Zustand darstellen muß (*Miyasato* et al. 1977). Die Erfahrung lehrt jedoch, daß solche Bereiche dann, wenn die Mundhygiene nur unzureichend ausgeübt wird, häufig entzündlich verändert sind. Schon *Lang* und *Löe* (1972) hatten deshalb gefordert, daß zur Erhaltung der parodontalen Gesundheit eine keranisierte Gingiva von mindestens 2 mm Breite vorhanden sein sollte, die zudem mindestens 1 mm breit „befestigt" sein muß.

Parodontale Rezessionen (auf deren vielfältige Ursachen hier nicht weiter eingegangen werden kann) überschreiten manchmal die Mukogingivallinie, welche die befestigte Gingiva von der alveolären Mukosa trennt. Man spricht dann von einem *mukogingivalen Problem*. Es kommt hier leicht zu einer progressiven parodontalen Läsion, weil die dem Zahn anliegende Mukosa dem Streß der Mastikation nicht gewachsen ist. Die durch Plaqueretention und Trauma hervorgerufene Entzündung dieses fragilen Gewebes verstärkt die Tendenz zu seiner weiteren apikalen Retraktion. Ein solcher Zustand muß behandelt werden. Besser ist es, bereits prophylaktisch so rechtzeitig einzugreifen, daß die oben beschriebene Läsion sich gar nicht erst voll ausbilden kann.

Erstes *Ziel* der mukogingivalchirurgischen Maßnahme ist es, eine Zone keratinisierter und befestigter Gingiva zu schaffen, welche den mastikatorischen Kräften widerstehen kann. Oft gelingt es dabei, auch freiliegende Wurzeloberflächen zu einem Teil oder sogar vollständig wieder mit Gewebe zu bedecken. Zu den gängigen Maßnahmen gehören Plastiken mit *Verschiebelappen* aus der unmittelbaren Umgebung des Problembereiches und die *freie Transplantation* eines aus einem anderen Bereich der oralen Kavität stammenden Gewebestückes.

Lateraler Verschiebelappen

Befindet sich mesial oder distal eines mukogingivalen Problembereiches oder/und einer freiliegenden Wurzeloberfläche eine genügend breite Zone keratinisierter und befestigter Gingiva, so kann aus diesem Gewebe ein Spalt- oder Mukoperiostlappen bis auf seine apikale Verbindung von seiner Unterlage gelöst, als gestieltes Transplantat nach lateral geschwenkt und dort auf einem vorbereiteten Wundbett befestigt werden. Der Gang einer solchen Operation ist in den Abbildungen 13.12a–d dargestellt.

Das transponierte Gewebestück muß in seiner neuen Lage ohne jeden Zug fixiert werden, was mittels einiger Nähte oder eines Gewebeklebers geschehen kann. Es empfiehlt sich, den gesamten Wundbereich für etwa 1 Woche mit einem schützenden Parodontalverband zu bedecken.

Steht auf einer Seite des betroffenen Parodonts nicht genügend Gewebe zur Lateralverschiebung zur Verfü-

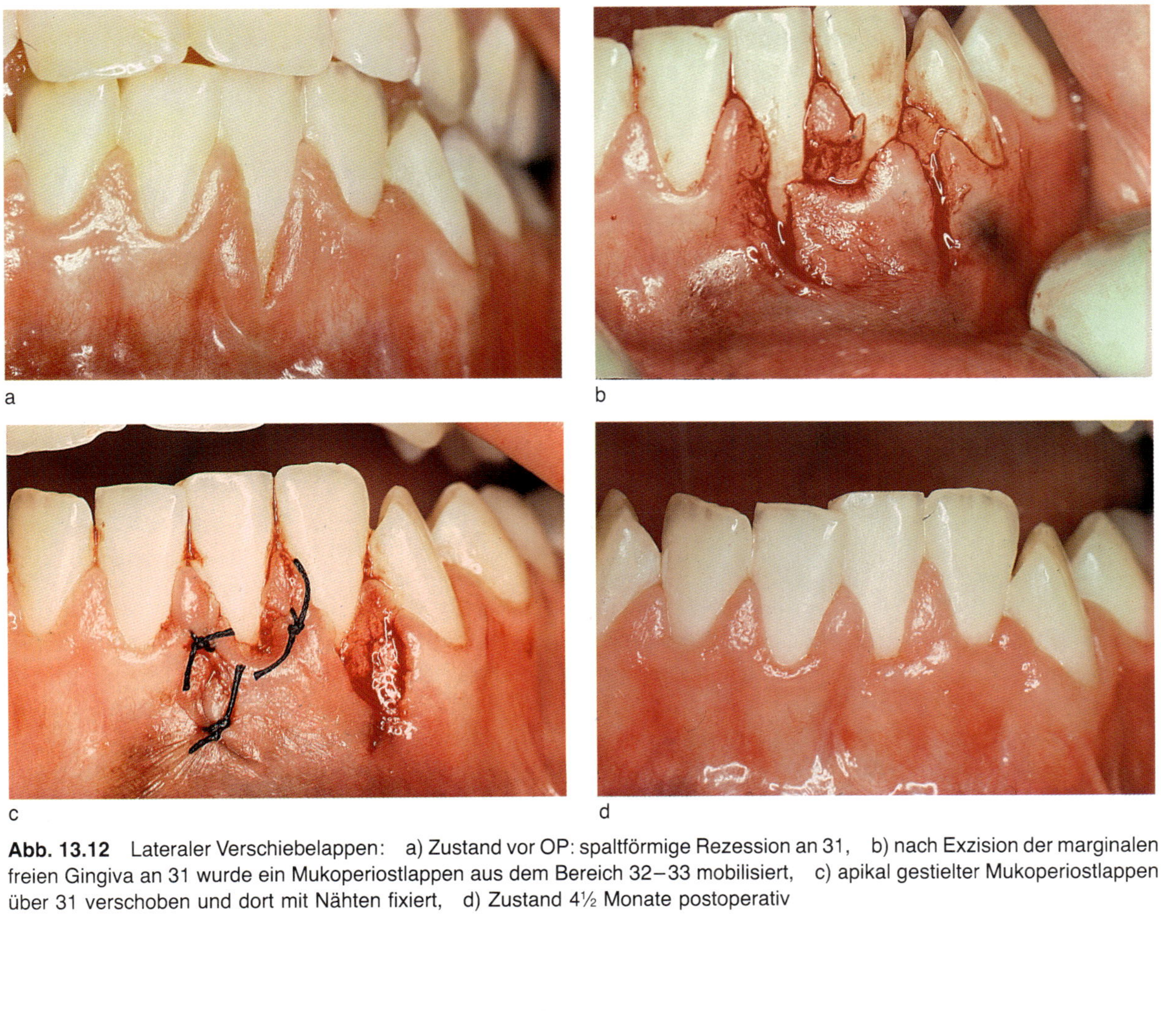

Abb. 13.12 Lateraler Verschiebelappen: a) Zustand vor OP: spaltförmige Rezession an 31, b) nach Exzision der marginalen freien Gingiva an 31 wurde ein Mukoperiostlappen aus dem Bereich 32–33 mobilisiert, c) apikal gestielter Mukoperiostlappen über 31 verschoben und dort mit Nähten fixiert, d) Zustand 4½ Monate postoperativ

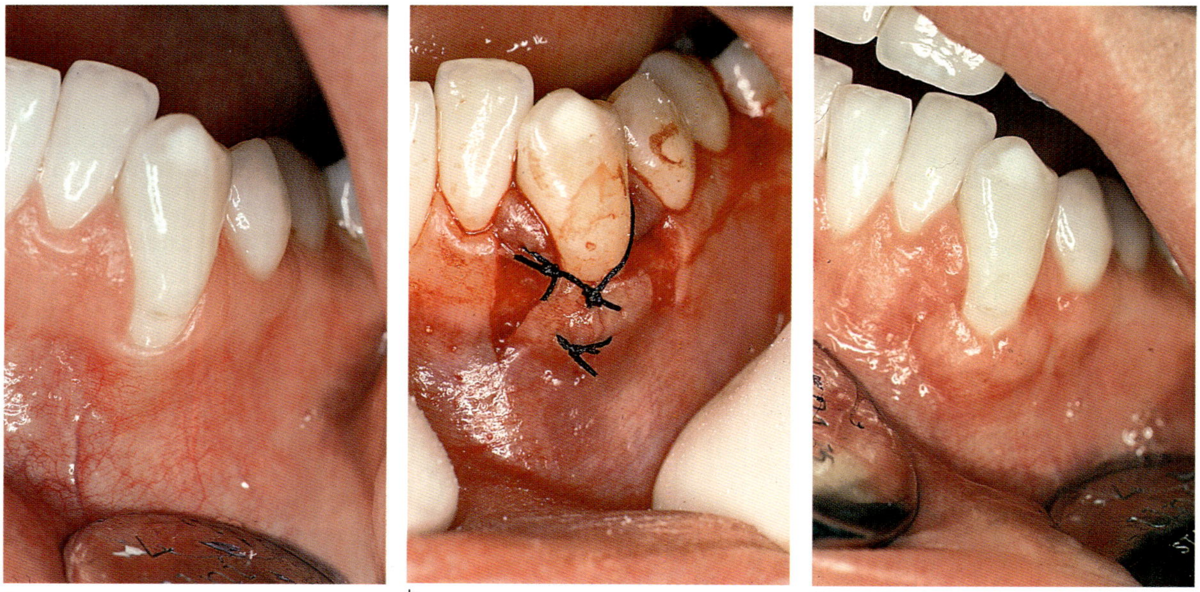

a b c

Abb. 13.13 Doppelpapillen-Verschiebelappen: a) Zustand vor OP, bei 33 keine keratinisierte, befestigte Gingiva, b) mesial und distal des Zahnes 33 mobilisierte Spaltlappen über 33 vereinigt und vernäht, c) Zustand 2 Wochen nach OP: nicht Mukosa, sondern Gingiva bildet nun das vestibuläre marginale Gewebe an 33

gung, kann u. U. die Methode der „Doppel-Papillenverschiebelappen“ zur Anwendung kommen. Hierbei spaltet man die benachbarten Papillen, schwenkt sie als gestielte Transplantate über die freiliegende Wurzeloberfläche und vereinigt sie dort mittels einiger Nähte (Abb. 13.13a–c).

Freies Schleimhauttransplantat

Fehlt im Bereich mehrerer benachbarter Parodontien eine genügend breite keratinisierte und befestigte Gingiva, steht in der unmittelbaren Nachbarschaft einer isolierten Rezession nicht genügend keratinisiertes Gewebe zur Lateralverschiebung zur Verfügung oder besteht bereits ein ausgedehntes mukogingivales Problem, dann kann keratinisiertes Gewebe aus einer anderen oralen Region entnommen und als *freies Transplantat* in den Problembereich verpflanzt werden. Donorbereich ist meist der harte Gaumen, jedoch eignet sich hierzu auch ein zahnloser Bereich des Alveolarfortsatzes.

Das *Empfängerbett* wird dadurch vorbereitet, daß nach initialer horizontaler Inzision entlang der Mukogingivallinie ein Mukosalappen stumpf vom Periost abpräpariert, nach apikal verschoben und dort mit Catgut-Nähten am Periost befestigt wird. Aus der Schleimhaut des harten Gaumens wird dann ein der Größe des Empfängerbettes entsprechendes Gewebestück herauspräpariert, wobei man den anterioren Gaumenbereich mit den Rugae palatinae möglichst meidet, da diese Strukturen nach Transplantation persistieren würden. Das Transplantat hat bei freier Präparationstechnik mit dem Skalpell eine Dicke von 1–1,5 mm. Daran befindliches Fettgewebe, das sich durch seine gelblich-braune Farbe offenbart, ist zu entfernen. Das Transplantat wird mittels Nähten oder Gewebekleber so auf dem Wundbett fixiert, daß seine koronale Grenze das an der Empfängerstelle stehengebliebene marginale Gewebe berührt. Ein Parodontalverband sorgt wieder für Schutz und feste Adaptation.

Bei Entfernung des Verbandes nach 1 Woche ist das Epithel meist teilweise oder vollständig desquamiert. Ist jedoch das darunterliegende Bindegewebe „angegangen“, so wird aus diesem heraus die von Epithelresten und dem angrenzenden Gewebe ausgehende neue Epithelbedekkung induziert, eine keratinisierte Oberfläche nach Art der Gaumenschleimhaut zu bilden (*Karring* et al. 1971).

Die prinzipiellen Schritte der freien Transplantation von Schleimhaut sind in Abb. 13.14a–f dargestellt.

Für die *Versorgung der Entnahmestelle* am Gaumen kann man sich unterschiedlicher Verfahren bedienen. Bei weniger empfindlichen Patienten ist eine Bedeckung nicht notwendig, da sich alsbald ein schützendes Koagulum bildet. Relativ unproblematisch ist es auch, die Entnahmestelle so nahe an der Zahnreihe zu wählen, daß ein dort befestigter Parodontalverband die Wundfläche mitbedeckt. Bei anderen Patienten wird man vor der Operation mit Hilfe eines Kiefermodelles eine Gaumenplatte aus klarem Acrylat fertigen und sie unmittelbar nach Entnahme des Transplantates eingliedern (Abb. 13.15a und b).

Sollen mehrere freiliegende Wurzeloberflächen mit Gewebe bedeckt werden, ist es unzweckmäßig, dies mit einem freien Transplantat erreichen zu wollen. Da die

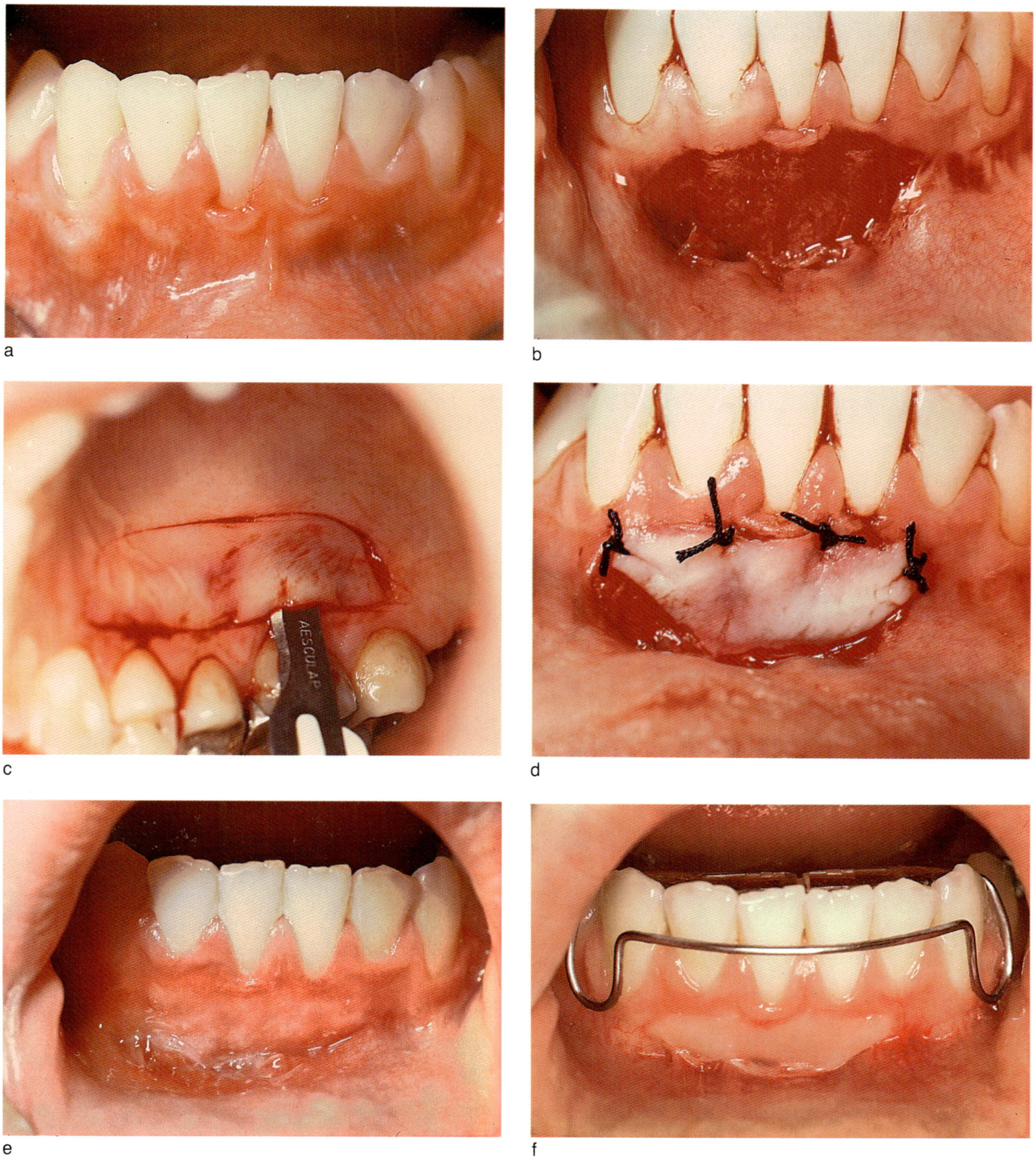

Abb. 13.14 Freies Schleimhauttransplantat: a) Zustand vor OP, b) Mukosalappen abpräpariert, nach apikal verschoben und dort fixiert, c) Entnahme eines Gewebestückes aus dem Gaumen, d) entnommene Gaumenschleimhaut auf dem Empfängerbett fixiert, e) Zustand 2 Wochen postoperativ, f) Zustand 3 Monate postoperativ

Zahnwurzel selbst zur Ernährung des aufliegenden freien Gewebestückes nicht beitragen kann, kommt es hier in den meisten Fällen zu einer lokalisierten Nekrose und damit zur Persistenz der Rezession. *Besser ist es, ein bereits* auf dem vaskularisierten Empfängerbett *eingeheiltes Transplantat* nach gründlicher Kürettage des zu bedeckenden Zahnwurzelanteiles *in einer zweiten chirurgischen Aktion nach koronal zu verschieben* (Bernimoulin 1981, Löst 1984).

Ein nach dieser Technik behandelter Fall wird in den Abbildungen 13.16a–c vorgestellt.

Es bleibt anzumerken, daß einige Autoren (u. a. *Register* 1973, *Rieri* et al. 1980) der Ansicht sind, es sei einem neuen Attachment förderlich, wenn man die zu bedek-

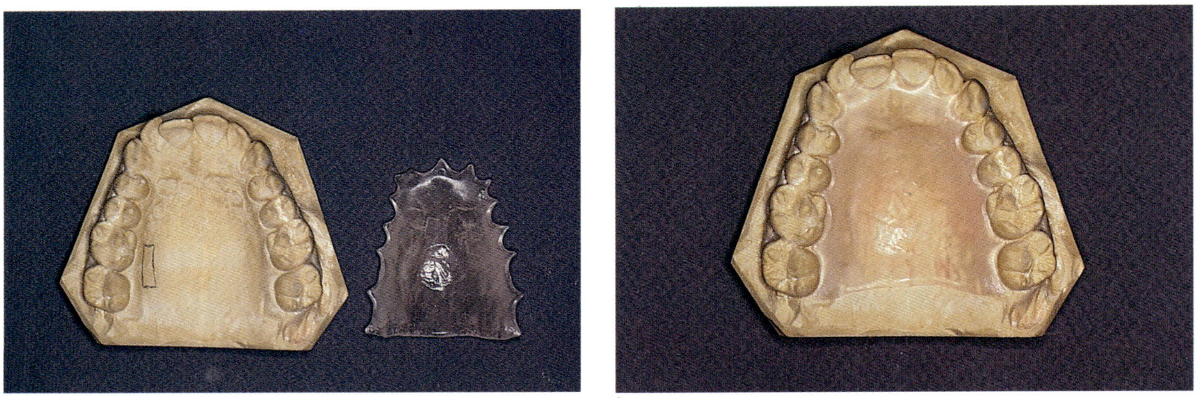

a b

Abb. 13.15 a) Wundverbandsplatte aus Acrylat vorbereitet, b) Wundverbandsplatte in situ

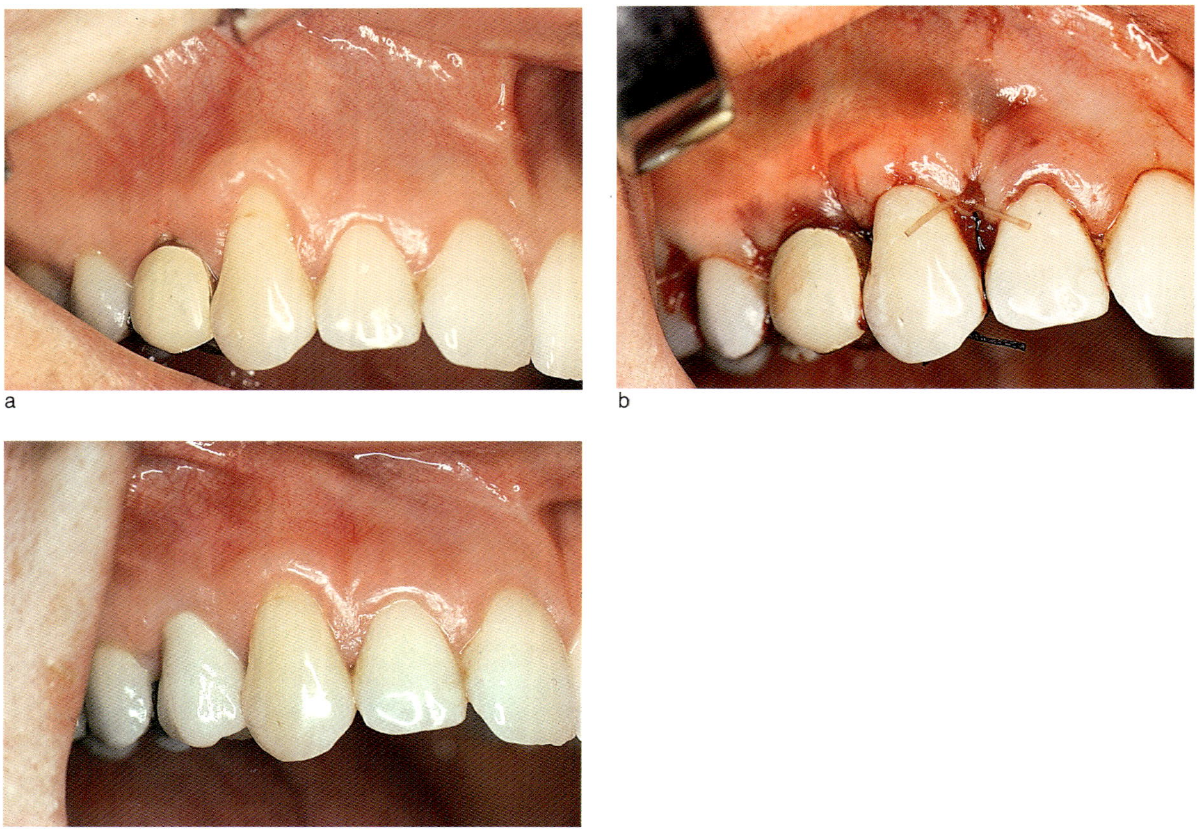

a b c

Abb. 13.16 Koronaler Verschiebelappen: a) Zustand vor koronaler Verschiebung an 13, b) Trapezlappen mobilisiert und nach koronal verschoben, c) Zustand 6½ Monate nach koronaler Verschiebung und Erneuerung der Krone auf 14: trotz leichten Rezidivs an 13 harmonischer Verlauf des Randes der Gingiva

kende Wurzeloberfläche intra operationem mit Zitronensäure (pH-Wert 1,0) demineralisiert.
Andere Autoren dagegen konnten keinen das parodontale Attachment begünstigenden Effekt der Zitronensäure ausmachen (z. B. *Marks* und *Mehta* 1986, *Moore* et al. 1987).

13.3 Nachsorge

Bei allen bisher beschriebenen parodontal-chirurgischen Eingriffen ist eine systematische Nachsorge außerordentlich wichtig. Der Erfolg der als Taschentherapie beschriebenen Operationsverfahren hält meist nur solange an, wie eine gute Plaquekontrolle unterhalten wird. Bei Nachlassen der täglichen Oralhygienebemühungen und Versäumen der in mindestens 6monatigen Abständen anzuberaumenden zahnärztlichen Kontrollbefunde und Nachbehandlungen (Entfernen auch minimaler harter Beläge, Scaling und Wurzelglättung in lokalisierten Bereichen mit wieder beginnender Inflammation, Nachmotivierung des Patienten) kann sich sehr bald ein totales Rezidiv ergeben.

Eine wegen mangelhafter Mundhygiene wieder aufflammende Entzündung kann auch den im Zusammenhang mit der Wiederbedeckung vorher freiliegender Wurzeloberflächen zunächst erzielten Erfolg zunichte machen.

Es kommt deshalb darauf an, den Patienten von Beginn der Behandlung an von der Wichtigkeit häuslicher und professioneller Plaquekontrolle zu überzeugen. Gelingt dies, wird er sich gern freiwillig zu den vorgeschlagenen Nachsorgeterminen in der Praxis vorstellen.

Literatur

Ainslie, P. T., Caffesse, R. G.: Die biometrische Auswertung der gingivalen Kürettage. Quintessenz 32, 1941 (1981)

Aleo, J., De Renzis, F., Farber, P., Varboncoeur, A.: The presence and biological activity of cementum-bound endotoxin. J Periodont 45, 672 (1974)

Badersten, A., Nilvéus, R., Egelberg, J.: Effect of nonsurgical periodontal therapy. II. Severely advanced periodontitis. J Clin Periodont 11, 63 (1984)

Bernimoulin, J.-P.: Über die Verwendung freier Schleimhauttransplantate in der mukogingivalen Chirurgie unter besonderer Berücksichtigung der Rezessionsbehandlung. ZWR 90 (Nr. 12), 52 (1981)

Buchanan, S. A., Robertson, P. B.: Calculus removal by scaling/root planing with and without surgical access. J Periodont 58, 159 (1987)

Frentzen, M.: Immunologische Strukturanalyse des subgingivalen Zahnsteins. ZWR 95, 542 (1986)

Haas, M., Wegschneider, W. A., Bratschko, R. O., König, K., Weybora, W.: Hydroxylapatit in der chirurgischen Therapie der fortgeschrittenen Parodontopathie. Quintessenz 38, 271 (1987)

Hunter, R. K., O'Leary, T. J., Kafrawy, A. H.: The effectiveness of hand versus ultrasonic instrumentation in open flap root planing. J Periodont 55, 697 (1984)

Isidor, F., Karring, T., Attström, R.: The effect of root planing as compared to that of surgical treatment. J Clin Periodont 11, 669 (1984)

Jones, W. A., O'Leary, T. J.: The effectiveness of in vivo root planing in removing bacterial endotoxin from the roots of periodontally involved teeth. J Periodont 49, 337 (1978)

Karring, T., Östergaard, E., Löe, H.: Conservation of tissue specificity after heterotopic transplantation of gingiva and alveolar mucosa. J Periodont Res 6, 282 (1971)

Knowles, J. W., Burgett, F. G., Nissle, R. R., Shick, R. A., Morrison, E. C., Ramfjord, S. P.: Results of periodontal treatment related to pocket depth and attachment level. Eight years. J Periodont 50, 225 (1979)

Lang, N. P., Löe, H.: The relationship between the width of keratinized gingiva and gingival health. J Periodont 43, 623 (1972)

Lindhe, J., Socransky, S. S., Nyman, S., Haffajee, A., Westfelt, E.: „Critical probing depths" in periodontal therapy. J Clin Periodont 9, 323 (1982)

Löst, C.: Plastische Deckung gingivaler Rezessionen. Ergebnisse einer 6½jährigen Verlaufskontrolle. Dtsch Zahnärztl Z 39, 640 (1984)

Marks, S. C., Mehta, N. R.: Lack of effect of citric acid treatment of root surfaces on the formation of new connective tissue attachment. J Clin Periodont 13, 109 (1986)

Miyasato, M., Crigger, M., Egelberg, J.: Gingival condition in areas of minimal and appreciable width of keratinized gingiva. J Clin Periodont 4, 200 (1977)

Moore, J. A., Ashley, F. P., Waterman, C. A.: The effect on healing of the application of citric acid during replaced flap surgery. J Clin Periodont 14, 130 (1987)

Nakib, N. M., Bissada, N. F., Simmelink, J. W., Goldstine, S. N.: Endotoxin penetration into root cementum of periodontally healthy and diseased human teeth. J Periodont 53, 368 (1982)

O'Leary, T. J.: The impact of research on scaling and root planing. J Periodont 57, 69 (1986)

Rabbani, G. M., Ash, M. M., Caffesse, R. G.: The effectiveness of subgingival scaling and root planing in calculus removal. J Periodont 52, 119 (1981)

Raetzke, P.: Das Regenerationsvermögen interdentaler Papillen nach parodontalen Lappenoperationen – eine klinische Studie. Dtsch Zahnärztl Z 36, 421 (1981)

Raetzke, P.: Wurzeloberflächenkaries bei Patienten mit Parodontalerkrankungen. Zusammenhänge mit der individuellen Mundhygiene und der parodontalen Entzündung. Dtsch Zahnärztl Z 40, 775 (1985)

Register, A. A.: Bone and cementum induction by dentin, demineralized in situ. J Periodont 44, 49 (1973)

Reinhardt, R. A., Bolton, R. W., Hlava, G.: Effect of nonsterile versus sterile water irrigation with ultrasonic scaling on postoperative bacteremias. J Periodont 53, 96 (1982)

Ririe, C. M., Crigger, M., Selvig, K. A.: Healing of periodontal connective tissues following surgical wounding and application of citric acid in dogs. J Periodont Res 15, 314 (1980)

Wampole, H. S., Allen, A. L., Gross, A.: The incidence of transient bacteremia during periodontal dressing change. J Periodont 49, 462 (1978)

Register